国家卫生健康委员会住院医师规范化培训规划教材

U0304129

麻 醉 学

Anesthesiology

第 2 版

主 审 刘 进 于布为

主 编 李文志 赵国庆

副主编 米卫东 姚尚龙 方向明 左云霞

人民卫生出版社

·北 京·

图书在版编目（CIP）数据

麻醉学 / 李文志，赵国庆主编 . —2 版 . —北京：
人民卫生出版社，2021.10（2024.3 重印）
国家卫生健康委员会住院医师规范化培训规划教材
ISBN 978-7-117-31732-0

I.①麻… Ⅱ.①李…②赵… Ⅲ.①麻醉学 —职业
培训 —教材 Ⅳ.①R614

中国版本图书馆 CIP 数据核字（2021）第 108602 号

人卫智网	www.ipmph.com	医学教育、学术、考试、健康，购书智慧智能综合服务平台
人卫官网	www.pmph.com	人卫官方资讯发布平台

麻　醉　学
Mazuixue
第 2 版

主　　编：李文志　赵国庆
出版发行：人民卫生出版社（中继线 010-59780011）
地　　址：北京市朝阳区潘家园南里 19 号
邮　　编：100021
E - mail：pmph @ pmph.com
购书热线：010-59787592　010-59787584　010-65264830
印　　刷：人卫印务（北京）有限公司
经　　销：新华书店
开　　本：850×1168　1/16　印张：37
字　　数：1253 千字
版　　次：2014 年 12 月第 1 版　　2021 年 10 月第 2 版
印　　次：2024 年 3 月第 3 次印刷
标准书号：ISBN 978-7-117-31732-0
定　　价：139.00 元
打击盗版举报电话：010-59787491　E-mail：WQ @ pmph.com
质量问题联系电话：010-59787234　E-mail：zhiliang @ pmph.com

编 者 名 单

编　　委（按姓氏笔画排序）

于布为　上海交通大学医学院附属瑞金医院

于永浩　天津医科大学总医院

马正良　南京大学医学院附属鼓楼医院

王　晟　广东省人民医院

王东信　北京大学第一医院

王秀丽　河北医科大学第三医院

王国年　哈尔滨医科大学附属肿瘤医院

方向明　浙江大学医学院

邓小明　海军军医大学第一附属医院

左云霞　四川大学华西医院

冯　艺　北京大学人民医院

刘　进　四川大学华西医院

刘金东　徐州医科大学附属医院

米卫东　中国人民解放军总医院第一医学中心

孙　义　赤峰市医院

李　军　温州医科大学附属第二医院

李文志　哈尔滨医科大学附属第二医院

李龙云　吉林大学中日联谊医院

吴秀英　中国医科大学附属盛京医院

张　兵　哈尔滨医科大学附属第二医院

张　野　安徽医科大学第二附属医院

张　蕊　潍坊医学院附属医院

张蓬勃　西安交通大学第二附属医院

赵国庆　吉林大学中日联谊医院

闻庆平　大连医科大学附属第一医院

姚尚龙　华中科技大学同济医学院附属协和医院

袁红斌　海军军医大学第二附属医院

夏中元　武汉大学人民医院

徐军美　中南大学湘雅二医院

黄文起　中山大学附属第一医院

戚思华　哈尔滨医科大学附属第四医院

董海龙　空军军医大学西京医院

韩如泉　首都医科大学附属北京天坛医院

黑子清　中山大学附属第三医院

嵇富海　苏州大学附属第一医院

鲁开智　陆军军医大学第一附属医院

雷秋林　福建省立医院

缪长虹　复旦大学附属肿瘤医院

编写秘书　丁文刚

3

数字编委 （按姓氏笔画排序）

丁文刚　哈尔滨医科大学附属第二医院

王　超　天津医科大学总医院

刘　欣　河北医科大学附属第三医院

刘　晶　哈尔滨医科大学附属第二医院

江盈盈　四川大学华西医院

李　凯　吉林大学中日联谊医院

杨　磊　四川大学华西医院

罗　娟　哈尔滨医科大学附属第二医院

金哲浩　哈尔滨医科大学附属第二医院

周　琪　赤峰市医院

姜春玲　四川大学华西医院

贾梦醒　徐州医科大学附属医院

隋海静　哈尔滨医科大学附属第二医院

潘　红　哈尔滨医科大学附属第二医院

数字秘书　刘　晶

出版说明

　　为配合 2013 年 12 月 31 日国家卫生计生委等 7 部门颁布的《关于建立住院医师规范化培训制度的指导意见》，人民卫生出版社推出了住院医师规范化培训规划教材第 1 版，在建立院校教育、毕业后教育、继续教育三阶段有机衔接的具有中国特色的标准化、规范化临床医学人才培养体系中起到了重要作用。在全国各住院医师规范化培训基地四年多的使用期间，人民卫生出版社对教材使用情况开展了深入调研，全面征求基地带教老师和学员的意见与建议，有针对性地进行了研究与论证，并在此基础上全面启动第二轮修订。

　　第二轮教材依然秉承以下编写原则。①坚持"三个对接"：与 5 年制的院校教育对接，与执业医师考试和住培考核对接，与专科医师培养与准入对接；②强调"三个转化"：在院校教育强调"三基"的基础上，本阶段强调把基本理论转化为临床实践、基本知识转化为临床思维、基本技能转化为临床能力；③培养"三种素质"：职业素质、人文素质、综合素质；④实现"三医目标"：即医病、医身、医心；不仅要诊治单个疾病，而且要关注患者整体，更要关爱患者心理。最终全面提升我国住院医师"六大核心能力"，即职业素养、知识技能、患者照护、沟通合作、教学科研和终身学习的能力。

　　本轮教材的修订和编写特点如下：

　　1. 本轮教材共 46 种，包含临床学科的 26 个专业，并且经评审委员会审核，新增公共课程、交叉学科以及紧缺专业教材 6 种：模拟医学、老年医学、临床思维、睡眠医学、叙事医学及智能医学。各专业教材围绕国家卫生健康委员会颁布的《住院医师规范化培训内容与标准（试行）》及住院医师规范化培训结业考核大纲，充分考虑各学科内亚专科的培训特点，能够符合不同地区、不同层次的培训需求。

　　2. 强调"规范化"和"普适性"，实现培训过程与内容的统一标准和规范化。其中临床流程、思维与诊治均按照各学科临床诊疗指南、临床路径、专家共识及编写专家组一致认可的诊疗规范进行编写。在编写过程中反复征集带教老师和学员意见并不断完善，实现"从临床中来，到临床中去"。

　　3. 本轮教材不同于本科院校教材的传统模式，注重体现基于问题的学习（PBL）和基于案例的学习（CBL）的教学方法，符合毕业后教育特点，并为下一阶段专科医师培养打下坚实的基础。

　　4. 充分发挥富媒体的优势，配以数字内容，包括手术操作视频、住培实践考核模拟、病例拓展、习题等。通过随文或章节二维码形式与纸质内容紧密结合，打造优质适用的融合教材。

　　本轮教材是在全面实施以"5+3"为主体的临床医学人才培养体系，深化医学教育改革，培养和建设一支适应人民群众健康保障需要的临床医师队伍的背景下组织编写的，希望全国各住院医师规范化培训基地和广大师生在使用过程中提供宝贵意见。

融合教材使用说明

　　本套教材以融合教材形式出版，即融合纸书内容与数字服务的教材，读者阅读纸书的同时可以通过扫描书中二维码阅读线上数字内容。

如何获取本书配套数字服务？

第一步：安装 APP 并登录	第二步：扫描封底二维码	第三步：输入激活码，获取服务
扫描下方二维码，下载安装"人卫图书增值"APP，注册或使用已有人卫账号登录	使用 APP 中"扫码"功能，扫描教材封底圆标二维码	刮开书后圆标二维码下方灰色涂层，获得激活码，输入即可获取服务

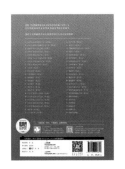

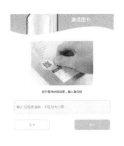

配 套 资 源

➤ **配套精选习题集:《麻醉科分册》** 主编:冯　艺　吴安石　左明章

➤ **电子书:《麻醉学》(第 2 版)** 下载"人卫"APP,搜索本书,购买后即可在 APP 中畅享阅读。

➤ **住院医师规范化培训题库** 中国医学教育题库——住院医师规范化培训题库以本套教材为蓝本,以住院医师规范化培训结业理论考核大纲为依据,知识点覆盖全面、试题优质。平台功能强大、使用便捷,服务于住培教学及测评,可有效提高基地考核管理效率。题库网址:tk.ipmph.com。

主审简介

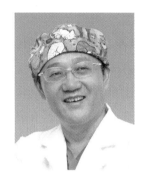

刘　进

男，1956年8月生于湖北省。四川大学华西医院麻醉学教授、博士生导师。麻醉转化医学国家地方联合工程研究中心主任，四川大学麻醉学研究所所长，华西医院麻醉手术中心主任、麻醉与重症医学教研室主任，国务院政府特殊津贴和卫生部有突出贡献中青年专家。国家杰出青年科学基金获得者，教育部"长江学者奖励计划"特聘教授。获"求是杰出青年学者奖"，中国医师协会麻醉学医师分会首任会长，中华医学会麻醉学分会十一届主任委员。

我国现代住院医师规范化培训的倡导者和实践者。主要从事新型麻醉药的研发、吸入麻醉、围术期超声和血液保护的研究。已培养博士后23名，博士研究生125名和硕士研究生100余名。主持科技部重大新药创制等国家级科研项目19项。获发明专利20余项，其中5项实现转化3.37亿元。发表SCI论文258篇。主编《中华输血学》等6部专著。所领导的中国最大的麻醉学科在复旦大学专科声誉度评比中连续11年在全国麻醉学科排名第一。

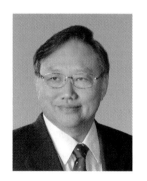

于布为

男，1955年5月生于北京。上海交通大学医学院附属瑞金医院麻醉科教授、主任医师、博士生导师。现任中国医师协会麻醉学医师分会第六届委员会会长，中国医药教育协会麻醉专业委员会首任主任委员。担任《医学参考报》麻醉学频道主编，《临床麻醉学杂志》总编辑。上海市医师协会麻醉科医师分会会长；上海市麻醉科住院医师和专科医师培训专家组组长。东亚麻醉联盟主席。荣获2016年上海市第二届"仁心医者·上海市杰出专科医师奖"；2018年第二届"国之名医·卓越建树奖"；2018年第二届"白求恩式好医生"提名奖。

从事临床麻醉和教学四十余年，创立了"全身麻醉的哲学思辨""理想麻醉状态""精确麻醉管理""麻醉治疗学"等理论和实践。建立了"诱导期容量填充""伤害性感受监测"等新理念和新技术。率先提出了"舒适化医疗"的概念，建立了中国麻醉学科五大发展愿景，带领我国麻醉学科整体水平全面提升。建立了国内首个麻醉治疗科，将麻醉学技术和药物用于难治性疾病的治疗，取得了满意的临床效果，开辟了麻醉科医师治疗疾病的新领域。荣获2013年上海市医学科技奖二等奖和2017年科技成果推广奖，2020年中国医药教育协会教育科技突出贡献奖和科技创新奖一等奖。

主编简介

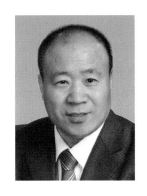

李文志

男,1960 年 11 月生于黑龙江省。博士生导师、二级教授、主任医师。现任哈尔滨医科大学附属第二医院麻醉科主任,全国高等医学麻醉学教育研究学组副组长,中国老年医学学会麻醉学分会副会长,中国医师协会麻醉学医师分会常委,黑龙江省医学会麻醉学分会主任委员。国务院政府特殊津贴和卫生部有突出贡献中青年专家。

从事教学、医疗及科研工作 37 年,获得黑龙江省"龙江学者"特聘教授、全国住院医师规范化培训优秀专业基地主任、黑龙江省优秀教师、黑龙江省优秀研究生指导教师、黑龙江省教学名师、中国医师协会麻醉学医师分会第二届中国杰出麻醉医师称号。主要从事围术期多器官功能保护的基础与临床研究,主持国家自然科学基金面上项目 5 项,获教育部科技进步奖二等奖 1 项、黑龙江省科技进步奖二等奖 3 项和三等奖 1 项。出版教材 15 部,其中担任主编、副主编 10 部;出版著作 25 部,担任主编、副主编 13 部。主编、主讲的麻醉学专业教材《危重病医学》课程为国家级精品课程、国家资源共享课程。发表论文 272 篇,其中 SCI 收录 63 篇。培养博士研究生 55 名,硕士研究生 80 名。作为负责人的哈尔滨医科大学麻醉学本科专业获批国家一流专业建设项目。

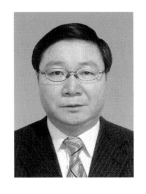

赵国庆

男,1965 年 11 月生于吉林省。吉林大学副校长、教授、主任医师、博士生导师。兼任中华医学会麻醉学分会委员,中国医师协会麻醉学医师分会常委,中国医院协会常务理事,中国高等医学教育学会麻醉学教育研究会理事,中华医学会麻醉学分会临床麻醉质量管理学组委员,全国医师定期考核麻醉委员会委员,吉林省麻醉学会主任委员,吉林省麻醉质量控制中心主任,长春市麻醉学会主任委员。近 5 年发表论文约 100 篇,其中 SCI 收录 30 篇,编写论著 6 部。承担国家科技重大专项 2 项,省部级课题 12 项。

从事教学工作 30 余年。近五年指导博士研究生 13 人,硕士研究生 8 人。获吉林大学优秀博士论文指导教师称号,吉林省教学成果二等奖 1 项,吉林大学教学成果特等奖 1 项。承担中华医学会医学教育分会、中国高等教育学会医学教育专业委员会教学改革项目 2 项,吉林大学教学改革项目 1 项,吉林大学白求恩医学部教学改革项目 1 项。

副主编简介

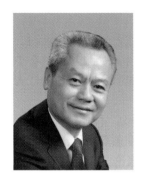

米卫东

男,1962年出生。教授、主任医师、博士生导师。解放军总医院第一医学中心麻醉科主任,享受国务院政府特殊津贴。中华医学会麻醉学分会副主任委员,北京医学会麻醉学分会主任委员,全军麻醉与复苏学专业委员会主任委员;《麻醉安全与质控》主编,《中华麻醉学杂志》《临床麻醉学杂志》副总编辑。

从事教学工作23年,培养研究生50余名。主持国家重点研发计划、国家自然科学基金、军队"十二五"重点课题。获国防发明专利1项,实用新型专利多项。发表论文300余篇,主编及参编专著11部,获军队科技进步奖一等奖1项、二等奖1项,军队医疗成果奖 二等奖2项。

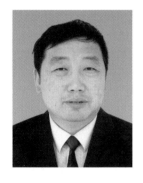

姚尚龙

男,1956年3月生于安徽省。二级教授、主任医师、博士生导师,华中学者特聘教授。现任华中科技大学同济医学院附属协和医院麻醉与危重病医学研究所所长,国家卫生健康委员会麻醉质控中心副主任,国家卫生健康委员会能力建设和继续教育麻醉学专家委员会主任委员。湖北省麻醉质控中心主任,卫生部有突出贡献中青年专家,享受国务院政府特殊津贴。

主要从事麻醉作用机制、临床转化以及围术期肺损伤等方面的研究,主持国家自然科学基金7项。发表论文400余篇,其中SCI收录80余篇;获国家级专利5项。担任《现代麻醉学》等10余本教材主编,参编专著30余部。

副主编简介

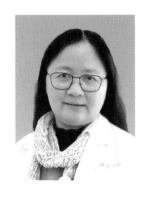

方向明

女,1966 年生于浙江省。教授、博士生导师。现任浙江大学医学院副院长,浙江大学医学院附属第一医院麻醉科主任。世界麻醉医生联盟立法委员会委员,中国医师协会麻醉学医师分会副会长,中华医学会麻醉学分会常委,浙江省麻醉医师协会会长,浙江省医师协会女医师分会会长。

教育部"长江学者奖励计划"特聘教授,国家"万人计划"科技创新领军人才,国家杰出青年基金获得者。主持多个国家自然科学基金重点项目、重点国际合作项目、杰出青年科学基金项目、面上和青年项目;发表论文 200 余篇,刊登在 *JCI*、*PNAS*、*AJRCCM* 等期刊上。

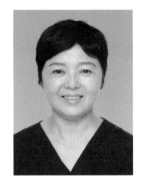

左云霞

女,1963 年 10 月生于四川省。主任医师、博士生导师。现任四川大学华西医院麻醉手术中心副主任。曾任亚洲小儿麻醉医师协会会长,现任中国医师协会麻醉学医师分会常委,四川省医师协会麻醉学医师分会会长,全国儿科麻醉专科医师培训委员会副主任委员。

从事教学工作 25 年,具有丰富的住院医师培训和管理经验。长期从事麻醉与疼痛机制和临床麻醉新技术研究,发表学术论文 100 多篇,其中 SCI 收录 50 余篇,担任主编或副主编 10 多部麻醉学教材或专著。

前　言

　　麻醉科住院医师规范化培训是培养合格麻醉医师的重要举措,也是麻醉医师成长的必经阶段,要求住院医师不仅要学习基本知识和技能,提高临床实践能力,还要提升临床思维和解决问题的能力。使住院医师得到全面的培养与锻炼,真正成为有用、可用、好用的麻醉医学人才。

　　住院医师规范化培训规划教材《麻醉学》第1版于2014年出版,填补了我国麻醉学毕业后教育领域教材的空白,读者反馈的信息令人鼓舞,达到了提高住院医师临床思维能力的目的。本次再版在第1版的基础上,广泛听取住培基地教师和住院医师的意见后进行修订。以麻醉科住院医师规范化培训大纲为基础,以临床病例为切入点,通过完整的病例展现和剖析及麻醉实施过程的要点阐述,并结合近年来发展起来的新技术、新知识、指南和专家共识,以期提高住院医师解决问题、创新思维和完成科研工作的能力。在临床病例的选择上,力求能体现教材的经典性,又能表现临床病例的多样性和复杂性。

　　本版教材分为总论、麻醉常用技术、特殊患者的麻醉以及各论四个部分,内容涵盖临床麻醉科工作中常用的监测和治疗技术,也涉及部分危重病医学和疼痛诊疗学的内容。教材基本保留第1版的主体结构,个别章节进行适当的增删。例如,根据国家中医药管理局和国家医疗保障局制定的《关于加强和完善麻醉医疗服务的意见》的指导思想增加麻醉门诊和分娩镇痛的内容,突显麻醉门诊在围术期治疗中的重要性,满足人民群众对舒适诊疗的新需求。

　　尤其值得一提的是,此次修订加强了融合教材的编写力度,增加了众多图片、操作视频等内容,在注重教材实用性的基础上,以更多样化的表现形式,帮助教师和学生更好地使用教材。哈尔滨医科大学附属第二医院麻醉科和四川大学华西医院麻醉科为视频的拍摄做了大量工作。第2版教材的出版恰逢我国"十四五"规划实施的开局之年,希望本教材能够对未来麻醉学教育提供更好的支撑和帮助。

　　一些参加首版编写工作的编者,由于工作、健康、年龄等原因,未参加本版的修订工作,对于他们在上一版工作中所奠定的基础,谨在此表示诚挚的感谢。书中难免存在疏漏和不足之处,敬请本书的使用者和同道不吝指正。

李文志　赵国庆

2021 年 1 月

目　　录

住培考典 ··

考核大纲
实践技能考核流程

模拟自测 ··

第一篇
总 论

第一章　麻醉前访视、病情评估和麻醉计划的制订
Preanesthetic Visit，Condition Assessment and Anesthesia Plan

一、麻醉前访视及病情评估的意义

麻醉前访视及病情评估的意义包括：获得患者相关信息，完善术前准备；发现特殊情况，估计麻醉风险，修订麻醉方案；帮助患者了解麻醉环境、麻醉流程；协商术后镇痛方案；签署麻醉知情同意书；缓解患者焦虑，促进医患关系；就麻醉风险及如何相互配合与患者及家属达成共识。

二、麻醉前访视及病情评估的内容

1. 获得相关信息（包括现病史、个人史、既往史、过敏史、手术麻醉史和药物应用史等，儿童还需了解出生史和喂养史）、体格检查、实验室检查、特殊检查和患者精神状态的资料及拟行手术的情况，进行分析和判断，以完善术前准备及制订适宜的麻醉方案。

2. 根据患者具体情况，确定是否处于合适的麻醉时机（何时手术、禁食起始时间），是否需要补充检查和治疗，是否需要麻醉前医嘱。

3. 用简明易懂的语言和图示，介绍麻醉方法和麻醉过程，回答相关问题。

4. 签署麻醉知情同意书。

5. 填写术前访视单，并制订麻醉及围术期处理方案[如是否需要特殊麻醉监测设备或辅助治疗，例如自体输血、备血、备血小板、备凝血因子，手术后是否需要特殊监护，转入重症监护病房（ICU）、持续机械辅助通气，术后镇痛等]。

知识点

麻醉前访视及评估简单记忆法

2013 年版《临床麻醉药理杂志》推荐的麻醉前访视及评估简单记忆法：A2，B2，C2，D2，E2，F2，G2。

A—affirmative history：确切的病史

A—airway：气道

B—blood hemoglobin，blood loss estimation，and blood availability：血红蛋白，预计失血量，备血情况

B—breathing：呼吸

C—clinical examination：临床检查

C—comorbidities：合并症

D—drugs being used by the patient：患者用药情况

D—details of previous anesthesia and surgeries：既往麻醉手术情况

E—evaluate investigations：评估调查

E—end point to take up the case for surgery：最终术前状态

F—fluid status：液体状态

F—fasting：禁食

G—give physical status：身体状态评分

G—get consent：知情同意

三、制订合适的麻醉方案

根据访视和评估结果、手术类型进行麻醉前准备。

1. 嘱咐患者术前充分休息,告知其禁饮、禁食时间。
2. 必要时开具麻醉前医嘱或用药。
3. 明确有无补充检查项目及会诊项目,是否需要延期麻醉及手术。
4. 根据患者病情和手术要求选择麻醉方法,拟定麻醉计划。主要根据患者病情和手术要求、麻醉医师的技术水平和现有的设备条件选择麻醉方法。重点计划是否需要特殊的药品、器械、设备及麻醉方法,是否需要上级医生协助及全科会诊。

四、签署麻醉知情同意书

医务人员需与患者做好沟通,充分尊重患者权利,保护患者隐私。用通俗易懂的语言,配合宣传画册简单描述麻醉方法及需配合内容,减轻患者的焦虑,取得患者的信任。着重交代麻醉中或麻醉后可能出现的风险与意外,术后镇痛风险、益处和其他可供选择方案。征得患者及家属同意,签署麻醉知情同意书,并存放于病历中。

案例一　腹股沟斜疝手术麻醉

【病历摘要】

患者男,69 岁,70kg。因"发现右侧腹股沟区可复性包块 5 个月"入院。患者 5 个月前用力排尿后于右侧腹股沟区出现一包块,直立及运动后突出,卧位时可消失,近一周患者自觉包块逐渐增大至 5cm×5cm,性质同前,为求手术治疗就诊,门诊以"右侧腹股沟斜疝"收住入院。病程中患者无发热,无恶心、呕吐及黑便,睡眠、饮食正常,大小便正常,近期体重无明显变化。患者自述有"冠状动脉粥样硬化性心脏病(以下简称'冠心病')"病史 3 年,3 年前行冠状动脉造影未发现明显异常,目前无明显胸痛不适,无运动后心悸、气喘。有"高血压"病史 8 年,血压最高 160/100mmHg,口服非洛地平、美托洛尔控制血压,自述血压控制在 130~140/80mmHg。否认糖尿病、脑梗死病史。1 年前因前列腺增生于腰硬联合麻醉下行"经尿道前列腺等离子电切术",术后无异常。否认外伤输血史,既往有"青霉素"过敏史(试敏阳性),否认其他药物及食物过敏史。吸烟史 30 余年,1 包 /d,无酗酒史。查体:体温 36.6℃,心率 70 次 /min,呼吸 16 次 /min,血压 126/78mmHg。两肺呼吸音正常,未闻及干湿啰音,各瓣膜未闻及杂音。胸片:双肺纹理略增强,动脉粥样硬化。心电图:窦性心律,68 次 /min,Ⅱ~Ⅲ、aVF 导联 T 波改变,心电图大致正常。心脏超声:心脏各房室腔内径在正常范围,二尖瓣、三尖瓣、主动脉瓣轻度反流,射血分数(EF)68%,左心室舒张功能减低。血红蛋白(Hb)129g/L,白细胞(WBC)$6.14×10^9$/L,血小板(PLT)$191×10^9$/L,凝血酶原时间(PT)11.1s,活化部分凝血活酶时间(APTT)32.6s;肝功能各项指标正常;肾功能:血尿素氮(BUN)7.5mmol/L,肌酐(Cr)86μmol/L,血糖 5.16mmol/L。

【问题 1】作为一线住院医师,你将如何进行术前访视并签署麻醉知情同意书?

【临床思路】

1. 首先依据电子或纸质病历系统,了解病史、各项辅助检查结果、影像学资料。初步了解患者的全身健康状况和特殊病情,进行美国麻醉医师协会(American Society of Anesthesiologists,ASA)分级,如发现漏查项目,通知外科医师及时补充。

知识点

美国麻醉医师协会(ASA)分级

ASA 将患者分为六级。

ASA Ⅰ级:指患者的重要器官功能正常,体格健壮,能耐受麻醉和手术。

ASA Ⅱ级:指患者的重要器官功能虽有轻度病变,但代偿完全,日常活动不受限制,能耐受一般麻醉和手术。

ASA Ⅲ级:指患者重要器官功能病变严重,功能受损在代偿范围内,日常活动受限,但尚能完成,对施行麻醉和手术仍有顾虑。

ASA Ⅳ级:指患者的重要器官功能病变严重,功能代偿不全,已威胁安全,施行麻醉和手术均有危险。

ASA Ⅴ级:指患者病情已达濒死阶段,不论手术与否难以存活24h,手术麻醉冒更大风险。

ASA Ⅵ级:已宣布为脑死亡的患者,其器官被用于捐献。

如系急诊手术,在分类顺序之前冠一"急"(或"E")字,以示麻醉风险大于平诊手术。

2. 进入病房与患者及家属交谈,询问现病史、个人史和家族史。通过接触患者,追询某些重要而病历未记载的病史,发现漏检或尚未报告结果的检查项目,提醒外科医师以便及时弥补。根据欧洲麻醉学会(European Society of Anaesthesiology,ESA)成人非心脏手术术前评估指南强调,重点评估内容包括麻醉史、过敏史、用药史、酒精成瘾、吸烟、心血管疾病、呼吸疾病、阻塞型睡眠呼吸暂停低通气综合征(obstructive sleep apnea hypopnea syndrome,OSAHS)、肾脏疾病、糖尿病、肥胖、凝血异常、贫血、术前血液保护策略。

可根据以下内容(不少于该内容,表1-1,表1-2),逐项检查。

表1-1 麻醉相关病史

手术史:□无,□有(名称: ,麻醉:□全、□局、□椎管内 次,□不确定;接受血制品:□无,□有,□不确定)

吸烟:□无,□有(年,约 支/天,戒烟约 天)

饮酒:□无,□有(偶尔、经常)

哮喘:□无,有(□过敏、□炎性、□不清楚);1年内(□频繁、□偶有、□从未)发作,处理办法( )

近来感冒:□无,□有(约 天前已愈)

近来咳嗽:□无,有(□无痰、□白痰、□黄脓痰、□量少、□量多、□咯血)

睡觉时打鼾:□无,有(□轻、□中、□重)

体力活动:□正常,□受限、□卧床(天)

胸闷、胸痛:□无,□有(活动后、夜间、不确定;放射:至左肩、左小指、不伴放射痛、其他部位;缓解:停止活动后缓解、自动缓解、药物缓解)

高血压:□无,□不清楚,□有(最高 mmHg,最低 mmHg)

四肢活动:□正常,偏瘫(□左、□右、□上、□下肢)

精神病史:□无,□有;晕厥史:□无,□有

青光眼:□无,□有

糖尿病:□不清楚,□无,□有(服药、注射胰岛素)

饮食:□正常,□多饮多食,□少量进食,□不能进食(天)

胃、十二指肠溃疡史:□不清楚,□无,□有

受伤:□无,□有(部位)

出血倾向:□无,□有;□牙、鼻易于出血,□体表易于有青紫斑,□伤口不易止血

药物过敏:□无,□有(名称)食物过敏:□无,□有(名称)

近期服药:□无,有(□安眠药、□降压药、□降糖药物、□糖皮质激素、□抗凝药、□其他)

平时腰痛:□无,□有;适龄妇女月经:□经期、□非经期;怀孕:□无,□有,□可能

婴幼儿出生:□足月、□早产;活动:□正常、□不正常;哭闹时口唇发绀:□无,□有

亲属(有血缘关系者)相关疾病:□无,□有( )

表1-2 麻醉相关检查

意识:□清醒,□嗜睡,□昏睡,□昏迷

瞳孔:大小(□正常、□异常);形状(□正常、□异常);眼球活动(□正常、□异常)

开口度(□正常、□轻度受限、□严重受限)

Mallampati分级:□Ⅰ,□Ⅱ,□Ⅲ,□Ⅳ

颈部活动:□正常,□轻度受限,□严重受限;气管居中:□是,□否

牙:□正常,义齿(□无,□有:□可取下、□不可取下);活动的牙(□无,□有);易受伤的牙(□无,□有)

辅助检查:血常规(□完善,□不完善);肝功能(□完善,□不完善);肾功能(□完善,□不完善);电解质(□完善,□不完善);血糖(□完善,□不完善);凝血功能(□完善,□不完善);心电图(□完善,□不完善);胸片(□完善,□不完善);肺功能(□完善,□不完善);血气分析(□完善,□不完善);超声心动图(□完善,□不完善)

特殊检查:CT(□无,□有);MRI(□无,□有);冠状动脉造影(□无,□有)

3. 该患者为高龄老人,有冠心病和高血压病史,应着重评估心肺功能,询问平时能登几层楼、体力活动时是否胸痛、平路能走多远等。简易试验包括:①心功能评估,体力活动试验、屏气试验、上楼梯试验、6分钟步行试验、起立试验。②肺功能评估,胸腔周径法、吹火柴试验、屏气试验、吹气试验、呼吸困难程度。

知识点

心功能分级

心功能评定是衡量心脏对运动量的耐受程度,常采用纽约心脏病协会(New York Heart Association,NYHA)四级分类法。Ⅰ、Ⅱ级患者进行一般麻醉和手术安全性有保障。

Ⅰ级:有心脏病,但日常活动量不受限制,一般体力活动不引起过度疲劳、心悸、气喘或心绞痛。

Ⅱ级:有心脏病,体力活动轻度受限制。休息时无自觉症状,一般体力活动引起过度疲劳、心悸、气喘或心绞痛。

Ⅲ级:有心脏病,体力活动明显受限制。休息时无症状,但小于一般体力活动即可引起过度疲劳、心悸、气喘或心绞痛。

Ⅳ级:心脏病患者不能从事任何体力活动,休息状态下也出现心力衰竭症状,体力活动后加重。

---

4. 有侧重地完成体格检查。内容包括是否肥胖,面部有无畸形,是否颈短、张口度,有无松动牙齿,心肺听诊,脊柱有无畸形,背部皮肤有无感染和破损,有无四肢感觉异常等。

5. 与患者沟通。用通俗易懂的语言向患者及家属详细讲解目前病情、首选麻醉方法及所选麻醉方法的相关风险性,如药物过敏、循环波动明显、心律失常等。使患者简要了解麻醉,解除焦虑心理,取得信任。重点沟通麻醉中或麻醉后可能出现的风险与意外,术后镇痛的风险与收益,其他可供选择的方案。了解患者疑问,并给予相应解答。

6. 签署麻醉知情同意书。

7. 嘱咐患者禁饮、禁食时间及麻醉前注意事项,见表1-3。

8. 必要时开具麻醉前医嘱,注明需要患者配合的麻醉前准备及麻醉前用药。

表1-3 我国术前禁食禁饮时间建议　　　　　　　　　　　　　　　单位:h

摄入种类	禁食时间
清饮料	2
母乳	4
牛奶	6
配方奶	6
固体食物	8

> 知识点
>
> **麻醉前用药目的**
>
> 1. 稳定患者情绪,减轻紧张、焦虑及恐惧等心理反应,使之能充分合作。
> 2. 减轻自主神经应激性,减弱副交感神经兴奋性,减少儿茶酚胺释放,拮抗组胺,减弱腺体分泌,保持呼吸道通畅,稳定循环系统功能。
> 3. 减少随意肌活动,减少氧耗量,降低基础代谢率,减少麻醉药用量,减少麻醉药毒性反应,提高麻醉平稳性。
> 4. 提高痛阈,减轻原发疾病或麻醉前有创操作引起的疼痛,增强麻醉镇痛效果。

【问题2】该患者一直服用降压药是否需要停用,如何调整心血管药物?
【临床思路】

患者持续服用降压药,麻醉前应了解并检查药物治疗的效果,重点考虑这些药物与麻醉药物之间存在的相互作用,有些药物(如利血平)容易导致麻醉中的不良反应。

该患者用药为非洛地平、美托洛尔,目前血压控制在130~140/80mmHg。非洛地平为选择性钙通道阻滞药,美托洛尔为β受体阻滞药,术前血压控制较平稳,可以继续服药。

> 知识点
>
> **术前其他药物应用情况调整**
>
> 大部分药物可延续到手术当日,但是长效药物需要换成短效药物,有些药可能在剂量上有所调整,如降压药、胰岛素,某些药物应在术前停用,如单胺氧化酶抑制药(术前2~3周停用)、左旋多巴(手术当日停用)、锂剂(术前2~3d停用)等。
>
> 1. 降压药　术前应用降压药,能增强血管平滑肌扩张药、交感神经阻滞药和一些去极化类肌松药的作用。如硝酸甘油,能增强和延长泮库溴铵的作用,故泮库溴铵应减量。
> 2. β受体阻滞药　术前已应用者,可不停药,但须掌握合适剂量。对于术前已有充血性心力衰竭者,应逐渐减量并停药。对于未过量的并顾虑停药后可能出现反跳现象的患者,可维持原剂量,必要时借助较大剂量拟交感神经药对心脏进行支持。
> 3. 洋地黄、胰岛素、皮质激素和抗癫痫药　一般都需要继续使用至术前,但可重新调整剂量。应用洋地黄后应用钙剂,会增加心律失常发生率,所以不能同时使用。对曾较长时间应用皮质激素而术前已经停服1个月者,术中可能会发生急性肾上腺皮质激素功能不全,因此术前必须恢复使用外源性皮质激素,直至术后数天。长期服用某些中枢神经抑制药,如巴比妥、阿片类、单胺氧化酶抑制药、三环类抗抑郁药等,均可影响患者对麻醉药的耐受性,易诱发呼吸和循环意外,故均应于术前停止使用。吩噻嗪类药氯丙嗪、萝芙木类药利血平,可能会导致麻醉中出现严重低血压、心动过缓,故均应考虑是否继续使用,可调整剂量使用或暂停使用。

【问题3】访视完成并签署麻醉知情同意书后,如何制订麻醉计划?
【临床思路】

1. 结合病例作出初步评估,患者的ASA分级Ⅱ级,心功能Ⅰ级,心脏危险因素Ⅰ级,能耐受手术,可以按期手术。老年患者行下腹部手术,可选择腰硬联合麻醉。将患者评估情况和麻醉计划汇报上级医师。

> 知识点
>
> **常用麻醉方法分类**
>
> 1. 全身麻醉　①吸入麻醉;②静脉麻醉;③基础麻醉(灌肠、肌内注射)。

2. 区域麻醉　①椎管内麻醉：蛛网膜下隙阻滞、硬膜外阻滞、腰硬联合麻醉、骶管阻滞麻醉；②四肢神经及神经丛阻滞：颈丛阻滞、臂丛阻滞及上肢神经阻滞、腰骶神经丛阻滞及下肢神经阻滞；③躯干神经阻滞：肋间神经阻滞、椎旁神经阻滞、会阴神经阻滞；④交感神经阻滞：星状神经节阻滞、胸腰交感神经阻滞；⑤脑神经阻滞：三叉神经阻滞、舌咽神经阻滞。

3. 局部麻醉　①表面麻醉；②局部浸润麻醉；③静脉局部麻醉。

4. 复合麻醉　①不同药物的复合；②不同方法的复合；③特殊方法的复合：全身降温(低温麻醉)、控制性降压等。

2. 患者为老年男性，曾在腰硬联合麻醉下行"经尿道前列腺等离子电切术"，也需告知行腰硬联合麻醉可能会失败，而改为全身麻醉。了解麻醉方式选择的基本原则。

知识点

麻醉方式的选择原则

1. 充分估计患者病情和一般情况。病情危重者、精神紧张者、小儿多选择全身麻醉。
2. 充分考虑手术部位、方式、大小、时间及出血量。
3. 根据麻醉药和麻醉方法本身的特点进行选择。
4. 根据麻醉者的技术能力和经验进行选择。

【问题4】访视完成，签署完麻醉知情同意书后，如何指导患者完成相应的麻醉前准备？

【临床思路】

访视结束前作为住院医师须指导患者做以下准备。

1. 精神状态准备　用亲切、通俗易懂的语言介绍麻醉方式、手术体位，以及麻醉中可能出现的不适，取得患者信任，减轻担心、焦虑、不安情绪。

2. 体格准备　患者入院后已停止吸烟，告知患者加强肺功能锻炼，多做深呼吸和咳嗽训练，加强四肢活动。术前向患者说明有关术后饮食、体位、大小便、切口疼痛或其他不适，以取得患者配合。

3. 禁食、禁饮时间　麻醉前至少禁食8h，禁饮2h。

4. 排尿　告知患者进入手术室前应排空膀胱，以防止术中和术后尿潴留。

5. 义齿的处理　嘱咐患者进入手术室前应将活动义齿摘下，以防麻醉时脱落，甚至误吸入气管或嵌顿于食管。

6. 药物准备　指导患者术前服用降压药物。

根据患者或其家属不同的受教育程度或语言沟通能力，调整语句难度及沟通方式，使用通俗易懂的语言和简明扼要的图示，以确保患者或其家属完全理解。确认无误后，由患者在麻醉知情同意书上签字。询问是否需要术后镇痛，告知术后镇痛方式及不良反应，同时在术后镇痛项目中签字。

【问题5】患者入室前，应该完成哪些麻醉前准备，选择哪些监测项目？

【临床思路】

1. 按麻醉计划准备麻醉药品和耗材(腰硬联合包)。

2. 按麻醉计划准备该例麻醉手术所需监测设备，一般椎管内麻醉选择常规监测项目，如心电图(ECG)、心率(HR)、收缩压(SBP)、舒张压(DBP)、平均动脉压(MAP)、脉搏血氧饱和度(SpO_2)与体温(T)。

知识点

麻醉监测选择具体要求

1. 一般手术麻醉患者　常规监测心电图、心率、血压、平均动脉压、脉搏血氧饱和度与体温。
2. 气管插管全身麻醉包括喉罩置管通气患者　常规监测心电图、心率、血压、平均动脉压、脉搏血氧饱和度、呼气末二氧化碳分压和尿量,加用麻醉深度监测可以实行精确麻醉。

3. 特殊手术麻醉患者 在气管插管全身麻醉监测基础上,增加有创桡动脉压或足背动脉压、中心静脉压、失血量的监测,必要时行血气分析、血糖监测、神经肌肉阻滞监测、心排血量监测、脑功能监测等。

案例二 手外伤患者急诊麻醉

【病历摘要】

患者男,25 岁,60kg。因"右手玻璃划伤疼痛流血半小时"急诊入院。患者半小时前不慎被玻璃划伤,致右手疼痛、流血不止。病程中患者无畏寒、发热,无乏力、心悸、烦渴,无胸闷、气急。右手划伤前有进食史。患者既往健康状况良好,否认特殊既往史。查体:体温 37.0℃,心率 90 次/min,呼吸 16 次/min,血压 125/78mmHg。外科检查示:右手掌小鱼际正中见一横形裂口,肌层完全断裂,深至骨面,可见多处肌腱及神经断裂。X 线片示:未见骨折情况。决定急诊行右手清创缝合,肌腱、神经吻合术。

【问题 1】作为值班住院医师,你将如何完善术前访视并签署麻醉知情同意书?

【临床思路】

1. 该患者为急诊手术,必须立即访视,询问病史,估计和评定患者对麻醉的耐受力。急诊手术由于病情紧急,其不良事件可比择期手术者增高 3~6 倍。住院医师必须正确评估患者,及时向上级医师汇报病情。

知识点

急诊患者特点

1. 病情紧急,生命体征可能不稳定,甚至威胁生命。
2. 术前准备时间短,可能无法调整身体状态及用药,无法充足备血。
3. 病情复杂,可能为多发伤,并有隐匿病情未被发现。
4. 大多伴有剧痛。
5. 常常饱胃。

2. 迅速对患者及病情进行评估,包括下列情况。

(1)外伤情况,包括受伤程度和范围、失血量、气道情况。

(2)出血程度评估。

(3)患者一般情况(年龄、体重),末次进食及饮水时间。

(4)是否合并其他外伤,有无合并症。

知识点

急诊多发外伤评估按 CRASH PLAN 顺序

急诊外伤常合并多发伤,需要做全身检查和评估,按 CRASH PLAN 顺序进行:C(circulation,心脏及循环系统)、R(respiration,胸部及呼吸系统)、A(abdomen,腹部脏器)、S(spine,脊柱脊髓)、H(head,颅脑)、P(pelvis,骨盆)、L(limb,四肢)、A(arteries,动脉)、N(nerves,神经)。

【问题 2】作为夜班值班住院医师,饱胃急诊者如何做术前准备?

【临床思路】

1. 询问患者具体进食时间、何种食物、进食量,告知患者饱胃麻醉的危害,判断是否需要立即手术,如不影响病情及预后,可以协商达到足够的禁食时间再安排手术。

2. 做好发生呕吐误吸的预案,常规备好吸引器。

知识点

饱胃处理方法

1. 提前人工催吐,或放置硬质粗胃管行胃肠减压,尽可能将胃排空。

2. 麻醉前综合应用不同药物,以求达到抗呕吐、抑酸和减少误吸的危险,如甲氧氯普胺(胃复安)、雷尼替丁、5-HT$_3$受体阻滞药等。

3. 麻醉诱导。清醒状态下气管插管或快速顺序诱导,不宜过度加压通气,给予正确环状软骨加压。

4. 在完全清醒的状态下拔管。

【问题3】选择何种麻醉方案更适合这种手外伤患者?

【临床思路】

1. 患者为年轻人,外伤前有饱胃史,分析全身麻醉和神经阻滞麻醉的利弊。全身麻醉诱导有发生呕吐、反流、误吸的可能。盲探臂丛神经阻滞麻醉可能阻滞效果不全或引起副损伤。对本患者可以采取超声引导神经阻滞麻醉,效果更确切,并发症更少。

2. 制订超声引导神经阻滞方案,准备物品、药品和超声仪。

【问题4】完成并签署麻醉知情同意书,制订麻醉计划后,仍需哪些术前准备?

【临床思路】

1. 需在清醒状态下,行臂丛神经阻滞。故应与患者建立良好的信任关系,以便取得患者的配合。

2. 给予适量的术前用药,适度镇静镇痛。静脉注射甲氧氯普胺10~20mg,或H$_2$受体阻滞药西咪替丁0.4mg或雷尼替丁300mg。

知识点

术前禁食和应用药物减少肺部误吸危险指南

在择期手术全身麻醉、区域麻醉,镇静/镇痛(如麻醉性监护)术时,应禁止摄入固体食物和非母乳6h以上。

对无明确误吸风险的患者:

1. 不推荐常规术前应用胃肠兴奋药。

2. 不推荐常规术前应用抑制胃酸分泌药。

3. 不推荐常规术前应用对抗和中和胃酸药物。仅对有抗酸指征的择期手术患者,可使用不含微粒的抗酸药,其目的不是降低肺误吸。

4. 不推荐常规术前应用抑制恶心、呕吐的药物。

5. 不推荐常规术前应用复合制剂。

6. 不推荐常规术前应用抗胆碱药。

【问题5】患者入室前,应该完成哪些麻醉前准备?

【临床思路】

1. 准备神经阻滞所需物品和药物,准备超声仪或神经刺激器。

2. 麻醉监测准备,一般神经阻滞麻醉常规监测心电图、心率、收缩压、舒张压、平均动脉压、脉搏血氧饱和度与体温。

案例三　异位妊娠、失血性休克患者麻醉

【病历摘要】

患者女,24岁,体重约55kg。因"停经85d,阴道少量出血1周伴下腹疼痛3h"急诊入院。患者1周前出现少量阴道流血,色暗红,无腹痛,3h前无明显诱因出现下腹部疼痛,呈撕裂样,伴恶心、呕吐。急诊入院,

因患者腹痛难忍,一直未进食。尿人绒毛膜促性腺激素(hCG)(+),阴道后穹窿穿刺出约 10ml 暗红色不凝血。超声显示:盆腔内可见 9.5cm×3.8cm 混合性包块回声,双侧卵巢包裹其中。遂以"异位妊娠待排,失血性休克"收住入院。患者神志清楚,贫血貌,烦躁,有畏寒,无乏力,无胸闷;既往健康状况良好,否认特殊既往史。查体:体温 37.0℃,心率 95 次/min,呼吸 20 次/min,血压 80/50mmHg。两肺呼吸音清,各瓣膜未闻及杂音,下腹略膨隆,有压痛。实验室检查:血红蛋白(Hb)66g/L,血细胞比容(Hct)19.9%,心电图未见异常。

【问题 1】如何进行术前访视并签署麻醉知情同意书?

【临床思路】

1. "异位妊娠待排,失血性休克",需急诊手术。考虑失血性休克患者病情危急,应该报告上级医师,立即去病房访视。

2. 患者焦虑、恐惧。首先安慰患者,解除焦虑和恐惧情绪,取得信任。

3. 了解患者围术期可能存在的心理问题,尊重权利,保护隐私,回避隐私问题。签署麻醉知情同意书。

4. 按照常规完成术前评估访视内容。初步评估该患者为失血性休克,病情危急,立即向上级医师汇报病情,做好抢救准备。

知识点

失血性休克分期

1. **一期(代偿期)** 休克早期,患者表现为意识仍清楚,但烦躁不安,面色及皮肤苍白湿冷,口唇和甲床有轻度发绀,脉搏快而有力,血压正常或偏高,舒张压稍升高,脉压减小。通过代偿,机体能维持一定的血压及重要器官的血液灌注,及时治疗可以终止休克。

2. **二期(失代偿期)** 休克中期,患者神志尚清楚,表情淡漠,全身无力,反应迟钝,意识模糊,脉搏细速,收缩压降至 80mmHg 以下,脉压 20mmHg 以下,浅静脉萎陷,口渴,尿量减少至 20ml/h 以下。经过充分代偿后不能维持血压,器官出现功能障碍,代谢紊乱,微循环淤血。此期如积极治疗,休克仍可以逆转。

3. **三期(不可逆期)** 休克晚期,即器官功能衰竭期。患者呼吸急促,极度发绀,意识障碍,甚至昏迷,收缩压 60mmHg 以下,甚至测不出,无尿。此外,患者皮肤黏膜瘀斑,上消化道出血,血尿,肺出血,肾上腺出血后导致急性肾上腺功能衰竭。继而发生多系统器官衰竭,如急性心功能不全、急性呼吸衰竭、急性肾衰竭、急性肝衰竭、脑功能障碍等。

【问题 2】面对失血性休克患者,应增加哪些特殊监测项目及特殊告知事项?

【临床思路】

1. 向患者及家属交代,患者需立即手术,病情危急,选择气管插管全身麻醉,术中需要行桡动脉穿刺监测有创血压,置入中心静脉导管,大量输血、输液,监测中心静脉压判断容量情况。告知有创监测相关风险,如局部血肿、血胸、气胸、感染、血栓形成等。

2. 与患者及家属进一步沟通,告知术中可能需抢救,需输异体血和收集腹腔不凝血洗涤回输。告知大量输血、输液相关并发症。核对输注血制品同意书是否签字。

3. 检查患者有无颈短,颈部皮肤破损,锁骨骨折等,评估是否存在深静脉穿刺困难。

知识点

自体血回输

1. **自体血回输的定义** 将患者术中、术后出血或体腔积血经回收、过滤、离心、洗涤后再回输给患者。

2. **自体血回输的适应证** 估计体腔积血和术中失血量超过 1 000ml。

(1)骨科大手术,如脊柱手术、全髋置换术等。

(2)心血管手术,如不停跳冠状动脉搭桥术。

(3)急诊手术,如肝、脾破裂,异位妊娠大失血。

(4)器官移植手术。

(5)神经外科手术,如脑动脉瘤手术。

(6)术后无污染的引流血。

(7)不愿输异体血患者,如特殊宗教信仰者。

3. 自体血回输的禁忌证

(1)败血症和血液已污染。术中先探查有无胃肠损伤,特别是结肠损伤。

(2)恶性肿瘤患者,病灶出血可能混有癌细胞,一般禁止回输。

(3)回收血液超过规定时间,如开放性创伤超过 4h 者。

4. 自体血回输的并发症 凝血功能障碍、微血栓、血液污染。

【问题3】术前访视后,对失血性休克患者选择何种麻醉方案?如何进行下一步手术前准备?

【临床思路】

1. 该患者病情危急,血压下降,出现失血性休克。根据麻醉方法选择原则,应选择全身麻醉,尽早手术,挽救生命。

2. 给予输液输血准备,立即开放两路外周静脉快速输液。只要外周静脉通路充足,就不必为了建立中心静脉通路而延误抢救性手术的进度。颈外静脉穿刺是理想的抢救静脉通路。与妇科、输血科联系沟通配血与领血情况,检查患者血型是否已查,准备一定数量血制品。根据围术期输血专家共识,成人浓缩红细胞补充量 $=(Hct_{预计} \times 55 \times 体重 - Hct_{实际测定值} \times 55 \times 体重)/0.60$,小儿红细胞补充量 $=(Hb_{预计} - Hb_{实际测定值}) \times$ 体重 $\times 5$(Hb 单位为 mg/dl),做好交叉配血试验,保证患者能及时输注血制品。如有水、电解质或酸碱失衡者,术前应尽可能补充和纠正。注意术前保温。

3. 向上级医师汇报病情、患者神志状态、生命体征、麻醉方案。

4. 准备常规全身麻醉物品,积极准备有创监测换能器、中心静脉穿刺包、超声仪。

5. 配制血管活性药物和正性肌力药物,如麻黄碱、多巴胺、去甲肾上腺素、血管加压素、多巴酚丁胺等。准备恒速输液泵。有条件者,准备氯胺酮溶液辅助麻醉。

6. 准备保温、输血设备,如保温毯、加温输液器、加压输血器等。

知识点

失血性休克的处理

1. 诊断要点 "一看"(神志、面色、口唇和皮肤色泽、毛细血管充盈等)、"二摸"(脉搏、肢端温度)、"三测压"(血压、中心静脉压)、"四尿量"(观察尿量)。

2. 抢救原则 关键是尽早诊断,快速建立静脉通道,快速扩容、输血,积极抗休克的同时准备手术,及时发现并处理各种并发症。

3. 抢救流程

(1)迅速了解病史及伤情,估计出血情况及休克程度,使各种抢救措施更有针对性。

(2)保持呼吸道通畅,给予高流量吸氧,提高血氧饱和度,改善缺氧状态,纠正缺氧对机体造成的损伤。

(3)迅速补液,输血,补充血容量,恢复有效循环,注意保温。

(4)及时止血、处理原发病,可采用边抗休克输血边紧急手术的方案,在抗休克治疗中注意水、电解质及酸碱平衡。

知识点

早期复苏的目标

1. 收缩压 ≥ 80~100mmHg，平均动脉压 ≥ 65mmHg。
2. 尿量 ≥ 0.5ml/(kg·h)。
3. 血细胞比容 25%~30%。
4. 凝血酶原时间和部分凝血活酶时间在正常范围内。
5. 血小板 >50×10^9/L。
6. 维持正常的血清钙离子浓度。
7. 中心体温高于 35℃。
8. 正常的脉搏血氧饱和度。
9. 防止血清乳酸增加。
10. 防止酸中毒加剧。
11. 达到适当的镇静和镇痛程度。

推荐阅读文献

［1］FITZ-HENRY J. The ASA classification and peri-operative risk. Ann R Coll Surg Engl, 2011, 93 (3): 185-187.

［2］NOROZI K, WESSEL A, BUCHHORN R, et al. Is the ability index superior to the NYHA classification for assessing heart failure: comparison of two classification scales in adolescents and adults with operated congenital heart defects. Clin Res Cardiol, 2007, 96 (8): 542-547.

［3］DE HERT S, IMBERGER G, CARLISLE J. Preoperative evaluation of the adult patient undergoing non-cardiac surgery: guidelines from the European Society of Anaesthesiology. Eur J Anaesthesiol, 2011, 28 (1): 684-722.

［4］Task Force for Preoperative Cardiac Risk Assessment and Perioperative Cardiac Management in non-Cardiac Surgery, European Society of Cardiology (ESC), POLDERMANS D, BAX J J, BOERSMA E, et al. Guidelines for pre-operative cardiac risk assessment and perioperative cardiac management in non-cardiac surgery. Eur Heart J, 2009, 30 (22): 2769-2812.

［5］WARNER M A, MINNESOTA R, CAPLAN R A, et al. Practice guidelines for preoperative fasting and the use of pharmacologic agents to reduce the risk of pulmonary aspiration: plication to healthy patients undergoing elective procedures: a report by the American Society of Anesthesiologist Task Force on Preoperative Fasting. Anesthesiology, 1999, 90 (3): 896-905.

［6］HEMANTH KUMAR V R, SARAOGI A, PARTHASARATHY S, et al. A useful mnemonic for pre-anesthetic assessment. J Anaesthesiol Clin Pharmacol, 2013, 29 (4): 560-561.

［7］米勒.米勒麻醉学：第 8 版.邓小明，曾因明，黄宇光，译.北京：北京大学医学出版社，2017: 2194-2227.

［8］巴特沃斯，麦基，瓦斯尼克，等.摩根临床麻醉学：第 5 版.王天龙，刘进，熊利泽，译.北京：北京大学医学出版社，2015: 223-231.

（赵国庆　李 凯）

第二章　麻醉前准备

Preparation of Anesthesia

麻醉前的准备是在麻醉前根据患者病情做好各方面的准备工作,总的目的是提高患者的麻醉手术耐受性和安全性,保证手术顺利进行和术后恢复迅速。为了使麻醉过程中患者的安全得到保证,麻醉能够平稳实施,避免或减少围术期的并发症,圆满地完成外科手术治疗,必须做好充分的麻醉前准备工作。麻醉前准备主要包括患者精神等方面的准备,调控患者的状态及使用的治疗药物,麻醉方案的选择,药品、器械准备和麻醉前用药。完善的器材及药品准备是避免发生意外相当重要的防范措施,即使是较小的手术也不例外。应引导患者积极地配合麻醉医师进行麻醉前准备。本章主要介绍麻醉相关器械和药品的准备及患者入室后的核对、监测与准备。

案例一　常规麻醉前准备

【病历摘要】

患者男,65 岁。主诉活动后呼吸困难加重 1 年,偶尔胸痛。术前超声心动图提示主动脉瓣严重狭窄,二尖瓣中度反流。目前诊断为风湿性心脏病,拟在体外循环下行二尖瓣和主动脉瓣置换术。

【问题 1】应该进行哪些麻醉设备和抢救药品的准备及检查?

【临床思路】

麻醉设备准备包括麻醉机、麻醉机连接和麻醉器械的准备和检查;药品准备包括常规麻醉药品的准备和抢救药品的准备。常规麻醉药品的准备需要根据患者的情况和个人习惯选择,抢救药品的准备要尽可能完善。

1. 气源

(1)中心供气:氧气管道为蓝色,氧化亚氮为灰色,压缩空气为黄色,另有相应的安全"母子"接口。

(2)高压气瓶:高压氧气瓶为蓝色,氧化亚氮瓶为灰色,氧气瓶压力的高低代表氧气的含量。

2. 麻醉机

(1)麻醉机与气源是否正确连接。

(2)麻醉机系统是否漏气(漏气试验)。

(3)气体流量表是否运行正常,快速充气开关是否灵活。

(4)麻醉呼吸机、监护仪和报警装置能否正常工作。

(5)CO_2 吸收剂是否有效或需要更新。

(6)挥发罐内是否正确装入足够的麻醉剂。

(7)设置呼吸机通气模式,呼吸频率,压力限制,设定潮气量、每分通气量的报警界限。

(8)准备好呼吸急救器械(简易呼吸囊等)。

实施所有麻醉和镇静前必须准备麻醉机。麻醉机一定要从上到下、从左到右逐项检查。以 Ohmeda 210-7900 麻醉呼吸机为例:①设定潮气量(如 6~8ml/kg),如使用限压通气,压力限制一般先设定为 15~20cmH_2O(1mmH_2O=9.806 65Pa),一般不应超过 40cmH_2O。②设定呼吸频率(8~12 次 /min)。③设定吸:呼比(1:2~1:2.5)。④选定通气模式(容量控制或压力控制)。⑤检查挥发罐是否有麻醉剂。⑥根据患者具体情况设定潮气量、每分通气量、气道压报警上下限。⑦打开麻醉机气源,应有低氧压报警,打开中心氧气,低氧压报警消失。⑧检查氧气流量表,旋钮开至最大时,氧气流量应能 >10L/min,旋钮关至最小时氧气流量

应 >0.1L/min。⑨检查快速冲氧阀是否工作,检查快速冲氧后氧压表应回至 0.4 或更高。⑩检查 CO_2 吸收剂罐,如发现 CO_2 吸收剂失效(变为紫色或蓝色)应及时更换。⑪连接螺纹管和呼吸囊。⑫封闭螺纹管出口,将氧气流量关至最小,用快充氧气将呼吸道压力冲至 $40cmH_2O$,此时应有连续高压报警,同时在 15s 内压力应仍高于 $30cmH_2O$。⑬开放螺纹管出口,开动呼吸机,风箱上下空打,麻醉机应有脱机报警。⑭封闭螺纹管出口,用快充氧将呼吸囊充气,检查手控通气是否有效。⑮选择与患者面部相匹配的面罩,并检查面罩气垫是否充气、漏气。⑯对其他任何型号的麻醉机,检查都应遵循从上到下、从左到右的原则进行全面检查。

麻醉机使用前检查
与参数设定(视频)

3. 监护仪的检查

(1)依次接好并监测动脉血氧饱和度、心电图、血压、体温,必须调出心率或脉搏的声音。

(2)一般按表 2-1 的标准设置心率、血压报警界限。

表 2-1　设置监护仪报警界限

年龄 / 岁	心率 /(次·min⁻¹)		收缩压 /mmHg		舒张压 /mmHg	
	上限	下限	上限	下限	上限	下限
<1	180	100	95	55	60	45
1~3	160	100	110	70	70	45
4~7	130	80	120	80	75	50
8~14	120	70	130	90	80	50
15~60	120	60	150	80	90	50
>60	120	60	170	100	100	70

(3)体温监测探头分为通用型探头、食管探头(食管听诊器)、皮肤探头、鼓室探头、带温度探头的 Foley 导尿管。其中通用型探头放在食管的下 1/3 处,也可以用于直肠。

知识点

身体各部位的温度

身体各部位的温度存在一定的差异,表 2-2 列出身体不同部位温度的参考正常值。

表 2-2　身体各部位温度的参考正常值　　　　　　　　　单位:℃

部位	参考正常值	部位	参考正常值
口	35.9~37.2	直肠	36.9~37.7
鼻咽	36.0~37.5	膀胱	36.9~37.5
鼓膜	36.0~37.5	皮肤	35.3~36.7
食管	36.0~37.5	血液	36.0~37.5

中心体温 <36℃为低体温,轻度低体温 32~36℃,中度低体温 28~32℃,重度低体温 18~28℃,深低温 <18℃。

4. 麻醉器械及药品的检查　不同的麻醉方法,所需的器械及药品不同。但用前均需检查性能及是否齐备。检查麻醉车内的药品及物资是否齐全,喉镜电源是否充足。如果药品消耗后未补足,应查对处方,并予以记录。

5. 急救设备的准备

(1)吸引装置:检查装置性能是否良好,吸引压力是否合适。

（2）电除颤器：检查装置性能是否良好。

（3）快速输液装置。

（4）困难气道急救器具：准备适合型号的口咽通气道、喉罩、可视喉镜、纤维支气管镜等。

6. 术中动脉监测准备　术中患者血流动力学波动幅度较大，需进行有创动脉血压监测，实时准确地检查患者的动脉血压变化。

（1）物品准备：动脉套管针（根据患者血管粗细选择）、充满液体带有开关的压力连接管、压力换能器、连续冲洗系统、电子监护仪、无菌手套、无菌治疗巾、利多卡因、无菌消毒盘、胶布等。

（2）患者准备：向患者解释操作目的和意义，以取得其配合；动脉穿刺首选桡动脉，行桡动脉穿刺患者Allen 试验阴性方可操作。

7. 术中中心静脉压监测准备　中心静脉压监测可以通过中心静脉穿刺置管实施。中心静脉穿刺置管既可以实施输液也可以实施静脉压监测，监测患者的容量负荷，指导术中补液。详细准备内容见"中心静脉穿刺置管"章节。

8. 抢救药品的准备

（1）肾上腺素

1）药理作用：可兴奋心脏，收缩血管，解除支气管平滑肌痉挛，减轻支气管黏膜充血水肿。

2）适应证：过敏性休克，支气管哮喘，心搏骤停的抢救。

3）注意事项：不良反应有面色苍白、心悸、头痛、心律失常，停药后消失，剂量过大或皮下注射误入血管可使血压骤升，反复局部注射易引起局部坏死。慎用于高血压、心脏病、糖尿病、甲状腺功能亢进、洋地黄中毒、心源性哮喘、出血性休克等患者。

（2）去甲肾上腺素

1）药理作用：直接兴奋 α 受体，对 β 受体作用较弱，使全身血管收缩而使血压升高。

2）适应证：治疗各种休克。

3）注意事项：不良反应为焦虑、呼吸困难。滴速快可致心律失常，过量可致高血压，肾血流锐减后尿量减少，静脉滴注外渗可致局部坏死。对高血压、失血性休克者慎用。

（3）去氧肾上腺素

1）药理作用：直接和间接激动 α_1 受体，收缩血管，升高血压，使迷走神经反射性兴奋而减慢心率。

2）适应证：抗休克，防治椎管内麻醉或全身麻醉的低血压。

3）注意事项：用于阵发性室上性心动过速时控制收缩压不超过 160mmHg。

（4）阿托品

1）药理作用：抗胆碱药，能解除迷走神经对心脏的抑制作用，加快心率，消除心脏传导阻滞，解除痉挛，抑制腺体分泌，散大瞳孔。

2）适应证：用于窦性心动过缓，房室传导阻滞，阿 - 斯综合征，胃肠道、胆绞痛，散瞳，有机磷农药中毒。

3）注意事项：心动过速、青光眼者禁用。

（5）多巴胺

1）药理作用：兴奋 β_1 受体，大剂量可兴奋 α 受体，中剂量增强心肌收缩力，小剂量兴奋肾、脑、肠系膜血管及冠状动脉。

2）适应证：各种类型的休克，肾功能不全，心力衰竭，难治性心力衰竭。

3）注意事项：本品应强调按个体差异用药，用药前要注意补足血容量。不能与碱性药物合用。心动过速者禁用。

（6）毛花苷 C

1）药理作用：强心药，加强心肌收缩力。

2）适应证：急性心力衰竭心房颤动，室上性心动过速。

3）注意事项：不良反应有胃肠道反应、心脏毒性、神经系统症状。本品禁与钙合用，必要时间隔 4h。静脉注射要慢，应注意心率、心律的变化。

（7）异丙肾上腺素

1）药理作用：为拟肾上腺素药，对 β_1 与 β_2 受体都有很强的作用，对 α 受体无作用，能加快心率。

2）适应证：用于急性重症支气管哮喘,心搏骤停,抗休克与房室传导阻滞,以及尖端扭转型室性心动过速。

3）注意事项：不良反应有心悸、头痛、头晕、咽干、恶心、软弱无力、出汗,可产生耐药性,剂量过大可引起心律失常。禁与碱性药物合用。甲状腺功能亢进、洋地黄中毒、心肌炎患者禁用。舌下含服应咬碎。

（8）氨茶碱

1）药理作用：松弛支气管平滑肌,增强心肌收缩力,舒张冠状动脉,增强肾血流量,利尿。

2）适应证：适用于支气管哮喘、喘息型支气管炎、阻塞性肺气肿等缓解喘息症状;也可用于心力衰竭的哮喘(心源性哮喘)。

3）注意事项：可有胃肠道症状,宜饭后服用,可使呼吸增快。心律失常、严重心脏病、甲状腺功能亢进、高血压、活动性溃疡、肝肾疾病患者慎用。

（9）葡萄糖酸钙

1）药理作用：本品能保持神经肌肉的兴奋性,缓解平滑肌痉挛。降低毛细血管通透性。

2）适应证：用于低血钙,过敏性疾病,各种绞痛,镁中毒。

3）注意事项：静脉注射速度要缓慢,注射时漏出血管有强烈的刺激。

（10）利多卡因

1）药理作用：局麻药,抗心律失常药。在低剂量时,促进心肌细胞内 K^+ 外流,能降低心肌传导纤维的自律性,提高心室致颤阈,具有抗室性心律失常的作用。

2）适应证：治疗室性心动过速、室性期前收缩、心室颤动,用于表面麻醉。

3）注意事项：不良反应有嗜睡、头痛、听力减退、视物模糊、定向障碍,大剂量可引起肌肉抽搐、惊厥、心动过缓、心律失常、低血压、传导阻滞。

（11）普罗帕酮

1）药理作用：延长动作电位时间及有效不应期,降低心肌兴奋性和自律性,减慢传导速度。

2）适应证：室上性及室性心动过速和期前收缩,预激综合征伴心动过速或心房颤动。

3）注意事项：可有恶心、呕吐、头痛、眩晕等不良反应,严重时可致心律失常,如传导阻滞、窦房结功能障碍。病态窦房结综合征、低血压、心力衰竭和严重慢性阻塞性肺疾病者禁用。

（12）地塞米松

1）药理作用：抗感染、抗毒、抗过敏、抗休克及免疫抑制作用。

2）适应证：休克及变态反应,防治术后恶心呕吐。

3）注意事项：可诱发或加重感染,导致骨质疏松、肌肉萎缩、伤口愈合迟缓等不良反应。

（13）琥珀胆碱(司可林)

1）药理作用：琥珀胆碱为去极化型神经肌松药,其与乙酰胆碱受体结合但相对难以解离,阻止肌细胞复极化,使骨骼肌松弛。

2）适应证：起效快,持续时间短,易于控制,用于快速进行气管插管。

3）注意事项：可引起窦性和室性心律失常,使心率减慢或加快,动脉压升高。严重挤压伤、脑出血、高钾血症、脑卒中或肿瘤所致上运动神经元病变、脊髓损伤、近期发作的多发性硬化症、破伤风或弥漫性下运动神经元病变、视网膜剥离、虹膜脱垂、白内障摘除、穿孔伤等眼部开放患者或手术患者禁用。

【问题2】患者入手术室时应进行哪些项目的核查?

【临床思路】

1. 复习最近一次病程记录。包括:

（1）患者手术当日的体温、脉搏、血压。

（2）术前用药的执行情况及效果。

（3）最后一次进食、进饮的时间、内容和数量。

（4）已静脉输入的液体种类和数量。

（5）最近一次实验室检查结果。

（6）手术及麻醉同意书的签署意见。

2. 核对患者基本情况,包括:病室、床号、姓名、性别、年龄、手术名称、病房主管医师,必须确定患者身份无误。

3. 检查患者有无将义齿、助听器、人造眼球、角膜接触镜片、首饰、手表等物品带入手术室,明确有无缺牙或松动牙,并做好记录。

4. 对紧张不能自控的患者可静脉滴注少量镇静药,但需严格监测患者生命体征。

上述工作由住院医师在主治医师入手术室之前完成,在主治医师进入手术室后应及时向其汇报患者入室后的特殊情况、麻醉前的准备工作及有何不足,以及拟实施的麻醉计划,并请主治医师做指示。在上述工作和汇报均结束之后,主治医师再次确认患者身份正确、患者家属已签订麻醉和手术同意书后,经主治医师检查并同意后方能开始麻醉。

案例二 常规麻醉前准备

【病历摘要】

患者男,55岁,身高165cm,体重85kg。以"腰痛12年,双下肢无力、麻木,间歇性跛行6年,加重1个月余"为主诉收入院。入院诊断:腰椎间盘突出,腰椎管狭窄。麻醉前访视:患者步行困难,头后仰<10°,张口<3cm,张口后未见悬雍垂。

【问题1】患者拟行腰椎减压植骨内固定术,应选择何种麻醉方式? 还应做哪些手术室外的麻醉前准备?

【临床思路】

1. 患者腰痛及已存在的神经压迫症状为椎管内阻滞的禁忌证,同时手术时间长,且手术体位为俯卧位,故根据麻醉方式选择原则,该患者应选择全身麻醉。

2. 术前进行床上大小便等术后适应性训练。

3. 手术前一天午夜后禁食,禁饮。

4. 术前排空膀胱或留置导尿管。

5. 手术前嘱患者刷牙,取下义齿。

6. 取下各种饰品,去除指甲颜色。

7. 查血型,做交叉配血实验,备血。

8. 手术前30min给予术前用药。

【问题2】如何对该患者进行气道评估?

【临床思路】

了解患者的病史如打鼾或睡眠呼吸暂停综合征史、气道手术史,如有手术全身麻醉病史,则查阅患者的麻醉记录,了解其困难气道处理的经历。

评估气道的方法:

1. 改良的Mallampati分级 Mallampati分级越高,插管越困难,Ⅲ级,特别是Ⅳ级属困难气道。

知识点

改良的Mallampati分级

患者坐在麻醉医师的面前,用力张口伸舌至最大限度,根据所能看到的咽部结构,进行分级(图2-1)。

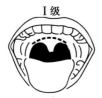 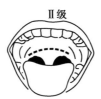 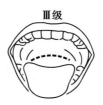

图2-1 Mallampati气道分级

Ⅰ级:可见软腭、咽腭弓、悬雍垂和硬腭。

Ⅱ级:可见软腭、悬雍垂和硬腭。

Ⅲ级:可见软腭、部分悬雍垂和硬腭。

Ⅳ级:只可见硬腭。

2. 甲颏距离(thyromental distance) 甲颏距离是头在伸展位时,测量自甲状软骨切迹至下颚尖端的距离,正常值在 6.5cm 以上,如果 <6cm,气管插管可能会遇到困难。它不能单独作为一项预测困难插管的有效指标。

3. 下颚前伸的能力 如果患者的下门齿前伸能超出上门齿,通常气管内插管是容易的。如果患者前伸下颌不能使上下门齿对齐,插管可能是困难的。下颌前伸的幅度越大,喉部的显露就越容易,下颌前伸的幅度小,易发生前位喉(喉头高)而致气管内插管困难。

4. 寰椎关节的伸展 让患者头部向前向下,使颈部弯曲并保持此体位不动,然后请患者试着向上仰起脸以测试寰椎关节的伸展运动。寰椎关节伸展运动的减少与困难插管有关。

5. 张口度 不能将口张开,上下门齿间距 <3cm,无法置入喉镜,属插管困难。

6. 其他 如上门齿过长、上颚高度拱起变窄、下颚空间顺应性降低、小下颌或下颌巨大、颈短粗、病态肥胖、孕妇、烧伤、会厌炎、类风湿关节炎、肢端肥大症及咽喉部肿瘤等均可增加面罩通气和气管插管的难度。

知识点

困 难 气 道

困难气道是指经过专业训练的有五年以上临床麻醉经验的麻醉科医师在面罩通气时遇到困难或气管插管时遇到困难,或二者兼有的临床情况。根据有无困难面罩通气将困难气道分为非紧急气道与紧急气道。非紧急气道:仅有气管插管困难而无面罩通气困难,患者能够维持满意的通气与氧合,能够允许有充分的时间考虑其他建立气道的方法。紧急气道:只要存在困难面罩通气,无论是否合并困难气管插管,均属紧急气道,患者极易陷入缺氧状态,必须紧急建立气道。

1. 非紧急无创工具

(1)喉镜类:各种型号和尺寸的弯型喉镜(Macintosh)、直型喉镜(Miller)等;可视喉镜。

(2)经气管导管类:包括管芯类、光棒、可视管芯、可视插管软镜四类。

(3)声门上通气工具:包括喉罩、插管型喉罩、喉管等。

2. 非紧急有创工具

(1)逆行气管插管工具:适用于普通喉镜、喉罩、可视插管软镜等插管失败,颈椎不稳、颌面外伤或解剖异常者。

(2)气管切开包:仅用于特定的患者,如喉肿瘤、上呼吸道巨大脓肿、气管食管上段破裂或穿孔及其他建立气道方法失败又必须手术的病例。

3. 紧急无创工具 包括喉罩、喉管、食管 - 气管联合导管(esophageal-tracheal combitube)。

4. 紧急有创工具 包括环甲膜穿刺套件、经气管喷射通气装置、环甲膜切开包。

气道评估与困难气道的工具准备
(视频)

【问题 3】检查麻醉机时,关闭所有系统阀门,使挥发罐位于 0 位置。连接好呼吸回路后,使 "mannal/auto" 阀门位于 "mannal" 位,同时旋转 APL 阀门使其完全关闭。打开氧气流量开关,同时用手堵塞呼吸螺纹管的 Y 型接口,轻轻按下快速给氧开关,发现 30s 内其压力下降幅度 >20cmH₂O,提示什么? 可能的原因?

【临床思路】

1. 在气密性良好的情况下,30s 内其压力下降幅度应 <20cmH₂O。如果发现压力下降过快,则提示麻醉机漏气,此时必须对每个环节进行检查。

2. 在实际工作中我们发现漏气可有以下几项原因(按发生概率大小排列)。

(1)螺纹管某端破裂漏气。

(2)手控储气囊破裂。

(3)钠石灰吸收罐安放没有达到指定位置(以某麻醉机为例,在其吸收罐底部有一圆柱形的调节钮。在长时间使用而不进行有效调整的情况下,常使吸收罐上下位置偏移而导致密闭不佳,会使机器漏气)。

(4)各连接管道破裂。

(5)挥发罐密闭垫圈老化。

(6)各部分紧固螺丝松脱。

知识点

压力表下降的观察

在临床工作中常见某些医师在堵住 Y 型接口后,以手控储气囊是否漏气来代替观察压力表的下降,这是不可取的。因为某些轻微的泄漏,如由于吸收罐密封不佳和垫圈老化引起的漏气将不能有效检出,而这必将影响麻醉机在间歇正压通气(IPPV)工作模式下的正常运作,同时也可造成室内麻醉气体的污染。

【问题 4】检查麻醉机机械通气过程中,麻醉机突然发出一种有别于通常警报声的长达 30s 的尖锐声音,且同时正常工作中麻醉机将不再支持其 IPPV 工作模式,Bellow 停止驱动,原因是什么? 如果风箱内皮囊下塌,出现漏气报警,可能的原因有哪些?

【临床思路】

1. 在无电源接入和内部电池耗尽的情况下,麻醉机发出报警声,首先将呼吸调为手动呼吸,然后检查电源是否脱落。如电源脱落但内部电池处于良好状态的情况下,它能支持机控呼吸模式 20~30min,这将为临床工作赢得宝贵的时间。因此常规使用中如突然发生 IPPV 工作模式的失效,应首先检测电源是否良好接入,同时注意各种报警声音及信息提示。

2. 一般情况下,麻醉机在开机时都有自检漏气程序,如果开机漏气自检通过,患者使用时出现风箱向下塌陷,基本可以排除回路本身和配套管道的问题。

3. 检查是否有管路脱落现象。包括气管插管从患者气道中脱出,气管插管与螺纹管连接处脱落,螺纹管与麻醉机连接处脱落,呼吸末二氧化碳旋钮与螺纹管处脱落。

4. 术中是否更换过 CO_2 吸收剂,更换过后是否检查过气密性。

5. 若患者是容量控制通气,必须满足没有对抗的条件。在全身麻醉状态下,对抗的主要来源包括:

(1)麻醉浅,出现自主呼吸。

(2)肌肉松弛药(简称"肌松药")不足,出现肌肉收缩。

(3)手术中压迫到肺部。在风箱皮囊底部有 POP-OFF 阀,当出现上述情况时,此阀会自动瞬间开启,及时泄压,这样在保护肺泡免受损伤的同时,患者密闭回路内的新鲜气体也将漏出,造成风箱下塌,出现漏气现象。

【问题 5】选择静脉快速诱导气管插管全身麻醉,应该准备哪些药物? 配药过程中有哪些注意事项?

【临床思路】

1. 通过与上级医师商讨最终决定最佳的麻醉方案,并与上级医师共同确定所需药物。

2. 应准备麻醉诱导及维持药、抢救药。常用麻醉诱导药物包括:咪达唑仑、芬太尼或舒芬太尼、丙泊酚或依托咪酯、肌松药;维持药物包括吸入麻醉药、瑞芬太尼、丙泊酚等;抢救药包括阿托品、麻黄碱或乌拉地尔等血管活性药物。

3. 无论粉剂或针剂,多数药物注射前均需稀释,除少数药物外,配药多采用生理盐水,配药液体应标记"配药"字样,并标明配药人名与日期。配药时应先抽取液体,再抽取药物,以避免药物污染配药液体造成药物混杂。配药的注射器应做好标记,包括药物名称、浓度、总剂量。药品应在与上级医师核查后方可用于注射,空安瓿应妥善保存至手术结束。

4. 配药过程应保持无菌,配制好的药物应放置于干净的托盘中。维持药物多经微量泵注入,麻醉前应将药物连于延长管道排气后,与患者静脉输液连接管道经三通进行连接,于使用前打开三通。

【问题 6】选择静脉快速诱导气管插管全身麻醉,应准备哪些器械? 准备过程中有哪些注意事项?

【临床思路】

1. 根据本章麻醉机检查要点准备,使麻醉环路处于备用状态;检查吸入麻醉药挥发罐内吸入麻醉药液面超过最低线;调节呼吸参数:潮气量 680ml,频率 10 次/min,调节压力报警高限 $40cmH_2O$。

2. 气管插管工具,根据患者的面部大小选择 5 号面罩(一般成人选 4 号,此病例为肥胖患者),合适型号的喉镜(弯镜片),将镜柄与镜片连接显示灯亮方可使用;加强气管导管套囊充气,检查是否存在漏气后,置入硬质管芯并塑成"L"形,应用石蜡油或利多卡因乳膏润滑气管导管前端套囊部分;还需准备牙垫、口咽通气道、胶布、听诊器、注射器。

3. 打开监护仪,调节无创血压至自动模式,间隔 2.5min(诱导期)。调节参数报警,心率低限 60 次 /min,高限 100 次 /min;血压低限 100mmHg,高限 180mmHg;脉搏血氧饱和度低限 90%。

4. 患者合并肥胖,容易有胃轻瘫及反流存在,因此应准备吸引装置并连接吸痰管,使其处于备用状态。

知识点

体 重 指 数

体重指数(BMI):是用体重(千克)除以身高(米)的平方所得之商,是目前国际上常用的衡量人体胖瘦程度及是否健康的一个指标(表 2-3)。

计算公式为:体重指数(BMI) = 体重(kg) ÷ 身高(m)^2

表 2-3　BMI 分类与参考指标　　　　　　　　　　　　　　　　单位:kg/m^2

BMI 分类	中国参考指标	BMI 分类	中国参考指标
体重过低	<18.5	Ⅰ度肥胖	27~29.9
正常范围	18.5~23.9	Ⅱ度肥胖	≥ 30
肥胖前期	24~26.9	Ⅲ度肥胖	≥ 40

【问题 7】患者入室后应进行哪些监测?应注意的事项有哪些?

【临床思路】

1. 监测项目　结合患者一般状况、手术类型、手术时长,进行常规监测。患者入室置平卧位后依次接好脉搏血氧饱和度、心电图、血压、体温监控,并开始监测。

2. 注意事项

(1)脉搏血氧饱和度监测:根据手术类型,血氧饱和度探头放在上肢输液侧手指端,避免同侧手臂测血压。

影响监测数值的常见原因及注意事项:1)感受器位置不准:如血氧夹过浅或宽松。选择合适大小的血氧夹,调整手与血氧夹的位置,使红光正对甲床。

2)末梢低灌注:如严重缺氧、贫血、低血压、低体温等。调整患者的基础状态,注意肢体保温。

3)指端皮肤或指甲颜色异常:如涂黑绿指甲油、指端有污垢、灰指甲等。监测前应将指甲清洗干净。

(2)心电图监测:心电监护用的是模拟导联,多数为单导联监护,主要是模拟肢体的第二导联。注意事项:

1)清洁测量部位,防止电极片接触不良。

2)电极导联线的电极头与电极片上电极扣扣好。

3)将电极片贴到清洁后的有效位置上使其接触可靠。

(3)血压监测:无创血压监测选择合适的袖带,袖带绑在非输液侧手臂。影响监测数值的常见原因及注意事项:

1)袖带大小。袖带过宽或过窄:袖带过宽,测量数值偏低;袖带过窄,测量数值偏高。选择合适的袖带,袖带宽度覆盖上臂 2/3。袖带气囊长度至少能包绕测量部位肢体的一半周长。

2)袖带松紧。袖带过紧或过松:袖带过紧,测量数值偏低;袖带过松,测量数值偏高。测量前驱尽袖带内空气,平整缠于上臂中部,以袖带与上臂间可伸入一指为宜,不宜过紧或过松。

(4)体温监测:可监测鼓膜、鼻咽、食管、直肠及皮肤等部位的温度。腋窝温度监测最为简单易行。注意事项:

1）置入温度探头时避免鼓膜穿孔、直肠穿孔等。

2）置入鼻咽探头时要轻柔,避免鼻出血。

3）如置入食管温度传感器,应把温度传感器放到食管下段 1/3 的位置。

推荐阅读文献

［1］黄宇光 . 北京协和医院医疗诊疗常规 - 麻醉科诊疗常规 . 北京 : 人民卫生出版社 , 2012.

［2］摩根 . 摩根临床麻醉学 : 第 4 版 . 岳云 , 吴新民 , 罗爱伦 , 译 . 北京 : 人民卫生出版社 , 2007.

［3］布雷迪 , 努里利 , 迪尔曼 . 麻醉决策 : 第 4 版 . 王军 , 贾东林 , 译 . 北京 : 北京大学医学出版社 , 2011.

［4］马武华 , 邓晓明 , 左明章 , 等 . 困难气道管理指南 2017.[2020-10-05]. http://www. csahq. cn/guide/detail_384. html.

［5］ENTERLEIN G, BYHAHN C. Practice guidelines for management of the difficult airway: update by the American Society of Anesthesiologists task force. Anaesthesist, 2013, 62 (10): 832-835.

［6］于布为 , 吴新民 , 左明章 , 等 . 困难气道管理指南 . 临床麻醉学杂志 , 2013, 29 (1): 93-98.

［7］庄心良 , 曾因明 , 陈伯銮 . 现代麻醉学 . 3 版 . 北京 : 人民卫生出版社 , 2004.

（闻庆平）

第三章 麻醉诱导
General Anesthesia Induction

全身麻醉诱导（general anesthesia induction）是通过静脉麻醉或吸入麻醉使患者从清醒状态转为麻醉状态的过程。按照诱导的方式可分为静脉快速诱导（常规诱导）、吸入麻醉诱导和保留自主呼吸的慢诱导。诱导过程中患者生命体征和内环境变化剧烈，可能出现较明显的血流动力学波动、心律失常、气道梗阻、呕吐误吸、支气管痉挛等并发症，是麻醉过程中风险较大的阶段。

案　例

【病历摘要】

患者女，72岁。4h前于午餐后被车撞倒。主诉腹部剧痛，现血压70/40mmHg，心率110次/min，患者既往高血压病史20年，服用氨氯地平5mg/d，血压控制良好。冠心病病史10年，激动、劳累后有心绞痛发作，受伤前心功能Ⅱ级。哮喘病史15年，偶有发作，使用沙丁胺醇气雾剂治疗。拟行剖腹探查术。化验检查示：血红蛋白50g/L；心电图提示：窦性心动过速、左心室肥大、T波改变；超声检查提示：腹部、盆腔积液（积血？），脾大，脾脏回声异常，脾破裂合并包膜下血肿形成。

【问题1】麻醉诱导开始前需要做哪些准备工作？本例患者需要做哪些特殊准备？

【临床思路】

1. 常规手术麻醉准备阶段，首先做好麻醉物品方面的准备。

（1）麻醉机的准备：连接好电源、气源，完成自检，检查麻醉机气源设备是否正常供氧，麻醉回路有无漏气，二氧化碳吸收剂是否需要更换等，确保麻醉机工作状态良好。

（2）麻醉相关监测设备的准备：检查监护仪，确保监护仪工作状态良好。

（3）麻醉药物准备：镇痛药，如芬太尼、舒芬太尼等；镇静药，如咪达唑仑、苯巴比妥等；抗胆碱药，如阿托品、东莨菪碱等。然后根据不同的麻醉诱导方式进行药品准备。

（4）气管插管前准备：准备气管插管工具（如面罩、口咽通气道、喉镜、气管导管、管芯、喉罩等），并确保可用，如存在困难气道还要准备特殊气道工具（如光棒、探条、可视喉镜、纤维支气管镜、插管喉罩等）。

2. 患者进入手术室后至少需要监测无创血压（NIBp）、脉搏血氧饱和度（SpO₂）、心电图（ECG）和呼气末二氧化碳分压（$P_{ET}CO_2$）（图3-1）。视病情需要监测动脉血压（ABP）、中心静脉压（CVP）等。开放1~2条静脉通路，以便静脉给药及输液或输血治疗。

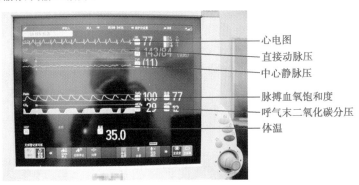

图3-1　$P_{ET}CO_2$监测

3. 本例患者血压 70/40mmHg,心率 110 次 /min,血红蛋白仅 50g/L,诊断该患者处于失血性休克失代偿期,需在麻醉准备的同时积极进行早期复苏(早期复苏目标及方法参见本书"创伤患者的麻醉"章节)。失血性休克患者麻醉前需要做好抢救准备。①抢救仪器的准备:除基本监护手段外,要准备动静脉穿刺测压套件、自体血液回收仪及液体加温仪,并检查除颤仪是否完好备用。②抢救药品的准备:抽取肾上腺素、去氧肾上腺素、去甲肾上腺素、钙剂、利多卡因、阿托品等抢救药物。③快速输血输液的准备:预先备好浓缩红细胞(RBC)2~4U,患者入室后马上开放两条以上静脉通路,快速输血、输液扩容治疗。如来不及输血,在紧急备血的同时可快速输液 500~1 000ml,待患者血压有所回升、心率下降后再行麻醉诱导,以确保患者安全。

4. 该患者为饱胃,诱导期有呕吐误吸风险,诱导前需准备好吸引装置。

知识点

麻醉诱导物品准备

1. 麻醉机、监护仪。
2. 气管导管、面罩、口咽通气道、喉镜、管芯、喉罩、牙垫等。
3. 困难气道准备包括光棒、探条、可视喉镜、插管喉罩、纤维支气管镜等。

【问题 2】全身麻醉诱导有哪几种方式?

【临床思路】

0301

插管前准备(视频)

全身麻醉诱导可分为静脉快速诱导、吸入麻醉诱导和保留自主呼吸的慢诱导。诱导方法的选择取决于患者的病情、预期气道管理中可能出现的问题(如误吸风险、插管困难或呼吸道不通畅)和患者的意愿。

1. 静脉快速诱导是目前最常用的诱导方法,患者应用麻醉面罩充分吸氧去氮,然后静脉依次给予镇静、镇痛及肌松药物使患者意识消失,面罩人工通气,肌肉松弛后行气管插管,或建立其他安全通气的方法。

2. 吸入麻醉诱导是患者在自主呼吸状态下吸入高浓度麻醉药如七氟烷进入麻醉状态,目前七氟烷应用较多,尤其在小儿全身麻醉诱导中可避免麻醉前穿刺恐惧、疼痛,减少小儿哭闹。患儿吸入 8% 七氟烷加5L/min 纯氧诱导,睫毛反射消失时间 70s 左右,且插管期间无明显呛咳、屏气、喉痉挛、支气管痉挛等并发症。此外,短小手术、困难气道等患者采用吸入麻醉诱导可避免应用肌松药,减少术后并发症。

3. 慢诱导主要用于困难气道患者,诱导时应辅助表面麻醉,配合不明显抑制呼吸的镇静药进行诱导,在人工气道建立前不使用肌松药。见图 3-2。

知识点

全身麻醉诱导方式选择

1. 静脉快速诱导 多数患者。
2. 吸入诱导 小儿,困难气道患者。
3. 慢诱导 困难气道、饱胃患者。

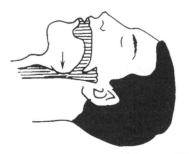
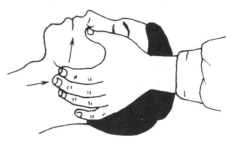

0302

面罩通气及气管插管术(视频)

图 3-2 双手托下颌法示意图

【问题 3】如何进行静脉快速诱导？

【临床思路】

静脉快速诱导是目前最常用的全身麻醉诱导方式。

1. 诱导开始前先应用面罩嘱患者吸入高浓度氧气以增加其氧储备,再给予苯二氮䓬类药物使患者进入镇静状态,然后可缓慢静脉滴注芬太尼、舒芬太尼等麻醉性镇痛药。

2. 随后静脉给予丙泊酚、硫喷妥钠、依托咪酯等强效麻醉诱导药物,待患者意识消失后,行面罩辅助呼吸。

3. 最后注射肌松药,控制呼吸,待肌肉松弛效果达到插管条件后行气管插管。

【问题 4】如何进行吸入麻醉诱导？

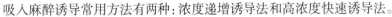

静脉快速诱导
(视频)

【临床思路】

吸入麻醉诱导常用方法有两种:浓度递增诱导法和高浓度快速诱导法。

1. 浓度递增诱导时嘱患者经面罩吸氧,打开挥发罐开始低浓度吸入七氟烷等吸入麻醉药,从 0.5 最低肺泡有效浓度(minimum alveolar concentration,MAC)开始(图 3-3),每 3~5 次呼吸增加麻醉药浓度 0.5%,直至吸入麻醉药浓度达到可行气管插管的麻醉深度。这种慢诱导虽比较平稳,但可延长诱导时间,增加兴奋期出现意外的可能。

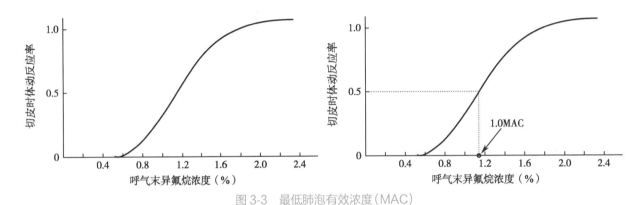

图 3-3　最低肺泡有效浓度(MAC)

2. 高浓度快诱导法是面罩吸纯氧 6L/min 去氮 3min,然后吸入高浓度麻醉药(如 8% 七氟烷),嘱患者深呼吸 1~2 次后降低七氟烷浓度至 4%~5%,继续辅助呼吸或控制通气,使麻醉深度达到可行气管插管的水平。

吸入麻醉诱导
(视频)

【问题 5】如何进行保留自主呼吸的慢诱导？

【临床思路】

1. 慢诱导保留自主呼吸气管插管是通过合理应用镇静、镇痛药,并辅助充分表面麻醉,使患者在气管插管过程中无不适感觉,能保留自主呼吸且术后无不良记忆。

2. 用于慢诱导气管插管的理想麻醉药特点为起效快、代谢和麻醉复苏迅速、对呼吸与心血管反射抑制小,七氟烷、丙泊酚与瑞芬太尼等药物均符合要求。要做到遗忘镇痛,慢诱导插管技术多选用具有顺行性遗忘作用的咪达唑仑,以及芬太尼或舒芬太尼等阿片类药,并复合局部麻醉药如丁卡因或利多卡因进行充分的咽喉及气管内表面麻醉。

3. 静脉给予咪达唑仑 0.04mg/kg、舒芬太尼 0.2μg/kg,2min 后用 2% 丁卡因 /4% 利多卡因喷雾行舌根、咽喉表面麻醉;用喉麻管或经环甲膜穿刺向气管内注入 2% 丁卡因 2ml 或 4% 利多卡因 2ml 进行表面麻醉,如有条件表面麻醉可以用超声雾化方法。

4. 根据患者意识状态及脑电双频谱指数(bispectral index,BIS)监测再静脉注射咪达唑仑 1~2mg,保证 BIS 值在插管前小于 70;3min 后行气管内插管,成功后立即静脉注射丙泊酚 0.5~1mg/kg、罗库溴铵 0.6~1.2mg/kg。

慢诱导(视频)

5. 慢诱导气管插管也可以采用高浓度 6% 七氟烷和高氧流量(6L/min)面罩潮气量诱导法,面罩吸入诱导,至七氟烷呼出浓度达到需要的镇静或麻醉深度后,用喉麻管或经环甲膜穿刺行气管内表面麻醉,再进行气管插管。因七氟烷还有一定的镇痛和肌肉松弛作用,用于麻醉诱导插管可减少或不需复合使用其他麻醉药物。

【问题6】本患者适合选择哪种诱导方式?

【临床思路】

本例为有误吸风险的饱胃患者,可选择快速顺序诱导(rapid sequence induction,RSI)或慢诱导清醒插管。

1. RSI 是在最短的时间内应用药物使患者意识消失并且达到临床可接受的气管插管条件完成气管插管,最大限度缩短气道无保护时间。RSI 可以在一定程度上减少反流误吸风险,适用于饱胃患者、孕妇、肠梗阻患者、病态性肥胖和胃食管反流病患者。经典的 RSI 包括以下步骤:预充氧,顺序静脉注射快速起效的全身麻醉药物与肌松药,环状软骨按压,然后行气管插管。

成功实施 RSI 应注意的事项:

(1)在气管插管成功、导管套囊充气前避免面罩正压通气,正确按压环状软骨。

(2)成功地进行 RSI 需选用适当麻醉诱导药,琥珀胆碱是起效最快的去极化类肌松药,但严重创伤、烧伤、脊髓损伤或下运动神经元疾病、高钾血症和恶性高热家族史患者应禁忌使用,采用起效迅速的非去极化类肌松药(如罗库溴铵 0.6~1.2mg/kg),可在 1~2min 快速达到全身肌肉松弛,适用于 RSI 插管。也可应用小剂量肌松药预给药技术,即提前 2~4min 预先给予 1/10~1/6 插管剂量的非去极化类肌松药,缩短诱导时间。静脉注射罗库溴铵 1.2mg/kg 起效迅速,即使不应用肌松药预给药技术也可以完成 RSI。

(3)避免正压通气非常重要,如饱胃患者发生反流,进行正压通气,可增加误吸风险。在无正压通气的情况下为了保证足够的插管操作时间,需要诱导前充分的预氧合,正常呼吸储备患者充分吸氧去氮后可以耐受呼吸暂停 4~6min。一些呼吸储备降低的特殊患者如病态肥胖、妊娠、小儿、危重患者或由于情况紧急预氧合不充分者可考虑预防性应用吸气峰压 <20cmH$_2$O 的正压通气,通气压力 20cmH$_2$O 情况下一般不增加反流,但又能有效避免缺氧。本例患者术前出现失血性休克,患有冠心病,可应用辅助正压通气下的 RSI,避免误吸的同时又防止缺氧导致心肌供氧不足。

知识点

快速顺序诱导(RSI)步骤

高流量(8~10L/min)预充氧 3~5min →快速注射强效镇静催眠药丙泊酚或硫喷妥钠→静脉注射琥珀胆碱 1~1.5mg/kg 或罗库溴铵 1.0~1.2mg/kg →同时环状软骨压迫→不进行面罩正压辅助通气→ 60s 后气管插管。

---

2. 经气道评估怀疑有困难气道的饱胃患者,应首选慢诱导清醒插管。需要注意的是麻醉医师必须熟练掌握慢诱导清醒插管技术后才能应用于饱胃患者,否则可发生插管失败、气道损伤、误吸等严重并发症。

【问题7】如何处理静脉诱导中出现的注射痛、呛咳和胸壁僵硬?

【临床思路】

1. 诱导过程中,注射的多种药物都可能引起注射痛。

丙泊酚注射痛比较明显,通过较粗大或中心静脉输注有助于减轻丙泊酚引起的注射痛。另外预先应用芬太尼等麻醉性镇痛药,减慢注射速度,或在丙泊酚中混合少量利多卡因均可减少注射痛的发生。丙泊酚中长链脂肪乳注射液注射痛的发生率明显低于普通丙泊酚。

罗库溴铵在 RSI 麻醉期间可出现注射部位疼痛,尤其是在患者还未完全失去意识的情况下应用丙泊酚诱导后,再注射罗库溴铵时,注射痛发生率较高。预防罗库溴铵注射痛的方法是适当延长丙泊酚与罗库溴铵的给药间隔时间,待患者完全入睡后再注射罗库溴铵。

2. 呛咳是静脉注射芬太尼等阿片类镇痛药后,可能因支气管平滑肌收缩,兴奋肺部牵张反射感受器上的快速适应性受体(rapidly adapting receptors,RARs)而引起。另有研究发现:阿片类镇痛药可抑制交感中枢传出冲动,使迷走神经活性处于相对优势,引起支气管反射性收缩,诱发呛咳。对于颅内压升高、开放性眼外伤、主动脉瘤、气胸和高反应性气道的患者,麻醉诱导时应尽量避免呛咳,否则会引起血流动力学的剧烈波动,诱发喉痉挛或支气管痉挛,导致严重的心脑血管并发症,甚至危及患者生命。另外,采用适当减少芬太尼剂量、尽量通过外周静脉给药(避免中心静脉给药)、减慢给药速度等方法可减少呛咳的发生率。预先应用麻黄碱、利多卡因、沙丁胺醇等药物对预防呛咳也有作用。

3. 胸壁僵硬是因诱导期给予芬太尼、舒芬太尼、瑞芬太尼等 μ 受体激动剂而引起,发生僵硬的肌肉包括胸壁和腹壁肌肉,可引起通气障碍及颅内压、中心静脉压和肺动脉压升高。减慢注射速度或注药前给予巴比妥类及苯二氮䓬类药物均有助于减少肌肉僵硬的发生;如严重的胸壁肌肉僵硬影响患者呼吸时可应用肌松药处理。

知识点

丙泊酚静脉诱导注射痛预防措施

1. 选择较粗的静脉。
2. 预先静脉滴注芬太尼。
3. 丙泊酚中混入利多卡因。
4. 减慢注射速度。
5. 选用中长链脂肪乳丙泊酚制剂。

【问题 8】患者禁食时间不足,麻醉诱导前需要采用何种措施避免反流、误吸?

【临床思路】

全身麻醉抑制气道反射,患者气道自我保护机制消失,容易发生误吸。吸入呕吐或反流的胃内容物可引起缺氧、肺不张、肺炎、支气管痉挛、心动过速和低血压等严重并发症,据报道患者误吸大量胃内容物死亡率高达 70%。误吸引起肺损伤的程度与误吸胃内容物理化性质和容量相关,误吸 pH<2.5 的胃内容物,且容量多于 50ml 时患者症状较重。为预防反流误吸,对饱胃患者应尽量推迟手术时间。本例患者为急性内出血,病情危重,不宜推迟手术,可在麻醉前采取下列措施减少反流误吸的发生。

1. 置入内径较大的胃管(直径 ≥ 7mm)吸引胃内容物并催吐。宜在病房完成胃管插入与催吐,不宜在麻醉诱导前仓促操作。

2. 口服枸橼酸钠溶液 30ml 可提高胃液 pH;静脉注射西咪替丁、雷尼替丁等药物可在提高胃液 pH 同时减少胃液容量。

3. 适度头高位可减少反流,但本例患者因低血容量休克,不宜采用此法,可考虑轻度头低位,即使发生反流胃内容物也可滞留于咽部避免误吸。如气管插管前已发生呕吐反流,患者应取头低足高位,以减少胃内容物流入气管。头偏向一侧,尽量吸净口腔内胃内容物。值得注意的是:气管插管成功后正压通气前,应通过气管导管反复吸引,以免将气道内的胃内容物送入远端气道。

【问题 9】出现误吸后如何处理?

【临床思路】

误吸的典型临床表现是喘鸣、低氧血症和肺顺应性下降。一旦发生误吸,必须及时处理,处理原则是解除气道梗阻,减轻肺损伤。

1. 重建气道。如条件允许,放置患者于头低右侧位。因误吸物易进入右侧肺,故放置右侧卧位利于左侧肺的通气和引流。喉镜明视下对口腔与气道吸引,尽量清除胃内容物后行气管插管。

2. 经气管导管反复吸引,有条件行支气管镜检查,吸引并冲洗支气管内误吸物。

3. 应用呼气末正压通气(positive end expiratory pressure,PEEP)5~10cmH$_2$O 纠正低氧血症。

4. 应用糖皮质激素缓解支气管痉挛。

5. 利尿,纠正酸中毒,并维持血流动力学稳定。

【问题 10】患者术前血压 70/40mmHg,心率 110 次 /min,血红蛋白 50g/L,考虑是何病因? 诱导时如何选择合适药物?

【临床思路】

1. 患者血压下降,心率增快,伴有重度贫血,超声提示腹腔液性暗区,脾破裂,可以诊断为腹腔内出血引发的失血性休克。

2. 除氧化亚氮外,几乎所有吸入麻醉药都有循环抑制作用,低血容量状态下吸入麻醉药诱导速度加快、MAC 值下降、心功能抑制等毒性反应增加,故吸入麻醉药较少用于失血性休克患者全身麻醉诱导。

3. 失血性休克情况下血容量相对减少,血药浓度容易过高,此外失血导致的低蛋白血症也使患者麻醉耐量下降。故麻醉诱导用药应以逐次少量"滴定法"的方法给予。

4. 静脉麻醉药中依托咪酯常用诱导剂量 0.2~0.4mg/kg,依托咪酯对循环影响小,不抑制心肌,不阻断交感反射,比较适用于休克患者诱导,但此类患者诱导时也应降低剂量。

5. 苯二氮䓬类药物有顺行性遗忘与镇静作用,较适合休克患者全身麻醉诱导时与阿片类药物合用。咪达唑仑应用于休克患者可减少浅麻醉状态下易发生的术中知晓。

6. 麻醉性镇痛药对循环影响小,适合与依托咪酯、苯二氮䓬类药物联合应用于休克患者全身麻醉诱导与维持。

7. 氯胺酮可升高血压和心率,较适用于休克患者的麻醉。但氯胺酮对心肌具有直接抑制作用,不适合危重患者全身麻醉诱导。本例术前患有冠心病,故不适合应用氯胺酮诱导,可考虑应用依托咪酯、咪达唑仑和芬太尼、舒芬太尼等阿片类药物相配合全身麻醉诱导。

8. 为避免患者全身麻醉诱导期出现严重低血压,麻醉前应快速扩容,同时适当应用缩血管药物,如 $α_1$ 受体兴奋药去氧肾上腺素、去甲肾上腺素,在血压升高的同时可提升主动脉舒张压,增加冠状动脉血流灌注,反射性减慢心率,同时不导致心肌耗氧量的增加,改善心肌氧供需平衡,具有一定的心肌保护作用。要慎重应用多巴胺和麻黄碱,两者在升高血压的同时可引起心率增快,不利于老年患者的心肌氧供需平衡。

知识点

适用于休克患者诱导的药物

1. 依托咪酯。
2. 阿片类药物。
3. 氯胺酮。
4. 苯二氮䓬类药物。

【问题 11】气管插管后,发现气道阻力极高,潮气量降低,听诊呼吸音微弱,考虑何诊断? 如何进行鉴别诊断?

【临床思路】

患者有哮喘病史,气管插管后出现气道阻力升高,潮气量下降,听诊呼吸音微弱,出现支气管痉挛的可能性极大。支气管痉挛症状还有喘鸣、$P_{ET}CO_2$ 升高伴呼气相延长、血氧饱和度下降。同时胸腔内残气量增加可导致静脉回流减少、心排出量降低及低血压。

支气管痉挛的鉴别诊断包括:

1. 气管导管机械性阻塞 如导管扭曲、分泌物黏稠或气囊充盈过度,这种阻塞一般在通气的吸气相与呼气相均可听见声音。吸痰管不能通过气管导管可能提示该诊断,通过纤维支气管镜可明确诊断。

2. 插管过深 插管过深、气管导管插入一侧支气管,可能出现气道压力显著增高。气管导管尖端位于隆突时亦可因刺激过强出现持续性咳嗽和肌紧张,给予肌松药可与支气管痉挛相鉴别。

3. 张力性气胸 其临床体征亦可类似支气管痉挛,而且许多气胸患者术前患有慢性阻塞性气道疾病。气胸的喘鸣可能是因病变侧肺容积下降使细支气管受压所致。确诊和治疗依据胸部 X 线片或第二肋间穿刺有气体逸出。

4. 变态反应 变态反应患者一般有明确的过敏病史,除肺部症状外还有全身变态反应症状。

5. 肺水肿 肺水肿患者循环症状更为突出,对利尿、强心治疗反应良好,而支气管痉挛患者反应不佳。

【问题 12】本患者有哮喘病史,如何避免诱导期支气管痉挛? 如何治疗支气管痉挛?

【临床思路】

1. 患者有明确的哮喘病史,因手术紧急不能进行全面的术前准备,但可预防性应用泼尼松龙、氢化可的松等糖皮质激素类药物,诱导开始前可预防性吸入沙丁胺醇。

2. 避免应用可诱发支气管痉挛的药物如吗啡、硫喷妥钠、哌替啶等,合理应用肌松药(如维库溴铵、罗库溴铵等非去极化类肌松药)。氯胺酮对支气管痉挛有一定的预防和治疗作用,但本例患者合并高血压、冠心病,需谨慎使用。丙泊酚具有气道保护作用,可抑制麻醉诱导和插管引起的支气管收缩,其作用机制与间接抑制迷走神经张力有关。

3. 诱导插管前可应用局麻药对咽喉部和气管黏膜进行充分的表面麻醉,阻断气道反射,防止刺激气道诱发支气管痉挛。注意避免在浅麻醉下行气道操作。

4. 术前应用苯二氮䓬类药物适度镇静,缓解患者紧张情绪有助于预防支气管痉挛发作。

5. 避免气管插管过深而刺激隆突和不必要的气道内吸引。

支气管痉挛的治疗措施包括:加深麻醉;消除刺激;应用糖皮质激素;应用茶碱类药物;β₂ 受体激动药;沙丁胺醇气雾剂(5mg/ml)雾化吸入。

知识点

可能诱发支气管痉挛的药物

1. 硫喷妥钠、吗啡、哌替啶。
2. 箭毒、米库氯铵、阿曲库铵。
3. 新斯的明。

【问题 13】对有冠心病病史的患者,常规诱导中有何注意事项?

【临床思路】

1. 总原则:在麻醉诱导过程中保证患者心肌氧供和氧耗的平衡,提供足够的肌松和麻醉深度,确保诱导过程血流动力学平稳,防止气管插管后血压剧烈波动。

2. 调控给药速度,少量逐次增加麻醉药用量,避免单次大量给药造成的血压降低,维持冠状动脉灌注压力。

3. 充分吸氧去氮,吸入纯氧,增加心肌氧供。适时给予肌松药控制通气,避免缺氧和高碳酸血症引起血压升高,同时需要避免过度通气。

4. 对心率快、血压高的患者可静脉注射艾司洛尔 0.25~0.5mg/kg 控制心率,乌拉地尔 0.3~0.5mg/kg 及利多卡因 1mg/kg 可预防插管后的血压上升。适量使用阿片类药物(如芬太尼 2.0~5μg/kg、舒芬太尼 0.25~0.5μg/kg)减轻气管插管引起的应激反应。

5. 纠正贫血,增加心肌供氧。本例患者贫血严重,麻醉诱导前应尽可能纠正贫血,提高血液携氧能力,对合并心血管疾病者,尽量使血红蛋白 ≥ 100g/L。

6. 硝酸酯类药物可通过降低前负荷和心室腔内压力,减少心肌氧耗,同时可增加心内膜与心外膜的血流比值,但使用时应避免低血压。必要时可泵入硝酸甘油 30~50μg/min 控制血压。

【问题 14】冠心病患者如何选择诱导药物?

【临床思路】

1. 多数静脉麻醉药物如丙泊酚、依托咪酯、巴比妥类和苯二氮䓬类药物都可安全用于冠心病患者诱导。应少量逐次使用药物,提供足够的麻醉深度,根据患者情况调整诱导用药。如本例患者虽术前患有高血压,但目前处于休克状态,首选依托咪酯复合阿片类药物诱导,可避免血压过度下降。

2. 氯胺酮有间接拟交感神经作用,可增加心肌氧耗,禁止单独用于冠心病患者麻醉诱导。

3. 单独应用中、大剂量阿片类药物对心肌影响较弱,但与苯二氮䓬类药物合用时可导致明显的剂量依赖性心肌抑制。

【问题 15】气管插管后患者心率 120 次 /min,心电图显示 Ⅱ、Ⅲ 导联 ST 段明显压低,血压随即在几分钟内从 112/65mmHg 降至 72/45mmHg，考虑出现了什么问题？

【临床思路】

患者在气管插管后出现血压下降，心电图 ST 段改变，考虑可能出现心肌缺血。

诱导期心肌缺血的诊断有一定困难，由于麻醉药、镇痛药、镇静药的使用，尤其在气管插管以后，不能发现胸痛症状。消毒、布巾、手术操作、电刀也经常干扰心电图显示，又不能及时完成对心肌损伤相对敏感的生化指标检查。当患者出现顽固性血压下降伴心律失常、心电图改变时，要按心肌缺血的处理步骤及时进行处理。术中监测可有下述表现：

1. 心电图 心肌缺血的心电图改变主要为 ST 段改变，在 3 个导联系统中，改良法连接可轮换监测标 Ⅱ 和 V_5 导联，对心肌缺血敏感率可达 90%，表现为 ST 段抬高或压低 1mm 以上，还可以表现为 T 波倒置和 R 波的改变。ST 段下降的幅度与心肌缺血的程度密切相关。

2. Swan-Ganz 导管 如出现肺毛细血管楔压急剧升高，在排除二尖瓣反流、后负荷增加和肺静脉顺应性下降等因素后考虑为心肌缺血所致。如肺毛细血管楔压波形上突然出现明显 v 波，通常提示乳头肌因缺血而导致功能障碍，引起急性二尖瓣关闭不全或急性左心室扩张。

3. 经食管超声心动图 如发现新发的局部心室壁运动异常考虑存在心肌缺血，心室壁运动异常的发生时间经常早于心电图改变，是一种比较灵敏的监测手段。

推荐阅读文献

[1] 邓小明，姚尚龙，于布为，等. 现代麻醉学. 4 版. 北京：人民卫生出版社，2014.

[2] EL-ORBANY M, CONNOLY L A. Rapid sequence induction and intubation: current controversy. Anesth Analg, 2010, 110 (5): 1318-1325.

[3] JENSEN A G, CALLESEN T, HAGEMO J S, et al. Scandinavian clinical practice guidelines on general anaesthesia for emergency situations. Acta Anaesthesiol Scand, 2010, 54 (8): 922-950.

（王秀丽 刘 晶）

第四章　麻醉维持及术中管理

Maintenance of Anesthesia and Intraoperative Management

第一节　概　　述

麻醉维持阶段是指从麻醉诱导完成后到手术结束的时段。麻醉维持的主要任务是维持麻醉的程度,既能满足手术需要,又能维持患者生理功能的稳定。由于各种手术的复杂性和创伤程度不同,对麻醉深度的要求也各异;此外,不同麻醉方法的维持措施也不同。

术中管理是指在手术麻醉期间维持和调控患者的生理功能或生命体征在可接受的范围内。实际上,维持和调控患者生理功能的难度和所需知识的深度及广度,对突发事件的预防、识别和处理能力,都比单纯维持麻醉更为困难和复杂。对于危重症和高危手术患者,对术中每个细节的精细管理可以明显改善预后。在快通道手术麻醉中,从术前宣教、麻醉方法和药物选择、给药时机、术中重要脏器功能的保护等方面无不渗透着先进的麻醉管理理念。

目前尚无一种麻醉药能够在保证术中血流动力学稳定的同时满足镇静、镇痛和肌松的需要,不同手术对麻醉深度的要求亦不同。因此,在讨论麻醉维持和术中管理时,会根据患者情况和手术需要分别阐述其维持方法和管理要点。

一、麻醉维持期的几个基本概念

1. 麻醉维持三要素　镇静、镇痛(躯体痛、内脏痛)和肌松。

2. 麻醉管理四环节　使患者处于良好的镇痛状态,对手术过程产生遗忘,提供符合手术要求的肌松状态,维持生理环境的相对稳定。既满足手术需要,又保障患者术中安全。镇痛完善,意识消失或遗忘,肌肉松弛,生命指标稳定。

3. 意识　是患者能够在所处环境下处理外界信息的一种状态。全身麻醉时,无论施行什么手术,镇静程度在临床表现上都是一样的,即完全无意识状态。如果用 BIS 作为客观监测指标,需要达到 40~60。

4. 躯体痛　是机械、化学、炎症等刺激躯体神经的痛觉纤维而导致的疼痛,定位较准确,识别力强,性质为针刺样痛、跳痛、刀割样痛等症状。切口痛是典型的躯体痛。保持术中无痛是镇痛的基本目标。对于清醒的区域阻滞和椎管内麻醉,可以通过患者主诉了解镇痛效果。全身麻醉时只能通过与应激相关的生命体征间接评估和分析镇痛效果。

5. 内脏痛　是由自主神经的痛觉纤维传导,对针刺、切割、烧灼等刺激不敏感,但对空腔器官突然扩张膨胀、平滑肌痉挛、化学致痛物刺激等极为敏感,性质为钝痛、绞痛、胀痛等,可放射到远处的体表即牵涉痛,常伴有自主神经反射性改变,如心率改变、出汗、血压变化等。因此,牵拉反应本身就是内脏痛的表现。椎管内麻醉或局部麻醉,不能完全阻断内脏痛,全身麻醉药物和中枢镇痛药可很大程度上抑制内脏牵拉反应。

6. 肌肉松弛　指因运动神经被阻滞或应用神经肌肉接头阻滞剂后,使骨骼肌完全松弛的一种状态。区域阻滞时患者的主观感受是肢体无力(腰段脊神经阻滞)和呼吸困难(胸段脊神经阻滞)。全身麻醉时,术者可通过肌肉张力、术野暴露是否容易来判断肌肉松弛程度。比较客观的方法是通过肌松监测仪来判断肌肉松弛程度。不同手术对肌肉松弛的要求是不同的,通常情况下腹部手术要求最高,其次为四肢关节置换手术,头颅、体表手术对肌肉松弛的要求不高。

二、术中生命体征维护的基本目标

1. 术中血压、心率维持的基本目标

(1)麻醉期间允许的血压波动范围为基础的 20%~30%,这样才能保证术中各重要器官和组织的灌流良好。心率波动在基础心率的 20% 以内,以不造成明显血压下降为宜。

(2)对于术前合并高血压的患者,血压波动的范围宜为 110~150/70~100mmHg。MAP/HR>1。

(3)对于合并颈动脉狭窄患者,围术期 MAP>65mmHg 比较安全。切忌为了一味地提高灌注压而增加心脏负担。避免循环大幅度波动和减少术中栓子形成是预防围术期脑卒中的重要条件。

(4)对于合并冠心病的患者,围术期尽量避免心动过速、低血压或高血压。围术期心肌缺血最好的治疗就是预防。术中心率维持应参照术前水平,合理使用降心率药物,在加深麻醉后仍存在高血压的情况下,血容量充足时可选择硝酸酯类药物泵入。

2. 术中呼吸功能的维护目标 全身麻醉中,通过麻醉机来实现人工通气,属于非生理性呼吸,所以应尽可能减少呼吸机引发的肺损伤。麻醉维持期呼吸功能维护主要是根据呼吸功能监测的结果调整呼吸机基本参数,改善肺循环。呼吸机的基本参数包括潮气量、呼吸频率、吸入氧浓度、呼吸机模式、吸呼比等。

(1)全身麻醉患者应用肺保护性通气策略可以降低机械通气引起的肺损伤(ventilator induced lung injury, VILI)。小潮气量(VT=6ml/kg)机械通气更接近生理呼吸状态,但有发生肺不张的危险,应用适当的 PEEP 有助于预防肺不张的发生。同时,PEEP 可以增加功能残气量(FRC),减少肺内分流,改善通气 / 血流比,降低全身麻醉后的呼吸系统并发症。小潮气量复合 PEEP 可以缩短拔管时间,降低全身炎性反应,增加氧合指数,改善肺功能。

(2)100% 的 FiO_2 会增加吸收性肺不张和降低氧合功能,应尽量避免。另一方面,也有研究表明全身麻醉患者通过吸入较高浓度氧气(FiO_2=80%)可以提高机体组织氧分压,增加嗜中性粒细胞的杀菌作用,预防手术部位感染。另外,吸入较高浓度氧气可以降低多巴胺的释放,改善胃肠道的缺血状态,降低术后恶性呕吐的发生率,且不会增加术后肺部并发症的发生。推荐术中 FiO_2 为可维持正常氧合指数的浓度,一般为 50%~80%。

(3)吸呼比是指吸气时间和呼气时间的比值,一般设定在 1:3~1:1。吸气时间不能 <1s,吸气时间太短易导致气道阻力增加。

(4)术中呼吸机参数设置是否合适,患者呼吸功能是否正常,可通过一系列监测来评价。

1)脉搏氧饱和度(SpO_2)测定可以提示氧输送已达测定部位,反映机体是否缺氧。呼吸功能正常患者,吸氧情况下 SpO_2 应保持在 99%~100%。单肺通气患者应该在 90% 以上。

2)呼气末二氧化碳分压($P_{ET}CO_2$)监测反映二氧化碳产量和肺泡通气量是否适当,并可发现一些突发病理状态(如恶性高热时表现为 $P_{ET}CO_2$ 急剧上升,肺栓塞时表现为 $P_{ET}CO_2$ 突然下降)。如通气 / 血流不匹配时,$P_{ET}CO_2$ 就不能正确反映 $PaCO_2$。

3)麻醉气体分析监测可连续测定吸气、呼气时氧、二氧化碳浓度及吸入麻醉药气体浓度(分数),便于调控麻醉深度及通气。

4)动脉血气分析可较正确地测定血氧和二氧化碳分压、血氧饱和度和酸、碱代谢的变化,有的分析仪还包括离子浓度及乳酸含量,更有利于呼吸及循环的调控。肺功能正常时,氧合指数(PaO_2/FiO_2)应保持在 400~500。

3. 评估重要器官的灌注情况和氧供方法

(1)常规监测指标:心率、血压、尿量、氧饱和度、皮肤温度、心电图等。

(2)其他监测方法:超声心动(经食管、经胸)图、血气分析、混合静脉血氧饱和度等。

第二节 麻 醉 维 持

案 例 一

【病历摘要】

患者女,45 岁,身高 165cm,体重 65kg。因阑尾炎拟行阑尾切除术。既往健康。术前常规化验检查无异常。选择腰硬联合麻醉。开放静脉输液后给予咪达唑仑 2mg,于 L_2~L_3 穿刺成功后,蛛网膜下隙注入 0.2% 布比卡因 6ml。感觉神经阻滞平面为 T_8~S_5,切皮无痛。切开腹膜,牵拉右半结肠根部时,患者诉腹部牵拉样疼痛,伴恶心。硬膜外追加 2% 利多卡因 5ml,感觉神经阻滞平面达 T_6,疼痛缓解不明显,静脉给予芬太尼 0.05mg、氟哌利多 1mg。5min 后疼痛好转。手术历时 40min,术毕安返病房。

【问题 1】如果采用腰硬联合麻醉,如何维持术中的麻醉?

【临床思路】

1. 椎管内麻醉靠脊神经阻滞可以提供满意的躯体痛镇痛和肌肉松弛作用。如果选用椎管内麻醉,为了达到有效抑制躯体痛和腹肌松弛的目的,脊神经阻滞范围必须覆盖 T_8~T_{12}。

2. 局部麻醉药对运动神经阻滞程度与浓度成正相关。硬膜外麻醉时,低浓度局部麻醉药仅阻断交感神经和感觉神经,产生镇痛作用,不会影响运动神经。只有高浓度(罗哌卡因 >0.2%,布比卡因 >0.15%,利多卡因 >1%)才会阻断运动神经,出现肢体无力。当罗哌卡因浓度为 0.75%~1%,布比卡因浓度为 0.5%~0.75% 时可达到完善的运动神经阻滞。

3. 内脏神经主要是由交感和副交感神经支配。交感神经的传出神经位于 T_1~L_2 水平;副交感神经由两部分组成:一部分是骶丛,另一部分是迷走神经。腰硬联合麻醉时,骶丛可以被完全阻滞,而迷走神经属于脑神经,随着交感神经受阻滞范围越广,相对迷走神经的兴奋性会越高。

4. 单纯的椎管内麻醉不能有效缓解所有内脏痛。因此,腹腔内手术时,尽管平面足够高、切皮无痛,有时患者仍会表现为牵涉痛、心率减慢等。为达到抑制内脏牵涉痛的目的,有必要使用一定剂量的麻醉性镇痛药,其中阿片类药物是首选。另外,外科医师应用局部麻醉药进行阑尾系膜局部浸润,切断伤害刺激传入的源头,也可以达到抑制牵拉痛的作用。

5. 对于小于 2h 的手术,单次椎管内给药足以维持手术麻醉。对于超过 2h 手术,可通过硬膜外导管间断追加局部麻醉药或连续硬膜外泵入局部麻醉药维持手术麻醉。

【问题 2】椎管内麻醉术中管理的要点是什么?

【临床思路】

1. 局部麻醉药对椎管内神经的阻滞作用最先从无髓鞘的 C 型纤维开始,之后是有髓鞘的感觉神经和运动神经。麻醉医师可通过患者一系列主诉和体征判断麻醉是否起效和麻醉深度。交感神经是无髓鞘 C 型纤维,最先被阻滞。交感神经阻滞后外周血管扩张,血流加速,核心体温向外周转移,因此注药后患者最先感觉被阻滞区域身体发热,或肢体寒冷感消失,同时有些患者会出现血压下降、心率变快等表现。之后是感觉神经阻滞后皮肤迟钝,痛觉消失,最后是运动神经阻滞,患者会感觉肢体无力、沉重感,本体感觉消失。蛛网膜下隙麻醉时,由于麻醉作用起效快,三类神经几乎同时被阻滞,上述变化顺序可能很难辨别。在给药后 15min 内是麻醉起效,生命指征变化最剧烈的时间段,应密切观察。

2. 腰硬联合麻醉时,硬膜外追加药物必须先给予试验剂量,观察无全脊麻后方可继续追加局麻药。

3. 循环管理。椎管内麻醉下行腹部手术时,为达到满意的腹部肌肉松弛效果,麻醉平面一般会在 T_4~T_6。平面越高,交感神经阻滞越广,外周血管阻力(systemic vascular resistance,SVR)下降越明显,可能会出现低血压。此外,内脏牵拉引起的迷走神经兴奋、心率减慢,可进一步降低心排血量。可在加快输液的同时,适当给予 α 受体激动剂。心率降低明显时应给予阿托品。对于心功能不良的患者,α 受体激动剂应作为首选,不宜过多补液。

4. 呼吸管理。当感觉神经阻滞达到 T_4 时,补吸气量下降,即呼吸储备能力下降。感觉阻滞达 T_2 时潮气量降低。联合应用阿片类药物及膈肌活动受限时,可能会加重对呼吸的影响。因此,必须密切观察患者的呼吸频率和呼吸幅度。所有患者均应常规鼻导管吸氧,以增加氧储备。

5. 椎管内麻醉时,下肢完全麻痹的情况下,较长时间平卧,可增加患者不适感,应适当辅助镇静药。

6. 椎管内麻醉本身并无镇静作用,但阻断了外周神经兴奋信号向中枢的传入,大脑中枢的镇静阈值降低,对镇静药的敏感度增加,注意酌情减少镇静药物剂量。

案 例 二

【病历摘要】

患者男,65 岁,168cm,80kg。因右半结肠癌,拟在全身麻醉下行开腹结肠癌根治术。既往患高血压、糖尿病,药物控制满意。常规全身麻醉诱导气管内插管顺利,术中七氟烷、丙泊酚、瑞芬太尼维持麻醉。手术历时 3h,术毕前 30min 给予舒芬太尼 10μg 镇痛,托烷司琼 0.5mg 预防镇吐。术中输液 1 500ml,出血 50ml,尿量 500ml。术毕麻醉后恢复室(postanesthesia care unit,PACU)拔管,安返病房。

【问题 1】全身麻醉术中如何维持适当镇静深度(神志消失)?

【临床思路】

1. 麻醉医生判断患者的意识是否存在,通常是观察患者对各类刺激是否出现有目的的反应,如对指令反应的睁眼和对疼痛刺激的体动。但是,如果使用了全身麻醉和肌肉松弛药,患者的这种有目的的反应将不可能观察到。

2. 全身麻醉是一种非生理状态,其特点为可逆的意识消失、遗忘、无痛、肌松和自主神经反射抑制。麻醉药在大脑迅速达到足够浓度,并根据手术需要维持合适的麻醉深度。

3. 维持麻醉的方法包括吸入维持、静脉维持或静吸复合维持。吸入麻醉药包括七氟烷、异氟烷、地氟烷等,可提供镇静、镇痛和部分肌肉松弛作用;静脉全麻药包括异丙酚、依托咪酯、咪达唑仑等,只有镇静催眠作用,无镇痛、肌肉松弛作用。

单纯吸入维持麻醉时,呼气末吸入气体浓度一般维持在 0.7MAC 以上才能保证意识消失,1.3MAC 以上才能保证切皮无痛。没有脑电监测时,以吸入麻醉药复合麻醉性镇痛药和肌松药来满足手术条件时,一般采用低流量麻醉,麻醉药物吸入浓度设定为 1.0~1.5MAC;有脑电双频谱指数(BIS)监测者,应维持适宜的麻醉深度(BIS 在 40~60)。

全凭静脉麻醉(total intravenous anesthesia,TIVA)是指完全采用静脉麻醉药及其辅助药对患者实施麻醉的方法。麻醉维持利用持续恒速泵入或靶浓度控制输注(target controlled infusion,TCI)来完成。丙泊酚意识消失的血浆靶浓度为 3μg/ml,全凭静脉麻醉时意识消失的靶浓度个体差异较大,尤其是老年人、低蛋白血症患者,建议进行 BIS 监测。

静吸复合维持麻醉时,需要相应降低各自剂量,避免麻醉过深。静脉麻醉药以连续输注为佳,在手术结束前,停用吸入麻醉药,改为全凭静脉麻醉维持。

知识点

靶浓度控制输注

是以药代动力学为基础,以血浆或效应室的药物浓度为目标,由计算机根据药代动力学模型自动计算并控制输注速率,从而达到所需要的麻醉、镇静和镇痛深度的技术。

【问题 2】如何判断麻醉深度是否足够?

【临床思路】

1. 根据临床体征判断　临床体征是机体对外科伤害性刺激的反应和麻醉药抑制效应的综合结果。血压和心率一般随麻醉加深而下降(氯胺酮除外),但其往往是麻醉药、手术刺激、肌松药、原有疾病、其他用药、失血、输血和输液等多因素综合作用的结果。呃逆和支气管痉挛常为麻醉过浅。麻醉深度适当时瞳孔中等偏小,麻醉过浅和过深均使瞳孔扩大,浅麻醉下疼痛和呼吸道刺激可引起流泪。手术刺激下是否体动是麻醉是否适当的重要指征。肠鸣音随麻醉加深而进行性抑制。唾液和其他分泌亦随麻醉加深而进行性抑制。

2. 应用电生理方法进行判断　近年来,发展出众多监测麻醉深度的神经电生理指标,如脑电功率谱、脑电双频谱指数(bispectral index,BIS)、听觉诱发电位(auditory evoked potentials,AEP)、脑电非线性动力学分析参数、熵(entropy)、脑功能状态指数(cerebral state index,CSI)等。尽管均不是理想的麻醉深度监测指标,但至少可以作为麻醉镇静深度或大脑功能状态的客观指标。不过要验证一个神经电生理监测指标是否有效预防知晓,尚需通过前瞻性、多中心、大样本、随机研究来验证(由于术中知晓的发生率较低,可能需要更多的样本量)。

知识点

术 中 知 晓

确切地说,应该称为全身麻醉下的术中知晓。术中知晓为全身麻醉下的患者在手术过程中出现了有意识的状态,并且在术后可以回忆起术中发生的与手术相关联的事件,是全身麻醉管理中的严重并发症或事件。

【问题 3】全身麻醉是否意味着完全没有记忆?

【临床思路】

1. 记忆可以分为外显记忆和内隐记忆。外显记忆指患者能够回忆起全身麻醉期间所发生的事情或事件;内隐记忆指患者并不能够回忆起全身麻醉期间所发生的事情或事件,但某些术中发生的特定事件能够导致患者术后在操作能力或行为方面发生变化。术中知晓严格上讲应包括外显和内隐记忆。但是,判断术中有无内隐记忆比较困难,除非患者术后表现出明显的精神心理障碍,否则只能用词干补笔等专门的心理学测试方法才能够分析和鉴别出来。因此,临床上对术中知晓的定义并不包括内隐记忆,只限定为外显记忆。也不包括全身麻醉诱导入睡前和全身麻醉苏醒之后所发生的事件。术中做梦也不认为是术中知晓。

2. 知晓是回忆,是指患者能够提取他所存贮的记忆。通常指全身麻醉期间发生的事情或事件由患者主动回想和报告,或经医生用规定的调查用语提示后引出。术中知晓存在假阳性和假阴性的可能。研究表明,脊柱侧凸矫形手术的患者,对术中唤醒试验的知晓率仅为 16.7% 左右。确定一个患者是否发生了术中知晓,除听取患者的陈述外,还需要与参与该患者麻醉和手术的医生核实,并需一个由若干专家组成的小组来鉴别知晓或可疑知晓。

术后调查术中知晓的用语,当前在国际上通用为 5 句话。

(1)What is the last thing you remembered before you went to sleep? (在入睡前你所记得的最后一件事是什么?)

(2)What is the first thing you remembered when you woke up? (在醒来时你所记得的第一件事是什么?)

(3)Can you remember anything between these two periods? (在这两者间你还记得什么?)

(4)Did you dream during your operation? (在手术中你做过梦吗?)

(5)What was the worst thing about your operation? (有关这次手术,你感觉最差的是什么?)

术后调查术中知晓的用语推荐使用国际上通用的 5 句话。有关术中知晓的调查时机应包括术后第 1 天和 1 周左右的 2 个时间点(推荐等级:A 级)。

【问题 4】全身麻醉术中如何选择镇痛药?

【临床思路】

1. 术中镇痛药的选择应依据患者既往疾病、手术创伤所致疼痛、患者对疼痛的敏感性及术后可能出现疼痛的程度而合理选择术中镇痛药。

2. 术中镇痛药的应用原则是根据镇痛药特性、患者病理生理特点、药物的相互作用及手术不同阶段对镇痛的要求和正确判断疼痛程度,决定镇痛药的给药时间和剂量。适量、按需、及时给药。

3. 合理搭配长、短效镇痛药,避免为了术后快速苏醒而术中长时间应用短效镇痛药导致术后镇痛衔接不良,甚至中断。如案例二为腹部大手术,切皮、切开腹膜、探查腹腔脏器、关腹是刺激最强的几个手术步骤,镇痛、肌肉松弛要求最高。术中镇痛药大致可分为阿片类、非阿片类(如环氧化酶抑制剂)及其他辅助药物。阿片类镇痛药如吗啡、芬太尼、舒芬太尼、瑞芬太尼等;术中常用环氧化酶抑制剂有氟比洛芬酯、帕瑞昔布等。

以芬太尼为例,其脂溶性高,静脉峰效应时间3~5min,作用时间0.5~1h,半衰期180~219min,所以间断给药时间不能超过1h,单次追加剂量0.5~2μg/kg能有效缓解疼痛,可酌情根据外科操作致痛程度选择合理剂量。

4. 辅助药物不是镇痛药,但与镇痛药同时应用时可以增加镇痛效果,如镇静、抗焦虑药物(咪达唑仑、右美托咪定等)能增加镇痛药的镇痛效果。

5. 局部麻醉药用于神经阻滞或椎管内阻滞可大大增加镇痛效果,可减少静脉镇痛药用量。

6. 精神类药品(如抗抑郁药物氟西汀)能增加抑郁状态患者的镇痛水平。有研究显示,抑郁症患者伴有躯体性疼痛症状的患病率为65%;重度抑郁症患者伴有一种以上慢性躯体疼痛症状者高达43.4%,常见背部、胃肠道、关节、肢体疼痛和头痛,而在其他患者中仅为16.1%。

7. 术前合并神经病理性疼痛的患者,应及时请疼痛科专家会诊。

【问题5】全身麻醉术中如何维持适当镇痛?

【临床思路】

1. 全身麻醉的靶器官是大脑。由于中枢神经被抑制,患者出现镇痛不全时无法向医务人员表达。临床上通常凭借呼吸、循环反应来判断。如患者突然血压升高、心率增快提示可能存在镇痛不全。存在自主呼吸的患者,呼吸频率增加而潮气量减少时也提示可能存在镇痛不全。此外,麻醉医师可根据镇痛药物用量、手术刺激强度,结合个人经验来考虑。

2. 如有条件,可监测镇痛/伤害性刺激指数(analgesia nociception index,ANI)来提高术中镇痛管理水平,指导全身麻醉过程中镇痛药的应用。在镇痛领域,缺乏公认而有效的特异性客观指标或连续监测方法,ANI有望填补这一空白。ANI监测仪基于对心率变异(heart rate variability,HRV)的分析,计算副交感张力,数字化取值范围为0~100。当ANI在50~70,提示较为满意的全身麻醉镇痛效果;ANI<50,提示镇痛不全。其他与全身麻醉中疼痛有一定相关性的监测方法包括手术应激指数(surgical stress index SSI)、心率变异指数(heart rate variability index,HRVI)等。

知识点

平衡镇痛(balance analgesia)

单一药物或方法不可能达到最佳或完全的疼痛缓解并使其不良反应显著减少,因此推荐平衡镇痛(联合镇痛方案)治疗疼痛,其基本思想就是采用不同镇痛药的相加和协同,以达到充分的镇痛,同时减低药物剂量而减少不良反应。在进行镇痛治疗的同时还应注意血容量的补充,并尽可能采用对心血管系统影响较轻的方法和药物,如局部神经阻滞、伤口局部麻醉药浸润等。非甾体抗炎药(nonsteroidal antiinflammatory drug,NSAID)复合阿片类药的相加和协同作用已得到证实,可明显减少阿片类药物的用量,降低呼吸抑制风险,适用于术中、术后镇痛。

【问题6】全身麻醉术中如何维持适当肌肉松弛?

【临床思路】

1. 良好的肌肉松弛有助于术野暴露,还可以降低患者耐受气管插管时麻醉药的用量。

2. 根据肌松药特性、患者病理生理特点、药物的相互作用及手术不同阶段对肌肉松弛的要求,决定追加肌松药的时间和剂量。

3. 阿曲库铵大剂量、快速注射时,可引起组胺释放,诱发支气管痉挛、心率增快、血压下降。诱导剂量不宜超过3倍ED_{95},且应分次、缓慢注射。对一种肌松药过敏有可能亦对另一种肌松药过敏。

4. 不同手术对肌肉松弛的需求不同。首先麻醉医师对不同手术过程,特别是手术关键步骤应该有一定了解,适时跟进,调整麻醉药剂量。如胸腔镜下肺叶切除手术,对单肺通气效果要求高,所以肌肉松弛要完善,防止肌肉松弛恢复对气道压的影响,进而影响通气和单肺效果,增加外科医师手术操作难度。同一手术不同阶段对肌肉松弛要求不同,对肌肉松弛要求较高的手术如腹腔镜、开腹手术深部探查和关腹膜时、腔镜下肾及肾上腺切除等,单次给药不足以满足肌肉松弛要求时,麻醉医师要抓住时机,适时补充肌松药。微创和精细手术,如脑血管瘤切除,要求术野完全制动,所以更适宜采取连续泵入肌松药的方法。

【问题 7】镇静、镇痛、肌松药物之间有哪些相互作用？

【临床思路】

1. 全身麻醉所需维持的镇静、镇痛和肌肉松弛通常以联合用药来实现（即平衡麻醉）。如果仅用一种药物来达到这些目的则需要较大剂量和较深麻醉，必然产生更多不良反应甚至毒性，对麻醉苏醒也有影响。当然，某些短小、浅表、刺激小的手术麻醉可以由一种药物来完成。

2. 目前临床上应用的大多数全身麻醉药的作用均有特异性，只有卤族吸入麻醉药随剂量增加同时具有多重作用。静脉麻醉药（除氯胺酮外）无明显镇痛作用。麻醉性镇痛药有部分镇静作用。肌松药既无镇静也无镇痛作用。

3. 药物之间可有不同性质和程度的相互作用，影响麻醉效果。不良反应方面也存在相互作用，但研究资料不多。了解药物相互作用有助于指导用药，但是也要认识到患者对药物的敏感性有个体差异，而且手术操作的刺激强度也各不相同。因此，每例麻醉都应个体化处理。

4. 绝大多数静脉麻醉药之间的相互作用是协同的，个别是相加或拮抗作用，可能与作用于不同受体有关。地氟烷和氧化亚氮合用是相加作用。丙泊酚与咪达唑仑在催眠和镇痛方面均表现为协同作用。丙泊酚与阿片类之间也是协同作用，尤其是在镇痛方面比镇静方面更明显。苯二氮䓬类可增强阿片类的作用，减少意识消失所需剂量，是协同作用；但是，血压、心率、心排血量、呼吸抑制阈值下降等不良反应也有协同性，应用时要警惕。

5. 不同吸入麻醉药的相互作用为相加，可能与药物的作用机制一致有关，应用时只需将各药物的 MAC 简单相加即可。但应注意 MAC 是半数而非全部有效量，且仅反映镇痛指标。吸入麻醉药与静脉麻醉药之间为协同作用。阿片类可降低吸入麻醉药的 MAC，呈协同作用。

6. 挥发性吸入麻醉药能增强非去极化类肌松药的作用、延长作用时间，两者合用可适当减少肌松药的用量，延长追加剂量间隔时间。挥发性吸入麻醉药与去极化类肌松药的相互作用较弱，恩氟烷、异氟烷可促使琥珀胆碱发生 II 相阻滞。

7. 低体温、呼吸性酸中毒、低钾血症、低钙血症、高钠血症、高镁血症、某些抗生素（氨基甙类、多黏菌素、林可霉素等）、局麻药、钙通道阻滞药、激素、利尿药、免疫抑制药、抗肿瘤药等可增加机体对非去极化类肌松药的敏感性；氨茶碱和苯妥英钠则对非去极化类肌松药有抵抗作用。抗胆碱酯酶拮抗非去极化类肌松药也是利用了两者之间的相互作用。泮库溴铵的解迷走神经作用可在一定程度上缓解阿片类药物引起的心动过缓。

【问题 8】影响全身麻醉深度的因素还有哪些？

【临床思路】

1. 药物的药理特性。全身麻醉药进入循环后，形成一定水平的血药浓度，作用于效应部位而产生相应的麻醉作用和深度。在这一过程中，前半程涉及麻醉药的药代动力学，后半程则涉及药效动力学。麻醉深度虽然反映的是药效动力学，但与药代动力学也有很大关系。

2. 血药浓度和刺激强度。麻醉深度受药物剂量的影响，这是显而易见的。在剂量恒定的前提下，麻醉深度取决于所能达到的血药浓度、血浆浓度与效应部位浓度之间的平衡。效应部位浓度与所产生的效应之间的关系，与伤害性刺激的强度有关。

3. 血药浓度由药代动力学决定。

（1）吸收：静脉药直接入血，不涉及吸收问题；吸入药的吸收与药物的血溶性（血／气分配系数）、心排血量、分流、新鲜气体流量、每分通气量等有关。

（2）分布：与药物的脂溶性和血浆蛋白结合率、患者血浆蛋白浓度（低蛋白血症时，有药理活性的游离型药物浓度升高，作用增强）、体重（体重越大，表观分布容积越大）、性别（女性脂肪含量较高）等相关。

（3）代谢：与肝药酶诱导（苯妥英钠、利福平、卡马西平、苯巴比妥等，促进其他药物的代谢、降低其血药浓度）和抑制（地尔硫䓬、尼卡地平、维拉帕米、别嘌醇等，抑制其他药物的代谢、提高其血药浓度）、肝脏疾病（影响药酶、结合酶、有效肝细胞数量）、肝脏血流量、肝脏药物摄取率、门 - 体分流情况、血浆蛋白浓度等相关；阿曲库铵和顺式阿曲库铵的 Hoffman 降解与生理 pH 和温度相关。

（4）排泄：药物的代谢产物或原型通常经胆汁（例如罗哌卡因）或肾脏（例如哌库溴铵）排泄，肝脏、胆道疾病和肾脏功能不全时可延长药物时效；吸入药大部分以原型经肺排出，受药物的组织和血液溶解度（高者排泄慢)、心排血量、肺泡通气量(通气量增大可加速吸入药排泄,但过度通气造成的低碳酸血症可减少组织血供,反而影响药物排泄)的影响。

4. 效应部位浓度取决于药物的脂溶性(通过血脑屏障)和脑灌注(脑灌注压=平均动脉压−颅内压)。严重肝病时,大脑γ-氨基丁酸、阿片类受体增多或敏感阈值降低,小剂量麻醉药也可诱发肝性脑病。

5. 某些特殊情况需要综合考虑上述因素。老年人体液减少、脂肪含量比例增大,血浆蛋白减少,肝肾代谢、排泄能力下降,对药物的敏感性升高。小儿的体液含量比例较大,血浆蛋白较少,肝、肾、中枢神经系统尚未发育完善。

6. 术中需要维持的麻醉深度不是一个固定水平,而应该与伤害性刺激程度相匹配。术中应根据患者和手术情况随时调节用药,闭环靶控的基本思路即在于此。

7. 静脉全身麻醉的镇痛作用完全通过麻醉性镇痛药来实现。为减少阿片类药物的用量及其不良反应,可复合其他辅助麻醉技术(例如椎管内麻醉、外周神经阻滞、针灸等)。高位硬膜外麻醉还有协同镇静作用,可能与脑干神经活动有关。

第三节　术中生命体征的维护及管理

术中生命体征维护及管理的关键点是维持必要的麻醉深度与维持生理功能稳定的关系。除了呼吸和循环等基本生命体征的维护外,还要尽可能使手术、麻醉造成的内环境紊乱降至最低。包括呼吸功能管理、循环功能管理、容量管理、体温管理、凝血功能管理、炎性应激水平的调控等。围术期精细、科学化管理对改善术后转归有很大帮助。

案　例　三

【病历摘要】

患者男,48岁,身高178cm,体重85kg。因骶骨瘤拟行骶骨瘤切除术。患者既往合并高血压,口服药物控制满意。术前血、尿、便常规检查,生化及凝血功能正常。预计出血4 000~5 000ml,计划手术结束后回病房。入手术室测血压135/80mmHg,心率76次/min。常规静脉全身麻醉诱导插管顺利,桡动脉、右颈内静脉穿刺顺利,鼻咽部体温监测。腹主动脉放置球囊用于术中动脉阻断止血。患者取俯卧位,分离肿瘤前阻断腹主动脉,血压增高至150/85mmHg,心率80次/min,肿瘤切除过程中出血1 500ml左右,阻断时间85min,开放阻断球囊后10min内再出血1 600ml左右,血压降至80/50mmHg,心率110次/min,动脉血气分析显示血红蛋白68g/L。经快速输血、输液,血压回升至109/80mmHg,心率90次/min。术中共输浓缩红细胞5U。输注最后1U浓缩红细胞时,突然血压降至70/30mmHg,心率130次/min。静脉注射多巴胺2mg,血压无明显回升,此时发现面部及全身皮肤发红,结膜水肿,疑发生严重过敏性休克,立即停止输血,加快晶体液输注,经静脉小剂量肾上腺素治疗后,血压好转。

【问题1】如何把握术中麻醉深度维持、手术应激、生命体征之间的平衡?

【临床思路】

全身麻醉术中管理有四个基本要素:使患者神志消失、对手术过程产生遗忘;处于良好的镇痛状态;提供符合手术要求的肌肉松弛状态;维持生理环境的相对稳定。对于外伤、手术等的应激反应是一个复杂的生理过程。理想的全身麻醉中最后一条要求就是要尽量减少创伤刺激对生理环境的扰乱。换言之,也就是减少有害应激对内环境的打击,保护患者各器官的防御或代偿能力。

1. 特殊体位对呼吸循环的影响是麻醉管理的重点之一。

(1)俯卧位可使心脏指数降低24%,每搏量下降,心率轻度下降。虽然心脏指数下降但是平均动脉压基本维持不变,这意味着机体通过增加体循环血管阻力来代偿,肺血管阻力在大多数患者也有轻度上升。体循环、肺循环阻力上升主要是交感活性增加,俯卧位下循环中儿茶酚胺浓度增加的结果。

(2)俯卧位时功能残气量上升,肺活量和第1秒用力呼气容积(forced expiratory volume in one second, FEV₁)改变很小。胸廓顺应性下降,呼吸阻力上升。同时受重力影响导致肺血流再分布,改变通气/血流比。

(3)麻醉管理要点:采用气管内插管控制呼吸道,应使用加强型气管导管并良好固定,避免术中出现气管插管脱出的意外。俯卧位下患者如果眼球受压,眼内压升高,有造成失明的风险,应严格避免眼球受压。

2. 腹主动脉球囊阻断是减少术中出血的有效措施,但需注意阻断 - 开放引起的缺血 - 再灌注损伤是另一种创伤应激。

(1)腹主动脉阻断引发的血流动力学变化,包括动脉压升高,体循环阻力增高,心率无明显变化,心排血量下降,外周灌注压可能维持不变或增加,血容量再分布,继而引发器官代谢状态改变和神经 - 内分泌系统的激活。

(2)腹主动脉阻断引起心脏后负荷、前负荷改变和血容量再分布。动脉压增高是对主动脉阻断最敏感和持续时间最长的血流动力学参数。食管超声监测到腹主动脉阻断时,左心室舒张末容积可增加 28%,前负荷明显增加。大动脉阻断后血管阻力增加,造成左心室收缩末期室壁应力增加,后负荷增加。在前、后负荷都增加的情况下,体循环阻力增大明显。因为阻断近端的血流量增加,灌注压增加,造成阻断近端的脏器供血增加,脾区血管扩张,以接纳增加的血容量再分布。虽然灌注压增加,球囊阻断近端的血流增加,回心血量增加,但是大多数的研究表明心排血量是明显下降的,这与外周阻力上升、心脏作功增加、每搏量下降有关。相应的麻醉处理可以通过加深麻醉或静脉泵入血管扩张性药物来对抗增加的外周阻力。在加深麻醉效果不佳的情况下,硝酸甘油持续泵注是最常用的方法。

(3)腹主动脉阻断时的代谢改变。酸中毒和乳酸堆积几乎是不可避免的,而且随着阻断时间的延长程度不断增加,前者又会造成下肢血管的进一步扩张,血流淤滞,形成恶性循环。麻醉处理的要点是:逐步缓慢球囊放气,提前处理下肢灌注不足造成的酸中毒和高钾血症,预防性补液和输血,使用血管活性药对抗外周阻力和有效血容量的突然下降。

3. 术中患者血容量的评估。目前临床上不能完全准确评估血容量和组织灌注,因此围术期患者的血容量采用综合监测方法,才有助于临床医生对患者病情作出正确评估,以便及时处理,确保患者安全。

(1)无创循环监测指标包括:心率、无创袖带血压(NIBP)、脉搏血氧饱和度(SpO_2)、尿量、颈静脉充盈度、四肢皮肤色泽和温度、尿量是反映微循环灌注和肾灌注状况的有效指标。超声心动图,如围术期经食管超声心动图(transesophageal echocardiography, TEE)能够准确地了解心脏的充盈状态,应是重症患者监测循环血容量的可靠方法,但俯卧位操作困难。

(2)有创血流动力学监测指标包括:中心静脉压(central venous pressure, CVP)、有创动脉血压(IBP)、肺动脉楔压(pulmonary artery wedge pressure, PAWP)、心室舒张末期容量(the end-diastolic volume, EDV)和收缩压变异(systolic pressure variation, SPV)、每搏量变异度(stroke volume variation, SVV)等。采用肺动脉漂浮导管还可以连续监测静脉血氧饱和度(oxygen saturation in venous blood, SvO_2)和心排血量(cardiac output, CO)。

(3)相关实验室检测指标:①动脉血气;②胃黏膜 pH(pHi)与胃黏膜 CO_2 分压($PgCO_2$),血乳酸和胃黏膜 pH(pHi)是评估全身及内脏组织灌注的有效指标,在围术期液体治疗中有指导作用;③动态监测围术期 Hb 和 Hct。

【问题 2】术中大出血患者如何维持体液平衡?

【临床思路】

围术期进行液体治疗的最终目标是:保持组织的有效灌注,维持氧运输、体液、电解质浓度和血糖水平在正常范围;保证满意的血容量,避免输液不足引起的隐匿性低血容量和组织低灌注,及输液过度引起的心功能不全和外周组织水肿;对抗手术创伤可能引起的损害。骶骨肿瘤患者术中尽管使用了腹主动脉球囊技术,但仍然会有较大量的出血,一般在 2 000~4 000ml。对于这类患者需要仔细估算术中失血量,其次应监测血红蛋白浓度和血细胞比容,另外还要注意器官有无灌注不足和缺氧(血压、心率、体温、脉搏血氧饱和度),最后要积极使用血液保护措施(急性等容血液稀释、自体血回输、保温),必要时输注异体血。

1. 液体的选择 在回答如何选择围术期液体之前,首先明确晶体液和胶体液的定义。溶质分子或离子直径 <1nm,光束通过时不产生折射现象的液体称为晶体液,如生理盐水、乳酸林格液等。等张晶体液是临床液体治疗最常用的液体,它的主要功能是恢复细胞外液容量和维持电解质平衡。而胶体液是指溶质分子直径为 1~100nm,光束通过时出现反射现象的液体,目前人工胶体液主要是琥珀酰明胶、右旋糖酐和羟乙基淀粉。

(1)晶体液:对于短小手术、液体出入量较少的手术,一般以补充晶体液为主。乳酸林格液是常用晶体液,因其含有与血浆相近的电解质,pH 为 6.5,渗透浓度为 273mmol/L。乳酸盐不能完全离子化时,仅为 255mOsm/L,成为低渗液体,故不适用于颅脑损伤、脑水肿和严重肝脏功能受损患者,此时可给予醋酸林格液(又称复方电解质液)。醋酸林格液的电解质成分、pH 和渗透压更接近血浆(pH 为 7.4,渗透浓度 294mOsm/L)。此外在需要大量输入血液制品、肝移植手术、心脏外科手术的患者,醋酸林格液亦可能有益,因为乳酸林格液在肝功能受损等情况下会引起体内乳酸堆积。应避免大剂量输注生理盐水,因生理盐水中 Cl^- 浓度要高于生理浓度,大量输入会引起剂量相关的高氯性代谢性酸中毒。但在机体存在代谢性碱中毒倾向的情况下,如高位肠梗阻、胃肠吻合口瘘、频繁呕吐等,可适量给予生理盐水。由于外科手术会引起机体应激反应,通常血糖会升高,术中很少出现低血糖,而且 5% 葡萄糖溶液经静脉输入后仅有 1/14 可保留在血管内,糖利用受限及高血糖对缺血性神经系统的不利影响都限制术中使用葡萄糖溶液。

(2)胶体液:当患者存在明显血容量不足、麻醉期间需扩充血容量者,通常可选用胶体液扩容。因为胶体液扩容效能好,在血液中保留时间长,有利于控制输液量、减少组织水肿。对于神经外科、胸外科手术,通常限制晶体液入量,晶体液和胶体液比例可达 1:1。

琥珀酰明胶由牛胶原水解制成,浓度为 4%,血浆半衰期 2~3h,可反复使用,对凝血系统和肾功能影响较小,应注意可能引起的过敏反应。右旋糖酐由蔗糖酶解而成,最终降解产物为葡萄糖,根据平均分子量大小分为右旋糖酐 40 和右旋糖酐 70,后者扩容治疗效果优于前者。右旋糖酐 40 可明显降低血液黏稠度,增加毛细血管的血流速度,达到改善微循环的目的,常用于血管外科手术以防止血栓形成,而极少用于扩容。右旋糖酐每日输入量超过 20ml/kg 则可能延长凝血时间。羟乙基淀粉的分子量为 130 000,取代级 0.4,扩容时间 4h,可能对凝血功能和肾功能有影响,每日限量 50ml/kg。

(3)白蛋白:白蛋白是天然胶体,是人体血浆中产生胶体渗透压的主要物质。白蛋白产生的胶体渗透压(约 24mmHg)虽然占血浆总渗透压的比例很小,但它在维持有效循环血容量方面起着不可或缺的作用。其常用浓度有 5%、20%、25% 三种,其中 5% 白蛋白是等渗的,其余两种为高渗液。白蛋白由血浆中分离,具有传播血源性传染病的风险,另外过敏反应发生率较高,价格昂贵,其临床应用受到很大限制。此外,在急性呼吸窘迫综合征等病理情况下,血管内皮功能损害,白蛋白可渗漏到组织中,随之水也从血管内转移到组织液,引起组织水肿和灌注下降,加重组织氧供需失衡,使病情更加恶化。因此,目前临床上白蛋白溶液并不是液体治疗的常用措施,它主要适合于纠正低蛋白血症、没有其他胶体溶液可供选择、其他胶体溶液已经用至极量的情况。

(4)新鲜冰冻血浆:新鲜冰冻血浆用于纠正凝血功能障碍,不再作为扩容剂使用。

2. 输液量的计算　一般认为,输入液体总量 = 生理需要量 + 禁食及外科情况所致累积缺失量 + 麻醉后血管扩张 + 麻醉手术期间的液体再分布 + 术中失血失液量。而手术结束后没有外科禁忌证的情况下,要尽快恢复饮食,原因是正常进食和饮水更符合生理规律,而且经济实惠。在西方很多日间手术室,将饮水不呛咳作为离院的一个标准。对于术前有额外液体丢失量的患者,如骨折、呕吐、肠梗阻等需要考虑术前失血量等(表 4-1)。

表 4-1　不同部位外伤所致失血量

受伤部位	失血量 /ml	受伤部位	失血量 /ml
头皮挫裂伤 >10cm	500~2 000	轻度骨盆骨折	500~1 500
重型颅脑外伤	1 000~2 000	重度骨盆骨折	3 000~4 000
肝破裂	2 000~3 000	股骨骨折	200~2 000
脾破裂	1 000~2 000	肱骨骨折	100~800
食管中上段伤	600~1 000	尺骨骨折	50~400
食管下段伤	500~600		

案例三术中液体治疗方案考虑:患者体重 85kg,术前血红蛋白 15g/L,禁食 8h,禁水 4h。因为该患者行择期手术,术前无明显的额外损失量。

(1)依据 4-2-1 法则计算每小时生理需要量。第 1 个 10kg 体重:10kg×4ml/kg=40ml;第 2 个 10kg 体重:10kg×2ml/kg=20ml;其余的千克体重:65kg×1ml/kg=65ml。总计:每小时生理需要量 125ml。

(2)计算禁食所造成的累积缺失总量,等于生理需要量乘以禁食时间。即:125ml/h×4h=500ml。一般将此量的 1/2 在手术第 1 小时之内输完,余量在后继 2h 内补完。随着 ERAS 理念的不断被接受,很多患者在术前不再接受机械性灌肠,术前 2h 会接受补充清流质等,生理需要量的补充已经不那么突出了。

（3）计算麻醉药物引起血管扩张或心功能抑制所致的血容量相对不足，此例患者以 5ml/kg 计算，即：5ml/kg×85kg=425ml。在麻醉诱导前 30min，输入麻醉药扩张所致的血容量不足，即 425ml，累积缺失量 100ml，生理需要量 125ml，总计 650ml。诱导后 30min 是外科摆放体位、放置腹主动脉球囊阶段，再输入累积缺失量 150ml 和生理需要量 125ml，计 275ml。

（4）麻醉手术期间的液体再分布：麻醉手术期间存在体内的液体再分布，血管内部分液体的转移可导致血管内容量明显减少。手术操作可引起血浆、细胞外液和淋巴液丢失；炎症、应激、创伤状态下大量液体渗出至浆膜表面或转移至细胞间隙，一般为肠腔、腹腔、腹膜后腔和胸膜腔，这部分进入细胞间隙非功能区域内的液体将加重血容量丧失和组织水肿。术中缺氧可引起细胞肿胀，导致细胞内液容量增加，均须正确评估和对症处理。

（5）术中出血量的估计和补充：术中出血量可根据术野出血速度、浸透血液的纱布数量、吸引器瓶中引流量、血红蛋白等进行估算。

手术第 1 小时通常为暴露肿瘤，失血量 100ml，用乳酸林格液 3∶1（即 300ml）补充，同时输入累积缺失量和生理需要量各 125ml，共计 550ml。第 2 小时开始腹主动脉内球囊阻断，阻断时间 85min，累积失血量 1 500ml，根据有创血压、中心静脉压、动脉血气分析补充琥珀酰明胶 1 500ml，醋酸林格液 500~1 000ml，累积缺失量和生理需要量各 125ml，共计 2 000~2 500ml。必要时注射去氧肾上腺素，将有创动脉压维持在 90/60mmHg 以上。开放阻断球囊后 10min 内再出血 1 600ml 左右，血压降至 80/50mmHg，心率 110 次/min，动脉血气分析显示血红蛋白 68g/L，经快速输血、输液，血压回升至 109/80mmHg，心率 90 次/min，共输浓缩红细胞 5U。输注最后 1U 浓缩红细胞时，发生严重过敏性休克。过敏性休克是 IgE 介导的速发免疫反应，由于周围血管的通透性增加，产生大量液体渗出到组织间隙，致有效循环血量突然下降，前负荷下降，心排血量减少，血压不足以维持重要脏器的灌注。有效循环血量下降程度依过敏反应严重而不同，因此补液量只能以临床表现和循环监测指标为依据。处理措施包括：立即停用致敏药物，静脉给予肾上腺素、糖皮质激素、苯海拉明、钙剂等药物治疗。

知识点

术中大量失血

在 2006 年欧洲麻醉学年会上，将"大量失血"定义为符合下述条件之一者：

1. 24h 内失血量相当于 100% 的循环血容量。
2. 3h 内失血量相当于 50% 的循环血容量。
3. 失血的速度达 150ml/min。
4. 失血达 1.5ml/（kg·min），并 ≥ 20min。

一般认为，当失血量达 30% 循环血容量即可导致低血容量休克，短期内大量失血使机体迅速进入休克状态，重要器官迅速出现功能障碍。

（6）值得提出的是按照上述规则计算出的理论输液量，是以正常人体生理功能需求为基础的，但临床上应用烦琐，实用性不高。更何况围术期由于患者基础内环境不同，手术应激的大小也千变万化。大失血后即使输血至术前血红蛋白，体内的内环境并不会马上恢复到出血前状态。唯有以目标为导向的个体化适时调整输液对策才能真正保护和维持相对正常的内环境。

知识点

什么是目标导向治疗

以血流动力学指标、心肌收缩力、氧供、氧耗等作为目标的容量治疗被称为目标导向治疗。目前认为可用于或潜在用于围术期目标导向治疗的监测指标主要有：SVV<13、SvO_2>70%、血乳酸 ≤ 2mmol/L、心指数（CI）≥ 4.5L/（min·m^2）、氧供 ≥ 600ml/（min·m^2）等。

知识点

成人体液组成、儿童体液组成

人体体液分为细胞内液（intracellular fluid,ICF）和细胞外液（extracellular fluid,ECF）。细胞外液由组织间液（interstitial fluid volume,IFV）和血浆（plasma volume,PV）组成（表4-2），并随年龄增长有一定变化（表4-3），其主要功能是维持细胞营养，并为电解质提供载体。

表 4-2　成人的体液组成（成年男性 70kg 为例）

项目	占身体重量的百分比 /%	体液容量 /L
总体液量	60	42
细胞内液	40	28
细胞外液	20	14
组织间液	16	11
血浆溶液	4	3

表 4-3　儿童的体液分布

项目	足月儿	6 个月婴儿	2~14 岁
总体液量占体重的比例 /%	80	80	70
细胞内液占体重的比例 /%	35	40	40
细胞外液占体重的比例 /%	45	40	30
组织间液占体重的比例 /%		34.5	25
血浆占体重的比例 /%		5.5	5
全血容量 /(ml·kg^{-1})	85	80	80

知识点

红细胞输注

1. 判断输血指征　通过测量血红蛋白浓度、血细胞比容来判断，或发现患者存在任何器官缺血和灌注不足表现，即可输血。ASA 定为健康年轻患者输血临界点为 Hb<60g/L，中国为 Hb<70g/L。如果 Hb>100g/L，通常不需输红细胞。Hb 在 60~100g/L 的情况下要根据失血速度，患者一般情况，有无心肺合并症，器官缺血指征来具体判断。

2. 补液　在输注异体血前应通过充分扩容补液，选择晶体液或胶体液进行液体治疗，直至达到输血指征。控制性降压、急性等容血液稀释都是可选的血液保护方案。

3. 正确处理输血反应　全身麻醉下输血反应经常被淡化甚至掩盖。溶血性反应包括低血压、心动过速、血红蛋白尿和微循环凝血异常。非溶血性输血反应包括发热、寒战、皮肤风疹，更容易被全身麻醉掩盖。

知识点

大 量 输 血

3h 内输入相当于全身血容量 50% 以上的血制品或每分钟输血 150ml,称为大量输血。目标血红蛋白应维持 ≥ 70g/L,以确保患者的组织氧供正常,并及时补充新鲜冰冻血浆(fresh frozen plasma,FFP)、浓缩血小板或冷沉淀,注意补充钙,维持正常的凝血功能。

【问题 3】围术期高血压如何防治?

【临床思路】

1. 发生术中高血压的主要原因是麻醉深度不够。另外动脉外周阻力增加,如动脉阻断、气腹,均可在短时间内使血压增高。如果发生术中高血压,首先需加深麻醉,补充镇痛药。必要时给予短效血管扩张性降压药。

2. 高血压患者在手术前应继续降压治疗,术前数日宜换用长效降压药物并在手术当天早晨继续服药(血管紧张素转化酶抑制药除外)。有证据表明术前 β 受体阻滞药的应用可以有效减少血压波动、心肌缺血及术后心房颤动的发生,还可降低非心脏手术的死亡率。反之,停用 β 受体阻滞药可以引起血压和心率的反跳。高血压治疗的目标是控制血压水平,目前广泛推荐的治疗目标值还是 <140/90mmHg。

3. 80 岁以上老年高血压患者收缩压在 150mmHg 以下可以获得很强的心血管保护和预防卒中的作用。因此,指南推荐对于这类人群,血压治疗目标值应 <150/90mmHg。

4. 50 岁以下中青年患者,目前还没有明确的血压治疗目标水平,但是舒张压 <90mmHg 应该是一个重点。对于年轻的成年高血压患者,可以考虑将血压水平控制在 <140/90mmHg。

知识点

围术期高血压

指血压正常的患者在围术期血压骤然升高超过 160/90mmHg,或并存高血压患者的收缩压和 / 或舒张压升高 30mmHg 以上。

【问题 4】围术期低血压如何防治?

【临床思路】

1. 麻醉中低血压是麻醉维持中最常见的循环变化,特别是在麻醉诱导期。除氯胺酮外,所有麻醉药品对交感神经都有不同程度的抑制。低血压的主要原因是血管扩张、外周阻力下降和心肌抑制所致的心排血量下降,表现为相对血容量不足。如果术前禁食时间比较长,血压下降可能更明显。适当补充液体,合并应用小剂量 α 受体激动药能有效纠正低血压。

2. 术中低血压首先考虑的原因是血容量不足。除血压低外,其他的特征性表现包括心率快、中心静脉压低,氧合指标可以正常。快速补液是最有效的治疗方法,必要时输注血液制品,包括红细胞、凝血物质等。有明显活动出血时,成功止血之前,不建议把血压一味提高到正常水平。

3. 过敏性休克是术中低血压的另一个重要原因,最常见的引发过敏的物质包括血制品、肌松药、明胶类液体、抗生素等。发生过敏前无明显前驱征象,突然发生,但与用药时间有明确的因果关系。除低血压外,可合并全身过敏样反应,如皮疹、气道压增高、结膜水肿等。肾上腺素是治疗此类低血压的首选药物。有深静脉通路的患者也可考虑去甲肾上腺素输注。

4. 心源性因素所致低血压不常见,但凶险、顽固。包括心肌缺血与心肌梗死、心肌病、心包填塞和心律失常。在使用扩容治疗及血管活性药物前,应鉴别原因并针对病因进行处理。12 导联心电图、中心静脉压监测、超声心动图、肌红蛋白(myoglobin,MYO)、肌钙蛋白(cardiac troponin I,cTnI)和肌酸激酶同工酶(creatine kinase isoenzyme-MB,CK-MB)、B 型脑钠肽(B-type natriuretic peptide,BNP)测定等都有助于病因的诊断。

案 例 四

【病历摘要】

患者女,75岁,身高160cm,体重72kg。因右肺肿物拟行胸腔镜下肺叶切除。既往合并高血压10年,糖尿病3年,药物控制尚满意。术前血、尿、便常规检查,生化及凝血功能正常。术前肺功能除肺活量偏低(2 000ml)外,其余大致正常。术前血气检查,pH=7.4,PaO_2=83mmHg,$PaCO_2$=40mmHg。常规静脉全身麻醉诱导左双腔插管顺利,桡动脉穿刺顺利用于监测动脉压。单肺通气后10min SpO_2持续下降至90%,查血气PaO_2 59mmHg,$PaCO_2$ 45mmHg,血压、心率无明显变化。

【问题】术中如何预防与治疗低氧血症?

【临床思路】

1. 单肺通气与低氧血症

(1)单肺通气时由于患侧肺叶塌陷、肺泡通气明显减少,但该侧肺血流并未相应减少,造成患侧肺通气不足而血流灌注良好的情况,通气/血流比的降低造成肺内分流增加。肺内分流使动脉血氧分压下降出现低氧血症。

缺氧性肺血管收缩(hypoxic pulmonary vasoconstriction,HPV)是肺泡氧分压下降后肺血管阻力增加的一种保护性反应。表现为肺动脉阻力的升高与缺氧区域血流减少,使血流向通气良好的区域分布。缺氧性肺血管收缩使通气血流比失调缓解,肺内分流减少,低氧血症得到改善。单肺通气时缺氧性肺血管收缩在减少萎陷肺血流中起重要作用。一般单肺通气后5min氧分压开始下降,30~40min降至最低,之后随着HPV的作用,氧分压开始回升。

HPV受生理因素、疾病状态与药物的影响。影响肺血管的因素同样影响HPV。充血性心力衰竭、二尖瓣疾病、急慢性肺损伤等均可影响HPV。钙通道阻滞药、硝酸盐类、硝普钠、β_2受体激动药、一氧化氮与吸入性麻醉药均可抑制HPV,加重低氧血症。

(2)单肺通气引起的低氧血症处理方法详见"胸科手术麻醉"章节。

2. 急性肺栓塞(acute pulmonary embolism,APE)与突发低氧血症(图4-1)

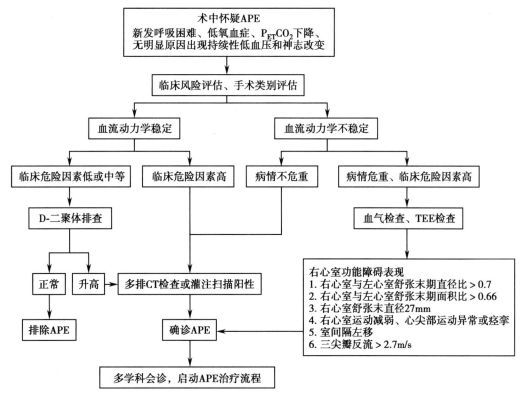

APE. 急性肺栓塞；$P_{Et}CO_2$. 呼气末二氧化碳分压；TEE. 经食管超声心动图

图 4-1 术中急性肺栓塞诊疗流程

(1) 肺栓塞：肺栓塞是内源性或外源性栓子阻塞肺动脉引起肺循环障碍的临床和病理生理综合征，包括肺血栓栓塞症、脂肪栓塞综合征、羊水栓塞、空气栓塞、肿瘤栓塞等。

(2) 术中 APE 的临床症状和诊断

1) 非全身麻醉下手术患者可出现烦躁、意识不清、胸痛、咳嗽、晕厥，甚至猝死。

2) 全身麻醉下患者可出现：①严重的心动过速(>120 次 /min)；②难以改善的低血压状态(血管活性药物改善不佳)；③严重低氧血症，出现发绀；④ $P_{ET}CO_2$ 监测突然下降，血气分析提示动脉血 $PaCO_2$ 异常增高；⑤中心静脉压增高(肺血管痉挛所致)；⑥ D- 二聚体明显增高；⑦紧急胸部 X 线可发现区域性片状影(无特异性)；⑧ ECG 可提示右束支传导阻滞、肺性 P 波、T 波倒置等；⑨ TEE 提示右心室扩张、收缩功能障碍。

知识点

术中肺栓塞危险因素

1. 患者自身因素　既往有静脉血栓形成及肺栓塞病史；年龄大于 40 岁；吸烟；重度肥胖；恶性肿瘤；短期内长时间空中飞行或坐车旅行，活动减少；抗凝机制异常等。

2. 麻醉相关因素　术前长时间禁食禁饮使血液处于高凝状态，血栓形成风险增加。麻醉方式的选择对术中肺栓塞的发生也有一定影响，例如膝关节置换手术，全身麻醉患者肺栓塞的发生率明显高于非全身麻醉患者。

3. 手术相关因素　骨科、急诊创伤手术发生 APE 的概率相对较高；止血带的使用可使静脉血栓脱落；肿瘤侵犯血管者，术中操作可致瘤栓脱落，导致肺栓塞。

4. 其他　高龄产妇、多产、围术期宫缩过强、孕妇本身存在过敏体质等均为羊水栓塞的高危因素。

---

(3) 术中肺栓塞紧急处理方法：一旦证实，应立即采取治疗措施以降低术中死亡风险，改善患者远期预后。

1) 消除诱因：术中可疑 APE 患者，应停止诱发或加重肺栓塞的相关因素。对于下肢静脉血栓患者，应停止下肢止血带的使用；考虑气体栓塞的患者，应停止气腹的使用；考虑静脉破裂引起气体栓塞者，应紧急缝合静脉；考虑羊水栓塞可能者，应尽早分娩；针对手术操作致瘤栓脱落导致肺栓塞者，应避免过度牵拉血管及反复钳夹阻断血管致瘤栓进一步脱落。

2) 对症治疗

①呼吸支持：对于尚存自主呼吸者应确保呼吸道通畅，给氧，改善肺泡毛细血管低氧状态，必要时给予正压辅助通气。存在意识不清、自主呼吸受限、明显氧合不佳的患者，应立即开放外科气道或行气管插管，必要时可采用呼气末正压改善氧合。

②循环支持：APE 后，肺动脉及支气管痉挛，可致中心静脉压呈虚高状态，不能反映左心室前负荷实际大小。此时，抗休克治疗首先需保证足够血容量，但要警惕容量过多引起右心衰竭。同时使用血管活性药物，改善血管张力，维持组织器官灌注。去甲肾上腺素是大面积肺栓塞首选的升压药物，其通过 α_1 受体介导的血管收缩作用升高血压和右心室灌注压，增加静脉血液回流，还可通过 β_1 受体激动作用增加右心室和左心室的收缩力和心排血量。此外，肺血管舒张剂的使用可以降低肺动脉高压，有助于循环稳定。

③心、脑、肾等器官保护：在血容量充足的前提下，使用血管活性药物，提高灌注压，保证重要器官血供。术中甘露醇及呋塞米等利尿药的使用有助于改善肾功能。头枕冰袋可增强脑组织对缺氧的耐受力。

3) 抗凝、溶栓或取栓治疗：美国胸科医师协会已制定肺栓塞溶栓治疗专家共识，对于血流动力学不稳定的急性肺血栓栓塞症患者建议立即溶栓治疗。我国临床上常用的溶栓药物有尿激酶和重组组织型纤溶酶原激活剂(recombinant tissue plasminogen activator, rt-PA)两种。高度疑诊或确诊肺血栓栓塞症的患者应立即给予抗凝治疗。抗凝治疗必须充分，否则将严重影响疗效，明显增高血栓复发率。肺动脉取栓手术适用于危及生命伴休克的急性大块肺栓塞，或肺动脉主干、主要分支完全堵塞，且有溶栓治疗禁忌证或溶栓等内科治疗无效的患者。由于心外科及体外循环技术的发展，越来越多的报道证实术中 APE 患者经体外循环下肺动脉切开取栓术得到有效治疗，特别是癌栓脱落致大面积肺栓塞时应首先考虑此手段。

3. 急性心肌梗死与低氧血症　围术期急性心肌梗死(图 4-2)可因急性左心房压力升高、肺淤血、肺水肿而发生低氧血症。麻醉期间和术后发生急性心肌梗死,多与术前冠心病或潜在冠状动脉供血不足,围术期又遭受疾病、疼痛和精神紧张刺激,以及术中手术和麻醉等的应激反应,导致心肌(特别是心内膜下区)氧供需失衡。有资料表明,非心脏手术的患者围术期心肌缺血的发生率可高达24%~39%,冠心病患者中可高达40%。如果发生心肌梗死的范围较广,势必影响到心肌功能,心排血量锐减,终因心力衰竭而死亡。尤其是新近(6个月以内)发生过心肌梗死的患者,更易于出现再次心肌梗死。

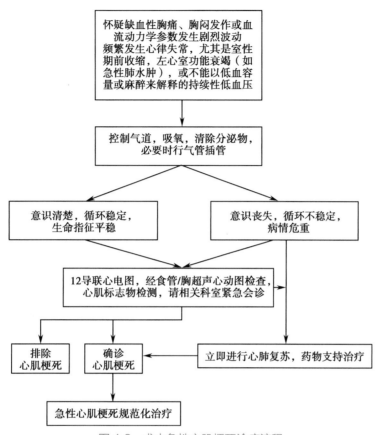

图4-2 术中急性心肌梗死诊疗流程

(1)诊断:全身麻醉可掩盖急性心肌梗死的症状和体征。全身麻醉期间,如频繁发生心律失常尤其是室性期前收缩,左心室功能衰竭(如急性肺水肿),或不能以低血容量或麻醉来解释的持续性低血压时,都应及时追查原因,直至排除急性心肌梗死的可能。

心电图的记录仍然是诊断急性心肌梗死的主要依据,尤其是用12导联心电图检查,诊断心肌梗死的依据是Q波的出现(即透壁性心肌梗死),以及ST段和T波的异常,非透壁性则可不伴有Q波的出现。同时应进行血清心肌酶的检查,近年提出应测定血心肌肌钙蛋白水平。肌钙蛋白(tyoponin)包括3个亚单位,即肌钙蛋白C(TnC)、肌钙蛋白I(TnI)和肌钙蛋白T(TnT)。当心肌细胞缺血时,细胞内pH下降,激活蛋白溶解酶使心肌结构蛋白透过细胞膜进入循环。心肌肌钙蛋白在心肌梗死4~8h开始升高,12~24h达峰值,可持续5d以上;对诊断急性心肌梗死的敏感度高达98%~100%。

(2)术中处理

1)麻醉期间或术后心肌梗死的临床表现很不典型,主要依据心电图的提示和血流动力学的改变,宜及时请心血管专科医师会诊和协同处理。

2)予以血流动力学监测如平均动脉压、中心静脉压、体温、尿量,以及漂浮导管置入,以便进一步了解肺动脉压(pulmonary artery pressure,PAP)、肺毛细血管楔压(pulmonary capillary wedge pressure,PCWP)和左心室舒张末压(left ventricular end-diastolic pressure,LVEDP)等。

3)充分供氧,必要时行机械性辅助呼吸。

4)暂停手术,或尽快结束手术操作。

5)应用变力性药物如多巴胺、多巴酚丁胺、去甲肾上腺素、肾上腺素以保持冠状动脉灌注压。

6)改善血液灌注。变力性药物可增加心肌氧耗量,如伍用血管扩张药硝酸甘油或硝普钠,不仅可降低心肌氧耗,还可提高心脏指数和降低已升高的 LVEDP。

7)应用辅助循环装置主动脉内球囊反搏(IABA),通过降低收缩压,减少左心室作功,使心肌氧耗量随之下降,同时还升高舒张压,有利于冠状动脉血流和心肌供氧。

8)其他对症治疗,如应用镇静和镇痛药(罂粟碱或吗啡)。

案 例 五

【病历摘要】

患者男,45 岁,170cm,体重 75kg。因肾囊肿拟在全身麻醉下行腹腔镜肾囊肿开窗术。既往体健。常规全身麻醉诱导插管顺利。血压 125/75mmHg,心率 85 次 /min,术中七氟烷 - 丙泊酚 - 瑞芬太尼维持麻醉,潮气量(VT)为 500ml,呼吸频率为 10 次 /min,平卧位气道峰压 18cmH_2O,侧卧位腰桥后 23cmH_2O,$P_{ET}CO_2$ 33cmH_2O。气腹后 15min,气道压升高到 26cmH_2O,$P_{ET}CO_2$ 49cmH_2O,调整呼吸频率到 16 次 /min,$P_{ET}CO_2$ 未再进一步升高。

【问题 1】术中气道压升高原因是什么?治疗对策有哪些?

【临床思路】

1. 手术因素 腹腔镜手术,人工气腹的建立。受特殊体位的影响,如头低足高位、侧卧腰桥位膈肌抬高,胸腔容积减少;俯卧位时导管受压、单肺通气等因素均可引起气道压增高。其发生与手术操作有明确关系,注意观察、记录操作前后的气道压。必要时可以更改通气模式为压力控制。腹腔镜手术时,上腹部手术一般将腹内压控制在 10~15mmHg,下腹部手术控制在 20mmHg 以下。对于心肺功能不全的患者建议腹腔内压力控制在 10mmHg 以内。根据 $P_{ET}CO_2$ 的结果调整潮气量和呼吸频率,适当加用 PEEP,避免过度通气,控制气道压在 30cmH_2O 以内。如果手术需要采用头低足高位,一般以 10°~20° 为宜,如过度倾斜,容易引起脑回流不畅而导致脑缺血、缺氧及气道压过高。如果各项措施均不能缓解气道压过高,应停止气腹,分离肾上极时有可能不慎刺破膈肌,造成气胸,可有气道压升高表现。

2. 麻醉因素 分泌物、血液或异物阻塞气道,误吸,气管插管位置异常,管腔堵塞,气管局部受压等均可使气道压力增高。应立即检查气管导管位置是否合理,插入深度是否恰当。排除支气管插管及气管导管刺激隆突。用吸痰管检查气管导管是否有曲折或分泌物等气道异物堵塞现象,必要时可行纤维支气管镜检查。若麻醉过浅、肌松不够,可能发生人机对抗,气道压力增高,此时需追加肌松药并加深麻醉。

3. 患者因素 发生支气管痉挛、肺水肿、气胸时气道压可明显增高。立即听诊双肺呼吸音是否正常、对称,如有哮鸣音、湿罗音、呼吸不对称或一侧呼吸音消失,可初步确定发生支气管哮喘、肺水肿或气胸。另外,肺顺应性差、肥胖、妊娠足月产妇全身麻醉及严重过敏反应也是气道压增高的常见原因。术中突发哮喘、支气管痉挛的患者,可适当加深麻醉、雾化吸入或静脉给予 β_2 受体激动药,并静脉给予激素治疗。如果怀疑张力性气胸,应立即暂停手术,放置胸腔闭式引流,待患者氧合、循环改善后再继续手术。

4. 麻醉机的问题 按照操作规范,全身麻醉之前,应检测麻醉机功能。可能的因素包括二氧化碳吸收剂长时间未换,严重积水,结块,麻醉机内积水,呼吸活瓣黏附,内部电子元件故障,测压管进水,麻醉机排气管堵塞,流量传感器失准。将呼吸回路连接模肺,若气道压恢复正常则可排除麻醉机的问题。

【问题 2】术中高碳酸血症的原因、影响及对策是什么?

【临床思路】

1. 术中 CO_2 吸收增加,排出减少会导致高碳酸血症。CO_2 气腹是 CO_2 吸收增加的主要原因。异物阻塞气道、急性肺栓塞、麻醉机呼吸参数设置不当、高频通气时间过长等可致肺泡分钟有效通气量不足,血 CO_2 增高。而换气功能障碍如严重肺组织损害、肺炎、急性呼吸窘迫综合征、肺水肿、肺组织纤维化等早期仅导致低氧血症,$PaCO_2$ 不升高甚至降低,$PaCO_2$ 升高是严重肺组织损伤的标志。

2. 高碳酸血症具有抑制心肌收缩及增加颅内压等负性作用。但近来的实验研究发现高碳酸血症还具有一定的器官保护作用,能通过抑制黄嘌呤氧化酶缓解肺的缺血再灌注损伤,能显著降低肺泡灌洗液中的蛋白及 TNF-α 含量,缓解肺水肿,改善肺顺应性,减轻超氧化反应等,这些作用可随着高碳酸血症的纠正而消退。因此目前对高碳酸血症的临床影响尚缺乏统一认识,一般认为只要患者不存在高颅内压、严重循环功能紊乱等情况,高碳酸血症并不会导致严重不良后果。在全身麻醉中,通过调整呼吸参数将 $PaCO_2$ 维持在 45~60mmHg、pH>7.20 是普遍接受的范围(可允许高碳酸血症)。尽量避免一味追求 $PaCO_2$ 正常而对患者采取加大潮气量、增加每分通气量的措施,以免加重肺损伤。若术中 $PaCO_2$>80mmHg 时,可暂停手术,酌情增加呼吸频率,pH<7.10 时应适当少量补碱,待 $PaCO_2$ 恢复正常后再行手术。

案 例 六

【病历摘要】

患者男,75 岁,身高 170cm,体重 75kg。因食管癌拟开胸行食管癌根治术。术前合并高血压、冠心病,心功能 Ⅱ 级,冠心病二级预防治疗。无心肌梗死、心力衰竭史。芬太尼 0.4mg,丙泊酚 100mg,咪达唑仑 2mg,罗库溴铵 50mg 诱导双腔气管插管顺利。静吸复合全身麻醉维持。温毯保温,室温 20℃,手术开始时患者核心体温 36.1℃,手术历时 4h,其间体温逐渐降低,最低 34.7℃。吻合结束,准备冲洗时,突发快速心房颤动,继而心室颤动,经紧急 CPR,自主心律很快恢复。

【问题 1】术中患者为什么会出现低体温?

【临床思路】

体温是患者重要的基本生命体征,但术中往往疏于管理。随着对围术期低体温危害认识的深入,临床上越来越重视体温的保护与监测。术中热量丢失在麻醉开始的 1h 内最明显,患者的体温可以下降到 35℃ 甚至更低。主要原因包括以下几方面。

1. 麻醉的影响 在全身麻醉或区域麻醉下,患者的温度调节机制障碍且体表反应丧失。多数麻醉药物都会引起外周血管扩张,导致热量丢失。仅麻醉因素就会使患者的核心温度下降 3℃。

2. 室温的影响 手术间的温度常在 18~23℃,麻醉下的患者长期暴露于手术室,通过传导、辐射、对流等形式使体温下降,据统计下降可达 0.6~1.7℃,一般在手术 1h 左右下降最快,所以对患者的保温非常重要。

3. 患者本身的影响 老年人或婴幼儿的体温自身调节能力较差,相同环境下,易发生体温改变,久病体弱或皮下脂肪很少的患者也易发生体温改变。

4. 手术操作的影响 打开胸腔或腹腔,内脏长时间裸露于室温,大量液体冲洗胸腹腔,或大量输入冷液体和未经加温的库血,均能使体温明显下降。

知识点

人体核心体温

核心体温是指人体胸腔、腹腔和中枢神经的温度,也就是身体内部的温度。可通过测量肺动脉血温、鼻咽温、肛温、膀胱温、鼓膜温而获得。成人正常值为 36~37.2℃。低体温是指人体的核心体温低于 36℃。

【问题 2】术中常用的保温方法有哪些?

【临床思路】

1. 使用预保温,减少热能的再分布 麻醉后 1h 由于热量从中心向外周的再分布,体温一般下降 0.5~1℃。由于再分布量大,用一般保温方法使热量从外周向中心传递,即使应用血管扩张剂也需 1h 左右,所以很难防止体温下降,如在麻醉诱导前采取保温措施,特别是四肢有足够的保温可抑制正常的阵发性血管收缩,从而抑制低温的再分布。手术中尽管有一定的热量从皮肤表面传导,但通过不到 30min 的预保温就能很大程度上防止低温的再分布。

2. 对吸入气体加热与湿化 由于吸入气的加热和湿化,将由气道丧失的热量减少到最低程度。实际上麻醉中经气道丧失的热量不大,主要由术野蒸发大量热量。因此,皮肤表面保温较气体加温和湿化更为重要。临床上常用的冷凝湿化器和人工鼻能保持气道内的部分热量,但效果不如主动气道内加温和湿化。

3. 液体输入 输入冷晶体液或库血可使体温下降,据观察,在室温下输入 1U 冰冻库血或 1L 冷晶体溶液可使体温下降 0.25℃。虽然常规将输入液或库血加温,但在保持体温稳定中所起作用不大,大量输入时应该采用输液加温器。

4. 体表加温 手术室温度对保持患者的体温非常重要,增加手术室温度可减少人体辐射和对流,防止体温下降,但一般在成人不宜超过23℃,婴儿不超过26℃,否则会引起工作人员的不适感,为此,简单的方法是在患者体表保温,如用棉絮、毛毯、垫子、塑料床单等,由于热量的丧失与体表面积有关,一般而言,四肢保温更为重要。上述被动加温对防止体温下降作用有限。还可采用主动加温方法,其中红外线加温器效果一般,水循环和充气加温器较为理想,尤其后者加温效果好,可迅速增加体表温度,特别适用于大手术中。但需注意,水循环加温器即使温度不超过40℃也能造成背部灼伤,故加温毯应放在患者上面而不是下面。

【问题3】围术期如何维护患者体温?

【临床思路】

1. 术前阶段 在术前要告知患者及其家属,保暖可以降低术后并发症的发生率,医院可能比家里冷,应自行准备保暖衣物。在住院期间,如果患者感觉冷,都应该告诉医务人员。当测量患者体温时,医务人员需要根据测量位置对核心体温进行校正。在进入手术室前应对所有患者发生低体温的风险及其潜在不良后果进行评估。存在以下两条及以上者,应视为发生低体温的高危人群:

(1)ASA分级在Ⅱ~Ⅴ级,分级越高,风险越大。

(2)术前体温低于36℃,且情况紧急不允许术前采取保温措施。

(3)使用全身麻醉和区域阻滞联合麻醉。

(4)存在心血管并发症风险。

如患者体温低于36℃,除属于外科急症(例如出血或严重肢体缺血)需要紧急手术外,患者都应在病房或急诊采取保暖措施(例如用暖风机),并且术中要持续使用保暖措施。

2. 术中阶段

(1)应该在麻醉诱导前测量并记录患者体温,此后直到术毕,应每30min记录一次。

(2)除紧急情况外,应尽可能在麻醉诱导前使患者体温达到36℃以上。

(3)调整保温设备参数,使患者体温不低于36.5℃。

(4)患者体表暴露时,调节室温至21℃或更高,开始使用暖风机等设备后才可降低室温。

(5)有效覆盖除需要暴露的手术区域以外的体表。

(6)500ml以上的输液及血制品应该经加热输液设备加温至37℃后再给患者使用。

(7)将所有灌洗液放在38~40℃的恒温箱内备用。

(8)低体温的高危患者及麻醉时间在30min以上的患者应该从麻醉诱导开始即采取保暖措施(如暖风机)。

3. 术后阶段

(1)患者在入麻醉后恢复室时应测量并记录体温,此后每15min记录一次。

(2)患者体温在36℃或以上时,才可以考虑转至外科病房。

(3)患者体温在36℃或以下时,应积极采取保暖措施(如暖风机),直到患者温暖舒适才可转出。

知识点

低体温对机体的影响

1. 对心血管系统的影响 低体温使心率、心排血量降低,外周血管阻力增加,当温度降至28℃以下时可导致严重心律失常。术中低体温对老年患者心血管系统影响较大,体温降低1.4℃,围术期冠状动脉事件发生率增至3倍。

2. 对呼吸系统的影响 低体温使呼吸频率和每分通气量减少;降低呼吸中枢对低氧和高二氧化碳的通气反应;使氧解离曲线左移,不利于氧释放。

3. 对酸碱平衡和电解质的影响 低体温使氧解离曲线左移,不利于氧释放;使pH升高;出现代谢性酸中毒。

4. 对血液系统的影响 低体温可使血液黏度增加,血小板功能受损,凝血因子的酶活性受抑制,因此低温下手术失血量相对增加。

5. 对神经系统的影响　低体温对大脑起保护作用,降低中枢神经系统的氧耗和氧需,减少脑血流量,降低颅内压,中心温度在 33℃ 不影响脑功能,28℃ 以下可出现意识丧失。

6. 对肾脏的影响　低温时由于氧需减少,肾脏血流量下降,但肾动静脉氧含量差不变;尿量在低温早期增加,但随后减少。尽管低温时肾血流量下降,肾小球滤过率减少,但复温后仍能保持良好的肾功能。

7. 对内分泌的影响　低温能抑制胰岛素分泌,发生高血糖,甲状腺素和促甲状腺素分泌增加,肾上腺素、多巴胺等儿茶酚胺水平随低温而增加。

8. 对麻醉药物代谢的影响　延长所有全身麻醉药(吸入或静脉)、阿片类药物和肌松药的作用时间。例如体温下降 2℃,维库溴铵作用时间延长 1 倍。

9. 对其他系统的影响　通过减少外周血流和影响免疫功能,增加术后伤口感染发生率。

10. 术后寒战对机体的影响　术后寒战可增加氧消耗,升高眼内压和颅内压,加剧疼痛等,是术后常见并发症之一,发生率约 40%。

推荐阅读文献

［1］薛庆生,罗艳,张富军,等.吸入麻醉临床操作规范专家共识.中国继续医学教育,2011,3 (10): 108-112.

［2］金善良,张富军,俞卫锋,等.靶控输注丙泊酚静脉麻醉的快捷指南.中国继续医学教育,2011,3 (10): 113-115.

［3］吴新民,于布为,叶铁虎,等.术中知晓预防和脑功能检测专家共识,2009.

［4］EDGCOMBE H, CARTER K, YARROW S. Anaesthesia in the prone position. Br J Anaesth, 2008, 100 (2): 165-183.

［5］ROTH S. Perioperative visual loss: what do we know, what can we do. Br J Anaesth, 2009, 103 (Suppl 1): i31-40.

［6］TANG X, GUO W, YANG R, et al. Use of aortic balloon occlusion to decrease blood loss during sacral tumor resection. J Bone Joint Surg Am, 2010, 92 (8): 1747-1753.

［7］GELMAN S. The pathophysiology of aortic cross-clamping and unclamping. Anesthesiology, 1995, 82 (4): 1026-1060.

［8］FALK J L, RACKOW E C, BLUMENBERG R, et al. Hemodynamic and metabolic effects of abdominal aortic crossclamping. Am J Surg, 1981, 142 (2): 174-177.

［9］中华医学会麻醉学分会.麻醉手术期间液体治疗专家共识 (2007).中国实用外科杂志,2008, 28 (6): 422-426.

［10］GROSS J B, BACHENBERG K L, BENUMOF J L, et al. Practice guidelines for the perioperative management of patients with obstructive sleep apnea: a report by the American Society of Anesthesiologists Task Force on Perioperative Management of patients with obstructive sleep apnea. Anesthesiology, 2006, 104 (5): 1081-1093; quiz 1117-1118.

［11］田玉科,岳云,姚尚龙,等.围术期输血的专家共识.临床麻醉学杂志,2009, 25 (3): 1-3.

［12］中国高血压防治指南修订委员会.中国高血压防治指南 2010.中华心血管病杂志,2011, 39 (7): 579-616.

［13］POLDERMANS D, BAX J J, BOERSMA E, et al. Guidelines for pre-operative cardiac risk assessment and perioperative cardiac management in non-cardiac surgery. Eur Heart J, 2009, 30 (22): 2769-2812.

［14］DESEIAK M C, MARTIN D K. Perioperative pulmonary embolism: diagnosis and anesthetic management. J Clin Anesth, 2011, 23 (2): 153-165.

［15］LODATO J A, WARD R P, LANG R M. Eehocardiographie predictors of pulmonary embolism in patients referred for helical CT. Eehocardiography, 2008, 25 (6): 584-590.

(冯 艺)

第五章 麻醉苏醒

Anesthetic Emergence

全身麻醉的苏醒是指麻醉结束后,患者从无意识状态向清醒转变并恢复的过程。

一、苏醒期管理意义

苏醒期管理是麻醉诱导期的反向管理,是围麻醉管理过程中重要的三个阶段之一,就像飞机的降落。全身麻醉中,人体的意识和自主呼吸功能被麻醉药物完全抑制,在苏醒期需要根据药物的代谢时间,适时减少和停止麻醉药物,重点观察其恢复情况。值得注意的是患者苏醒时的状态与麻醉诱导前又有所不同,术中大量输血输液、器官组织切除或修补、异物植入等都使病理生理发生很多变化。切口、各种引流管、气管导管的刺激,随着麻醉减浅,会成为患者躁动的主要原因。麻醉药的残留作用可能导致缺氧和低血压,阿片类药物和肌松药可降低呼吸储备,而降压药、静脉和吸入麻醉药可降低血压。从控制通气转为自主通气可能伴有呼吸道反射增强,功能残气量和呼吸动力下降,麻醉变浅后口腔和气道分泌物会增多。溶解的麻醉气体从血液中释放出来(特别是氧化亚氮),可能置换肺泡中的氧气,导致弥散性低氧血症。因此,对麻醉苏醒期的患者管理有时甚至比麻醉诱导还要复杂。在恢复室内应配备和手术室内同样的急救设备和药品。

麻醉后恢复室(PACU)是用于麻醉后患者苏醒期的场所,需要有经过麻醉知识培训的专职医生和护士参与管理。

二、苏醒期常见并发症

麻醉苏醒期并发症发生率最高的是恶心、呕吐,其次是疼痛,此外低氧血症、心血管事件、寒战与低体温、谵妄、躁动等也是常见的麻醉后并发症。

1. 恶心、呕吐　术后恶心呕吐(postoperative nausea and vomiting,PONV)的发生率为 20%~30%,高危患者发生率高达 70%,曾是第一大常见术后并发症。PONV 一直是麻醉医生最关注的并发症之一,如何预防和处理关系着患者的满意度和住院时间。随着对其认识的逐步提高,并积极给予预防措施,PONV 的发生率明显下降。

2. 疼痛　是麻醉苏醒期最明显的不适主诉。其发生率与手术创伤大小、术前疼痛程度、术前及术中镇痛药物剂量有密切关系。

3. 心血管系统并发症　心血管系统并发症在术后常见,发生率约为 7.2%,包括高血压、低血压、心律失常、心肌缺血、心搏骤停等。急性术后高血压的定义为血压较基础水平升高 20% 或以上,或收缩压 >160mmHg,或舒张压 >100mmHg。急性术后高血压的发生率为 4%~35%。

4. 呼吸道梗阻　发生在气道任何一个部位的病变均可能引起呼吸道阻塞,导致呼吸困难。阻塞的原因可以是气道内或气道外的机械性梗阻,例如水肿、压迫、阻塞,亦可以是气道平滑肌痉挛所致的气道狭窄,例如支气管痉挛引起的支气管哮喘。

5. 喉痉挛　指声带突然痉挛,导致声门完全关闭。通常由浅麻醉状态的气道操作所诱发,最可能发生在拔除气管插管时。全身麻醉后再次入睡的患者,在唤醒时也存在喉痉挛的风险。

6. 寒战　指不同骨骼肌群不自主、不协调的抽搐。根据 Wrench 和 Cavill 的寒战分级标准分为 3 级。寒战 1 级:无寒战;2 级:可见肌肉抽搐,但无明显四肢及躯干颤动;3 级:明显四肢及躯干颤动。

7. 躁动　多指在麻醉苏醒期出现的躁动或兴奋,可以通过镇静、镇痛等方法进行治疗,表现呈一过性,持续时间较短,见于各年龄人群。

8. 谵妄　是一种急性病理状态。美国精神病学会将谵妄定义为一种认知的急性改变或意识混乱。并且可排除是由术前疾病状态、药物中毒或药物治疗所致。

谵妄评定量表(the confusion assessment method,CAM)将其临床表现分为:①急性出现,病情反复波动;②注意力不集中;③思维紊乱;④意识水平的改变。具有前两种临床表现加上后两种临床表现之一即可诊断为谵妄。术后谵妄多发生于术后 24~72h,为间歇性谵妄,以老年人多见。

9. 苏醒延迟　即使经过长时间的手术与麻醉,在麻醉结束后 60~90min 也应对外界刺激有反应,超过120min 可视为苏醒延迟。

三、麻醉苏醒期管理重点

根据 2013 年更新的 ASA 麻醉后管理指南,麻醉苏醒期推荐如下监测与评估。

1. 监测与评估呼吸功能。定期评估呼吸道通畅性,呼吸频率,脉搏血氧饱和度。着重监测患者的氧合与通气情况。

2. 监测与评估循环功能。应常规监测脉搏和血压,心电图可不常规监测,但应保证心电图监测仪随时可用。

3. 监测与评估神经肌肉功能。常规体格检查(抬头,压舌板对抗),可使用神经肌肉电刺激仪。

4. 定期评估患者的精神状态。

5. 定期监测患者体温。

6. 定期评估患者的疼痛程度。

7. 定期评估患者的恶心、呕吐情况。

8. 评估患者的术后补液情况,并进行相应的处理。对于某些能够引起显著失血或大量液体丧失的操作,应该采取更积极的液体管理措施。

9. 应该视具体情况,评估患者的尿量和排尿情况,以及引流和出血情况。可不作为常规监测。

10. 监测苏醒后患者去向。根据患者手术创伤情况、麻醉过程是否顺利和术后的苏醒质量和康复要求,患者可以直接回家、回病房或进入 ICU。

案　例　一

【病历摘要】

患者女,58 岁,165cm,85kg。基础血压 125/75mmHg,心率 82 次 /min。因结肠癌拟全身麻醉下行开腹结肠癌根治术。既往合并高血压、糖尿病,药物控制满意。患者有明显鼾症,但无阻塞性睡眠呼吸障碍。无烟酒嗜好。Mallampati 分级Ⅲ级,张口 3 横指,颈部活动正常。给予 0.3μg/kg 舒芬太尼、2mg/kg 丙泊酚、罗库溴铵 0.6mg/kg 进行麻醉诱导,气管插管顺利。术中静脉连续泵入 1% 丙泊酚 25~30ml/h,瑞芬太尼 0.1~0.2μg/(kg·h),复合 1% 七氟烷吸入麻醉,术中间断追加罗库溴铵及舒芬太尼,血流动力学无明显波动,手术历时 3h,出血 200ml。术毕停用所有麻醉药物,带气管导管返回 PACU。10min 后自主呼吸开始恢复,但不规律,潮气量 150~200ml,给予新斯的明和阿托品拮抗,3min 后潮气量 350~400ml,呼吸频率 20 次 /min,呼之睁眼,吸空气能够保持 $SpO_2$95%。充分吸痰后,拔除气管导管。

【问题 1】如何判断患者的清醒程度?

【临床思路】

1. 临床上患者按照指令活动,比如睁眼、伸舌、抬头等,一方面可以检测患者的神志恢复情况,另一方面也是检测患者肌力的恢复情况。

2. 警觉 / 镇静观察评估(observer's assessment of alertness/sedation,OAA/S) 分级和 Ramsay 评分是临床常用的镇静评级标准。其中 OAA/S 5 级和 Ramsay 评分 2 分是苏醒期神志恢复的目标(表 5-1,表 5-2)。

表 5-1　OAA/S 镇静评级标准

分级	表现
5 级	对正常语调的呼名反应迅速
4 级	对正常语调的呼名反应淡漠
3 级	仅对大声或反复呼名有反应
2 级	仅对轻度的摇推肩膀或头部有反应
1 级	对轻度推摇无反应
0 级	对挤捏斜方肌无反应

表 5-2　Ramsay 镇静评分标准

分值	表现
1 分	烦躁不安
2 分	清醒,安静合作
3 分	嗜睡,对指令反应敏捷
4 分	浅睡眠状态,可迅速唤醒
5 分	入睡,对呼叫反应迟钝
6 分	深睡,对呼叫无反应

【问题 2】如何判断患者神经肌肉功能(肌力)是否恢复?

【临床思路】

1. 神经肌肉阻滞开始消退的临床体征包括自主呼吸恢复、膈肌抽动、腹肌紧张、呛咳、呼吸机抵抗等。

2. 临床上可通过观察患者所能完成的动作来判断肌力恢复情况。常用方法有抬头 5s、抬腿 5s、睁眼、伸舌、抬举一侧上肢放到对侧肩上等临床试验,以及测定潮气量、肺活量、最大吸气压力等指标。

3. 肌肉松弛监测是比较客观的监测,拇指内收肌四个成串刺激(TOF)比值必须超过 0.8,甚至是 0.9,才可排除有临床意义的肌肉松弛残余。TOF<0.9 时,提示咽部肌肉及上食管肌肉功能未恢复正常,可能引起胃内容物的反流与误吸,损害维持呼吸道通畅的能力。

4. 门齿强烈对抗压舌板的体格检查是一项反映咽肌张力的可靠指标,相当于 TOF 比值为 0.85。

知识点

延长非去极化类肌松药作用的因素

1. 药物　吸入性麻醉药;局部麻醉药(利多卡因);抗心律失常药(普鲁卡因胺);抗生素(多黏菌素类、氨基糖苷类、克林霉素、甲硝唑、四环素类);皮质类固醇类;钙通道阻滞药;丹曲林。

2. 代谢与生理状态异常　高镁血症;低钙血症;低体温;呼吸性酸中毒;肝肾功能障碍;重症肌无力综合征。

知识点

促使去极化类肌松药作用延长的因素

1. 琥珀胆碱过量

2. 血浆胆碱酯酶活性或浓度降低　极端年龄(新生儿、老年);疾病状态(肝病、尿毒症、营养不良、血浆置换术)。

3. 激素水平改变 妊娠；避孕药；糖皮质激素。

4. 血浆胆碱酯酶活性抑制剂 不可逆性（乙膦硫胆碱）；可逆性（依酚氯铵、新斯的明、嗅吡斯的明）。

5. 基因变异（非典型血浆胆碱酯酶）

【问题3】何时拔出气管导管？

【临床思路】

1. 当患者自主呼吸恢复，潮气量为 5~6ml/kg，呼吸频率 <25 次 /min；吞咽功能良好，保护性反射恢复，咳嗽、咳痰有力；吸空气时血气分析结果基本正常；无咽、喉梗阻；可以考虑拔管。

2. 对于气道高敏感患者，当自主呼吸恢复，每分通气量足够后，可尝试深镇静下拔除气管导管，以避免浅麻醉下导管对气管的刺激，引发气道痉挛。

3. 对于合并阻塞性睡眠呼吸障碍或插管困难患者，最好在神志完全恢复可按指令活动后再考虑拔管。

【问题4】常见苏醒延迟原因有哪些？如何处理？

【临床思路】

1. 发生苏醒延迟时，首先应加强监测，评估生命体征。并进行神经学体格检查，常见的神经反射是否正常存在，一般在麻醉后早期可呈现神经反射亢进。麻醉药物的残余作用是苏醒延迟的最常见原因。

2. 给予拮抗药物之前，应排除患者是否存在代谢和内环境紊乱，特殊病理生理状态：如低体温、低血糖症、呼吸性酸中毒、电解质紊乱、肝肾功能障碍等。内环境与代谢的紊乱可影响麻醉药物的代谢。应完善相关检查，尤其是血气分析，有针对性地进行监测和治疗。

3. 临床常用新斯的明、嗅吡斯的明拮抗肌肉松弛剂作用。新斯的明最大剂量 70μg/kg，嗅吡斯的明 350μg/kg，仍不能拮抗肌肉松弛残余时，最好不再增加剂量。过多使用抗胆碱酯酶药反而会使患者更无力。舒更葡糖钠（sugammadex）是第一个肌松药选择性拮抗剂，可逆转由罗库溴铵或维库溴铵诱发的神经肌肉阻滞。

4. 阿片类药物的拮抗须特别谨慎，临床常用纳洛酮，因同时拮抗阿片类药物的镇痛作用，故需谨慎使用，以滴定式静脉用药，成人以 20~40μg 增量至呼吸神志恢复。

5. 镇静药物的拮抗，如氟马西尼拮抗咪达唑仑，需要在充分镇痛的基础上，否则可增高苏醒期躁动发生率。

6. 开颅手术、脑血管事件高危患者、神经学体格检查异常时或可排除其他因素时，考虑苏醒延迟是中枢神经系统病变所致，可能需行头颅 CT 检查。

苏 醒 经 过

拔管后，患者诉伤口疼痛，寒战，烦躁，静脉给予曲马多 100mg。10min 后疼痛缓解，但出现明显的恶心、干呕，静脉给予托烷司琼 0.5mg。术毕 30min 后，疼痛评分 2 分，体温 36℃，患者定向力恢复良好，安静，转回普通病房。

【问题5】麻醉恢复期疼痛管理的常用技术有哪些？

【临床思路】

术中维持足够的镇静、镇痛深度，手术结束前 30min 给予中长效强效阿片类镇痛药，并联合必要的周围神经阻滞和非甾体抗炎药（nonsteroidal antiinflammatory drugs，NSAID）是使患者在无痛情况下平稳苏醒的重要保证。如果苏醒拔管后仍出现明显疼痛可以经静脉给予强效镇痛药，起效快，作用明确。

1. 阿片类药物是围术期重度疼痛管理的基础药物。麻醉苏醒期使用阿片类药物镇痛时应从小剂量开始，逐步滴定，并密切观察患者镇静、呼吸状况。可能会因疼痛减轻，患者出现复睡现象，并增加恶心、呕吐发生率，甚至延长恢复室停留时间。

2. NSAID 是最常用的协同镇痛剂，有很强的消炎镇痛作用，可减少阿片类药物 30% 左右。但需要注意 NSAID 有封顶效应，如果手术结束前已经给予足够剂量 NSAID，苏醒期疼痛时不宜再追加用药，可选用周围神经阻滞等镇痛技术。

3. 随着超声技术引入麻醉管理,超声引导下神经阻滞镇痛对体位的要求不高,使术后超声引导下神经阻滞能够很好地用于补救镇痛,如股神经、仰卧位坐骨神经阻滞用于膝和下肢术后镇痛;腹横肌平面阻滞用于下腹部术后镇痛;臂丛神经阻滞用于上肢术后镇痛等。

4. 如果硬膜外管已经置入,根据前一次给药时间,可适当追加硬膜外低浓度局部麻醉药。如果疼痛缓解不明显,需考虑导管移位的可能,并更改镇痛方案。

【问题 6】PONV 的危险因素、预防及治疗方法有哪些?

【临床思路】

PONV 的危险因素、预防及治疗方法见图 5-1。

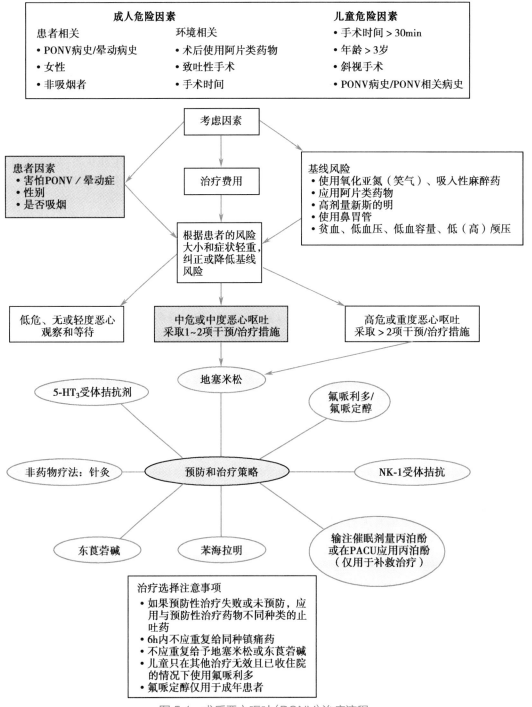

图 5-1 术后恶心呕吐(PONV)治疗流程

【问题7】患者术后发生寒战应如何处理?

【临床思路】

1. 全身麻醉和硬膜外麻醉后寒战的发生率分别为65%和33%,术后寒战会明显增加患者的不适,增加全身氧耗,兴奋交感神经,增加心率、血压,增加冠状动脉事件发生率。增高眼压。

2. 已知的危险因素包括男性、诱导药物种类(丙泊酚更常引起寒战)。低体温是寒战的主要原因之一,寒战是低体温的一种防御反射。另外,由于大脑与脊髓在全身麻醉后恢复不同步,脊髓功能恢复迅速而导致脊髓反射失抑制,表现为肌肉的阵挛性活动。

3. 超过1h的手术应常规监测体温,如发生低体温应立即采取外加温措施,如应用热风毯等。

4. 术后发生寒战可用阿片类药物、昂丹司琼和可乐定治疗。成人常用哌替啶12.5~25mg静脉注射,曲马多1mg/kg静脉注射。

【问题8】麻醉后患者达到何种标准可安全转回病房?

【临床思路】

麻醉后由手术室或PACU转出的具体标准可能不同,但一般原则是通用的,应符合:

1. 不再有呼吸抑制危险。

2. 血流动力学平稳。

3. 完全清醒或恢复到麻醉前基础水平。

4. 处理好常见的麻醉后并发症,如恶心、呕吐、疼痛、低体温、寒战、躁动等。

5. 临床上有多种评分方法,最常用的麻醉后评分体系为改良Aldrete评分和Steward评分标准。术后患者Aldrete评分达到9分可考虑转出PACU,返回病房;或者Steward评分在4分以上方能离开手术室或恢复室。

知识点(表5-3)

表5-3　改良Aldrete评分标准

评估指标	分值
活动度	
按指令移动四肢	2
按指令移动两个肢体	1
无法按指令移动肢体	0
呼吸	
能深呼吸和随意咳嗽	2
呼吸困难	1
存在呼吸暂停	0
循环	
全身血压波动幅度不超过麻醉前水平的20%	2
全身血压波动幅度为麻醉前水平的20%~49%	1
全身血压波动幅度超过麻醉前水平的50%	0
意识	
完全清醒	2
可唤醒	1
无反应	0

续表

评估指标	分值
脉搏氧饱和度	
呼吸室内空气下氧饱和度 >92%	2
需辅助给氧下维持氧饱和度 >90%	1
即使辅助给氧血氧饱和度仍 <90%	0

注：改良 Aldrete 评分标准达到 9 分的患者可考虑转出术毕麻醉后恢复室，返回病房。

改良 Aldrete 评分和 Steward 评分评估了呼吸、循环和麻醉后精神状态，除此之外，针对常见麻醉后并发症及手术并发症还需补充以下标准。

（1）无恶心和呕吐，或程度很轻，患者可耐受。

（2）疼痛评分（VAS 评分）静息状态下需小于 3 分。需补充麻醉性镇痛药或镇静药时，应至少观察 30min，再次评估疼痛程度及观察有无呼吸抑制。

（3）引流量需与术后预期出血量一致，手术切口无需更换敷料。

（4）无其他急性麻醉或手术并发症。

知识点（表 5-4）

表 5-4　Steward 评分标准

评估指标	分值
清醒程度	
完全苏醒	2
刺激有反应	1
对刺激无反应	0
呼吸道通畅程度	
可按医师吩咐咳嗽	2
不用支持可以维持呼吸道通畅	1
呼吸道需要予以支持	0
肢体活动度	
肢体能做有意识的活动	2
肢体无意识活动	1
肢体无活动	0

注：Steward 评分在 4 分以上方能离开手术室或恢复室。

案　例　二

【病历摘要】

患者女，68 岁，80kg，158cm。因颈椎间盘突出，拟在全身麻醉下行后路颈椎间盘摘除内固定术。既往高血压病史 6 年，口服氨氯地平，血压控制在 130/85mmHg 左右。夜间鼾症明显，但无明显呼吸暂停。颈部活动受限，Mallipati Ⅲ级。静脉注射丙泊酚、罗库溴铵、芬太尼诱导后，Airtraq 喉镜下气管插管顺利，术中丙泊酚＋瑞芬太尼静脉泵注复合异氟烷吸入,间断追加罗库溴铵维持麻醉,手术历时 2.5h。术毕带颈托回麻醉后恢复室(PACU)。自主呼吸逐渐恢复,吸痰后躁动,测血压 170~190/90~100mmHg,心率 90~110 次/min,呼之睁眼,可依据指令抬头、抬腿,潮气量 300~350ml,呼吸频率 25 次/min,血压、心率持续增高,遂拔管,鼻导管吸氧,流量 3L/min,同时静脉注射艾司洛尔 30mg。

【问题 1】麻醉苏醒期循环系统并发症发生的原因及处理原则是什么?
【临床思路】
苏醒期最常见的循环系统并发症是高血压,其次有低血压、心律失常等。

1. 高血压的主要原因包括术前合并高血压,特别是控制欠佳者、苏醒期合并低氧血症、躁动、寒战、高碳酸血症、疼痛、肠胀气、尿潴留等。

2. 处理原则包括积极镇痛、纠正低氧和高碳酸血症、保温。必要时应用短效静脉抗高血压药物治疗,如尼卡地平、艾司洛尔、乌拉地尔等。避免血压突然下降 20% 以上。

3. 麻醉苏醒期低血压首先考虑的原因是血容量不足。除血压低外,其他表现包括心率快,中心静脉压低,氧合指标可以正常。处理原则首先是确定术中补液是否充足,其次需要排除是否有活动性出血。通过核实术中出入量,检查伤口引流管,检测血红蛋白含量可以快速确诊。此类低血压对扩容治疗反应好。

4. 麻醉苏醒期变态反应也可能是术后患者低血压的原因之一,与用药在时间上有明确的因果关系。在麻醉苏醒期最常见的引发过敏的物质包括血制品、麻醉镇痛拮抗剂、腹腔内明胶类止血或防粘连膜、静脉明胶类液体、镇痛药、抗生素等。除低血压外,患者可合并全身过敏样反应,如皮疹、气道压增高、结膜水肿等。肾上腺素是治疗过敏反应引起低血压的首选药物。

5. 麻醉复苏期低血压主要的心源性因素包括心肌缺血与心肌梗死、心肌病、心脏压塞和心律失常。为明确低血压原因,可增加必要的监测手段,如 12 导联心电图、中心静脉压监测、超声心动图、经食管超声等。在使用扩容治疗及血管活性药物前,应鉴别原因并针对病因进行处理。

6. 苏醒期心律失常患者多合并心脏基础疾病,其他诱发因素包括疼痛、液体超负荷、缺氧、二氧化碳蓄积等。常见心律失常包括房室期前收缩、室上性心动过速、心房颤动等。去除诱因是首要的治疗原则。

苏醒后恢复

拔管后 3min,患者血压降至 150/85mmHg,心率 90 次/min。但患者呼吸道梗阻症状逐渐加重,表现为吸气困难,锁骨上窝凹陷,SpO_2 下降至 90%,复睡。查血气 PaO_2 65mmHg,$PaCO_2$ 90mmHg。紧急放置口咽通气道,面罩加压辅助通气,10min 后患者呼吸逐渐平稳,自主睁眼,定向力完全恢复,可遵嘱活动。复查血气 PaO_2 250mmHg,$PaCO_2$ 45mmHg。鼻管吸氧安返病房。

【问题 2】苏醒期呼吸系统并发症主要有哪些?
【临床思路】
全身麻醉复苏早期呼吸系统主要并发症为上呼吸道梗阻、气道痉挛、呼吸道水肿、低氧血症等。

1. 上呼吸道梗阻最常见的原因是镇静、镇痛、肌松药物残余作用导致咽部肌肉张力下降、舌后坠。其次为喉部水肿和痉挛。只有当 TOF 超过 0.9 时,咽部肌肉的张力才能完全恢复正常,才能排除有临床意义的肌肉松弛残余因素。而苯二氮䓬类药物对咽部肌肉张力的影响甚至大于阿片类药物。

2. 上呼吸道梗阻的主要临床特点为三凹征。即患者费力吸气时由于呼吸肌运动而使胸内负压极度增大,表现为胸骨上窝、锁骨上窝和肋间隙明显凹陷,称之为三凹征。此时亦可伴有干咳及高调吸气性喉鸣。常见于喉部、气管、大支气管的狭窄和阻塞。

3. 低氧血症最常见的肺源性因素是肺不张、肺水肿、气胸等。心源性因素主要有心力衰竭、心肌梗死、肺栓塞等。

【问题 3】如何处理全身麻醉后上呼吸道梗阻?
【临床思路】

1. 神经肌肉阻滞恢复过程中,膈肌要先于咽部肌肉,因此保留气管插管或喉罩时,虽然各项指标提示通气充足,但拔出人工通气道后,肌肉松弛残余使咽部肌肉功能仍未完全恢复,维持上呼吸道通畅及清除上气道分泌物的能力仍然低下,可出现上呼吸道梗阻。

2. 出现上呼吸道梗阻,应立即托下颌并且面罩加压给氧,大部分患者可再次开放气道。必要时加用口咽 / 鼻咽通气道、无创正压通气(non-invasive positive ventilation,NIPV)或喉罩,情况严重时(严重的呼吸道梗阻可引发梗阻后肺水肿甚至左心衰竭)可能需行气管插管机械通气治疗。

3. 考虑存在残余麻醉药物作用时,可使用滴定剂量纳洛酮或氟马西尼及肌松拮抗剂。

4. 注意保温,积极处理低体温。

5. 及时进行血气分析及其他化验检查,纠正内环境紊乱。

6. 发生喉痉挛时,应尽快去除口咽喉部异物刺激。加压给氧,面罩辅助通气。下颌前推并面罩持续正压通气高达 40cmH$_2$O 给氧时,一般可终止喉痉挛。初步处理无效时须给予肌松药(琥珀胆碱)行气管插管。禁止不使用肌松药强行气管插管。

7. 能够识别并警惕可能发生术后气道水肿、血肿的高危患者。气道及其周围组织的水肿或血肿造成上呼吸道梗阻时,很可能无法实施面罩通气,并可形成新发的困难气道(尤其是颈椎内固定手术后)。

8. 甲状腺或颈部术后血肿时,需立即解除伤口包扎,甚至拆开切口缝线,床旁清除血肿,以缓解气道压迫。

9. 情况严重需再次建立人工气道时,可能出现气管插管失败,这时需紧急行环甲膜穿刺造口或气管切开。因此这类患者拔管前应小心评估,准备好困难气道设备,并做好再次插管甚至气管切开的准备。这类患者再次行气管插管时应选择清醒气管插管技术。

10. 气道水肿、血肿的高危患者,须在拔除气管插管前评价气道的开放程度:吸尽患者口咽分泌物后抽出气管插管套囊气体,评估气管插管之外气道的通气能力或气管插管回路的漏气程度。

方法 1:封堵气管导管近端,患者进行自主呼吸,气体运动良好提示拔管后可保证气道开放。

方法 2:容量控制通气模式,测定套囊抽气前后呼出的潮气量,出现"漏气"证明可安全拔除气管插管。有研究提倡潮气量差值应 >15.5%。

案 例 三

【病历摘要】

患者男,42 岁,身高 165cm,体重 110kg。因阻塞性睡眠呼吸暂停低通气综合征(obstructive sleep apnea hypopnea syndrome,OSAHS)拟全身麻醉下行悬雍垂 - 腭 - 咽成形术。既往吸烟每日 2 包。高血压 10 年,药物控制尚满意。入室开放点滴后静脉注射丙泊酚、舒芬太尼手控辅助呼吸满意,给予罗库溴铵,Airtraq 喉镜插管顺利,麻醉维持应用七氟烷、丙泊酚、瑞芬太尼。手术结束后于术间拔管,拔管前肌松拮抗。入 PACU 前对指令有反应但嗜睡。入 PACU 后不久,脉搏血氧饱和度降至 76%,口腔内见血性分泌物涌出。紧急吸引,给予静脉镇静药,保持自主呼吸情况下再次插管,外科医生检查无明显活动出血,患者送至 ICU,24h 后拔管,安返普通病房。

【问题 1】OSAHS 患者麻醉苏醒管理要点有哪些?

【临床思路】

1. OSAHS 患者特别容易发生气道梗阻,在完全清醒并且能够服从指令前不应该拔除气管插管。且这类患者常常存在困难气道,难以在直视喉镜下插管,困难气道设备应在整个围术期处于备用状态。

2. 已拔除气管插管的 OSAHS 患者对阿片类药物非常敏感,因此这类患者的术后镇痛尽可能选择区域阻滞镇痛技术,如硬膜外镇痛技术。非甾体抗炎药为首选。

3. OSAHS 患者围术期管理快捷指南中建议 OSAHS 患者麻醉后应着重监测和管理上呼吸道梗阻,采取半坐位,尽可能避免仰卧位。

4. 充分供氧,保持气道通畅。

5. 拔管后在 PACU 应停留 3h 以上。

6. 如发生呼吸道梗阻或低氧血症,则应延长监测时间至最后一个不良事件发生后 7h。

7. 送回病房应常规监测 24h,包括心电图、SpO$_2$ 和无创血压,至吸空气睡眠时 SpO$_2$ 持续高于 90%。

8. 送至 ICU 的患者常保留气管内导管至术后第 1 天,以保证患者的术后安全。

【问题 2】麻醉后哪些患者需转入重症监护病房?

【临床思路】

1. 行中危或高危手术的高危患者

(1)高龄。

(2)术前有并存疾病,ASA 分级Ⅲ级及以上的患者。

1)合并心血管系统疾病:未控制的严重高血压;明确冠心病伴不稳定型心绞痛;6 个月新发的心肌梗死;心力衰竭;各种瓣膜病;心肌病;心律失常等。

2)合并呼吸系统疾病:重症哮喘;严重慢性阻塞性肺疾病(chronic obstructive pulmonary disease,COPD);急性肺部感染;非心源性肺水肿;肺部疾病伴呼吸功能不全等。

3)合并神经系统疾病:中、重度颅脑损伤;颅内原发肿瘤或转移瘤所致中枢神经系统功能障碍;神经系统急、慢性炎症;重症肌无力;癫痫控制欠佳;脑出血等脑血管疾病等。

4)合并内分泌系统疾病:甲状腺功能亢进或低下;糖尿病相关各类型代谢紊乱(低血糖、酮症酸中毒、高渗性非酮症昏迷、乳酸性酸中毒);肾上腺皮质功能异常(Addison 病、Cushing 病);嗜铬细胞瘤;垂体瘤伴尿崩症等。

5)合并血液系统疾病:各种凝血功能障碍、血友病、白血病等。

6)合并脓毒症,寰枕畸形伴脊柱不稳定等。

(3)急诊重症患者,急性生理与慢性健康评分(APACHE Ⅱ 评分)12 分以上或早期预警评分(early warning score,EWS)在 4 分以上的高危住院患者。如:颅脑外伤、多发骨折、胸腹联合伤、肠梗阻伴感染中毒性休克等。

2. 创伤大、高危手术 复杂的颅内肿瘤或巨大颅内肿瘤切除术;高位颈髓髓内肿瘤切除术;食管癌根治术;全肺切除术;布加综合征根治术;大血管置换术;心脏手术;器官移植术(肝、肾等);Wipple 手术;半盆切除术;巨大骶骨肿瘤切除术等。

3. 术中病情发生变化,需严密监测和治疗

(1)全身麻醉手术后呼吸功能恢复不全,发生低氧血症或呼吸功能障碍需机械通气治疗者。

(2)围术期循环功能不稳定:各种原因引起的低血压、休克、心功能不全或心律失常等;需频繁或持续使用血管活性药物治疗者。

(3)术中大量失血者。

(4)术后苏醒延迟,PACU 内 2h 仍不能达到离室标准的患者。

(5)术中发生严重代谢和内环境紊乱者。

(6)术中发生误吸、羊水栓塞、肺栓塞、弥散性血管内凝血等严重围术期并发症者。

(7)围术期意外心搏骤停,需进行复苏后治疗或脑复苏者。

案 例 四

【病历摘要】

患者男,75 岁。既往合并高血压、糖尿病,药物控制满意。双侧颈动脉斑块,但既往无头晕、意识消失。因股骨颈骨折拟全身麻醉下行股骨头置换术。术中有创动脉压监测,常规依托咪酯、舒芬太尼、罗库溴铵全身麻醉诱导,置入喉罩,顺利对位。术中静复合全身麻醉,术毕髂筋膜间隙阻滞镇痛,手术室内拔除喉罩。返 PACU 进一步苏醒 30min,携带静脉舒芬太尼 PCA 泵后安返病房。回病房后 3h,患者开始突然出现躁动、幻觉、胡言乱语、不听劝阻自行拔除静脉输液及心电监护导线,强行下床。紧急呼叫麻醉医师会诊,给予 1mg 氟哌利多静脉注射,15min 后患者安静。

【问题】术后谵妄应如何进行预防与治疗?

【临床思路】

术后躁动、术后谵妄、术后认知功能障碍(postoperative cognitive dysfunction,POCD)均为围术期的认知功能改变的状态,三者在病因、临床表现等方面存在交叉,但目前尚无明确的定义加以区分,一部分术后谵妄是可以预防的。

1. 术后谵妄的预防

(1)术前筛查高危因素,做好术前准备,尽可能纠正或改善术前病理生理状态以及内环境紊乱。

(2)完善术中管理和术后镇痛。

（3）及时纠正低氧血症、低灌注状态等。

（4）预防性应用小剂量氟哌啶醇、奥氮平、利培酮可有效降低谵妄的严重程度及缩短持续时间，但不能预防谵妄发生。

（5）胆碱酯酶抑制剂对术后谵妄无预防作用。

（6）ICU 或 PACU 需镇静时，除非是苯二氮䓬类药或酒精戒断引起的谵妄，一般不予苯二氮䓬类药镇静。右美托咪定对术后谵妄的预防作用还存在争议。

2. 术后谵妄的治疗　一旦发生术后谵妄要积极治疗，首先采取非药物措施，如加强监测，改善内环境，治疗贫血、低氧血症、低血压，抗感染、加强营养、避免扰乱患者睡眠等。严重躁动者可能需要约束和 / 或额外人力进行控制，避免自身受伤。药物治疗主要为抗精神病药物，如氟哌啶醇、氯丙嗪、奥氮平、利培酮。

案　例　五

【病历摘要】

患者男，42 岁。既往体健，因腹股沟斜疝拟全身麻醉下行疝修补术，常规全身麻醉诱导喉罩置入顺利，术中全凭静脉麻醉，术毕腹横肌平面阻滞镇痛。手术结束后 5min 患者完全清醒，拔除喉罩。2h 后返家。

【问题】需要满足哪些条件，麻醉后患者才能直接回家？

【临床思路】

1. 患者应具有警觉性和定向力。精神状态恢复至麻醉前基础水平。

2. 生命体征平稳，血流动力学波动在可接受范围内。

3. 患者能够达到具体标准（如：麻醉后出院评分系统 PADSS）。

4. 出院前可自行排尿及经口摄入清澈液体。需注意：本条件可能适用于一些特定患者，但不是常规出院标准。

5. 有至少一位负责的成人陪伴患者回家，并可随时发现并汇报患者出现的问题和并发症。

6. 不强制规定最短滞留时间。

7. 对于出院患者应提供书面指导，包括术后饮食、用药、注意事项和紧急情况下呼叫的电话号码。

推荐阅读文献

［1］ APFELBAUM J L, SILVERSTEIN J H, CHUNG F F, et al. Practice guidelines for post-anesthetic care: an updated report by the American Society of Anesthesiologists Task Force on Postanesthetic Care. Anesthesiology, 2013, 118 (2): 291-307.

［2］ ARAKI H, FUJIWARA Y, SHIMADA Y. Effect of flumazenil on recovery from sevoflurane anesthesia in children premedicated midazolam before undergoing herniorrhaphy with or without caudal analgesia. J Anesth, 2005, 19 (3): 204-207.

［3］ PERKINS F M, KEHLET H. Chronic pain as an outcome of surgery. A review of predictive factors. Anesthesiology, 2000, 93 (4): 1123-1133.

［4］ American Society of Anesthesiologists Task Force on Acute Pain Management. Practice guidelines for acute pain management in the perioperative setting: an updated report by the American Society of Anesthesiologists Task Force on Acute Pain Management. Anesthesiology, 2012, 116 (2): 248-273.

［5］ KALSO E, SMITH L, MCQUAY H J, et al. No pain, no gain: Clinical excellence and scientific rigour-lessons learned from IA morphine. Pain, 2002, 98 (3): 269-275.

［6］ GAN T J, MEYER T A, APFEL C C, et al. Society for Ambulatory Anesthesia uidelines for the management of postoperative nausea and vomiting. Anesth Analg, 2007, 105 (6): 1615-1628.

［7］ BENUMOF J L. Obstructive sleep apnea in the adult obese patient: implications for airway management. J Clin Anesth, 2001, 13 (2): 144-156.

［8］ DE BAST Y, DE BACKER D, MORAINE J J, et al. The cuff leak test to predict failure of tracheal extubation for laryngeal edema. Intensive Care Med, 2002, 28 (9): 1267-1272.

［9］ 吴新民，于布为，薛张纲，等 .OSAHS 患者围术期管理快捷指南 .[2012-12-25]. http://www. csaol. cn/bencandy. php?aid=6260.

［10］ SWANSON K, DWYRE D M, KROCHMAL J, et al. Transfusion related acute lung injury (TRALI): current clinical and pathophysiologic considerations. Lung, 2006, 184 (3): 177-185.

（冯　艺）

第六章　术后急性疼痛

Postoperative Pain

疼痛是组织损伤或潜在组织损伤所引起的不愉快感觉和情感体验。术后疼痛是术后即刻发生的急性疼痛，包括躯体痛和内脏痛，通常持续不超过 3~7d，其性质为伤害性疼痛，是临床最常见和最需紧急处理的急性疼痛。术后急性疼痛控制不良，可能发展为术后慢性疼痛，其性质也可能转变为神经病理性疼痛或混合性疼痛。小至腹股沟疝修补术，大到心脏大血管手术等大手术，都可由术后急性疼痛发展为术后慢性疼痛。此外，由于小儿患者疼痛评估困难、部分镇痛药物在小儿使用受到限制及实施镇痛的医师也对药物副作用过度担心，小儿术后镇痛长期被忽视，给患儿带来痛苦并延缓其康复。因此，积极对接受各类手术、各年龄阶段的患者进行术后镇痛是麻醉医师不可忽视的责任。

案例一　肺叶切除术术后急性疼痛

【病历摘要】

患者男，32 岁。因"左上肺肿块"，拟行"胸腔镜辅助下左上肺肿块切除术"。既往无高血压病、糖尿病、胃溃疡等病史。预计微创手术创伤较小，选择全身麻醉联合切口局部浸润的方式进行麻醉。术中胸腔镜探查时发现胸腔内粘连严重，分离时出血较多，且快速病理检查回报为恶性肿瘤，遂改为"开胸左上肺叶切除＋淋巴结清扫术"。手术顺利，历时 2h，术中使用舒芬太尼 1μg/kg。术毕时，用 0.4% 罗哌卡因 20ml 行切口局部肋间神经阻滞，术后回胸外科监护病房。

【问题 1】作为住院医师，对该例患者是否进行术后镇痛，你将做何考虑？

【临床思路】

1. 该患者行开胸左上肺叶切除术，术后疼痛为重度，且患者术后需进行被动或主动呼吸功能锻炼，以促进呼吸功能恢复，术后良好的镇痛可以减轻运动时的疼痛，促进病情康复。常见术后疼痛程度分级见表 6-1。

表 6-1　常见术后疼痛程度分级

轻度疼痛	中度疼痛	重度疼痛
腹股沟疝修补术	髋关节置换术	开胸术
静脉曲张手术	子宫切除术	上腹部手术
腹腔镜检查	颌面外科手术	大血管（主动脉）手术
		全膝、髋关节置换术

2. 术后急性疼痛可引起机体生理、心理和行为上的一系列反应，产生许多不利影响。有效的术后镇痛，不但减轻患者的痛苦，还有利于患者的康复。

知识点

术后急性疼痛对机体的不利影响

1. 短期不利影响

(1) 氧耗量：交感神经系统兴奋增加全身氧耗，对缺血脏器有不良影响。

(2) 心血管功能：心率增快，血管收缩，心脏负荷增加，心肌耗氧量增加，冠心病患者心肌缺血及心肌梗死的危险性增加。

(3) 呼吸功能：手术损伤后伤害性感受器的激活能触发多条有害脊髓反射弧，抑制脊髓反射性的膈神经兴奋，引起术后肺功能降低，特别是上腹部和胸部术后；疼痛导致呼吸浅快、呼吸辅助肌僵硬致通气量减少、无法有力咳嗽，无法清除呼吸道分泌物，导致肺不张和术后肺部并发症。

(4) 胃肠功能：胃肠蠕动减少和胃肠功能恢复延迟。

(5) 泌尿系统功能：尿道及膀胱肌运动力减弱，引起尿潴留。

(6) 骨骼、肌肉和周围血管：肌张力增加，肌肉痉挛，限制机体活动；促发深静脉血栓甚至肺栓塞。

(7) 神经内分泌及免疫：神经内分泌应激反应增强，引发术后高凝状态及免疫炎性反应；交感神经兴奋导致儿茶酚胺和分解代谢性激素的分泌增加，合成代谢性激素分泌降低；抑制体液和细胞免疫。

(8) 心理情绪：导致焦虑、恐惧、无助、忧郁、不满、过度敏感、挫折、沮丧；也可造成家属恐慌、手足无措。

(9) 睡眠：睡眠障碍会产生心理和行为上的不良影响。

2. 长期不利影响

(1) 术后疼痛控制不佳是发展为慢性疼痛的危险因素。

(2) 术后长期疼痛(持续1年以上)是心理、精神改变的风险因素。

3. 术后疼痛是伤害性疼痛，如果不能在初始状态下被充分控制，则可能发展为慢性疼痛。该患者行开胸手术，手术创伤大、术中肋间神经受损、术后需进行化疗，是发展为慢性疼痛的高危人群。因此，必须对该患者进行良好的术后镇痛。

知识点

疼 痛 分 类

1. 急性疼痛 持续时间通常短于1个月，常与手术创伤、组织损伤或某些疾病状态有关。

2. 慢性疼痛 持续3个月以上的疼痛，可在原发疾病或组织损伤愈合后持续存在。

【问题2】告知家属术后镇痛相关事项，并签署知情同意书。此时，你将为患者选择哪种术后镇痛方式和药物？为什么？

【临床思路】

1. 该患者可以选择的术后镇痛方式很多，有全身给药、局部给药、患者自控镇痛(patient controlled analgesia，PCA)或多模式镇痛等。

知识点

术后镇痛方式分类

1. 全身给药

(1) 口服给药：无创、使用方便，适用于神志清醒的、非胃肠手术和术后胃肠功能良好患者的术后轻、中度疼痛的控制。

(2) 皮下注射给药、肌内注射给药及胸膜腔或腹膜腔给药。皮下给药虽有注射痛的不便，但可通过置入导管较长时间给药。肌内注射给药、胸膜腔和腹膜腔给药因副作用风险较大，不推荐常规使用。

(3) 静脉注射：起效快，适用于多种术后镇痛，一般采用患者自控方式。

2. 局部给药

(1) 局部浸润：简单易行，适用于浅表或小切口手术如阑尾切除、疝修补术、膝关节镜检术等。

（2）外周神经阻滞：患者可保持清醒，对呼吸、循环功能影响小，适用于相应神经丛、神经干支配区域的术后镇痛。

（3）椎管内给药：不影响神志和病情观察，镇痛完善，可做到不影响运动和其他感觉功能，适用于胸、腹部及下肢术后疼痛的控制。

3. PCA　包括静脉 PCA（patient controlled intravenous analgesia，PCIA）、皮下 PCA（patient controlled subcutaneous analgesia，PCSA）、硬膜外 PCA（patient controlled epidural analgesia，PCEA）、外周神经阻滞 PCA（patient controlled nerveanalgesia，PCNA）。

4. 多模式镇痛（multimodal analgesia）　联合使用作用机制不同的镇痛药物或镇痛方法，镇痛效果强，副作用小。

2. PCA 具有起效较快、无镇痛盲区、血药浓度相对稳定、可通过冲击剂量及时控制爆发痛，并有用药个体化、患者满意度高等优点，是目前术后镇痛最常用和最理想的方法，适用于术后中到重度疼痛。

知识点

患者自控镇痛的临床应用和常用药物

1. PCIA　操作简单、起效快、疗效好、适应证广。适用于各种术后镇痛及癌痛综合治疗。常用阿片类药（布托啡诺、吗啡、芬太尼、舒芬太尼、阿芬太尼）和非甾体抗炎药等。

2. PCSA　适用于静脉穿刺困难或在家进行疼痛治疗的患者。常用吗啡、氯胺酮和丁丙诺啡。哌替啶具有组织刺激性，不宜用于 PCSA。

3. PCEA　适用于胸背以下区域性疼痛治疗。镇痛范围局限，对全身影响较小。常采用局麻药与阿片类镇痛药联合使用的方法。

4. PCNA　神经丛或神经干留置导管给药。所用药物为长效局麻药。

3. 患者术后疼痛程度为重度疼痛，术毕前已行单次肋间神经阻滞，切口未置入导管，考虑 NSAID 联合阿片类药物 PCIA 的多模式镇痛（表 6-2，表 6-3）。

表 6-2　常用 NSAID 及用法和用量

药物	剂量范围 /mg	静脉注射起效时间 /min	维持时间 /h	用法和用量
氟比洛芬酯	50~250	15	8	每次 50mg，日剂量不超过 200~250mg
帕瑞昔布	40~80	7~13	12	首剂 40mg，40mg/12h，不超过 3d
酮咯酸	50	50	4~6	首剂 30mg，15~30mg/6h，不超过 120mg/d，不超过 2d
氯诺昔康	20	20	3~6	每次 8mg，每日 2~3 次，不超过 24mg/d

表 6-3　常用 PCIA 药物的推荐方案

药物	负荷剂量	单次注射剂量	锁定时间	持续输注
吗啡	1~3mg	1~2mg	10~15min	0~1mg/h
芬太尼	10~30μg	10~30μg	5~10min	0~10μg/h
舒芬太尼	1~3μg	2~4μg	5~10min	1~2μg/h
羟考酮	1~3mg	1~2mg	5~10min	0~1mg/h
曲马多	1.5~3.0mg/kg	20~30mg	6~10min	10~15mg/h
布托啡诺	0.25~1.00mg	0.2~0.5mg	10~15min	0.1~0.2mg/h
地佐辛	2~5mg	1~3mg	10~15min	30~50mg/48h

药物	负荷剂量	单次注射剂量	锁定时间	持续输注
氟比洛芬酯	25~75mg	50mg	—	200~250mg/24h
氢吗啡酮	0.1~0.3mg	0.2~0.4mg	6~10min	0~0.4mg/h
纳布啡	1~3mg	1mg	10~20min	0~3mg/h

知识点

术后重度疼痛多模式镇痛方案

1. 单独超声引导下外周神经阻滞(如胸部:胸椎旁神经阻滞;腹部:腹横肌平面阻滞),或配合 NSAID(见表 6-2)或阿片类药物 PCA。

2. 对乙酰氨基酚 +NSAID 和局部麻醉药切口浸润(或超声引导下外周神经阻滞)。

3. NSAID(除外禁忌证)与阿片类药物(或曲马朵)联合使用。

4. 硬膜外局麻药复合高脂溶性阿片类药物 PCEA。

知识点

非甾体抗炎药的副作用和危险因素

1. 常见副作用

(1)对血小板功能的影响:血小板上仅有 COX-1 受体,阿司匹林是高选择性 COX-1 受体抑制剂,导致血小板功能改变,可能加重术中出血倾向。其他 NSAID 导致的血小板可逆性改变,术前停药 1~2d 即可恢复。

(2)对消化道的影响:非选择性 NSAID 的消化道损害发生率高于选择性 COX-2 抑制剂,但术后 3~5d 短期使用该类药物的消化道并发症危险性尚未确定。

(3)对肾脏的影响:所有非选择性 NSAID 和选择性 COX-2 抑制剂都影响肾功能,在脱水、低血容量等肾前性或肾实质性损害患者短时间用药可能导致肾功能衰竭。

(4)对心血管的影响:非选择性 NSAID 和选择性 COX-2 抑制剂都可能通过 COX-2 而增加心血管风险,该类药物禁用于冠状动脉搭桥手术。

2. 危险因素

(1)年龄 >65 岁(男性易发)。

(2)原有易损脏器的基础疾病:上消化道溃疡、出血史;缺血性心脏病或脑血管病史(冠状动脉搭桥术围术期禁用,有脑卒中或脑缺血发作史慎用);肾功能障碍;出、凝血功能障碍和使用抗凝药(使用选择性 COX-2 抑制剂不禁忌)。

(3)同时服用皮质激素或血管紧张素转化酶抑制药及利尿药。

(4)长时间、大剂量服用。

(5)高血压、高血糖、高血脂、吸烟、酗酒等。

4. 该患者术后镇痛方案

(1)周围神经阻滞:术毕前已行单次肋间神经阻滞,0.4% 罗哌卡因 20ml。

(2)NSAID:使用选择性 COX-2 受体抑制剂帕瑞昔布,首次静脉注射帕瑞昔布 40mg,之后每 12h 静脉注射 40mg,连续使用不超过 3d。

(3)PCIA:使用舒芬太尼 150μg+ 昂丹司琼 16mg,用生理盐水稀释至 100ml。镇痛泵参数:负荷量 1.5ml,持续输注 1ml/h,单次追加 2ml,锁定时间 6min。

病 程 进 展

术后 8h 随访,患者诉安静时疼痛不明显,但是要求咳嗽、呼吸功能锻炼时疼痛加重,不愿意咳痰、呼吸锻炼。

【问题 3】作为住院医师,你应该如何对该患者进行疼痛强度和治疗效果评估,并制订镇痛方案。
【临床思路】

1. 此时,应该对该患者进行疼痛强度和治疗效果评估。疼痛评估包括对疼痛强度的评估;对疼痛原因及可能并发的生命体征改变的评估;对治疗效果和副作用的评估;患者满意度的评估等。在急性疼痛中,疼痛强度是最重要的评估之一。应该根据疼痛评估法对患者术后疼痛程度进行评估,得到量化结果,从而进行个体化术后镇痛。

知识点

疼痛强度评分法

1. 视觉模拟评分法(visual analogue scale,VAS)　为一条长 100mm 的标尺,一端标示"无痛",另一端标示"最剧烈的疼痛",患者根据疼痛的强度标定相应的位置。

2. 数字等级评定量表(numerical rating scale,NRS)　用 0~10 数字的刻度标示出不同程度的疼痛强度等级,"0"为无痛,"10"为最剧烈疼痛,4 以下为轻度痛(疼痛不影响睡眠),4~7 为中度痛,7 以上为重度痛(疼痛导致不能睡眠或从睡眠中痛醒)。

3. 语言等级评定量表(verbal rating scale,VRS)　将描绘疼痛强度的词汇通过口述表达为无痛、轻度痛、中度痛、重度痛(图 6-1)。

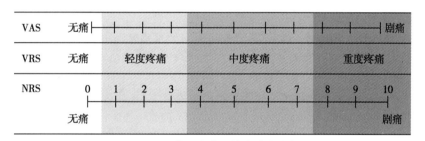

图 6-1　常用疼痛评估方法的比较

4. Wong-Baker 面部表情量表(Wong-Baker faces pain rating scale)　由 6 张从微笑或幸福直至流泪的不同表情的面部图形组成。这种方法适用于交流困难,如儿童(3~5 岁)、老年人、意识不清或不能用言语准确表达的患者(图 6-2)。

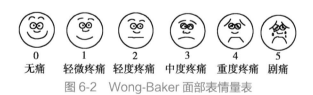

图 6-2　Wong-Baker 面部表情量表

---

2. 该患者术后采用 PCIA 进行镇痛,应由住院医师或术后疼痛治疗小组定期对其镇痛效果和副作用进行评价,并做相应调整,在疼痛治疗结束后应由该患者评估满意度。

【知识点】

治疗效果评估原则

(1)评估静息和运动时的疼痛强度,只有运动时疼痛减轻才能保证患者术后躯体功能的最大恢复。

(2)在疼痛未稳定控制时,应反复评估每次干预后的效果。原则上静脉给药后 5~15min、口服用药后 1h,药物达最大作用时应评估治疗效果;对于 PCA 患者应该了解无效按压次数、是否寻求其他镇痛药物。

(3)记录治疗效果,包括不良反应。

(4)对突发的剧烈疼痛,尤其是生命体征改变(如低血压、心动过速或发热)应立即评估,并对可能的切口裂开、感染、深静脉血栓和肺栓塞等情况作出及时诊断和治疗。

(5)疼痛治疗结束时应由患者对医护人员处理疼痛的满意度及对整体疼痛处理的满意度分别作出评估。可采用 NRS 评分或 VAS 评分,"0"为不满意,"10"为十分满意。

3. 患者静息时不痛,但运动时疼痛,术后镇痛效果欠佳。根据多模式镇痛理论,可以在 PCIA 的基础上配伍使用口服镇痛药,如非甾体抗镇痛药或曲马多等。因该患者已静脉使用 NSAID,因此,拟联合使用曲马多缓释片口服镇痛,50mg,每日 2 次。

知识点

常用口服镇痛药物

1. 对乙酰氨基酚 常用解热镇痛药,口服用于术后轻至中度疼痛的镇痛,或在术前、手术结束后即刻服用作为多模式镇痛的组成部分。

2. 非选择性 NSAID 和选择性 COX-2 抑制剂 可用于术后轻至中度疼痛的镇痛,或在术前、手术结束后即刻使用作为多模式镇痛的组成部分,有口服(如布洛芬、双氯芬酸、美洛昔康)和注射(如氯诺昔康、酮洛酸)2 种。

3. 曲马多 中枢镇痛药,适用于术后中至重度疼痛的镇痛,与对乙酰氨基酚、环氧化酶抑制剂合用效应相加或协同。

病 程 进 展

术后 12h 开始,患者疼痛加剧,静息时 VAS 评分 4 分;咳嗽时疼痛剧烈,VAS 评分 7 分,PCIA 多次自控给药未明显缓解。胸外监护病房医师予吗啡 5mg 静脉注射,疼痛缓解。2h 后疼痛再次加重,再次予吗啡 5mg 静脉注射,患者诉头晕,呕吐 3 次,呼吸困难,鼻导管吸氧下(2L/min)SpO_2 89%。

【问题 4】该患者为什么会出现呕吐、呼吸困难?应如何处理?

【临床思路】

该患者出现恶心、呕吐、呼吸抑制考虑是阿片类药物的不良反应。患者多次自控给药并静脉注射吗啡,导致体内阿片类药物浓度增高,出现阿片类药物术后镇痛副作用。患者呼吸抑制严重,SpO_2 低于 90%,立即停止术后 PCIA,并给予纳洛酮(每次 0.1~0.2mg,必要时重复剂量)拮抗,同时严密观察 SpO_2 变化,必要时机械通气。头晕、呕吐在停止 PCIA 后一般可以自行恢复,或者可以使用糖皮质激素、氟哌利多和 5-HT$_3$ 受体抑制药,情况严重时可采用联合用药。

知识点

阿片类药物常见的副作用及处理

1. 恶心、呕吐 抗呕吐的原则是对中高危患者联合使用不同类型的抗呕吐药,而不主张盲目加大单一药物的剂量,可采用静脉小剂量氟哌利多、地塞米松或 5-HT$_3$ 受体阻滞药中的 1 种或 2 种药物预防,如无效给予另一种药物治疗。

2. 呼吸抑制 呼吸减弱变慢,呼吸频率 ≤ 8 次/min 或 SpO$_2$<90% 视为呼吸抑制,应立即给予治疗。停止给予阿片类药物,强疼痛刺激,吸氧,静脉注射纳洛酮,直至呼吸频率 >8 次/min 或 SpO$_2$>90%,必要时机械通气。

3. 镇静与认知功能障碍 常可发生轻度镇静,如出现不能唤醒或昏迷应视为过度镇静,并警惕呼吸抑制的发生。需停药或减低药物剂量 20% 以上,或采取不同的阿片类药物,也可使用中枢兴奋药物咖啡因 100~200μg/6h 或哌甲酯 5~10μg/6h。

4. 其他 包括躯体依赖、瘙痒、肌强直、肌阵挛、缩瞳、体温下降、免疫功能抑制、便秘、耐受和精神依赖等,应对症处理。

【问题 5】在这种情况下,如何继续为患者进行术后镇痛?

【临床思路】

PCIA 虽然适用于大部分术后镇痛,但是全身性给予阿片类药物后,宜卧床静养。患者需要早期下床,进行呼吸功能锻炼,应用 PCIA 后出现副作用时,可采用区域阻滞。因此,考虑采用 PCNA 继续进行术后镇痛。

患者在超声引导下行椎旁间隙置管持续神经阻滞。PCNA 方案选择:0.2% 罗哌卡因持续输注,速度 5ml/h,冲击剂量 5ml,锁定时间 60min。患者静息和运动时 VAS 评分均低于 3 分,患者满意,无其他不适。胸椎旁导管于术后第 4 天拔除,术后 7d 患者康复出院。

知识点

急性疼痛管理的目标

1. 在安全的前提下,持续、有效镇痛。
2. 无或仅有易于忍受的轻度不良反应。
3. 最佳的躯体和心理、生理功能,最高的患者满意度。
4. 利于患者术后康复。

案例二 小儿巨大肝脏肿块术后镇痛管理

【病历摘要】

患儿男,4 岁。因反复右腹痛、腹胀 6 个月入院,无先天性心脏病等病史、无食物及药物过敏史。体格检查:体温 36.7℃,心率 109 次/min,呼吸 20 次/min,体重 17kg。发育正常,营养可,心肺听诊无异常。辅助检查:CT 扫描,肝右叶后段可见一类圆形低密度灶,大小约 4.7cm×4.8cm。考虑局灶性结节增生可能性大,肝腺瘤? 胸片、心电图检查未见明显异常,实验室检查基本正常。入院诊断:右肝占位性质待查:血管瘤? 肝母细胞瘤? 患儿拟行"右肝外叶后下段肿块切除",右中上腹经腹直肌切口,预计切口长度 15cm 左右。

【问题 1】作为住院医师,你觉得该患儿是否考虑术后镇痛?

【临床思路】

1. 疼痛是小儿亦具备的一种主观感受,任何年龄阶段的小儿均应进行术后急性疼痛预防与管理。该患儿拟行巨大肝脏肿块切除术,手术创伤较大,疼痛刺激较强,应开展标准化的术后急性疼痛的预防与管理,成立镇痛管理小组,由麻醉科医师、外科医师、恢复室护士、病房护士组成,相互间加强合作和反馈。

2. 患儿年龄小,疼痛评估困难,患儿家属可能对药物副作用过度担心。故应对患儿及家属进行术前宣教。

【知识点】

患儿及家属科普宣教

1. 详细解说外科手术是一种创伤,创伤必然伴有疼痛。手术期间由于使用了剂量足的麻醉与镇痛药物,术中患儿不会有疼痛感受。

2. 术后创伤恢复有一定过程,如果不采取恰当的镇痛措施,患儿就会感到疼痛,也会因为疼痛而导致各种躯体不适、睡眠障碍等,影响术后康复。

3. 术后镇痛期间由于监护条件的限制和呼吸管理的困难,只能使用安全但镇痛效能相对较弱的药物或者小剂量麻醉性镇痛药物。大手术常常需要使用镇痛泵持续输注镇痛药物。

4. 向患儿和家属详细讲解拟采用的术后镇痛方法、不良反应和注意事项。

5. 向患儿和家属演示疼痛评估方法,并鼓励家长采用非药物疗法例如分散注意力、做游戏、心理教育、催眠、生物反馈、意象导引等手段减轻患儿疼痛感受。

3. 开展多模式镇痛管理。应用不同的镇痛方法或不同的药物进行复合镇痛,以获得更好的镇痛效果,同时使并发症或副作用降至最低。

知识点

小儿多模式镇痛常用药物与方法

1. 小儿多模式镇痛常用药物有对乙酰氨基酚、非甾体抗炎药、曲马多、可待因、强效阿片类药物(吗啡、芬太尼、舒芬太尼、羟考酮)、右美托咪定等。

2. 小儿多模式镇痛常用方法有区域阻滞、硬膜外镇痛、静脉镇痛、局部浸润,以及非药物疗法如安抚奶嘴、蔗糖、按摩、音乐等。

【问题2】经过沟通,家长要求术后镇痛并签署同意书,你该如何给该患儿镇痛?

【临床思路】

首先要进行正确的小儿疼痛评估。因小儿发育尚不成熟,因而术后镇痛药的应用途径、剂量及方法也与成人有所不同。疼痛的程度也因不同手术类型不同,该患儿行巨大肝脏肿块切除术,术前在超声引导下行双侧腰方肌阻滞(局麻药物使用 0.2% 罗哌卡因,10ml/ 侧)。术后镇痛主要采用家长或护士管理的 PCIA 镇痛方式。

知识点

小儿疼痛评估

1. 自我评估 包括 VAS 及 NRS(适用于 8 岁以上儿童)、VRS。

2. 面部表情评估 包括脸谱疼痛评分(适用于婴幼儿);改良面部评分法(适用于学龄儿童和青少年);Oucher 疼痛评分;Manchester 疼痛评分。

3. 行为学评分 包括 CRIES 评分(通过哭泣、呼吸、循环、表情和睡眠等进行评估,主要适用于新生儿和婴儿);FLACC 评分(包括:Face 表情,Legs 肢体动作,Activity 行为,Crying 哭闹,Consolability 可安慰性);CHEOPS 疼痛评分;Comfort 评分。

4. 生理学评估 包括心率、呼吸、血压、心率变异度、皮质醇变化、皮质诱发活动等。

【问题3】如果患儿采用 PCIA 方法,那你采用哪种 PCIA 配方?注意事项是什么?

【临床思路】

小儿术后镇痛药包括了对乙酰氨基酚、NSAID 及阿片类药物等(表 6-4)。对乙酰氨基酚是一种常用的解热镇痛药,毒副作用小,主要在肝脏代谢,可用于新生儿,口服 30~60min 后药物浓度达到高峰,直肠给药后 1~2.5h 才能达到最大血药浓度。部分 NSAID 在儿童的安全性尚未得到系统性的验证,因此没有批准在儿童身上使用。阿片类药物仍是在 PCIA 或 NCA(护士控制镇痛)运用最为广泛的镇痛药,但其可引起恶心、呕吐、瘙痒、尿潴留和呼吸抑制,使用时应严密观察。

病 程 进 展

患儿 PCIA 采用舒芬太尼 20μg/100ml,持续量 2ml/h,单次冲击剂量 0.5ml,锁定时间 10min。患儿回病房后,叮嘱家长及护士严密观察呼吸频率,同时监测 SpO_2。患儿术后镇痛效果好,第 2 天下床活动,术后 48h 撤除 PCIA,恢复良好,术后 2 周出院。

表 6-4　小儿 PCIA 推荐方案

药物	负荷剂量 /(μg·kg^{-1})	冲击剂量 /(μg·kg^{-1})	锁定时间 /min	维持剂量 / [μg·(kg·h)$^{-1}$]
吗啡	50	10~20	5~15	0~4
芬太尼	0.5	0.1~0.2	5~10	0.3~0.8
舒芬太尼	0.05	0.01~0.02	5~10	0.02~0.05
曲马多	500	100~200	5~10	100~400

推荐阅读文献

[1] 米勒 . 米勒麻醉学：第 8 版 . 邓小明 , 曾因明 , 黄宇光 , 译 . 北京：北京大学医学出版社 , 2017.

[2] RAWAL N. Current issues in postoperative pain management. Eur J Anaesthesiol, 2016, 33 (3): 160-171.

[3] RODRIGUEZ-ALDRETE D, CANDIOTTI K A, JANAKIRAMAN R, et al. Trends and new evidence in the management of acute and chronic post-thoracotomy pain-an overview of the literature from 2005 to 2015. J Cardiothorac Vasc Anesth, 2016, 30 (3): 762-772.

[4] ÖKSÜZ G, BILAL B, GÜRKAN Y, et al. quadratus lumborum block versus transversus abdominis plane block in children undergoing low abdominal surgery: a randomized controlled trial. Reg Anesth Pain Med, 2017, 42 (5): 674-679.

[5] 中华医学会麻醉学分会 . 成人术后疼痛处理专家共识 . 临床麻醉学杂志 , 2017, 33 (9): 911-917.

[6] 中华医学会麻醉学分会 . 中国麻醉学指南与专家共识：2017 版 . 北京：人民卫生出版社 , 2017.

(徐军美)

第七章　麻醉后随访

Follow up after Anesthesia

麻醉后随访主要目的是加强手术患者术后安全管理,及时观察发现并处理各种并发症,是提高麻醉安全,保障麻醉质量的重要措施。根据手术患者归属分为以下几种;第一是患者在麻醉后恢复室(postanesthesia care unit,PACU)的监护,它为患者从一对一的术中严密监测到缺少严密监测的普通病房提供了一种过渡,主要用于白天行平诊或择期手术的患者,有条件的医院也可以是全天24h开放。主要针对手术后早期并发症的防治,一般有恢复室医师进行严密观察;第二是手术患者回到病房后所进行的常规随访,包括从PACU送出和直接从手术间送出的患者,由病房医护人员,麻醉实施医务人员或麻醉科专门从事随访工作人员完成;第三是日间手术或门诊手术的患者离院后的随访,可采用电话及微信形式进行,由手术科室或麻醉科专门工作人员完成;最后还有病情较重的患者术后送入重症监护病房(intensive care unit,ICU)后所进行的随访。

一、麻醉后随访的流程

(一) 送回普通病房的患者

1. 麻醉后一般应对患者进行72h随访,发现麻醉并发症要及时处理与记录。

2. 一般在24h内进行首次随访,特殊患者应根据病情需要进行。

3. 随访结果应详细记录在麻醉记录单上,必要时可在病程记录上记述。

4. 如在病房发现与麻醉有关的并发症,应会同经治医师共同处理或提出处理意见,随访至病情好转或康复。

(二) 日间手术或门诊手术的患者

1. 医院阶段观察　是指从停止麻醉到患者恢复保护性反射和运动能力的阶段。在此阶段,患者应该首先放在麻醉后恢复室,对生命体征和脉搏血氧饱和度进行严密监测、吸氧,有可能需要使用镇静和镇痛药及镇吐药;对患者的后续观察(根据手术和麻醉情况)可以放置在日间病房,强化生命体征的监护及相关并发症的监测直到恢复到术前状态。患者离院前应以口头或书面形式通知其术后注意事项,术后至少24h不能驾驶、不能操作电动工具或作出重要的决定。

2. 回家后随访　是从患者回家开始,到完全恢复正常生活、重新开始工作为止。一般可在术后第1天对患者进行随访,了解恢复的情况,有无头痛、头晕、恶心、呕吐、肌肉痛和伤口疼痛等情况,可以采取电话或微信等形式。

(三) 送入ICU的患者

1. 病情较重或生命体征不稳定的患者在术后应送入ICU进行严密监测。

2. 麻醉医师应在床旁与ICU的经治医师进行详细的交接,详细地介绍患者的病情,包括患者术前的病史、术中发生的情况及处理、术中输血输液的情况及目前患者的病情等。

3. 与ICU医师保持联系,根据患者病情变化随时加强随访,以便及早采取积极有效的治疗措施,防止病情发展,改善和促进器官功能的恢复。

二、随访的工作制度

1. 所有手术患者均应在24h内进行一次麻醉后随访(图7-1)。

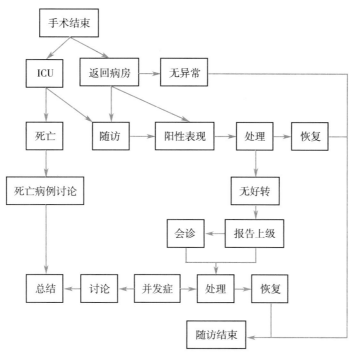

图 7-1 麻醉后随访流程

2. 若是日间短小手术,手术当天或第 2 天即出院者,可采用电话或微信等方式进行麻醉后随访。

3. 对术后带镇痛泵的患者,除 24h 内的随访外,48h 内应进行第 2 次随访。

4. 若患者出现麻醉并发症,应随时随访,积极处理。

三、随访的内容

1. 标准化沟通用语

问候:"您好,请问您是 ××× 吗? 什么时候做的手术? 现在感觉怎么样?"

自我介绍:"我是麻醉科医生,今天来是对您麻醉手术后的情况做一个了解。"

2. 随访内容

(1)疼痛评分:可采用数字评分法(NRS),将疼痛的程度用 0~10 共 11 个数字表示,0 表示无痛,10 代表最痛,患者根据自身疼痛程度在这 11 个数字中挑选一个数字代表其疼痛程度。

(2)镇静评分:可采用 Ramsay 镇静评分。

(3)瘙痒评分:0,无;1,轻微瘙痒不影响休息;2,中度瘙痒,影响休息但不影响睡眠;3,重度瘙痒,影响睡眠。

(4)神经系统:意识状态、头痛、眩晕、感觉异常等。

(5)呼吸系统:气管插管后并发症、呼吸系统感染。

(6)循环系统:血流动力学、心律失常、心绞痛等。

(7)消化系统:恶心、呕吐、腹胀等。

(8)泌尿系统:有无少尿、血尿或尿潴留等。

(9)运动系统:四肢的感觉、运动恢复情况。

案 例 一

【病历摘要】

患者女,52 岁,体重 68kg。腹腔镜下行卵巢囊肿切除手术,患者有高血压、糖尿病病史 3 年,平时规律服用硝苯地平片和二甲双胍,血压和血糖控制尚可,术前其他检查基本正常。入室时患者较为焦虑,血压 155/82mmHg,心率 98 次/min,SpO_2 99%,采用全凭静脉麻醉,诱导时给予丙泊酚 120mg、芬太尼 0.2mg、罗库溴铵 50mg,顺利行气管内插管,麻醉维持给予丙泊酚 200~300mg/h 及瑞芬太尼 0.4~0.6mg/h 恒速输注,手术开始时有轻微体动,追加罗库溴铵 10mg,术毕拔管后送 PACU 观察,患者醒来后即大哭,称知晓手术过程。

71

【问题1】作为 PACU 的主管医师,你知道在 PACU、术后观察病房或患者回家后会有哪些麻醉后并发症?

【临床思路】

术后患者可出现如下麻醉后并发症。

1. 呼吸系统并发症

(1)呼吸道梗阻

1)咽部肌肉张力丧失:手术后早期呼吸道梗阻的最常见原因是患者在镇静或麻醉状态下咽肌张力的丧失。

2)残余神经肌肉阻滞作用:评价患者上呼吸道梗阻时,应考虑麻醉期间接受肌松药的患者存在残余神经肌肉阻滞的可能性(表 7-1)。

表 7-1　促使神经肌肉阻滞作用延长的因素

延长非去极化类肌松药阻滞作用的因素	延长去极化类肌松药作用的因素
药物	琥珀胆碱过量
吸入麻醉药	血浆胆碱酯酶活性降低
局部麻醉药(利多卡因)	血浆胆碱酯酶水平降低
抗心律失常药(普鲁卡因胺)	极端年龄(新生儿、老年)
抗生素(多黏菌素类、氨基糖苷类、林可酰胺类如克林	疾病状态(肝病、尿毒症、营养不良、血浆置换术等)
霉素、甲硝唑、四环素类)	激素水平改变
皮质类固醇类	妊娠
钙通道阻滞药	避孕药
丹曲林	糖皮质激素
代谢与生理状态	活性抑制
高镁血症	不可逆性(乙膦硫胆碱)
低钙血症	可逆性(依酚氯铵、新斯的明、溴吡斯的明)
低体温	基因变异(非典型血浆胆碱酯酶)
呼吸性酸中毒	
肝/肾功能障碍	
重症肌无力综合征	

3)喉痉挛:喉痉挛是指声带突然痉挛导致声门完全关闭。通常发生在已拔管患者正处于麻醉恢复的过渡期。应用面罩持续气道正压通气(continuous positive airway pressure,CPAP)和将下颌关节前推引起的刺激可“中止”喉痉挛。如果下颌前推和 CPAP 无效,应用琥珀胆碱(静脉注射 0.1~1.0mg/kg 或肌内注射 4mg/kg)能立即达到松弛骨骼肌的作用,紧急时静脉注射丙泊酚 0.5~2mg/kg 也可有效缓解喉痉挛。

4)水肿或血肿:水肿或血肿造成的上呼吸道梗阻患者不可能实施面罩通气。在甲状腺或颈动脉手术后出现血肿的情况下,可尝试解除伤口包扎或拆开手术切口缝线,并清除血肿,以缓解气道梗阻。如果需要紧急气管插管,重要的是要准备好困难气道设备;条件允许,应准备随时行紧急气管切开术。如果此时患者有自主呼吸,则首选清醒插管技术。

5)阻塞性睡眠呼吸暂停:阻塞性睡眠呼吸暂停患者尤其容易发生气道梗阻,处理这类患者时,术前应制订方案,以在术后早期提供 CPAP。

(2)低氧血症。常见原因有:

1)吸入氧气浓度过低:对于所有大手术患者,术后均应给予面罩或鼻导管氧气治疗;而短小手术后,健康患者则无须氧气治疗。是否需要氧疗可通过脉搏血氧仪监测来指导。

2）通气不足：其定义为由于肺泡通气减少导致动脉 CO_2 分压（$PaCO_2$）升高。导致通气不足的原因有：①呼吸动力低。中枢性呼吸抑制可见于任何类型的麻醉，麻醉性镇痛药引发的呼吸抑制可被其拮抗剂逆转。②呼吸肌功能差。通过肺活量测量可知切口位置对深呼吸能力的影响，患者肺活量的降低几乎都在手术当天最显著。③ CO_2 产生率高。肥胖、胃扩张、服装过紧和身体的搬动同样会使呼吸肌抑制，导致 CO_2 潴留。术后监测 $PaCO_2$ 是发现通气不足的最好方法。④急慢性肺部疾病，包括肺炎、支气管炎、肺气肿、肺间质病变等。

3）低通气 / 血流比值区域：低氧性肺血管收缩是指正常肺可使通气和血流比例最佳，而吸入性麻醉药的残余作用和用于治疗全身高血压、改善血流动力学的血管扩张药可削弱低氧性肺血管收缩反应，加重低氧血症。

4）肺内右向左分流增加：肺不张（即全肺、肺叶或肺段的塌陷）是导致术后右向左分流增加最常见的原因，最佳的处理就是充分湿化吸入的气体、咳嗽、深呼吸和体位引流。

2. 循环系统并发症

（1）低血压

1）低血容量性（前负荷降低）：术后低血压常常是由于血管内容量和前负荷下降所致，这种低血压对静脉内输液反应良好。

2）分布性（后负荷降低）：血液分布性休克可能是许多生理紊乱的结果，包括医源性交感神经阻断、危重病、过敏反应和脓毒症等。其中区域麻醉技术引起的医源性交感神经阻断是围术期低血压的一个重要原因。血管收缩药包括去氧肾上腺素和麻黄碱是药物治疗交感神经阻滞造成低血压的有效方法。

3）心源性（自身泵衰竭）：术后低血压主要的心源性因素包括心肌缺血与梗死、心肌病、心脏压塞和心律失常。

（2）高血压：常由疼痛、高碳酸血症、低氧血症、尿潴留和容量过多所致，需排除这些病因。有原发性高血压病史的患者术后发生明显高血压的风险最大。

（3）心律失常：易感因素为电解质紊乱（特别是低钾）、缺氧、高碳酸血症、代谢性碱中毒和代谢性酸中毒及已有心脏病。①心动过速：常见原因有疼痛、激动、通气不足及其相关性高碳酸血症、低血容量和寒战。②房性心律失常：重大非心脏手术后新发房性心律失常的发生率可能高达 10%，心脏和胸腔手术后新发房性心律失常的发生率甚至更高。③室性心律失常：常发生室性期前收缩和室性二联律，可能见于气管插管、疼痛和短暂性高碳酸血症时。④缓慢性心律失常：常为医源性的，药物相关性因素包括 β 受体阻滞药、逆转神经肌肉阻滞所用的抗胆碱酯酶药、阿片类药物及右美托咪定。操作及患者自身相关性原因包括肠胀气、颅内压或眼压增加及脊麻。⑤心房颤动：控制心室率是治疗心房颤动的近期目标。

3. 中枢神经系统并发症

（1）苏醒期兴奋：常见于吸入麻醉后快速"苏醒"时。

（2）苏醒延迟或意识无法恢复：①麻醉期间所用药物的残余镇静作用是最常见原因。②药物因素一旦排除，即需寻找代谢或大脑本身的病因。

（3）术后谵妄，危险因素有：①高龄（>70 岁）；②术前认知损害；③功能状态降低；④酒精滥用。

（4）既往有谵妄病史。

4. 椎管内麻醉的术后并发症

（1）脊麻的术后并发症

1）头痛：典型的症状为直立位头痛，而平卧后则好转。治疗措施包括：①镇静、卧床休息及补液；②静脉或口服咖啡因；③硬膜外生理盐水输注；④硬膜外充填血（blood patch）：经上述保守治疗 24h 后仍无效，可使用硬膜外充填血疗法。

2）背痛：穿刺时骨膜损伤、肌肉血肿、韧带损伤及反射性肌肉痉挛均可导致背痛。处理办法包括休息、局部理疗及口服止痛药。

3）穿刺损伤：脊神经被刺伤后表现为 1 根或 2 根脊神经根炎的症状。

4）化学或细菌性污染：局麻药被细菌、清洁剂或其他化学物质污染可引起神经损伤。

5）马尾综合征：表现为脊麻后下肢感觉及运动功能长时间不恢复，神经系统检查发现鞍区骶神经受累、大便失禁及尿道括约肌麻痹，恢复异常缓慢。

6)蛛网膜下隙出血:蛛网膜下隙出血可损伤脊髓。

7)脊髓缺血:并发症如果出现脊髓前根动脉损伤或严重低血压,可能导致脊髓供血不足。

脊麻后神经损伤的治疗原则是对症处理,有血肿或脓肿须行清除术,解除压迫后神经功能可恢复。

(2)硬膜外阻滞的术后并发症:主要是神经损伤。

1)操作损伤:通常由穿刺针及硬膜外导管所致,可伤及脊神经根和脊髓。

神经根损伤痛以伤后 3d 内最剧,然后逐渐减轻,2 周内多数患者症状缓解或消失,遗留片状麻木区数个月以上,采用对症治疗,预后较好。

而脊髓损伤后果严重,若早期采取积极治疗,可能不出现截瘫,或即使有截瘫,恰当治疗也可以使大部分功能恢复。治疗措施包括脱水治疗,以减轻水肿对脊髓内血管的压迫及减少神经元的损害,皮质类固醇能防止溶酶体破坏,减轻脊髓损伤后的自体溶解,应尽早应用。

2)脊髓前动脉栓塞:可迅速引起永久性的无痛性截瘫,因脊髓前侧角受累(缺血性坏死),故表现以运动功能障碍为主的神经症状。

3)粘连性蛛网膜炎:患者不仅有截瘫,而且有慢性疼痛。通常由误注药物入硬膜外腔所致,如氯化钙、氯化钾等。

4)脊髓压迫:引起脊髓压迫的原因为硬膜外血肿及硬膜外脓肿,其主要临床表现为严重的背痛。硬膜外血肿的起病快于硬膜外脓肿,两者均需尽早手术减压。

5. 术后肾功能障碍　术后肾功能障碍的鉴别诊断包括肾前性、肾性和肾后性原因(表 7-2)。

表 7-2　术后肾功能障碍的原因

分类	原因
肾前性	低血容量(出血、脓毒症、第三间隙丢失、容量复苏不足)、肝肾综合征、低心排血量、肾血管阻塞或断裂、腹内高压
肾性	缺血(急性肾小管坏死)、造影剂、横纹肌溶解、肿瘤溶解、溶血
肾后性	手术损伤输尿管、输尿管血块或结石梗阻、机械性(尿管梗阻或异位)

6. 术后低温寒战机制　一般认为脊髓功能恢复较迅速,可导致脊髓反射脱抑制,表现为阵挛性活动。

治疗:包括鉴别和治疗可能出现的低体温。研究显示,许多阿片类药物、昂丹司琼和可乐定可有效消除寒战反应,但在成人最常用哌替啶 0.35~0.4mg/kg(12.5~25mg)、曲马多 30~50mg 静脉注射或右美托咪定 0.2~0.5μg/kg 泵注。

7. 术后疼痛　未得到控制的术后疼痛会强化某些围术期的病理生理反应,增加患者的病死率和病残率。实施能促进患者康复的多模式围术期镇痛即可将术后镇痛的优势最大化,多模式围术期镇痛的原则包括有效镇痛使患者早日活动、早日恢复肠道营养、正确引导及通过区域麻醉技术和镇痛药的联合使用(即多模式镇痛)减少围术期的应激反应。硬膜外麻醉和镇痛、区域神经阻滞是多模式围术期镇痛的主要方式。

8. 术后恶心呕吐

(1)影响术后恶心呕吐的因素

1)患者因素:性别(女性发生率高)、吸烟(非吸烟者发生率高)、有术后恶心呕吐(postoperative nausea and vomiting,PONV)史或晕动病史(有阳性病史发生率高)是主要因素。儿童 PONV 的 4 个主要高危因素是:手术时间长于 30min、年龄大于 3 岁、斜视手术、PONV 史。

2)麻醉因素:使用吸入麻醉药,术中或术后使用阿片类镇痛药或氧化亚氮是麻醉导致术后恶心呕吐的主要因素。

3)手术因素:手术时间长(90~200min 发生率增加 10%~46%),某些手术类型(腹腔镜手术、胃肠道手术、神经外科手术、眼科斜视矫形术、妇产科手术和头面部整形手术),PONV 发生率也可能较高。

(2)PONV 程度的评分

1)视觉模拟评分法(VAS):以 10cm 直尺作为标尺,一端表示无恶心呕吐,另一端表示为极其严重的恶心呕吐,4cm 以下为轻度,7cm 以上为重度。

2)语义表达法：无、轻、中、重。

(3)抗呕吐的药物

1)抗胆碱药：东莨菪碱。

2)抗组胺药：异丙嗪，临床已很少使用，可导致困倦和锥体外系症状。

3)多巴胺受体阻滞药：氨磺必利，可使患者恶心呕吐发生率明显降低，且在 QT 延长、锥体外系或镇静方面都比较安全。

4)地塞米松：由于地塞米松发挥作用需一段时间，应在手术开始时给药，主要需注意可能会增高糖尿病患者的血糖。

5)苯甲酰胺类：甲氧氯普胺。

6)5-HT_3 受体阻滞药：昂丹司琼治疗 PONV 的推荐剂量是 4mg。研究发现，雷莫司琼比昂丹司琼预防术后晚期恶心呕吐更有效，且头晕的发生率更低。

(4)防治 PONV 的原则

1)一般原则：应识别中到高危患者，对中危以上患者应给予有效的预防。术前过长时间的禁食是 PONV 的危险因素，有文献报道，糖类的补充可预防 PONV 的发生。

2)选择抗呕吐药物及给药时间：口服药物应在麻醉诱导前 1h 给予；静脉抗呕吐药则在手术结束前静脉注射，但静脉制剂地塞米松应在麻醉诱导后给予；东莨菪碱贴剂应在手术开始前 4h 给予。如果一种药物预防无效就应加用另一类药物。

3)对未预防用药或预防用药无效的 PONV 患者提供止吐治疗：①如果患者没有预防用药，第一次出现 PONV 时，应开始小剂量 5-HT_3 受体阻滞药治疗，其治疗剂量通常约为预防剂量的 1/4，昂丹司琼 1mg、多拉司琼 12.5mg、格拉司琼 0.1mg 和托烷司琼 0.5mg。②如果预防性应用地塞米松不能防止 PONV，推荐用小剂量 5-HT_3 受体阻滞药治疗。如果预防性应用 5-HT_3 受体阻滞药不足以防止 PONV，在手术后 6h 内不应使用 5-HT_3 受体阻滞药治疗。③如果在三联疗法(5-HT_3 受体阻滞药、糖皮质激素和氟哌利多)预防后患者仍发生 PONV，则在用药 6h 内不应重复使用这三种药物，而应换用其他止吐药。

【问题 2】作为 PACU 的主管医师，你如何判断患者的病情？

【临床思路】

1. 根据患者表现进行判断　根据患者在 PACU 醒来后的主诉称其知晓手术过程，结合患者接受的是全凭静脉麻醉，首先考虑发生了术中知晓。

2. 术中知晓的定义及评判方法　见第四章第二节相关内容。

本例患者，麻醉诱导前或诱导时未给予苯二氮䓬类镇静药如咪达唑仑，采用全凭静脉麻醉，术中没有进行 BIS 等麻醉深度监测，术后醒来能记得入睡前和醒来后的事情，并且记得术中医师的部分对话及感受到器械在身上操作，感到非常恐惧和焦虑，根据上述病情，可以确定此患者发生了术中知晓。

3. 发生术中知晓的可能危险因素

(1)病史和麻醉史：①有知晓发生史；②大量服用或滥用药物(阿片类药、苯二氮䓬类药、可卡因)；③慢性疼痛患者用大剂量阿片药史；④认定或已知有困难气道；⑤ ASA Ⅳ、Ⅴ级；⑥血流动力学储备受限。

(2)手术：心脏手术、剖宫产术、创伤手术、急症手术。

(3)麻醉管理：①麻醉维持期使用肌松药；②肌松期间减少麻醉药剂量；③全凭静脉麻醉；④ N_2O- 阿片麻醉。值得注意的是：单纯血流动力学数据不是麻醉深度是否满意的指标。

知识点

术中知晓的分级

将术中知晓分为Ⅴ级：0 级，无知晓；Ⅰ级，仅存在听觉；Ⅱ级，触觉感知(如手术操作、气管插管)；Ⅲ级，痛觉感知；Ⅳ级，感知麻痹(如不能动、说话或呼吸)；Ⅴ级，感知麻痹和痛觉。如患者主诉有恐惧、焦虑、窒息、濒死感、末日感的知晓事件，则附加"D"分级。

根据此例患者的描述，有听觉和触觉感知，但没有感到疼痛，并主诉有恐惧、焦虑，其术中知晓分级为ⅡD 级。

【问题3】对于已发生术中知晓的患者,应该如何处理?

【临床思路】

1. 耐心向患者解释其原因,以重建良好的医患关系。

2. 加强与患者家属的沟通,争取得到家属的理解和支持。

3. 必要时采取相应的心理干预措施,以减轻患者的心理负担。

知识点

术中知晓的预防

1. 根据患者的体质选择不同的麻醉药物、麻醉设施及监测仪器,依据药物的副作用来决定治疗药物的应用剂量。

2. 预防性地使用苯二氮䓬类药如咪达唑仑,可以降低术中知晓的发生率。

3. 系统检查麻醉设备是否正常? 包括吸入麻醉药挥发罐中有无足够的药物,是否低于“Min”横线? 避免实施吸入麻醉时其实吸入麻醉药的挥发罐中无药,而临床又没有监测吸入或呼气末麻醉药浓度(end-tidal anesthetic-agent concentration,ETAC)项目。

4. 合理使用肌松药和镇痛药及其他静脉麻醉药,如果是短效药物要及时追加。

5. 监测 ETAC,当 ETAC 达到 0.33MAC 时 50% 的患者对口头命令不产生反应,同时在外科手术中维持 ETAC 大于 0.7MAC 认为可以降低术中知晓率。

6. 提倡用脑功能监测设备监测麻醉(镇静)深度,如 BIS 监测仪,以确保麻醉中 BIS 值 <60。

【问题4】患者送回病房后 1 周左右,病房医护人员反馈患者精神比较亢奋,睡眠很少,言语混乱,有些神志不清,此时该如何诊断?

【临床思路】

1. 首先排除术前存在的精神障碍,如老年痴呆症、抑郁症等。

2. 患者为中老年女性,术前有高血压、糖尿病病史,术后 1 周左右出现精神障碍的症状,应警惕是否发生了术后认知功能障碍(POCD)。

3. 临床心理学上将患者术后出现精神性活动、人格、人际交往及认知能力方面的障碍称为 POCD,系术后常见的神经系统并发症。POCD 主要表现为集中力、记忆力、话语理解力等方面的损伤和社交能力的退化,病程往往持续数月或绵延数年,少数甚至发展为永久性损害。

4. POCD 的病因

(1)精神因素:患者围术期精神过度紧张、焦虑等应激反应致使心律失常、血压波动,间接诱发 POCD。

(2)患者本身存在低教育水平或低简易精神状态检查(MMSE)评分、电解质紊乱(例如低钠血症、低钾血症等)、肥胖、低蛋白血症、精神症状(抑郁症等)、糖尿病(或胰岛素抵抗)、高血压、脑卒中、严重吸烟酗酒史、术后感染及肺部并发症等都可能增加患者出现 POCD 的风险。

(3)麻醉方法:麻醉方法与 POCD 发生有着密切的关系。目前研究认为,全身麻醉与长期 POCD 关系不明显,但局部麻醉可一定程度上降低术后早期 POCD 发生率。

(4)麻醉药物:临床共识是,挥发性麻醉药会干扰长时程记忆的形成,从而抑制中枢胆碱能系统,并影响认知功能。还有镇静类药物,如苯二氮䓬类药物可造成术后短暂认知功能降低。

(5)麻醉深度:有关于对年龄 >50 岁的手术患者的研究发现,麻醉深度较深组比较浅组术后认知功能恢复效果更佳,临床表现为信息接收速度和理解力强。

(6)麻醉期间生理因素:低血压、过度通气、低氧。

(7)手术类型:不同手术类型对 POCD 发病率影响差异明显,其中以心脏手术最高,影响深远。

(8)年龄因素:年龄与 POCD 发生率之间有着密切的相关性。流行病学显示,在年龄分布上 POCD 多集中在 65 岁以上,分析原因可能与老年患者血流动力学调控能力及中枢神经系统功能减退有关。

5. POCD 的诊断

(1)经神经心理学测试,目前应用最多的测试是韦氏成人智力量表(Wechsler adult intelligence scale,

WAIS)和韦氏成人记忆量表(Wechsler memory scale,WMS),前者能较全面地反映人的认知、记忆和语言功能、图形辨别、计算能力和高级神经活动功能,但是操作复杂、费时。后者可测试各种近、远期记忆和各种感官记忆,侧重于记忆能力的评估。

(2)生化指标:血清 S100β 蛋白、神经元特异性烯醇化酶(NSE)可作为脑损伤,尤其是亚临床脑损伤的早期诊断指标,认知障碍患者脑脊液中 β- 淀粉样蛋白、硝酸盐和亚硝酸盐(NOx)浓度的增加与脑损伤的严重程度也密切相关。

(3)仪器检测:事件相关电位(event-related potentials,ERP)的 P3(又称为 P300)反映受试者信息处理、反应能力等认知功能,P300 有助于发现早期 POCD。经颅多普勒超声成像技术(transcranial doppler,TCD),通过测定大脑中动脉血流速度可直接提供对脑灌流的定量评估,是持续评价脑血流动力学的有效方法。

结合此例患者,患者术前有高血压、糖尿病病史,术前精神较为紧张,从发生了术中知晓来看,麻醉深度也是较浅的,这些都是该患者易发生 POCD 的因素。会同神经内科医师一起给患者做相关的神经心理学测试来评估患者的认知、记忆、语言等方面的功能,并通过辅助检查血生化指标及 P300、TCD 等即可诊断该患者发生了 POCD。

知识点

术后认知功能障碍的预防

1. 完善术前准备。加强对术前患者疾病,尤其是脑部疾病影像学检查,老年患者重点询问和检查其并发症情况,重点防治低氧血症及低血压,维持水、电解质、酸碱平衡。此外,加强对患者的心理干预,对紧张、焦虑和恐惧患者进行及时有效的心理干预,减少应激反应。

2. 麻醉医师术前访视时进行一些必要的认知功能检查,以了解患者的认知状况,告知家属患者术后可能发生认知功能方面的改变,加强术前心理支持及术后随访。

3. 强化术中麻醉管理。保持内环境稳定,加强监测,确保血压处于正常范围,减少呼吸系统并发症的发生,确保围术期平稳。另外,使用麻醉深度监护仪监测麻醉深度,尤其是合适准确的麻醉深度可减少 POCD 的发生。

4. 术后对患者实行自控镇痛,会使 POCD 的发生率有所降低。

【问题5】当患者发生了 POCD,我们该如何处理?

【临床思路】

1. 镇静药 氯氮平、氟哌啶醇等能改善认知功能。

2. 拟胆碱药及胆碱酯酶抑制药 可增加胆碱活性,改善认知功能,目前常用的有多奈哌齐、利斯的明、加兰他敏等。

3. 钙通道阻滞药 钙通道阻滞药对神经元有保护作用。具有扩血管作用,对脑血管比外周血管更为敏感,因此一定剂量可以在不影响动脉压的前提下使脑血管扩张。代表药物有尼卡地平、尼莫地平等。

4. 其他 加强对患者血压、血糖的动态监测,以维持正常脑灌注和血压。

案 例 二

【病历摘要】

患者男,65 岁,体重62kg。因"消化道穿孔"准备急诊行剖腹探查术,患者21 点入室,开放静脉及予以血氧饱和度、无创血压和心电图监测后,行麻醉诱导,丙泊酚 120mg、芬太尼 0.2mg、罗库溴铵 50mg 静脉注射,顺利行气管内插管,麻醉维持给予丙泊酚和瑞芬太尼静脉输注,手术行胃穿孔修补术,历时 1.5h,术毕常规给予新斯的明和阿托品拮抗,患者自主呼吸恢复,潮气量为 200~300ml,呼吸频率 8~9 次 /min,呼唤患者能睁眼,遂拔除气管导管,因夜间没有 PACU,在手术室观察患者数分钟后送回普通病房。到达病房后发现患者口唇发绀,呼之不应。

【问题1】作为护送患者回病房的麻醉医师,应如何评估患者的病情?

【临床思路】

1. 患者在麻醉苏醒期出现发绀,而且本身并无心肺方面的基础疾病,首先考虑肺通气出现了问题。

2. 最常见的原因是上呼吸道梗阻,主要是由于各种麻醉药的持续作用促使患者的咽部肌肉张力丧失。在拔管期间,不断地呼唤患者、吸痰的刺激及搬动患者到转运床等动作都可能保持气道通畅,然后从手术间到病房的运送途中,各种刺激都终止了,在麻醉药的残余作用下,可能导致了患者上呼吸道梗阻。

3. 也可能是肌松药的残余作用损害了呼吸中枢对缺氧的调节功能,增加呼吸道梗阻的概率,直接影响患者的通气功能,并可能由于降低食管括约肌张力而增加误吸的风险。

4. 麻醉诱导期使用了芬太尼,由于胃壁和肺组织也会贮存芬太尼,故而可能会在2~3h后形成第二个血药浓度峰值,导致患者出现延迟性呼吸抑制。

【问题2】此时,你该如何处理?

【临床思路】

1. 应立即请病房护士给患者接上血氧饱和度探头、无创血压及心电图,以观察患者的生命体征情况。

2. 同时大声呼唤患者,并将患者头部后仰、向前向上抬起下颌,常能有效地解除气道的梗阻(图7-2)。

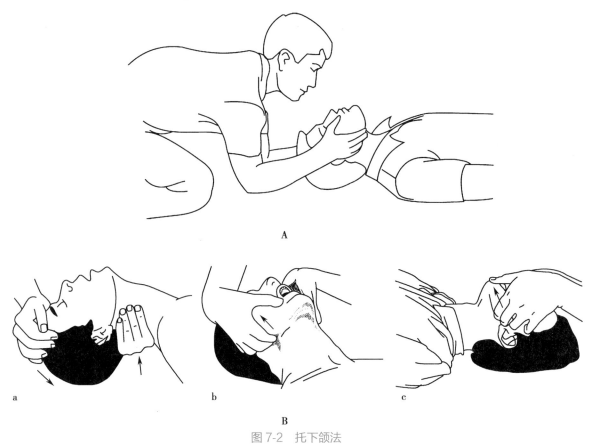

图7-2 托下颌法

3. 如果用托下颌的方法还是无法明显改善患者的呼吸状况,血氧饱和度未见明显升高,应采取面罩持续正压通气,成功开放上呼吸道并保证通气足够后,应鉴别和治疗上呼吸道梗阻的原因。采用持续性刺激,给予小剂量的纳洛酮(静脉注射0.3~0.5μg/kg)或氟马西尼(静脉注射0.2mg,最大剂量1mg)能够逆转成年患者阿片类药物或苯二氮䓬类药物引起的镇静作用。通过药物的方法或纠正促发因素如低温能逆转神经肌肉阻滞药的残余作用。

4. 如果发现患者已发生心搏骤停,请按心肺脑复苏的流程进行处理。

从此病例可以看出,手术患者在手术结束后直接送回普通病房存在着较大的安全隐患,所以建立PACU是非常有必要的,所有麻醉后患者必须加强麻醉后监护,待患者完全清醒,生命体征稳定,保护性反射基本恢复正常,才能交班给非麻醉科/非 ICU 的医护人员管理。急诊患者也不例外,也应该在 PACU 观察,且转运过程中应强调至少有脉搏血氧饱和度等内容监测、配备简易呼吸囊。

案 例 三

【病历摘要】

患者男,47 岁。因转移性右下腹痛 2h 急诊入院,初步诊断为急性阑尾炎。当日行阑尾切除术,麻醉为腰硬联合麻醉,穿刺点为 $L_{2\sim3}$ 椎间隙,用药为 0.5% 布比卡因 3ml。穿刺过程顺利,患者无异常感觉和疼痛。手术过程顺利,术中证实为急性阑尾炎。术后第 2 天随访时,患者诉不能排尿,会阴部及双下肢内侧皮肤感觉麻木,提肛较困难,尿胀感明显。查体发现肛周皮肤触觉减弱,双下肢肌力、肌张力正常,未诱导出病理体征。

【问题 1】作为麻醉后随访医生,应如何考虑患者的病情?

【临床思路】

1. 根据患者典型的临床症状排尿困难、鞍区感觉减退,以及阳性体征,首先考虑是椎管内麻醉并发症中的马尾综合征。

2. 马尾综合征是指由于马尾神经根受到急性或慢性压迫所致损害产生以大小便失禁、性功能及鞍区感觉功能障碍为主要症状、体征的综合征,部分患者还伴有下腰痛、单侧或双侧坐骨神经痛、下肢肌肉无力及感觉异常等。

3. 一旦发现患者有马尾综合征的症状和体征,应及早行磁共振成像(MRI)检查,可明确诊断,也可以确定或排除穿刺引起的硬膜外血肿的位置和范围,以利于下一步的治疗。

【问题 2】该患者腰椎磁共振检查显示: $L_{3\sim4}$、$L_{4\sim5}$、$L_5\sim S_1$ 腰椎间盘突出,其对应处椎管狭窄,未见其他征象。该如何处理?

【临床思路】

1. 马尾综合征是绝对的急诊减压手术指征,早发现、早治疗非常重要。

2. 在马尾综合征发生 48h 内进行手术减压可以为患者提供最好的恢复机会。

3. 对于 MRI 没有异常发现的马尾综合征也应该急诊行减压手术,特别是病情进行性加重时。即使在术中没有发现血肿及神经根损伤,但及时的单纯硬膜切开及神经根松解也可以获得满意的效果。

4. 减压术后,下肢运动功能的恢复优于膀胱功能的恢复;膀胱功能的恢复平行于鞍区感觉的恢复,但这是一个非常缓慢的过程,需要几个月甚至几年。

推荐阅读文献

［1］GAN T J, KRANKE P, MINKOWITZ H S, et al. Intravenous amisulpride for the prevention of postoperative nausea and vomiting: two concurrent, randomized, double-blind, placebo-controlled trials. Anesthesiology, 2017, 126 (2): 268-275.

［2］YOKOI A, MIHARA T, KA K, et al. Comparative efficacy of ramosetron and ondansetron in preventing postoperative nausea and vomiting: An updated systematic review and meta-analysis with trial sequential analysis. PLoS One, 2017, 12 (10): e0186006.

［3］WHITLOCK E L, RODEBAUGH T L, HASSETT A L, et al. Psychological sequelae of surgery in a prospective cohort of patients from three intraoperative awareness prevention trials. Anesth Analg, 2015, 120 (1): 87-95.

［4］中国医师协会麻醉学医师分会. 促进术后康复的麻醉管理专家共识. 中华麻醉学杂志, 2015, 35 (2): 141-148.

［5］中华医学会麻醉学分会. 术中知晓预防和脑功能监测指南//中华医学会麻醉学分会. 中国麻醉学指南与专家共识. 北京: 人民卫生出版社, 2014: 1.

［6］NEEDHAM M J, WEBB C E, BRYDEN D C. Postoperative cognitive dysfunction and dementia: what we need to know and do. Br J Anaesth, 2017, 119 (suppl_1): i115-i125.

［7］EVERED L, SILBERT B, SCOTT D A, et al. Cerebrospinal fluid biomarker for Alzheimer disease predicts postoperative cognitive dysfunction. Anesthesiology, 2016, 124 (2): 353-361.

(李　军)

第八章 手术室内核对制度及麻醉文书的书写和签字

Operation Check List, Anesthesia Documents and Signature

手术室是为患者施行手术及抢救危重患者的场所。工作任务重,节奏快,抢救危急患者多,精神高度紧张,极易发生手术患者错误及手术部位的不正确。手术安全核查是减少手术失误,保障患者安全的必要工作,安全管理被视作一种先进的管理理念应用于手术室的管理。世界卫生组织2008年的患者安全行动是"安全手术,拯救生命",并推出手术安全核对表制度。

麻醉文书是整个医疗文书的重要组成部分。它是患者麻醉过程中情况的全面实时记录,可及时了解患者对麻醉和手术的反应,麻醉记录中记载的手术中情况(输血、输液量、治疗用药等)可作为术中术后处理的参考,有助于麻醉的管理和紧急情况的处理。麻醉文书也是重要的法律依据,乃至医疗纠纷调查的重要材料。同时它也为总结经验教训,提高麻醉技术水平,以及临床麻醉教学、科研提供极为宝贵的第一手材料。

麻醉文书主要包括麻醉前访视单、麻醉知情同意书、麻醉记录单、麻醉医嘱单、麻醉后访视单等。麻醉记录是临床麻醉工作中一个不容忽视的环节,麻醉者必须对患者在麻醉手术过程中的情况与变化、采取的处理措施及术后随访等全过程作出及时、真实、确切的记录。

一、手术室内核对制度

手术安全核查制度是为加强医疗机构管理,指导并规范医疗机构手术安全核查工作,保障医疗质量和医疗安全,根据《中华人民共和国执业医师法》《医疗事故处理条例》《医疗机构管理条例》《护士条例》等有关法律法规所制定的一个制度。该制度适用于各级各类手术,由具有执业资质的手术医师、麻醉医师和手术室护士三方(以下简称三方),分别在麻醉实施前、手术开始前和患者离开手术室前,共同对患者身份、手术部位及药品的使用等内容进行核查的工作。手术患者均应配戴标示有患者身份识别信息的标识以便核查,复核工作至关重要,如有疏忽可导致极为严重的不良事件。核查结束后由手术医师或麻醉医师主持,三方共同执行并逐项填写手术安全核查表。

当今世界手术治疗已经成为全球医疗服务的重要组成部分,是拯救生命的重要手段。但不安全的手术治疗也可带来严重的伤害。在工业化国家,研究显示住院患者中严重手术并发症发生率为3%~16%,永久性致残率和死亡率为0.4%~0.8%。发展中国家这一数据更高。因此手术安全性问题已经得到全世界广泛的重视。"手术安全核查"便是其中一个重要措施。

1. 世界卫生组织(WHO)手术安全的十个基本目标

(1)确认手术患者和正确的手术部位。

(2)采用已经证实的方法防止麻醉可能带来的伤害,并防止患者疼痛。

(3)识别并有效地准备处理可能威胁生命的气道或呼吸功能丧失。

(4)识别并有效地防备可能出现的大出血。

(5)避免使用已知可能给患者带来显著危害的过敏性或有副作用的药物。

(6)持之以恒地使用已经被证实有效的措施来使手术部位感染的风险降到最小。

(7)防止由于疏忽导致敷料或手术器械遗留在手术伤口内。

(8)妥善保管并准确标记所有的手术标本。

(9)团队内部应针对有关患者的关键信息进行有效的沟通和交流,以确保手术安全进行。

(10)医院和公共卫生系统应该建立对手术能力、数量和结果的常规监测体系。

2. 安全核查内容及流程

(1)麻醉实施前:三方按手术安全核查表依次核对患者身份(姓名、性别、年龄、病案号)、手术方式、知情同意情况、手术部位与标识、麻醉安全检查、皮肤是否完整、术野皮肤准备、静脉通道建立情况、患者过敏史、抗菌药物皮试结果、术前备血情况、假体、体内植入物、影像学资料等内容。

(2)手术开始前:三方共同核查患者身份(姓名、性别、年龄)、手术方式、手术部位与标识,并确认风险预警等内容。手术物品准备情况的核查由手术室护士执行并向手术医师和麻醉医师报告。

(3)患者离开手术室前:三方共同核查患者身份(姓名、性别、年龄)、实际手术方式,术中用药、输血的核查,清点手术用物,确认手术标本,检查皮肤完整性、动静脉通路、引流管,确认患者去向等内容。

(4)三方确认后分别在手术安全核查表上签名。

手术安全核查必须按照上述步骤依次进行,每一步核查无误后方可进行下一步操作,不得提前填写表格。术中用药、输血的核查由麻醉医师或手术医师根据情况需要下达医嘱并做好相应记录,由手术室护士与麻醉医师共同核查。住院患者手术安全核查表应归入病历中保管,非住院患者手术安全核查表由手术室负责保存 1 年(图 8-1)。手术科室、麻醉科与手术室的负责人是本科室实施手术安全核查制度的第一责任人。

××医院手术安全核查表

姓名:　　　　　　病区:骨肿瘤三楼病区　　　　　　床号:　　　ID号:　　　　　　住院号:

手术日期:	实施手术名称:后路胸椎肿瘤切除重建内固定术	
1. 患者麻醉手术前（开始）	2. 皮肤切开之前（暂停）	3. 患者离手术室之前（结束）
手术医师、麻醉医师及护士共同确认:	手术医师、麻醉医师及护士共同确认:	手术医师、麻醉医师及护士共同确认:
患者身份:	患者身份:	记录实施手术的名称:
手术部位:	手术部位:	清点手术用物:
手术方式:	手术方式:	数量正确
知情同意	手术体位	数量不正确（X-ray和签名）
手术部位标识:　　是　　否	手术风险预警:	手术标本确认:
麻醉安全检查完成　有　　无	手术医师陈述:预计手术时间	患者姓名:　　　　病案号:
血氧监测建立　是　　否	预计失血量	皮肤完整性检查　是　　否
患者过敏史　有　　无	强调关注点	引流管　有　　无
气道障碍或呼吸功能障碍　有　　无	麻醉医师陈述:强调关注点	尿管　有　　无
设备/提供支持　有　　无	应对方案	其他管路:
静脉通道建立完成　是　　否	手术护士陈述:物品灭菌合格	仪器设备需要检修　是　　否
皮肤完整性检查　是　　否	应对方案	病人去向:
计划自体/异体输血　是　　否	仪器设备完好	PACU
假体/植入物/金属　有　　无	术前60分钟内给予预防性抗生素:	回病房
其他:　有　无	是　　否	ICU
	需要相关影像资料　是　　否	其他:　有　无
	其他:　有　无	- -
		在与核对项目后打钩"√"即可完成!
手术医生签名:	麻醉师签名:	巡回护士签名:

图 8-1　手术安全核查表示意图

二、麻醉文书的规范化书写

麻醉文书是手术患者病历的重要组成部分之一,是患者麻醉过程中情况的全面实时记录,可及时了解患者对麻醉和手术的反应。麻醉文书中记载的术中处理(如输血、输液量、治疗用药等)可为术中术后处理提供参考,有助于麻醉的管理和紧急情况的处理,也是以后病例回顾、科研统计乃至医疗纠纷调查的重要材料。

麻醉文书主要包括麻醉前访视单、麻醉知情同意书、术中麻醉记录、麻醉医嘱单、麻醉后访视单及术后镇痛治疗记录单等。麻醉记录是临床麻醉工作中一个不容忽视的环节,应由参加麻醉的住院医师(进修医师)认真、全面、准确、如实地加以填写,不得涂改和伪造。麻醉文书的总体要求为及时、准确、清晰、完整、一致。具体要求如下:

(一) 麻醉记录单(图 8-2)的书写要求

1. 宜使用蓝黑墨水、碳素墨水及耐久纸张,便于长久完好的保存和辨识。

2. 使用中文简体,通用的外文缩写。

3. 使用规范医学术语。

4. 附页中的术前情况、手术方式、手术者、麻醉方式、麻醉者、器械护士、巡回护士等项目应填写完整。

5. 书写过程中出现错字时,应当用双线划在错字上,保留原记录清楚、可辨,修改人签名。不得采用刮、粘、涂等方法掩盖或去除原来的字迹。

6. 上级医务人员有审查修改下级医务人员书写麻醉记录的责任。麻醉记录由相应资质的麻醉医师签名。

7. 打印的麻醉记录是指应用文字处理软件编辑生成并打印的麻醉记录(如 Word 文档、WPS 文档等)。打印的麻醉记录应当按照本标准的内容要求录入并及时打印,由相应医务人员手写签名或电子签名。打印的麻醉记录在编辑过程中应当按照权限要求进行修改,已完成录入打印并签名的麻醉记录不得修改。

(二) 麻醉记录单的内容要求

1. 患者一般信息　姓名、性别、年龄、身高、体重;科别、病房、病历号;日期和时间;页码。

2. 术前情况　美国麻醉医师协会术前患者体格情况分级(ASA 分级);手术类型(急诊 / 非急诊);术前禁食情况(是 / 否,幼儿参照 2009 年中华医学会麻醉学分会儿科麻醉学组制定的小儿术前禁食指南);麻醉前用药(包括名称、给药途径及剂量);术前特殊情况(简明扼要地列出与麻醉风险密切相关的术前异常情况,包括病史、体格检查、辅助检查等);术前诊断(与手术同意书中的术前诊断一致);拟实施手术(与手术同意书中的手术方式一致);手术体位(变化时也应记录)。

3. 术中情况　手术方式(以实际手术名称为准)及手术者;麻醉方式及麻醉者;巡回 / 器械护士;用药情况;术中监测,主要是呼吸、循环、体温等监测指标;术中静脉输液和输注血液制品;标记及备注(重要麻醉 / 手术步骤,患者特殊情况,特殊用药);麻醉期间并发症、特殊事件或突发情况及处理;麻醉小结:麻醉小结是对麻醉过程和术中管理的总结性描述,各种麻醉方法、麻醉技术、与麻醉相关的操作等分别按不同要求,逐项填写清楚。勾选项中未包括的内容,均应据实填写在备注中。

4. 离时信息　主要记录包括:全身麻醉患者苏醒期咽反射、咳嗽反射恢复时间、气管插管拔除时间,拔管经过及特殊情况处理。椎管内麻醉患者应于手术结束时记录麻醉平面。有条件的医院麻醉苏醒一般在麻醉后恢复室内完成,麻醉后恢复室记录应与手术室记录要求完全相同。

5. 麻醉后随访　主要记录术后是否有与麻醉相关的并发症。若有并发症,记录治疗经过及预后情况,是否留有后遗症等。

(三) 麻醉知情同意书填写要求

1. 麻醉知情同意书签字制度对提高麻醉医疗质量,保证医疗安全,密切医患关系,减少医疗纠纷将起到积极的作用。

2. 麻醉知情同意书是指麻醉前,麻醉医师向患者、近亲属或委托人告知拟施麻醉的相关情况,并由患者、近亲属或委托人签署是否同意麻醉意见的医学文书。内容包括患者姓名、性别、年龄、病案号、科别、术前诊断、拟行手术方式、拟行麻醉方式、患者基础疾病及可能对麻醉产生影响的特殊情况,麻醉中拟行的有创操作和监测、麻醉风险、可能发生的并发症及意外情况,患者、近亲属或委托人签署意见并签名、麻醉医师签名并填写日期。并将麻醉知情同意书存放在病历中。

3. 需要麻醉的手术患者,在术前应有实施麻醉者进行麻醉前访视。

4. 麻醉知情同意书的解释及签字必须有本院主管医师实施。

5. 麻醉前一天访视患者,经麻醉前访视,了解患者一般情况及病情,进行评估后,向患者或家属进行麻醉前谈话。谈话内容包括介绍拟施麻醉名称及方法、麻醉前准备工作、麻醉过程及可能出现的并发症、麻醉风险与处理对策,以取得患者的信任和合作,取得患者或家属的理解和支持,之后在麻醉知情同意书上签字,包括患者或家属和麻醉医师的签字。

××医院麻醉记录

科室 胸心二科病区　　　床号 44　病人ID　　　住院号　　　日期

| 姓名 _____ | 性别 女 | 年龄 67岁 | 体重 75 kg | 身高 158 cm | ASA分级 Ⅲ | 手术等级 大 | 切口等级 Ⅱ | 择期 |

术前诊断 左上肺K，脑梗死后遗症　　　　　术中诊断 左上肺K，脑梗死后遗症

拟施手术 胸腔镜下肺叶切除术　　　　　　实施手术 胸腔镜下肺叶切除术

术前用药 无　　　　　　麻醉方法 全麻　　　失血 100 ml　尿量 500 ml

时间	08:00	08:30	09:00	09:30	10:00	10:30	11:00	11:30	总量
麻醉中用药 ■氧气						2L/min			2L/min
■◆右美托咪定						30μg/h 微泵			30μg/h
■咪唑安定		2 iv							2mg
■丙泊酚		60 iv							60mg
■舒芬太尼注射液		20 iv	15 iv				10 iv		45μg
■顺式阿曲库铵		15 iv	4 iv		3 iv		2 iv		24mg
■七氟醚					1.5%				
■◆瑞芬太尼				300μg/h 微泵					300μg/h
■羟考酮						5 iv	5 iv		10mg
■多拉司琼							12.5 iv		12.5mg

| **输液输血** 乳酸钠林格液 500 | | | | | | | | | 500ml |
| 佳乐施针 | | 500 | | | | | | | 500ml |

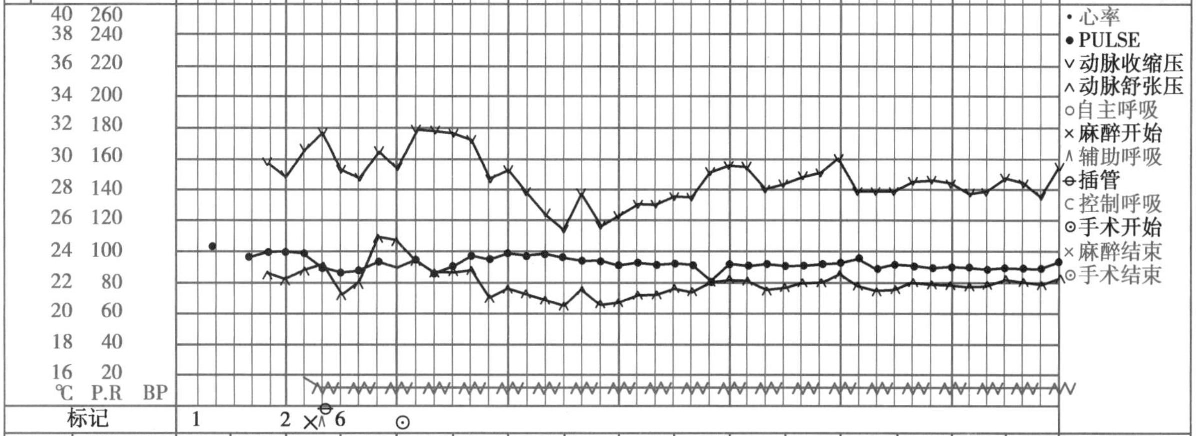

℃ P.R BP									
40 260									·心率
38 240									●PULSE
36 220									∨动脉收缩压
34 200									∧动脉舒张压
32 180									○自主呼吸
30 160									×麻醉开始
28 140									∧辅助呼吸
26 120									⊙插管
24 100									C控制呼吸
22 80									⊙手术开始
20 60									×麻醉结束
18 40									⊙手术结束
16 20									

| 标记 | 1 | | 2 ×∧6 | ⊙ | | | | | |

监测															手术者
ECG															
SpO2	96	98	100	100	100	99	95	95	97	98	97	98	99	100	100	100
EtCO2															
VEex															
BIS															麻醉者
PPV															

| 备注 | 1 08:04 入手术室
2 08:28 桡动脉置管
3 08:38 辅助呼吸18次/分
4 08:39 双腔气管导管35L
5 08:40 控制呼吸12次/分
6 08:43 颈内静脉置管（右） | 器械护士 |
| | | 巡回护士 |

图 8-2　麻醉记录单示意图

6. 急诊或危重患者拟实施抢救性手术、输注血液及血液制品等情况下,患者本人无法履行知情同意手续又与其亲属无法取得联系,或其亲属在短时间内不能前来履行有关手续,且病情又不允许等待时,应由主治医师提出医疗处置方案填写相关知情同意书,经科主任或上级医师签署意见后,上报医疗主管部门或总值班,经院领导批准后实施。

7. 术中需给患者实行输血治疗前,应检查输血治疗同意书,如没有,则应向患者或其家属告知输血的目的、可能发生的输血反应和经血液途径感染疾病的可能性,由医患双方共同签署输血治疗同意的医学文书。

8. 术中实施特殊检查、特殊治疗前,须向患者或其授权委托人告知特殊检查、特殊治疗相关情况,并由患者或其授权委托人签署同意检查、治疗的医学文书。内容包括特殊检查、特殊治疗项目名称和目的、可能出现的并发症及风险、注意事项及防范措施、患者签名、医师签名等。特殊检查、特殊治疗是指具有下列情形之一的诊断、治疗活动:①有一定损伤或危险性,可能产生不良后果的检查和治疗。②由于患者体质特殊或病情危笃,可能对患者产生不良后果的检查和治疗。③临床试验性检查和治疗。④对患者造成较大的经济负担的检查和治疗。

9. 发生下列情况时,如需改变麻醉方式、患者病情发生突然变化、特殊用药、严重的药物毒副作用等,可根据医疗需要与患者或其授权代理人进行知情同意谈话并记录和签字。

10. 麻醉知情同意书为医患之间提供了法律依据,须作为病历的重要组成部分归档,要求认真填写完整。

三、毒麻药的管理及药品的核查制度

(一)毒麻药的处方权限及管理制度处方

根据国务院《麻醉药品和精神药品管理条例》、卫健委《处方管理办法》和《医疗机构麻醉药品、第一类精神药品管理规定》的有关文件精神,为确保毒麻药品的安全使用,规定必须严格审核医师的麻醉处方权,按规定控制麻醉药品的用法及用量。具有麻醉药品和第一类精神药品资格的执业医师,根据临床应用指导原则,对确需使用麻醉药品或第一类精神药品的患者,应当满足其合理用药需求;应当设立专库或专柜储存麻醉药品和第一类精神药品。专库和专柜应当实行双人双锁管理。管理人员要做到"五专":

1. 专人负责 由两人共同负责麻醉药品和第一类精神药品(以下简称"毒麻药")的管理。

2. 专柜加锁 设立专用保险柜存储毒麻药及参照麻醉药品管理的特殊药品。保险柜置于相对独立区域,专人看管,房间上锁。实行密码钥匙双人分别管理。

3. 专用账册 设立《麻醉药品出入库登记本》《麻醉药品发放登记本》《麻醉药品使用登记本》《值班麻醉药品登记本》四类专用登记本,每日逐笔记录使用及进出情况。

4. 专用处方 麻醉药品和第一类精神药品采用红色处方,处方留存 3 年备查。麻醉药品、第一类精神药品及参照麻醉药品管理的特殊药品的处方必须按规定记载患者的详细情况。

5. 专册登记 每日的麻醉处方必须将患者信息核对无误后,登记入册、装订备查。

另外,收发毒麻药时,必须认真核查,收回空安瓿,逐一核对登记。做到日清日结,账物相符。每月月底定时盘点,每月检查一次有效期,保障患者用药安全。禁止非法使用、储存、转让或借用麻醉药品,对违反规定、滥用麻醉药品者,管理人员有权拒绝发药,并及时向上级管理部门汇报。

(二)麻醉药品的抽吸、标记及使用时的核查

麻醉中药物使用错误的发生率现在逐年升高,在医疗技术不断发展的今天,逐渐成为麻醉不良事故发生的主要原因之一。

1. 药物使用错误的原因

(1)含药注射器和安瓿误认(首位)。

(2)药品标记错误。

(3)剂量和稀释错误。

(4)疲劳和压力导致注意力缺乏。

(5)缺乏临床工作经验。

2. 药物使用错误的预防

(1)药品实行分区放置。

（2）警惕相似包装药品，区分标签颜色。

（3）严格药品查对及标识制度，有序摆放药品（抽药时二次确认药物安瓿）。

（4）避免疲劳麻醉。

（5）加强培训，强化工作责任心和严谨作风。

随着现代麻醉技术、药物安全性的提高及监护系统的完善，麻醉相关的死亡率大幅度降低，但错误用药所致麻醉意外却越显突出。麻醉期间的错误用药可能导致严重的并发症甚至危及生命，延迟麻醉苏醒，增加医疗费用，给患者及医师都造成极大的伤害。有研究显示大多数用药错误是由缺乏经验的医师所造成的。

在麻醉界乃至整个医学界普遍认为麻醉工作是最具风险的职业之一，这就要求麻醉医师坚持操作原则，树立良好的医德风尚，增强敬业精神和提高责任心。另外，提高自己的专业水平，丰富麻醉实施经验，避免疲劳麻醉也是避免风险和增强承受力的保证。

案　例　一

【病历摘要】

患者男，65 岁，体重 60kg，身高 165cm。因"反复咳嗽 3 个月，痰中带血 1 周"入院。目前诊断："右下肺占位：肺癌？"。既往史：慢性支气管炎 20 年，吸烟 10 余年，约 20 支 / 日，戒烟 1 个月；高血压 15 年，规律服用"非洛地平"5mg，每日 1 次，血压控制可。余无特殊。血常规、血生化及凝血常规未见异常；心电图示：窦性心律，正常心电图；胸部 CT 示：右下肺叶背段见一分叶状肿块影，约 2cm×3cm，未见肺门及纵隔淋巴结增大，左肺尖部肺大疱；肺功能检查示：重度阻塞性通气功能障碍。拟行"根治性右下肺叶切除术"。术晨 7：30 患者平车进入手术室，神志清楚，自主体位。生命体征监护示：血压 142/86mmHg，心率 65 次 /min，呼吸 18 次 /min，吸空气时脉搏血氧饱和度（SpO_2）93%。

【问题 1】作为实施此次麻醉的住院医师，应该首先进行哪些工作？

【临床思路】

1. 患者入室后神清配合。首先是监护患者，应立即记录各监测参数的基础值。如吸入空气时脉搏血氧饱和度对手术后气管拔管时机就有极其重要的参考价值。应根据患者的病历、腕带、手术部位标示及影像学资料，与麻醉科主治医师一起按照手术安全核查表的内容依次核对并确认患者身份、手术方式及手术部位，再次核对麻醉相关情况（既往史、过敏史、禁饮禁食时间、家族史、术前检查及备血情况、手术及麻醉风险预警等）及手术和麻醉同意书的签署情况（医疗文书均须具有民事行为能力的患者或授权委托人签署，否则无效，见图 8-3）。

2. 清醒患者应鼓励患者参与核对的全过程，如说出自己的姓名、手术部位等。如患者进入手术室时已处于意识不清楚状态（如昏迷、不合作等），或出现情绪不稳定，极度紧张、恐惧时，则必须由手术医师、麻醉医师和手术室护士三方共同核对。

3. 和麻醉主治医师一起确认患者的麻醉 ASA 分级，填写术前风险评估表中麻醉分级一栏并签名，检查是否与麻醉术前访视中麻醉分级一致。

4. 核查无误后，在手术安全核查表中"麻醉实施前"一栏的麻醉医师处签名，并待手术室护士及手术医师核对完毕后进行下一步操作。

5. 在麻醉记录单上填写好患者的一般信息：姓名、性别、年龄（新生儿应精确到天；婴儿应精确到月；幼儿及学龄前儿童应精确到月）、身高、体重（无法测量体重者，应注明原因，例如卧床等）；科别、病房、病历号（应与病历首页内容中的病历号一致）；时间和日期；页码（第 ＿ 页，共 ＿ 页）。

6. 在麻醉记录单上填写患者的术前情况，此患者 ASA 分级为Ⅱ级、手术类型为择期手术、术前按要求禁食、麻醉前无特殊用药、术前特殊情况为高血压及肺功能重度受损、手术体位为左侧卧位，并记录下患者入手术室后的生命体征（包括精神状态）。

【问题 2】全身麻醉诱导，用药为：咪达唑仑 2mg，舒芬太尼 20μg，丙泊酚 130mg，顺式阿曲库铵 12mg。顺利插入内径 28mm 的双腔支气管插管（左）。左上肢 Allen 试验阴性后，进行左侧桡动脉置管监测动脉血压。此时麻醉诱导完成并建立人工气道后，手术开始前还应进行哪些核对和记录工作？

××医院麻醉知情同意书

姓　名 _____ 性别 _____ 病区 _____ 床 ____ 住院号 _____

术前诊断 _____ 拟行手术 _____

拟行麻醉 _____

麻醉的益处：

　　（1）麻醉可以消除患者手术中的疼痛、紧张不适，减轻应激等不良反应。

　　（2）为手术创造安全、舒适的条件，减少术中不良事件，保障手术顺利进行。

麻醉可能出现的意外风险和并发症：

☐（1）全麻，气管插管困难，可损伤牙齿、发生呕吐、反流、误吸、喉痉挛、喉水肿、气道堵塞等。

☐（2）腰麻、硬膜外麻醉引起的术后头痛、神经损伤、硬膜外血肿及肢体感觉或运动障碍等。

☐（3）少数患者可能存在麻醉药过敏和高敏反应，严重的可致休克等麻醉意外。

☐（4）神经阻滞可引起神经和周围组织损伤，臂丛神经阻滞可发生气胸等。

☐（5）麻醉手术期间可能发生低血压、高血压、心律失常，极少数病人可能发生脑血管意外、心肌
　　　梗死、循环衰竭、心搏骤停等。

☐（6）静脉或动脉穿刺可发生局部静脉炎和血肿，深静脉穿刺可能引起穿刺部位出血，极少数患者
　　　可能发生心包压塞、血气胸、栓塞等。

☐（7）麻醉手术中可能发生输血输液及药物不良反应。

☐（8）麻醉手术可能诱发和加重原有病情。

☐（9）术中根据麻醉和手术需要有可能改变麻醉方式。

☐（10）术后是否进行镇痛治疗：☐是　☐否

☐（11）根据医保规定，麻醉中一次性耗材为自费。

☐（12）其他 _____

　　　　以上各项情况和并发症可能很轻微也可能很严重，甚至导致残疾或死亡。若在实施
　　麻醉过程中出现意外情况，医师将根据具体情况和抢救治疗规程，实施相应的抢救治疗
　　措施，一旦您签字同意实施麻醉，将意味着您同时授予医师对麻醉并发症和麻醉意外及
　　时进行处置的权力。

　　　　麻醉医师已将麻醉方案的益处、风险（见打√处）以及替代方案告诉本人。我完全
　　理解并签字同意该麻醉方案的实施。

患者或代理人签名_____　与病人关系_____　医师_____
　　　　　　　　　　　　　　　　　　　　　　　　　　　　　　　年　　　月　　　日

图 8-3　麻醉知情同意书示意图

【临床思路】

1. 在手术医师洗手上台，消毒铺巾后，在切皮前应执行"Time Out"程序。

2. 巡回护士应及时、如实记录小组核对过程，包括在核对过程中发生的异议及解决的方案和结果。麻醉医师应在手术安全核查表中"手术开始前"一栏的麻醉医师处签名。要明确每一个医护人员的责任，以在最后关口杜绝手术核对过程中的差错发生。

知识点

"Time Out"的概念

"Time Out"即"术前暂停"期,是2004年5月由医疗机构评审联合委员会(JCAHO)提出的一个新概念。即由手术室巡回护士大声宣布核查开始。此时所有人都必须停止说话和工作,保持安静,巡回护士大声念出患者身份(姓名、性别、年龄)、手术方式、手术部位与标示、麻醉方法等,得到所有手术组成员一致肯定后方能开始手术。

JCAHO认为,所有的错误手术都是可以且必须预防的,并制定了旨在预防错误手术的通用方案(universal protocol),强制要求通过其认证的医疗机构予以执行。

手术错误是手术室较大的风险之一。虽然在手术室中发生的概率不高,但其后果特别严重,一旦发生,会对医务人员和患者产生巨大影响。手术安全核查制度可以有效避免对错误患者进行错误手术。因此,严格落实手术安全核查制度是杜绝错误手术发生的前提。

【问题3】术中吸入七氟烷,间断给予舒芬太尼及顺式阿曲库铵维持麻醉,患者生命体征平稳。开始单肺通气后患者突然出现SpO_2下降,气道压迅速上升,动脉血压持续下降至测不出,心率降至50次/min,心电图显示室性逸搏心律。立即给予肾上腺素1mg,并行胸外心脏按压。测血气pH 7.20,$PaCO_2$ 56mmHg,碱剩余(BE)–8mmol/L。听诊健侧呼吸音消失,考虑为张力性气胸,外科医师即刻行胸腔闭式引流。给予5% $NaHCO_3$ 100ml,泼尼松龙40mg静脉滴注。2min后心律逐渐恢复至窦性,血压170/110mmHg,心率120次/min,SpO_2 100%,$P_{ET}CO_2$ 44mmHg,BE–6mmol/L,$PaCO_2$ 52mmHg。待生命体征平稳后继续手术。此时麻醉医师应做好哪些记录?

【临床思路】

1. 在标记与备注中应在相应的时间点准确详细地记录重要麻醉及手术步骤,患者发生的特殊情况,实施的特殊检查和治疗手段,以及特殊用药等。记录时采用明确一致的序号。

2. 在麻醉记录单中记录术中情况,包括:手术医师及手术方式(通常最后填写,以实际手术名称为准);麻醉方式及麻醉医师;巡回/器械护士;用药情况(详细记录单次/多次/泵入给药情况,剂量及单位符号,给药途径,起止时间,使用通用名/通用外文缩写);术中监测氧合(吸入气氧浓度、血液氧合)、通气(机械通气/自主呼吸、呼吸道压力)、循环(脉搏、无创血压、心电图),扩展监测(如有创动脉血压、中心静脉压、体温等);术中静脉输液和输注血液制品(名称、输液量、输注时间、患者血型、输注血液制品的种类、ABO血型、Rh血型、自体血回输等)。

3. 对于麻醉期间并发症、特殊事件或突发情况及处理,均应详细、准确、真实记录;因抢救未能及时书写,应在6h内据实补记并注明;记录内容应包括病情变化情况、时间及处理措施,参加人员姓名及技术职称;必要时时间可变化为1min 1小格,并注明。若麻醉期间未出现并发症等,应记录为:无特殊情况。

4. 麻醉科应有不良事件报告制度,此例麻醉应该如实填写,并提出工作改进建议。

【问题4】至手术结束时共输入聚明胶肽注射液1 000ml,平衡液1 000ml。11:30手术结束,静脉注射咪达唑仑3mg,舒芬太尼10μg,顺式阿曲库铵5mg加深麻醉,更换内经7.5mm的气管插管。出室时患者心率78次/min,动脉血压110/67mmHg,SpO_2 100%,带管转入ICU。出室时核查的内容以及麻醉医师应怎样进行交接班记录?

【临床思路】

1. 患者离开手术室前手术三方再次核查"离开手术室前"内容:实际手术方式、麻醉方式、手术时间、植入物、输血、清点手术用物、确认手术标本,检查皮肤完整性、动静脉通路、引流管、确认患者去向等。

2. 对患者进行交接班时应详细记录交班时间、地点及参加人员;记录患者交接班时的生命体征,包括意识状态等,如为椎管内麻醉应注明阻滞平面;勾选项中未包括的内容,应据实填写在备注中。例如:持续泵入的血管活性药物、镇静药物、胰岛素等。

3. 麻醉医师应在手术安全核查表中"患者离开手术室前"一栏的麻醉医师处签名。

4. 如患者在麻醉过程中有特殊情况应详细交接班,并记录在案。如困难气道、饱胃患者、术中发生心搏骤停或严重低血压低氧血症等特殊情况。

案 例 二

【病历摘要】

患儿男,12岁,体重32kg。因"膝关节结核"拟行"病灶切开,坏死组织清除、引流术"。术前一般情况尚好,心肺情况、既往史及家族史未见异常。实验室检查:术前血常规、肝肾功能检查、心电图及胸部X线检查正常。患儿入室时神志清楚,心率86次/min,血压100/70mmHg,脉搏血氧饱和度98%。咪达唑仑1mg,芬太尼0.15mg,维库溴铵4mg,丙泊酚50mg静脉麻醉诱导后,顺利插入内径5.5mm的气管导管,生命体征平稳。其后给予5mg地塞米松静脉注射。给予地塞米松后,患儿心率明显加快,从100次/min快速上升到200次/min以上,并迅速转化为心室颤动。立即行胸外心脏按压,体外电击除颤,除颤成功,心脏恢复窦性心律。

【问题1】该患儿麻醉诱导、插管后发生心室颤动的原因有哪些?

【临床思路】

1. 该患儿术前没有心脏疾病,麻醉诱导用药在正常剂量范围,插管顺利,诱导插管过程中患儿生命体征正常,无缺氧发生,显然麻醉诱导插管不是导致患儿发生心室颤动的原因。

2. 在排除其他情况下,根据给地塞米松和心室颤动发生的时间关系,高度怀疑药物"地塞米松"是否正确。

3. 患儿的临床表现为"心率急速上升,并迅速转为心室颤动",与肾上腺素引起的强烈α和β受体激动相吻合。

【问题2】高度怀疑给药错误后如何处理?

【临床思路】

1. 在任何一个麻醉意外发生后,作为麻醉医师在对症处理争取抢救时间的同时,都需要寻找发生的原因,才能更好地治疗和预防意外事故的再次发生。

2. 进行溯源调查。首先检查给药的注射器,标签上写明:地塞米松5mg。然后寻找地塞米松空安瓿。未找到地塞米松空安瓿,却发现肾上腺素空安瓿。此时证明心室颤动前给入的药物不是地塞米松,而是肾上腺素。

3. 错用药品与临床表现相吻合。在本案例中能很好地解释错误入"肾上腺素"后,患儿心率迅速增快并诱发心室颤动。

4. 这是一例典型的抽错药物并使用的不良事件。地塞米松和肾上腺素外观相近,都是1ml的安瓿,其上为黑色小字,只有仔细观察安瓿上的药名才能区别,住院医师在抽取药时,未认真核查,误将肾上腺素当作地塞米松,从而造成这一严重不良事件。

5. 目前针对麻醉过程中用药错误的大规模研究仍然较少。但鉴于其后果的严重性,已引起全球麻醉医师的重视。越来越多的个案和小规模回顾性研究被报道。一个在四个国家的教学性医院中进行的研究发现,麻醉相关用药错误的发生率达16/9 199。其中以肾上腺素的错误使用引起的后果最为严重。

推荐阅读文献

［1］ Checklists save lives. Bull World Health Organ, 2008, 86 (7): 501-502.

［2］ HAYNES A B, WEISER T G, BERRY W R, et al. A surgical safety checklist to reduce morbidity and mortality in a global population. N Engl J Med, 2009, 360 (5): 491-499.

［3］ CORSO R, VACIRCA F, PATELLI C, et al. Use of "Time-Out" checklist in interventional radiology procedures as a tool to enhance patient safety. Radiol Med, 2014, 119 (11): 828-834.

［4］ 中华人民共和国卫生部. 强制性卫生行业标准-麻醉记录单: WS 329-2011.[2020-10-11]. https://www.docin.com/p-1417975205.html

［5］ 裴丽坚, 赵晶, 黄宇光. 便于交流利于监管——《麻醉记录单标准》解读. 中国卫生标准管理, 2011, 2 (4): 19-22.

［6］ NWASOR E O, SULE S T, MSHELIA D B. Audit of medication errors by anesthetists in North Western Nigeria. Niger J Clin Pract, 2014, 17 (2): 226-231.

［7］ AMOR M, BENSGHIR M, BELKHADIR Z, et al. Medication errors in anesthesia: A Moroccan university hospitals survey. Ann Fr Anesth Reanim, 2012, 31 (11): 863-869.

［8］ KEERS R N, WILLIAMS S D, COOKE J, et al. Impact of interventions designed to reduce medication administration errors in hospitals: a systematic review. Drug Saf, 2014, 37 (5): 317-332.

［9］ 中华人民共和国卫生部办公厅 . 关于印发《手术安全核查制度》的通知 : 卫办医政发〔2010〕41 号 .[2019-08-03]. http://www. nhc. gov. cn/wjw/gfxwj/201304/f95253fa25c14d339ed99ef75f5c2b17. shtml.

［10］ 麻醉药品和精神药品管理条例 : 国务院令第 422 号 .[2019-08-03]. http://www. gov. cn/gongbao/content/2005/content_80524. htm.

［11］ 罗朝志 , 黄焜 , 滕翼 . 麻醉学 . 北京 : 人民卫生出版社 , 2012.

（袁红斌）

第九章 麻醉门诊

Anesthesia Clinic

麻醉门诊,全称麻醉术前评估门诊(anesthesia preoperative evaluation clinic),是指由麻醉科医师及护士组成的临床门诊单元,诊治对象主要是拟行日间手术患者、门诊无痛诊疗患者、合并特殊疾病并拟行住院手术患者及拟行高危外科手术的患者等,主要诊疗内容为麻醉咨询、麻醉诊疗、麻醉手术风险评估、术前准备指导和术后随访等。麻醉门诊最早于 20 世纪 90 年代在美国率先实施,我国起步较晚,近年逐渐得到重视。特别是在 2018 年 8 月发布了《关于印发加强和完善麻醉医疗服务意见的通知》。卫生计生委医政医管局于 2017 年 12 月发布《国家卫生计生委办公厅关于医疗机构麻醉科门诊和护理单元设置管理工作的通知》,指出有条件的医疗机构均应设立麻醉科门诊,为有麻醉需求的患者提供住院前手术风险评估、麻醉风险评估、术前准备指导、麻醉预约和麻醉准备等服务,为实施麻醉后患者提供术后随访、恢复指导等服务。麻醉门诊在提高麻醉医疗服务质量,改善患者的围术期安全与术后转归,提高医疗资源使用效率与降低医疗费用等方面的作用已得到证实。

一、设立麻醉门诊的意义

20 世纪 80 年代开始,为解决医院床位紧张及减轻患者医疗费用负担,欧美各国的日间手术及当日入院手术模式迅猛发展。这给麻醉业务带来了巨大挑战,尤其在麻醉前访视、麻醉科医师病情评估和准备工作方面,麻醉科医师往往只能在麻醉开始前短暂有限的时间内接触患者,简单了解病情后即开始麻醉,这样做显然存在很大的不安全因素。为适应外科业务的变更,改变麻醉不安全现状,麻醉科业务进行了相应创新,"麻醉术前评估门诊"随之诞生。成立之初其主要对象是日间手术和入院当天手术的患者,经过了二十余年的逐步发展演变,麻醉门诊的形式发生了较大变化。目前,麻醉门诊在医疗发达国家已成为常规性医疗服务。近年来,设立麻醉门诊的重要意义逐渐被国内一些大型医院重视,并陆续开展这项工作。

1. 麻醉门诊在日间手术及当日入院手术中的作用　我国的日间手术开展较晚,全国范围内平均占择期手术比例为 20%~30%。随着日间手术的广泛开展,患者人群不断拓展,各类患者的基础健康状况也愈发复杂,而由于中国作为发展中国家,预防医疗相对薄弱,患者前来手术时各类合并疾病控制不理想的比例高,疾病治疗不规范、用药不规律或未遵医嘱停用相关药物等屡见不鲜。这些患者若未经病情优化处理即决定实施手术,不仅会导致手术推迟或临时取消,还可能给患者带来很大风险。因此,应建立有效的术前评估与就诊预约机制(图 9-1),而设立麻醉科门诊是对日间手术患者进行术前麻醉评估的理想模式。此外,麻醉门诊的良好运作也是实现当日入院手术这种现代医疗模式的前提条件。术前通过麻醉门诊全面搜集患者信息,对患者进行充分评估、给予术前指导,签署麻醉知情同意,之后再预约入院及手术。这不仅有助于改善患者基础疾病,完善麻醉前准备,使患者术前达到最理想状态,改善围术期转归;同时还有助于降低手术临时取消的发生率,使日间手术及当日入院手术流程更加顺畅。

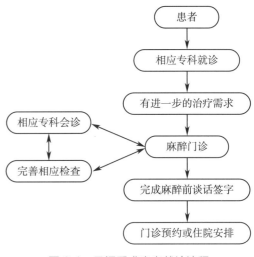

图 9-1　日间手术患者就诊流程

最终在保障患者安全的前提下,缩短住院时间,降低医疗费用,加速医院病床周转,使医疗资源的利用效益最大化。

2. 麻醉门诊在无痛诊疗中的作用 随着门诊人工流产、胃肠镜、纤维支气管镜、超声/放射介入治疗等的广泛开展,门诊进行无痛诊疗(包括无痛内镜、无痛人流、无痛超声/放射介入治疗、无痛纤维支气管镜、小儿影像学检查等)的麻醉需求不断增加。既往,门诊无痛麻醉前往往缺少对患者充分的术前评估与准备。然而,很多接受无痛诊疗的患者,不仅是患有多种合并疾病的高风险人群,同时又是高期待人群。特别是在我国目前医疗环境下,患者对无痛诊疗麻醉的风险普遍了解不足,使得门诊无痛诊疗麻醉的风险与纠纷居高不下。麻醉科门诊的开设在某种意义上把"急诊"变成了真正的"择期",充分体现了预见性医学模式,在降低门诊无痛诊疗麻醉的风险方面意义重大。拟行无痛诊疗的患者,可在预约前先去麻醉门诊接受术前评估与术前准备指导,签署麻醉知情同意书后再预约无痛诊疗时间,这样不仅大大降低门诊无痛诊疗麻醉的相关风险、改善患者转归,同时还可降低诊疗当日取消率,提高医疗资源的使用效率。

3. 麻醉门诊在麻醉学向围术期医学转变中的作用 随着临床医学领域对围术期生存和恢复质量,以及对患者远期生存质量的关注度增加,"围术期医学"的建立与发展已成为广大医学界的共识。麻醉学科也正逐渐向围术期医学转变,并在推动快速康复体系、围术期医疗安全体系的施行中发挥着举足轻重的作用。麻醉学向围术期医学的转变给麻醉科医师提出了更高的要求,除了专业知识范围需要进一步拓展外,更需要麻醉科医师走出手术室,利用更多的时间积极参与患者的围术期管理。开设麻醉门诊,是麻醉科医师走出手术室,实现对择期手术患者进行围术期管理的重要途径。在麻醉门诊,麻醉科医师有相对充裕的时间与患者进行沟通,不仅可对患者进行充分的术前准备,给予解答疑惑的机会,还可对其进行术后指导,从而显著提高整体医疗质量,改善长期转归与预后。

此外,在当前国内医疗资源分布不均的大背景下,麻醉门诊在缩短大医院患者住院时间、降低医疗费用、降低当日入院手术取消率、提高医疗资源使用效率等方面也发挥了巨大作用。

二、麻醉门诊的服务对象

原则上拟行日间手术、当日入院手术、门诊无痛诊疗、有重要脏器合并疾病的住院手术患者或拟行高危外科手术的患者,以及有麻醉需求的其他患者均可到麻醉门诊进行风险评估、术前准备、优化治疗,以及术后随访和恢复指导。日间手术与门诊无痛诊疗患者的麻醉前评估与准备是目前麻醉门诊的主要服务对象。

具体服务对象概括如下:

1. 拟行日间手术的患者进行麻醉前风险评估、术前准备指导、麻醉预约和麻醉准备。

2. 拟行无痛内镜、无痛人流、无痛超声/放射介入治疗、无痛纤维支气管镜、小儿影像学检查等无痛诊疗的患者进行风险评估、术前准备指导、麻醉预约和麻醉准备。

3. 拟收住入院行手术治疗并有心、肺、脑等重要器官相应合并症的患者,或拟行高危外科手术的患者,进行住院前麻醉手术风险评估、术前准备指导、术前优化治疗等。

4. 需要麻醉科会诊的住院患者,若能自行活动,可携带病历并由所在科室护理人员陪同前往麻醉门诊完成会诊。

5. 术后患者的随访、指导。

6. 需咨询麻醉相关问题的所有其他门诊及住院患者。

未来随着围术期医学的发展,麻醉门诊的服务对象将可能涉及有麻醉和急性镇痛需求的所有患者。

三、麻醉门诊的业务范畴

麻醉门诊应隶属于门诊部或入院前检查中心,人员方面应至少配备1位主治医师,以及1位负责协助医师进行术前评估、准备、教育及资料管理的护士。设施方面,有条件时应配备具有可共享医院信息系统(HIS)、检验信息系统(LIS)、医学影像存档与传输系统(PACS)的计算机和打印机,以便于麻醉医师、护士查询患者既往住院情况、历次检查结果及开具新的检查单和医嘱单;同时需配备无创血压计、脉搏氧饱和度仪、血糖仪、身高体重秤等简易评估设备。

麻醉门诊的业务范畴包括为拟住院实施手术的患者、日间手术患者、门诊无痛诊疗患者及其他有麻醉需求的患者进行住院或手术前的麻醉/手术风险评估、术前准备指导、优化全身情况\麻醉预约等;为实施麻醉后的患者提供术后随访、术后镇痛指导与恢复指导等。

1. 麻醉/手术风险评估 就诊于麻醉门诊的患者,应首先由麻醉科住院医师或护士根据病史、体格检查、实验室检查资料及手术类型对患者进行初步评估,并填写麻醉前评估表。然后,由高年资麻醉科医师对所获得的病历信息加以分析,确定患者有无并存疾病及疾病状态,并明确术前是否需要进一步诊断或治疗;确定需应用特殊麻醉方法或易于发生麻醉、手术后并发症的患者(如困难气道、恶性高热易感人群),以便采取相应措施预防并发症的发生。

一般来讲,ASA Ⅰ~Ⅱ级患者对麻醉手术的耐受力良好,麻醉经过平稳;Ⅲ级患者接受麻醉手术存在一定危险,麻醉前需尽可能做好充分准备,对麻醉中和麻醉后可能发生的并发症采取有效措施,积极预防;Ⅳ~Ⅴ级患者麻醉手术的危险性极大,更需要充分细致的麻醉前准备。在进行麻醉门诊评估时,不要孤立地看待患者的ASA分级,还应综合手术的类型、麻醉技术等因素综合考虑。

2. 指导术前准备,优化全身情况 术前准备的目的是降低围术期风险,改善患者转归。对于无明显并存疾病的手术患者,应指导其通过药物或非药物(如告知手术过程、听音乐等)的方法减少焦虑;指导使用麻醉术前用药,包括抗焦虑药、镇痛药、预防恶心呕吐药和抑制胃酸药物等,以解除患者焦虑、镇痛、预防术后恶心呕吐和吸入性肺炎等;进行术前禁食指导,鼓励患者于麻醉诱导前2h摄入适当的清饮料,于全身麻醉诱导前6h允许摄入易消化的"清淡饮食";向患者阐明手术麻醉后注意事项;根据病情的需要,选择性地增加或补充术前检查项目,以完善术前检查。

对于合并可能会导致围术期不良事件的并存疾病的患者,如高血压、糖尿病、肥胖症、阻塞性睡眠呼吸暂停综合征、哮喘、急性呼吸道感染及胃肠道反流性疾病等,以及长期药物治疗的患者,应予以更充分的检查和评估,并进行相应的指导和治疗,决定是否继续用药或停止使用;必要时请其他相关科室会诊治疗,使患者术前达到最优状态。

3. 选择适宜的麻醉方法与签署麻醉知情同意书 患者本人及家属来麻醉门诊后,麻醉科医师可询问相关病史及既往病史,并做一些必要的查体,如牙齿情况、张口度、颈部活动度、心肺检查和腰椎检查等,根据病情及手术要求拟定麻醉预案,向患者介绍可选的麻醉方法,各种麻醉方法的操作过程和利弊,包括全身麻醉、区域阻滞麻醉及监测下麻醉等,在不违背麻醉原则的基础上尽量满足患者的麻醉要求,确定麻醉方案。

麻醉科医师拟定麻醉预案后,还需根据患者病情特点和麻醉方式,向患者和家属介绍麻醉风险、防范措施、替代方案及需患者配合的注意事项,最后让患者签署麻醉知情同意书。需要术后镇痛的患者同时签署术后镇痛同意书。

患者签署麻醉知情同意书后即可安排预约住院、手术或无痛诊疗。

4. 术后随访与恢复指导 对于有术后随访需求的患者,应结合既往史、体格检查和实验室检查资料,根据本次麻醉和手术的具体情况,评估其术后恢复情况;对术后常见的恶心、呕吐等并发症及术后疼痛等问题,予以指导和治疗;并提供其他麻醉相关咨询与术后恢复指导。

总之,麻醉门诊的设立不仅是日间手术与门诊无痛诊疗的客观需要,更是当前麻醉学转向围术期医学,麻醉科医师走出手术室,扩大麻醉科服务范围,将麻醉服务贯穿术前评估、术中维持和术后恢复全过程的重要举措。麻醉门诊的设立,将成为麻醉科医师与患者间交换信息的高效平台,会让围术期的麻醉服务更科学、规范和完善,从而最大限度地提高麻醉医疗服务治疗,改善患者的围术期安全与术后转归,提高医疗资源使用效率与降低医疗费用。虽然现阶段麻醉门诊在国内尚未普及,但作为缓解我国医疗资源不足、提升麻醉医疗服务质量的重要措施之一,应进行积极尝试。

案例 冠状动脉搭桥术患者术前在麻醉门诊的诊疗过程

【病历摘要】

首次门诊记录

患者男,39岁。因"反复胸闷、胸痛3年,加重1年"就诊入院。3年前患者开始出现心前区疼痛,可自行缓解,当时未行特殊治疗;于1年前,上述症状加重,并出现轻微活动后呼吸困难,于2个月前在当地医院住院治疗,可疑为冠心病,给予药物治疗(具体不详)后病情稍缓解,为进一步治疗入院就诊。查体:脉搏80

次/min,呼吸20次/min,血压128/81mmHg,心肺未见异常。辅助检查:空腹血糖10.74mmol/L,餐后血糖12.51mmol/L。2周前行冠状动脉造影示:左冠状动脉前降支重度狭窄,回旋支完全闭塞;右冠状动脉中至重度狭窄。既往高血压、糖尿病史近十年,否认肝炎、结核或其他传染病史,否认过敏史,否认手术史。近1周感冒,咳嗽,咳少量黄色黏痰。诊断:冠状动脉粥样硬化心脏病,稳定型心绞痛,窦性心律,心功能Ⅲ级;2型糖尿病;高血压3级;上呼吸道感染。现服用药物:阿司匹林、地高辛、美托洛尔、培哚普利、辛伐他汀、二甲双胍。拟择日行"全身麻醉体外循环下冠状动脉旁路移植术",遂至麻醉门诊进行会诊评估。

【问题1】如何对该患者进行术前评估?

【临床思路】

1. 详细询问病史(重在评估冠心病患者的心脏功能)

(1)患者心绞痛发作的特点(发作性质、发作部位、时限、诱发因素与硝酸甘油的效应)、稳定性、严重程度,以及冠心病的治疗情况。

(2)伴发疾病(高血压、糖尿病、脑血管疾病与肺部疾病等)的控制与用药情况。

(3)患者的活动耐量。

2. 体格检查 重点检查心脏和肺脏。

3. 回顾辅助检查结果 冠状动脉造影、心电图等。

询问病史了解到,该患者3年前开始出现心前区疼痛,常在饱食或活动后出现,呈压榨样疼痛,伴有胸闷,每次持续20s至1min,无恶心、呕吐,无咳嗽、咯血,无气促、呼吸困难,休息后可自行缓解,当时未行特殊治疗;于1年前,患者上述症状加重,胸痛持续1min到数分钟,伴有气急、呼吸困难,于休息后缓解;患者诉胸闷、胸痛无明显好转趋势,故于2个月前于当地医院住院治疗,疑为冠心病,给予药物治疗(具体不详)后病情稍缓解。2周前到我院心内科就诊,诊断为"冠心病,稳定型心绞痛,窦性心律,心功能Ⅲ级;2型糖尿病;高血压3级"。近期日常活动受限,活动耐力较差,可平路行走1 000~2 000m及上一层楼梯。高血压、糖尿病病史近十年,服用阿司匹林、地高辛、美托洛尔、培哚普利、辛伐他汀、二甲双胍,平素血压控制较好,血糖控制欠佳(空腹血糖7~11mmol/L),否认肺部疾病史,但近1周感冒,咳嗽,咳少量黄色黏痰。否认其他病史。查体:体温36℃,脉搏80次/min,呼吸20次/min,血压128/81mmHg。心界正常,心律齐,各瓣膜区未闻及杂音,双肺叩诊呈清音,听诊双肺呼吸音稍粗,未闻及干湿啰音及胸膜摩擦音。近期辅助检查结果:冠状动脉造影示"左冠状动脉,左主干未见明显异常;前降支近中段弥漫性病变,近段最重狭窄约95%,中段最重狭窄约70%,远段未见明显异常;第一对角支开口及近段最重狭窄约90%,远段未见明显异常;回旋支近段最重狭窄约50%,近段以远已完全闭塞;右冠状动脉,近段最重狭窄20%,中段狭窄70%,远段狭窄40%,可见右向左侧支循环形成。提示:①左冠状动脉前降支重度狭窄,回旋支完全闭塞;②右冠状动脉中至重度狭窄。心电图提示(图9-2):窦性心律;ST-T改变;$V_{1~4}$呈QS型;V_5异常q波。血常规:红细胞$6.2×10^{12}$/L,血小板$80×10^9$/L,白细胞$9.81×10^9$/L;心肌标志物:BNP 1 283pg/ml,肌钙蛋白T 247.9ng/L;C反应蛋白8.39mg/L;糖化血红蛋白10.2%,空腹血糖10.74mmol/L。

初步评估该患者存在重度系统性疾病,心功能Ⅲ级,2型糖尿病血糖控制不佳,呼吸系统存在急性上呼吸道感染,呼吸功能尚可,患者ASA分级为Ⅲ级,围术期死亡率为1.82%~4.30%,麻醉风险较大,麻醉前需进行充分准备。

【问题2】术前还需完成哪些检查?

【临床思路】

除了全身器官系统的常规检查外,还需特别重视该患者的心、肺功能与血糖情况,应完成如下检查:胸片或肺部CT;超声心动图;肝、肾功能,电解质;凝血功能;复查血糖。

【问题3】患者存在上呼吸道感染,完善胸片提示双肺纹理增粗,择期手术应该推迟吗?

【临床思路】呼吸道感染后气道反应性增加将持续2~8周,进行气管内插管全身麻醉时,其呼吸系统并发症的风险大大增加,除非急症,否则手术应延缓,至少推迟至感染治愈1周后再行择期手术。

【问题4】该患者是否应请内分泌科会诊协助术前血糖管理?

【临床思路】该患者为冠心病合并2型糖尿病,平素血糖控制不满意,围术期风险显著增加,宜请内分泌科会诊协助术前血糖管理,使其术前血糖控制在<10mmol/L。

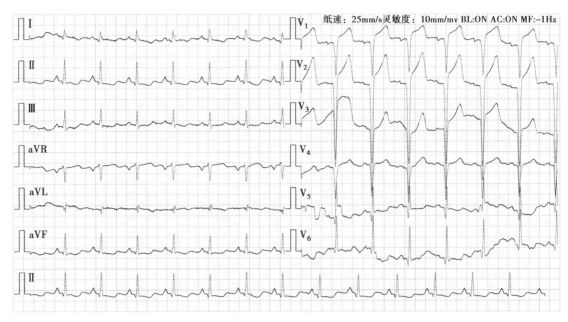

图 9-2 心电图结果

知识点

缺血性心脏病患者围术期血糖管理原则

缺血性心脏病患者围术期血糖应控制在<10mmol/L,并注意避免低血糖发作。在血管和其他非心脏手术中,高血糖与心肌缺血事件的风险增加相关,但低血糖也有危害。目前不主张严格血糖管理(4.5~6.0mmol/L),基于危重患者的研究显示,与较宽松的血糖管理(<10mmol/L)相比,严格控制血糖(4.5~6.0mmol/L)与更多的低血糖事件和更高的死亡率相关。

【问题5】患者术前需要停用地高辛吗?

【临床思路】为防止体外循环后发生洋地黄中毒,术前通常需停药一个半衰期(地高辛1.5~1.7d,洋地黄毒苷5~7d)。洋地黄药物很容易发生中毒反应,尤其是体外循环后有酸碱失衡和电解质异常,要注意避免低钾、高钙等造成洋地黄中毒的高危因素。

【问题6】术前需要停用β受体阻滞药(美托洛尔)吗? 为什么?

【临床思路】β受体阻滞药不仅术前不能停用,而且围术期还要持续应用。不稳定型心绞痛患者突然停药可能会使症状加重,甚至发生急性心肌梗死。没有必要因为担心心动过缓、低血压及停机困难,而在术前减少β受体阻滞药的用量。大量研究证实β受体阻滞药能够改善心肌梗死后心力衰竭的患者、肥厚型心肌病及原发性扩张型心肌病患者的心脏功能,提高活动能力和延长生存期限,对心脏舒张功能障碍、继发性高血压的患者也有益处。

【问题7】该患者降压药术前需要停用吗?

【临床思路】血管紧张素转化酶抑制药(angiotensin-converting enzyme inhibitor,ACEI)和血管紧张素受体阻滞药(angiotensin receptor blocker,ARB)以往在围术期常持续使用,尤其是合并心力衰竭的患者。但近年研究显示,ACEI与ARB可能会引起围术期低血压,因此建议术前24h,或者至少手术当天暂停给药。

患者经内分泌科协助控制血糖2周后再次看诊,呼吸道感染已完全缓解,无咳嗽、咳痰;经内分泌科调整用药与饮食,近日空腹血糖6~8mmol/L,餐后血糖8~11mmol/L,血压稳定于120~140/80~90mmHg,活动耐力与心绞痛发作情况较前无明显差异。查体:脉搏80次/min,血压125/80mmHg。心肺查体未见异常。完善超声心动图结果:左心增大,左心室70mm,左心房49mm;室间隔增厚;左心室壁整体运动不协调;左心室收缩功能测值减低,EF 33%。肝肾功能、电解质与血糖均正常。

【问题 8】患者是否可以预约手术？预约手术前还需完成哪些流程？

【临床思路】患者经过前述评估、治疗后，全身情况得到改善，已处于最优化状态，可以预约手术；预约手术前尚需告知患者拟采取的麻醉方法（依病情和手术需要，该患者需采用气管插管全身麻醉）、告知麻醉相关风险，并签署麻醉知情同意书；此外还需指导患者做好具体的麻醉前准备工作，包括指导其通过药物或非药物（如告知手术过程、听音乐等）的方法减少焦虑，酌情使用抗焦虑药；指导患者术前禁食，鼓励患者于麻醉诱导前 2h 摄入适当的清饮料；并向患者阐明手术麻醉后注意事项。

推荐阅读文献

［1］ EMANUEL A, MACPHERSEON R. The anaesthetic pre-admission clinic is effective in minimising surgical cancellation rates. Anaesth Intensive Care, 2013, 41 (1): 90-94.

［2］ 邓小明，姚尚龙，于布为，等. 现代麻醉学. 4 版. 北京：人民卫生出版社, 2014.

［3］ YEN C, TSAI M, MACARIO A. Preoperative evaluation clinics. Curr Opin Anaesthesiol, 2010, 23 (2): 167-172.

［4］ STEPHENS P. Pre-anaesthesia assessment clinics. Anaesthesia, 2001, 56 (1): 84.

［5］ 宋琳琳. 新加坡中央医院麻醉前评估门诊实施概况. 临床麻醉学杂志, 2010, 26 (4): 366-367.

［6］ 米勒. 米勒麻醉学：第 8 版. 邓小明，曾因明，黄宇光，译. 北京：北京大学医学出版社, 2017.

［7］ POLLARD J B, ZBORAY A L, MAZZE RI. Economic benefits attributed to opening apreoperative evaluation clinic for outpatients. Anesth Analg, 1996, 83 (2): 407-410.

［8］ HAWES R H, ANDRZEJOWSKI J C, GOODHART I M, et al. An evaluation of factors influencing the assessment time in a nurse practitioner-led anaesthetic pre-operative assessment clinic. Anaesthesia, 2016, 71 (3): 273-279.

［9］ O'CONNOR D B, COTTER M, TREACY O, et al. An anaesthetic pre-operative assessment clinic reduces pre-operative inpatient stay in patients requiring major vascular surgery. Ir J Med Sci, 2011, 180 (3): 649-653.

（左云霞　姜春玲）

第二篇
麻醉常用技术

第十章　围术期呼吸监测

Perioperative Respiratory Monitoring

一、肺功能的监测

（一）通气功能的监测

1. 静态肺容量和动态肺容量

（1）潮气量（tidal volume，V_T）

（2）补吸气量（inspiratory reserve volume，IRV）

（3）补呼气量（expiratory reserve volume，ERV）

（4）功能残气量（functional residual capacity，FRC）

（5）每分通气量（minute ventilation，VE）

（6）肺泡通气量（alveolar ventilation，VA）

（7）无效腔量/潮气量（V_D/V_T）

（8）最大通气量（maximum voluntary ventilation，MVV）

（9）用力肺活量（forced vital capacity，FVC）和用力呼气量（forced expiratory volume，FEV）

（10）最大呼气中期流量（maximal mid-expiratory flow，MMEF）

2. 小气道功能的监测

（1）闭合气量（closing volume，CV）

（2）闭合容量（closing capacity，CC）

（3）最大呼气流量-容积曲线

（4）动态肺顺应性的频率依赖性（frequency dependence of dynamic compliance，FDC）

3. 二氧化碳的监测

（1）动脉血二氧化碳分压（$PaCO_2$）：正常值为 35~45mmHg。

（2）经皮二氧化碳分压（$PtcCO_2$）：$PtcCO_2$ 一般较 $PaCO_2$ 高 5~20mmHg。

（3）呼气末二氧化碳分压（end-tidal PCO_2，$P_{ET}CO_2$）和 CO_2 波形图。

（二）换气功能的监测

1. 氧交换功能

（1）吸入氧浓度（FiO_2）

（2）动脉血氧分压（PaO_2）

（3）氧合指数（PaO_2/FiO_2）

（4）动脉血氧含量（CaO_2）

（5）氧摄取率（oxygen extraction ration，O_2ER）

（6）脉搏血氧饱和度（pulse oxygen saturation，SpO_2）

（7）混合静脉血氧饱和度（mixed venous saturation of oxygen，SvO_2）

（8）肺泡-动脉血氧分压差 $\left[P_{(A-a)}O_2 \right]$

（9）P_{50}

2. 肺内分流率（Qs/Qt）

3. 氧供与氧耗

(1) 氧供 (oxygen delivery, $\dot{D}O_2$)

(2) 氧耗 (oxygen consumption, oxygen uptake, $\dot{V}O_2$)

二、呼吸运动监测

（一）呼吸运动的一般监测

包括呼吸频率、幅度、节律、模式等。

（二）呼吸肌功能监测

1. 最大吸气压

2. 最大呼气压

（三）呼吸力学监测

1. 气道压力

2. 气道阻力 (airway resistance, Raw)　Raw 正常值为 $1{\sim}3cmH_2O/(L{\cdot}s)$。

3. 肺顺应性 (lung compliance, CL)

4. 压力 - 容量环 (P-V 环)

5. 流速 - 容量环 (F-V 环)

6. 呼吸功 (work of breathing, WOB)

案例　围术期呼吸监测

【病历摘要】

患者男，58 岁，70kg。因车祸致多发伤急诊入院。初步诊断：多发伤，颈椎过伸伤伴不全瘫，第四至五颈椎脱位，双侧肋骨多发骨折，右胫腓骨开放性骨折。拟行颈前路切开复位内固定术。患者既往吸烟史 20 年，每日 40 支，曾有支气管哮喘病史，近 1 年未发作。患者意识清，呼吸困难，烦躁不安。

【问题 1】作为负责此急诊手术的值班住院医师，术前访视患者时如何评估呼吸功能？

【临床思路】

患者既往有吸烟史、哮喘病史，术前访视患者时应详细询问相关病史，包括咳嗽咳痰、痰量及颜色，近期有无哮喘发作及发作诱因和药物治疗效果，是否有活动后气促等。可床边行吹气试验（让患者在尽量深吸气后做最大呼气。若呼气时间小于 3s，提示肺活量 (vital capacity, VC) 基本正常；若超过 5s，表示有阻塞性通气功能障碍），判断患者是否存在阻塞性通气障碍。

患者颈椎过伸伤伴不全瘫，第四至五颈椎脱位，右侧血气胸，访视患者时应观察患者的呼吸幅度、频率、节律，颈椎过伸伤伴不全瘫患者可因肋间内、外肌群无力而出现胸廓运动减弱，腹式呼吸明显，同时伴咳嗽无力，吹火柴试验可为阳性（患者安静后，嘱其深吸气，然后张口快速呼气，能将 15cm 远的火柴吹熄者，提示肺储备功能良好，否则储备低下）。同时患者伴有多发肋骨骨折，应当注意患者是否存在反常呼吸，胸廓起伏与呼吸动作不协调。观察患者的口唇、耳垂和指端颜色，判断患者是否出现低氧血症。听诊双肺是否呼吸音减弱，是否有痰鸣音、哮鸣音，结合胸片判断双肺是否存在血/气胸，以及双肺是否存在不张，肺叶压缩程度。有条件的病房，可测量脉搏氧饱和度，通过脉搏氧饱和度反映患者的氧合功能。

【问题 2】患者长期吸烟，患有慢性支气管炎或者哮喘病史，这类患者若行择期手术，术前还应该做哪些通气功能检查？

【临床思路】

常用的通气功能检查包括：潮气量、每分通气量、肺泡通气量、最大通气量、通气储量百分比、无效腔量/潮气量、用力肺活量、用力呼气量及最大呼气中流量。正常自主呼吸时潮气量为 8~12ml/kg。每分通气量 (minute ventilation, VE) 指在静息状态下每分钟吸入或呼出气体的总量，等于潮气量与呼吸频率的乘积。肺容量和肺活量指标之间的相互关系见图 10-1。

最大通气量 (maximum voluntary ventilation, MVV) 指尽力做深快呼吸时，每分钟所能吸入或呼出的最大气量。正常值：成年男性约 104L，成年女性约 82L。

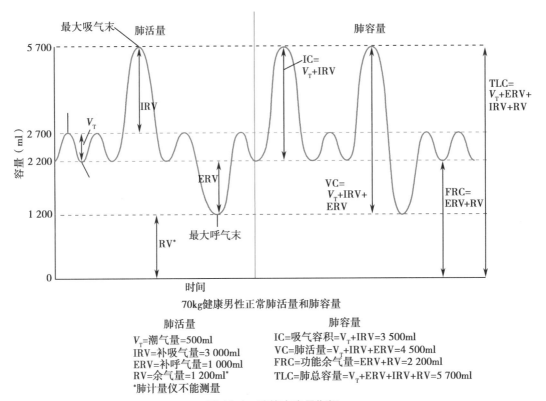

70kg健康男性正常肺活量和肺容量

肺活量	肺容量
V_T=潮气量=500ml	IC=吸气容积=V_T+IRV=3 500ml
IRV=补吸气量=3 000ml	VC=肺活量=V_T+IRV+ERV=4 500ml
ERV=补呼气量=1 000ml	FRC=功能余气量=ERV+RV=2 200ml
RV=余气量=1 200ml*	TLC=肺总容量=V_T+ERV+IRV+RV=5 700ml
*肺计量仪不能测量	

图 10-1 肺静态容量指标

通气储量百分比 =(最大通气量 − 每分通气量)/ 最大通气量 ×100%,临床上常以通气储量百分比表示通气功能的储备能力。

用力肺活量(forced vital capacity,FVC)指最大吸气后,尽快呼气所能呼出的最大气量。用力呼气量(forced expiratory volume,FEV)是根据 FVC 计算出单位时间内所呼出的气量及占用力肺活量的百分比,如 1s、2s、3s 的用力呼气量以 FEV_1、FEV_2、FEV_3 表示,以 FEV_1 最有意义。FEV_1、FEV_2、FEV_3 百分比分别为 83%、96%、99%。正常人 FEV_1/FVC(%)一般大于 80%,主要用于判断较大气道是否有阻塞。

最大呼气中期流量(maximal mid-expiratory flow,MMEF)将用力呼气中段曲线起、止点间分成四等份,计算中间两等份(25%~75%)的平均流量。正常值:成年男性约 3.36L/s,成年女性约 2.38L/s,或以实测值占预计值百分比表示,大于 75% 者为正常。MMEF 较 MVV 或 FEV 更为敏感,对评估阻塞性通气障碍有一定价值。

肺功能检测用于估计手术后肺功能不全的高危指标及其危险阈值,见表 10-1。

表 10-1 估计手术后并发肺功能不全的高危指标

肺功能检测项目	正常值	高危值
肺活量 /L	2.44~3.47	<1.0
第 1 秒用力呼气容积 /L	2.83	<0.5
最大呼气流速 /(L·min⁻¹)	336~288	<100
最大通气量 /(L·min⁻¹)	82.5~104	<5.0
动脉血氧分压 /mmHg	75~100	<55
动脉血二氧化碳分压 /mmHg	35~45	>45

呼吸功能检查与麻醉风险评估见表 10-2。

表 10-2　呼吸功能检查与麻醉风险评估

呼吸功能 损害程度	最大通气量占预测值 百分比 /%	残气量占肺总量 百分比 /%	时间肺活量 1 秒率 （FEV$_1$/FVC）/%	麻醉危险性
正常	≥ 75	≤ 35	≥ 70	
轻度	60~74	36~50	55~69	轻度
中度	45~59	51~65	40~54	中度
重度	30~44	66~80	25~39	重度
极度损害	≤ 29	>80	≤ 24	极度

【问题 3】该患者麻醉诱导期间应行哪些呼吸监测？

【临床思路】

该患者术前右侧血气胸，咯血，呼吸困难，通常已伴有低氧血症，麻醉诱导期间应监测脉搏氧饱和度，保证氧供，及时发现并处理低氧血症，避免术前即存在的低氧血症进一步加重。针对气胸患者，尤其是闭合性气胸患者，在麻醉诱导前应行胸腔穿刺引流，以免正压通气时进一步加重肺不张，引起严重的缺氧，甚至心搏骤停。

麻醉诱导期间还应监测气道压力，气道压力增高常常见于上呼吸道梗阻（舌后坠、分泌物、呕吐物、喉痉挛等）、下呼吸道梗阻（支气管痉挛、痰液堵塞等）等原因。如果患者诱导期间出现气道压力增加，应针对以上原因寻找并处理。

麻醉诱导期间还可以监测呼气末二氧化碳分压（end-tidal PCO$_2$，P$_{ET}$CO$_2$），根据 P$_{ET}$CO$_2$ 合理调整通气参数。

【问题 4】哪种监测可以判断气管插管是否成功？术中 CO$_2$ 波形图波幅升高，基线也同时升高，可能存在哪些问题？

【临床思路】

传统方法是采取胸部听诊，听诊患者双肺呼吸音，并观察无上腹胃部逐渐膨隆以确定导管置入成功。现在观点认为，连续出现三个以上呼气末二氧化碳（ETCO$_2$）波形是判断气管插管是否成功的金标准。尤其是该病例，存在血气胸，双肺呼吸音可能明显不一致。术中 CO$_2$ 波形图波幅升高，基线也同时升高，这种情况多见于 CO$_2$ 重复吸入，最常见的原因就是二氧化碳吸收剂（钠石灰）失效，其他原因包括麻醉机呼气活瓣失灵、无效腔量增加等。

知识点

呼气末二氧化碳分压（P$_{ET}$CO$_2$）和 CO$_2$ 波形图（capnography）

PaCO$_2$ 是衡量肺泡有效通气量的最佳指标，临床上常用肺泡 CO$_2$ 分压（P$_A$CO$_2$）代替 PaCO$_2$；而呼吸末的 CO$_2$ 浓度与肺泡 CO$_2$ 浓度很接近，因此 P$_{ET}$CO$_2$ 可反映 PaCO$_2$，一般较 PaCO$_2$ 低 3~5mmHg。可应用红外线分析仪或质谱仪以主气流或旁气流形式连续测定 P$_{ET}$CO$_2$，并同步绘制出 CO$_2$ 波形图。

分析 CO$_2$ 波形图应从以下 5 个特征方面进行（图 10-2）：

1. 波形高度　代表肺泡气 CO$_2$ 浓度，即 P$_{ET}$CO$_2$。
2. 基线　代表吸入气 CO$_2$ 浓度，正常应为零。
3. 形态　只有出现正常形态的图像时，特别是肺泡气平台出现时，P$_{ET}$CO$_2$ 才能代表 PaCO$_2$。
4. 频率　反映自主呼吸或机械通气的频率。
5. 节律　反映患者呼吸中枢或通气机的工作状态。

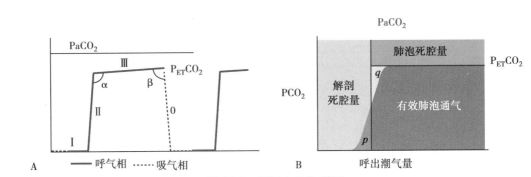

图 10-2　呼气末 CO_2 波形

Ⅰ为吸气末,呼气开始阶段;Ⅱ为呼气上升支,反映了解剖死腔量;Ⅲ为肺泡平台期;0为吸气下降支,开始又一次吸气循环。α角通常为 $100° \sim 110°$,反映了肺通气/血流比值;β角增大多伴有重复呼吸,通常伴有基线抬高。

知识点

CO_2 波形图异常常见原因

1. 波幅增高

(1)在波形不变的情况下,波幅逐渐升高可能与每分通气量不足、CO_2 产量增加(如恶性高热、甲亢危象等)或 CO_2 气腹时 CO_2 吸收增加有关(图 10-3)。

(2)如同时伴有基线抬高提示有 CO_2 重复吸入,见于呼吸环路中活瓣失灵、CO_2 吸收剂耗竭、无效腔量增加等(图 10-3)。

(3)波幅突然增高可能由于静脉注射碳酸氢钠或松解肢体止血带引起。

2. 波幅降低

(1)突然降低为零,可见于呼吸环路断开、气管导管脱出或采样管阻塞等。

(2)波幅呈指数形式降低,见于短时间内循环血容量快速减少致血压下降、肺栓塞及心搏骤停等。

(3)突然降低但不为零,可能是气管导管扭折、回路部分脱连接等所致。

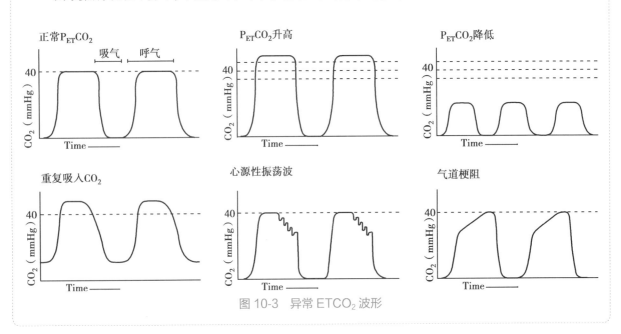

图 10-3　异常 ETCO2 波形

知识点

PaCO₂异常常见原因

1. $PaCO_2 > 45mmHg$　常见于：

(1)CO_2生成增加。

(2)中枢性或外周性呼吸抑制导致肺泡通气不足。

(3)手术需要行CO_2气腹导致腹内压增加和膈肌上移，使呼吸受限。CO_2吸收入血也可使$PaCO_2$增高。

(4)机械通气时也可由于通气量设置过低、无效腔量过大或钠石灰失效、呼出活瓣失灵导致重复吸入使$PaCO_2$增高。

(5)CO_2弥散功能排出障碍，如肺不张导致的弥散面积减少或肺有效灌注不足，肺栓塞导致的通气/血流比值明显异常，甚至急性呼吸窘迫综合征(acute respiratory distress syndrome，ARDS)中晚期由于肺纤维化导致CO_2弥散功能下降所致。

2. $PaCO_2 < 35mmHg$　常见于：过度通气或低体温，机体代谢率降低，CO_2生成减少。

【问题5】患者入手术室拟行颈前路切开复位内固定术。术中患者出现气道压和$ETCO_2$逐步升高，SpO_2逐步下降。此时应考虑什么问题？需行哪些检查进一步明确？

【临床思路】

根据患者病史，术中气道压和$ETCO_2$逐步升高，SpO_2下降，可能是肺有效弥散面积明显减少，结合此例多发伤患者原有血气胸，极有可能发生严重肺不张。但此患者在麻醉诱导前已经行胸腔引流，此时需要排除胸管堵塞导致的胸内压增高，从而引起的肺不张。血气胸导致的严重肺不张在B超或胸部X线检查即可发现，现在也可通过胸部电阻抗成像系统观察肺叶是否对称性膨胀(图10-4)。

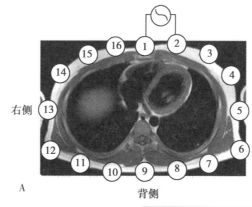

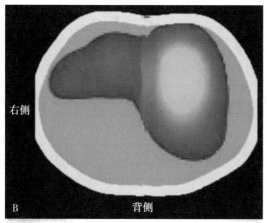
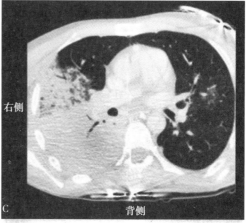

图10-4　电阻抗肺成像技术

A. 电阻抗电极在胸部的位置；B. 电阻抗成像技术所显示的肺叶图像；C. 与分图B相对应的肺叶CT成像。

【问题6】该患者有支气管哮喘病史,术中可以通过哪些监测及时发现哮喘发作?

【临床思路】

哮喘发作后,出现小气道痉挛,导致气道阻力增加、肺顺应性下降、呼吸做功增加。因此,术中监测气道阻力、气道压力、肺顺应性、压力-容量环(P-V环)及呼吸功均可以早期发现哮喘发作。

监测肺顺应性的意义:评价肺组织的弹性;检测小气道疾病;指导机械通气模式的调整和呼气末正压通气(PEEP)的应用。

知识点

P-V环

P-V环是指受试者在平静呼吸或接受机械通气时,用肺功能测定仪描绘的一次呼吸周期潮气量与相应气道压力(或气管隆突压力、胸腔内压、食管内压)相互关系的曲线环(图10-5)。因其表示呼吸肌运动产生的力以克服肺弹性阻力(肺顺应性)和非弹性阻力(气道阻力和组织黏性)而使肺泡膨胀的压力-容量关系,故也称为肺顺应性环。P-V环反映呼吸肌克服阻力维持通气量所做的功(呼吸功)。P-V环吸气支具有低位和高位折点。低位折点是P-V环吸气支的低肺容积处出现的一个转折点,表示肺泡开始开放时对应的压力和容积。高位折点是P-V环吸气支在接近肺总容积时出现的转折点,提示部分肺泡和(或)胸壁过度膨胀。监测压力-容量环(P-V环)的意义:①根据P-V环的形状对某些疾病状态作出判断。②目前认为最佳PEEP为高于低位折点2~3cmH$_2$O。P-V环吸气支高位折点对应的容积可作为潮气量大小的高限。③利用P-V环可以计算呼吸功。

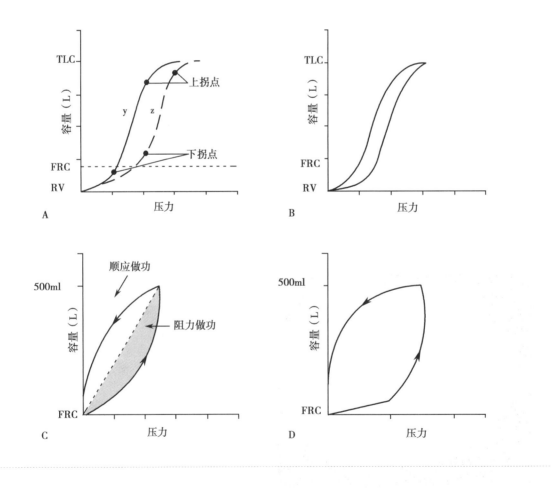

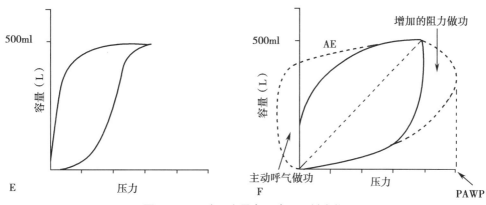

图 10-5 压力 - 容量(P-V)环及其变化

A. 静态 P-V 曲线(y 和 z),曲线上分别标注了上、下拐点,超过或低于这些拐点,顺应性($\Delta V / \Delta P$)降低。下拐点代表肺泡气道关闭时的肺容量(闭合气量),上拐点代表肺开始过度膨胀。在 y 曲线上,下拐点低于功能余气量(FRC),没有气道闭合。曲线 z 的下拐点高于 FRC,除非通过增加呼气末正压通气(PEEP)提高 FRC,否则气道即将闭合。B. 代表了不考虑气道阻力时,肺通气时从残气量(RV)到肺总量(TLC)的动态过程。吸气或呼气的肺容量在相同压力下并不一样,这种现象称为迟滞性,部分是由于气道阻力所致。C. 正常情况下肺的 P-V 动态曲线,没有上、下拐点说明没有气道闭合或过度膨胀。阴影部分代表了克服呼吸系统顺应性(垂直部分)和阻力所做的功(水平部分)。D. 带有下拐点的动态 P-V 曲线说明 PEEP 不够。E. 带上拐点的动态 P-V 曲线说明过度膨胀(鸟嘴状)。F. 气道阻力增加对 P-V 曲线的影响。气道阻力使气道峰压(PAWP)和呼吸功(水平部分)均增加。AE 标注部分曲线为呼气动作是主动的。

知识点

气 道 压 力

1. 吸气峰压(peak inspiratory pressure)指呼吸周期中气道内达到的最高压力。在胸肺顺应性正常的患者应低于 $20cmH_2O$。气道峰压与气道阻力和胸肺顺应性相关,峰压过高可损伤肺泡和气道,导致气胸、纵隔气肿等气压伤,一般限制峰压在 $35cmH_2O$ 以下。

2. 平台压(plateau pressure,Pplat)为吸气末到呼气开始前气道内压力。此时肺内各处压力相等,并无气流,因此在潮气量不变的情况下,平台压只与胸肺顺应性有关,可用于计算静态顺应性。正常情况下,Pplat 为 $9\sim13cmH_2O$,平台压维持时间约占整个呼吸周期的 10%。平台压能真正反映肺泡内的最大压力,平台压过高和吸气时间过长可增加肺循环的负荷。

3. 呼气末压(end-expiratory pressure)为呼气末至吸气开始前肺内平均压力值,自主呼吸情况下应为零。在机械通气治疗中经常应用呼气末正压通气(positive expiratory end pressure,PEEP)或持续气道正压通气(continuous positive airway pressure,CPAP)呼吸模式,此时呼气末压按设定值提升。

知识点

肺 顺 应 性

肺顺应性(lung compliance,CL)是指单位跨肺压改变时所引起的肺容量的变化,即 CL= 肺容量的改变(ΔV)/ 经肺压(Ptp)。跨肺压 = 肺泡压(Palv)– 胸腔内压(Ppl)。肺顺应性又分为静态肺顺应性(static compliance,Cst)和动态肺顺应性(dynamic compliance,Cdyn)。Cst 系指在呼吸周期中,气流暂时阻断时所测得的顺应性,相当于肺组织的弹性,正常值为 $50\sim100ml/cmH_2O$。Cdyn 则指在呼吸周期中,气流未阻断时测得的顺应性,由于受到气道阻力的影响,只能反映呼吸系统的弹性。Cdyn 正常值为

40~80ml/cmH₂O。肺气肿时由于肺泡壁破坏,弹力组织减少,故静态顺应性增加;但肺气肿时,由于肺弹性减弱,对支气管环状牵曳力也减弱,病变部位支气管常易塌陷甚而闭锁,以致肺单位充气不均,出现动态肺顺应性减低。

肺顺应性检测在临床上也用于避免麻醉期间机械通气时呼吸机气道漏气、气管导管管腔阻塞、扭曲及支气管痉挛、分泌物滞留、肺水肿、胸腔积液、膈肌上抬等患者肺部异常情况。

【问题 7】该患者长期吸烟,可能出现小气道功能改变,如何评价小气道功能?

【临床思路】

由于长期大量吸烟,小气道功能可能下降,应注意监测闭合气量、闭合容量、最大呼气流量 - 容积曲线及动态肺顺应性的频率依赖性。

闭合气量是指一次呼气过程中,肺低垂部位小气道开始闭合时所能继续呼出的气量。闭合容量是指小气道开始闭合时肺内存留的气量,即闭合气量与残气量之和。临床常用氮气为示踪气体,根据呼气量与呼气瞬时氮气浓度的关系进行测定。测量结果以 CV/VC 和 CC/TLC 表示。

最大呼气流量 - 容积曲线是指在最大用力呼气过程中,流速和容量变化用 X-Y 记录仪进行描记而形成的一条曲线(图 10-6)。曲线前半部分的最大呼气流量取决于受试者呼气时用力的大小,而后半部分的最大呼气流量与受试者呼气用力大小无关,主要取决于肺泡弹性回缩力和外周气道的生理功能。因此,曲线的形状及从曲线中测出的若干流量参数,可作为小气道阻塞的早期诊断依据。

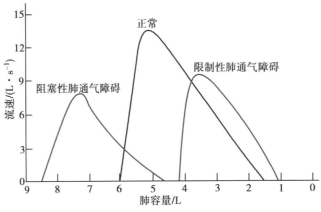

图 10-6　最大呼气流量 - 容积曲线

动态肺顺应性的频率依赖性(frequency dependence of dynamic compliance,FDC)是指在吸气和呼气时,肺泡充气和排空的速度取决于时间常数,后者为顺应性和阻力的乘积。在正常情况下,各肺单位时间常数应相同,故动态顺应性不受呼吸频率的影响。平静呼吸时,动态肺顺应性接近或略小于静态顺应性。当快速呼吸时,由于吸气时间短,有病变的肺单位不能及时充盈。小气道疾病时肺顺应性受呼吸频率的影响,呼吸频率增快,顺应性降低。动态顺应性随呼吸频率增加而明显降低的现象称为 FDC,是检测早期小气道功能异常的最敏感指标。

知识点

小气道功能监测的临床应用

1. CV/VC 的增高可由小气道阻塞或肺弹性回缩力下降引起。常见于长期大量吸烟者、大气污染、长期接触挥发性化学物质、细支气管感染、慢性阻塞性肺疾病早期、结缔组织病引起的肺部病变或肺间质纤维化。

2. 最大呼气流量 - 容积曲线主要用于检查小气道阻塞疾病。主要指标为 50% 肺活量最大呼气流量及 25% 肺活量最大呼气流量,以实测值占正常预计值百分比表示。如实测值 / 预计值 <80% 时即为异常,提示有小气道功能障碍。

3. 正常人动态肺顺应性与相同潮气量时的静态顺应性比值保持在 0.8 以上。小气道病变时,快速呼吸(频率 >60 次 /min)引起小气道闭合、肺泡充气量减少,导致动态肺顺应性下降,动态顺应性与静态顺应性之比小于 0.8。

【问题 8】该患者手术结束后给予纯氧通气,但 SpO_2 仍低于 90%,如何对该患者的氧交换功能作出评价?

【临床思路】

患者肺不张处理后 SpO_2 仍低于 90%,可能出现复张性肺水肿导致血流 / 肺泡氧交换功能障碍,氧交换功能的监测指标包括:吸入氧浓度、动脉血氧分压、氧合指数、动脉血氧含量、氧摄取率、脉搏氧饱和度、混合静脉血氧饱和度、混合静脉血氧分压(PvO_2)、肺泡 - 动脉血氧分压差、P_{50}。

健康人在海平面呼吸空气时,PaO_2 的正常值为 80~100mmHg。PaO_2 60~79mmHg 为轻度低氧血症,PaO_2 40~59mmHg 为中度低氧血症,PaO_2<40mmHg 为重度低氧血症。

氧合指数(PaO_2/FiO_2)为 PaO_2 与吸入氧浓度的比值,即 PaO_2(mmHg)/FiO_2(%),正常者应为 400~500mmHg。当肺弥散功能正常时,FiO_2 增加,PaO_2 也相应升高,否则提示肺弥散功能障碍或有不同程度的肺内分流。$PaO_2/FiO_2 \leq$ 300mmHg 提示肺的氧弥散功能受损。

动脉血氧含量(CaO_2)为 100ml 血液中实际携带的氧含量,正常值为 19ml/100ml。CaO_2 是决定氧供的主要因素之一。

混合静脉血氧饱和度(SvO_2)是反映由心排血量、动脉血氧饱和度、血红蛋白量决定的氧供与氧耗之间平衡关系的指标,氧供减少或氧耗增加都将导致 SvO_2 下降。麻醉手术中一段时间内如无意外,动脉血氧饱和度(SaO_2)、血红蛋白量和全身氧耗相对恒定,此时 SvO_2 的变化主要反映心排血量的改变。当发生缺氧时机体的代偿机制主要有两个方面,第一是增加心排血量,第二是从毛细血管中摄取更多的氧。正常时 SaO_2 为 97%,动、静脉血氧饱和度差为 22%,而心功能有很大的代偿潜力。正常人在活动时可以通过增加心排血量来增加氧供,同时组织摄取氧量也有所增加,所以运动时 SvO_2 可以下降至 31%,动、静脉血氧饱和度差可以从 22% 增加到 66%。有关 SvO_2 及 PvO_2 变化的常见原因详见表 10-3。

表 10-3 SvO_2 及 PvO_2 变化的常见原因

SvO_2/%	PvO_2/mmHg	氧供	氧耗	常见原因
>80	>44	升高	降低	心排血量增加,左向右分流,FiO_2 增加,高压氧,测量错误,脓毒血症,低温,全身麻醉,使用肌松药,甲状腺功能低下
60~80	31~44	正常	正常	心排血量正常,SaO_2 正常,机体代谢状态正常
<60	<31	下降	下降	贫血,低血容量,心源性休克,低氧血症,右向左分流,通气 / 血流比值失调,发热,抽搐,寒战,疼痛,体力劳动,甲状腺功能亢进

连续监测 SvO_2 的主要意义是:①连续反映心排血量的变化;②反映全身氧供和氧耗之间的平衡;③确定输血指征:SvO_2<50%。

SvO_2 正常值为 65%~85%,SvO_2>65% 为氧贮备适当,SvO_2 50%~60% 为氧贮备有限,SvO_2 35%~50% 为氧贮备不足。

中心静脉血氧饱和度(central venous saturation of oxygen,$ScvO_2$)是指上腔静脉血或右心房血的氧饱和度。监测 $ScvO_2$ 能够在病程早期判断和治疗潜在的组织缺氧,对预后更有利。$ScvO_2$ 的正常值为 70%~80%。

肺泡 - 动脉血氧分压差[$P_{(A-a)}O_2$]是衡量肺弥散功能及肺内分流量的重要参数。健康人吸空气时,$P_{(A-a)}O_2$ 正常值为 5~10mmHg,而吸纯氧时为 40~50mmHg。

当 SaO_2 为 50% 时的 PaO_2 称为 P_{50},是反映血红蛋白与 O_2 亲和力的指标,正常值为 26.5mmHg。

【问题 9】该患者术后转入 ICU 行呼吸支持治疗,一段时间后换气功能恢复正常,脱离机械通气前还应做哪些呼吸运动监测?

【临床思路】

患者脱离呼吸机前还应该监测最大吸气压、最大呼气压和呼吸功。

最大吸气压是指患者从残气量位做最大吸气所测得的压力,反映全部吸气肌强度。正常值:男性 $(130 \pm 32)cmH_2O$;女性 $(98 \pm 25)cmH_2O$。小于预计值的30%时易出现呼吸衰竭,可作为能否脱离机械通气的参考指标。

最大呼气压是指患者从肺总量位做最大呼气所测得的压力,反映全部呼气肌强度。正常值:男性 $(230 \pm 47)cmH_2O$;女性 $(165 \pm 29)cmH_2O$,可评价患者咳嗽咳痰能力。

呼吸功(WOB)是指呼吸肌克服阻力(气道阻力、肺及胸廓的弹性回缩力和组织阻力)维持通气量所做的功。计算公式为:呼吸功 = 压力 × 容积,单位是 kg·m,常用 Campbell Diagram 法和压力 - 容量环面积来计算。正常人平静呼吸时,呼吸功不大,每分钟为 0.3~0.6kg·m,其中 2/3 用来克服弹性阻力,1/3 用来克服非弹性阻力。劳动或运动时,呼吸频率、深度增加,呼气也有主动成分的参与,呼吸功可增至 10kg·m 病理情况下,弹性或非弹性阻力增大时,也可使呼吸功增大。平静呼吸时,呼吸耗能仅占全身耗能的 3%。剧烈运动时,呼吸耗能可升高 25 倍,但由于全身总耗能也增大 15~20 倍,所以呼吸耗能仍只占总耗能的 3%~4%。气道阻力增加、肺及胸廓顺应性降低时可增加数十倍。呼吸做功大于 0.8kg·m 可导致呼吸肌疲劳。

知识点

呼吸功(WOB)

对于呼吸功能不全,特别是机械通气患者,监测 WOB 具有以下临床意义:

1. 可以选择和评价呼吸支持模式,调整机械通气的支持水平,为压力支持通气(PSV)的应用提供客观的定量指标。

2. 指导呼吸机撤离。

3. 定量判断呼吸困难的程度。

4. 评价气管插管、呼吸机和其他治疗对呼吸功的影响。

5. 寻找 WOB 增加的原因,便于迅速纠正。

推荐阅读文献

［1］邓小明, 李文志 . 危重病医学 . 4 版 . 北京 : 人民卫生出版社 , 2016.

［2］KARBING D S, REES S E. Journal of Clinical Monitoring and Computing 2016 end of year summary: respiration. J Clin Monit Comput, 2017, 31 (2): 247-252.

［3］MEHTA J H, CATTANO D, BRAYANOV J B, et al. Assessment of perioperative minute ventilation in obese versus non-obese patients with a non-invasive respiratory volume monitor. BMC Anesthesiol, 2017, 17 (1): 61.

［4］MONASTESSE A, GIRARD F, MASSICOTTE N, et al. Lung ultrasonography for the assessment of perioperative atelectasis: a pilot feasibility study. Anesth Analg, 2017, 124 (2): 494-504.

［5］WALSH B K, SMALLWOOD C D. Electrical impedance tomography during mechanical ventilation. Respir Care, 2016, 61 (10): 1417-1424.

(邓小明)

第十一章 围术期循环监测

Perioperative Cardiovascular Monitoring

监测是临床医护人员依靠自身观察或医疗设备采集、识别、评估患者生命信息并对其变化作出分析判断的过程。美国麻醉医师协会(ASA)和中华医学会麻醉学分会(CSA)将循环监测列为围术期基本监测中的必须监测之一。麻醉医师只有做好围术期循环监测,才能保证患者安全和手术顺利,减少围术期并发症和死亡率。

一、围术期循环监测的内容和意义

中华医学会麻醉学分会在《临床麻醉监测指南》中要求麻醉医师必须做到:①所有麻醉患者从麻醉开始前到离开手术室或检查室时均应持续监测心电图,以观察心律并检测心肌缺血;②通过脉搏触诊、心脏听诊、脉搏氧饱和度监测,以及观察脉搏波形,来协助判断循环容量;③所有麻醉患者必须进行无创血压监测,测量间隔不超过 5min。低血压(通常 <80mmHg)反映麻醉过深、有效血容量不足或心功能受损等;长时间、复杂大手术及高龄和高危患者手术时应使用扩展监测,以保证手术患者围术期各器官功能正常和内环境稳定。

1. 心电图(ECG)监测

(1)概念:应用心电监测设备,通过在体表的适当部位安放电极,选择不同的导联,记录心脏的生物电活动,以波形显示,即为心电图监测。

(2)临床意义

1)心电图直接反映患者的心律变化,麻醉医师可通过心电图直接诊断心肌缺血、心律失常和传导阻滞,同时心电图有助于判断电解质紊乱和监测起搏器功能等。

2)心电图仅能反映患者生物电活动,并不能反映心肌收缩或血液流动,也不能反映心脏的泵血功能。

(3)电极的放置

1)三电极监测,电极分别置于右上肢、左上肢和左下肢,可以监测导联 Ⅰ、Ⅱ、Ⅲ、aVR、aVL、aVF。通常标准 Ⅱ 导联最常用,P 波较为明显,便于发现心律失常和下壁缺血。

2)四电极监测,电极置于四肢,可以进行各个肢体导联的监测。

3)五电极监测,即四个肢体电极加一个心前区电极,记录六个标准肢体导联和一个心前区导联(Ⅰ、Ⅱ、Ⅲ、aVR、aVL、aVF、V_5),心前区电极通常放在 V_5 的位置。尤其适用于监测后壁心肌缺血,鉴别诊断房性或室性心律失常。

2. 动脉血压(arterial blood pressure)监测 血压是血流对血管侧壁产生的压强,即单位面积上的压力。血压可分为动脉压、毛细血管压和静脉压。动脉压是体循环的压力,是推动血液向前流动的动力。

(1)概念:心脏收缩将血液射入主动脉,作用于血管壁,产生动脉压。动脉压是重要的循环监测指标。

(2)临床意义

1)动脉压取决于心排血量(CO)和外周血管阻力(SVR),间接反映心血管功能和组织器官的灌注。

2)平均动脉压(MAP)是评估心脏以外器官灌注的常用参数,而心脏灌注取决于舒张压(DBP)。MAP=(SBP+2DBP)/3 或 MAP=DBP+1/3(SBP−DBP),SBP 为收缩压,SBP−DBP 为脉压。

3. 脉搏血氧饱和度(SpO_2) 是通过脉搏氧监测仪(POM)利用红外线测定末梢组织中氧合血红蛋白含量间接测得。SpO_2 的正常值是 96%~100%。

临床意义如下：

1）用于术前评估：测定术前基础 SpO_2 值，有助于判断术中和术后的呼吸问题，尤其适用于评价法洛四联症手术矫正的效果。SpO_2 用于 Allen 试验，提高了判断桡、尺动脉供血情况的准确性。

2）用于术中监测：主要用于监测患者氧合情况，正常 SpO_2 为 90%~100%，一般认为 SpO_2 在 85%~90% 为轻度缺氧，$SpO_2<85\%$ 为严重缺氧，SpO_2 降到 60% 时健康志愿者可以短暂耐受，但心功能较差者 $SpO_2<60\%$ 持续 90s，就可能引起心搏骤停。

3）用于术后监测：转运患者途中监测 SpO_2，可较早提供低氧血症信息。麻醉苏醒期监测 SpO_2，有助于指导麻醉医师拔管。

4）评估组织灌注：进行控制性降压时，监测 SpO_2 并结合平均动脉压和心电图 ST 段变化，可评估外周组织和心脏的灌注情况，有助于判断控制性降压的下限。

4. 中心静脉压（CVP）　详见"第十七章中心静脉穿刺置管"。

5. 肺动脉导管监测

（1）概念：肺动脉导管（PAC）是尖端带有球囊的导管，球囊充气后引导导管经腔静脉、右心房、右心室，到肺动脉并嵌顿在肺小动脉，故名肺动脉导管，由 Swan 和 Ganz 发明的，又称 Swan-Ganz 导管。肺动脉导管为扩展监测。

（2）肺动脉导管的类型

1）标准肺动脉导管：标准成人（7F 或 7.5F）导管长 110cm，其主腔开口于头端，用于监测肺动脉压和肺毛细血管楔压（PCWP），距离管口 30cm 处有侧孔，当导管头端位于肺动脉内时，侧孔正好位于右心房，用于监测右房压。距离管口 3.5~4cm 处设有热敏电阻探头，用于测定心排血量。

2）随着技术的进步，肺动脉导管具有更多的功能，如心脏起搏、测量混合静脉血氧饱和度（SvO_2）、测量右室射血分数、持续监测心排血量（CCO）等。

（3）临床意义

1）评估左室前负荷：当左心室和二尖瓣功能正常时，PCWP 仅比左房压高 1~2mmHg。左室前负荷通常由左室舒张末压（LVEDP）表示，临床上用 PCWP 代替，可用于评估肺循环状态和左室前负荷。

2）评估右室前负荷：通过 PAC 测量右房压，评估右室前负荷。

3）评估左心功能：在排除其他原因如缺血、二尖瓣病变等情况下，通过 PCWP 可以评估左心功能。当 PCWP 超过 20mmHg 时，如伴随 LVEDP 显著升高，表明左心功能不全。

4）评估右心功能：当右心衰竭时，右房压增高，平均肺动脉压（MPAP）与 CVP 差值下降。

5）诊断肺动脉高压：肺动脉舒张压增高，提示肺动脉高压。

6）诊断瓣膜病变：通过测量跨瓣膜压力差，可以诊断三尖瓣和肺动脉瓣狭窄。

7）辅助诊断心肌缺血：心肌缺血与 LVEDP 或 PCWP 升高具有明显相关性。

8）监测心排血量和其他衍生参数，评估循环状态，指导正性肌力药物和血管活性药物的应用及液体治疗。

9）鉴别诊断心源性和非心源性肺水肿：肺栓塞、慢性肺纤维化，以及任何原因导致的肺血管阻力增加，肺动脉收缩压和舒张压均增高，而 PCWP 正常或降低。当肺动脉舒张压和 PCWP 之间的差值达到 6mmHg 以上时，提示有原发性肺部病变存在。再结合动静脉血氧饱和度差值，可鉴别诊断心源性和非心源性肺水肿。

10）评估氧供 / 需平衡：测定 SvO_2，对于评估肺内和心内分流非常有用，可间接反映氧供 / 需平衡。

11）测定右室射血分数：使用改进 PAC，可测定右室射血分数和右室舒张末容积，推荐用于右室功能损害患者。

6. PAC 监测参数

（1）肺动脉压：反映右室功能和肺血管阻力，舒张压可反映左房充盈压。正常收缩压 15~30mmHg，舒张压 6~12mmHg，平均肺动脉压 10~18mmHg。

（2）PCWP：间接反映左房压和 LVEDP，用于评估左室前负荷。正常值为 8~12mmHg。

（3）右房压：正常值为 6~8cmH_2O。

（4）CO 和心指数（CI）：通过温度稀释法测量 CO，反映整个循环系统的功能状态，正常值为 4~8L/min。

临床上常用 CI 代替，反映单位体表面积（BSA）的心排血量，CI=CO/BSA，正常值为 $2.5\sim4.0\text{L}/(\text{min}\cdot\text{m}^2)$。

(5) SVR：反映了体循环的血管阻力，$SVR=80\times(MAP-CVP)/CO$。正常值为 $700\sim1\,600(\text{dyn}\cdot\text{s})/\text{cm}^5$。

(6) 肺血管阻力（PVR）：反映肺循环的血管阻力，$PVR=80\times(MPAP-PCWP)/CO$。正常值为 $40\sim130(\text{dyn}\cdot\text{s})/\text{cm}^5$。

(7) 每搏量指数（SVI）：反映左心功能，$SVI=CI/HR\times1\,000$。正常值 $40\sim60\text{ml}/(\text{beat}\cdot\text{m}^2)$。

(8) 左室每搏功指数（LVSWI）：反映左心功能，$LVSWI=(MAP-PCWP)\times SVI\times0.013\,6$。正常值 $45\sim60(\text{g}\cdot\text{m})/\text{m}^2$。

(9) 右室每搏功指数（RVSWI）：反映右心功能，$RVSWI=(MPAP-CVP)\times SVI\times0.013\,6$。正常值 $5\sim10(\text{g}\cdot\text{m})/\text{m}^2$。

二、围术期循环监测的分类

1. 基本监测和扩展监测

(1) 基本监测：心电图、无创血压监测（NIBP）、脉搏氧饱和度监测。

(2) 扩展监测：有创动脉血压（IBP）监测、中心静脉压（CVP）监测、肺动脉导管监测、经食管超声心动图（TEE）监测。

2. 无创监测和有创监测

(1) 无创监测：心电图、无创血压监测、脉搏氧饱和度监测。无创血压简单、方便、通常比较准确，但不能用于体外循环时的血压监测。

(2) 有创监测：有创动脉压监测、中心静脉压监测和肺动脉导管监测。有创动脉压监测通过外周动脉置入导管，直接监测动脉内的压力变化。优点如下：①压力以波形显示，更准确、详细、即时、持续和直观。②通过观察压力波形，可间接评估血容量、心肌收缩力、心排血量等，用于预测体外循环停机困难程度、是否需要正性肌力药物支持等。在心电图受到干扰时，可提供心律等信息。③脉压可反映循环血量并提示主动脉瓣膜病变，主动脉瓣关闭不全时脉压增大，心脏压塞时脉压变小。④适用于血流动力学不稳定患者和体外循环患者的血压测量。⑤适用于长时间机械通气、水电解质失衡、慢性呼吸系统疾病或需要持续血药浓度监测的患者，避免反复动脉穿刺。

案例一　小儿介入治疗的监护麻醉

【病历摘要】

患儿男，5 岁，体重 16kg。诊断：法洛四联症。查体：发绀，心率 140 次/min，血压 80/50mmHg。听诊：胸骨左缘第二至四肋间有双期杂音 4/6 级，伴有震颤，肺动脉瓣第二音减弱。血红蛋白 120g/L，脉搏氧饱和度 75%。心胸比：0.68。心电图：电轴右偏，右心房肥大，右心室肥厚，不完全性右束支传导阻滞。超声：右房室大，室间隔缺损约 12mm，主动脉骑跨率约 55%，右室流出道肌性肥厚，明显狭窄。胸部 X 线检查：左心腰凹陷，心尖圆钝上翘，主动脉结突出，呈"靴形心"；肺野血管纤细，肺动脉凹陷不明显，肺野血管轻度减少或正常。拟于监护麻醉下行血管造影和体肺侧支循环栓堵术。

【问题 1】介入治疗及门诊短小手术常用监护麻醉（monitored anesthesia care），如何进行循环监测？

【临床思路】

监护麻醉是对接受有创诊断或治疗操作的患者实施的镇静、镇痛，并进行生命体征监测的一种麻醉方法。进行监护麻醉时，麻醉医师需要监测循环、呼吸等生命体征，如脉搏血氧饱和度（SpO_2）、无创血压监测（NIBP）、心电图（ECG）、呼气末二氧化碳浓度（$ETCO_2$）等。

知识点

监护麻醉方法

监护麻醉方法包括：区域神经阻滞、区域神经阻滞复合镇静及全身麻醉等。对于绝大多数患者，区域神经阻滞或区域神经阻滞复合镇静即可满足术中镇静镇痛的需要；但对于病情复杂、合并严重基础疾病、手术对全身影响较大或持续时间较长的患者，应当根据实际情况选择喉罩或气管插管全身麻醉。

【问题 2】手术室外进行监护麻醉需要准备哪些设备？

【临床思路】

与手术室不同,手术室外环境可能缺乏保障麻醉安全的基本设备,因此麻醉医师应提前进行检查。除麻醉机、监护仪(心电图、NIBP、SpO_2)外,还必须准备:①氧气源,采用中心供氧装置或氧气钢瓶;②吸引器,最好采用中心负压吸引器,并备有电动吸引器;③简易呼吸气囊、各种型号的呼吸面罩、口咽或鼻咽通气道及润滑油;④抢救药品;⑤电源插座;⑥光源;⑦通信设备;⑧废气排放系统。

麻 醉 经 过

入室后肌注氯胺酮 6mg/kg,面罩吸氧,连接心电图,监测无创血压和脉搏氧饱和度,血压 105/70mmHg,心率 160 次/min,SpO_2 85%。患儿取仰卧位,手术医生于利多卡因局部麻醉下行股静脉穿刺,进行右心导管检查时,患儿心率突然加快达 196 次/min,血压下降至 80/50mmHg,SpO_2 下降至 45%。随后,血压继续减低至 55/35mmHg,立即静脉注射去甲肾上腺素 3μg,请手术医生将导管撤出心脏,血压逐渐恢复至 95/68mmHg,SpO_2 升高至 76%,心率下降至 166 次/min。继续手术,手术顺利,患儿术后 2h 清醒,安返病房。

【问题 3】在监护麻醉时如何理解心电图、无创血压和 SpO_2 提供的信息?

【临床思路】

心电图、无创血压和 SpO_2 作为围术期循环监测的基本内容,应从实施监护麻醉前一直持续到监护麻醉结束患者生命体征平稳后。麻醉医师必须全面而细致地观察患者,综合分析各种信息,评估各器官系统功能。心电图和 SpO_2 可以提供患者适时的心律和氧合信息。本例患者在介入操作时心率突然加快,血压下降伴随 SpO_2 下降,判断 SpO_2 下降系导管刺激导致心率加快,血压下降引起心内右向左分流增加,或因刺激使右室流出道痉挛,导致缺氧发作。故此处理应首先解除刺激,将导管撤出心脏,再应用缩血管药物(去甲肾上腺素)进一步判断,如果血压、SpO_2 有改善说明没有流出道痉挛,如果血压、SpO_2 无改善,考虑有右室流出道痉挛,可适量加用 β 受体阻滞药,降低心肌收缩力,解除痉挛。

知识点

法洛四联症

法洛四联症是一种先天性心脏病,基本病理学改变为室间隔缺损、肺动脉狭窄、主动脉骑跨和右心室肥厚,发病率居儿童发绀型心脏病首位。如不进行治疗,患儿多在 3 岁内死于心力衰竭或右室流出道痉挛导致的缺氧发作。

【问题 4】循环监测在监护麻醉中需要应用到什么时候?

【临床思路】

监护麻醉需要对患者进行一定深度的镇静和镇痛,所以循环监测应持续应用至患者完全清醒。患者转送至麻醉后恢复室(postanesthesia care unit,PACU)后,应继续监测,经过专科医师和麻醉医师共同评估,符合转出标准后方可转出。转出的标准是:生命体征平稳,意识清醒,无活动性出血。如果患者直接出院,则还需满足无疼痛、无恶心呕吐、行走无头晕且有成人陪伴等。

案例二　剖宫产患者循环监测

【病历摘要】

患者女,36 岁。孕 2 产 1,孕 39 周、左枕前位,行剖宫产术。查体:术前体温 36℃,心率 76 次/min,呼吸 20 次/min,血压 110/65mmHg,体重 66kg。心功能 I 级。实验室检查:白细胞 $6.8×10^9$/L,红细胞 $3.1×10^{12}$/L,血红蛋白 103g/L,血细胞比容 29.8%,血小板 $187×10^9$/L,凝血酶原时间(PT)12.5s,活化部分凝血活酶时间(APTT)42.5s,国际标准化比值(INR)1.0。主诉:常感心悸,休息后自然缓解。行动态心电图检查提示:①平均心率 95 次/min,最小心率 61 次/min,最大心率 126 次/min;②偶发房性期前收缩;③频发室性期前收缩,伴室性二联律和室性三联律;④心率增快时 T 波改变。择期于腰硬联合麻醉下行剖宫产术。

【问题 1】剖宫产患者如何进行循环监测?

【临床思路】

剖宫产术麻醉风险高,循环监测至少要有心电图、无创血压、脉搏氧饱和度,对于危重患者,应增加中心静脉压、尿量监测,必要时行有创动脉压、肺动脉导管监测,并进行血气分析,确保及时发现问题并进行早期干预。

> 知识点
>
> ### 产科麻醉方法
>
> 产科麻醉方法应根据患者的病情和麻醉医师的习惯进行选择,包括区域麻醉、椎管内麻醉和全身麻醉。

麻 醉 经 过

患者入室监测:血压 120/64mmHg,心率 74 次/min,呼吸 20 次/min,SpO$_2$ 100%。面罩吸氧,建立静脉通路,备好抢救药品,心电图示偶发室性期前收缩。仰卧后患者血压降至 90/65mmHg,嘱患者左倾 30°,快速补充平衡液 500ml 后血压回升至 108/72mmHg,顺利完成腰硬联合麻醉,阻滞平面 T$_8$~S$_5$,麻醉效果满意,手术开始,胎儿娩出顺利,患者生命体征平稳。心电图示:偶发室性期前收缩、短阵室性二联律,血压稳定,未做处理,手术历时 40min,手术顺利,术中患者循环稳定,补液 1 750ml,出血 160ml,尿量 200ml,术毕行硬膜外镇痛,安返病房。

【问题 2】手术中如发现血压、心电图异常,如何判断患者状态? 对处理有何指导意义?

【临床思路】

患者术前有心律失常,术中应注意心电图监测,心电图示偶发室性期前收缩,为良性心律失常。血压下降与偶发心律失常无关,与患者仰卧位回心血量减少和术前禁食有关,故快速补液并嘱患者左侧卧位以解除对下腔静脉的压迫,血压回升,证明判断和处理正确。

> 知识点
>
> ### 仰卧位低血压综合征
>
> 仰卧位低血压综合征(supine hypotensive syndrome)是指妊娠晚期孕妇取仰卧位时,出现头晕、恶心、呕吐、胸闷、面色苍白、出冷汗、心跳加快及不同程度的血压下降,当转为左侧卧位后,症状即减轻或消失。原因是妊娠晚期子宫增大,仰卧位时,增大的子宫压迫下腔静脉,使下腔静脉及盆腔静脉回流受阻,回心血量减少,心排血量随之减少,从而引起血压下降等表现。仰卧位低血压综合征在区域神经阻滞下发生率为 2.04%,而在硬膜外麻醉下发生率则高达 20%,原因是硬膜外麻醉能阻断交感神经节前纤维,使麻醉平面内的血管扩张,血液淤滞,从而减少回心血量和心排血量。

【问题 3】妊娠合并心脏病患者行剖宫产,是否应增加循环监测?

【临床思路】

妊娠合并心脏病为高危妊娠,术前麻醉医师应做好产妇病情评估并制定好麻醉方案,必要时行产科、麻醉科和心内科多学科会诊以评估产妇状态,完善应急预案。手术前应充分准备,首先考虑行中心静脉穿刺置管,监测中心静脉压,同时提供血管活性药物通路;其次考虑动脉穿刺直接测压,实时监控血压变化;再次,如若产妇合并肺动脉高压或心功能不全,考虑放置肺动脉导管,监测肺动脉压和心功能变化。

【问题 4】入室后产妇血压较高,如何考虑病情并对症处理?

【临床思路】

产妇血压较高,可考虑以下情况:平时血压正常的产妇因紧张等因素导致血压增高,妊娠合并高血压或妊娠高血压综合征,可通过询问病史进行鉴别诊断。单纯紧张所致的血压升高,一般呈轻度增高,麻醉后可降至正常。妊娠合并高血压患者需询问平时血压控制情况,控制不佳者如术中血压过高可适当给予降压治疗。妊娠高血压综合征患者血压可高达 180/110mmHg 以上,合并头痛、呕吐、抽搐、水肿、凝血功能异常、心功能不全、休克、脑出血等并发症。术前要充分控制血压,预防并发症。麻醉如无禁忌,首选椎管内麻醉。

案例三 全身麻醉动脉导管未闭缝合术的循环监测

【病历摘要】

患儿女,4 岁,体重 14kg。出生后 8 个月因"感冒"在当地医院检查时发现心脏杂音,未做特殊处理,而后经常"感冒"。本次入院体检:脉搏 92 次 /min,血压 90/52mmHg(右上肢)。心脏听诊胸骨左缘第二肋间闻及响亮的连续性机器样杂音,伴有震颤。肺动脉第 2 音亢进。四肢血管有水冲脉和枪击音。肺部听诊呼吸音稍粗。心电图检查示:电轴左偏、左心室高电压、左心室肥大。胸部 X 线检查:心影增大,左心室增大,升主动脉和主动脉弓阴影增宽,肺动脉段突出。肺动脉分支增粗,肺野充血。超声心动图检查示:左心房、左心室增大,肺动脉增宽;右心室增大,在主动脉与肺动脉分叉之间可见异常的管道交通,直径 4.5mm,长度 3mm;彩色多普勒显示降主动脉至肺动脉的高速双期分流;连续多普勒可测得双期连续高速血流频谱。血常规、肝肾功能和生化检查无异常。诊断为:先天性心脏病,肺动脉导管未闭,肺动脉高压,主动脉缩窄待排。拟于全身麻醉控制性降压下行肺动脉导管切断缝合术。

【问题 1】如何理解肺动脉导管未闭对本患者循环的影响?

【临床思路】

动脉导管未闭(patent ductus arteriosus,PDA)为先天性心脏病。动脉导管原本系胎儿时期肺动脉与主动脉间的正常血流通道,是维持胚胎特殊循环的必要方式。出生后,动脉导管在数周内自行闭合,如持续不闭合,则导致疾病,称为 PDA。PDA 引起血液从体循环向肺循环分流,在手术时应加强循环监测,以确保手术安全。

动脉导管未闭占先天性心脏病总数的 12%~15%,女性发病率约 2 倍于男性,约 10% 的动脉导管未闭患者合并其他心血管畸形,如主动脉缩窄等。因为主动脉压高于肺动脉压,所以不论在心脏收缩期或是舒张期,心内血液的分流均由左至右,即由主动脉连续地流入肺动脉。故而肺循环血流量增多,常达体循环血流量的 2~4 倍,肺动脉及其分支随之扩大。回流至左心房的血液相应增加,使左心室的前负荷加重,导致左心室增大。由于在心脏舒张期中,主动脉血液仍分流入肺动脉,故周围动脉舒张压下降,脉压增宽。

【问题 2】动脉导管切断缝合术时应如何选择循环监测,以监测体、肺循环变化?

【临床思路】

1. 动脉导管切断缝合术需在全身麻醉控制性降压下进行。基本循环监测中心电图可反映心肌灌注与缺血的情况,出现异位心律和 ST 段改变等提示灌注不足;SpO$_2$ 可实时反映组织氧合情况,当外科医师阻断动脉导管时,SpO$_2$ 的突然降低提示外科医师误将肺动脉当作动脉导管阻断,在年轻医师手术时更有指导意义。血压监测是循环监测的重点,因控制性降压期间血压波动较大,应选择有创监测,以便于实时监测动脉血压。监测患者中心静脉压(CVP),以评估心脏前负荷。

2. 除了心电图、ABP 和 CVP 监测外,监测呼气末二氧化碳浓度(ETCO$_2$)具有特殊意义。

低血压时 ETCO$_2$ 和动脉血二氧化碳分压之间的相关性较低,因为低血压时生理性无效腔、心排血量和机体代谢的改变使呼气末 CO$_2$ 监测无法反映真实情况。但 ETCO$_2$ 监测具有特殊意义。当外科医师阻断动脉导管时,如果 ETCO$_2$ 突然下降,可提示外科医师阻断了肺动脉,ETCO$_2$ 监测比 SpO$_2$ 反应快,此外 ETCO$_2$ 突然降低还可提示心排血量急剧下降或管道连接中断等情况。ETCO$_2$ 监测还有助于避免发生过度通气,控制性降压期间,低二氧化碳血症使脑血流进一步减少,可导致灌注不足。

尿量是简单而重要的监测指标,可以反映控制性降压期间肾脏灌注,尿量至少应保持在 1ml/(kg·h)以上。

【问题 3】动脉导管切断缝合术对麻醉医师循环管理有何要求?

【临床思路】

动脉导管切断缝合术是在直视下将动脉导管结扎或切断缝合,中断血流,以达到根治目的。在结扎或切断缝合时需要降低动脉血压,即进行控制性降压,以保证手术效果和患者安全。

【问题 4】有创动脉压监测时应如何选择穿刺位置?

【临床思路】

进行有创动脉压监测时，可选择的动脉很多，例如桡动脉、肱动脉、腋动脉、股动脉和足背动脉等。这些动脉位置表浅、侧支循环丰富、并发症相对较少。穿刺位置的选择还应根据患者情况和手术要求而定。一般情况下左桡动脉最常用，因为多数患者惯用右手，左手置管后对日常生活影响不大。此外，在桡动脉穿刺置管之前要进行 Allen 试验。

桡动脉穿刺
置管术

足背动脉穿刺
置管术

知识点

Allen 试验

Allen 试验是检查手部的血液供应及桡动脉与尺动脉之间吻合情况的方法。①术者用双手同时按压桡动脉和尺动脉；②嘱患者反复用力握拳后张开手指 5~7 次至手掌变白；③松开对尺动脉的压迫，继续保持压迫桡动脉，观察手掌颜色变化。若手掌颜色 15s 之内迅速变红或恢复正常，即 Allen 试验阴性，表明尺动脉和桡动脉间存在良好的侧支循环；相反，若超过 15s 手掌颜色仍为苍白，即 Allen 试验阳性，表明手掌侧支循环不良，禁止对桡动脉进行穿刺、置管或动静脉造瘘。

【问题 5】有创动脉压监测在心血管病的诊断和治疗中有什么特殊价值？

【临床思路】

有创动脉压监测在疾病诊断、手术效果评价和防止手术并发症中具有重要价值。如：动脉导管结扎或切断缝合术常规用下肢动脉进行有创测压，在监测动脉压的同时可以提醒、预防手术时外科医师误将主动脉当作 PDA 结扎（当阻断降主动脉时，下肢血压会降低）。主动脉疾病（如主动脉缩窄、动脉瘤和主动脉夹层），同时测量上、下肢动脉压，通过上下肢动脉压差判断疾病的严重程度，差值越大，狭窄越严重，术后差值减小或消失提示手术效果好。当患者合并锁骨下动脉狭窄时，如果两侧上肢血压不一致，选择血压高的一侧进行监测。微创心血管手术，如 Heart port 技术需要进行主动脉内球囊阻断，同时监测双侧上肢血压，可辅助判断阻断球囊位置，防止阻断其他动脉。

【问题 6】进行有创动脉压监测需要准备哪些设备？

【临床思路】

需要准备套管针、动脉延长管、冲洗装置、压力传感器、监护仪。

套管针：穿刺置入动脉内测量压力。

动脉延长管：连接套管针与换能器。

冲洗装置：利用加压袋对肝素生理盐水（2U/ml）进行加压，保证一定量的肝素生理盐水注入动脉，以保持套管针和管路系统通畅。

压力传感器：利用换能器将压力信号转化为电子信号，测量时应与大气相通校零，并置于腋中线心脏水平。

监护仪：显示压力波形及数值。

【问题 7】如何进行桡动脉穿刺置管？

【临床思路】

首先选用合适的套管针，成人用 20G，小儿用 22G，新生儿用 24G，材质为 Teflon 或 Vialon。穿刺时患者仰卧，左上肢外展于托手架上，腕部垫高使腕关节背伸，拇指保持外展，消毒铺巾。

（1）直入法：麻醉医师右手持针，针体与皮肤呈 30°~45°，左手示、中指摸清桡动脉搏动，于腕横线桡骨茎突旁桡动脉搏动最清楚处进针，方向朝向搏动点。当针尖刺入动脉时有鲜红的血液喷射至针蒂，表明针芯已进入动脉,此时压平针体(与皮肤约呈 15°)再进针约 2mm,将外套管送入动脉内,此时一手固定针芯,另一手捻转并推进外套管,将外套管送入动脉内。拔除针芯,见有搏动性血流自导管喷出,证实导管位置良好,即可连接测压装置,称为直入法,穿刺针没有刺穿动脉后壁,损伤较小。

(2)穿透法:即见有少量血液进入针蒂时继续进针,穿透动脉血管后壁,然后拔除针芯,接上注射器轻轻回抽并缓慢拔退外套管,当见回血时,捻转推进套管,同时轻轻回抽,回血通畅时继续送入套管针,连接换能器,称为穿透法。

(3)Seldinger 法:当穿透法送套管不顺利时,可再次拔退外套管,见血液喷出良好时经套管置入导引钢丝,在导引钢丝引导下送入套管,称为钢丝引导法,也叫 Seldinger 法。

若三种方法均未成功则重新穿刺。

【问题 8】如何护理有创动脉导管?

【临床思路】

对有创动脉导管进行护理,具体要求如下:①保持导管通畅。②监测和记录血压。③观察置管部位远侧位置的循环状态,通过比较置管部位周围皮肤颜色、温度和感觉及双侧上肢的脉搏进行评估。④防止出血。⑤防止空气栓塞。⑥防止感染。当有感染征象时,应立即拔除动脉导管。

麻 醉 经 过

麻醉手术过程:患儿入手术室后,连接心电图和脉搏氧饱和度,吸入 8% 七氟烷,安静入睡后将七氟烷浓度改为 5%,选择左侧桡动脉和左侧股动脉穿刺,置管,分别测量动脉压。左上肢血压为 96/48mmHg,股动脉血压为 94/46mmHg。给芬太尼 0.1mg,维库溴铵 3mg 进行麻醉诱导,顺利,麻醉维持以芬太尼静脉麻醉复合七氟烷吸入。经左胸第四肋间,行动脉导管切断缝合术,钳夹、切断和缝合 PDA 时,用硝普钠 1~2μg/(kg·min)将动脉压降至 60/44mmHg,动脉导管缝合结束后,停用硝普钠,血压回升至 95/65mmHg,血气分析正常,尿量正常,安全送回 ICU,患者痊愈出院。

【问题 9】PDA 患者常规监测下肢血压,为什么本例患者要同时监测上、下肢血压?

【临床思路】

本例患者心电图提示左心室高电压,且动脉导管未闭常伴有主动脉缩窄,为进行鉴别诊断,需同时进行上、下肢血压监测,当上、下肢平均动脉压力差 <20mmHg,可排除主动脉缩窄,反之在进行动脉导管切断缝合术时还需进行主动脉缩窄矫治。

知识点

主动脉缩窄

动脉导管未闭常伴有主动脉缩窄。主动脉缩窄是较为常见的先天性心脏大血管畸形,由 Morgagni 于 1760 年首次报道。主动脉缩窄发病率为活产婴儿的 0.2‰~0.6‰,在常见先天性心脏病中发生率居第 8 位,占全部先天性心脏病的 5%~8%,男性多于女性。常合并其他先天性心脏病,如主动脉瓣畸形、室间隔缺损和二尖瓣病变。

【问题 10】实施控制性降压时如何判断血压降低幅度是否适度?

【临床思路】

控制性降压的主要目的是:通过降低血压,改善手术条件,减少术中出血,提高手术安全性和治疗效果。血压下降的幅度应以维持心、脑、肾等重要脏器的充分灌注为原则。控制性降压期间还需根据患者的生命体征,结合手术的具体要求,随时调整降压速度和幅度。一般而言,MAP 安全低限为 50~55mmHg,在此范围内脑血流量(cerebral blood flow,CBF)自身调节能力仍保持正常,一旦 MAP 低于此限度,脑血流量将随之下降,此外慢性高血压患者脑灌注压水平要求更高。在临床应用中,短时间内将 MAP 保持在 56~65mmHg 是相对安全的。对于老年患者、高血压患者、血管硬化患者血压降低幅度不应超过原基础水平的 40%(通常为30%~33%)。在满足手术要求的前提下应尽可能维持较高的血压水平。在进行控制性降压时,应注意防止降压速度过快,幅度过大,使机体有一个调节适应的过程。当达到目标血压时,心电图、SpO_2 正常,说明降压适度,当心电图发生 ST 段改变或出现心律失常时,提示心脏灌注受到影响,应适度提升血压。较长时间的控制性降压可结合尿量、血气分析和血乳酸变化判断降压是否适度。

知识点

控制性降压的实施

控制性降压常用麻醉药加血管扩张药来实施,包括:①吸入麻醉药(氟烷、恩氟烷、异氟烷、七氟烷、地氟烷);②直接作用的血管扩张药(硝普钠、硝酸甘油、嘌呤类衍生物等);③钙通道阻滞药(尼卡地平);④α₁ 肾上腺素能受体阻滞药(酚妥拉明、乌拉地尔);⑤交感神经阻滞药[樟磺咪芬(trimetaphan)];⑥β 肾上腺素能受体阻滞药(美托洛尔、艾司洛尔);⑦α 和 β 肾上腺素能受体联合阻滞药(拉贝洛尔)。应用时麻醉医师根据患者的情况、手术的具体要求和自己的用药习惯加以选择。

案例四 非体外循环下心血管手术的循环监测

【病历摘要】

患者女,65 岁,体重 65kg。因"心前区疼痛 10 年,加重 1 年"入院。既往有高血压病史 20 年。体检:测量右上肢血压 160/90mmHg。心脏听诊二尖瓣区舒张期杂音 2/6 级。双侧桡动脉 Allen 试验阴性。心脏超声心动图示二尖瓣少量反流,左室射血分数(EF)35%,左室舒张末径 56mm,左室壁轻度肥厚。心电图示左心室肥大,陈旧性下壁心肌梗死。冠状动脉和外周血管造影示:右冠状动脉、前降支和回旋支三支病变,左心室节段性室壁运动障碍。左锁骨下动脉起始部 100% 狭窄,左、右颈总动脉斑块,左肾动脉 50% 狭窄,右髂总动脉 70% 狭窄,右髂内动脉 100% 狭窄,左髂总动脉 50% 狭窄,左髂外动脉 50% 狭窄。术前诊断:冠心病,心绞痛,高血压,心功能Ⅲ级。拟于常温非体外循环下实施冠状动脉旁路移植术。

【问题 1】常温非体外循环下冠状动脉旁路移植术与体外循环下心脏直视手术循环监测要求一样吗?为什么?

【临床思路】

体外循环下心脏直视手术的循环监测包括心电图、脉搏氧饱和度、有创动脉测压、中心静脉压监测和肺动脉导管监测、经食管超声心动图等。常温非体外循环下冠状动脉旁路移植,虽然心脏不停跳,但手术时外科医师需要搬动心脏,血流动力学变化较大,加之术中需要频繁检查血气,所以均采用有创动脉压监测,与体外循环下心血管手术的循环监测一致。

进行非体外循环下冠状动脉搭桥术(off-pump coronary artery bypass,OPCAB)时,外科医师在跳动的、无体外循环支持的心脏上进行冠状动脉旁路移植。OPCAB 去除了体外循环对机体的影响,如全身炎症反应,特别适用于全身动脉病变较重,影响脑、肺、肾等重要器官功能的患者,可减少重要器官并发症。此外,OPCAB 同时降低输血可能性,缩短呼吸机辅助时间、ICU 入住时间及住院时间,并减少医疗费用。

【问题 2】对心功能受损患者如何进行扩展监测?

【临床思路】

扩展监测包括肺动脉导管监测和经食管超声心动图(TEE)监测。肺动脉导管可连续监测心排血量等心功能指标,有助于判断患者心功能的变化,以便及时对症处理。经食管超声心动图可反映心肌收缩、心肌缺血及心脏容量负荷等指标,有助于诊断循环功能变化的原因。由于监测费用较高且麻醉医生需要接受特殊培训,不作为心血管手术的常规监测。在有条件的情况下,根据患者心功能分级选择扩展监测,如心功能Ⅲ级以下,左室舒张末径 >50mm,左室射血分数(EF)<40% 可选择扩展监测。突发循环衰竭的患者也可紧急实施扩展监测,为病因诊断和后续处理提供依据。

麻醉经过

患者入手术室后连接心电图、监测 SpO₂,右侧桡动脉穿刺置管直接测压,动脉血压 140/78mmHg。麻醉诱导顺利,右颈内静脉置入 Swan-Ganz 导管:肺动脉压(PAP)31/16(24)mmHg,肺毛细血管楔压(PCWP)13mmHg,心排血量(CO)3.6L/min,混合静脉血氧饱和度(SvO₂)68%。芬太尼静脉麻醉复合异氟烷吸入进行麻醉维持。

【问题3】本例患者为什么选择右侧桡动脉穿刺置管?

【临床思路】

冠心病常合并全身动脉的粥样硬化,导致血管狭窄,在选择穿刺位置时应注意穿刺血管是否存在粥样斑块,应通过 Allen 试验并结合血管造影检查综合判断。如本例患者虽然左侧桡动脉 Allen 试验为阴性,但造影提示左侧锁骨下动脉起始部 100% 狭窄,Allen 试验阴性与侧支循环形成有关,如果选择左桡动脉可能会影响监测准确性,所以选择右侧桡动脉穿刺置管。此外对于年轻患者,常选择左侧桡动脉作为桥血管,故穿刺常选择右侧桡动脉或其他动脉。

【问题4】本例患者为什么采用肺动脉导管监测?肺动脉导管应用的适应证和禁忌证是什么?

【临床思路】

本例为高龄女性患者,合并高血压和外周血管病变,且患者左室射血分数较低(35%),左室舒张末径增大(55mm),提示患者心功能受损,所以选择肺动脉导管监测。肺动脉导管的适应证和禁忌证如下:

1. 适应证 大部分患者围术期并不需要肺动脉导管监测,选择时应权衡利弊。肺动脉导管适用于:

(1)严重左心功能不全、重要脏器并发症,术中血流动力学不稳定的心脏瓣膜病患者。

(2)合并严重肺动脉高压、右心功能不全、慢性阻塞性肺疾病、肺动脉栓塞患者。

(3)心脏移植患者。

(4)缺血性心脏病患者:如左心功能差,左心射血分数 <40%;左心室壁运动异常;近期发生心肌梗死(<6个月)或伴有心肌梗死并发症;严重心绞痛;明显左主干狭窄(>75%);同时合并瓣膜病。

(5)多器官功能衰竭患者。

(6)术中血流动力学极不稳定的胸腹主动脉瘤手术患者。

2. 禁忌证

(1)三尖瓣或肺动脉瓣狭窄:导管不容易通过瓣膜口,对血流的阻塞加重。

(2)右心房或右心室肿物:导管可能导致肿块脱落,引起栓塞。

(3)法洛四联症:因右室流出道阻塞,肺动脉导管可能导致流出道痉挛。

(4)严重心律失常:发生恶性心律失常的患者,慎重选用。

(5)新近置入起搏导线:置入或拔出肺动脉导管可能导致起搏导线断裂脱落或移位。

【问题5】如何选择肺动脉导管?

【临床思路】

目前临床上常用的肺动脉导管有五种,分别为二腔(测定 PAP 和 PAWP)、三腔(在二腔基础上增加 CVP 监测)、四腔(在三腔基础上增加 CO 监测)、五腔(在四腔基础上增加 SvO_2 监测)和六腔导管。六腔导管在五腔导管的基础上增加连续心排血量(CCO)、右室射血分数(RVEF)和右室舒张末期容积(RVEDV)的监测。临床上二腔、三腔导管适用于需要进行肺动脉压监测的患者,如心脏病合并肺动脉高压的患者;四腔导管适用于需要监测心排血量的患者,如心脏病合并心功能不全的患者;五腔和六腔导管用于合并慢性心功能不全需要监测混合静脉血氧饱和度,以了解氧供 / 需平衡的患者。

麻 醉 经 过

患者在吻合前降支时血压一过性降至80/50mmHg,静注去氧肾上腺素40μg,血压升至110/70mmHg,但心排血量(CO)降至2.6L/min,肺动脉压(PAP)升至40~50/20~30mmHg,短暂加快硝酸甘油输入,PAP很快降至35/18(26)mmHg,混合静脉血氧饱和度(SvO_2)为50%,动脉压无明显变化,继续手术,放置冠状动脉固定器时,血压再次下降至80/50mmHg,静脉给予麻黄碱2mg,血压升高不明显,但PAP升至50~60/30~40mmHg,SvO_2降至48%,再用去氧肾上腺素40μg静脉注射,PAP升至60~70/40~50mmHg,血压升至90/50mmHg,CO降至2.1L/min,SvO_2降至45%。术野观察左心收缩减弱,心电图提示Ⅱ、V_5导联ST段下移,当即进行体外循环,并于体外循环下完成吻合,手术结束,顺利停机,此时右侧桡动脉压120/82mmHg,PAP 28/13mmHg,CO 4.3L/min,SvO_2 78%,手术顺利,术后随访患者恢复良好。

知识点

围术期心肌缺血

围术期心肌缺血的特点：冠心病或合并危险因素的患者,非心脏手术围术期心肌缺血的发生率在 20%~63%。在整个围术期中,术后心肌缺血最常见,与术前心肌缺血发生率相比约为 3∶1,与术中心肌缺血发生率相比约为 5∶1。大多数高危患者术后心肌缺血一般发生于手术当日或术后第 1 天,而心肌缺血事件往往开始于手术结束和麻醉清醒时。90% 以上的术后心肌缺血事件是无症状的。

【问题 6】围术期心肌缺血的心电图变化有何特点？

【临床思路】

对围术期心肌缺血的心电图分析发现,几乎所有病例都表现为 ST 段压低,而很少出现 ST 段抬高。大多数术后心肌梗死发生于术后早期,没有明显临床症状,60%~100% 是非 Q 波型心肌梗死,发生前都有 ST 段压低。长时间(单次时间 >20min 或累计时间 >1h)ST 段改变与心脏不良预后相关,短期的缺血表现(<10min)与术后心肌缺血和心脏并发症无明显关联。本例患者术中有一过性 ST 段压低和心肌收缩力降低,提示心肌缺血,经处理后好转,患者最终转归良好。

【问题 7】围术期心肌缺血心电图诊断标准是什么？

【临床思路】

心血管手术中心电图监测推荐联合应用 Ⅱ 导联和 V_5 导联,以增加诊断心肌缺血的敏感性。围术期心肌缺血诊断标准：水平、下斜型 ST 段压低 0.1mV；在非 Q 波导联 ST 段抬高 0.1mV；缓慢上斜型 ST 段压低 0.2mV。术前心电图异常,如左心室肥大、左束支传导阻滞(LBBB)、Q 波、预激和起搏等,增加了心电图分析的难度,LBBB 提示预后不良,新发 LBBB 提示左前降支缺血。

【问题 8】心排血量(CO)的定义,如何测量？有何临床意义？

【临床思路】

心排血量是指左心室或右心室每分钟射入主动脉或肺动脉的血量(SV×HR)。反映整个循环系统的功能状况,如心脏机械做功、循环容量和外周血管阻力,了解心脏前负荷、后负荷及心肌收缩力,指导血管活性药物、输血、补液等治疗。心排血量测定分为无创监测和有创监测两大类。对于重要器官移植、复杂心脏手术或大血管手术和合并心脏功能障碍患者手术应进行心排血量监测。静息心排血量正常范围为 4~6L/min,心指数(心排血量 / 体表面积)正常范围为 2.5~3.5L/(min·m²),每搏排出量(SV)为 60~90ml。

应用肺动脉导管是测量心排血量的经典方法,导管经右心房进入肺动脉,经导管向右心房注入冷的生理盐水或葡萄糖溶液,该冷溶液与血液混合后就会改变温度,温度的变化被导管前端的温度传感器所感知,经计算后得出心排血量和其他血流动力学指标。一般要连续重复 3 次,取其平均值,称为有创伤热稀释法。此外还有其他无创测量方法,如心阻抗法、超声多普勒经食管超声心动法。

围术期循环监测是麻醉医师必须掌握的基本功和保障患者围术期安全的必要技术。本章仅介绍了临床常用的循环监测基本技术和方法,希望读者能够通过学习举一反三。对本章所涉及的扩展监测新技术感兴趣的读者可通过阅读相关文献和书籍进行学习。

推荐阅读文献

［1］ Standards For Basic Anesthetic Monitoring Committee of Origin. Standards and practice Parameters (Approved by the ASA House of Delegates October 21, 1986, and last amended on October 20, 2010, and reaffirmed on December 13, 2020).

［2］ 中华医学会麻醉学分会 . 临床监测指南 .(2012-12-25)[2019-3-1]. http://www. csaol. cn/bencandy. php?aid=6247.

［3］ MERRY A F, COOPER J B, SOYANNWO O, et al. International standards for a safe practice of anesthesia 2010. Can J Anesth, 2010, 57 (11): 1027-1034.

［4］ INGRANDE J, LEMMENS H J. Medical devices for the anesthetist: current perspectives. Med Devices (Auckl), 2014, 7: 45-53.

［5］ HOFER C K, REX S, GANTER M T. Update on minimally invasive hemodynamic monitoring in thoracic anesthesia. Curr

Opin Anaesthesio, 2014, 27 (1): 28-35.

［6］ MILAN Z, REWAR V. Intraoperative cardiovascular monitoring in hypertensive patients. Periodic Biolog, 2011, 113 (3): 335-340.

［7］ LIJIMA T, BRANDSTRUP B, RODHE P, et al. The maintenance and monitoring of perioperative blood volume. Perioper Med, 2013, 2 (1): 9.

［8］ 袁素, 王伟鹏. 围体外循环期监测 // 佘守章, 岳云. 围术期临床监测手册. 北京: 人民卫生出版社, 2013: 450-477.

［9］ 刘进, 胡小琴. 经锁骨下或颈内静脉穿刺通过房间隔置左心房测压管. 临床麻醉学杂志, 1988, 14 (2): 80-81.

（嵇富海）

第十二章 肌肉松弛及肌肉松弛监测

Muscle Relaxation and Neuromuscular Monitoring

肌肉松弛是指应用肌松药使骨骼肌保持松弛,以满足临床的需求。肌松药在临床麻醉中主要用于全身麻醉诱导时便于气管插管和全身麻醉维持时减少肌张力以提供良好的手术条件。肌松药的应用大大促进了临床麻醉的发展,减少了全麻药用量,避免了深麻醉带来的不良影响。但是肌松药没有镇静和镇痛作用,因此不能取代镇痛药和镇静药,在全身麻醉中应用时应保持足够的麻醉深度,在ICU应用时要保证充分镇静。

一、临床肌肉松弛的目的

消除声带活动,顺利完成气管内插管;满足各类手术、诊断、治疗对肌肉松弛的要求;减弱或终止某些骨骼肌痉挛性疾病引起的肌肉强直;消除患者自主呼吸与机械通气的不同步。

二、临床常用的肌松药

肌松药是骨骼肌松弛药的简称,选择性地作用于神经肌肉接头,暂时阻断正常神经肌肉兴奋传递,从而使肌肉松弛。根据作用机制,肌松药分为去极化肌松药及非去极化肌松药。由于副作用较多,去极化肌松药目前临床应用较少,仍应用于临床的仅有琥珀胆碱。根据药效,肌松药可分成超短时效、短时效、中时效和长时效肌松药4类。肌颤抽搐恢复时间短于8min的为超短时效肌松药,如琥珀胆碱;在8~20min为短时效,如米库氯铵;在20~50min为中时效,如阿曲库铵、顺阿曲库铵、罗库溴铵和维库溴铵;超过50min的为长时效,如泮库溴铵(表12-1)。

表 12-1 临床常用肌松药的剂量、起效时间和时效

肌松药	气管插管剂量 /(mg·kg⁻¹)	起效时间 /min	临床作用时间 /min	追加剂量 /(mg·kg⁻¹)
琥珀胆碱	1.00~1.50	0.75~1.00	10~12	0.50~1.00
米库氯铵	0.20~0.25	3~5	15~25	0.05
阿曲库铵	0.50~0.60	2~4	40~50	0.10
顺阿曲库铵	0.15~0.20	2~4	50~60	0.02
罗库溴铵	0.60~1.00	1~1.5	40~60	0.10
维库溴铵	0.10~0.20	2~3	40~60	0.02
泮库溴铵	0.10~0.15	3~5	60~90	0.01

案 例 一

【病历摘要】

患者男,49岁。因进餐饮酒后1h出现右上腹疼痛由家属陪伴来院就诊,入院诊断为慢性胆囊炎急性发作,拟急诊行"腹腔镜下胆囊摘除术"。既往哮喘病史多年,敏感季节吸入激素预防,近两年无发作,体重103kg,身高170cm。问诊及查体配合欠佳。

【问题 1】麻醉诱导和维持,如何合理选择肌松药?

【临床思路】

1. 患者进食后 1h 腹痛,禁食水时间不足。原则上饱胃患者麻醉诱导可采用清醒表面麻醉插管,也可行快速顺序诱导气管插管,并以前者最为安全。因患者配合欠佳,拟选择快速顺序诱导气管插管。

2. 选择快速顺序诱导,除按照标准流程执行相应操作和充分地准备之外,应选用最为速效的肌松药,使患者诱导过程中,气道失去保护的时间尽量缩短。目前,临床常用肌松药中,起效最快的药物为去极化肌松药中的琥珀胆碱和非去极化肌松药中的罗库溴铵。

3. 因本例为饱胃患者,并有哮喘病史,故选择肌松药时,应考虑选择不增加胃内压及不释放或较少释放组胺的非去极化肌松药。目前临床上应用的肌松药中,去极化肌松药琥珀胆碱可引起肌颤搐,增加胃内压,并可促进组胺释放,不宜选用。而非去极化肌松药中,除米库氯铵和阿曲库铵外,顺阿曲库铵、维库溴铵和罗库溴铵组胺释放较少(表 12-2)。

表 12-2 肌松药对自主神经作用及组胺释放的影响

肌松药	自主神经节	心脏毒蕈碱样受体	组胺释放
琥珀胆碱	兴奋	兴奋	轻度
米库氯铵	无	无	中度
阿曲库铵	无	无	中度
顺阿曲库铵	无	无	无/轻度
罗库溴铵	无	阻滞弱	无
维库溴铵	无	无	无
泮库溴铵	无	阻滞弱	无

4. 腹腔镜胆囊手术,从时间上来说,属于中小手术,从麻醉诱导开始至手术结束,1~2h。故应选择中时效的肌松药。

5. 综合以上考虑,罗库溴铵为最佳选择。需要注意的是,虽然国内尚无具体的数据统计,但欧美国家统计认为术中过敏反应约 65% 是由肌松药诱发,罗库溴铵术中过敏反应的发生率较其他非去极化肌松药高,因此在麻醉诱导时应予以关注。

知识点

琥珀胆碱的副作用

包括:Ⅱ相阻滞;窦性心动过缓,伴有结性和室性逸搏;高钾血症;肌纤维成束收缩;可升高颅内压、眼内压及胃内压;咬肌痉挛与恶性高热:为恶性高热的强力诱发剂;组胺释放诱发的类过敏反应。

【问题 2】术中肌松药策略及肌松药剂量如何掌握?

【临床思路】

1. 腹腔镜胆囊摘除术尽管属于微创手术,时间较短,但由于气腹的原因,对肌肉松弛要求较高,全身麻醉时给予肌松药,产生神经肌肉传导中度阻滞(拇收肌 TOF 计数 =1~3)。充分的肌肉松弛有利于较低气腹压力下的术野暴露,减少高气腹压力所引起的腹腔内脏器,特别是肝脏供血的不足。因此,充分了解临床常用肌松药的作用机制及作用时间,宜借助肌肉松弛监测指导维持充分的肌松。

人工气腹对患者的影响

门静脉压力 13~24cmH$_2$O（平均值 18cmH$_2$O），腹腔镜手术人工气腹的压力偏高时，对门静脉系统产生压迫，使肝脏供血减少，如持续较长时间，可导致肝脏及其他腹腔内脏器缺血性损伤和全身炎性反应。故而，与开腹手术相比，腹腔镜手术对肌肉松弛的要求更高。深度肌肉松弛，可在较低气腹压力（10~12mmHg）下满足腔镜手术的术野需求。

2. 本例患者体重 103kg，身高 170cm，体重指数（BMI）= 体重（kg）÷ 身高（米）的平方（kg/m^2）=35.6，属于重度肥胖患者。对于肥胖患者，应在肌肉松弛监测下，按照其理想体重或瘦体重计算罗库溴铵用药剂量。

肥胖患者肌松药的应用策略

几种常见的给药计算方式：

实际体重（total body weight）：通常给药都是按照实际体重，但对于肥胖患者按实际体重给药则会导致药物过量。

理想体重（ideal body weight）：是指对人体寿命及健康最理想的体重，理想体重（kg）=22× 身高 ^{2}（m^2）。按理想体重给药会导致剂量不足。

体表面积（body surface area）：即人体表面积，计算公式为体表面积（m^2）=0.006 1× 身高（cm）+0.012 8× 体重（kg）–0.152 9。体表面积通常用于化疗药物的剂量依据，但极少作为麻醉药物的给药依据。

瘦体重（lean body weight）：瘦体重又称去脂体重，等于实际体重 ×（1– 体脂率）。瘦体重被认为是肥胖患者最理想的给药依据，缺点是无法精确计算。

影响肥胖患者药物分布的主要因素包括：血浆蛋白结合率、身体结构的组成（脂肪组织的比例）、局部血流等。肥胖患者每千克体重脂肪组织显著增加，非去极化肌松药的极化和亲水特性趋向于限制其分布容积，以理想体重给药可避免肌松药作用时间的延长，若以实际体重给药会导致作用时间显著延长。

【问题 3】进行肌肉松弛监测的必要性及如何选择刺激监测？

【临床思路】

1. 肌肉松弛监测可客观地指导肌松药的应用，尽管对于临床麻醉中，是否需要常规实施肌肉松弛监测观点不一，但对于本例患者，肌肉松弛监测却是非常适用的，可指导把握气管插管时机和术中控制充分的肌肉松弛深度。

肌肉松弛监测的目的

监测的目的包括：决定气管插管和拔管时机；维持适当的肌肉松弛，保证手术顺利进行；指导术中合理应用肌松药；决定肌松药的逆转时机及拮抗药的用量；预防肌松药残留致术后呼吸功能不全；早期发现血浆胆碱酯酶异常；避免琥珀胆碱过量应用导致Ⅱ相阻滞；节约肌松药用量。

2. 针对重度肥胖患者，尽管有主张以理想体重计算肌肉松弛的用量，但实际需求剂量、所用剂量的起效时间和作用强度及持续时间均变异较大，需客观指标指导。

3. 前文已述，腹腔镜手术对肌肉松弛的要求非常高，术中应行肌肉松弛监测以指导肌松药的应用，保持充分的肌肉松弛效果。

4. 肌肉松弛监测可指导肌松药的合理应用,了解术后肌松药残留情况,防止患者肌松药过量应用导致的肌肉松弛恢复延迟,缩短术后呼吸机支持的时间,预防减少术后肌松药残留作用的发生,降低肺部并发症,促进患者尽早康复。

知识点

术中需做肌肉松弛监测的患者

1. 术中大剂量或多次给予肌松药的患者。
2. 肝、肾疾病及重症肌无力或合并其他神经肌肉疾病的患者。
3. 神经外科、显微外科和腹腔镜手术等要求绝对无体动或深度肌肉松弛的手术患者。
4. 术毕需要拔除气管导管但不宜用新斯的明拮抗的患者。
5. 手术结束无法确定肌松药作用已完全消退的患者。
6. 过度肥胖、严重胸部创伤、呼吸功能受损、术后需充分恢复肌力的患者。
7. 长时间应用或持续静脉输注肌松药的患者。

5. 临床常用神经肌肉传导功能监测仪为加速度肌肉松弛监测仪(TOF-Watch SX),通过观测刺激尺神经时拇指内收肌颤搐反应监测肌肉松弛状况。

6. 诱导期以四个成串刺激或单刺激模式掌握插管时机;术中以强直刺激后计数(PTC)的刺激模式监测神经肌肉阻滞的程度,应保持 PTC ≤ 2,达到深度肌肉松弛,从而避免腹内压过高造成的肝脏等腹腔内脏器缺血再灌注损伤。

知识点

临床常用的肌肉松弛监测模式

1. 单刺激(SS) 持续使用可用于肌松药起效、维持、恢复全程,但最常用的是起效阶段判断是否达到插管条件。

2. 四个成串刺激(TOF) 是最常用的监测模式,可以用在肌松药使用的全程,尤其是判断是否存在残余阻滞。

3. 强直刺激(TS) 由快速发放的电刺激(30、50 或 100Hz)形成,临床中最常用的模式是持续 5s 的 50Hz 刺激。用于判断肌松药阻滞后的恢复过程。

4. 强直刺激后计数(PTC) 主要监测深度阻滞,TOF 消失,PTC>2 为中度肌松,PTC ≤ 2 属深度肌松。PTC 主要用于使用非去极化肌松药后对 SS 或 TOF 刺激无反应时,对神经肌肉阻滞程度的评估。

5. 双短强直刺激(DBS) 主要用于判断肌松药残留阻滞作用,由两串间距 750ms 的 50Hz 强直刺激组成。DBS 为临床麻醉工作提供了一种凭主观感觉(主要是触觉和目测)就能正确有效地判断衰减的方法,以便在无肌颤搐反应记录设备时,仅使用神经刺激器就能对肌松药残余作用作出合理可信的判断。

【问题 4】采用咪达唑仑 - 芬太尼 - 丙泊酚静脉麻醉诱导,罗库溴铵 1.0mg/kg(理想体重)静脉注射后,顺利完成气管插管。确定导管位置后,行机械通气,静脉 - 吸入(七氟烷)复合麻醉。合用吸入麻醉药情况下,肌松药的应用策略如何?

【临床思路】

含氟类吸入麻醉药可明显增强非去极化肌松药的作用,延长其肌肉松弛的作用时间,临床在选择药物剂量和追加药物时机时,需予以考虑,以防止术后呼吸恢复延迟的发生。

知识点

吸入麻醉药对肌松药作用时效的影响

吸入麻醉药对去极化肌松药影响较弱,但能明显增强非去极化肌松药的药效,其增强作用主要表现在肌松药所需剂量减少,肌肉松弛维持时间延长。这种增效作用不仅与吸入麻醉药的种类、浓度及肌松药的种类有关,而且与给予肌松药后吸入麻醉药的维持时间有密切关系,呈明显的剂量依赖(dose-dependent)趋势和时间依赖(time-dependent)趋势。增强肌松药效能的顺序为:地氟烷 > 七氟烷 > 异氟烷 > 恩氟烷 > 氟烷 > 丙泊酚静脉麻醉。

【问题5】手术进展顺利,腹腔镜下切除胆囊,手术历时45min,术中未追加肌松药。标本送冰冻病理检查回报为胆囊癌,讨论决定并征得家属同意,拟一期行开腹胆囊癌根治术,预计后续手术时间 >2h。如何选择后续的肌松药?是否改用其他长效肌松药?如果手术接近关腹时肌肉松弛作用消退,不能满足手术要求,如何选择后续追加的肌松药?

【临床思路】

1. 两种或数种肌松药合用可能会导致肌肉松弛恢复延迟及肌松药残留作用发生,因此麻醉全过程尽量使用同一种肌松药,根据手术的要求给予不同的剂量。

2. 除非预期术后保留气管导管并行机械通气的患者,一般不主张使用长效肌松药。

3. 本例麻醉诱导使用罗库溴铵,转开腹手术后,可根据手术需要及监测数值分次追加罗库溴铵,以维持肌肉松弛。

4. 当肌松药作用消退而不能满足关腹需求时,应适度加深麻醉,继续给予同类肌松药罗库溴铵0.1~0.15mg/kg(理想体重),临床时效15~25min,既可满足手术需求,又不影响术后肌肉松弛的恢复。

5. 关腹时如改用短效肌松药米库氯铵,其短效性并不能显现;而给予琥珀胆碱,则难以产生满意效果,甚至会出现Ⅱ相阻滞。

知识点

肌松药复合应用时药物的相互作用影响

1. 琥珀胆碱与非去极化肌松药复合应用　①先静脉注射小剂量非去极化肌松药,其后静脉注射的琥珀胆碱的作用会减弱;②诱导用琥珀胆碱,维持用非去极化肌松药,琥珀胆碱可增强非去极化肌松药的作用;③术中用非去极化肌松药维持,在接近手术结束时静脉注射琥珀胆碱,此时琥珀胆碱既拮抗非去极化肌松药,又产生去极化阻滞,且可能产生Ⅱ相阻滞,延长肌肉松弛时间。

2. 非去极化肌松药之间的复合应用　①前后复合应用:两种不同时效的肌松药前后复合应用,则先用的肌松药影响后用肌松药的时效,如先用中、长时效肌松药则可使后用的短时效肌松药时效延长;反之,则使长或中时效肌松药的时效缩短。②同时复合应用:可能是协同作用或相加作用,这取决于肌松药的化学结构。如果化学结构为同一类的两种肌松药复合应用其作用相加,不是同一类的两种肌松药复合应用其作用协同。

【问题6】手术结束,共历时195min。肌松药使用量:罗库溴铵130mg,最后一次用药为手术结束前20min罗库溴铵10mg静脉注射。术后10min,患者意识恢复,抬臂可持续15s,吸空气脉搏血氧饱和度维持在95%,但肌肉松弛监测TOF比值为0.7,同时测体温为35.1℃。是否存在肌肉松弛作用残留?拔除气管导管时机?

【临床思路】

1. 虽然罗库溴铵为中时效肌松药,但许多因素会导致其作用残留,包括反复用药、复合使用吸入麻醉药和低体温等,这些诱因在本例麻醉中均存在。

知识点

影响肌松药作用的因素

1. 年龄　新生儿对非去极化肌松药较成人敏感,老年人作用增强,时效延长。

2. 低温　低温影响肌肉和肝肾等血流量,从而影响肌松药代谢、消除和酶活性,以及对肌松药的敏感性,可增强非去极化肌松药的作用,延长时效。

3. 复合用药　复合使用含氟类吸入麻醉药可使肌肉松弛时效延长。

4. 疾病的影响　某些疾病导致血浆胆碱酯酶活性降低,可使琥珀胆碱及其他脂类肌松药时效延长。

5. 合并神经肌肉疾病　重症肌无力患者对非去极化肌松药非常敏感,而对琥珀胆碱相对不敏感,使用时易发生Ⅱ相阻滞。肌无力综合征患者对非去极化肌松药和去极化肌松药均敏感,肌强直患者对非去极化肌松药反应正常,而去极化肌松药可引起持续肌痉挛性收缩。

6. 其他　呼吸性酸中毒、低钾、低钙、高钠、高镁血症及多种抗生素、局麻药、钙通道阻滞药、激素、利尿药、免疫抑制药、抗肿瘤药等均可增加对非去极化肌松药的敏感性。而氨茶碱、血清茶碱及抗惊厥药苯妥英钠等对非去极化肌松药有抵抗作用。

2. 尽管患者抬臂可持续 15s,但并不代表其咽喉部肌群的肌力完全恢复,而抬头持续 5s 或压舌板试验阳性,则是肌力恢复良好的征象。

3. 以往将 TOF 比值恢复到 0.7 作为神经肌肉功能充分恢复的指标,但此时,也会有部分患者出现咽喉部肌无力、吞咽困难、咳嗽无力等表现,反流误吸危险性仍非常大。故目前临床普遍接受的肌力恢复标准是 TOF 值 =0.9。

4. 注意拔除气管导管时机。尽管患者肌力已恢复至一定程度,吸空气脉搏氧饱和度能维持在 95% 以上,但需待肌力恢复(或通过拮抗恢复)至 TOF 值达 0.9 以上,拔除气管导管才更为安全。

知识点

肌肉松弛残留阻滞作用基本消除的较为可靠的临床体征

1. 清醒、呛咳和吞咽反射恢复。

2. 头能持续抬离枕头 5s 以上或压舌板试验阳性。

3. 呼吸平稳、呼吸频率 10~20 次 /min,最大吸气压 ≤ −50cmH_2O(1cmH_2O=0.098kPa)。

4. $P_{ET}CO_2$ 和 $PaCO_2$ ≤ 45mmHg。

【问题 7】是否需要进行肌肉松弛拮抗? 如何进行拮抗?

【临床思路】

1. 患者其他各项指标已达拔除气管导管标准,但仍存有肌肉松弛残留作用,拔管后肌肉松弛残留作用会造成一定的危害,故有必要进行肌肉松弛拮抗,以增加拔管后气道的安全性。

2. 目前临床主要应用的拮抗药仍为胆碱酯酶抑制药新斯的明。但本例患者有支气管哮喘病史,为新斯的明使用的禁忌证。

知识点

胆碱酯酶抑制药新斯的明拮抗肌松药残留阻滞作用的临床应用

1. 推荐剂量新斯的明 0.04~0.07mg/kg,最大的剂量为 5mg,起效时间 2min,达峰时间 7~15min,作用持续时间 2h。阿托品和新斯的明须同时或先后缓慢静脉注射,根据患者心率调整阿托品的剂量。

2. 临床使用时需注意以下事项。①下列情况禁用或慎用新斯的明:支气管哮喘;心律失常,尤其是房室传导阻滞;心肌缺血;瓣膜严重狭窄;机械性肠梗阻;尿路感染或尿路梗阻;孕妇;溴化物过敏等。②下列情况禁用或慎用阿托品：痉挛性麻痹与脑损伤的小儿；心律失常；充血性心力衰竭；冠心病；二尖瓣狭窄；反流性食管炎；食管与胃的运动减弱；青光眼；溃疡性结肠炎；前列腺肥大及尿路阻塞性疾病等。③电解质异常和酸碱失衡、肾衰竭、高龄和复合应用肌肉松弛协同作用药物患者，新斯的明对肌松药残留阻滞作用的拮抗效果并不理想。④给予胆碱酯酶抑制药拮抗肌松药残留阻滞作用后须严密监测患者的肌力恢复情况，严防出现再箭毒化，特别是给予长时效肌松药时。⑤凡禁用胆碱酯酶抑制药或阿托品者，须进行有效人工通气，直至自主呼吸恢复满意。

3. 舒更葡糖钠（sugammadex）是新型氨基甾类肌松药（特别是罗库溴铵）的特异性拮抗剂，可选择性、高亲和性地包裹罗库溴铵或维库溴铵，然后经肾脏排出，不需同时伍用抗胆碱药物。可使血中和组织中肌松药的浓度迅速下降，神经肌肉接头功能恢复常态。当 TOF 监测 T_2 再现时静脉注射 2mg/kg 舒更葡糖钠注射液，2min 内 TOF 值可恢复到 0.9；当 TOF 值 =0.5 时，静脉注射 0.2mg/kg 舒更葡糖钠注射液，亦可在 2min 内消除罗库溴铵残留阻滞作用。

4. 如果无舒更葡糖钠这一新型肌松拮抗药，此例患者也可选择继续丙泊酚镇静以利于耐受气管插管，待肌肉松弛恢复完善（TOF 值 =0.9）后，停镇静药，拔除气管导管。

需引起关注的是，近两年有舒更葡糖钠注射液过敏反应的相关报道，在临床应用时需严密观察病情变化。

知识点

肌松药残留作用

1. 肌松药残留作用的原因

(1) 未能够根据患者病情特点，合理选用肌松药。

(2) 肌松药剂量不合理，长时间或反复多次应用中、长时效非去极化肌松药。

(3) 复合应用与肌松药有协同作用的药物。

(4) 个体差异、高龄、肌肉不发达和慢性消耗患者肌松药作用时间延长。

(5) 低体温、水电解质紊乱及酸碱失衡，延长肌松药的代谢和排泄，乙酰胆碱的合成和囊泡释放受损。

(6) 肝、肾功能严重受损，导致体内肌松药代谢、清除出现障碍。

(7) 神经肌肉疾病。

2. 肌松药残留作用的拮抗时机

(1) 肌肉松弛监测 TOF 出现两个或以上反应且开始有自主呼吸时可拮抗肌松药残留阻滞作用。在没有自主呼吸仍保持深度肌松的情况下不能使用拮抗剂，因为肌松拮抗剂消退后可能因再箭毒化导致致命后果；患者呼吸、肌力完全恢复后也禁用肌松拮抗剂。在患者已有自主呼吸，肌肉松弛部分恢复，肌力不满意的情况下可使用拮抗剂。

(2) 肌肉松弛监测仪能够及时、客观和定量地了解肌松药是否存在残留阻滞作用。早期认为，TOF>0.7 时肌松药的残留作用就已经消除，但进一步研究证实呼吸肌对肌松药较不敏感，呼吸肌从肌松药作用中恢复较早，当 TOF>0.7 时，呼吸功能已经基本恢复，但咽喉部肌肉肌力恢复较晚，在 TOF ≥ 0.9 咽喉部肌肉的协调功能才能够完全恢复正常，且颈动脉体缺氧性通气反应才能不受损害。因此，TOF<0.9 提示存在肌松药残留阻滞作用。

案　例　二

【病历摘要】

患者男，51 岁，体重 75kg，身高 176cm。凌晨主因突发剧烈头痛 3h，意识丧失 1h 急诊入院。入院查体：浅昏迷，右侧肢体肌张力明显减弱。血压 180/95mmHg，心率 51 次 /min，深慢呼吸，10~12 次 /min，SpO₂ 95%。既往高血压、慢性肝炎和慢性肾功能不全病史多年。化验检查：血红蛋白 97g/L，ALT、AST、Cr 和 BUN 均升高。头颅 CT 提示"脑动脉瘤破裂出血"，拟急诊行"开颅血肿清除、动脉瘤夹闭术"。

【问题1】麻醉诱导及维持如何选用肌松药?

【临床思路】

1. 目前患者意识障碍,躁动不能配合,必须采用快诱导插管,合理选择肌松药非常重要。

2. 因患者脑动脉瘤破裂出血,处于昏迷状态,提示目前患者颅内压增高,麻醉诱导要避免应用增高颅内压的肌松药,如琥珀胆碱。

3. 有上运动神经元损伤者,琥珀胆碱可引起高钾血症,严重的可危及生命,应为禁忌。

知识点

琥珀胆碱的副作用及应用禁忌证

1. 琥珀胆碱可导致肌纤维成束收缩,与升高颅内压、眼内压、胃内压和术后肌痛有一定的内在联系,对颅内高压者尽量避免使用,如果必须使用,建议提前静脉注射少量的非去极化肌松药则可有效防止强烈的肌纤维成束收缩,但不能提前静脉注射泮库溴铵,因其有抑制血浆胆碱酯酶的作用。

2. 上运动神经元损伤、烧伤、大面积创伤患者,静脉注射琥珀胆碱后肌颤使细胞内钾离子大量释放到血液循环中,可引起高钾血症,有导致心律失常甚至心搏骤停的危险,因此这些患者应禁用琥珀胆碱。

---

4. 询问家属,患者凌晨发病,未进食,属空腹状态,故可采用普通的快诱导方法。

5. 肌松药除在麻醉诱导、维持中使用外,有可能在术后机械通气中仍需使用。考虑到患者慢性肝炎和肾功能不全病史,肝肾功能对肌松药消除有相互代偿作用,但肝或肾功能严重受损时应避免使用主要依赖肝或肾消除的肌松药(表12-3)。如长时效肌松药泮库溴铵的消除主要经肾脏排出,因此应避免用于肾功能受损患者;肝功能受损时应避免使用主要在肝内转化(维库溴铵)或主要经胆汁排泄(罗库溴铵)的肌松药。对肝肾功能同时严重受损的患者,可选用不经肝肾代谢而依赖 Hofmann 消除的顺阿曲库铵,同时需注意机体内环境改变对其 Hofmann 消除过程产生的代谢产物(N-甲基四氢罂粟碱)经肝脏代谢和终产物经肾脏排出的改变可能产生的不良反应。

表 12-3 临床常用肌松药在体内的消除

肌松药	排泄 /%		代谢
	肾脏	肝脏	
琥珀胆碱	<10	—	胆碱酯酶分解(90%)
米库氯铵	<5	—	胆碱酯酶水解(95%~99%)
阿曲库铵	10~40	—	霍夫曼消除和酯酶水解(60%~90%)
顺阿曲库铵	10~15	—	霍夫曼消除(80%)
罗库溴铵	30	70	肝(10%)
维库溴铵	20~30	70~80	肝(40%)
泮库溴铵	70	30	肝(10%~20%)

6. 基于上述考虑,顺阿曲库铵和阿曲库铵均为可以选用的肌松药,为缩短诱导时间,可选用 3~4 倍 ED_{95} 的顺阿曲库铵(0.15~0.2mg/kg),可在 2min 左右达到插管条件。如选用阿曲库铵,剂量则不宜过大,否则会引起明显的组胺释放。

知识点

肌松药的组胺释放作用

肌松药产生心血管不良反应的重要原因之一是组胺释放而引起过敏或过敏样反应导致低血压和心动过速,尤其苄异喹啉类肌松药如阿曲库铵和米库氯铵等。组胺释放引起严重的过敏反应,可诱发支气管痉挛,甚至过敏性休克。

肌松药引起组胺释放并不是免疫反应,而是这些肌松药在血中达到一定浓度时可以兴奋肥大细胞和嗜碱性粒细胞释放组胺,与肌松药的药量和注射速度有关。在静脉注射肌松药前先静脉注射组胺 H_1 和 H_2 受体的拮抗药可以预防或减弱组胺释放。

【问题2】麻醉诱导选用丙泊酚 - 芬太尼 - 顺阿曲库铵 15mg,顺利气管插管。行机械通气,咪达唑仑 + 丙泊酚 + 芬太尼全凭静脉麻醉。术中维持应用肌松药应该注意什么问题?

【临床思路】

1. 脑动脉瘤夹闭术是在显微镜下操作的精细手术,术中要求绝对无体动,维持充分的肌肉松弛非常重要。

2. 应选择在肌肉松弛监测下指导肌松药的合理使用,既可防止肌松药用量不足导致的术中呛咳体动,又可避免肌松药过量的问题。

3. 此患者合并肝肾疾病,也是肌肉松弛监测的适用指征。

4. 如果无肌肉松弛监测条件,也可通过持续输注顺阿曲库铵 $2\sim2.5\mu g/(kg\cdot min)$,保证肌肉松弛的充分。

知识点

肌肉松弛监测的必要性

肝、肾疾病患者,实施神经外科及显微外科手术等要求绝对无体动或深度肌肉松弛的手术患者,应格外重视肌肉松弛监测。特别是显微神经外科手术,宜将肌肉松弛深度维持在 PTC=0 的程度。

案 例 三

【病历摘要】

患者女,38 岁,体重 65kg。诊断甲状腺肿瘤入院。既往有哮喘病史,自诉已治愈,近 3 个月未发作。无心、肺等内科疾病史。术前常规检查未发现其他异常,拟行"甲状腺肿瘤切除术"。患者入室后无创血压 126/75mmHg,心率 72 次 /min。建立静脉通道,输注乳酸林格液 500ml。常规麻醉诱导,以咪达唑仑、芬太尼、丙泊酚及罗库溴铵静脉序贯诱导,声门暴露清晰,顺利插入气管导管。插管过程中出现短暂的血压升高、心率增快,生命体征平稳,连接麻醉机顺利,但患者血压突然呈持续下降趋势,最低降至 60/35mmHg,心率 >125 次 /min。机械通气报警,气道压力 $>35cmH_2O$,听诊双肺哮鸣音,检查见胸前区及上肢大片斑丘疹。

【问题1】临床诊断及处理是什么?

【临床思路】

1. 诊断

(1)典型的过敏性休克临床表现,考虑对诱导所用药物出现过敏反应,其中尤以罗库溴铵的可能性较大。

(2)过敏性休克的临床诊断依据:药物接触后即刻发生、有过敏病史、皮肤表现、低血压、心动过速、支气管痉挛。

知识点

麻醉手术期间发生严重过敏反应的原因

麻醉手术期间引起过敏反应的主要药物为肌松药(首先是琥珀胆碱和罗库溴铵,其次为泮库溴铵、维库溴铵、米库氯铵、阿曲库铵和顺阿曲库铵),其他药物或物质分别是:乳胶、抗生素、明胶、脂类局麻药、血液制品和鱼精蛋白、抑肽酶等;女性发生率为男性的 2~2.5 倍。肌松药中,国外报道以罗库溴铵发生率最高,尽管在我国尚无具体数据统计,但欧美国家统计数据显示,约 65% 的围术期严重过敏反应病例与肌松药有关,其中又以罗库溴铵居首。

知识点

麻醉过程中过敏反应的临床表现分级

Ⅰ级:仅表现为皮肤潮红,出现斑丘疹和荨麻疹。

Ⅱ级:除表现皮肤症状外,出现低血压、心动过速、呼吸困难和胃肠道症状。

Ⅲ级:出现皮肤症状;心动过速或心动过缓和心律失常;支气管痉挛及胃肠功能紊乱。

Ⅳ级:心脏停搏。

知识点

麻醉过程中严重过敏反应的特点

1. 麻醉过程中发生的过敏反应大部分合并心血管系统表现、支气管痉挛和皮肤、黏膜特征性变化。

2. 临床表现的严重性与致敏物质的种类、致敏物质进入体内的途径、速度和剂量密切相关,还与患者原有疾病,特别是循环和呼吸系统的功能状态紧密相关。

3. 正在接受 β 受体阻滞药、血管紧张素转化酶抑制药或椎管内阻滞的患者,发生过敏反应都较为严重,且复苏极为困难。

4. 过敏反应患者可因血管扩张、毛细血管通透性增加、冠状血管痉挛,出现心力衰竭。还可因血管性水肿、支气管痉挛、分泌物增加、气道阻塞,引起窒息,导致缺氧。

5. 过敏反应是抗原抗体反应,立即引起组胺、类胰蛋白酶、白细胞介素、缓激肽和血小板活化因子等炎性介质的释放。

6. 类过敏反应不涉及免疫球蛋白的介入,无肥大细胞激活,仅激活嗜碱性粒细胞,释放组胺,症状较轻,其约占围术期过敏反应的 40%。

2. 治疗原则和流程 参见"第三十五章休克与麻醉"相关内容。

本例患者的救治过程:快速补充液体,以维持有效血容量;立即使用肾上腺素,50μg 静脉注射,治疗中根据循环变化情况反复予以追加,每次 30~50μg,并以 10μg/min 的速度予以持续静脉输注,将收缩压维持在 80mmHg 以上;立即建立有创动脉监测,以指导治疗;沙丁胺醇经气管导管吸入,10 揿,每揿 100μg;琥珀酸氢化可的松 200mg 静脉滴注;患者病情逐渐缓解。

【问题 2】经过近 40min 的救治,血压逐渐趋于稳定,气道压逐渐回落,仅用很低剂量的血管活性药循环即得以稳定。告知家属病情变化,并商量后决定暂缓手术,送 ICU 继续观察治疗。如何确诊为过敏反应?如何避免再次出现相同的险情?

【临床思路】

1. 即刻取血测定组胺水平、类胰蛋白酶浓度、特异性抗体。

2. 6 周后完成所怀疑药物或物品的皮肤试验,如为阳性,即可确定为过敏反应。

3. 如确定为某药物或物质过敏,及时将结果告知患者和家属,并填写过敏反应警示卡,记录在案。

推荐阅读文献

［1］刘进,于布为.麻醉学.北京:人民卫生出版社,2015.

［2］邓小明,姚尚龙,于布为,等.现代麻醉学.北京:人民卫生出版社,2014.

［3］中华医学会麻醉学分会编.中国麻醉学指南与专家共识.北京:人民卫生出版社,2017.

［4］NAGUIB M, LIEN C A. Pharmacology of muscle relaxants and their antagonists//RONALD D. Miller's anesthesia. 7th ed. Philadelphia: Churchill Livingstone. Elsevier, 2010.

［5］HARPER N J N, COOK T M, GARCEZ T, et al. Anaesthesia, surgery, and life-threatening allergic reactions: epidemiology and clinical features of perioperativeanaphylaxisin the 6th National Audit Project (NAP6). Br J Anaesth, 2018, 121 (1): 159-171.

［6］FARHAT K, PASHA A K, JAFFERY N. Biochemical changes following succinylcholine administration after pretreatment with rocuronium at different intervals. J Pak Med Assoc, 2014, 64 (2): 146-150.

［7］FARHAT K, WAHEED A, PASHA A K, et al. Effects of rocuronium pretreatment on muscle enzyme levels following succinylcholine. Pak J Pharm Sci, 2013, 26 (5): 939-942.

［8］SOKÓŁ-KOBIELSKA E. Sugammadex-indications and clinical use. Anaesthesiol Intensive Ther, 2013, 45 (2): 106-110.

［9］CAMMU G. Sugammadex: appropriate use in the context of budgetary constraints. Curr Anesthesiol Rep, 2018, 8 (2): 178-185.

［10］HORIUCHI T, YOKOHAMA A, ORIHARA M, et al. Usefulness of basophil activation tests for diagnosis of sugammadex-induced anaphylaxis. Anesth Analg, 2018, 126 (5): 1509-1516.

［11］HARBOE T, GUTTORMSEN A B, IRGENS A, et al. Anaphylaxis during anesthesia in Norway: a 6-year single-center follow-up study. Anesthesiology, 2005, 102 (5): 897-930.

［12］LEYKIN Y, PELLIS T, LUCCA M, et al. The pharmacokinetic effects of rocuronium when dosed according to real body weight or ideal body weight in morbidly obese patients. Anesth Analg, 2004, 99 (4): 1086-1089.

（米卫东）

第十三章　麻醉深度监测

Monitoring the Depth of Anesthesia

随着现代科技水平的进步,围术期监测已经不仅仅局限于循环、呼吸功能等基本监测项目,麻醉深度监测已经成为日益普及的术中监测项目。本章重点介绍麻醉深度监测的基本概念、方法和临床应用。

麻醉深度(depth of anesthesia,DOA)的定义是随麻醉学的进步而发展的,现代麻醉实践中由于强效吸入麻醉药、麻醉性镇痛药、肌松药和静脉麻醉药的使用,麻醉深度的定义不可能简单化、统一化。广义的麻醉深度是对镇静水平、镇痛强度、刺激反应程度等指标的综合反映,而这些指标的中枢反应区域不尽相同,所以麻醉深度必须是多指标综合监测。有人将麻醉深度定义为药物导致的对刺激无反应概率,取决于刺激强度和抑制反应的困难程度。

随着麻醉技术的发展,仅仅根据临床体征有时不足以判定麻醉的深度,麻醉中知晓成为日益突出的问题。目前没有100%敏感性和特异性预防知晓的监护手段,近年发展起来了众多监测麻醉深度的神经电生理指标,尽管其监测效果还不够理想,但还是可以作为麻醉镇静深度或大脑功能状态的客观指标来参考并指导临床。

一、双频谱指数

应用傅里叶变换技术测定脑电图线性成分(频率和功率),同时分析成分波之间的非线性关系(位相和谐波),把能代表不同镇静水平的各种脑电信号进行处理后转化为一种简单的量化指标。双频谱指数(bispectral index,BIS)是目前脑电图监测中最常用的意识深度数量化参数,范围从0~100,较高的BIS值反映大脑皮质电活动完整性良好,即清醒状态;当皮质电活动完整性下降,BIS值降低。文献证实其能减少术中知晓的发生率。

BIS 监测(视频)

二、听觉诱发电位指数

听觉是麻醉过程中最后消失的感觉,也是清醒时恢复的首个感觉。视觉和体觉很容易被麻醉药抑制,而听觉在麻醉中不是突然消失的,是随麻醉的加深逐渐被抑制。丹麦 Danmeter 公司的 A-Line 监测仪计算的听觉诱发电位(auditory evoked potential,AEP)指数显示,完全清醒为100,无听觉电活动为0。一般清醒状态为80~90;推荐外科麻醉范围为15~25。诱发电位分析时间仅需2~6s,能很快反映麻醉深度,但易受其他电器的电波干扰,且对于有听力障碍的患者不适用。

三、熵

正弦波模型中,如果所有波的振幅和波长都相同,它的熵值就是0;如果信号高度复杂、不规则且几乎不可预测,即无序性很高,熵接近于1。处于清醒状态的人可能进入一种微观状态,非常无序和不可预测;在麻醉中,秩序增加,突触通道的数量减少,熵值减小。关于熵有2个参数:反应熵(fast-reacting entropy,RE)和状态熵(state entropy,SE)。RE测定频率 0<f<47Hz,熵范围0~100,反映皮质和皮质下或脊髓索的活动,反应速率更快(2~60s),评估镇静水平和/或疼痛程度的变化。SE测定频率 0<f<32Hz,熵范围0~91,主要反映皮质的活动,用于评估镇静水平。麻醉时 SE 范围为40~60,超过此范围时可能需要改变催眠药剂量,而当 SE 在此范围,RE 超过 SE 达10以上时,则需要增加镇痛药物剂量。但熵的临床价值仍需进一步观察。

四、Narcotrend

通过对原始脑电信号的计算获得分级和 NT 数值两个指标,分级为 A 至 F 六个级别,表示从觉醒到深度麻醉的连续性变化,C、D 级又各分为 0、1、2 三个亚级别,每个级别都对应于一定的数值,从 100 到 0 定量反映意识的连续性变化(表 13-1)。此外,Narcotrend 监护仪还可以显示未经处理的 EEG 及其频谱图。有研究通过单独验证以及和 BIS 比较,来研究 Narcotrend 的可靠性,但研究结果不一。

表 13-1 麻醉深度、Narcotrend 分级和 Narcotrend 指数范围

麻醉深度	Narcotrend 分级	Narcotrend 指数范围
清醒	A	95~100
	B0	90~94
镇静	B1	85~89
	B2	80~84
浅麻醉	C0	75~79
	C1	70~74
	C2	65~69
全身麻醉	D0	57~64
	D1	47~56
	D2	37~46
全身麻醉伴深度催眠	E0	27~36
	E1	20~26
	E2	13~19
全身麻醉伴爆发抑制增多	F0	5~12
	F1	1~4

案例一 急性肠梗阻

【病历摘要】

患者女,78 岁,体重 80kg,身高 155cm。急性肠梗阻,拟于全身麻醉下行急诊开腹探查术。既往高血压 20 余年,最高 180/100mmHg,服氯沙坦控制。3 年前曾患脑梗死,治疗后无后遗症。患者高度紧张,畏惧手术,反复要求手术时要让她睡着。

【问题 1】从预防术中知晓的角度考虑,麻醉医师应做哪些工作?

【临床思路】

1. 麻醉医师在实施全身麻醉前要评价患者发生知晓的危险程度。患者为老年女性,急诊手术,有高血压和脑血管病等合并症,麻醉不宜过深。术前应告知患者及家属术中有发生术中知晓的可能性。

2. 麻醉前预防性地使用苯二氮䓬类药能够减少患者术中知晓的发生率。

3. 术中麻醉管理应注意:

(1)检查仪器设备的工作状态(挥发罐、呼吸环路及麻醉气体监测仪等),检查静脉给药通路的完整性和通畅性。

(2)意外地出现了有意识状态,及时使用遗忘作用药物。

(3)术中有知晓发生的风险时,如处理困难气道的过程中,应提前追加镇静药。

(4)血流动力学不是麻醉深度满意与否的指标。

(5)监测呼气末麻醉药浓度至少应达到 0.7MAC。

4. 应用 BIS 等手段监测麻醉深度。

麻醉中知晓的原因

1. 机械故障或使用错误　麻醉气体挥发罐变空、麻醉机泄漏、静脉麻醉剂输注泵故障或设置错误、静脉输注通道受阻或脱落。

2. 麻醉过浅　当患者情况特殊时,如剖宫产患者、低血容量创伤患者或心脏功能储备较差的患者,麻醉医师因顾及新生儿或患者的安全,而特意维持较浅的麻醉,或是因为希望患者快速苏醒,而过早地减浅麻醉。

3. 肌松药的应用　是麻醉中知晓的最主要原因。伤害性刺激引起的体动反应起源于脊髓,抑制伤害性刺激引起的体动反应所需要的麻醉剂浓度,高于产生意识消失和遗忘所需的麻醉剂浓度。所以在未使用肌松药时,躯体运动的存在与否可以用来监测麻醉深度,是机体对手术伤害性刺激有无感知(疼痛)的可靠监测指标。但使用肌松药之后,体动反应被抑制,所以影响了麻醉医生对麻醉深度的判断。

4. 全凭静脉麻醉比吸入性麻醉药引起术中知晓率高　原因在于静脉麻醉药的药代动力学存在明显的个体差异,单凭给药剂量不能准确估计血药浓度。即使是使用靶控输注的方法,群体药代动力学基础上的参数应用于个体,实际的血药浓度也会有很大差别,而至今也没有实时监测血药浓度的方法。

5. 对麻醉药的需要量存在个体差异　年龄、吸烟、长期使用阿片类药物、苯丙胺、镇静药或酗酒、以前使用过全身麻醉药物等,都可能导致达到意识消失所需的麻醉剂量增加。

患者被送进手术室,在麻醉诱导前,使用心电图、脉搏血氧饱和度、有创血压等监测,心率 110 次 /min,血压 89/50mmHg,患者颈短,甲颏距离 3~4cm,Mallampati 分级 Ⅲ~ Ⅳ级。术前血生化检查显示肝功能指标多项升高,肌酐、尿素氮均升高。

【问题 2】从麻醉安全角度考虑,麻醉医师应做哪些准备?

【临床思路】

1. 患者需进行急诊手术,存在血容量不足、内环境紊乱,应立即给予静脉补液,行血气分析,尽可能纠正酸碱、水电解质失衡。

2. 老年患者,血流动力学不稳定,肝肾功能不全,不能耐受过深麻醉,可采用静吸复合麻醉。为防止术中知晓应采用 BIS 监测维持适宜麻醉深度。

3. 患者可能存在困难气道,插管过程中要注意麻醉深度,以防插管时间过长忘记追加麻醉药而导致知晓。可于诱导时给予咪达唑仑。

术中知晓可能发生的危险因素

1. 病史和麻醉史　有知晓发生病史、大量或滥用药物或酒精、慢性疼痛患者用大剂量阿片类药物史、已知困难气道、ASA Ⅳ~ Ⅴ级、血流动力学不稳定、心功能不全。

2. 手术类型　心脏手术、剖宫产、创伤手术、急症手术。

3. 麻醉管理　麻醉维持期使用肌松药期间减少麻醉药剂量、全凭静脉麻醉、N_2O 联合阿片类镇痛药麻醉。

麻 醉 经 过

经输液调整后,患者心率 90 次 /min,血压 100/60mmHg,开始麻醉诱导,静脉注射 2mg/kg 丙泊酚麻醉,0.6mg/kg 罗库溴铵及 20μg 舒芬太尼以行气管插管。注射丙泊酚 3min 后,患者的血压为 75/45mmHg,心率 58 次 /min,BIS 值为 9。

【问题3】常规 BIS 监测如何减少诱导过程中低血压的发生率？

【临床思路】

使用静脉麻醉诱导药物是基于对每位患者药物需要量的估计，由于患者对药物反应存在个体差异，因此对药物需要量的估计并不一定准确，而且给药的速度也会影响血流动力学的反应。在 BIS 监测下，谨慎地逐步增加药物的用量，可以减少相关麻醉药物过量及随后低血压的发生率。当 BIS 值低于 40 通常伴有低血压。使用低剂量静脉注射或缓慢连续注射，使 BIS 值下降到 50 的方法可以达到满意的麻醉深度，同时可以减少血压和心率的下降程度。老年患者尤其能从 BIS 监测中受益。

知识点

麻醉深度监测的目的

麻醉深度监测可以避免麻醉过深造成的血流动力学不稳定及术中知晓，消除术中记忆和调控麻醉药用量。

【问题4】给予麻黄碱 10mg，患者血压上升至 105/70mmHg，心率 80 次/min，BIS 值升至 50~60，并保持稳定，丙泊酚 10ml/h 复合 2% 七氟烷维持麻醉。诱导 15min 后手术开始，切皮时出现体动，根据以下 3 种监测指标的变化情况，麻醉医师为防止术中知晓应做如何处理？

A 情况：血压心率无明显变化，BIS 值升至 73。

B 情况：血压升至 170/90mmHg，心率 90 次/min，BIS 值升至 73。

C 情况：血压升至 170/90mmHg，心率 90 次/min，BIS 值 40~60。

【临床思路】

1. A 情况　应尽快查找引起体动的原因，从引起术中知晓的常见原因中排查，检查静脉通路是否通畅，丙泊酚注射泵有无故障。检查呼吸机挥发罐是否排空，监测呼气末麻醉药浓度应维持在 0.7MAC 以上。追加苯二氮䓬类药，产生遗忘作用。增加催眠药物剂量，至 BIS 值降至临床麻醉范围（60 以下）。

2. B 情况　与 A 情况的处理原则一样。如镇痛不足应追加足够的阿片类镇痛药。

3. C 情况　给予阿片类镇痛药拮抗伤害性刺激。如血压没有明显改变，应给予适当的降压药物。

知识点

BIS 监测时应区别对待麻醉的催眠成分与镇痛成分

在应用 BIS 监测时应对麻醉的催眠成分与镇痛成分区别对待：当 BIS 升高但无血流动力学反应和体动反应时，应加催眠药；在 BIS 较低仍有血流动力学反应和体动反应时应加用镇痛药以增加麻醉中的镇痛成分；如果镇痛已充分，血流动力学仍有反应，则应考虑高血压，可使用降压药治疗。

不论是 BIS 还是 Narcotrend，这些监测方法主要集中于意识水平的监测。监测伤害性感受（即术中机体疼痛信息的传递）和抗伤害性感受（麻醉药和镇痛药抑制伤害性感受传递的能力）仍然是目前监测中的难点。心率、血压或许还有呼吸频率是目前临床上常用的伤害性感受监测指标。但这些都是间接指标，不能直接反映中枢神经系统对伤害性感受信息的处理。目前新的指标正处于研究阶段。有研究采用多项生理指标监测伤害性感受，这些指标包括心率、心率变异率、体积描记图的波幅、皮肤电导波动及上述指标的衍生指标。但目前还没有一种方法可以为伤害性感受监测提供可靠和可被重复的信息。

【问题5】手术过程中，应用丙泊酚 25ml/h 恒速输注复合 2% 七氟烷维持麻醉，BIS 值一直在 35~42，出于对患者安全考虑应将 BIS 值调控在什么范围内比较理想？哪些因素可对 BIS 值产生影响？应对 BIS 值波动的处理对策有哪些？

【临床思路】

1. BIS 值的范围　BIS 值 40~65 为临床麻醉抑制状态。然而有研究显示，BIS<45 组（深麻醉）与其比较，BIS<45 组术后一年死亡率高于 BIS 40~60 组，避免 BIS 值 <40 超过 5min，可改善生存率，降低死亡率；

并且老年患者在非心脏重大手术后,BIS<45 组发生术后认知功能障碍的风险增加。意识监测的目的既要确保无知晓,同时还应避免过度镇静,因此建议将 BIS 值调控在 45~60 比较安全,可确保患者术中无意识并可快速苏醒(图 13-1)。

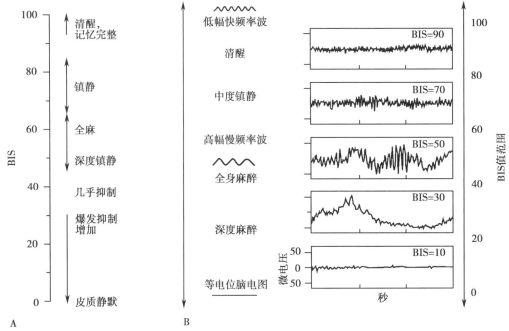

图 13-1　不同双频谱指数(BIS)值的脑电图改变和临床意义

知识点

BIS 值的临床相关性

BIS 值的范围和意义:BIS 值为 100 代表完全意识状态,0 代表完全无脑电活动状态。85~100 为清醒状态,65~85 为镇静状态,40~65 为麻醉抑制状态,低于 40 可能呈现爆发抑制。

2. 影响 BIS 值的因素

(1)肌电图(electromyographic,EMG)干扰和神经肌肉阻滞剂(neuromuscular blockade,NMB):前额肌肉张力过高可能增加 BIS 值(EMG 干扰),NMB 可减弱肌电信号从而降低 BIS 值,而在无 EMG 干扰的平稳麻醉状态下,NMB 不会影响 BIS 值。

(2)头皮电极放置不当,信号质量指数(signal quality index,SQI)<50 时的 BIS 值没有意义。

(3)医疗仪器:某些机电干扰会升高 BIS 值,如起搏器、在头部使用暖风机、外科导航系统、电刀。

(4)严重的临床情况:脑代谢显著降低可致 BIS 值降低,如心搏骤停、低血容量、低血压、脑缺血或脑低灌注、低血糖、低体温。

(5)麻醉药物及手术过程:如应用依托咪酯诱导致肌阵挛时可有一过性 BIS 值升高;应用 β 受体阻滞药可降低 BIS 值;肝门阻断期间,BIS 值会降低。

(6)神经系统功能异常:降低 BIS 值的异常状态包括抽搐后、痴呆、脑瘫、低电压 EEG、严重的脑损伤、脑死亡、反常觉醒或反常 δ 波;升高 BIS 值的异常状态包括癫痫样 EEG 活动。

3. BIS 值异常升高时的处理

(1)检查是否有 EMG、电刀、高频信号等干扰,高频干扰会破坏脑电图信号,导致 BIS 值升高。

(2)确保麻醉给药系统运行正常,麻醉药物能按要求进入患者体内;应注意挥发罐输出浓度的设置、新鲜气体流速、静脉输液泵的设置和静脉给药途径等是否有改变,这些因素均会导致麻醉深度的改变,引起 BIS 值的变化。

（3）确保麻醉药剂量能满足手术要求，BIS值突然改变可能说明麻醉药效应室浓度未达到手术所需。

（4）评估目前的外科刺激强度，当伤害性刺激增强时，BIS值可相应地一过性升高。

4. BIS值异常降低时的处理

（1）评估药物的改变，静脉单次追加药物，改变吸入麻醉药浓度，使用辅助用药如β受体阻滞药、α_2受体激动药等可能导致BIS值的快速降低。

（2）评估目前的外科刺激强度，当伤害性刺激减弱时，BIS值会相应地降低。

（3）考虑是否因追加肌松药所致，在某些情况下，尤其是当给药前EMG较活跃时，给予肌松药后BIS值将会降低。

（4）评估其他生理状态的可能改变，严重的低血压、低体温、低血糖或缺氧可能降低大脑活动状态。

（5）评估麻醉苏醒情况，在使用吸入麻醉的苏醒过程中，患者在清醒前出现短暂的突然的BIS值降低，这种改变被称为反常苏醒现象。这种改变的临床意义尚未明确。

【问题6】手术过程中，BIS值显示不佳，有时呈中空数值，在手术45min时，BIS值升高至70，EMG值升高。麻醉医师应做哪些调整和处理？

【临床思路】

1. 检查SQI值是否过低，如SQI值<50，应按标准正确安放并固定BIS传感器，环绕每个电极片周围按压，以保证贴合皮肤良好，使传感器的每个探头均通过自检。

2. EMG值升高，可使BIS值升高，在排除各种干扰情况后，考虑肌肉松弛恢复，应立即追加神经肌肉阻滞剂。

知识点

双频谱指数监护仪

1. BIS监护仪上显示的主要信息包括BIS值、EEG脑电图、BIS趋势图（图13-2）。

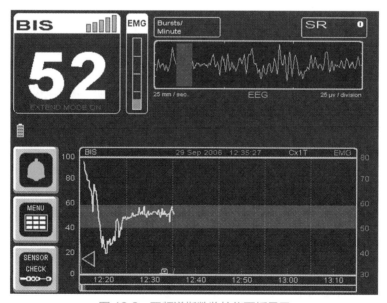

图13-2 双频谱指数监护仪面板显示

2. 信号质量指数（SQI）范围0~100，测量脑电通道资源的信号质量，根据电阻数据、人工假象和其他变量计算。

3. 肌电图（EMG）以肌电条图显示，图形显示范围30~55dB，术中理想的状态为低于30dB。

4. 抑制比率（suppression ratio，SR）范围0~100%，提示使用者出现基线为0的情况，在过去的63s内，抑制状态所占的百分比。

5. 爆发抑制计数(burst count)在麻醉深度进一步加深的同时,脑电活动可出现一标志性事件——爆发抑制,爆发抑制是脑电图中混有棘波或尖波的高振幅慢波在低振幅慢波或零电位脑电波的背景上呈类周期的形式反复爆发。该指标为1min内的计数。当信号质量过低或每分钟计数少于5次,该计数将不会显示。

手术结束前30min停止给予神经肌肉阻滞剂,手术结束前15min关闭七氟烷挥发罐,缝皮时停止给予静脉麻醉药,手术结束给予肌松拮抗药,肌电条图充填至顶端。

【问题7】BIS值恢复到多少唤醒患者较为理想?

【临床思路】

1. 一般来说,BIS值在65~85为镇静状态,85~100为清醒状态。从对刺激的反应情况,BIS值在60~70,患者对非常强的声音或触觉刺激才能有反应;BIS值在70~80,患者可对大声呼唤或一部分触觉刺激产生反应;BIS值在90以上,患者呈清醒状态,对言语可作出正确的反应。

2. 麻醉医师对苏醒状况的掌握可以减少呼吸道并发症的发生,如果患者符合苏醒的临床表现并且BIS值 >90,则可以降低呼吸道阻塞和喉痉挛的风险。

【问题8】拔出气管导管后患者情绪异常激动,哭泣,诉说术中意识恢复及可以听到医师谈话内容。此时麻醉医师应采取何种措施? 对于发生术中知晓的患者,麻醉医师应遵循何种处理流程?

【临床思路】

1. 对该患应立即给予心理疏导,并即刻静脉注射咪达唑仑。

知识点

创伤后应激障碍

创伤后应激障碍(posttraumatic stress disorder,PTSD)是一种严重的心理精神障碍,这种精神和心理异常会导致患者生活上的严重障碍,如交际困难、失去工作,甚至丧失独立的生活能力,有的因心理受到极大的创伤而发展成为犯罪分子,从而威胁社会。发生术中知晓后,有些患者会发展成PTSD,表现为焦虑、不安、失眠、重复噩梦、濒死感,对死亡和精神健康过于关注等,创伤性刺激可引起神经内分泌系统功能失调,干扰机体内环境的动态平衡,损害机体免疫系统功能并加重原有病情。

2. 对于发生术中知晓的患者,麻醉医师应全面性回顾麻醉记录,对所用的药物名称和剂量要重新核对,检查是否全凭静脉麻醉或单独使用吸入性麻醉药或是与N_2O合并使用;检查挥发罐。探视并全面评估患者所经历的事件及感受,尽量向患者解释清楚,向患者保证以后如再进行全身麻醉是安全的,做好心理疏导工作,不给患者留下心理阴影。

3. 向质控部门报告,为患者提供适当的术后随访和相应治疗。

知识点

术中知晓的治疗及防止医疗纠纷的措施

1. 护送过程中给予心理安慰。

2. 术后第1天随访患者解释术中发生情况,例如:在严重创伤、低血容量及心脏储备较差的患者,为了保证患者的血流动力学稳定,麻醉医师有意识地减浅麻醉。

3. 麻醉前向患者讲明全身麻醉术中知晓属于全身麻醉并发症;告诉患者全身麻醉可能存在术中知晓;创伤、剖宫产或心脏手术患者,麻醉深度往往较浅,麻醉中知晓发生的可能性较大。

4. 术中不要评论患者,在足够的麻醉深度下,听觉认知过程可能仍然存在,不良印象或伤害性评论可被患者记住。如表现为显性记忆,患者可能诉讼,引起医疗纠纷;如表现为隐性记忆,可能导致心理创伤。手术麻醉期间,同患者接触的所有医护人员需约束自己的言行,所有不尊重患者或可导致患者精神创伤的评论必须禁止。

【问题9】术后外科医师对 BIS 监测提出质疑，问到常规 BIS 监测是否必要，BIS 监测有何优势或潜在问题？

【临床思路】

1. 麻醉深度的判断，由催眠、镇痛及反射反应多个参数整合而成，也不能由单独的一个监测设备所测得。BIS 监测是第一个获得美国食品药品监督管理局批准的麻醉深度监测。对于常规 BIS 监测是否可以减少术中知晓的发生率尚存在争议。BIS 指数与咪达唑仑、丙泊酚的血药浓度及七氟烷等挥发性麻醉药的呼气末浓度存在明显的相关性，能准确反映临床镇静水平。术中合理使用 BIS，理解 BIS 值的含义，可以为麻醉医师提供相关信息，以便更好地进行麻醉管理。BIS 可以为麻醉医师进行个体化的管理提供指导，尤其在使用靶浓度控制输注（TCI）技术或吸入麻醉药呼气末浓度监测时就更为有效。

2. BIS 监测的优点。

（1）减少主要麻醉药物的用量。

（2）减少恶心、呕吐的发生率，提高患者的舒适度。

（3）减少术中知晓和回忆的发生率。

（4）加快苏醒和恢复，减少术后恢复室停留时间及出院时间。

3. BIS 监测的局限性。

（1）原始脑电图的获取和相应的 BIS 值之间有大约 30s 的滞后，有伪迹时这个延迟就更长。因此屏幕上所显示的 BIS 值反映的是 30s 前的意识水平，尚不能做到实时监测，BIS 监测即将推出的 4.0 版本有望减少这个延迟。

（2）BIS 不适于对氯胺酮、氧化亚氮、右美托咪定等药物的麻醉监测。

（3）研究表明 BIS 对于有神经疾病和神经创伤患者的意识状态的监测也存在困难，可能是这些患者的脑电图与正常人不同的缘故。

4. 未来的神经功能监测应该为麻醉医师提供患者中枢神经系统功能状态的特定信息，并提供完整的脑血流及代谢信息。开发更先进的神经功能监测仪可帮助麻醉医师精确地定义及测量麻醉深度。

推荐阅读文献

［1］ LESLIE K, MYLES P S, FORBES A, et al. The effect of bispectral index monitoring on long-term survival in the B-aware trial. Anesth Analg, 2010, 110 (3): 816-822.

［2］ MYLES P S, LESLIE K, MCNEIL J, et al. Bispectral index monitoring to prevent awareness during anaesthesia: the B-Aware randomised controlled trial. Lancet, 2004, 363 (9423): 1757-1763.

［3］ 米勒. 米勒麻醉学: 第 8 版. 邓小明, 曾因明, 黄宇光, 译. 北京: 北京大学医学出版社, 2016: 1383, 1390-1391.

［4］ AVIDAN M S, ZHANG L, BURNSIDE B A, et al. Anesthesia awareness and the bispectral index. N Engl J Med, 2008, 358 (11): 1097-1108.

［5］ GE S J, ZHUANG X L, WANG Y T, et al. Changes in the rapidly extracted auditory evoked potentials index and the bispectral index during sedation induced by propofol or midazolam under epidural block. Br J Anaesth, 2002, 89 (2): 260-264.

（于永浩　王　超）

第十四章　脑功能监测

Monitoring Cerebral Function

神经外科中复杂的手术操作,可能涉及中枢和外周神经系统的基本组成结构、支持结构和血液供应。直接且及时地反馈手术对神经系统功能的影响及血供是否适当对神经外科手术有极其重要的价值。

在手术室应用的神经系统监测方法较多,可分为电生理监测和血流监测(表 14-1)。

表 14-1　常见的神经系统监测

监测方法	脑血流	电生理功能	麻醉药的作用
脑电图	可监测(间接)	可监测	可监测
感觉诱发电位	可监测(间接)	可监测	可监测
肌电图	不可监测	可监测	不可监测
运动诱发电位	可监测(间接)	可监测	不可监测
经颅多普勒超声	可监测	不可监测	不可监测
颈静脉氧饱和度	可监测	不可监测	不可监测
脑氧饱和度	可监测	不可监测	不可监测

脑功能状态的判断涉及疾病的临床表现、神经系统检查、影像学资料及仪器监测结果等多方面因素,任何单一的观察指标都有很大的局限性,必须综合分析,才能作出较为准确的判断。

一、颅内压监测

颅内压(intracranial pressure,ICP)是指颅腔内容物、脑组织、脑脊液(cerebro-spinal fluid,CSF)和脑血流量(cerebral blood flow,CBF)三种物质容积之和对颅腔壁产生的压力。ICP 的调节主要依赖脑脊液和脑血流量的改变,当 ICP 增高时,首先影响的是颅腔内的脑脊液,其次为脑血流量。

二、电生理监测

脑电图(electroencephalography,EEG)是在头皮表面记录的大脑皮质锥体细胞自发性放电形成兴奋性或抑制性突触后电位的总和。EEG 与脑代谢密切相关,对缺血、缺氧敏感,可及时发现中枢神经系统功能的异常。

听觉等感觉器官受刺激后,可在中枢神经系统产生低振幅信号,称诱发反应。这种诱发反应可用计算机信号平均技术从潜在的自发 EEG 中分离出,称为诱发电位。常见的诱发电位(evoked potential,EP)包括:躯体感觉诱发电位(somatosensory evoked potential,SEP)、脑干听觉诱发电位(brain stem auditory evoked potential,BAEP)、视觉诱发电位(visual evoked potential,VEP)、运动诱发电位(motion evoked potential,MEP)、肌电图(electromyogram,EMG)等几类。

三、脑血流监测

经颅多普勒超声成像技术(TCD)具有无创、价廉、简单易行、可重复操作、直接探测可靠血流参数等优点,广泛应用于神经科危重病监测。最新的激光多普勒血流测量法(LDF)可持续监测皮质微循环脑血流量,对于动态观察脑血流量的变化及检测脑血管反应功能具有重要价值。

四、脑组织氧合与代谢的监测

监测脑氧供需平衡状态,已成为早期发现和治疗低氧血症的重要措施。临床上开展的脑氧监测方法包括颈内静脉血氧饱和度监测(全脑氧供需平衡)、近红外线脑氧饱和度仪监测及脑组织氧测定。

五、微透析技术动态监测

微透析技术是一种微创、连续在线地研究细胞间液生化和神经递质等活性物的动态监测方法。原理为将透析膜植入特定区域,用组分和化学性质类似于相应组织细胞外液的溶液进行持续灌流,通过不断收集一定量的灌流液测定其中的待测物质含量,从而达到对该物质的动态监测。该技术在麻醉学中的主要应用是从神经递质角度研究药物的作用机制或机体的病理生理变化。如麻醉药物对意识记忆的神经递质机制、疼痛状态下神经递质变化、麻醉药物神经保护的神经递质机制、术后认知功能障碍的神经递质机制等。

案例一 颅 脑 外 伤

【病历摘要】

患者男,18 岁。被棒球棍击中头部,由救护车送至急诊科。入院时格拉斯哥昏迷评分(GCS)为 8 分,吸空气时氧饱和度为 89%,颈部用硬质塑料颈围固定。CT 显示大脑右半球有严重挫伤,无颅骨骨折及颈椎损伤。入手术室后心电监护,开放静脉,桡动脉穿刺,气管插管。

【问题 1】该患者需行哪些脑功能监测?

【临床思路】

1. 最好进行颅内压(ICP)监测,可选择创伤性 ICP 监测方法,如脑室内测压、脑实质内测压、硬脑膜下(或蛛网膜下隙)测压、硬脑膜外测压(图 14-1)。不建议选择腰椎穿刺测压,以避免 ICP 过高造成脑疝。

2. 还可选择无创 ICP 监测方法,包括经颅多普勒超声、无创脑电阻抗监测。此外,视网膜静脉压或动脉压、闪光视觉诱发电位、鼓膜移位等方法也有临床研究应用。在患者情况不允许行 CT 检查时,可用超声检查视神经鞘直径代替 CT 扫描判断 ICP。

3. 根据 ICP 测定结果决定是否进行降颅内压治疗。目前国际上多采用 20mmHg 作为需要降颅内压治疗的临界值。昏迷患者还可以利用脑电图监测来判断病情和预后。

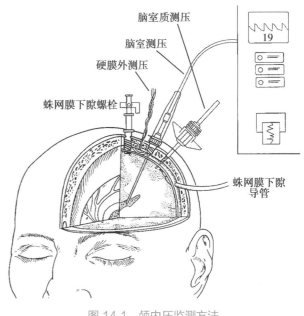

图 14-1 颅内压监测方法

知识点

颅内压监测的判断

1. ICP 的分级 正常 ICP 为 5~15mmHg。若超过 50mmHg,患者有可能昏迷或死亡。ICP 持续超过 15mmHg 称为 ICP 增高。ICP 分四级:正常,ICP<15mmHg;轻度升高,15~20mmHg;中度升高,20~40mmHg;重度升高,>40mmHg。

2. ICP 与容量的关系 ICP 与颅内容物体积的数量增加呈指数关系,表现为在 ICP 正常或升高的早期压力-容量曲线平坦,即颅内容量的增加不引起 ICP 明显增高,如曲线陡然上升,颅内容量稍有增加,就会引起 ICP 的明显增高(图 14-2)。

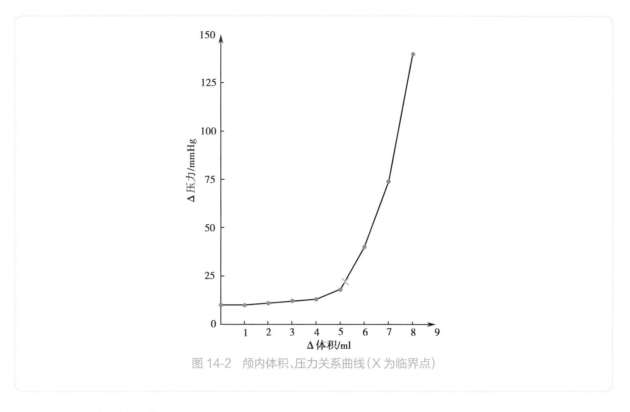

图 14-2　颅内体积、压力关系曲线（X 为临界点）

4. 也可进行诱发电位监测。

知识点

诱发电位监测

诱发电位（EP）于内外侧丘系，相对不受代谢损害和药物影响，与 ICP、EEG 和 TCD 一起已成为神经功能监护的四大常规之一。由于 ICP 增高可使脑血流量下降，造成脑缺血，严重者可导致脑疝，脑干缺血，故躯体感觉诱发电位、脑干听觉诱发电位可以很灵敏地反映脑部缺血情况，客观显示脑干功能，被广泛应用于监测脑血管疾病、脑外伤及昏迷患者，并进行预后的判断。

【问题 2】术中要尽力保持患者血压平稳，为什么？
【临床思路】
健康成年人当平均动脉压波动在 65~150mmHg，脑血流自动调节可以正常发挥作用。超出这一范围，ICP 将随血压的变化呈平行改变。

知识点

脑血流量（CBF）与颅内压（ICP）的关系

1. 脑血流自动调节（图 14-3）是指当血压在一定范围内变动时，脑血管能维持脑血流量相对恒定的能力。它既反映了脑微动脉等阻力血管特别是管壁平滑肌的结构和功能，又影响着各种脑血管病的发生、发展和转归。

2. CBF 取决于脑灌注压（CPP）和脑血管阻力（CVR），CBF=CPP/CVR。正常情况下，CPP ≈ 平均动脉压（MAP）；ICP 增高时，CPP=MAP−ICP。CVR 的大小取决于血管张力、血管壁弹性、血管外压力和血液黏稠度四个因素。

3. 当脑灌注压低于 40~50mmHg、ICP 超过 35mmHg 时，脑血管自动调节功能丧失，引发全身性血管加压反应或库欣(Cushing)三联征,即全身周围血管收缩、血压升高和心排出量增加,以提高脑灌注压,同时伴有呼吸节律减慢,呼吸深度增加。

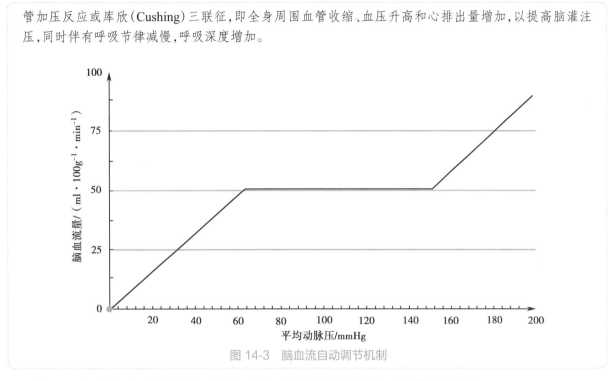

图 14-3 脑血流自动调节机制

【问题3】手术过程中根据颅压监测,麻醉医师需注意哪几个方面来控制颅内压?

【临床思路】

1. 动脉二氧化碳分压($PaCO_2$) 脑血管对 CO_2 的反应很敏感,CO_2 是脑血管最强的生理扩张剂。即使 $PaCO_2$ 少量增加,也会使脑血流量显著增加并增加 ICP。

知识点

$PaCO_2$ 对脑血流量的影响

$PaCO_2$ 在 20~80mmHg 范围内,每增减 1mmHg,脑血流量增减 2ml/(100g·min)。$PaCO_2$ 与脑血流量之间呈线性关系,$PaCO_2$ 每增加 7.5mmHg,脑血流量可增加 30%,当过度通气使 $PaCO_2$ 降至 30mmHg 时可产生脑血管收缩、ICP 下降。但脑血管对 CO_2 的反应具有适应性,通过代偿性脑脊液生成增加,使低 $PaCO_2$ 降颅内压的作用减弱。$PaCO_2<30$mmHg 时对 ICP 的急性作用较小,$PaCO_2<18.8$mmHg 被认为是绝对低值,血管强烈收缩使颈静脉球氧饱和度下降,脑组织缺血缺氧,加重脑损害。当 $PaCO_2>75$mmHg 时脑血流量增加不明显。

---

2. 动脉血氧分压(PaO_2) 与 CO_2 的急性作用不同,PaO_2 在正常范围内变化对脑血流量影响极小。PaO_2 在 60~300mmHg 变动,脑血流量和 ICP 基本不变。PaO_2 低于 52.5mmHg,脑血流量明显增加、ICP 增高。低氧血症时间过长,脑水肿已形成,即使 PaO_2 改善,ICP 也未必恢复。缺氧合并 $PaCO_2$ 升高则直接损害血 - 脑脊液屏障,ICP 持续增高,病情凶险。

3. 血压 当平均动脉压(MAP)在 65~150mmHg 范围内波动时,依靠脑的自动调节功能,脑血流量维持稳定、ICP 保持稳定,超出这一限度 ICP 将随血压升高及降低而呈平行改变。病理原因使自身调节机制障碍时,动脉压升高也会对 ICP 产生重大影响。

4. 中心静脉压 胸内压及中心静脉压对 ICP 有直接影响,可通过颈静脉、椎静脉和胸椎硬膜外静脉等逆向影响脑静脉,使静脉回流障碍、ICP 升高。呛咳、憋气、正压机械通气、腹内压升高等都可使 ICP 上升。

知识点

影响围术期颅内压的因素

1. 挥发性麻醉药和氯胺酮使脑血管扩张、脑血流量增加、ICP 升高。

2. 静脉麻醉药硫喷妥钠、依托咪酯、丙泊酚、地西泮和麻醉性镇痛药都可使脑血流量减少、脑代谢降低、ICP 下降。

3. 甘露醇等渗透性利尿药使脑细胞脱水,是降颅内压的主要用药。

4. 体温每下降 1℃,ICP 降低 5.5%~6.7%,因此,降温成为脑保护的重要措施。

案例二 颈动脉内膜切除术

【病历摘要】

患者男,72 岁。高血压病史 26 年,因反复发作性意识丧失 9 年入院。患者 9 年前无明显诱因下出现意识不清。颈部 CT 血管造影发现左侧颈内动脉分叉部管腔软斑块形成,管壁钙化斑,管腔重度狭窄,几乎闭塞,拟行颈动脉内膜切除术。

【问题 1】该患者手术过程中常规需哪些脑功能监测?监测过程中麻醉医师应该注意哪些问题?

【临床思路】

1. 围术期 EEG 监测有三个目的。①鉴别大脑皮质的血流是否不足,包括手术、麻醉引起的血流减少或由脑组织牵拉造成的减少;②有可能发生脑血流量减少或患者存在颅内高压,EEG 用来指导降低脑代谢;③发生脑损伤后用来预测神经功能的预后。

2. 现代复合麻醉使用多种药物,每种药物对脑电图都有明显作用,其他术中因素也会影响脑电图,使结果的解释非常困难(表 14-2)。

表 14-2 麻醉过程中影响 EEG 的非麻醉因素

非麻醉因素	具体因素
手术因素	体外循环
	脑部大血管闭塞(颈动脉钳夹阻断,动脉瘤夹闭)
	脑皮质牵拉
	手术导致的脑栓塞
病理生理因素	低氧血症
	低血压
	代谢因素
	低温
	高碳酸血症和低碳酸血症

3. 许多麻醉药造成的 EEG 变化与脑血流量不足引起的变化相似,因此 EEG 对监测脑缺血时,制订相应的麻醉指南很有帮助。

知识点

术中监测缺血的麻醉管理策略

1. 在关键操作期(如控制性低血压、颈动脉钳夹、动脉瘤钳夹等),不应主动改变麻醉技术,以免对 EEG 判断造成干扰。

2. 在缺血风险增加(包括手术操作)时间点的前后,避免改变吸入麻醉药的浓度,以及阿片类药物、巴比妥类药物或苯二氮䓬类药物的剂量。

3. 如果必须此时使用某种可能使 EEG 发生明显改变的药物(如减慢脑电或发生等电位的巴比妥类),可尝试监测躯体感觉诱发电位。

【问题2】术中还可以使用哪种脑功能监测及麻醉医师需注意哪些问题?

【临床思路】

1. 在考虑麻醉和生理学因素的情况下,躯体感觉诱发电位(SEP)波幅降低 50% 或更多、潜伏期延长 10% 或更多表示需要预警并干预。生理因素包括低体温、低组织灌注、低血氧水平与通气、高 ICP 等都会导致 SEP 波幅降低。静脉麻醉药较吸入麻醉药更适合于术中 SEP 监测,也可以考虑低浓度吸入麻醉药与静脉麻醉药联合应用。

知识点

何时全凭静脉麻醉

对于 SEP 波幅较小的患者,以及联合使用 MEP 监测时,全凭静脉麻醉更适合于术中连续 SEP 监测,最佳药物组合是丙泊酚和瑞芬太尼,监测时不使用肌松药。

2. TCD 技术测定的是脑动脉的血流速度,而不是血流量。但两者之间有显著相关性,脑血流速度的变化能较准确地反映脑血流量的变化,并能间接反映脑血流量的自动调节能力和对 CO_2 的反应。

3. 脑氧饱和度是脑缺氧非常敏感的指标,当各种原因(如全身低氧、脑缺氧、贫血)引起大脑氧供下降时,脑氧耗可导致脑氧饱和度迅速下降,即使氧供很小的变化对大脑光谱信号的测定都有很大的影响,所以脑氧饱和度能灵敏地监测脑缺氧。由于脑氧饱和度 80% 的信号来源于静脉血,故不受低温引起的动脉血管收缩的影响,也不受无搏动血流、低血压甚至循环停止的影响,可为深低温停循环手术期间提供脑氧代谢和氧耗的连续监测。

推荐阅读文献

［1］SHARBROUGH F W, MESSICK J M Jr., SUNDT T M. Correlation of continuous electroencephalograms with cerebral blood flow measurements during carotid endarterectomy (CEA): How much is enough ? J Neurosurg Anesthesiol, 1994, 6: 301.

［2］HAYASHIDA M, CHINZEI M, KOMATSU K, et al. Detection of cerebral hypoperfusion with bispectral index during paediatric cardiac surgery. Br J Anaesh, 2003, 90: 694.

［3］BRAUCHI S, ORTA G, SALAZAR M, et al. A hot-sensing cold receptor: C-terminal domain determines thermosensation in transient receptor potential channels. J Neurosci, 2006, 26 (18): 4835-4840.

［4］MATSUKAWA T, KURZ A, SESSLER D I, et al. Propofol linearly reduces the vasoconstriction and shivering thresholds. Anesthesiology, 1995, 82 (5): 1169-1180.

［5］KURZ A, GO J C, SESSLER D I, et al. Alfentanil slightly increases the sweating threshold and markedly reduces the vasoconstriction and shivering thresholds. Anesthesiology, 1995, 83 (2): 293-299.

［6］HANKINS J. The role of albumin in fluid and electrolyte balance. J Infus Nurs, 2006, 29 (5): 260-265.

(于永浩　金哲浩)

第十五章 围术期其他常见监测术

Other Common Perioperative Monitoring Procedures

除呼吸、循环、肌肉松弛、脑功能及麻醉深度监测外,凝血、体温、胶体渗透压监测在围术期也很重要。

一、围术期凝血功能监测

术前有出凝血异常,术中大量失血、大量输血的患者,常需要监测凝血功能。常规监测有凝血酶原时间、活化部分凝血活酶时间、纤维蛋白原、血小板计数等,有条件时可进行凝血整体过程的检测——凝血的黏弹性监测,该技术有血栓弹力图(TEG)和Sonoclot分析仪。

1. TEG TEG是针对某一全血标本的凝血功能做全面的考察,动态分析血块形成和纤维蛋白溶解(纤溶)的全过程,可在10~20min提供凝血因子、纤维蛋白原、血小板功能和纤溶等有关信息。该测定装置含有两个必需的机械部分:一部分是匀速原位来回旋转的加热小杯(恒温37℃),另一部分是一根自由垂吊的探针。将0.36ml的新鲜全血置于小杯中,当小杯中的血液仍保持液态时,小杯的活动不影响探针。此时TEG描记图上表现为一直线;而当杯中相应的血块开始形成时,纤维蛋白细丝与小杯的运动联系起来,随之血块提供的切应力和弹力通过探针传导,经过放大后即得到相应宽度的TEG(图15-1)。

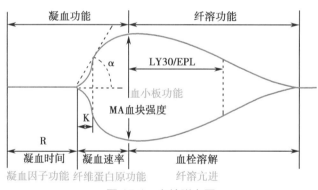

图 15-1 血栓弹力图

知识点

血栓弹力图基本参数及意义

TEG基本参数包括:凝血反应时间(R)、凝血形成时间(K)、凝血形成速率(α角)、凝血最终强度(MA)、凝血综合指数、血块稳定性(LY30)。

(1)R为样本置入小杯的时间至TEG曲线宽度达2mm的时间,正常值为4~8min,表示纤维蛋白开始形成的速度,与血浆凝血因子及循环抑制物的功能状态有关。

(2)K表示从R的终点至TEG宽度达20mm的时间,正常值为1~4min,反映纤维蛋白交联的情况,取决于内源性凝血因子、纤维蛋白原和血小板的活力。

（3）α角是从R时间终点与TEG曲线做最大的切线形成的角度,正常值为47°~74°,反映整体凝血形成的速率,与纤维蛋白原浓度及血小板功能状态有关。

（4）MA即TEG曲线最大宽度数值,正常值为55~73mm,反映凝血的最大强度,纤维蛋白和血小板的状态对其数值影响最大。

（5）凝血综合指数直接反映整个凝血的高凝与低凝状态,正常值为-3~3。

（6）LY30反映纤维蛋白溶解情况,即形成血凝块的稳定性,正常值为0~8。

2. Sonoclot分析仪　Sonoclot分析仪作为一种即时凝血功能监测手段,能够提供凝血进程的全部信息,包括凝血、纤维蛋白原单体的形成、纤维蛋白溶解等,并能够评估血小板功能。其工作原理为在血液标本(0.4ml)中,上下震动的管形探针遇到的运动阻力随着止血的各个阶段变化而变化,该值通过一种模拟电子信号反映到Sonoclot分析仪中,然后以凝血信号的方式报告出来。随着血液标本的凝结,止血系统的机械变化改变凝血信号。

知识点

Sonoclot分析仪可测数值

Sonoclot分析仪可测数值包括Son ACT、血小板功能(platelet function,PF)、凝结速率(clotting rate,CR)、达峰时间(time to peak,TP)。其中,Son ACT与传统的活化凝血时间(ACT)监测相似,主要与凝血因子相关;PF值可反映血小板功能而不受血小板数量的限制;CR值可体现血浆内纤维蛋白原的水平;TP则能够反映凝结收缩的快慢程度,间接反映血小板功能的强弱。

TEG和Sonoclot都会产生特征性的图表,它是将感应器在血样中移动时的机械阻力转换为波形。其独特之处在于能够检测血凝块形成的整个阶段:从早期的纤维蛋白链形成到血块回缩,再到最终的纤维蛋白溶解。尽管来源于TEG记录的参数与凝血的实验检查结果并不直接吻合,但TEG描述了血凝块形成和纤维蛋白溶解的特征性异常。TEG已经发现和检测了多种描述血凝块形成和纤维蛋白溶解的参数,其最常见的用途是在肝移植手术时对过度的纤维蛋白溶解反应提供实时的监测。TEG对区分手术相关的出血和凝血功能障碍也能够提供帮助。但由于异常结果缺乏特异性及定性分析解释,限制了TEG更广泛的使用。Sonoclot提供了另一种凝血黏弹性检测方法,可以用来代替ACT,也可以提供有关血凝块力量和纤维蛋白溶解的信息。

二、围术期体温监测

1. 麻醉对体温的影响　麻醉药主要通过两条途径干预体温调节系统:直接抑制下丘脑使自身反馈机制失效;促进周围血管舒张增加散热。

所有的全身麻醉药均可明显损害自主神经系统的温度调控能力,即引起温觉反应阈值的轻度升高,冷觉反应阈值的显著降低。结果,阈值范围就由正常的近0.3℃增加2~4℃。丙泊酚、阿芬太尼和右美托咪定均可使出汗阈值呈线性轻度增加,血管收缩与寒战阈值则呈线性明显降低。异氟烷和地氟烷也可使出汗阈值呈线性轻度增加,但冷觉反应阈值呈非线性降低。因此,低浓度时,吸入麻醉药对血管收缩和寒战的抑制能力弱于丙泊酚,但在常规麻醉剂量时会强于后者。所有这些情况下(除了使用哌替啶和奈福泮),血管收缩和寒战阈值呈同步降低,从而维持两者正常差值约1℃。异氟烷、地氟烷及合用氧化亚氮与芬太尼可使血管收缩阈值从正常的约37℃降低2~4℃,但这种剂量依赖并非呈线性关系,也就是说,浓度升高与阈值降低不成比例;上述药物可同步降低寒战阈值,但仅轻微增加出汗阈值。

婴儿、儿童和成人使用异氟烷时温度调节性血管收缩受抑制。而60~80岁患者的血管收缩阈值降低约1℃。成人在麻醉状态下并不发生非寒战性产热,丙泊酚麻醉下的婴儿代谢率也不会因非寒战产热而增加。异氟烷麻醉期间出汗的增益与最大反应强度维持正常,但地氟烷麻醉时动静脉分流性血管收缩增益降低3倍。常规麻醉剂量下罕见寒战,这与寒战阈值比血管收缩阈值约低1℃相符。麻醉状态下出汗这种温度调节反应方式得到最好的保护,不仅出汗阈值仅轻度增加,而且其增益和最大强度仍保持正常。而血管收缩和寒战阈值均显著降低。

椎管内麻醉期间的体温自主性温度调节功能减弱,产生典型的术中低体温。但多数患者防御效率降低,常不能明显感知这种低体温,却能触发寒战。临床上表现为低体温患者否认感觉寒冷。椎管内麻醉可降低血管收缩与寒战阈值,辅助药物和高龄等因素可进一步降低该阈值。寒战的增益与最大反应强度可降至正常的一半。区域麻醉期间低体温的严重程度与全身麻醉类似,麻醉后核心温度通常短时间内降低0.5~1.0℃。随后的低体温是由于热量丢失超过代谢产热。不同于全身麻醉,长时间椎管内麻醉术后核心温度并不一定维持在平台期。因为椎管内麻醉不仅影响中枢性血管收缩,而且也直接阻断了腿部血管收缩作用,腿部失去血管收缩反应使经皮热量丢失不会减少且不能限制代谢热量与中心隔室,也就不能形成有效的平台期。

围术期低体温是由于药物引起的温度调节功能受损和暴露于寒冷手术环境所致。全身麻醉期间低体温具有特征性的模式,即核心体温在全身麻醉的第1小时降低1~2℃(Ⅰ相),随后3~4h缓慢下降(Ⅱ相),最终达到一个稳定状态(Ⅲ相)。浅低温(低1~2℃)使心脏不良事件的发生率和手术切口感染率增加3倍,延长住院时间20%,且明显增加手术出血量和异体输血量。当体温明显偏离正常水平时,会损害代谢系统功能,甚至导致死亡。了解正常体温调节及其麻醉药的影响有助于预防和处理以上问题。

2. 体温监测的实施 体温管理是加速康复外科(enhanced recovery after surgery, ERAS)临床实践中重要的一环。全身麻醉超过30min的多数患者应监测中心温度,预示或怀疑体温改变时也应监测温度。可以借助加压空气加热(暖风机)、输血输液加温装置等,维持患者体温不低于36℃。除了某些特殊部位的手术不便监测之外,体温监测没有禁忌证。体温监测的并发症主要与探头造成的损伤有关(如直肠或鼓膜穿孔)。

术中常用的体温监测探头包括热敏电阻和热敏电偶两种,还可选择红外线鼓膜温度计。常用体温监测的部位:肺动脉、食管远端、鼓膜或鼻咽部的温度;与食管听诊器配套的温度探头必须置于心音最响的部位或更深些,以提供精确的数据。直肠温、膀胱温虽然能准确可靠地测量核心温度,但在温度迅速变化时测量数值不能及时反映出来。相信随着ERAS理念的推广,体温监测与管理会愈来愈受到重视。

三、围术期胶体渗透压监测

渗透压指溶液中电解质及非电解质类溶质微粒通过半透膜对水的吸引力,其大小是由溶液中溶质颗粒总数决定的。血浆渗透压包括晶体渗透压和胶体渗透压(colloid osmotic pressure, COP),正常人血浆渗透压为280~320mmol/L。血浆晶体渗透压调节细胞内外水平衡,维持红细胞正常形态。血浆COP是由血浆中蛋白质形成,调节血管内外水平衡,维持血容量。血浆COP的75%~80%靠白蛋白维持,约1.3mmol/L,相当于25mmHg。由于晶体溶质远远大于胶体数目,所以血浆渗透压主要由晶体渗透压构成。晶体物质不能自由通过细胞膜,而可以自由通过有孔的毛细血管,晶体渗透压仅决定细胞膜两侧水分的转移,而对维持血液与组织间液之间的水盐平衡不起作用。

COP是生成组织液的有效滤过压(effective filtration pressure, EFP)中的重要组成部分,是使组织间液从毛细血管静脉端渗回血管内的主要力量。正常情况下血浆和组织间液处于动态平衡,EFP=(毛细血管血压+组织液COP)-(血浆COP+组织液静水压),毛细血管动脉端有效流体静压(毛细血管动脉端血压-组织间液流体静压)大于有效COP(血浆COP-组织COP),组织间液在此形成;毛细血管静脉端有效COP大于有效流体静压,组织间液在此回流入血。蛋白质等大分子物质不能通过毛细血管,决定血管内外两侧水的平衡。血浆COP是对抗血浆中水分从血管内移到血管外的一种牵制力,生理状态下,血浆COP对稳定血容量、预防组织水肿起重要作用。如果由于某种原因造成血浆中蛋白质减少时,血浆COP降低,血浆中的水通过毛细血管壁进入组织间液增加,致使血容量降低而组织液增多,形成水肿。

临床上常用血浆COP来监测评估患者的液体治疗效果。尤其是失血性休克或感染性休克患者的液体治疗,还用于指导心脏手术体外循环预充液的配制、预防肺水肿或组织水肿的发生。血浆COP可以作为肺水肿和危重疾病死亡率的预测指标。临床可通过血浆蛋白总量或白蛋白浓度用二次方程估算。但以上方法由于不能及时得到测定结果,难以作为临床处理患者的参考。近年来膜式胶体渗透压仪开始应用于临床,数分钟内即可得到测定结果,可以用于指导重症患者的处理并及时监测治疗效果,血浆COP测定有望成为临床常规监测项目之一。

案例　肝移植手术

【病历摘要】

患者男,46岁,70kg。因"发现感染乙型肝炎病毒10年,肝硬化3年,进行性加重3个月"入院。入院诊断乙型肝炎后肝硬化,慢性加急性肝衰竭,肝肾综合征,肝性脑病Ⅰ~Ⅱ期。拟行亲体肝移植术。

【问题1】 肝移植手术患者除血流动力学监测外,需要常规进行体温监测。麻醉期间体温是如何变化和调节的?

【临床思路】

1. 麻醉通过两条途径影响体温的调节,即直接抑制下丘脑使自身反馈机制失效及促进周围血管舒张增加散热。

2. 全身麻醉期间患者无意识状态,其温度调节与行为调节无关。所有的全身麻醉药均可明显损害自主神经系统的温度调控能力,即引起温觉反应阈值的轻度升高,冷觉反应阈值的显著降低。

知识点

正常体温调节

正常体温调节分为3个阶段:传入信号、中枢调节及传出反应。传入信号来自体温感知细胞。寒冷信号主要由Aδ神经纤维传导,温觉信号主要由无髓鞘C纤维传导,两者有时会发生重叠。多数上行温度信号经过脊髓前部的脊髓丘脑束传递,但无单独传递温觉的脊髓通路。由于温度输入大部分来自深部腹、胸组织、脊髓及脑,因此,没有任何组织能称作"标准温度"。但中心组织温差很少超过0.2℃,故可测量鼓膜、食管或肺动脉的温度来估计。

温度由中枢结构(主要是下丘脑)调节,机体对热干扰的反应是通过激活效应器,即增加代谢产热或改变对环境的热丢失实现的。效应器决定机体能耐受的周围温度范围,并维持正常的核心温度。当特异性效应器受到抑制(如肌松药防止寒战)时,机体耐受的温度范围就会减少。但是温度仍维持正常。皮肤血管收缩可减少皮肤表面的对流和辐射失热。指、趾皮肤血流分为毛细血管(营养性)和调节体温的动静脉分流两部分,动静脉分流解剖上限于指、趾、鼻等部分,在功能上也与供应其他部位的毛细血管明显不同。动静脉分流控制血流表现为"开"或"关"现象,核心温度的变化仅为零点几摄氏度。

非寒战产热可增加代谢热量而不产生机械做功。这种方式在婴儿可使产热量增加一倍,而成人影响轻微。成人寒战可增加代谢产热50%~100%。新生儿可能要到几岁以后寒战产热才完全有效,主要通过非寒战产热的方式产热,即依赖棕色脂肪。出汗由交感神经节后胆碱能纤维控制,出汗是机体在环境温度高于中心温度时的唯一散热机制。

【问题2】 术中低体温风险有哪些? 如何降低术中低体温的发生率?

【临床思路】

1. 低体温风险包括:外周血管阻力增加,心脏不良事件(心血管抑制、心律失常和心肌缺血)的发生率增加3倍;减缓氧传输,氧解离曲线左移;加剧代谢性酸中毒、低钙、高钾血症;可逆性凝血功能障碍(血小板功能异常),增加手术出血和异体血输血需要;术后蛋白分解代谢和应激反应增加;精神状态改变;肾功能损害,药物代谢能力下降;伤口感染率增加3倍;延长麻醉恢复和出院时间。

2. 术中温度调节性血管收缩一旦启动,就能有效防止核心温度进一步降低,但多数患者术中的温度变化未达到触发温度调节性反应的程度。因此,只要采取措施限制皮肤热量散失、手术切口热量蒸发及静脉输注冷液体所致的传导性降温,就能最大限度地减少术中低体温的发生。具体措施如气道加温与湿化、静脉输液加温;使用棉毯、手术包布、塑料被单和反光材料等绝热物覆盖皮肤减少皮肤热丢失;使用强力空气加温或循环水加温等。

【问题3】 肝移植术中低体温的诱因有哪些? 如何避免低体温的发生?

【临床思路】

1. 诱因　手术切口大、内脏暴露面广、手术时间长、经伤口蒸发多;术中失血、腹水引流及向第三间隙转移等,以及大量使用血制品、晶体液及胶体液等;麻醉状态下机体处于低代谢,同时也抑制了机体对低温的反应;无肝期失去肝脏产热的功能;无肝期为保护植入肝的功能,使用了大量的冰屑,流入腹腔;新肝循环开放后肝脏内的低温灌注液入循环。

2. 处理措施　肝移植术中维持核心体温在 34℃以上,所有静脉输液管道使用加温仪;四肢覆盖充气式暖风毯;肝动脉吻合完毕开放血流前使用 41~43℃无菌生理盐水冲洗新肝及腹腔,持续时间 8~10min,可以使肝脏快速复温,有效维持肝移植术中的体温。目前认为,新肝期体温回升也是供肝功能良好的一个有力证据。

【问题4】肝移植手术患者除常规监测外,有条件时还应监测哪些指标?

【临床思路】

肝移植患者常存在终末期肝病,白蛋白合成减少,伴随出现低蛋白血症。而白蛋白是形成血浆 COP 的主要成分。血浆 COP 对稳定血容量、预防组织水肿有重要作用。肝移植术中常需要监测血浆 COP 来指导晶体液和胶体液的输注。

此外,由于肝移植手术患者术前存在不同程度的凝血功能障碍;手术时间长,渗血多、凝血物质消耗多;术中及术后大量出血及输注库存血,凝血物质补充不足等;有导致患者术后发生早期腹腔出血的危险,故肝移植术中常需要监测出凝血功能来指导围术期输血。

(袁红斌)

第十六章　气道控制及困难气道

Airway Control and Difficult Airway

气道控制与管理的质量与麻醉安全和质量密切相关,30% 以上的严重麻醉相关并发症(脑损伤、呼吸心搏骤停、不必要的气管切开及气道损伤等)是由气道管理不当引起的。困难气道的管理对临床医师尤其是麻醉医师是一项巨大的挑战,"既不能气管插管,也不能通气"是每一位麻醉医师的噩梦,气道问题常常是引起各种严重并发症和死亡的直接原因。

气道控制是指采用专业的方法维持患者气道处于开放状态,为自主呼吸尤其是人工通气提供前提条件。麻醉医师不仅要熟练掌握各种气道控制的基本工具和方法,还应积极了解气道控制与管理的新进展,掌握至少 1~2 种高级气道设备的临床应用,努力减轻气道损伤,降低气道并发症。

气道控制包括对正常气道和困难气道的控制和管理,前者注重无创或"可耐受",后者注重维持通气和氧合。

气道管理时一定要有清晰的处理思路,麻醉医师应根据患者情况、自身水平及所掌握的资源综合分析,制订适合自己的气道处理流程。必须明确气管插管只是气道控制的途径,通气氧合才是真正目的,目标是确保患者生命安全。

案例一　已预料的困难气道

【病历摘要】

患者男,58 岁,体重 100kg,身高 171cm。因"发现颏下肿物 20d"入院。患者自述半年前偶然发现颏下肿物,突然增大伴肿胀疼痛,经口服抗生素后症状好转,半年来反复肿痛,经输注抗生素后症状可消退。20d 前肿物突然增大伴疼痛,影响呼吸和吞咽。既往有高血压病史 6 年,规律口服降压药,平时血压在 150/90mmHg 左右,最高达 180/100mmHg。糖尿病史 3 年,规律口服阿卡波糖,血糖控制良好,空腹血糖 6mmol/L 左右。3 年前曾于全身麻醉下行右肾移植术,否认心脏病史及其他系统病史,否认药物过敏史。入院查体:血压 152/96mmHg,心率 76 次 /min,呼吸规律,18 次 /min。心肺体检未见明显异常,血常规、凝血功能、肝肾功能及生化等实验室检查未见明显异常。诊断为"颏下肿物待查",拟于全身麻醉下行"颏下肿物切除术"(图 16-1)。

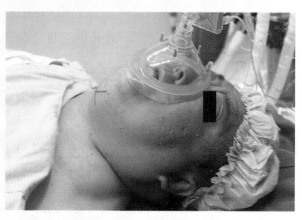

图 16-1　颏下肿物患者外观

【问题 1】作为负责术前访视的住院医师,你认为是否有必要进行气道的检查与评估? 如果需要行气道评估,应该包括哪些内容?

【临床思路】

1. 气道检查与评估至关重要,90% 以上的困难气道患者可以通过麻醉前气道检查与评估发现。对于已知的困难气道患者,有准备有步骤地处理,将显著增加患者的安全性。

因此所有麻醉患者(包括非全身麻醉者)均应在麻醉前对是否存在困难气道作出细致全面的评估,减少因评估不准确或未行评估而导致的"未预料"的困难气道发生率。

2. 气道评估的内容和方法较多,每种方法对于预测困难气道都具有一定的敏感性和特异性,但单一方法还不能预测所有的困难气道,在临床上应综合应用。

(1)病史:详细询问气道方面的病史是气道评估的首要内容,如打鼾或阻塞性睡眠呼吸暂停低通气综合征(obstructive sleep apnea hypopnea syndrome,OSAHS)史、气道手术史、头颈部放疗史和气管插管史等。

该患者体重指数较高,应注意有无睡眠呼吸暂停综合征病史,如有则应了解其严重程度和呼吸暂停规律,有无嗜睡和夜间憋醒等,必要时可行睡眠呼吸监测了解其严重程度和病变类型。由于该患者有全身麻醉气管插管史,应详细询问上一次气管插管的过程,必要时查阅上一次病历记录或与操作医师沟通了解详细情况。

(2)影像学检查:X 线、CT 等影像学检查有助于评估困难气道的可能性,并可明确困难气道的特征与困难程度,同时可以为气道方案的选择提供依据,应查阅其 CT 片,了解口咽和喉咽部解剖情况。

此患者应明确颏下肿物的大小及其与周围组织的关系,如与咽后壁、舌根、会厌及声门的关系。

(3)困难面罩通气(difficult mask ventilation,DMV)危险因素:年龄大于 55 岁、打鼾病史、蓄络腮胡、无牙、肥胖(BMI>26kg/m^2)是 DMV 的五项独立危险因素。另外 Mallampati 分级 Ⅲ 级或 Ⅳ 级、下颌前伸能力受限、甲颏距离过短(<6cm)等也是 DMV 的危险因素。当具备两项以上危险因素时,提示 DMV 的可能性较大。

(4)体格检查

1)张口度:最大张口时上下门齿间距离。正常值 ≥ 3cm(2 指);<3cm 有插管困难的可能;<2.5cm 则喉罩置入困难;<1.5cm 提示无法施行直接喉镜暴露声门。

2)Mallampati 分级:临床广泛采用的气道评估方法,详见第二章相关内容。

3)甲颏距离:是指患者头部后仰至最大限度时,甲状软骨切迹至下颌骨颏突间的距离。正常值 ≥ 6.5cm;<6cm(3 指),提示气管插管可能困难(甲颏间距过短时,喉头位置较高,下颌骨间隙相对较小,直接喉镜下舌体易遮挡视线而造成声门暴露困难)。

4)头颈部活动度:是指患者做最大限度屈颈到伸颈的活动范围。正常前屈时下颏能接触胸骨,后仰 ≥ 90°;如果后仰不足 80°,提示颈部活动受限,插管可能遇到困难。例如类风湿关节炎、强直性脊柱炎等。

5)颞颌关节活动度:能反映上下门齿间的关系,常用"下颌前伸试验",正常情况时下前牙前伸可超出或对齐上前牙。如果患者前伸下颌时不能使下前牙超出或对齐上前牙,则易发生前位喉(喉头高)而致气管插管困难,例如小下颌等。

6)喉镜检查分级(Cormack-Lehane,C-L 喉镜显露分级):可作为判断是否插管困难的重要的客观参考指标,在充分的咽喉黏膜表面麻醉下,依据直接喉镜暴露喉头结构的可见度分为四级:Ⅰ 级,声门完全显露;Ⅱ 级,仅见声门的后半部;Ⅲ 级,仅见会厌;Ⅳ 级,未见会厌。

对于可能选择经鼻腔施行气管插管者,应检查鼻腔通畅程度,亦可根据影像学检查分析鼻腔解剖情况。

气道检查与评估结果

患者诉有睡眠呼吸暂停综合征病史,有夜间睡眠憋醒史。3 年前行全身麻醉下肾移植术,气管插管顺利无特殊。CT 片显示颏下水平可见一密度不均匀肿块影,后缘至口咽左前壁,与舌根分界不清,内可见分隔约 7.5cm×4.7cm(图 16-2)。口咽左前壁明显增厚,口咽腔较窄。体格检查:两侧鼻腔均通畅,Mallampati 分级 Ⅲ 级,张口度 4.5cm,甲颏距离 6.5cm,前伸下颌时上下门齿可以对齐但无法超过上齿,颈部短粗,后仰轻度受限,下颏不能接触胸骨,无牙齿松动。

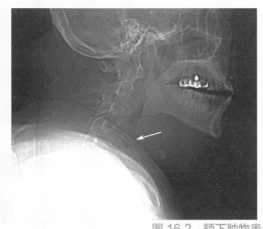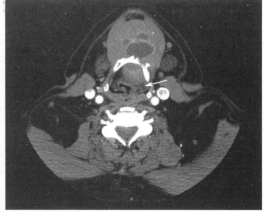

图 16-2 颏下肿物患者口咽喉部 CT 检查

【问题 2】根据以上评估结果,该患者是否属于困难气道?若属于困难气道,为何种类型的困难气道?

【临床思路】

困难气道是指具有 5 年以上临床麻醉经验的麻醉医师在面罩通气时或气管插管时遇到困难的一种临床情况。

知识点

困难气道的分类方法

1. 根据通气实现形式的不同 分为困难面罩通气(difficult mask ventilation,DMV)或困难声门上气道通气(difficult supraglottic airway ventilation)、困难声门上气道工具置入(difficult supraglottic airway placement)和困难气管插管(difficult intubation,DI)。困难气管插管还可细分为困难喉镜显露、困难气管插管和气管插管失败。

2. 根据有无困难面罩通气 分为非紧急气道和紧急气道。

3. 根据麻醉前的气道评估结果 分为已预料的困难气道和未预料的困难气道。已预料的困难气道又可细分为明确的困难气道和可疑的困难气道,二者的判断根据患者情况及操作者技术水平而定,具有一定的主观性。

该患者有多项困难气道危险因素,属于困难气道。年龄大于 55 岁、有鼾症病史、BMI 34.2kg/m^2、Mallampati 分级 III 级,甚少有 4 项困难面罩通气危险因素。颈短粗、头后仰轻度受限、下颌前伸下齿无法超过上齿、颏下肿物造成口咽腔空间变窄等因素也是困难气管插管的危险因素。因此该患者为已预料的困难气道,由于困难面罩通气和困难气管插管可能性均较大,为已预料的明确的困难气道;目前暂无通气困难,属于非紧急气道,但是气道处理时需要注意避免演变为紧急气道。

【问题 3】既然根据麻醉前的气道评估结果判定该患者为已预料的明确的困难气道,那么应如何制订气道控制与困难气道管理方案?

【临床思路】

气道控制与困难气道管理方案的制订应该包括以下几方面:

1. 人员方案 该患者属于困难气道,因此需要配备一名有困难气道处理经验的高年资麻醉医师,同时至少配备一名助手。

2. 诱导方案 根据困难气道处理流程图,该患者为已预料的明确的困难气道,应选择清醒镇静表面麻醉下行气管内插管术(图 16-3)。

困难气道处理流程图

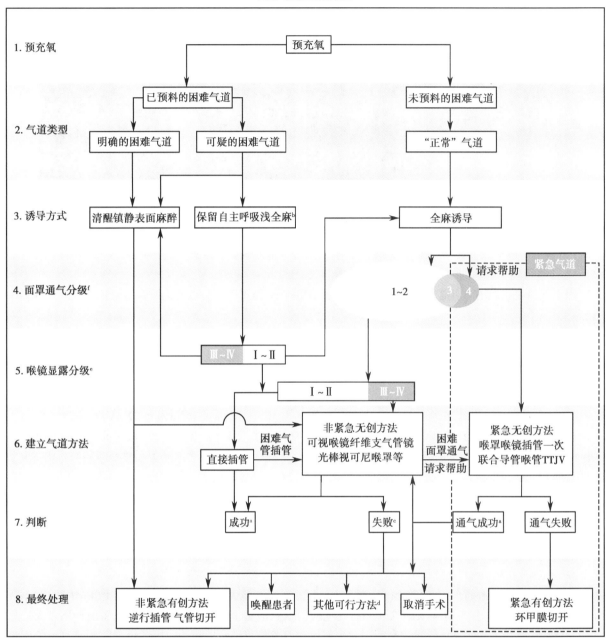

a. 根据呼气末二氧化碳(ETCO$_2$)波形判断面罩通气、气管插管或喉罩通气的有效性。
b. 保留自主呼吸浅全麻推荐在表面麻醉基础上实施,若出现呼吸抑制,行面罩正压通气,通气困难者按"紧急气道"处理或及时唤醒患者。
c. 多次尝试气管插管均告失败。
d.其他可行方法包括:面罩或喉罩通气下行麻醉手术,局麻或神经阻滞麻醉下手术等。

e. 喉镜显露分级即直接喉镜下的Cormack-Lehane分级。
f. 面罩通气分级为1~4级:
1级: 通气顺畅,单手扣面罩即可良好通气;
2级: 轻微受阻,工具辅助或双手托下颌可获良好通气;
3级: 显著受阻,需双人最大努力通气,SpO$_2$≥90%;
4级: 通气失败,需双人最大努力通气,SpO$_2$<90%。

图 16-3　困难气道处理流程图

　　3. 气道处理方案　应包括首选方案、至少一个备选方案、首选和备选方案均失败时的处理方案及发生紧急气道的处理方案。首选方案的制订遵循最熟悉和最适合原则,注意日常工作中在模型和非困难气道患者上多加练习,无使用经验的气道工具不可直接应用于困难气道患者;有设备条件和使用经验者,建议优先选择损伤更小、成功率更高的可视化工具,如可视喉镜、可视硬性喉镜、纤维支气管镜等。备选方案的制订注意选择不同原理的气道工具,以提高气道处理的成功率。需要特别注意避免各种高级气道工具轮番尝试而毫无重点的做法。首选和备选方案均失败时应首先考虑取消手术,以保证患者安全为首要目标。紧急气道处理方案则应至少包括一种声门上气道工具和一种声门下气道工具。

　　【问题 4】对于该患者,如何实施清醒镇静表面麻醉?

【临床思路】

现阶段清醒插管仍是处理困难气道最有效的手段,而清醒镇静表面麻醉的质量是清醒气管插管成功与否的关键,应充分准备,耐心操作,切忌仓促进行。具体包括患者准备、镇静和表面麻醉 3 个环节。

1. 患者准备 使用麻醉前用药如阿托品等抗胆碱药减少分泌物,以优化气管插管条件。告知患者清醒气管插管的过程,充分解释,争取患者理解和配合。计划经鼻气管插管者还需用缩血管药物收缩鼻黏膜作鼻腔准备。

2. 镇静 适度镇静不仅有助于气管插管的施行,也可基本避免术后不愉快的回忆,但必须注意最大限度地保留自主呼吸,避免抑制自主呼吸。小剂量的苯二氮䓬类药物复合麻醉性镇痛药是常用的镇静方案,如咪达唑仑复合舒芬太尼或芬太尼。右美托咪定能产生近似自然睡眠的镇静作用,患者容易唤醒并且能够合作,对呼吸无抑制,是比较理想的气道处理用药。

3. 表面麻醉 全面完善的表面麻醉是保证清醒插管成功的最关键因素,包括完善的咽喉黏膜表面麻醉和完善的气管黏膜表面麻醉两部分。

(1)咽喉黏膜表面麻醉:按照循序渐进、分 3 次喷雾的程序,分别对舌背后半部及软腭、咽后壁及喉部、喉头与声门喷雾作表面麻醉。

(2)气管黏膜表面麻醉:包括经环甲膜穿刺和经声门注药法。经环甲膜穿刺注药法表面麻醉效果确实可靠,适用于张口困难患者,但易激惹患者呛咳和支气管痉挛。经声门注药法可减少环甲膜穿刺注药所引起的剧咳和支气管痉挛的风险,但需在纤维支气管镜或其他可视工具的辅助和直视下,通过声门置入硬膜外导管进入气道,注入局部麻醉药完成。

全面完善的咽喉气道表面麻醉(视频)

知识点

达克罗宁(1% 利多卡因)胶浆 5~10ml 含服,亦可行咽喉黏膜表面麻醉;近年来有文献报道超声雾化表面麻醉的临床应用。目前表面麻醉仍多采取口鼻咽喉局部麻醉药的喷射和环甲膜穿刺气管内注入局部麻醉药的给药方案,但存在药物作用部位不均匀、作用不完善的可能,环甲膜穿刺又存在穿刺部位损伤,注药后易发生呛咳反应,引发血流动力学剧烈波动等问题;而超声雾化表面麻醉,具有给药液颗粒直径更微小、雾化效果更出色的优势,药液可随患者呼吸进入呼吸道,能够充分作用到口鼻咽喉黏膜及气管内黏膜,因此超声雾化表面麻醉代替传统表面麻醉或许是一个不错的选择。

气道处理经过

该患者首选在全面完善的表面麻醉下,采用可视喉镜行气管插管,可视喉镜下 C-L 分级为Ⅲ级,仅能显露会厌边缘,经按压环状软骨、托下颌等措施仍无法显露声门,试行两次气管插管均失败。

【问题 5】请问气管插管失败的主要原因是什么?下一步应如何处理?
【临床思路】

该患者颏下肿物较大,CT 片显示肿物与舌根分界不清,压迫会厌使其已与咽后壁贴合,并覆盖于声门表面。由于无法满意显露声门,两次气管插管均为盲探操作,是气管插管失败的主要原因。

当可视喉镜气管插管失败时,下一步处理应视患者情况而定,如自主呼吸幅度与节律有无改变、有无出血损伤和分泌物增加、有无气道水肿和循环是否稳定等。

处理困难气道要勤换思路,包括人员的调整、工具与方法的变换,应尽早请求帮助,进一步完善人员配置。如情况允许,可选择其他有效的方案继续行气管插管,但是需避免演变为紧急气道。

经两次可视喉镜气管插管后,该患者通气仍满意、无明显出血和损伤、循环稳定,下一步拟采用纤维支气管镜联合可视喉镜行气管插管。

【问题 6】请问该方案的优点是什么?
【临床思路】

困难气道处理的一个重要原则就是工具的联合,当一种工具失败时,联合两种甚至三种工具可以发挥每种工具的优点,减少损伤并可提高成功率。

对于该患者,可视喉镜仅能显露会厌而无法显露声门,联合纤维支气管镜气管插管时,由于纤维支气管镜操控性较强,一般可解决会厌以下盲探插管的问题,提高插管成功率,且纤维支气管镜镜体柔软,插管损伤较轻。可视喉镜则为纤维支气管镜操作创造空间,可协助纤维支气管镜快速定位会厌,同时可视喉镜用力更轻,进一步减少损伤。

【问题 7】若以上方案经 3 次尝试仍然未获得成功,下一步将如何处理?

【临床思路】

当多次气管插管均失败时,下一步处理必须考虑策略的"进退"问题。应首先选择确保患者安全的策略,如取消手术(退);短小手术可以考虑在局部麻醉或神经阻滞下、面罩或喉罩通气麻醉下完成,如果患者通气满意且无明显出血水肿和分泌物增加,循环稳定,可以考虑采用其他可能有效的气管插管方法建立气道(进);但是需注意有演变为无法通气的紧急气道的可能性(进退两难)。无法延迟手术者方考虑采用微创或有创方法建立气道,如逆行气管插管和气管切开术。

对于该患者,由于已多次行气管插管,发生气道出血和水肿的概率明显增加,气管插管难度进一步加大,如继续尝试气管插管发生紧急气道的概率可明显增加。肿物较大且位置位于颏下,局部麻醉或喉罩麻醉下完成手术可能性不大。因此下一步处理较为稳妥的方案是取消手术,待总结经验,针对前一次气道管理出现的问题重新制订新方案后再行麻醉和手术。

【问题 8】该患者采用可视喉镜联合纤维支气管镜插管 1 次成功,应如何判断气管插管是否成功?

【临床思路】

气管导管插入食管而未及时发现可导致灾难性后果,因此气管插管完成后,必须尽快判断气管导管是否已置入气管内。

判断气管插管是否成功的方法可分为不可靠的、较可靠的和可靠的三类。

1. 不可靠的方法　观察胸廓起伏、听诊呼吸音、听诊上腹部胃内气流、观察贮气囊的顺应性和再充气、判断气道阻力是常用的判断方法,但是有时并不可靠。颈部触诊充气套囊、按压胸骨时气体排出的声音和导管内水蒸气凝结常常可出现误判,已很少使用。未识别的食管插管最终可导致脉搏血氧饱和度下降和发绀,但是该指标常需要 5min 左右方可出现,且此时 PaO_2 往往已降至较低水平,加上发绀的判断具有主观性,临床上较少使用。胸片可分辨食管插管与气管插管,但是有时并不准确,而且照相费时、烦琐且不安全,实用性较低。

2. 较可靠的方法　规律出现的呼气末二氧化碳波形是比较可靠的判断方法,但需要注意仍有假阳性和假阴性的可能,气管插管完成后应密切观察呼气末二氧化碳波形至少 1min。假阳性常见于摄入碳酸饮料或抗酸剂后食管插管的患者。假阴性常见于设备故障、气管导管与呼吸机脱开、气管导管打折或梗阻、严重支气管痉挛、心排血量降低、心搏停止和肺栓塞等,可出现气管插管成功但呼气末二氧化碳波形显著减弱甚至消失。

3. 可靠的方法　直视下看到气管导管位于声带之间及纤维支气管镜检查可观察到气管软管环和隆突是最可靠的判断方法。

需要注意的是即使肉眼、纤维支气管镜下或可视喉镜下确认气管导管位于气管内,仍有必要采用呼气末二氧化碳气体监测进行双重确认。

手 术 经 过

该患者顺利完成手术,手术时长 2h,出血 200ml。气管插管成功后,静脉注射咪达唑仑 3mg、舒芬太尼 30μg、丙泊酚 200mg 和罗库溴铵 60mg 完成全身麻醉诱导。术中采用全凭静脉麻醉维持,丙泊酚 [6mg/(kg·h)] 和瑞芬太尼 [0.1μg/(kg·min)] 持续泵注,手术结束前 10min 停药,手术开始 1h 时追加罗库溴铵 30mg。

【问题 9】该患者能否行气管拔管? 若行气管拔管,需要注意哪些问题?

【临床思路】

困难气道患者拔管时要十分谨慎,因为拔管后可出现呼吸抑制和不利于通气的因素,需要再次行气管插管,而此时重新插管和通气可能很困难或根本无法进行,可导致生命危险。

对于该患者,手术切除颏下肿物将缓解对会厌的压迫,C-L 分级有可能明显改善;但是手术部位术后有出血和水肿的可能,仍有通气困难和再插管困难的可能,属于高风险拔管,因此稳妥的做法是患者带气管导管送 ICU 延迟拔管。

困难气道患者的拔管可以理解为困难气道处理逻辑上的延伸，麻醉医师要制订一套方案来保证拔管时的安全。方案的制订要依据手术、患者情况及麻醉医师的技术和经验综合判断，分析比较清醒拔管与麻醉下拔管的优缺点，评估所有可能对通气不利的因素，如气道水肿、分泌物未能排出、肌肉松弛恢复不完全等。理想的拔管方法应该是待患者自主呼吸完全恢复，在可控、分步且可逆的前提下拔除气管导管。该患者若行气管拔管宜采用清醒拔管。

困难气道患者拔管时需注意以下几点：

1. 拔管前应该准备好困难气道相关工具和有经验的麻醉医师，最好是实施气管插管的麻醉医师。

2. 拔管前充分吸除口、咽、鼻、气管导管和胃管内的分泌物和内容物，纯氧吸入充分氧合 2~5min。

3. 当立即重新插管的把握不大时，应当把换管器、吸痰管或纤维支气管镜等器械置入气管导管后拔出气管导管，使气道在需要时可以快速重建。

4. 采用经喉罩气管插管的患者，可在气管插管成功后将喉罩与气管导管一并固定。拔管时先拔出气管导管，继续保留喉罩作为通气道直至患者完全清醒自主呼吸完全恢复。

5. 气管导管拔出后置入声门上工具如喉罩也是一种可以考虑的方案，但是当问题发生在声门水平或声门下，喉罩也不一定能保证建立通畅气道。

6. 在预期存在高危拔管时，还应有一位具有建立有创气道能力的医师在场，并准备相关设备。套囊完全放气无气体泄漏提示可能存在声门或声门下水肿，此时待气道水肿消失后延迟拔管是较为稳妥的选择。

案例二 未预料的困难气道

【病历摘要】

患者女，35 岁，身高 164cm，体重 56kg。主因"体检发现右肾肿物"入院。既往体健，否认药物及食物过敏史。入院查体：血压 112/68mmHg，心率 72 次/min，呼吸规律，16 次/min。心肺体检未见明显异常，血常规、凝血功能、肝肾及生化功能等实验室检查未见明显异常。诊断为"右肾癌"，拟全身麻醉下行"腹腔镜下右肾癌根治术"。麻醉前访视气道检查与评估未见明显困难气道危险因素，采用全身麻醉常规诱导，诱导药物使用丙泊酚、舒芬太尼和罗库溴铵。患者入睡后行面罩正压通气 3min 后，使用直接喉镜显露声门，喉镜沿舌面向下推进时发现舌根部有一肿物，与会厌相连，大小约为 3cm×4cm。肿物阻挡视野，无法看到声门，C-L 分级Ⅲ级。

【问题1】对于该患者，下一步应如何处理？

【临床思路】

评估未发现困难气道危险因素的患者，其中极少数于全身麻醉诱导后有发生困难气道的可能，该类患者属于未预料的困难气道；另外亦有部分患者本身存在困难气道的危险因素，未行气道评估或气道评估不准确就直接选择了全身麻醉诱导，该类患者发生困难气道时亦可归类为未预料的困难气道。

发生未预料的困难气道时，人员、气道工具和方案常常准备不足，应尽快请求帮助。由于患者已行全身麻醉诱导而无自主呼吸，处理未预料的困难气道时首要任务是维持通气和氧合，防止进一步的气道损伤，任何气道操作之前必须保证充分氧合。下一步的处理根据有无面罩通气困难而定，若已有面罩通气困难，则立刻启动紧急气道处理流程；若无面罩通气困难，先停止气道操作和进一步损伤，保证通气和氧合，尽快完善人员配置，准备相关设备并制订进一步的处理方案。

该患者 C-L 分级Ⅲ级，为困难喉镜显露，属困难气管插管的一种。由于肿物阻挡视野，采用直接喉镜气管插管成功的可能性不大，同时还有损伤肿物引起出血的可能，使情况恶化，甚至演变为紧急气道。因此对于该患者，应进行如下处理：立即请求帮助；保持气道通畅，继续面罩正压通气纯氧吸入；积极准备气道相关设备，如可视喉镜、纤维支气管镜、喉罩、环甲膜切开套件等。

【问题2】如何预防未预料的困难气道的发生？

【临床思路】

全面且准确地评估气道至关重要。术前访视时一定要进行气道评估，切不可未行任何气道评估即行全身麻醉诱导；同时努力提高气道评估水平和准确率：多指标综合应用预测困难气道；即使是最严格、周密的预测也不能完全检测出每一例困难气道病例，因此始终要把畅通气道、保证氧合放在首位。

【问题 3】对于全身麻醉患者,常采用哪些方法维持气道的通畅?

【临床思路】

全身麻醉诱导过程中首要的问题就是维持患者的气道通畅,正确掌握这些方法对确保患者安全至关重要。

1. 嗅物位　患者仰卧,在颈后部(而不是头枕部)垫入 10cm 左右厚度的薄枕,头尽量后仰,肩背紧贴床面,鼻尖上翘呈嗅花状,这种体位下舌根不易后坠,是常用的防止气道梗阻的方法。

2. 仰头抬颏　是开放气道的方法,但需要先确认患者无头颈部损伤。一手置于患者前额轻推使头部后仰,另一只手轻柔抬起颏部,使下颌尖与耳垂连线与地面垂直。

3. 托下颌　患者呈仰卧头伸展位,操作者在患者头部,双手紧握下颌的上升支,着力点恰好在耳垂下方,用力向上(向前)托起下颌,使得下门齿移至上门齿的前方。单手一般不便托下颌,只能上提颏部,起到仰头抬颏的作用,效果不如双手托下颌确切。

4. 三联气道手法　是保持气道通畅最经典和有效的气道处理手法,包括仰头 / 提颏、托下颌和打开口腔的联合应用。

5. 口 / 鼻咽通气道　可以扩大口 / 鼻咽部通气空间,用于保持气道的通畅,防止舌后坠。

【问题 4】如何实施面罩正压通气?

【临床思路】

面罩正压通气可通过单手扣面罩和双手扣面罩来实施。

1. 单手扣面罩　常采用 "EC 手法",操作者左手拇指和示指环绕呈 "C" 形,缺口处应超过面罩纵向中线,便于对面罩右半部分施压密封,拇指负责鼻部区域的密封,示指负责口部区域的密封,通过这两个手指实现面罩与面部轮廓的整体密封;中指、环指和小指呈 "E" 形,中指和环指的力点在下颌骨降支骨质,起仰头、抬颏和开放气道的作用,并使面部向面罩迎合,加强面罩密封效果;小指力点在下颌角处骨质,起托下颌的作用。操作者右手张开,握住呼吸囊中部加压辅助或控制呼吸,顺畅的通气压力一般小于 20cmH$_2$O。根据右手加压时的阻力感,观察随压力变化的胸腹部起伏及呼气末二氧化碳波形等指标,及时判断面罩通气效果。单人单手扣面罩难以维持面罩通气时,排除手法不当和头位问题,很可能患者存在舌后坠等上呼吸道梗阻,应加用口咽通气道或鼻咽通气道来改善面罩通气。

2. 双手托下颌扣面罩　单手扣面罩通气不良的患者推荐采用双手托下颌扣面罩,无论加用或未加用口咽或鼻咽通气道,单人操作可双手托下颌扣面罩同时机械通气,优点是在无需他人帮助的情况下就能托起下颌,明显改善单手通气的不足,同时麻醉机通气的频率是设定的,压力也有过高保护。如果双手托下颌扣面罩,或者置入口咽或鼻咽通气道后仍不能维持良好通气,需要尽快请求帮助,在嗅物位下置入口咽或鼻咽通气道,由双人四手用力托下颌扣面罩,做双人最大努力面罩通气。此时通气的压力可能大于 20cmH$_2$O,力争使脉搏血氧饱和度大于 90%。

【问题 5】如何判断有无困难面罩通气?

【临床思路】

困难面罩通气是指有经验的麻醉医师在无他人帮助的情况下,经过多次或超过 1min 的努力,仍不能获得有效的面罩通气。根据通气的难易程度将面罩通气分为四级(表 16-1),1~2 级可获得良好通气,3~4 级为困难面罩通气。

表 16-1　面罩通气分级

分级	定义	描述
1级	通气顺畅	仰卧嗅物位,单手扣面罩即可获得良好通气
2级	通气受阻	置入口咽或鼻咽通气道单手扣面罩;或单人双手托下颌扣紧面罩的同时打开麻醉机呼吸器,即可获得良好通气
3级	通气困难	以上方法无法获得良好通气,需要双人加压辅助通气,才能够维持 SpO$_2$ ≥ 90%
4级	通气失败	双人加压辅助通气下不能维持 SpO$_2$ ≥ 90%

注:1. 1~2 级通过三项中间指标(手握气囊的阻力、胸腹起伏和 ETCO$_2$ 波形测试)确定,3~4 级以 SpO$_2$ 是否 ≥ 90% 而定。

2. 良好通气是指排除面罩密封不严、过度漏气等因素,三次面罩正压通气的阻力适当(气道阻力 ≤ 20cmH$_2$O)、胸腹起伏良好、ETCO$_2$ 波形规则。

3. 双人加压辅助通气是指在嗅物位下置入口咽或鼻咽通气道,由双人四手,用力托下颌扣面罩并加压通气。

气道处理经过

经过充分准备后,采用直接喉镜联合探条的方案作为首选气管插管方案,经3次尝试气管插管均失败,后改用可视喉镜气管插管,但是气管导管始终无法避开肿物,再次尝试失败后行面罩正压通气时气道阻力明显增加,脉搏血氧饱和度进行性降至90%,心率122次/min,无创血压88/55mmHg。

【问题6】此时应如何处理?

【临床思路】

紧急气道的处理包括以下内容(图16-4):

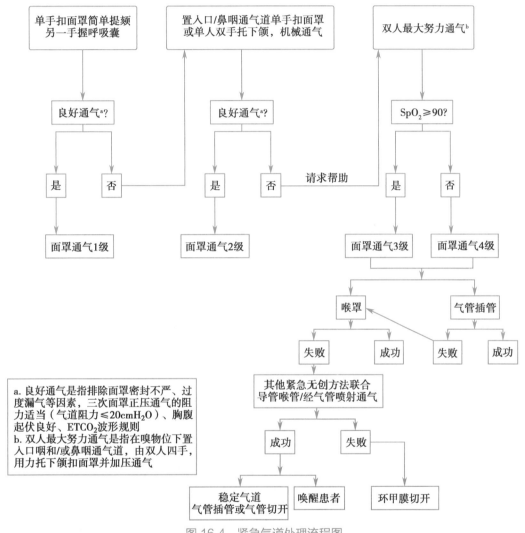

图 16-4　紧急气道处理流程图

1. 面罩通气发生困难时立即请求帮助,同时努力改善通气,行双人最大努力通气。

2. 经双人最大努力通气无法获得良好通气时,需尽快置入喉罩;没有喉罩时,立即由现场相对有经验的麻醉医师再试一次插管(不可反复试),采用哪种方法取决于操作者的优势技术、已备好的气道工具及建立通气的紧迫性等。

3. 判断喉罩通气是否满意或气管插管是否成功,失败者继续采用其他紧急无创方法,如食管-气管联合导管、喉管等。

4. 以上声门上气道工具失败时需考虑行环甲膜穿刺置管和经气管喷射通气(transtracheal jet ventilation,TTJV)。

5. TTJV失败或不可行时需尽快行环甲膜切开术建立有效通气(推荐快速装置,如Quicktrach套装)。

6. 紧急无创方法可以改善通气,为进一步处理赢得时间,但一般为临时性气道,气道缺乏稳定性,后续处理应考虑唤醒患者或尽快建立稳定的气道,如气管插管或气管切开。

7. 需要强调的是,紧急气道工具或方法的选择不应局限于流程图中的顺序,要灵活掌握,遵循先无创后有创的原则,同时要结合麻醉医师的经验与水平、设备的可行性、气道梗阻类型(声门上或声门下)及方法的优点与风险综合分析和处理。

该患者此时既无法气管插管,也无法面罩通气,情况十分危急,需立即启动紧急气道处理流程。立即请求帮助,行双人三手或四手最大努力面罩通气,同时尽快置入喉罩、联合导管或喉管等声门上气道工具。根据声门上气道工具的有效性决定是否建立声门下气道。

知识点

双人最大努力通气

双人最大努力通气是在嗅物位下置入口咽或鼻咽通气道,由双人四手,用力托下颌扣面罩并加压通气。具体做法是一位麻醉医师站在患者头端,用左手于患者左侧下颌角和面罩左缘托下颌扣面罩,同时右手操纵呼吸球囊。另一位麻醉医师面对面站在患者一侧齐肩部位,右手从患者左侧帮助前一位麻醉医师左手托下颌,左手从右侧协助托下颌扣面罩。另外,亦有一人双手用力托下颌扣面罩,助手操纵呼吸球囊的做法。

气道处理经过

经紧急置入喉罩后,患者仍然无法有效通气,手控呼吸气道峰压 38mmHg,脉搏血氧饱和度进行性降至58%,心率降至 32 次/min,血压 62/40mmHg。

【问题 7】此时应如何处理?

【临床思路】

按照紧急气道处理流程,当喉罩等声门上气道工具通气失败或无声门上气道工具时,应尽快建立声门下气道。

对于该患者,应尽快行环甲膜切开术,采用何种类型的环甲膜切开术建立声门下气道,需根据操作医师的熟练程度和设备的可行性而定,同时需准备按心肺脑复苏流程处理,备好血管活性药物、除颤仪等复苏药物与设备。

【问题 8】环甲膜切开术包括哪些类型? 分别有哪些优缺点?

【临床思路】

环甲膜切开术是经声门下开放气道的一种方法,常用于声门上途径无法建立气道的紧急情况。紧急环甲膜切开术包括环甲膜穿刺置管术、经皮扩张环甲膜切开术和外科环甲膜切开术 3 类。

1. 环甲膜穿刺置管术 为微创操作,没有皮肤切口,直接利用针头或套管针置入环甲膜间隙。由于导管内径较细,用传统的呼吸机时不能在峰吸气压时提供足够的潮气量和流速,因此应用这项技术时常需要使用特殊的高压系统以提供充分的通气,如经气管喷射通气。由于穿刺针较细,喷入的气体很难主动经穿刺针排出,应注意保持上呼吸道通畅以促进气体排出,对于完全气道梗阻患者有气压伤的风险。目前已有内径较粗的环甲膜穿刺套装,可在数秒内快速完成环甲膜穿刺置管,套管内径可达 4.0mm,穿刺成功后可以直接连接简易呼吸器行手工通气。环甲膜穿刺置管术的优点是微创、迅速、操作简单,对喷入气体能呼出者有效。缺点是气道缺乏稳定性,必须尽快采用后续方法建立稳定气道,且紧急情况下并发症发生率较高,如皮下和纵隔气肿、高碳酸血症等。

2. 经皮扩张环甲膜切开术 先切开皮肤并行环甲膜穿刺,然后将导丝通过穿刺针或留置导管置入气管内,最后环甲膜切开套管通过扩张器沿着导丝的扩张而置入气管内。这项技术的优点在于最终进入的环甲膜切开套管远大于最初进入的穿刺针或导管的孔径,充足的内径可使用传统的呼吸机供气、吸引和自主呼吸。

3. 外科环甲膜切开术 快速四步法（rapid four-step technique，RFST）是常用的方法，包括确定环甲膜位置、刺入和切开皮肤和环甲膜、在环状软骨膜上用气管拉钩向尾部牵引、置入气管导管或气管切开套管。熟练的操作者可在 30s 内完成该操作。优点是可以快速获得满意的通气，采用传统的呼吸机或简易呼吸器即可通气，但是创伤较大，出血风险较高，并发症更多。

【问题 9】气管切开术能否应用于紧急气道？

【临床思路】

气管切开术包括经皮扩张气管切开术和外科气管切开术两类。经皮扩张气管切开术先切开皮肤，穿刺皮肤进入气管并置入导丝，然后使用扩张器或是扩张钳扩大入口，直到尺寸足以置入气管切开套管后置入套管。外科气管切开术需要在切开皮肤后分离甲状腺峡部，然后切开气管，置入气管切开套管。两种方法均耗时较长，即使是有经验的专科医师（如耳鼻喉科医师），还是仅少数人可以在 3min 内完成气管切开术，大部分医师需要更长时间。因此气管切开术一般不能用于紧急气道。

气道处理经过

该患者行环甲膜穿刺置管术和 TTJV 2min 后，脉搏血氧饱和度逐渐上升至 85%，心率 102 次/min，血压 92/64mmHg。

【问题 10】此时应如何处理？

【临床思路】

环甲膜穿刺和 TTJV 成功后，应密切关注患者血氧饱和度的变化；若血氧饱和度仍然进行性下降，应立即行外科环甲膜切开术；环甲膜穿刺置管术所建立的气道仅仅是恢复氧合的过渡性措施，并非稳定气道，通气效果常难以保证且二氧化碳蓄积风险较大。

该患者尽管血氧饱和度有所上升，但仍需尽快作出下一步处理：建立稳定气道，如气管切开，有时在纤维支气管镜辅助下气管插管也可能成功；若时间允许，可以考虑唤醒患者，待患者完全恢复自主呼吸后取消手术。

【问题 11】全身麻醉快速顺序诱导后若出现未预料的困难气管插管应如何处理？

【临床思路】

全身麻醉快速顺序诱导常用于有反流误吸高风险的患者，如急诊饱胃患者、胃食管反流患者和孕妇等。该类患者诱导前预充氧可以增加氧储备，因此必须充分预充氧；诱导前和诱导过程中持续按压环状软骨；同时避免面罩正压通气或采用低潮气量面罩通气。

当直接喉镜气管插管失败超过 3 次时，应避免进一步气管插管尝试，因为此时可增加误吸的风险。对于非急诊患者，可在按压环状软骨的同时维持通气和氧合，力争唤醒患者并延迟手术；对于急诊饱胃病例，当患者病情急迫需要尽快手术治疗时，可以考虑采用外科方法建立气道，如逆行气管插管或气管切开术，或采用声门上气道工具如喉罩来维持麻醉，但需要注意有反流误吸的风险。

知识点

预 充 氧

1. 预充氧的原理与意义 预充氧是指患者在麻醉诱导前自主呼吸状态下，持续吸入纯氧几分钟可使功能残气量中氧气/氮气比例增加，氧储备明显增加，显著延长呼吸暂停至出现低氧血症的时间。其重要性在完全气道阻塞和呼吸暂停期间尤为明显，临床医师可获得额外时间去恢复有效通气和建立气道。

2. 预充氧的方法和目标 选择与患者脸型匹配的面罩，在靠近面罩端的接口处连接好监测呼吸气体的采气管。患者平卧位或背高位，头部呈嗅物位。面罩尽可能贴近面部，在可调节压力阀（APL）完全开放的状态下能使呼吸囊充盈并随呼吸膨胀和回缩，氧流量大于 5L/min 以至于在呼吸囊回缩时不会完全瘪掉。呼吸时避免回路漏气很重要，呼吸囊松软，看不到 $ETCO_2$ 波形提示回路漏气。常用的预充氧技术主要有潮气量呼吸和深呼吸两种方法。潮气量呼吸 3min 和 0.5min 内 4 次深呼吸均可以获得良好的预充氧效果。

无论采用何种方式,预充氧前如果最大限度地呼出气体,可使功能残气量(FRC)减少50%,能显著缩短给氧去氮的时间,改善预充氧的效果。临床上判断预充氧的标志是在整个预充氧过程中,每次贮气囊随吸气和呼气一起运动,出现正常的二氧化碳分析描记图及接近正常的$P_{ET}CO_2$。监测O_2浓度,预充氧的目标是使$ETO_2 \geq 90\%$。

案例三　喉罩常见问题与处理

【病历摘要】

患者男,48岁,身高170cm,体重70kg。主因"右上腹反复发作性疼痛2个月余"入院。既往体健,否认药物及食物过敏史。入院查体:血压122/68mmHg,心率72次/min,呼吸规律,18次/min。心肺体检未见明显异常,血常规、凝血功能、肝肾及生化功能等实验室检查未见明显异常。诊断为"慢性结石性胆囊炎",拟于全身麻醉下行"腹腔镜下胆囊切除术"。

【问题1】该患者能否选用喉罩实施全身麻醉? 喉罩与气管插管相比有哪些优点?

【临床思路】

该患者拟行腹腔镜胆囊切除术,属喉罩适应证范围,可以选用喉罩实施全身麻醉。

与气管插管相比,喉罩突出优点为可耐受气道和可降低困难气道发生率,具体包括以下几个方面。

1. 可耐受气道　喉罩属无创气道工具,置入时损伤与刺激较小,患者容易耐受,应激反应轻,麻醉诱导和恢复期血流动力学更稳定,麻醉药物需要量减少,麻醉恢复期呛咳及分泌物减少,术后并发症发生率低。

2. 可降低困难气道发生率　在气道处理中更易于维持通气,很多预测为困难气道的患者置入喉罩即可实施麻醉和手术,无需行气管插管,可有效降低困难气道尤其是困难气管插管的发生率。

3. 其他优点　操作简单易学,使用方便,插入迅速,无需使用喉镜及肌松药便可置入,颈椎移动度小等。

【问题2】如何选择喉罩种类与型号? 喉罩使用前如何准备?

【临床思路】

常用的喉罩可分为单管和双管型喉罩。单管型喉罩具有密闭性差、可调整性差和防误吸能力差等缺点,适用于择期行体表、四肢和短小手术的患者;双管型喉罩(食管引流型喉罩)可明显增加密封压,通过食管引流管放置胃管可引流反流液,防止胃胀气,有效防止反流和误吸。

对于该患者,由于拟行腹腔镜手术,需要建立气腹,机械通气时需要维持较高的气道峰压(可大于20cmH₂O),同时常需要置入胃管以缓解胃胀气,因此选择一款双管型喉罩比较适合。

喉罩型号可根据性别与体重综合分析作出选择,成年女性一般选用3号,成年男性选用4号,体重较大者可对应选择大一号的喉罩。该患者为成年男性,体重70kg,可以选择4号喉罩。

使用前将罩囊放空塑形呈"鸭舌状",或使其部分充气;润滑喉罩背面。

麻醉诱导与喉罩置入

该患者全身麻醉诱导使用咪达唑仑2mg、丙泊酚140mg和舒芬太尼20μg,使用探条引导法置入4号双管型喉罩(Proseal喉罩),置入过程顺利。

喉罩置入术

【问题3】喉罩置入后应如何判断其位置和功能是否满意?

【临床思路】

喉罩置入后理想的解剖位置为通气罩远端占据整个下咽部,正对食管上括约肌,紧靠环状软骨后方;通气罩的侧边对着梨状窝;近端的前表面在舌根后方,扁桃体水平以下;通气罩基底板和后表面各自贴靠在咽后壁的中间和侧壁部分,紧靠在第二颈椎到第七颈椎的前面;通气罩陷凹面贴附在杓会厌襞上,罩体末端的中心腔室覆盖在喉入口处;会厌在通气罩近端的前表面和舌体咽部分的后表面之间平伸展开。通气罩能围绕喉的入口产生一个不漏气的密封圈,起到了密闭气道的作用。

喉罩置入后可以通过多种方法判断其位置和功能是否满意。单一方法一般无法作出全面的判断,往往需要几种方法联合应用。

1. 可以通过观察胸腹部起伏、气道峰压、呼气末二氧化碳波形图、脉搏血氧饱和度、监测呼出与吸入潮气量、听诊颈部和胸部呼吸音等方法判断喉罩的通气功能,明确有无气道梗阻和严重漏气。

2. 喉罩置入质量、喉罩通气管在口腔外的长度、通气管的位置及充气后通气管的上浮可间接提供喉罩位置的有关信息,亦可通过检查口腔并观察颈部判断喉罩的位置。

3. 测试密封压可以判断喉罩的密封性能,而牙垫位置、漏气试验、胸骨上凹试验和插胃管试验常用于双管型喉罩位置的判断。

4. 可视工具如纤维支气管镜等可以直接观察到罩体内咽喉部的解剖结构与喉罩的位置关系。

知识点

喉罩的密封压

将喉罩与麻醉回路连接,手控方式做几次正常通气后,关闭麻醉机的可调节压力阀(APL),开大氧气流量或手动快速充氧,观察呼吸囊的膨胀和回路气压表的改变,当压力上升至某一数值时能从口边听到持续的漏气声,此时的压力不再上升,此平台压力即为喉罩的密封压。

知识点

胸骨上凹试验

向双管型喉罩的食管引流管近端开口注入凝胶润滑剂,压迫胸骨上凹或环状软骨,观察引流管内液柱的变化。当液柱可随之波动时,说明引流管远端开口至近端开口都通畅,并与大气相通,提示喉罩已置入到正确的位置。其原理为:胸骨上凹和环状软骨这两个结构的位置靠近下咽部,也是通气罩远端应该放置的正确位置,压迫胸骨上凹或环状软骨可以传递压力至通气罩,使罩囊内的引流管受压而出现管内压力差,进而使润滑剂移动。

喉罩通气测试

喉罩置入后行通气测试,密封压为 $15cmH_2O$,机械通气的气道峰压为 $35cmH_2O$,漏气明显,无法行有效机械通气。

【问题 4】出现以上情况的可能原因是什么? 下一步应如何处理?

【临床思路】

造成喉罩漏气和气道梗阻的原因很多,常见的原因包括:麻醉深度不足时可出现呼吸道保护性反射,声门可反射性关闭;出现喉痉挛;声门上和声门压迫;罩体气囊内折;严重的会厌下折;注气不足或过多均可使密封效果降低;尺寸过小或过大时喉罩罩体近端可阻塞声门,或远端处于声门入口处而造成气道梗阻;喉罩罩体发生扭曲、喉罩置入过浅时有时可维持良好通气,但亦可造成气道阻塞。

对于该患者,尚无法根据所描述的表现直接判断为何种原因造成的气道梗阻。

喉罩气道梗阻的处理流程参见图 16-5。

1. 首先应明确喉罩有无明显位置不当。若喉罩置入时使用引导置入技术(探条),喉罩位置一般可保证基本正确;若喉罩置入时未采用引导置入技术,则通过引流管有无漏气、牙垫部位是否外露或胸骨上凹轻压试验等错位试验,判断喉罩位置是否正确。

2. 若判断喉罩位置基本正确,可推测造成气道梗阻的主要原因为声门完全闭合、不全闭合或被会厌覆盖,如麻醉深度不足造成的声门反射性关闭;喉罩过大或充气过多造成声门或声门上压迫,造成的声门不全闭合;喉罩置入时压迫会厌向下移位覆盖声门。可以通过托下颌进一步鉴别以上几种情况,声门和声门上压迫及会厌下折可以有效改善,而声门反射性关闭无明显改变;再通过通气罩气囊放气可以鉴别声门和声门上

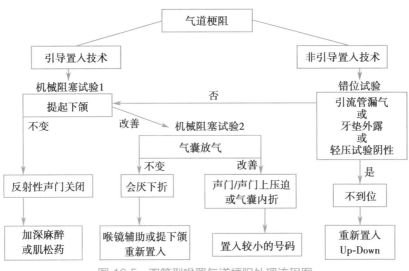

图 16-5 双管型喉罩气道梗阻处理流程图

压迫与会厌下折,此时可解除对声门的压迫而改善通气,但对于会厌下折无效;加深麻醉深度或追加肌松药可以解决声门反射性关闭;Up-Down 手法可以解除会厌下折,但有时需要多次尝试或重新置入喉罩,仍无法解除会厌下折时可以尝试喉镜辅助喉罩置入;声门和声门上压迫是尺寸过大或充气过多引起,可适当放气,若仍未解决可尝试置入小一号的喉罩。

3. 若判断喉罩位置不到位,则需要调整喉罩位置,调整充气容积,调整头部和颈部的位置,提颏和托下颌,调整喉罩深度如 Up-Down 手法等是常用的处理方法,若仍然无法解决梗阻和漏气,可以考虑重新置入喉罩,重新置入时使用其他的改良置入技术可能有助于解决气道梗阻,若仍无法解决气道梗阻,可以考虑尝试更换喉罩型号或种类,亦可更换为气管插管。

4. 按照以上处理思路诊断和处理喉罩位置和功能不良在临床上已得到广泛的应用,但是对于临床医师的经验要求较高,随着可视工具的不断普及,以纤维支气管镜为代表的可视工具在喉罩诊断和处理中的作用和地位不断提高,使喉罩的诊断和处理更加简单快捷。

知识点

Up-Down 手法

喉罩置入的过程中容易将舌体下推而影响对位,会厌可下折覆盖声门口造成气道梗阻。Up-Down 手法是指在喉罩尖端置入下咽部后,将喉罩轻轻地上下来回滑动几次,喉罩撤出 6cm 左右再重新置入,可复原舌体,同时可有效地解除会厌下折。喉罩撤出时通气罩不放气而重新置入时适当放气可能成功率更高。

术 中 情 况

经重新置入喉罩后,可满意通气,机械通气气道峰压 14cmH$_2$O,气道密封压可达 30cmH$_2$O。手术顺利进行,手术开始后 35min 时气道阻力突然明显增加,气道峰压可达 38cmH$_2$O,无法有效机械通气。

【问题 5】此时最可能的原因是什么? 下一步应如何处理?

【临床思路】

喉罩的缺点之一是体位变动和手术操作容易造成其位置和功能的改变。术中喉罩出现功能异常较为常见,应首先查看喉罩是否有移位或脱出而影响其功能,还需要排除患者有无头颈部位置和体位的改变,并明确有无影响通气的手术操作和影响因素,如气腹压力的突然增高等。喉罩为声门上气道工具,当肌肉松弛作用恢复而麻醉深度不够时,可出现反射性声门闭合,此时可出现机械通气失败,通气阻力明显增加。

就该患者的表现来看,若可排除喉罩移位和患者位置的改变,最可能的原因是麻醉深度不够而造成的声门反射性关闭。

下一步的处理是先明确诊断,可以使用纤维支气管镜等可视工具检查有无声门关闭或其位置改变。若无法行可视检查明确诊断,可先加深麻醉或给予肌松药,具体应结合手术需要和手术进程而定,若手术即将结束且对肌肉松弛要求不高,加深麻醉常可缓解反射性声门闭合的问题,若经加深麻醉或肌松药仍然无法解决以上问题,需要考虑是否有其他类型的喉罩位置和功能异常。

推荐阅读文献

［1］ HAN R, TREMPER K K, KHETERPAL S, et al. Grading scale for mask ventilation. Anesthesiology, 2004, 101 (1): 267.

［2］ KHETERPAL S, MARTIN L, SHANKS A M, et al. Prediction and outcomes of impossible mask ventilation: a review of 50 000 anesthetics. Anesthesiology, 2009, 110 (4): 891-897.

［3］ 中华医学会麻醉学分会 . 困难气道管理专家共识 . 临床麻醉学杂志 , 2009, 25 (3): 200-203.

［4］ 于布为 , 吴新民 , 左明章 , 等 . 困难气道管理指南 . 临床麻醉学杂志 , 2013, 29 (1): 93-98.

［5］ American Society of Anesthesiologists Task Force on Management of the Difficult Airway [Corporate Author]. Practice guidelines for management of the difficult airway: a report by the American Society of Anesthesiologists Task Force on Management of the Difficult Airway. Anesthesiology, 1993, 78 (3): 597-602.

［6］ American Society of Anesthesiologists Task Force on Management of the Difficult Airway. Practice guidelines for management of the difficult airway: an updated report by the American Society of Anesthesiologists Task Force on Management of the Difficult Airway. Anesthesiology, 2003, 98 (5): 1269-1277.

［7］ APFELBAUM J L, HAGBERG C A, CAPLAN R A, et al. Practice guidelines for management of the difficult airway: an updated report by the American Society of Anesthesiologists Task Force on Management of the Difficult Airway. Anesthesiology, 2013, 118 (2): 251-270.

［8］ EL-ORBANY M, WOEHLCK H J. Difficult mask ventilation. Anesth Analg, 2009, 109 (6): 1870-1880.

［9］ HENDERSON J J, POPAT M T, LATTO I P, et al. Difficult Airway Society guidelines for management of the unanticipated difficult intubation. Anaesthesia, 2004, 59 (7): 675-694.

［10］ Difficult Airway Society Extubation Guidelines Group, POPAT M, MITCHELL V, et al. Difficult Airway Society Guidelines for the management of tracheal extubation. Anaesthesia, 2012, 67 (3): 318-340.

（雷秋林　隋海静）

第十七章　中心静脉穿刺置管

Central Venous Catheterization

中心静脉压（central venous pressure,CVP）是指位于胸腔内的上腔、下腔静脉或近右心房入口处的压力。中心静脉置管则是把一根导管置入大静脉,使导管尖端恰好位于上、下腔静脉在右心房的开口处或稍高位置,评估血管内容量水平及右心室功能,正常值为 5~12cmH$_2$O。其主要反映的是右心室前负荷,其中 CVP 值的高低与血容量、静脉张力和右心功能有关,但其并不能反映左心功能。CVP 结合其他血流动力学指标,在围术期对患者右心功能和血容量变化的分析、判断和评估有重要的参考价值。

一、中心静脉穿刺置管适应证

包括:①测量中心静脉压;②低血容量和休克的液体治疗;③输注某些不宜外周静脉注射的药物;④全静脉营养;⑤气体栓子取出;⑥安放经皮起搏器电极;⑦为外周静脉条件差的患者建立静脉输液通道,如大面积烧伤患者;⑧需要反复抽血采样或暂时性血液透析。

二、禁忌证

1. 上腔静脉综合征是颈部或锁骨下静脉穿刺的绝对禁忌证,对此类患者不能通过上肢静脉或颈内静脉穿刺置管测定压力。上腔静脉阻塞导致头部和上肢的静脉压力升高,而不能反映右心房压力。药物注入阻塞的静脉循环后可通过侧支循环缓慢进入主循环。快速将液体注入阻塞的静脉循环可能会加剧静脉压力的升高,并引起更严重的水肿。然而,升主动脉瘤合并的轻度上腔静脉综合征并非绝对禁忌证。

2. 凝血功能障碍患者为相对禁忌证。凝血障碍可能诱发置管部位的出血而引起相关的并发症,例如颈部血肿导致气道阻塞、血胸或血肿积聚引起的继发感染。

3. 穿刺部位存在感染,此时若再行穿刺可能引起血行感染及穿刺部位感染加重等。

4. 近期安装过起搏器的患者。在中心静脉置管过程中近期置入的起搏器导丝可能会发生位置改变,引起严重的心律失常,特别是对于完全依赖起搏器的患者。通常建议近期安装过起搏器的患者最好在 4~6 周后再进行中心静脉置管。

三、主要并发症

包括:①损伤血管、心脏,严重者可出现心脏压塞;②血胸、液胸或气胸;③出血及血肿;④空气栓塞;⑤血栓性静脉炎、感染。

案例一　成人右肝切除控制性降压的麻醉

【病历摘要】

患者男,56 岁。术前诊断为"右侧肝癌",拟择期行右侧肝癌切除术。术前预计术中出血较多,外科要求术中控制性降压。患者入室后,给予心电监护,行全身麻醉。麻醉诱导完成后行右侧颈内静脉穿刺置管,穿刺时采取前路入针,小针试探穿刺为静脉后换用大号穿刺针,过程中误入动脉引起血肿。立即拔出穿刺针,按压出血处。按压至无渗血及未见血肿继续扩大,选择右侧行锁骨下静脉再次穿刺,穿刺置管顺利。术毕保留中心静脉导管,送往术后监护室继续观察治疗。

【问题 1】该患者是否需要行中心静脉穿刺?

【临床思路】

在右肝切除的手术中,出血较多,为控制出血量,术中采用控制性降压。中心静脉穿刺置管提供输液通道的同时监测中心静脉压。研究显示,低中心静脉压(CVP ≤ 5mmHg)减少术中出血量及血制品使用量,提高术后预后质量及减少住院时间。

知识点

控制性降压的目的

控制性降压通常使平均动脉压(MAP)降至 50~70mmHg(6.7~9.3kPa)或 CVP 低于 5mmHg,主要目的是减少手术野失血、改善手术操作条件及减少输血量。

【问题 2】应如何选择穿刺路径?

【临床思路】

选择中心静脉置管位置时需考虑的因素包括:置管的目的(压力监测或液体、药物治疗)、患者的病情、临床条件、穿刺者的操作经验等。若患者有严重的出血性疾病,穿刺位置最好选择易观察静脉出血的部位,或者邻近的动脉易触及、可压迫止血的部位,此时宜选颈内静脉或颈外静脉。同样的,患有严重肺气肿时,也应选择颈内静脉或颈外静脉。如果需要在紧急情况下置入心脏起搏器,推荐行右侧颈内静脉穿刺,因为通过右侧颈内静脉是到达右心室最直接的通路。创伤的患者宜行锁骨下静脉及股静脉穿刺,若患者已行胸腔闭式引流,选择锁骨下静脉穿刺则更为安全。穿刺者需注意的是,当选择不同穿刺部位时,导管置入的长度有所不同。通常左侧颈内静脉置管较右侧颈内静脉置管更深,2~5cm;锁骨下静脉置管比同侧颈内静脉置管位置更深,3~5cm。穿刺者的个人经验也在穿刺部位的选择上起很大作用,特别是在紧急情况下尤其重要。

麻醉医师行中心静脉穿刺置管时最常选择的是右侧颈内静脉,原因包括它的解剖位置相对固定、有较容易识别的体表标志及距离上腔静脉较近等。左侧颈内静脉的穿刺流程虽与右侧相似,但它的解剖细节与右侧略有不同。左侧胸膜的顶点高于右侧,因此左侧穿刺时发生气胸的风险高于右侧。胸导管在左侧颈内静脉与锁骨下静脉交会处与静脉系统连接,在穿刺时有被损伤的风险。此外,左侧颈内静脉通常比右侧颈内静脉更细,在头右偏时与动脉的重叠度较右侧高。导管置入左侧颈内静脉时,需穿过无名静脉后再垂直到达上腔静脉,导管末端可与腔静脉右内侧壁相抵,增加血管损伤的风险。

锁骨下静脉也常被选作中心静脉的穿刺点,尤其是在需紧急穿刺行液体复苏或长期保留中心静脉导管的情况下。锁骨下静脉穿刺的优势在于感染率较低,用于颈部损伤的创伤患者时易操作,清醒患者的舒适度高于颈内静脉,特别是小儿患者。然而锁骨下静脉穿刺发生气胸及血气胸的风险较高,一侧尝试穿刺 2~3 次均失败时,不鼓励继续尝试穿刺,并发症的发生率与尝试穿刺的次数明显相关。此外,尤其不鼓励对双侧锁骨下静脉行尝试穿刺。

当颈内静脉与锁骨下静脉均不能穿刺或穿刺失败时,可选择股静脉。股静脉穿刺的常见并发症包括感染、血栓、损伤股动脉和股神经,穿刺时可用长导管(40~70cm)在心电图或影像学指导下进入下腔静脉与右心房交汇处,或者置入普通导管(15~20cm)至髂总静脉。二者均能监测下腔静脉压。在机械通气及危重患者中,下腔静脉压与上腔静脉压基本一致。但尚不确定在自主呼吸及腹内压或胸内压增高时,这种相关性是否依然存在。研究表明,超声引导下行股静脉穿刺可以明显提高首次穿刺成功率,可以降低 51% 的并发症,如穿刺引起的血肿及血管损伤等。

知识点

中心静脉穿刺点

常用的穿刺部位包括颈内静脉、锁骨下静脉及股静脉。选择穿刺点时应结合置管的目的、患者的病情、临床条件、穿刺者的操作经验等综合考虑,紧急情况下根据操作者的个人经验,选择穿刺最熟练的穿刺点。

知识点

超声引导下行静脉穿刺注意要点

颈内静脉相对表浅,高频超声探头可以获得清晰的血管图像。在短轴视图中,超声探头垂直于颈内血管,可显示颈内静脉直径及其与动脉的关系。而长轴视图中,超声探头与颈内静脉平行,可以看到针的穿刺路径,但并不能同时显示颈动脉。穿刺最可取的方式是使用短轴视图找到颈内静脉,并确定穿刺部位,将静脉置于图像中央,再将探头旋转90°,在长轴平面内看到穿刺针,动态可视的情况下穿刺进入颈内静脉。其余穿刺操作同传统体表定位穿刺。

锁骨下静脉、动脉与前斜角肌之间的关系变异较大。如锁骨下深静脉可以在前斜角肌深面而动脉在表浅位置,也可以被拆分成几段,分别穿行于前斜角肌的前后。在这样的情况下,超声的使用对于判断静脉位置及正确置入导管非常关键。将静脉图像移到超声显示屏的中央,针头在短轴视图下刺入,当抽出静脉血后,撤离超声探头,按常规操作置管。

股静脉与其周围结构股动脉及股神经的关系变异也较大。在超声使用过程中,首先使用超声探头垂直于股静脉,判断股静脉、股动脉及股神经之间的关系及走行。确定好股静脉后,再将探头旋转90°,同样在长轴平面内动态可视下将针穿入静脉。

颈内静脉穿刺　　　　锁骨下静脉穿刺　　　　股静脉穿刺置管术
置管术(视频)　　　　置管术(视频)　　　　　　(视频)

【问题3】在这次操作中误伤动脉出现血肿应如何处理,如何尽可能避免颈内静脉穿刺时误伤动脉?
【临床思路】

对于成人,若扩张器或大腔导管意外置入动脉血管,应使扩张器或导管留在原位,严密观察患者气道及神经系统状态,并立即咨询普外科、血管科或介入放射科医师,在其指导下移除导管。对于新生儿、婴儿和儿童,若导管意外置入动脉,应基于临床医师的判断和经验或咨询相关科室医师,决定是否非手术移除导管或咨询其他科医师。在本病例中,尚未置入导管,此时应退出穿刺针,按压穿刺部位。

研究发现,当头部被旋转80°时颈内静脉和颈动脉重叠率比头部旋转0~40°时更高。在锁骨上2~4cm的范围内动静脉重叠率没有差别,且左侧重叠率比右侧高。穿刺时嘱患者仰卧位,头去枕稍偏向左侧,避免颈部过伸及过度左偏,这可能导致颈部血管解剖位置的改变,使颈内静脉与颈动脉重叠,增加损伤颈动脉的风险。在消毒铺巾之前应清楚地识别解剖标志,包括胸骨切迹、锁骨、胸锁乳突肌、气管旁沟等。若临床上可行,中心静脉导管置入颈部或胸部时,应在头低足高位下进行。经超声证实头低足高位(Trendelenburg position)可使颈内静脉增加近37%的横截面,此外Valsalva手法可增加25%的横截面。研究发现,在患者15°头低位,用薄枕将头部稍垫高并且保持头居中时,右颈内静脉直径最大。在条件允许的情况下,可先用超声观察颈部动静脉走行再穿刺,或者直接在超声引导下穿刺。

知识点

颈内静脉穿刺

颈内静脉穿刺时,熟悉动静脉解剖位置及解剖标志,避免颈部过伸及过度左偏,采用头低足高位等,可减低误伤动脉的概率。

【问题4】应如何选择中心静脉导管?
【临床思路】

不同的中心静脉导管有不同长度、粗细、组成部分及管腔数目。中心静脉导管的选择需根据置管目的来决定,例如用于 CVP 监测或治疗、留置导管时间的长短等。临床上最常见的是 7F(French)的多孔中心静脉导管,长 20cm,可同时进行 CVP 监测及药物和液体的治疗。需要注意的是,当需要快速液体复苏时,大号的外周静脉留置针比 7F 的中心静脉导管更有效。原因是 7F 的多孔导管中单个管腔的直径较小且导管较长,这会明显增加液体进入的阻力。标准的 7F/20cm 中心静脉导管中 16G 管腔的最大液体流量是一个置于粗大外周静脉的 16G/3cm 静脉留置针的 1/4。

为解决常用中心静脉导管阻力较大的问题,临床上常额外置入中心静脉鞘管或直接置入带 T 形侧管的鞘管。通过这种鞘管还可置入起搏导线及放入肺动脉漂浮导管。放入这种粗大鞘管时,应更加注意相关并发症。

【问题 5】该患者术后送往监护室若继续留置导管,会有什么问题?

【临床思路】

继续留置导管可使感染和血栓形成的发生率增加。其中感染是留置导管最常见的晚期并发症。对于需长期留置导管的患者,锁骨下置管的感染发生率低于颈内静脉与股静脉,多腔导管的感染发生率高于单腔导管。导管相关的血栓形成除与置管时间相关外,还与穿刺部位明显相关,股静脉穿刺置管时血栓发生率为21.5%,锁骨下静脉穿刺置管时的血栓发生率则为 1.9%。

颈内静脉置管时,若导管位置过低在导管尖端部位更易形成血栓,这可能是由于干扰右心房的血流动力学及对右心房心内膜的机械激惹。在导管末端形成的血栓或与心内膜粘连都可成为诱发感染的病灶,引起上腔静脉综合征或血栓进入肺循环引起肺动脉栓塞。

对于手术后还需长时间留置导管治疗的患者还可能出现血栓性静脉炎。当患者临床上出现与疾病无关的寒战、发热、感染血象、穿刺部位压痛或红肿等炎症反应时,可考虑拔出中心静脉导管。

知识点

上腔静脉综合征

上腔静脉综合征(superior vena cava syndrome,SVCS)是由于通过上腔静脉回流到右心房的血流部分或完全受阻所导致,通常为肿瘤引起。在中心静脉留置导管末端形成血栓或粘连时也可引起上腔静脉回流受阻,发生 SVCS。SVCS 在临床上表现为面颈、上肢和胸部淤血、水肿,进而可发展为缺氧和颅内压增高。出现 SVCS 时需要及时处理,防止严重后果出现。

【问题 6】穿刺置管完成后如何确认导管的位置:置管深度是否恰当、是否位于正确的血管内?

【临床思路】

回抽血液确认导管每个管腔的位置,同时排尽导管内空气。导管的末端若位于心脏内或低于上腔静脉的心包返折处,可增加心脏穿破或心脏压塞发生的风险。导管末端的位置应处于上腔静脉内,与血管平行,低于锁骨下缘,高于第三肋、第四至五胸椎间隙,或高于奇静脉、气管隆突或右主支气管起始处。Albrecht 及其同事的研究发现气管隆突通常都在上腔静脉的心包返折处之上,而气管隆突从影像学上易识别,且有明确的体表定位标志,因此建议导管末端最好处于气管隆突之上。通常成人置管深度为 12~15cm。另外,目前超声技术的广泛应用,可选择超声判断导管位置是否恰当。

也有学者为了尽可能准确地把导管置入中心静脉,通过分析大量临床资料后总结出一些科学、方便的置管深度的计算公式。其中有学者对 452 例行先天性心脏手术的儿童和青少年进行分析,针对右锁骨下静脉和颈内静脉,从穿刺点到上腔静脉与右心房交界处的长度为:身高 /10-1cm(身高不超过 100cm),身高 /10-2cm(身高大于 100cm)。国内专家则认为穿刺点 - 右胸锁骨关节 - 右第三胸肋关节的距离与经食管超声心动图(TEE)监测下的实际置管深度具有很好的相关性。另外有人用 TEE 以上腔静脉与右心房交界处为置管标准位置,提出小儿右侧颈内静脉置管长度为:1.7+(0.07× 身高)(小儿身高在 40~140cm)。有学者认为股静脉的置管深度与体重相关,推算出置管深度的公式为:0.45× 体重 +8.13。这些推荐的公式及数据都为临床操作提供一定指导,在为每一位患者进行操作前,都需要反复斟酌确认,尤其对一些特殊患者,例如颈部尤其粗短或较长、上半身明显较长等,应做好个体化判断。

【问题 7】术中监测 CVP 除了利于术中控制性降压之外还有哪些临床意义?

【临床思路】

临床监测 CVP 用来评估循环容量及右心功能,CVP 正常范围为 5~12cmH$_2$O,小于 5cmH$_2$O 表示循环容量不足,大于 15cmH$_2$O 提示右心功能不全或容量超负荷,临床上应结合动脉血压来综合判断。测定 CVP 应注意及时完成零点校正,CVP 的动态变化比单次测定值更重要,必要时进行容量负荷试验。而对于该患者,由于术中要求控制性低血压,在术中需维持 CVP 低于 5cmH$_2$O,而动脉压保持在正常水平。

知识点(表 17-1)

表 17-1 中心静脉压(CVP)与心功能的关系及处理

CVP	动脉压	临床判断	可采取措施
低	低	血容量不足	快速补液
低	正常	容量轻度不足	适当加快补液
高	低	心功能不全	减慢输液、强心药,缩血管药慎用
高	正常	外周血管阻力增加;肺血管阻力增加	可用血管扩张药;酌情使用强心药
正常	低	心功能不全;外周血管阻力增加	强心、补液试验;血容量不足时适当补液

案例二 心脏手术中深静脉导管置入

【病历摘要】

患者女,62 岁。诊断为重度二尖瓣狭窄,拟行体外循环下二尖瓣置换术,术中选择右侧颈内静脉穿刺置入三腔静脉导管。在穿刺置管过程中,患者出现室上性心动过速,怀疑系导管位置过深引起,观察发现此时钢丝置入深度超过 15cm,立即退出钢丝至 10cm,心动过速缓解,随后顺利置入导管。

【问题 1】颈内静脉穿刺的操作步骤是怎样的?

【临床思路】

颈内静脉位于颈总动脉外侧、胸锁乳突肌深面。由于右侧颈内静脉角度较平直,利于导管进入,且其解剖位置变异少、易于确认、标识明显,而左侧进针易损伤胸导管或胸膜顶,故临床上绝大多数手术常选择右侧颈内静脉作为穿刺点。穿刺成功率可达 90% 以上。穿刺常采用前路、中路和后路三种方法进针:①胸锁乳突肌前缘中点颈动脉外侧;②胸锁乳突肌胸骨头与锁骨头交汇点即颈动脉三角顶点,将颈动脉推向内侧,针轴与皮肤呈 30°~45°,针尖指向同侧乳头;③胸突与锁骨中内 1/3 交点连线与胸锁乳突肌外缘的交点,相当于环状软骨水平,针尖指向锁骨切迹 - 右胸锁关节方向。

患者头偏向左侧,可在右肩下垫一薄枕,然后置头低位,避免头过度后仰和左偏,以保证穿刺时空气不易进入。常规消毒铺巾。如患者清醒,先行局部浸润麻醉。定位后,使用试探针穿刺,边进针边回抽,进针数厘米即可见回血,若进针 5cm 仍未见回血,则保持负压将穿刺针缓慢回退至皮下,轻微改变角度重新进针穿刺。成功进入后应确认方向、角度和进针深度,然后拔出试探针,也可将针留在原位置。再使用穿刺针按试探针穿刺方向刺入颈内静脉,即可见回血,回抽通畅,则从针腔内放入导丝,插入导丝过程中应密切注意心律变化,避免导丝过深引起心律失常。再固定导丝退出穿刺针,压迫穿刺点,顺导丝放入扩张管,扩张皮下,扩张成功后再置入导管,成人置管深度为 12~15cm。回流血液通畅后缝合固定或用保护膜保护,接上中心静脉压测压管或输液,测压管需用肝素生理盐水冲洗排气。

锁骨下静脉穿刺时,由于左侧存在误伤胸导管的风险,常采用右侧锁骨下静脉,患者仰卧,肩部垫高,上肢垂于体侧并略外展,保持锁骨向前,使肋锁间隙张开便于进针,穿刺点在锁骨中、内 1/3 交界处锁骨下 1cm 处,穿刺针指向同侧胸锁关节外侧,经过锁骨与第一肋骨间隙即穿入锁骨下静脉,注射器内始终保持负压,缓慢进针,见回血通畅后,按颈内静脉所述置管步骤操作。不同的是置管深度较颈内静脉置管深(3~5cm)。注意锁骨下静脉非常靠近胸膜及无名动脉。

【问题2】置入钢丝时要注意什么?患者为何出现心律失常?

【临床思路】

置入引导钢丝时,切记不能将钢丝置入过深,否则可能出现心律失常。在中心静脉穿刺过程中,引导钢丝进入血管过深是发生心律失常的主要诱因。运用Seldinger技术进行中心静脉穿刺时,如果引导钢丝进入右心房或右心室,可能出现短暂的房性或室性心律失常。这是由于相对较硬的引导钢丝接触到心内膜时引起期前收缩所造成的。中心静脉的引导钢丝置入过深还可能造成传导阻滞,这是由于钢丝侵犯了右束支所处的部位所致。通常引导钢丝的置入深度不应超过上腔静脉和右心房连接部位。穿刺时应对患者进行适当的监测,同时准备紧急复苏的药物和设备。

知识点

中心静脉穿刺的并发症

中心静脉穿刺置管时可能出现的并发症:误伤动脉并引起血肿,动静脉瘘,血胸,乳糜胸,气胸,神经损伤(臂神经丛、颈胸神经节),气栓,导管或导丝折断,心律失常,右心房或右心室穿孔。

导管留置的并发症:血栓形成、血栓栓塞,感染、败血症、心内膜炎,心律失常,胸腔积液。

【问题3】导管位置或钢丝过深除了引起心律失常外,还可能出现什么严重并发症?怎么处理?

【临床思路】

当导管位置过深可能会插入心包腔,引起心包积液,可产生心脏压塞。心脏压塞的主要临床表现为:突然呼吸困难、发绀、烦躁不安、胸骨后疼痛、颈静脉怒张,同时伴有低血压、奇脉、心音低而遥远。该患者出现心悸气促,且超声引导下心包穿刺出暗红色液体,可知该患者出现了心脏压塞。心脏压塞发生时,81%的患者最后死亡。心脏压塞的临床症状表现会延迟1~5d。一旦发生急性心脏压塞,则需立即进行心包穿刺引流术。可用一个连接着吸引管的长针头从剑突和胸骨连接处左侧朝左肩方向进针。吸引管连接注射器,带负压进针直到有血液流出。如果针头触及心肌,心电图上可以显示出损伤电流(如ST段抬高)。由于心包顺应性的特点,在抽出少量血液后血流动力学就会有明显的改善。

【问题4】在前面我们已谈到如何确定置管深度,但在心脏手术中是否与其他手术不同?

【临床思路】

前文已介绍如何确认导管的位置是否适当。然而在心脏手术中,还需要考虑手术方式、右心房插管、上腔静脉阻断和手术操作等因素,穿刺时注意血压、心律的变化。

【问题5】CVP压力波形的组成及波形变化的意义是什么?

【临床思路】

CVP基本反映右心房内压的变化,CVP波形一般由正向波a、c、v和负向波x、y共5个波组成(图17-1)。

1. a波　位于心电图的P波之后,反映右心房收缩功能,其作用是在右心室舒张末期向右心室排血。

2. c波　位于QRS波之后,是由于右心室收缩,三尖瓣关闭并向右心房突入,使右心房压力一过性增高所致。

3. x波　在c波之后,随着右心室的继续收缩,右心房开始舒张,使右心房压快速下降所致。

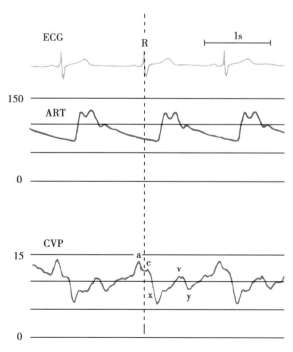

图17-1　中心静脉压波形

4. v 波　位于 x 波之后,是由于右心房舒张,快速充盈的结果。

5. y 波　位于 v 波之后,是由于三尖瓣开放,右心房血快速排空所致。

CVP 压力波形变化的临床意义包括:在窦性心动过速时,a、c 波融合;当心房纤颤时,a 波消失;右心房排空受阻时,a 波增高变大,多见于右心室肥厚、三尖瓣狭窄、急性肺损伤、慢性阻塞性肺疾病、心脏压塞、缩窄性心包炎、肺动脉高压等;三尖瓣反流时 v 波增大;右心室顺应性下降时 a、v 波增大,出现右心衰竭时 v 波增大接近于右心室波形,出现"方形波";在急性心脏压塞时,x 波变陡峭,而 y 波变平坦;CVP 可受到胸腔内压力的影响,另外在不同通气方式时,如自主呼吸或控制通气,CVP 在吸气相时分别上升或下降。

注意:CVP 连续的测量(趋势变化)比单纯的数值更有意义。

【问题 6】临床上 CVP 的准确性受哪些因素的影响?

【临床思路】

虽然 CVP 监测经常用来反映血管内容量水平,但它的准确性和可靠性取决于很多因素,包括左右心室的功能水平、肺部疾病、通气因素如呼气末正压通气等。无肺动脉高压或二尖瓣病变,且左心室功能良好(射血分数大于 40%、无室壁运动异常),可以间接反映左心室充盈情况。而有心肺疾病时,正常压力容积发生改变,CVP 不能反映左心室的充盈压。

CVP 明显增高会造成大脑灌注压明显降低,体外循环中若上腔静脉引流插管不当时会发生这种情况,术者必须立刻纠正以防止脑水肿的发生和改善不良的脑灌注。

知识点

脑 灌 注 压

脑灌注压(cerebral perfusion pressure,CPP)= 平均动脉压(mean arterial pressure,MAP)- 颅内压(intracranial pressure,ICP)。CVP 增高导致 ICP 增高,降低脑灌注压。

推荐阅读文献

[1] STELLINGWERFF M, BRANDSMA A, LISMAN T, et al. Prohemostatic interventions in liver surgery. Semin Thromb Hemost, 2012, 38 (3): 244-249.

[2] GRAHAM A S, OZMENT C, TEGTMEYER K, et al. Central venous catheterization. N Engl J Med, 2007, 356 (21): e21.

[3] REBECCA A, SCHROEDER A B, SHAHAR B Y, et al. Cardiovascular monitoring//Miller R D. Miller's anesthesia. Amsterdam: Elsevier, 2010: 1267-1328.

[4] TAYLOR R W, PALAGIRI A V. Central venous catheterization. Crit Care Med, 2007, 35 (5): 1390-1396.

[5] MCGEE D C, GOULD M K. Preventing complications of central venous catheterization. N Engl J Med, 2003, 348 (12): 1123-1133.

[6] BERND S, THOMAS W L, JEAN-LOUIS T. Ultrasound-guided central venous catheter placement: a structured review and recommendations for clinical practice. Critical Care, 2017, 21: 225-236.

[7] BRASS P, HELLMICH M, KOLODZIEJ L, et al. Ultrasound guidance versus anatomical landmarks for subclavian or femoral vein catheterization. Cochrane Database Syst Rev, 2015, 1 (1): CD011447.

[8] BANNON M, HELLER S, RIVERA M. Anatomic considerations for central venous cannulation. Risk Manag Healthc Policy, 2011, 4: 27-39.

[9] MIKI I, MURATA S, NAKAZAWA K, et al. Anatomical relationship between the common carotid artery and the internal jugular vein during head rotation. Ultrasound, 2014, 22: 99-103.

[10] LORCHIRACHOONKUL T, KAH T I, MANOHARA S, et al. Anatomical variations of the internal jugular vein: implications for successful cannulation and risk of carotid artery puncture. Singapore Med J, 2012, 53 (5): 325-328.

[11] 米勒. 米勒麻醉学 : 第 8 版 . 邓小明,曾因明,黄宇光 , 译 . 北京 : 北京大学出版社 , 2016.

(鲁开智)

第十八章 吸入麻醉

Inhaled Anesthesia

1842 年 3 月 30 日,美国乡村医生 Crawford W Long 成功实施了首例乙醚吸入麻醉。这是人类文明史上报道的首例吸入麻醉。为了纪念这位医师的功绩和人类医学史上的这一里程碑,美国将每年的 3 月 30 日定为国家医师节。

吸入麻醉是指通过患者呼吸道吸入麻醉药物,这些药物在肺中被吸收入血,再进入中枢神经系统并产生全身麻醉作用的一种麻醉方法。吸入麻醉是人类麻醉史上最早应用的全身麻醉方法,迄今仍为全身麻醉的重要方法之一。吸入麻醉的过程分为诱导期、维持期和苏醒期。吸入麻醉药主要包括挥发性吸入麻醉药(如乙醚、恩氟烷、异氟烷、七氟烷和地氟烷)及气体吸入麻醉药(如氧化亚氮)。现代吸入麻醉药在体内代谢和分解少,大部分以原型从肺排出体外,因此具有较高的可控性和安全性。

一、MAC 值及其临床意义

1. 最低肺泡有效浓度(minimum alveolar concentration,MAC) 是指在一个大气压下,能使 50% 的患者或受试者对伤害刺激(如切皮)不发生体动反应时吸入麻醉药的肺泡气体浓度(临床上监测的呼气末浓度接近肺泡浓度,平衡 15min 后可视为脑内该麻醉药在一个大气压下的浓度)。MAC 值实际上是吸入麻醉药的半数有效浓度,是一种吸入麻醉药效价的表述形式。麻醉科医师通常会使用 MAC 及其各种扩展值来表示患者所接受的吸入麻醉深度。

2. 各种 MAC 扩展值的意义和数值 MAC_{95} 表示 95% 患者切皮无体动时的肺泡气麻醉药浓度,通常认为该值约为该药 MAC 值的 1.3 倍,即此时可以开始外科操作。但手术刺激更大时,常需要 1.5~2.0 倍的 MAC。$MAC_{awake95}$ 是指 95% 患者对简单指令能睁眼时的肺泡气吸入麻醉药物浓度,其值约为 0.3MAC(表 18-1)。

表 18-1 一些 MAC 扩展数值

MAC 扩展值	数值
MAC_{95}	1.3MAC
$MAC_{awake50}$	0.4MAC
$MAC_{awake95}$	0.3MAC
$MAC\ EI_{50}$	1.5MAC
$MAC\ EI_{95}$	1.9MAC
$MAC\ BAR_{50}$	1.6MAC
$MAC\ BAR_{95}$	2.5MAC

注:$MAC\ EI_{50}$ 是指使用吸入麻醉药,使 50% 患者于喉镜暴露声门时,易显露会厌、声带不动、插管时或插管后不发生肢体活动所需的肺泡气麻醉药物浓度;$MAC\ EI_{95}$ 是指 95% 患者达到以上条件时的肺泡气麻醉药物浓度;$MAC\ BAR_{50}$ 是指 50% 患者在切皮时不发生交感神经和肾上腺素的应激反应所需的肺泡气麻醉药物浓度;$MAC\ BAR_{95}$ 是指 95% 患者不出现此应激反应的药物浓度。

3. 临床影响吸入麻醉药 MAC 值的因素 在临床实践中,我们必须认识到不同患者其 MAC 值是不同的;同一个患者在不同的生理病理情况下,MAC 值也会发生变化。不同性别、麻醉时间长短及患者酸碱代谢状态等不影响 MAC 值。临床麻醉中影响 MAC 值的常见因素如下：

（1）降低 MAC 的因素：老年人、低体温、中枢低渗、妊娠、急性酒精中毒、合并使用静脉麻醉药、镇静药、阿片类药物、α_2 受体激动剂、锂剂及其他降低中枢儿茶酚胺的药物等。

（2）增加 MAC 的因素：体温升高、使中枢儿茶酚胺增加的药物（如右旋苯丙胺、可卡因等）、脑脊液 Na^+ 浓度增加和长期饮酒等。

二、临床常用吸入麻醉药

理想的吸入麻醉药物应具有以下特性：麻醉作用可逆，无蓄积作用；麻醉作用强，使用低浓度时（可同时吸入高浓度氧气）即可实现有效麻醉；诱导及清醒迅速，舒适，平稳；化学性质稳定，与二氧化碳吸收剂或其他药物接触时不产生毒性物质；在体内代谢率低，代谢产物无毒性；安全范围大；不爆燃；肌肉松弛作用良好；能抑制不良的自主神经反应；对呼吸道无刺激；对呼吸循环抑制轻；不增加心肌对儿茶酚胺的应激性；即使微量长期吸入亦无致癌致畸和毒性作用；无依赖和成瘾作用。但目前尚无任何药物为理想的吸入麻醉药。

1. 七氟烷　血 / 气分配系数 0.63，麻醉深度易调控，苏醒较快。对呼吸道刺激性小，麻醉诱导平稳迅速，且易保留自主呼吸。但吸入诱导在浅麻醉阶段可能造成喉痉挛，小儿在苏醒期可能发生躁动。七氟烷有剂量依赖性抑制心肌收缩力和扩张外周血管的作用，可降低动脉血压。有一定肌肉松弛作用，并可延长去极化肌松药的作用时间。95% 以上以原型通过呼吸排出体外，肝肾功能对其影响小。与氧化亚氮合用，MAC 值显著降低。

2. 地氟烷　血 / 气分配系数 0.42，在所有吸入麻醉药中最低。麻醉加深、减浅和苏醒均很迅速，可以精准控制肺泡浓度，迅速调节麻醉深度。地氟烷对呼吸道有强烈刺激作用，可出现咳嗽、兴奋、屏气、分泌物增多、喉痉挛等不良反应，不宜用于吸入诱导。地氟烷是一种强效遗忘麻醉药，其遗忘强度是氧化亚氮的 2 倍。麻醉效价较低，MAC 值为 6%~8%。对心血管和心肌收缩的抑制作用呈剂量依赖性，能够扩张冠状动脉。有显著的肌肉松弛作用。地氟烷在体内几乎无代谢，肝肾毒性几乎为零。

3. 异氟烷　血 / 气分配系数 1.48，高于地氟烷和七氟烷。具有一定的呼吸道刺激性，不宜用于吸入诱导。对循环影响小，对肌松药有明显的协同作用。低浓度时并不增加脑血流量，但可使脑脊液重吸收增加，因此对颅内压增高患者应谨慎使用。异氟烷深麻醉时对子宫肌肉收缩有较大抑制作用，易引起子宫出血，因此产科手术应慎用异氟烷麻醉。

4. 氧化亚氮　俗称笑气。血 / 气分配系数 0.47，与地氟烷相当，故其麻醉诱导迅速，苏醒快。即使长时间吸入，体内亦无显著蓄积，停药后也可以在 1~4min 完全清醒。由于吸入浓度高，极易被摄入血，临床可见第二气体效应和浓度效应。因其 MAC 值为 105%，麻醉效价低，需吸入高浓度才有一定的麻醉作用，故常需与其他麻醉药物合用才能满足外科手术要求。吸入高浓度氧化亚氮时，特别是在使用低流量新鲜气体时极易导致缺氧。

吸入麻醉药的药理学特点受其溶解度影响很大。血 / 气分配系数与麻醉诱导和麻醉苏醒的时间成正比；而油 / 气分配系数多与麻醉药的效价成正比。例如氧化亚氮，血 / 气分配系数低，其麻醉起效和苏醒快，而因油 / 气分配系数低，其麻醉效价很低。

三、吸入麻醉相关不良反应的预防和处理

（一）苏醒期躁动

1. 苏醒期躁动（emergence agitation，EA）在儿童和青少年患者发生率较高。氟烷、异氟烷、七氟烷和地氟烷都能够引起，疼痛可能是诱发和加重躁动的一个因素。

2. 吸入麻醉后苏醒期的躁动与麻醉药没有完全从体内清除，较低浓度的吸入麻醉药物能够增强伤害性感受有关。

3. 80% 的学龄前儿童七氟烷麻醉后会出现苏醒期躁动，其具有自限性，一般为 10~20min。

4. 药物干预包括注射阿片类药物、丙泊酚等，也可用右美托咪定，但可能会导致苏醒延迟。

（二）术后恶心呕吐

1. 早期（术后 2h 内）的术后恶心呕吐（postoperative nausea and vomiting，PONV）与吸入麻醉药剂量，以及阿片类镇痛药、手术种类、麻醉维持时间等相关。

2. 抗恶心呕吐药(氟哌利多、昂丹司琼或托烷司琼)可以有效防治 PONV。

3. 联合使用丙泊酚能够降低吸入麻醉药物相关的 PONV 的发生率。

（三）恶性高热

54% 的恶性高热(malignant hyperthermia, MH)使用过吸入麻醉药, 42% 的恶性高热使用过吸入麻醉药和琥珀胆碱, 故 96% 的恶性高热与使用吸入麻醉药有关。

案例一　吸入麻醉的废气排放

【病历摘要】

麻醉科住院医师在手术室听闻手术室护士对麻醉机废气泄漏损害健康的抱怨, 遂检查麻醉机废气排放系统, 发现废气排放管道上有很多小孔, 遂用胶布缠绕封堵。不久, 麻醉机发出高压报警, 风箱无法正常工作, 立即改为呼吸球囊辅助通气, 发现患者气道压力正常。同时急呼主治医师到场帮助。

【问题 1】使用吸入麻醉药时, 麻醉废气对医务工作者是否有害?

【临床思路】

手术室内使用的吸入麻醉气体不可避免地会泄漏至手术室的空气中, 这些气体是否会对长期在手术室工作的人群造成健康损害是手术室医护人员非常关心的问题。1987 年, Spence 和同事调查了英国 11 500 位在医院工作的小于 40 岁的医师, 对他们的专业、工作、生活方式、内科和产科病史以及个人资料的数据进行了分析。结果提示女性麻醉科医师不育的发生率并没有高于其他科医师, 自然流产率和其后代先天异常发生率与他们母亲的职业、暴露于手术室环境中的小时数或是否使用废气清除系统无关。而且, 肿瘤和神经病变的发生率与职业无关。迄今为止, 来自所有流行病学调查的结论并不能证明暴露于手术室内的微量麻醉气体会影响健康。许多调查显示一些风险有轻到中度的增高, 但数据收集中的偏倚和无对照的混杂变量可能是其原因。只有专门设计的用来确认暴露于微量麻醉废气对健康影响的前瞻性研究, 才有可能给出确定的答案。但是, 麻醉科医师作为吸入药物的使用者, 有责任保证手术室内的环境气体中麻醉废气浓度不高于危害工作人员身体健康的水平。1999 年美国职业安全与健康管理局(OSHA)提出任何工作人员暴露于卤化麻醉气体的浓度不得高于 2ppm, 持续时间不得超过 1h; 当与氧化亚氮合用时, 其浓度不得高于 0.5ppm。中华医学会麻醉学分会在 2007 年颁布的《关于处理麻醉气体泄漏的指导意见》中指出合理使用恩氟烷、地氟烷、异氟烷、七氟烷和氧化亚氮是安全的, 但应该避免长期高浓度接触氧化亚氮。其次, 手术室内应配备废气处理系统并定期维护。2012 年中华医学会麻醉学分会颁布的《吸入麻醉临床操作规范快捷指南》中推荐的手术室内吸入麻醉气体浓度不应超过以下标准: 氧化亚氮 <25ppm, 氟类吸入麻醉药 <2ppm。

【问题 2】如果出现以下问题对患者的呼吸回路会有什么影响: 排污口或管道被堵塞; 排污管减流孔被堵塞?

【临床思路】

麻醉机废气处理系统处理的是从可调节限压阀和呼吸机溢气阀排出的气体。这两个阀可以通过连接管道和麻醉机废气排出系统的接口连接, 废气排出系统可以安装在麻醉机的内部或外部。麻醉机废气排放系统的连接体可以是开放的或紧闭的。开放式连接体开放于外部大气, 故不需要减压阀。而紧闭式连接体因不和大气相通故需要正压或负压安全阀, 目的是避免呼吸回路受到真空吸引系统的负压太大导致的回路内压力太低或因废气处理系统管道阻塞造成回路压力升高的影响。废气处理装置的气体出口应该与外界直接相通, 排污设备可分为两种: ①通过较粗的管道直接排出, 即被动排污; ②通过连接至负压排放系统排出, 即主动排污。

若使用被动排污设备, 根据泊肃叶定律 $Q = \pi \times r^4 \times \Delta p / (8\eta L)$, 体积流量和管道半径的四次方成正比, 和管道长度成反比。所以要保证排污设备的排污效果, 需保证排污管足够粗(大于 19mm), 并尽量缩短排污管道长度。若人为堵塞呼吸机排污口, 呼吸机将不能正常工作并发出回路高压报警。若使用主动排污设备, 则需注意负压排放系统的流量。若单位时间内开放手术间较少, 单一手术室排污装置的负压系统流量则相对较大, 就可能会直接影响呼吸回路, 造成回路泄漏。现代麻醉机多有负压安全阀, 只要指示浮标处于安全区间, 排污系统才能正常工作。但是, 如果麻醉机排污装置没有负压安全阀时, 工程师会在排污管道上开放数个小的减流孔, 这些孔的位置靠近麻醉机废气排放口连接管道的一端。原因是如果远端排污系统出现了故障(如堵塞), 排污系统仍然可以在靠近麻醉机最近的地方释放压力, 从而消除对呼吸回路的影响, 保证正常的机械通气消除对回路的影响。这些减流孔用于保证患者呼吸回路处于安全压力内,不能被人为封堵。因为这些孔长期处于负压中,可能会被灰尘堵塞,需注意日常的清理和维护。否则,其故障可能会造成整个呼吸回路的瘫痪并将患者的生命置于危险中。

【问题3】在日常工作中如何检查废气排放系统?

【临床思路】

在日常工作检查排污系统时,应常规检查废气排放管道和麻醉机废气排放口之间是否正确连接;负压安全阀指示浮标是否处于安全区间;排污管是否扭曲打折或被麻醉机滚轮压闭;主动排污装置是否有负压;减流孔是否被人为或灰尘堵塞。同理,若呼吸机突发问题时,同样应该检查排污管道有无上述问题。

【问题4】怎样在麻醉中减少麻醉气体对手术室环境的污染?

【临床思路】

吸入麻醉药发生泄漏常涉及技术问题。最常见的情况是断开麻醉回路时没有关闭所有流量控制阀(包括氧气、氧化亚氮和空气)或挥发罐。另外,不匹配的面罩,尤其是患者存在困难气道时,特别容易使麻醉气体泄漏于室内。为了让患者快速从吸入麻醉中苏醒,有些麻醉科医师在手术结束时以大量氧气冲洗回路。如果被冲洗出的气体是进入手术室内而不是进入废气清除系统,也会导致室内污染。吸入麻醉后患者脱开回路自主呼吸时,呼出的体内残留麻醉气体也将污染手术室内的空气。向麻醉药挥发罐内注药也会导致手术室内污染。麻醉药挥发罐通常有两种注药系统,其中"加药器引导"系统更少发生麻醉药的溢出泄漏,而漏斗填充式易发生麻醉药的泄漏。2014版《吸入麻醉气体泄漏的危害及预防专家共识》推荐广泛建立麻醉废气清除系统,相关人员应采取有效措施来减少手术室内空气中麻醉废气的浓度水平,但没有数据证明在暴露场所一定要安装监测设备。

案例二 肝脏手术的吸入麻醉

【病历摘要】

患者男,64岁,75kg。诊断为肝细胞癌,乙型肝炎。血清胆红素40μmol/L,白蛋白31g/L。拟行右半肝切除术。切肝时15min内出血800ml,血压从105/65mmHg降至85/48mmHg。此时住院医师正在使用瑞芬太尼、七氟烷静吸复合麻醉。

【问题1】如果需要减浅麻醉深度,应该怎样使用麻醉药,同时避免术中知晓?

【临床思路】

在此类血流动力学变化剧烈的手术中,出血和容量不足常会使患者血压降低。为避免血压进一步下降,麻醉医师通常会暂时减浅麻醉,避免使用对血管扩张效果强的药物,如丙泊酚,为及时有效补充血容量争取时间。这时可以考虑使用低浓度的七氟烷维持麻醉,但须预防发生术中知晓。建议:

(1)预防性使用苯二氮䓬类药,包括术前和浅麻醉时应用。

(2)单纯血流动力学数据不是判断麻醉深度是否合适的指标。

(3)使用肌松药可掩盖对麻醉深度的判定。

(4)监测呼气末吸入麻醉药浓度,使其维持在>0.7MAC。

(5)提倡用脑功能监测设备监测麻醉(镇静)深度,如脑电双频谱指数(BIS)监测仪,以确保麻醉中BIS值<60。

在预防术中知晓方面,与静脉麻醉相比,吸入麻醉的优势在于可以监测呼气末麻醉气体浓度,从而间接反映与麻醉深度相关的肺泡内或脑内的吸入麻醉药浓度(或分压)。而静脉麻醉时无法在床旁即时测量血药浓度。

【问题2】对此类肝功能不全的患者,麻醉中使用药物需要注意什么?吸入麻醉药相对静脉麻醉药有哪些优势?

【临床思路】

静脉麻醉药与吸入麻醉药的比较见表18-2。肝脏手术麻醉的目标之一就是维持患者血流动力学的稳定,特别是在大量失血,以及血管阻断和开放的过程中,这需要尽量减少失血量和制订合适的补液输血策略。在肝硬化患者,各种药物的药代动力学变化很大,其原因是患者体液分布状况的巨大变化,钠潴留和白蛋白水平,药物代谢和消除能力的下降。所以单次注射给药对血流动力学的影响是难以预料的。特别是肝硬化患者,在诱导时易发生低血压。

如果使用静脉麻醉,应考虑肝脏对药物代谢的影响。阿片类中吗啡、哌替啶这些完全经肝脏代谢的药物,其血浆半衰期将延长。因此对肝衰竭患者而言,这些药物的追加间隔时间应较正常延长 1.5~2 倍。瑞芬太尼在血中或组织中被酯酶分解,不受肝功能的影响,可以持续输注。丙泊酚非但没有明显的肝损害作用,且由于其为外源性抗氧化剂,据报道其对肝缺血再灌注还有一定的保护作用,故可用于肝脏手术的静脉麻醉。对于肝功能中度损害、手术时间冗长、术中出血较多、可能大量输血补液、体温较低的患者,丙泊酚代谢失活的时间明显延长,可能造成术后苏醒延迟。丙泊酚对循环功能的影响表现为对外周血管的扩张和直接的心脏抑制的双重作用,且呈剂量和血药浓度依赖性。丙泊酚可抑制压力感受器反射,从而减弱低血压的心动过速反应。在手术出血较多时,应降低剂量或停用,从而避免丙泊酚对循环的不良影响。

肝脏切除手术时或肝脏疾病患者行非肝脏手术时,使用挥发性麻醉药维持全身麻醉有很多选择。总体而言,大多数挥发性麻醉药可以减少门静脉血流进而导致全肝血流减少,但肝动脉血流会反应性增加。在动物实验和人类志愿者研究中都发现,使用异氟烷麻醉时,肝动脉血流增加可以维持肝实质的正常灌注。而氟烷会破坏这一代偿反应轴,使门静脉血流和肝动脉血流同时下降,肝脏灌注减少,加剧肝脏损害。氧化亚氮会造成肠道胀气,应避免使用。七氟烷作为较新型的麻醉药物,其 95% 以上以原型经呼吸排出,故不产生肝毒性产物。吸入麻醉有麻醉深度调节方便、麻醉作用全面、全身血流动力学控制平稳等优势。对此类患者,使用七氟烷吸入麻醉可以更容易地调节麻醉深度。特别是术中出血较多时,将肺泡内浓度控制在 0.7MAC,并联用其他肌松药物可保证麻醉效果并最大限度减小对患者血流动力学的影响,为补充循环容量争取时间。

表 18-2　吸入麻醉和静脉麻醉的主要优缺点

	优点	缺点
吸入麻醉	1. 起效快、排出快。可通过调控挥发罐刻度和氧气流量加深和减浅麻醉 2. 七氟烷可保留自主呼吸 3. 副作用小,最新吸入麻醉药对肝肾功能没有明显影响 4. 可通过呼吸系统给药	1. 污染工作环境 2. 依赖于氧气、挥发罐和麻醉呼吸机 3. 部分药物引起颅内压增高,术后患者常见谵妄、烦躁 4. 恶心、呕吐等不良反应常见
静脉麻醉	1. 无环境污染 2. 给药剂量准确,效果确切 3. 副作用较少,无肝肾功能损害 4. 镇静效果明确,可以降低患者应激反应,可用于术后镇静治疗 5. 和镇痛药合理搭配使用,可以减少术后烦躁、兴奋、高血压等	1. 多数通过有创方式给药 2. 易导致呼吸抑制 3. 某些药物,如氯胺酮,可导致术后谵妄 4. 血药浓度不能实时检测,不易减浅麻醉

麻醉经过

该患者手术结束前 1h 停用静脉麻醉药物。手术结束时停用七氟烷,新鲜气流量维持在 1.0L/min,患者长时间未苏醒。

【问题 3】影响吸入麻醉苏醒的主要因素有哪些?

【临床思路】

关闭七氟烷挥发罐后,如果新鲜气流量小于每分通气量,部分呼出气中的吸入麻醉药将被重新吸入,肺泡内吸入麻醉药浓度的降低也相应减慢。使用 GASMAN 软件进行模拟,在心排血量、肺泡通气量不变的情况下,设定使用 1L、2L、5L 的新鲜气体进行药物洗出,肺泡内浓度从 1MAC 洗出至 0.3MAC 需要的时间分别是 24min、14min、5min。肌肉组织对吸入麻醉气体有一定的蓄积作用。长时间采用高浓度的七氟烷吸入麻醉后,蓄积在肌肉和脂肪组织中的七氟烷洗出需要一个相对较长的时间,这可能成为患者苏醒延迟的原因之一。脂肪组织因其血流量小(约占心排出量的 5%),短时间麻醉对吸入麻醉药物的蓄积几乎可以忽略不计。

【问题 4】使用吸入麻醉正确的停药(洗出)方法是什么?

【临床思路】

吸入麻醉苏醒程度的快慢取决于所用吸入麻醉药的组织/血分配系数、血/气分配系数、心排血量、脑血流量、新鲜气体流量、肺泡通气量及吸入麻醉维持时间。根据使用吸入麻醉药的不同,洗出方法也不尽相同。较常用的方法有浓度递减洗出法和低流量洗出法。

浓度递减洗出法:手术结束前30min降低吸入麻醉药浓度(维持在0.6MAC吸入麻醉药15~30min),同时静脉给予少量的短效静脉麻醉药和镇痛药。手术结束时,停止吸入麻醉药,同时将新鲜气体流量增加到等于或大于机械通气的每分通气量,使所有呼出气中的吸入麻醉药不被重复再吸入,这能够加快吸入麻醉药的洗出。

低流量洗出法:手术结束前30min,静脉给予阿片类药物后关闭吸入麻醉药挥发罐,同时降低新鲜气流量到300~500ml/min,直至外科缝皮时增加新鲜气体流量至等于或大于机械通气的每分通气量,可以加快挥发性麻醉药的洗出。

案例三 氧化亚氮使用注意问题与吸入麻醉麻醉深度调控的正确方法

【病历摘要】

患儿男,1岁,10kg。急诊入院,拟于全身麻醉气管插管下行肠套叠松解术。全身麻醉诱导插管后,住院医师以七氟烷加氧化亚氮进行麻醉维持,术中发现患儿肠道广泛积气,手术操作遇到困难。

【问题1】氧化亚氮用于吸入麻醉维持期需注意哪些问题?

【临床思路】

氧化亚氮用于麻醉维持时其吸入气中的浓度应不大于75%,否则可能因吸入气中氧气浓度低于25%而易发生缺氧。为防止输出低氧混合气体,现代麻醉机中都设计了气体配比系统。在打开氧化亚氮气体的同时,通过机械联动连接打开氧流量,使氧化亚氮:氧气流量不大于3:1,从而使新鲜气体出口输出的最低氧浓度在25%。停止吸入氧化亚氮后最初几分钟,为了预防大量氧化亚氮从血液中进入肺泡引起"弥散性缺氧",应吸入纯氧5~10min。由于氧化亚氮在血中的溶解度很低,因此氧化亚氮进入含有其他气体的体内闭合空腔的速度很快,结果导致闭合空腔体积迅速增大。故氧化亚氮不适于肠梗阻、气胸、肺大疱、气腹及颅腔积气患者,以及中耳、玻璃体或眼科手术的麻醉。吸入高浓度的氧化亚氮也可增加气管导管气囊、喉罩气囊及Swan-Ganz导管气囊的容积和压力,可导致呼吸道黏膜受压缺血。

麻 醉 经 过

麻醉医师于患儿手术结束前20min停用所有麻醉药物,在进行皮肤缝合时,患儿苏醒,体动。这时需要立即加深麻醉。

【问题2】怎样使用吸入麻醉药物迅速加深麻醉?

【临床思路】

从图18-1可以看出,麻醉气体在肺泡-血液-神经系统摄取和分布不变的情况下使用七氟烷麻醉时,能

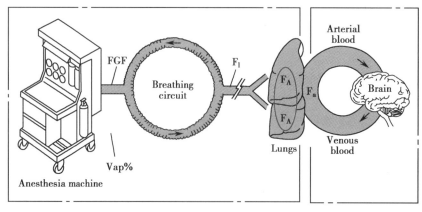

洗入/出   摄取/分布

图18-1 吸入麻醉药到达/离开脑部的路径

够迅速加深麻醉的方法是加大七氟烷挥发罐刻度,同时将新鲜气流量调高至每分通气量的水平,这样可使吸入气中七氟烷浓度迅速增高,麻醉迅速加深。在七氟烷吸入诱导前使用 5L 新鲜气体,回路总容积在 7L 左右(小儿回路容量较小)时,使用正确的回路预充方法可以在 2min 内将回路内吸入麻醉药浓度升高至挥发罐开启刻度的 80% 左右。此外,增加肺泡分钟通气量也可以使肺泡内吸入气体浓度迅速改变。在呼气末七氟烷浓度稳定 3min 后,再调低新鲜气流量,这样既可以快速加深麻醉,也可以最大化减少吸入药物的浪费。

知识点

快速加深吸入麻醉深度的方法

2012 年中华医学会麻醉学分会颁布的《吸入麻醉临床操作规范——快捷指南》指出:需要快速加深麻醉深度时,可以通过提高吸入麻醉药物浓度和 / 或提高新鲜气流量来实现。加深麻醉的方法如下:

(1)分步(stepwise)技术:以 0.3MAC 为标准,逐步提高呼气末吸入麻醉药物浓度。该技术简单且安全,是困难气道患者进行气道评估时的安全麻醉方法,但需注意此方法麻醉兴奋期时间长,浅麻醉时发生喉痉挛可能性增高。

(2)吸入麻醉药物“团注”技术(bolus of inhaled agent):增加吸入麻醉药物蒸发器刻度到 3MAC,同时提高新鲜气流量到每分通气量水平,维持 30s,随后将新鲜气流量恢复至最低流量或是原先水平。该技术适用于该患儿,可在有气道保护的条件下迅速加深麻醉。

案例四 气管异物的吸入麻醉

【病历摘要】

患者男,40 岁。因“呼吸困难、咯血 2 个月,加重 1d”入院。患者数月前有饮用河水史,2 个月前发生阵发性呼吸困难伴咯血。在当地医院局部麻醉下行纤维支气管镜检查,窥见声门下有活动异物,怀疑水蛭,但当时取出困难,遂至上级医院求治。收入耳鼻咽喉科后,拟于硬质支气管镜下行异物取出术。该患者使用七氟烷吸入联合少量静脉药物麻醉,在保留自主呼吸下成功取出声门下活体异物水蛭一条。

【问题 1】该手术麻醉方式是什么,麻醉风险有哪些?

【临床思路】

硬质支气管镜管径粗,为金属质地,手术过程一般需要将其放入双侧支气管窥察操作,手术刺激非常大,需要全身麻醉。

该患者麻醉风险在于手术医师与麻醉医师都需进行气道操作。因为手术需要,麻醉医师无法进行气管插管。气道操作过程中存在异物梗阻、移位、出血致通气困难等情况。若麻醉深度不能满足手术需要,操作中患者可出现屏气、呛咳、支气管痉挛、喉痉挛、气胸、纵隔气肿等危急状况。

【问题 2】在麻醉过程中,是否应该保留患者的自主呼吸?

【临床思路】

进行支气管异物取出术时,如果麻醉较深或使用肌松药打断患者自主呼吸,可能利于手术操作,但其缺点是麻醉医师必须进行正压通气,这时又需中断手术。自主呼吸的吸气是依赖呼吸肌运动和胸廓外展,在气道部分堵塞时氧气更容易被胸腔内负压抽入肺泡,对活动异物和气管内异物的患者来说无疑更加安全。中华医学会麻醉学分会 2017 年颁布的《气道异物取出术麻醉专家共识》里建议,术前有明显呼吸窘迫或高度怀疑异物嵌顿在声门周围或声门下时,尽可能保留自主呼吸;术前无明显呼吸窘迫,考虑异物在一侧支气管内时,可以使用肌松药控制呼吸。

【问题 3】需保留自主呼吸时,是选择静脉麻醉还是吸入麻醉?

【临床思路】

静脉麻醉无法即时监测血药浓度。丙泊酚麻醉虽然可以使用靶浓度控制输注(target controlled infusion,TCI),但联合其他镇痛药物后难于预测能否保留较好的自主呼吸。由于丙泊酚需经肝脏和其他部位代谢失活,给药后无法做到迅速减浅麻醉深度。

维持在相同麻醉深度时,七氟烷对呼吸中枢的抑制较轻,即使吸入较高浓度的七氟烷仍能较好地保留患者的自主呼吸。七氟烷主要以原型经呼吸排出,其麻醉深度易于调控。但开放回路对手术室环境气体污染大;高浓度吸入麻醉术后恶心呕吐发生率较静脉麻醉高。

案 例 五　恶 性 高 热

【病历摘要】

患者男,38 岁。因"上腹部反复疼痛 6 年多"入院。B 超检查示:肝脏实性占位,血管瘤? 术前心电图、胸片、血常规、生化、凝血均正常,乙肝大三阳。家族史:父亲脑梗死病史,母亲患糖尿病,家族无麻醉意外病史。拟在全身麻醉下行"肝血管瘤切除术"。麻醉采用气管插管全身麻醉方案,诱导用药:咪达唑仑注射液、舒芬太尼、丙泊酚和顺式阿曲库铵。术中静脉泵注瑞芬太尼,间断推注舒芬太尼和顺式阿曲库铵,吸入七氟烷维持麻醉。手术 2h 后,肝脏血管瘤已经切除,外科医师准备止血关腹。此时患者心率 110 次 /min,血压 90/50mmHg,呼气末二氧化碳(ETCO$_2$)峰值超出高限,但波形存在,外科医师诉患者肌肉紧张。

【问题 1】ETCO$_2$ 增高的原因有哪些? 如何排查及处理?

【临床思路】

ETCO$_2$ 增高主要见于 CO$_2$ 产生过多和 CO$_2$ 排出障碍。临床上由于通气不足导致 CO$_2$ 排出障碍所致的 ETCO$_2$ 增高较为常见,如呼吸回路打折不畅、气管导管位置不正确、支气管痉挛或小气道阻塞等。CO$_2$ 产生过多常见于机体高代谢状态,如恶性高热,体温过高等。此外,钠石灰失效、人工 CO$_2$ 气腹及监测机械故障也可致 ETCO$_2$ 增高。

因此,首先排查患者是否存在通气不足;其次检查是否有钠石灰失效;再检查患者是否存在发热等高代谢表现。一般通气不足常常伴有气道阻力增加。如果通气量足够的情况下出现呼吸末 CO$_2$ 升高,需排除 CO$_2$ 是否有重复吸入。如果没有重复吸入增加,考虑 CO$_2$ 经非呼吸道途径吸收过多或产生过多。处理:静脉追加肌松药的同时,检查呼吸管道是否通畅。确认气管导管位置正确,回路通畅,予以过度通气。同时监测体温和实施血气分析。

麻 醉 经 过

测鼻咽部温度 39℃;血气分析:pH 6.956,PaCO$_2$ 120mmHg,PO$_2$ 243mmHg,BE −5mmol/L。结合患者肌肉紧张,呼气末 CO$_2$ 增高,高度怀疑恶性高热。

【问题 2】恶性高热的发病机制是什么? 有何临床表现? 如何处理?

【临床思路】

恶性高热(malignant hyperthermia,MH)是由药物所诱发的,以骨骼肌代谢亢进、高体温、肌强直、混合性酸中毒、心律失常、横纹肌溶解等为主要临床特征的常染色体显性遗传性疾病。

1. 发病机制　恶性高热是一种家族遗传性肌肉病。易感者基因突变导致肌细胞内质网膜上钙通道结构缺陷,在吸入麻醉药物和琥珀胆碱的触发下,钙离子释放异常增加而不能有效重摄取,从而导致肌细胞质内钙离子浓度迅速增高,使肌肉挛缩,产热急剧增加,体温迅速升高。同时产生大量乳酸和 CO$_2$,出现酸中毒、低氧血症、高血钾、心律失常等一系列变化,严重者可致患者死亡。

2. 临床表现

(1)早期症状

1)代谢:CO$_2$ 产出增加导致呼吸末 CO$_2$ 增加,氧耗增加导致缺氧,乳酸堆积,出现混合性酸中毒,大汗,皮肤花斑。

2)心血管:心动过速,心律失常(室性期前收缩或室性期前收缩二联律),血压不稳定。

3)肌肉:琥珀胆碱使用后出现牙关紧闭;全身肌肉强直性收缩。

(2)晚期症状:肌肉收缩产热增加导致体温迅速增高;肌细胞破坏导致高钾血症、血清肌酸磷酸激酶显著增高,血肌红蛋白也显著增高,出现肌红蛋白尿;心律失常或心跳停止;弥散性血管内凝血。

3. 治疗　怀疑发生恶性高热者,立即启动恶性高热治疗方案。

(1)即刻处理:①停用一切可能诱发恶性高热的药物;②高流量纯氧过度通气(正常每分通气量的 2~3

倍）；③紧急求助；④改用全凭静脉麻醉；⑤尽早使用丹曲林；⑥告知外科医师尽快结束手术；⑦必要时更换呼吸环路或麻醉机。

(2) 对症治疗

1）高热：各种降温措施包括体表降温、静脉输注低温生理盐水（4℃，2 000~3 000ml）、冰盐水灌洗膀胱、胃腔或腹腔，必要时考虑体外循环降温，当体温 <38.5℃ 则停止降温。

2）高钾血症：输注胰岛素、钙剂，必要时进行血液透析。

3）酸中毒：过度通气；pH<7.2 时静脉滴注碳酸氢钠。

4）心律失常：若发生室性心动过速，胺碘酮 150mg（成人）或 3mg/kg（儿童），稀释后缓慢静脉给予；β 受体阻滞药（艾司洛尔、美托洛尔）；其他抗心律失常药物（禁用钙通道阻滞药，因其与丹曲林合用会加重高钾血症，导致心脏骤停）。

5）利尿：维持尿量 >2ml/（kg·h），呋塞米 0.5~1mg/kg、甘露醇 1g/kg。

6）充分补液：晶体液为主，可用乳酸钠林格注射液或生理盐水。

【问题 3】丹曲林作为恶性高热的特效药物，如何使用？

【临床思路】

丹曲林通过抑制肌浆网内钙离子释放，在骨骼肌兴奋 - 收缩耦联水平发挥作用，使肌肉松弛。目前临床所用的丹曲林是冻干制剂，每瓶含丹曲林 20mg，使用时每瓶丹曲林需用 60ml 注射用水溶解。首次剂量 2.5mg/kg，每 5min 可追加 1 次，直至症状消失。最大剂量可达 10~20mg/kg，一般不超过 40mg/kg。

值得强调的是，丹曲林只是恶性高热的抢救治疗措施之一，无论是否备用丹曲林，都应该根据患者病情及所在医疗机构条件，积极进行物理降温，纠正内环境，保护重要脏器功能等对症处理措施。

【问题 4】如何诊断恶性高热？如何预防其发生？

【临床思路】

1. 恶性高热的诊断

(1) 根据典型的临床表现。

(2) 结合相关的化验检查（主要是磷酸肌酸激酶和肌红蛋白）。

(3) 排除可能导致高代谢状态的其他原因。

(4) 确诊恶性高热还需咖啡因氟烷离体骨骼肌收缩试验。

(5) 基因检测：恶性高热是常染色体显性遗传，RYR1 基因异常是大部分恶性高热发生的分子生物学基础。与恶性高热相关的突变主要集中于该通道蛋白的 N 端 35~614 位氨基酸（外显子 2~18）、C 端 3 916~4 793 位氨基酸（外显子 90~104）和中间区域 2 163~2 458 位氨基酸（外显子 39~46）。

2. 恶性高热的预防 筛查易感者，术前进行详细的评估，详细询问病史，包括个人史、手术史、家族史。有阳性发现者按照恶性高热患者进行准备。充分的准备包括麻醉设施、监测设备、麻醉药物、抢救药物和特效药物，制订完善的麻醉方案及相关并发症的预案，这样不仅可以预防恶性高热的发生，还可以减少恶性高热相关并发症的发生，降低死亡率。术中常规监测 $ETCO_2$ 和体温，争取做到早发现，早处理。有条件的单位可常规备用丹曲林。

推荐阅读文献

［1］弗莱舍. 循证临床麻醉学. 胡春玲，译. 2 版. 北京：人民卫生出版社，2010.

［2］杭燕南. 当代麻醉学. 2 版. 上海：上海科学技术出版社，2013.

［3］WAGENER G. Liver anesthesiology and critical care medicine. New York: Springer Science Business Media, 2012.

［4］DELGADO-HERRERA L, OSTROFF R D, ROGERS S A. Sevoflurance: approaching the ideal inhalational anesthetic. a pharmacologic, pharmacoeconomic, and clinical review. CNS Drug Reviews, 2001, 7 (1): 48-120.

［5］MILLER R D. Miller's Anesthesia. 8th ed. Philadelphia: Churchill Livingstone Elsevier, 2015.

［6］LEVINE W C. Clinical Anesthesia Procedures of the Massachusetts General Hospital. 8th ed. Philadelphia: Lippincott Williams and Wilkins, 2010.

［7］中华医学会麻醉学分会. 吸入麻醉临床操作规范.(2012-12-25)[2019-3-1]. http://www.csaol.cn/bencandy.php？aid=6263.

［8］中华医学会麻醉学分会. 吸入麻醉气体泄漏的危害及预防.(2015-02-12). http://www. csaol. cn/a/xuehuigongzuo/linchuangzhinan/2015/0907/2565. html.

［9］中华医学会麻醉学分会. 气道异物取出术麻醉专家共识.(2017-12-13)[2019-3-1]. http://www. csaol. cn/a/xuehuigongzuo/linchuangzhinan/2017/1213/13711. html.

［10］FIDKOWSKI C W, ZHENG H, FIRTH P G. The anesthetic considerations of tracheobronchial foreign bodies in children: a literature review of 12, 979 cases. Anesth Analg, 2010, 111 (4): 1016-1025.

［11］LITMAN R S, ROSENBERG H L. Malignant hyperthermia: update on susceptibility testing. JAMA, 2005, 293 (23): 2918-2924.

［12］GLAHN K P, ELLIS F R, HALSALL P J, et al. Recognizing and managing a malignant hyperthermia crisis: guidelines from the European Malignant Hyperthermia Group. Br J Anaesth, 2010, 105 (4): 417-420.

［13］中华医学会麻醉学分会骨科麻醉学组. 中国防治恶性高热专家共识. 中国医学杂志, 2018, 98 (378): 3052-3059.

（刘　进　江盈盈）

第十九章 静脉麻醉

Intravenous Anesthesia

静脉麻醉是指麻醉药通过静脉注射的方式进入体内,抑制中枢神经系统,产生满足手术需要的无痛、无意识、反射抑制和肌肉松弛状态的麻醉方式。通常需要采用多种静脉麻醉药物完成麻醉诱导和/或维持的全过程。与吸入麻醉相比,静脉麻醉具有诱导快、对呼吸道无刺激、无污染的特点。近30年来,随着新型静脉麻醉药物的问世、新的药代动力学/药效动力学概念的应用及静脉麻醉给药新技术的诞生,静脉麻醉在临床应用上获得了很大发展。

静脉麻醉常用的药物包括三大类,广泛用于静脉全身麻醉的诱导及维持,其特点各不相同。

一、镇静催眠及辅助镇静药

包括巴比妥类和非巴比妥类。巴比妥类代表药物是硫喷妥钠,非巴比妥类常用药物包括丙泊酚、苯二氮䓬类(咪达唑仑)、依托咪酯和苯环己哌啶类(氯胺酮)等。可用于全身麻醉的诱导及维持(表19-1、表19-2)。

表 19-1 静脉麻醉药全身麻醉诱导的特点和常用剂量

药物	诱导剂量/ (mg·kg⁻¹)	起效时间/s	维持时间/min	兴奋性活动	注射部位疼痛	心率	血压
硫喷妥钠	3~5	<30	5~10	0	0	+	−
丙泊酚	1.0~2.5	15~45	10~15	+	++	0/−	−
咪达唑仑	0.1~0.4	30~90	10~30	0	0	0	0/−
依托咪酯	0.2~0.6	15~45	5~10	+++	++	0	0
氯胺酮	0.5~2.0	45~60	10~20	+	0	++	++
右美托咪定	0.001	10~15	40~60	−	0	−−	−/0

注:0代表无变化,+代表增加,−代表减少。

表 19-2 用于全身麻醉维持/镇静的常用药物剂量

药物	麻醉维持剂量	镇静剂量
硫喷妥钠	50~100mg 静脉注射,每 10~12min 重复	—
丙泊酚	50~150μg/(kg·min)静脉输注,与 N₂O 或阿片类药物合用	30~60μg/(kg·min)静脉输注
咪达唑仑	0.05mg/kg 需要时静脉注射,或 1μg/(kg·min)静脉输注	0.05~0.15mg/kg
依托咪酯	10μg/(kg·min)静脉输注,与 N₂O 或阿片类药物合用	仅限于短时间镇静
氯胺酮	0.5~1.0mg 静脉注射,与 50%N₂O 合用 15~45μg/(kg·min)静脉输注,与 50%~70%N₂O 合用 30~90μg/(kg·min)静脉输注,不与 N₂O 合用	0.2~0.8mg/kg 缓慢静脉注射 2~4mg/kg 肌内注射
右美托咪定	负荷量 0.5~1μg/kg 术前 15min 静脉注射,0.2~0.4μg/(kg·h)静脉输注维持,同时辅助其他麻醉药物	0.2~0.7μg/(kg·h)静脉输注,用于局部麻醉、神经阻滞麻醉等的辅助镇静

1. 丙泊酚　起效迅速、作用时间短,可控性强,用于血容量不足、心功能低下患者可能引起血压显著下降,心率相应减慢。反复给药或静脉输注时蓄积少,停药后苏醒较快,明显减少术后恶心呕吐。小儿对其清除率更高、代谢更快,因此小儿麻醉诱导和维持比成人需要更大的剂量。无镇痛作用。

2. 依托咪酯　麻醉诱导和恢复非常迅速,特点是对血流动力学影响轻微、安全性高,特别适用于高龄、危重、休克、心力衰竭患者的麻醉诱导。其时 - 量相关半衰期比丙泊酚还短。由于对肾上腺皮质功能有一定抑制作用,因此用于已有肾上腺皮质功能抑制的患者时需注意补充糖皮质激素;其用于长时间麻醉维持的安全性仍有争议。无镇痛作用。

3. 氯胺酮　与传统镇静催眠药不同,氯胺酮可产生分离麻醉状态,并有镇痛作用;同时兴奋中枢交感系统,血压、心率和血浆儿茶酚胺水平升高。因此适用于血容量不足、失血性休克患者的麻醉,成为自然灾害或战伤救治情况下的首选麻醉药。小剂量氯胺酮输注也用于术后镇痛。

4. 咪达唑仑　通常作为术前用药,或与其他镇静催眠药复合用于麻醉诱导。对呼吸循环功能的影响呈剂量依赖性,时 - 量相关半衰期较长,大剂量或持续输注明显延长苏醒时间。咪达唑仑的药效动力学特点是遗忘作用比镇静作用强,作为术前用药或用于复合诱导能起到良好的顺行性遗忘作用,有助于预防术中知晓发生。无镇痛作用。

5. 右美托咪定　属于辅助镇静镇痛药物。主要机制是高选择性激动 α_2 肾上腺素受体,降低中枢神经去甲肾上腺素释放水平,产生镇静、催眠、镇痛和增强麻醉药的作用。右美托咪定对心血管系统的影响主要表现为心率减慢、血压降低。由于高浓度右美托咪定可激活血管平滑肌突触后 α_2 受体、诱发血管收缩,负荷量给药时血压有时呈双相变化,先短暂升高,随后持续下降。全身麻醉诱导前给予右美托咪定可减轻插管反应;全身麻醉维持期复合右美托咪定可减少其他麻醉药物用量,减轻手术相关的应激反应,减少苏醒期躁动(右美托咪定的镇静作用部分详见第二十四章镇静术)。

二、麻醉性镇痛药

主要是通过作用于大脑至脊髓的阿片受体提高痛阈,另外还可以通过影响情绪和行为区域的阿片受体而改变机体对疼痛的反应。术中临床常用麻醉性镇痛药物包括:芬太尼、瑞芬太尼、舒芬太尼、阿芬太尼等(表 19-3)。

表 19-3　全凭静脉麻醉时常用阿片类药物的负荷量、维持输注速度和追加注射剂量

药物	负荷量 /($\mu g \cdot kg^{-1}$)	维持输注速度	追加剂量 /($\mu g \cdot kg^{-1}$)
芬太尼	0~6	0.5~5.0μg/(kg·h)	25~50
瑞芬太尼	1~2	0.1~1.0μg/(kg·min)	0.1~1.0
舒芬太尼	0.25~2.00	0.5~1.5μg/(kg·h)	0.10~0.25
阿芬太尼	25~50	0.5~2.0μg/(kg·min)	5~10

1. 芬太尼　常与镇静催眠药、肌松药复合用于麻醉诱导。由于芬太尼时 - 量相关半衰期过长,不适于持续输注维持麻醉。

2. 舒芬太尼　镇痛作用是芬太尼的 5~10 倍,作用时间为芬太尼的 2 倍。其时 - 量相关半衰期较短,持续输注 4h 后为 33.9min,比较适用于持续输注维持麻醉。

3. 阿芬太尼　镇痛效能为芬太尼的 1/4,作用时间为芬太尼的 1/3。虽然属于短效阿片类药物,但其时 - 量相关半衰期明显长于舒芬太尼,持续输注 4h 后为 58.2min。

4. 瑞芬太尼　镇痛效能与芬太尼相当,起效快,作用时间短,可控性强,是唯一抑制循环功能的阿片类药物,呈剂量依赖性降低心率、血压和心排血量。因此能较好地减轻气管插管及术中伤害性刺激所致的心血管反应。其时 - 量相关半衰期短,术后呼吸抑制很少发生,但术后可诱发明显的痛敏反应,应在停药前采取适当的镇痛措施。

三、肌松药

目前没有任何一种镇静催眠药能单独满足手术麻醉需要,通常需要复合麻醉性镇痛药物和肌松药或采用静吸复合的方法来满足手术需求。考虑到肌松药已有单独章节讲述,因此本章就不再重复。临床应用中需注意,静脉麻醉药与吸入麻醉药不同,不能增强肌松药的作用。

案例一　门诊手术及操作的静脉麻醉

【病历摘要】

患者女,27 岁。拟在门诊内镜中心行麻醉下胃镜检查,既往体健,否认特殊病史。

【问题 1】选择什么样的麻醉方法? 麻醉药物的选择? 麻醉药物的给药方式有哪些? 麻醉过程中需要哪些监护方法?

【临床思路】

1. 无气管插管的静脉麻醉已广泛用于门诊短小手术及操作,包括无痛胃肠镜、胆道镜、内镜逆行胰胆管造影(endoscopic retrograde cholangiopancreatography,ERCP)、支气管镜、宫腔镜、无痛人流手术等。

2. 静脉麻醉的给药方式包括单次给药、重复间断给药和连续输注,连续输注又分为手动设置恒速给药和靶浓度控制输注(target controlled infusion,TCI)。单次给药或重复间断给药静脉麻醉常用于短小手术或内镜检查治疗。

TCI(视频)

3. 常用药物包括丙泊酚、依托咪酯、咪达唑仑、瑞芬太尼、舒芬太尼等,镇静药物与麻醉性镇痛药物复合使用可以达到镇静无痛的效果,充分满足门诊手术及操作的需要。

4. 大多数静脉麻醉药产生剂量依赖的呼吸抑制作用,表现为潮气量和每分通气量降低,以及短暂的CO_2反应曲线右移;但氯胺酮例外,临床剂量下很少或只有轻微的呼吸抑制作用。此外与麻醉性镇痛药物复合应用会增强其呼吸抑制作用。本例患者术中监护应常规包括呼吸、心率、血压、脉搏氧饱和度,尤其需要注意预防和及时处理呼吸抑制。

麻醉性镇痛药可以降低呼吸中枢对CO_2的通气反应,降低主动脉和颈动脉体化学感受器对缺氧的反应,患者呼吸频率减慢,可产生呼吸遗忘;作用于延髓孤束核,可抑制咳嗽反射。所以在进行无气管插管的静脉麻醉时,除需要常规进行呼吸及脉搏氧饱和度的监测外,还要准备有效给氧设备、呼吸机和紧急气道管理设备。

【问题 2】静脉麻醉还适合哪些类型的手术?

【临床思路】

除了明确对静脉麻醉药物过敏的患者,静脉麻醉可应用于所有需要全身麻醉的手术患者,尤其是那些因手术特点或病情限制不宜采用吸入麻醉的手术患者。

1. 适合全凭静脉麻醉的手术　需神经电生理监测的手术(如神经外科手术、脊柱手术、人工耳蜗植入术等);需气道开放的手术(如气管、支气管镜手术等);需高频通气、单肺通气的手术;口腔、食管、气道的激光手术;需体外循环的手术;烧伤植皮换药;日间手术(如无痛人工流产、胃肠镜检查、取卵术等)。

2. 适合全凭静脉麻醉的特殊患者　恶性高热易感者、颅内高压患者。

【问题 3】门诊短小手术及操作常用静脉麻醉药物有哪些?

【临床思路】

理想的麻醉药物应具有起效迅速、作用时间短、清除率高、体内蓄积少、不良反应少、代谢产物无活性的特点。常用于门诊短小手术及操作的静脉麻醉药物包括:

1. 依托咪酯　作用迅速,镇静作用明显;但没有镇痛作用,注射后可发生肌阵挛。可与阿片类药物复合用于门诊短小手术。依托咪酯可增加患者术后恶心、呕吐的发生率,特别是在与阿片类药物复合应用时,可预防性给予止吐药物。

2. 咪达唑仑　具有苯二氮䓬类药的抗焦虑、催眠、抗惊厥、肌肉松弛和顺行性遗忘等作用,本身无镇痛作用,但可以增强其他麻醉药的镇痛作用。对呼吸影响轻微,短小手术前单次用药可减少患者的焦虑状态。

3. 丙泊酚　快速起效、作用时间短、持续输注后无蓄积、苏醒迅速而完全,且有抗呕吐的特性。目前普遍用于短小手术的麻醉诱导和麻醉维持。单次注射适合短小手术操作的麻醉镇静,持续输注适合麻醉维持。丙泊酚对心血管系统有明显的抑制作用,扩张外周血管和直接抑制心肌的双重作用可使动脉压显著下降,并呈剂量/血药浓度依赖性;该作用还与患者年龄及注药速度有关,故用于老年患者或心脏功能不佳的患者时需要注意给药剂量和速度。

4. 瑞芬太尼 静脉给药后快速起效,1min 即可达有效血药浓度,在组织和血液中被迅速水解,作用持续时间仅 5~10min。本品长时间输注给药或反复注射给药其代谢速度无变化,体内无蓄积。瑞芬太尼的镇痛作用及其副作用呈剂量依赖性,与静脉麻醉药物合用有协同作用。

其中丙泊酚和瑞芬太尼因药代动力学和药效动力学特点是门诊短小手术及操作最常用的静脉麻醉组合。

病 例 处 理

该患者单次静脉注射 1mg/kg 丙泊酚,同时 TCI 输注瑞芬太尼(效应室靶浓度 1ng/ml)。患者意识淡漠后即置入胃镜,术中密切监测患者呼吸、心率、血压、脉搏血氧饱和度。5min 后检查结束。患者苏醒后送观察室,30min 后在家属陪伴下离院。

案例二 全凭静脉麻醉的应用

【病历摘要】

患者男,37 岁。胆囊息肉,拟行腹腔镜胆囊切除术。既往体健,否认特殊病史。

【问题 1】麻醉方法的选择? 麻醉药物的选择? 麻醉药物的给药方式有哪些?

【临床思路】

1. 腹腔镜手术多选择全身麻醉,一般在静脉诱导后行气管插管或置入喉罩,麻醉维持可选择静脉麻醉、吸入麻醉或静吸复合麻醉。

2. 全凭静脉麻醉广泛用于普外科、妇产科及泌尿外科等腹腔镜手术的麻醉,也常用于颅脑手术、骨科手术等的麻醉。

3. 全凭静脉给药方式包括单次给药、重复间断用药、持续输注和 TCI。

4. 常用麻醉药物包括丙泊酚、依托咪酯、咪达唑仑、右美托咪定、瑞芬太尼、舒芬太尼等,间断给予肌肉松弛药物,能够充分满足手术的需要。

病 例 处 理

对该患者选择全凭静脉麻醉,采取 TCI 给药模式。诱导前 10min 静脉持续泵注右美托咪定 1μg/kg,诱导期丙泊酚效应室靶浓度为 3μg/ml、瑞芬太尼效应室靶浓度 3~6ng/ml,意识消失后静脉注射肌松药,完成气管插管。维持期持续静脉输注右美托咪定 0.2μg/(kg·h),同时辅助其他麻醉药物,根据 BIS 调节丙泊酚效应室靶浓度为 2~3μg/ml,根据手术刺激调节瑞芬太尼效应室靶浓度 2~5ng/ml。手术结束前 40min 停止给予右美托咪定,给予舒芬太尼 5μg,术毕伤口周围用 0.2% 罗哌卡因浸润镇痛。肌肉松弛拮抗,患者清醒后拔除气管导管,麻醉后恢复室停留 30min 返回病房。

【问题 2】全凭静脉麻醉(total intravenous anesthesia,TIVA)及其核心技术靶浓度控制输注(target controlled infusion,TCI)如何在临床应用?

【临床思路】

TIVA 是指采用多种静脉麻醉药物完成麻醉诱导和维持全过程的技术。其核心技术 TCI 广泛用于静脉麻醉的诱导及维持。

1. 什么是 TCI 是以药代-药效动力学理论为依据,利用计算机对药物在体内代谢、效应过程进行模拟,继而控制药物注射泵,实现血药浓度或效应部位浓度稳定于预期值,从而控制麻醉深度,并根据临床需要随时调整系统给药。

2. TCI 的优点 TCI 技术解决了静脉麻醉可控性不如吸入麻醉,以及难于连续监测血药浓度的不足,诱导时血流动力学更加平稳,麻醉深度易于控制、麻醉过程平稳,可以预测患者苏醒和恢复时间,使用简便、精确、可控性好。

3. 消除半衰期 静脉麻醉药物在体内消除的快慢主要取决于药物消除半衰期($t_{1/2}\beta$)的长短;而药物效应消失的快慢取决于输注时间相关半衰期(context-sensitive half time,$t_{1/2cs}$),后者是指维持恒定血药浓度一定时间后停止输注,中央室的药物浓度下降50%所需要的时间,TCI输注模型正是基于此而设计。具有较长的消除半衰期的药物可以具有较短的输注时间相关半衰期,如舒芬太尼。

4. 临床应用 目前TCI系统除适用于丙泊酚外,也适用于麻醉性镇痛药。临床上常见的是瑞芬太尼和舒芬太尼的TCI系统。瑞芬太尼由于其独特的代谢机制(被非特异性酯酶持续水解),恢复时间几乎不受持续输入时间的影响,长时间输注后其输注时间相关半衰期始终不变,在麻醉苏醒恢复方面较其他几个阿片类药物有很大优势。而舒芬太尼在常用浓度下,则需要手术结束前半小时停药,否则会影响麻醉苏醒。常见静脉药物靶浓度见表19-4。

表 19-4 静脉麻醉维持期间常用药物靶浓度的调节

药物	切皮	大手术	小手术	自主呼吸	清醒	镇痛或镇静
丙泊酚 /($\mu g \cdot ml^{-1}$)	2~6	2.5~7.5	2~6	–	0.8~1.8	1.0~3.0
依托咪酯 /($ng \cdot ml^{-1}$)	400~600	500~1 000	300~600	–	200~350	100~300
瑞芬太尼 /($ng \cdot ml^{-1}$)	4~8	4~8	2~4	<1~3	–	1~2
舒芬太尼 /($ng \cdot ml^{-1}$)	0.1~0.3	0.2~0.5	0.1~0.3	<0.2	–	0.02~0.20

5. 闭环控制TCI麻醉 静脉麻醉药个体差异较大,需要加强麻醉深度监测,实施个体化TCI。以麻醉深度监测指标导向的静脉麻醉闭环控制给药系统(closed-loop infusion systems)的发展成为今后静脉麻醉的方向。这种实时、智能化的静脉闭环控制给药系统,可以综合镇静、镇痛、肌肉松弛监测指标,自动调整给药速率;未来还可以结合生命体征如血压、心率等指标进行调整和干预,维持满意的麻醉深度和循环功能的稳定,实现机器人麻醉。

【问题3】TIVA围术期的不良反应及注意事项有哪些?

【临床思路】

1. TIVA尤其是TCI的安全运行高度依赖输液泵系统正常工作和静脉通路通畅,麻醉期间需要经常检查有无意外输注停止或静脉通路脱开导致药物未能进入血管;仪器失常也可能导致药物的超量注射的情况发生。诱导时尽量通过最靠近血管的三通给药,麻醉维持期间如药物通过延长管输注,可能导致不能及时、有效调整药物输注速率,药物通路后面连接持续液体输注能改善这种情况。

2. TIVA是术中知晓的危险因素。有证据显示,TIVA期间采用BIS监测并维持BIS值40~60,可将术中知晓发生率降低80%以上。特殊手术(如心脏手术)、特殊人群(如老年、重症、肥胖患者)更应该实施监测,以减少术中知晓的发生,并防止麻醉过深带来的不利影响。麻醉深度监测技术较多,除BIS外其他如听觉诱发电位(AEP)、Narcotrend、熵指数(Entropy)、脑功能状态指数(CSI)等能达到同样的效果。

案例三 硬质支气管镜手术的麻醉

【病历摘要】

患者男,56岁。"左肺中央型肺癌,左全肺切除术后5个月,咯血伴憋气3周,CT发现气管、右主支气管外压性狭窄"入院。拟行"硬质支气管镜下支架置入术"。

【问题】硬质支气管镜检查及手术的麻醉选择有哪些?麻醉诱导及维持期静脉用药特点是什么?

【临床思路】

1. 硬质支气管镜检查及手术操作最好在全凭静脉麻醉下进行,因为气道不能完全封闭,吸入麻醉药的利用率较低,麻醉维持较难稳定;且呼出气直接排入手术室,对手术室环境的污染严重。

2. 术前及术中静脉给予依托咪酯或丙泊酚等,并配合小剂量芬太尼、舒芬太尼、瑞芬太尼均可达到手术要求。除短时间手术外,较为常用的方法是在单次注入丙泊酚和阿片类药物后,持续静脉输注丙泊酚、瑞芬太尼等维持,可提供支气管镜检查及手术满意的麻醉,术后恢复也很快。

3. 保留自主呼吸患者进行硬质支气管镜检查时,麻醉过浅可引起喉头痉挛或支气管痉挛,麻醉过深可引起通气不足、呼吸抑制等并发症。给予静脉麻醉药时需注意根据手术刺激情况适时调整麻醉深度。置入硬质支气管镜的操作会产生严重的刺激反应,因此在硬质支气管镜置入前应给予足量的丙泊酚、芬太尼或瑞芬太尼加深麻醉;硬质支气管镜就位后随着手术的进行刺激逐渐减小,患者逐步耐受,此时可以适当减少丙泊酚、瑞芬太尼的用量,保证患者自主通气。应用 TCI 的给药方法维持麻醉有助于随时调整麻醉药用量,维持适当麻醉深度及循环平稳。

4. 目前随着机械通气方法的不断更新,也可以在不保留自主呼吸的情况下麻醉手术。将喷射通气连接于支气管镜的侧孔可进行持续通气,不但可保证足够的氧供,也不会发生 CO_2 蓄积,更为安全有效。

病 例 处 理

对该患者选择 TIVA,采取 TCI 给药模式。诱导期丙泊酚靶浓度为 3μg/ml、瑞芬太尼靶浓度 3~6ng/ml,意识消失后静脉注射肌松药,药物起效后置入金属硬质支气管镜,并经侧孔持续给予手控喷射通气。维持期根据 BIS 调节丙泊酚靶浓度为 2~3μg/ml,根据手术刺激调节瑞芬太尼靶浓度 2~5ng/ml。手术持续约 30min,术毕停药,并给予肌肉松弛拮抗,待患者清醒并恢复自主呼吸后拔出硬质支气管镜。术后患者述憋气症状明显减轻,送患者返回呼吸监护室。

案例四 感染性休克患者的静脉全身麻醉

【病历摘要】

患者男,75 岁。间断腹痛 1 个月余,近 1 周来停止排气排便,腹部剧痛 6h。外科诊断结肠癌(乙状结肠)、肠梗阻、结肠破裂、弥漫性腹膜炎。拟行急诊剖腹探查术。

既往史:11 年前因"肾衰竭"接受肾移植手术。术后服用免疫抑制药治疗至今。否认其他病史。

入院查体:体温 37.8℃,血压 90/50mmHg,心率 130 次/min,呼吸 26 次/min;板状腹,压痛明显,面色苍白,神情淡漠。术前化验检查:血小板 $8×10^9$/L;凝血酶原时间(PT)14s,活化部分凝血活酶时间(APTT)42s。立位腹平片示膈下游离气体。腹部 CT 示乙状结肠肠壁增厚、梗阻。

【问题 1】感染性休克患者选择什么样的麻醉方法?

【临床思路】

硬膜外阻滞或腰麻导致交感神经阻滞、血管扩张,使回心血量和有效循环血量进一步减少,会加重休克患者的病情。再加上该感染性休克患者有血小板减少、凝血功能障碍等问题,故应当尽量避免椎管内麻醉。全身麻醉是该例患者的首选麻醉方式。

【问题 2】麻醉前准备的内容有哪些?

【临床思路】

1. 该患者 ASA 分级为 V-E,病情危重。除了常规监测外,须进行有创动脉测压和中心静脉压(central venous pressure,CVP)的监测。另外患者有肠梗阻史,麻醉诱导时应当按照饱胃处理,防止呕吐误吸的发生。

2. 早期的液体复苏可以减少麻醉诱导过程循环衰竭的发生。复苏液体首选晶体液,可以加用白蛋白,但应避免使用羟乙基淀粉。根据患者的情况,初始复苏液体量可 ≥ 1 000ml 晶体液,或者在第 4~6 小时补充 30ml/kg 的液体量。

【问题 3】全身麻醉诱导及维持应选择哪种静脉麻醉药物?如何给药?

【临床思路】

1. 麻醉诱导 高龄、危重、休克患者可以选择苯二氮䓬类药物、依托咪酯或氯胺酮,避免选择对循环抑制较明显的硫喷妥钠、丙泊酚。给药剂量掌握小量多次,或者复合用药。

2. 麻醉维持 可采用全凭静脉麻醉。靶控输注丙泊酚和阿片类药物可以让药物起效平稳,应以最小的剂量达到最合适的麻醉深度。根据患者生命体征调整麻醉药用量,根据 BIS 监测可以加用咪达唑仑防止术中知晓。注意全程同步抗休克治疗。术毕送 SICU 继续相关支持治疗。依托咪酯对肾上腺素皮质合成功能有抑制作用,长时间持续用药应视为禁忌,必要时补充糖皮质激素(如氢化可的松)。

3. 其他 该患者 10 年前曾接受肾脏移植手术,长期服用免疫抑制药和糖皮质激素,应激状态下可能发生肾上腺皮质功能不全。应补充糖皮质激素(首选氢化可的松)。

病例处理

该患者入手术室后神志淡漠,血压85/50mmHg,心率130次/min。快速输注晶体液1000ml,心率降至110次/min,血压100/60mmHg。液体复苏期间经桡动脉插管行有创动脉压监护。麻醉诱导采用咪达唑仑2mg、舒芬太尼10μg、氯胺酮100mg(分2次)静脉注射。意识消失后静脉注射肌松药行气管插管。麻醉诱导后血压逐渐降至80/40mmHg,加快输液无效,给予麻黄碱12mg、去氧肾上腺素100μg后血压略升,静脉输注氢化可的松100mg,并经中心静脉导管静脉输注去甲肾上腺素后血压逐渐稳定。术中持续TCI静脉输注丙泊酚0.5~1μg/ml、瑞芬太尼2~4ng/ml,间断静脉注射舒芬太尼5~10μg。术中血压维持稳定,心率渐降至100次/min。术毕带管送ICU。

知识点

1. 感染性休克患者因严重的全身炎症反应,血流动力学表现为"高排低阻"的特点。初始复苏应输注大量液体,液体复苏以晶体液为主,有低蛋白血症者可输注人血白蛋白,血红蛋白低者可输注浓缩红细胞至血细胞比容30%水平。但应避免输注羟乙基淀粉,因其会增加患者死亡率和肾衰竭发生率。早期目标导向治疗是指在感染性休克发病最初6h内的复苏目标(详见第三十五章休克与麻醉)。

2. 容量复苏充分后如血压仍然维持不稳定,推荐经中心静脉输注去甲肾上腺素。研究显示与去甲肾上腺素相比,采用其他血管活性药物未能改善感染性休克患者的预后。

3. 肾上腺皮质危象是指长期服用糖皮质激素的患者其体内下丘脑-垂体-肾上腺轴受抑制,应激状态下体内皮质醇分泌不足所致。临床可表现为循环衰竭,通常的液体复苏和血管活性药物治疗无效。此时应静脉补充氢化可的松(50mg静脉注射或100mg静脉输注),每日剂量不超过300mg。

4. 静脉麻醉药物对心血管系统的影响表现为,静脉注射后心率减慢、收缩压轻度增加、脉压增大,心排血量无变化或略增加;周围血管扩张,阻力减小(表19-5)。

表19-5　静脉麻醉药的心血管作用

药物	平均动脉压	心率	心排血量	收缩力	外周血管阻力	静脉扩张
硫喷妥钠	–	+	–	–	–/+	++
依托咪酯	0	0	0	0	0	0
丙泊酚	–	–/0	–	–	––	++
氯胺酮	++	++	+	+/–*	+/–*	0
咪达唑仑	0/–	–/+	0/–	0	–/0	+
右美托咪定	–/+	––	–	–	–	+

注:+代表增加,0代表无变化,–代表减少,*化取决于交感神经储备。

【问题4】静脉麻醉在其他特殊人群中的应用有哪些?

【临床思路】

1. 老年患者　老年患者由于药代动力学和药效动力学的改变,且常并存多种慢性疾病,如缺血性心脏疾病、高血压病等,对麻醉药物敏感性增加。诱导宜逐步加大药物剂量,避免麻醉过深,可酌情使用血管活性药物。TCI诱导麻醉不宜采用效应室靶控技术,避免"超射"引起的血压降低。推荐应用麻醉深度监测仪。老年患者对肌松药代谢减慢,需减少用量,提倡肌肉松弛监测指导用药。

2. 小儿患者　不推荐在1月龄以下小儿麻醉中应用丙泊酚。在低体重、合并先天性心脏病及严重系统性疾病患儿麻醉中,丙泊酚应格外慎重。小儿的丙泊酚和瑞芬太尼血浆清除率高,麻醉诱导和维持剂量明显高于成人。小儿丙泊酚药代动力学与成人差异较大,且年龄越小差异越明显。小儿行TCI丙泊酚不宜简单应用成人的药代动力学模型,建议应用具有小儿模式的专用TCI系统。小儿丙泊酚TCI诱导,血浆靶浓度设定为4~6μg/ml,维持浓度3.0~3.5μg/ml。严密监控呼吸、循环功能指标和麻醉深度。

3. 肥胖患者　对于肥胖患者,建议首选丙泊酚 TCI 方法。肥胖患者行静脉麻醉时丙泊酚诱导用量建议按照去脂体重(lean body weight,LBW)计算,而维持用量推荐按照修正体重[adjusted body weight,ABW;ABW=LBW+0.4×(实际体重–LBW)]计算。芬太尼、瑞芬太尼、罗库溴铵、维库溴铵等药物主要分布于中央室,推荐按照 LBW 计算用药量。肥胖患者术中知晓发生率明显高于正常体重患者,尤其术中应用肌松药时,推荐术中常规进行麻醉深度监测。

4. 肝肾功能不全的患者　对术前肝肾功能不全的患者,不仅要警惕药物代谢减慢导致的术毕药物残余作用,还要注意药物毒性进一步损害肝肾功能。丙泊酚的消除不完全依赖肝肾功能,还通过肝外途径排泄,因而适用于肝肾功能不全患者;但丙泊酚对心血管功能抑制较强,尤其麻醉诱导时,需谨防血压下降而影响肝肾血流灌注。肝肾功能不全患者应用较大剂量芬太尼、阿芬太尼或舒芬太尼时易发生蓄积,而瑞芬太尼的消除不依赖肝肾功能。对终末期肝肾功能衰竭患者行 TIVA 时应适当降低丙泊酚、瑞芬太尼剂量。阿曲库铵和顺式阿曲库铵的代谢对肝肾功能依赖小,特别适合于肝肾功能不全患者。

5. 剖宫产术及妊娠期妇女　多数静脉麻醉药物在常规剂量下用于孕妇非剖宫产术是安全的,关键要保证胎盘供血供氧,维持母体内环境稳定,避免使用诱发宫缩的药物如氯胺酮、N_2O。苯二氮䓬类药物致畸性高,避免孕早期使用。剖宫产术需要全身麻醉时,TIVA 对宫缩无明显影响,有利于减少子宫出血,适合胎儿取出后的麻醉维持。但诱导时需要限制药物种类和用量,以免抑制新生儿呼吸。硫喷妥钠、丙泊酚、依托咪酯、氯胺酮及临床常用肌松药可用于剖宫产术全身麻醉诱导。

6. 灾难医学　TIVA 具有设备相对简单的特点,极端情况下借助调速型输液器或简单地调节输注速率也可以实施。在大型自然灾害或战伤救治情况下,TIVA 与吸入麻醉相比优势明显。氯胺酮无明显呼吸抑制,可以兴奋心血管功能,镇痛效果强,对监测设备要求低,甚至不需要麻醉机仅依靠简单的呼吸辅助装置即可完成手术,用于灾难急救具有特殊优势。

案例五　高颅压患者的静脉全身麻醉

【病历摘要】

患者男,77 岁。2h 前突发意识不清,CT 检查示内囊出血、脑疝。既往高血压史 20 余年。入院后紧急甘露醇脱水,拟行急诊开颅减压、血肿清除术。

【问题】高颅压患者的麻醉诱导及维持的方法?

【临床思路】

1. 患者高龄,既往高血压史。术前因内囊出血、颅压升高而导致脑疝、意识不清。急诊手术前麻醉医师应通过询问患者家人尽量多地获得患者的基础病史,注意有无心脏病史和药物过敏史;了解最后一次进食水时间;并检查呼吸道通畅和循环功能情况。

2. 高颅压、脑疝患者术前多接受过降颅压治疗。这些治疗除降低颅内压外,还会通过利尿而导致血管内容量不足。而高颅压所伴随的反应性高血压可能会掩盖血管内容量不足的表现。此类患者麻醉诱导前需要适当扩容。

3. 几乎所有静脉麻醉药物(除了氯胺酮)都能降低脑代谢率和颅内压,临床上可用于高颅压患者全身麻醉的诱导和维持。但另一方面,这些静脉麻醉药物(除了氯胺酮)都具有抑制心肌收缩力、扩张周围血管的作用。对于术前曾行脱水治疗、血管内容量严重不足但却因高颅压而表现血压升高的患者,采用静脉麻醉药进行麻醉诱导有可能会导致循环虚脱。

4. 麻醉诱导时血压很高的无意识患者可以少量多次给予丙泊酚或硫喷妥钠,血压不高的有意识患者可以小剂量给予苯二氮䓬类药物。给予上述药物时均应少量多次给予,严密观察患者的循环反应,避免因血管内容量不足引起循环的剧烈波动。原则上不可选用能升高颅内压的氯胺酮。阿片类药物可以减少插管时的应激反应。

5. 麻醉维持可以选择丙泊酚和瑞芬太尼静脉靶控输注,间断追加肌松药。如果手术时间较长可考虑静脉输注阿曲库铵或顺式阿曲库铵。计划术毕拔管的患者,在手术结束前 30min 停止追加肌松剂,根据需要可追加长效阿片类药物。意识不清、苏醒不完全的患者可带气管导管转入 ICU;估计长期昏迷者可以考虑气管切开。如果术中选用瑞芬太尼维持麻醉,术毕前应适量给予长效阿片类药物,以免麻醉苏醒期因痛觉过敏而出现患者躁动和血压突然升高。

病 例 处 理

患者入室血压 220/120mmHg,心率 55 次 /min,昏迷状态,双瞳孔不等大,呼吸不规则。开放周围静脉,置入桡动脉测压。静脉注射咪达唑仑 1mg、舒芬太尼 5μg,血压渐降至 180/100mmHg,心率 60 次 /min。此期间尿管出尿 300ml,输液约 400ml。分次静脉注射舒芬太尼 10μg,血压下降至 160/90mmHg,加快输液。给予肌松药后气管插管。插管后血压略升,但随后下降至 120/60mmHg 水平。加快输液,静脉注射去氧肾上腺素 100μg,血压回升。术中靶控输注丙泊酚(效应室靶浓度 1~2μg/ml)、瑞芬太尼(效应室靶浓度 2~4ng/ml),持续输注顺式阿曲库铵,间断注射舒芬太尼(每次 5μg)。术中血压维持在 140~160/70~90mmHg 水平。术毕带管转入 ICU。

知识点

高颅压患者的麻醉管理特点

1. 呼吸道通畅和通气管理。选择气管内插管可有效保证麻醉期间气道通畅、适当过度通气和充分供氧。低氧和高碳酸血症会导致脑血管扩张、颅内压增加,应尽量避免;相反,适度过度通气(使 $PaCO_2$ 维持在 30~35mmHg),可使脑血管轻度收缩,对颅内压增高的急性治疗是有益的。但 $PaCO_2$ 低于 30mmHg 时血管收缩会导致脑灌注压下降,所以应避免过分的过度通气。

2. 循环管理。对于颅内压升高的患者,脑灌注压取决于平均动脉压和颅内压之差,颅内压升高会导致脑灌注压降低;此外,颅内压急性升高会导致脑疝发生,引起脑结构损伤甚至危及生命。因此,高颅内压患者的循环管理:一方面是降低颅内压,这往往通过脱水治疗达到;另一方面是维持足够的动脉压。通常情况下高颅压患者往往表现为高血压状态,这是机体代偿反应的一部分。

3. 高颅压(特别是高颅压合并脑疝)患者术前术中都会进行脱水治疗。因此,麻醉诱导前及术中需经常评估患者的液体出入量,并监测血气分析,了解电解质情况,评价是否需要容量补充和纠正电解质紊乱,必要时考虑输血。

4. 静脉麻醉药需在严密监测生命体征的情况下灵活地联合使用。颅脑手术中切皮、钻孔、掀骨瓣等操作刺激都很强烈,应适当加深麻醉;但进行颅内操作清除血肿时,操作刺激较小,则须适当减浅麻醉。术毕前逐层缝合关颅及术毕拔管、吸痰时,因麻醉过浅而造成的肢动、呛咳都可使血压进一步上升,诱导脑内再次出血,应严格防范。

5. 对于麻醉深度足够但血压仍过高者可考虑降压治疗,静脉点滴硝酸甘油降压作用迅速且消除半衰期短,便于控制药物浓度,停药后作用消失快;此外,临床上也常用乌拉地尔、尼卡地平等药物。但高颅压患者降压治疗时应警惕可能导致脑灌注不足的问题。

6. 麻醉性镇痛药可减少脑血流量,降低颅内压。

7. 大多数镇静催眠药引起脑代谢和脑血流量成比例地下降,造成颅内压降低,这有利于神经外科患者的麻醉。但氯胺酮能导致脑代谢、脑血流量和颅内压增加,因而禁用于神经外科患者的麻醉和所有颅内压增加或颅内顺应性降低的患者(表 19-6)。

表 19-6　静脉麻醉药的中枢神经系统作用

药物	脑耗氧量($CMRO_2$)	脑血流量(CBF)	脑灌注压(CPP)	颅内压(ICP)
硫喷妥钠	––	––	–/0/+	––
依托咪酯	––	––	0/+	––
丙泊酚	––	––	–/–	––
咪达唑仑	–	–/0	0	–
氯胺酮	+	++	–/0/+	++

注:–– 代表明显降低,– 代表轻度降低,0 代表无变化,+ 代表轻度增加,++ 代表明显增加。

除上述典型案例外,静脉全身麻醉还可以应用在局部麻醉期间的镇静、自控镇静镇痛、ICU 患者的镇静及癫痫状态的治疗等。

推荐阅读文献

［1］金善良,张富军,俞卫锋,等.靶控输注丙泊酚静脉麻醉的快捷指南.中国继续医学教育,2011,3 (10): 113-115.

［2］Faust's Anesthesiology Review. 4th ed. Philadelphia: Churchill Livingstone Elsevier, 2014.

［3］中国高血压防治指南修订委员会.中国高血压防治指南 2010.中华心血管病杂志,2011,39 (7): 579-616.

［4］邓小明,姚尚龙,于布为,等.现代麻醉学.4 版.北京:人民卫生出版社,2014.

［5］米勒.米勒麻醉学:第 8 版.邓小明,曾因明,黄宇光,译.北京:北京大学医学出版社,2016.

［6］中华医学会麻醉学分会全凭静脉麻醉专家共识工作小组.全凭静脉麻醉专家共识 (2016).中华麻醉学杂志,2016, 36 (6): 641-649.

（王东信）

第二十章 椎管内麻醉
Intrathecal Anesthesia

将麻醉药物注入椎管的蛛网膜下隙或硬膜外隙,脊神经根受到阻滞使该神经根支配的相应区域产生麻醉作用,统称为椎管内麻醉。根据注入位置不同,可分为蛛网膜下隙阻滞麻醉(又称脊椎麻醉或腰麻,spinal anesthesia,SA)、硬膜外间隙阻滞麻醉(epidural anesthesia,EA)、腰硬联合麻醉(combined spinal epidural anesthesia,CSEA)、骶管阻滞(caudal block,CA)。

知识点

1. 不同神经纤维阻滞顺序不同,通常为:交感神经→冷觉→温觉→温度识别觉→钝痛觉→锐痛觉→触觉消失→运动神经(肌肉松弛)→本体感觉消失。因此患者麻醉后通常会感到下肢或臀部等发热感、麻木感、痛觉消失、运动消失至本体感觉消失(即感觉不到下肢存在)。

2. 根据手术时间长短、部位不同而选择合适的椎管内麻醉,要求既能满足手术需求,又保证患者的舒适度。

3. 局部麻醉药种类繁多,作用机制也不尽相同,应根据麻醉要求不同选择合适的药物。

4. 椎管内麻醉对心血管、呼吸、消化、泌尿系统等均会产生不同的影响,如何有效避免并发症的发生或发生后给予及时的处理,每个麻醉医师应该熟练掌握。

案 例 一

【病历摘要】

患者男,25 岁,身高 178cm,体重约 70kg。主诉"转移性右下腹痛 6h"入院。自述既往体健,无肝肾病史,无结核及疫水接触史,无药物过敏史。查体:体温 38.7℃,心率 110 次 /min,窦性,律齐,血压 115/70mmHg,全身皮肤无黄染,无出血点及皮疹,浅表淋巴结不大,眼睑无水肿,结膜无苍白,巩膜无黄染,颈软,甲状腺不大,心界大小正常,心脏听诊未闻及杂音,双肺清,未闻干湿啰音,腹平,肝脾未及,无包块,全腹压痛,以右下腹麦氏点周围为著,无明显肌紧张,肠鸣音 10~15 次 /min。血常规:白细胞 $24.6×10^9/L$,中性粒细胞 86%,血红蛋白 162g/L;尿常规(-);大便常规:稀水样便,镜检白细胞 3~5 个 / 高倍镜,红细胞 0~2 个 / 高倍镜;肝功能正常。腹部 CT 提示阑尾增粗及阑尾周围炎性改变。ASA Ⅰ级。拟行急诊阑尾切除手术。

【问题 1】作为值班麻醉医师负责该例手术,你将给予何种麻醉方式?

【临床思路】

该患者为年轻男性,ASA Ⅰ级,拟行急诊阑尾切除术。手术相对较简单,时间也相对较短,故可选择蛛网膜下隙阻滞麻醉。

知识点

蛛网膜下隙阻滞麻醉的适应证及禁忌证

1. 适应证　下腹部、盆腔、下肢、肛门及会阴部位的手术均可采用蛛网膜下隙阻滞麻醉。
2. 禁忌证
(1) 中枢神经系统疾病:如脊髓或脊神经根病变、马尾综合征、脑脊膜膨出、疑有高颅压等。
(2) 感染:如全身败血症、穿刺部位感染、曾患过化脓性脑膜炎、粘连性蛛网膜炎、病毒感染等。
(3) 脊柱疾病:如脊椎外伤或畸形、脊柱结核、类风湿脊柱强直。
(4) 急性失血性休克,低血容量、血红蛋白低于 60g/L 及其他原因引起的休克患者。
(5) 严重心血管疾病患者,心血管功能低下的冠心病患者应慎用。
(6) 严重腰背疼痛患者。
(7) 凝血功能障碍等患者。
(8) 不合作的小儿及精神病患者。

【问题2】根据患者的情况,你将使用何种局部麻醉药?

【临床思路】

局部麻醉药的作用与神经细胞或神经纤维的直径大小及神经组织的解剖特点有关,一般规律是神经纤维末梢、神经节及中枢神经系统的突触部位对局部麻醉药最敏感,细神经纤维比粗神经纤维更容易被阻断。利多卡因(lidocaine)是目前应用最多的局部麻醉药。相同浓度下与普鲁卡因相比,利多卡因具有起效快、作用强而持久、穿透力强及安全范围较大等特点,同时无扩张血管作用及对组织几乎没有刺激性。布比卡因(bupivacaine)属酰胺类局部麻醉药,化学结构与利多卡因相似,局部麻醉作用较利多卡因强、持续时间长,主要用于浸润麻醉、神经阻滞和硬膜外麻醉。罗哌卡因(ropivacaine)属酰胺类局部麻醉药,主要用于外科手术区域阻滞、蛛网膜下隙阻滞麻醉、硬膜外麻醉及硬膜外术后或分娩镇痛。左旋布比卡因是酰胺类局部麻醉药,是布比卡因的左旋体,副作用和毒性反应相对布比卡因小(表20-1)。

表 20-1　蛛网膜下隙阻滞常用药物

局部麻醉药	浓度 /%	剂量 /mg	起效时间 /min	作用时间 /min
普鲁卡因	3~5	50~200	1~3	40~90
利多卡因	2	25~100	1~3	60~90
丁卡因	0.33	5~20	5~10	120~240
布比卡因	0.50~0.75	5~20	5~10	100~150
罗哌卡因	0.50~0.75	10~15	10~20	90~120
左旋布比卡因	0.50~0.75	5~15	10~15	90~120

知识点

局部麻醉药的分类、药理作用、临床应用

作用机制:目前公认的是局部麻醉药阻断神经细胞膜上的电压门控性钠通道(voltage-gated Na^+ channels),使传导阻滞,产生局部麻醉作用。局部麻醉药的作用具有频率和电压依赖性。

局部麻醉药的分类、临床应用见表 20-2。

表 20-2　局部麻醉药的分类、临床应用

药名	药物配制方法	阻滞 T$_6$ 以下	阻滞 T$_{10}$ 以下	骶管阻滞
普鲁卡因（procaine）	以葡萄糖溶液配制成 5% 普鲁卡因溶液	3ml	2.0~2.5ml	1.5~2.0ml
丁卡因（dicaine）	1% 丁卡因 1ml+10% 葡萄糖 1ml		2.0~2.5ml	
	1% 丁卡因 1ml+ 注射用水→0.1% 溶液	10~14ml	10ml	8ml
布比卡因（bupivacaine）	0.75% 卡布比因 2ml+10% 葡萄糖 1ml		2.5~3.0ml	2.5ml
	以注射用水配成 0.1%~0.2% 溶液	10~14mg	8~12mg	8~10mg
利多卡因（lidocaine）	2% 利多卡因 2.5~3.5ml+10% 葡萄糖 1ml	70mg	60~70mg	50mg
罗哌卡因（ropivacaine）	浓度 7.5mg/ml	15~25ml	113~200mg	
	浓度 10mg/ml	15~20ml		
左旋布比卡因（levobupivacaine）	浓度不超过 5mg/ml	50~150mg		

【问题 3】注射完局部麻醉药后,该如何确认阻滞平面?

【临床思路】

对于麻醉平面调控临床常以皮肤试痛或冷盐水棉棒测试阻滞平面。阻滞平面调控是蛛网膜下隙阻滞麻醉重要的环节,在极短时间内,将平面控制在手术所需的范围。

知识点

阻滞平面的确认

根据脊神经在体表的分布,可以判断阻滞平面的高低:

1. 骶部、股内侧及会阴部为骶神经分布。
2. 耻骨联合处为第十二胸、第一腰神经分布。
3. 脐部相当于第十胸神经分布。
4. 季肋部为第八胸神经分布。
5. 剑突为第六胸神经分布。
6. 乳头连线为第四胸神经分布。
7. 锁骨下部位为第二胸神经分布。
8. 甲状软骨部位为第二颈神经分布。

【问题 4】哪些因素将会对阻滞效果产生影响?

【临床思路】

影响阻滞平面的因素较多,如穿刺间隙高低、患者身高或体重、体位,局部麻醉药物剂量、种类、浓度、容量及比重,以及针尖斜口方向、注药速度等。所以麻醉医师经常在穿刺成功后,迅速要求患者配合,测定感觉平面,调整体位调整阻滞平面,以达到满意的麻醉效果。

知识点

影响阻滞效果的因素

1. 脊柱长度 在相同条件下,脊柱越长,阻滞平面越低。

2. 麻醉药溶液的比重和患者的体位 在头低位时,重比重溶液阻滞平面较高;而轻比重溶液的阻滞平面较低。

3. 麻醉药的剂量、容积 在相同的容积时,剂量越大,阻滞范围越广;相同剂量时,容量大者,阻滞范围较广,但阻滞程度及时间也有不同。

4. 穿刺部位 穿刺部位高者,药物容易向头部方向扩散,阻滞平面较高。

5. 注药时针头斜面的方向及注药速度 斜面向头部方向时,注药速度越快,麻醉平面越高。

小技巧:回抽脑脊液方法。穿刺时若回抽不出脑脊液可以尝试图 20-1 中所示方法。

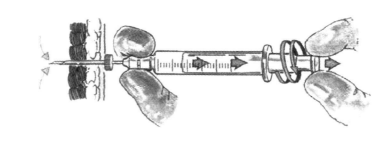

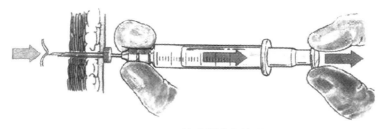

图 20-1 回抽脑脊液小技巧

案 例 二

【病历摘要】

产妇,25 岁。平时月经尚规律,LMP:2013 年 7 月 18 日。停经后 1 个多月尿绒毛膜促性腺激素(hCG)证实妊娠,轻度早孕反应,否认孕早期放射线、毒物接触史。孕 17 周自感胎动至今,孕期 18 周起开始规则的产前检查,指标均在正常范围,孕期无头痛、眼花、端坐呼吸等症状。2014 年 4 月 11 日行 B 超检查示晚孕,单活胎,臀位,脐动脉阻力正常,Ⅰ级(胎儿颈部可见脐血流信号,S/D 2.47,双顶径 91mm,腹围 320mm)。现孕 38^{+5} 周,无腹胀、腹痛,无见红,无阴道流液,为行剖宫产术,门诊拟"G1P0,孕 38^{+5} 周"收入院。孕期精神饮食可,睡眠可,二便正常,孕期体重增加 14kg。产检:宫高 39cm,腹围 107cm,骨盆外测量正常。胎心 142 次 /min,胎膜未破,未见红,宫口未开。

【问题 1】作为值班麻醉医师负责该例手术,你将给予何种麻醉方式?

【临床思路】

该患者为临产孕妇,可以选择将局部麻醉药注入硬脊膜外间隙产生节段性脊神经阻滞,使其支配的相应区域产生麻醉作用的方法,称为硬脊膜外间隙阻滞麻醉,简称硬膜外阻滞或硬膜外麻醉。

知识点

硬膜外麻醉的适应证、禁忌证

1. 适应证　各种腹部、腰部、盆腔和下肢的手术,颈部、上肢和胸壁浅表手术也可应用。适用于腰麻的手术均可采用硬膜外麻醉。临床上硬膜外阻滞也应用于冠心病、血管闭塞性疾病和带状疱疹的辅助治疗,无痛分娩等。

2. 禁忌证　中枢神经系统疾病如脑膜炎、脊柱畸形及外伤、脊柱结核及肿瘤、休克、败血症、靠近穿刺部位皮肤感染、凝血功能障碍等,都视为禁忌证,呼吸困难的患者不宜选用颈胸段硬膜外麻醉。月经期女性、正在服用抗凝药物如阿司匹林的患者因为影响凝血功能,不宜选用此麻醉。

【问题2】哪些因素会对阻滞效果产生影响?

【临床思路】

硬膜外间隙注入局部麻醉药5~10min,在穿刺部位的上下各2、3节段的皮肤支配区可开始出现感觉迟钝;20min内阻滞范围可扩大到所预期的范围,麻醉也趋完全。

知识点

影响硬膜外麻醉效果的因素

1. 药物容量和注射速度　容量愈大,注射速度愈快,阻滞范围愈广,反之,则阻滞范围窄,但临床实践证明,快速注射药物对扩大阻滞范围的作用有限。

2. 导管的位置和方向　导管向头侧时,药物易向头侧扩散;向尾侧时,则可多向尾侧扩散1~2个节段,但仍以向头侧扩散为主。如果导管偏于一侧,可出现单侧麻醉,偶尔导管进入椎间孔,则只能阻滞几个脊神经根。

3. 患者的情况　婴幼儿、老年人硬膜外间隙小,用药量须减少。妊娠后期,由于下腔静脉受压,间隙相对变小,药物容易扩散,用药量也须减少。某些病理因素,如脱水、血容量不足等,可加速药物扩散,用药应格外慎重。

硬膜外麻醉(视频)

【问题3】何为腰硬联合麻醉? 适用于哪些手术?

【临床思路】

蛛网膜下隙与腰段硬膜外联合阻滞麻醉,简称腰硬联合麻醉。腰硬联合麻醉显示出腰麻起效迅速、运动神经阻滞完善的优点,同时也发挥出硬膜外阻滞经导管间断给药以满足长时间手术的需要。

知识点

腰硬联合麻醉的指征

腰硬联合麻醉目前广泛应用于临床下腹部及下肢手术,以小剂量的腰麻与硬膜外阻滞麻醉相配合,只要阻滞平面控制在第十胸椎以下,血流动力学平稳,对老年人同时合并其他系统疾病患者及高危产妇安全性高,尤其对较严重并发症的高龄老年患者进行髋或下肢手术特别有利,较其他麻醉方法具有明显优势。

腰硬联合麻醉
(视频)

【问题4】实行椎管内麻醉时会出现哪些并发症? 该如何预防及处理?

【临床思路】

局部麻醉药注药速度过慢或体位调整不当,针口脱出或过深导致未注入合适剂量,硬膜外阻滞时若穿破硬脊膜,或药液混入血液使药效降低,脑脊液pH高使药液沉淀等各种因素,导致麻醉效果不佳甚至失败,可能需要重新穿刺进行麻醉操作或更改麻醉方式如全身麻醉。

知识点

椎管内麻醉并发症的防治

1. 麻醉中异常情况

(1)全脊髓麻醉:过量药物注入蛛网膜下隙而产生广泛阻滞,临床表现全部脊神经支配区域无痛觉,低血压,意识丧失及呼吸停止,甚至心搏骤停、患者死亡,是严重并发症。

(2)血压下降:麻醉平面升高血压下降较为明显。低血压的发生和血压下降的幅度则与阻滞范围的大小、患者的全身状况和机体的代偿能力密切相关。

1)原因:平面过高(超过第四胸椎),交感神经广泛阻滞、血管扩张、回心血减少。

2)处理:穿刺前或蛛网膜下隙注药后,立即开放静脉,快速输液 500~1 000ml,必要时应同时给予血管收缩药。

(3)呼吸抑制:椎管内麻醉对呼吸功能的影响主要取决于支配肋间肌和膈肌运动功能的脊神经被阻滞的范围和程度。当肋间肌大部分或全部麻痹,肺通气功能有不同程度的影响。一旦膈神经也被阻滞,则可能导致严重通气不足甚至呼吸停止。

(4)恶心呕吐:发生率为 13%~42%,女性多于男性。多因低血压引起脑缺氧,兴奋恶心呕吐中枢,麻醉后交感神经阻滞,迷走神经功能兴奋致胃肠蠕动增强,另外手术牵引等刺激也易引起呕吐。

1)原因:平面升高,血压下降,肋间肌部分麻痹而出现呼吸抑制,一过性脑缺氧。麻醉药不纯或其他原因引起的化学性刺激。

2)处理:加快输液或同时给予血管收缩药使血压回升,面罩吸氧,给氟哌利多 2.5mg。

2. 麻醉术后并发症

(1)头痛:较常见并发症,发生率 4%~37%,尤其年轻女性发生率较高。头痛多于麻醉作用消失后 6~24h 出现,2~3d 最剧烈,一般在 7~14d 消失,少数患者可持续 1~5 个月甚至更长。对于轻度头痛者平卧 2~3d 可自行消失,中度每日补液 2 500~4 000ml,应用小剂量镇痛镇静药物,严重者可行硬膜外血补片。

1)原因:脑脊液漏出引起的颅内低压、化学性刺激等。

2)处理:采用细针穿刺,硬膜外注入 5% 葡萄糖溶液 10~25ml,输液以增加脑脊液的生成,对症治疗(包括平卧、针灸疗法及镇痛药)。参见“本章硬膜穿刺后头痛的治疗”。

(2)尿潴留:多因支配膀胱神经恢复较晚所致,也可能与下腹部手术刺激、会阴及肛门手术疼痛及患者不习惯卧位排尿有关。严重者给予导尿治疗。

1)原因:膀胱麻痹导致过度胀满,手术刺激,不习惯卧位排尿。

2)处理:去除手术刺激,改变排尿体位;较长时间手术应术前放留置导尿管,以避免发生膀胱无力;针灸治疗;发生膀胱无力时,可放留置导尿管进行潮式引流,约 1 周后膀胱收缩功能恢复再拔除尿管。

(3)下肢瘫痪:少见的严重并发症,多因粘连性蛛网膜炎造成,治疗效果差。

(4)马尾综合征:骶尾神经受累所致,下肢感觉运动长时间无法恢复,大便失禁,尿道括约肌麻痹等。

(5)腰、背痛:可能与穿刺损伤有关,应尽量避免反复穿刺。

(6)神经根损伤:损伤神经根时患者常诉电击样痛并向单侧肢体传导。表现为受损神经支配区域疼痛、麻木感,典型症状伴发咳嗽、憋气时疼痛麻木加重。一般 2 周内多缓解或消失,但麻木感遗留数月。

(7)硬膜外血肿:硬膜外腔出血所致,形成概率极低(0.001 3%~0.006 0%),但却是硬膜外阻滞致截瘫的首要原因。

【问题5】对于产程和分娩不同的椎管内麻醉方法有什么优缺点?

【临床思路】

第一产程与脊神经 T_{10}~L_1 支配的子宫和宫颈疼痛相关。在硬膜外、脊椎或骶管给予局部麻醉药可阻断这些疼痛通路,而且在蛛网膜下隙给予阿片类药物和实施宫旁神经阻滞也有利于缓解第一产程的疼痛。骶管麻醉由于存在不慎刺破胎儿头部和使胎儿体内局部麻醉药浓度过高的风险,所以很少使用。

第二产程的疼痛与 $S_2 \sim S_4$ 脊神经支配的外阴和阴道扩张有关,硬膜外隙、蛛网膜下、骶管麻醉和阴部神经阻滞均有效(表 20-3)。

表 20-3　产程的三个阶段

产程	开始	结束	神经支配	麻醉方法
第一产程	出现规律宫缩	宫口完全扩张	$T_{10} \sim L_1$	EA,SA,CSEA 蛛网膜下隙阿片类药物,宫颈旁阻滞
第二产程	宫口完全扩张	胎儿娩出	$S_2 \sim S_4$	EA,SA,CSEA 阴部神经阻滞
第三产程	胎儿娩出	胎盘娩出		

患者自控硬膜外镇痛(patient-controlled epidural analgesia,PCEA)是一种允许患者自行给药,自己控制镇痛的技术。其优点包括局部麻醉药的总量减少,较少发生运动阻滞,麻醉医师的干预减少和患者的满意度提升。通常采用 0.062 5% 布比卡因复合 2μg/ml 芬太尼溶液,设置背景剂量为 10ml/h,单次追加剂量为 5ml,锁定时间为 10min,每小时限定最多 4 次。目前临床亦多将罗哌卡因用于 PCEA。

PCEA 技术在理论上的风险包括平面过高或局部麻醉药过量,药物过量是因为导管位移至蛛网膜下隙、患者自己或家人过度给药造成的。

案　例　三

【病历摘要】

患者男,50 岁。10 年前体检时发现痔,未引起重视。2 个月前出现便血症状,色血红,偶有喷射状,便后痔可自行回纳。无恶心呕吐,无发热头痛,无腹痛腹泻,无乏力消瘦,无食欲不振等症状。7 天前行电子肠镜检查示:"盲肠、升结肠、横结肠、降结肠、乙状结肠及直肠黏膜均无充血水肿,未见肿块及息肉;混合痔。"自发病来,患者神清,精神可,饮食睡眠可,小便可,大便如上述。直肠指检:截石位 6 点,距肛门 2cm 可触及一枚大小 3cm×1cm 左右肿物,质软。指套退出无染血。体重无明显变化。

【问题 1】作为值班麻醉医师负责该例手术,将给予何种麻醉方式?

【临床思路】

由于手术仅在会阴部,可以选择骶管阻滞,亦称鞍区麻醉,属于硬膜外阻滞的一种,经骶管裂孔将局部麻醉药注入骶管腔内,阻滞骶部脊神经。注意骶骨解剖与性别的关系(图 20-2)。

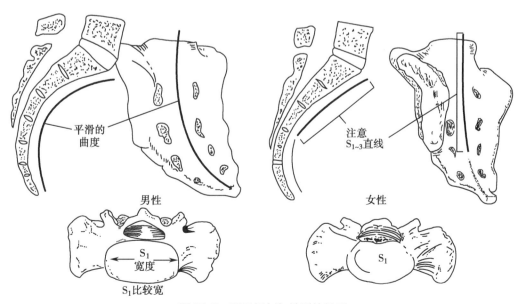

图 20-2　骶骨解剖与性别的关系

知识点

骶管阻滞的适应证

适用于直肠、肛门会阴手术,也适于小儿腹部手术。

【问题 2】实行椎管内麻醉时,该如何指导患者摆放体位?

【临床思路】

一般患者选取侧卧位或坐位(骶管阻滞),侧卧位时要求患者背部与床面垂直,与床沿齐平,尽量将腰部向后弯曲,使棘突间隙打开利于穿刺。

知识点(图 20-3)

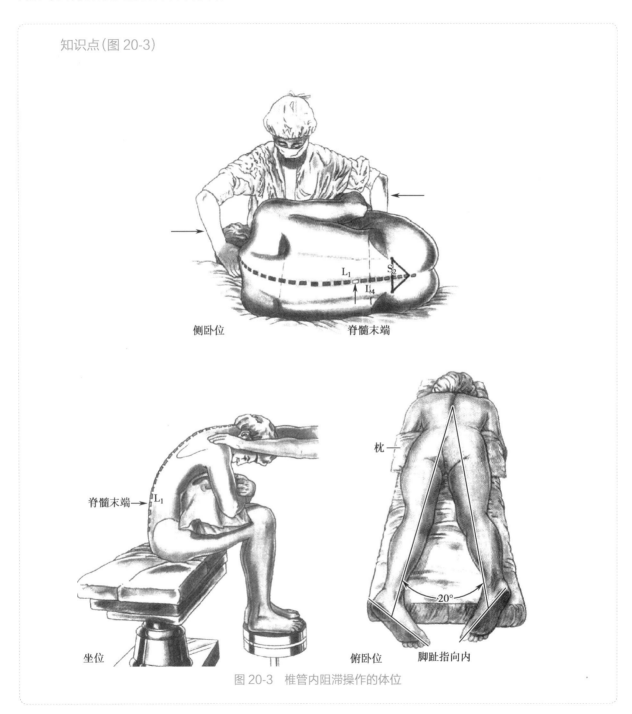

图 20-3　椎管内阻滞操作的体位

1. 侧卧位是最常选用的体位，患者背部与手术台边沿相齐、与床面垂直，头下弯、手抱膝，尽量将腰部向后弯曲，如此可使腰椎棘突间隙张开，两肩部及两髂部连线相互平行，并与地面垂直。以腰麻为例，一般选用第三至四腰椎或第二至三腰椎间隙。首先定位，两髂前上棘连线与脊柱中线的交点处即第三至四腰椎间隙。然后皮肤皮下组织棘间韧带逐层浸润麻醉，减少穿刺痛苦。

2. 坐位时臀部应与手术台边沿相齐，腰尽量向前弯曲，切勿扭转。

3. 俯卧位时应将手术台两端摇低，患者背部屈曲。

根据病情及麻醉医师习惯选择直入或侧入穿刺，穿刺后，固定好针的位置，实施腰麻患者如有脑脊液回流标志穿刺成功，注入麻醉药，注药前、后应回抽。

若想操作容易且高效，训练有素的助手帮助固定体位十分重要。

【问题3】什么是"硬膜穿刺后头痛"？如何处理？

【临床思路】

硬膜穿刺后头痛（postdural puncture headache，PDPH）可以发生在硬膜穿刺的任何时间，持续性的脑脊液丢失减少了对大脑的支撑，使大脑缺乏脑脊液的适当缓冲，在颅内移动时引起血管紧张性疼痛，发生 PDPH 的危险因素包括穿刺针型号偏大、穿刺针类型（笔尖式穿刺针的风险较低）、穿刺针斜面垂直于硬膜纤维（使用非笔尖式穿刺针）、女性、妊娠和多次穿刺。其典型定位在枕部和额部，通常伴有颈部紧张、耳鸣、复视、畏光、恶心和呕吐。PDPH 重要的特征性诊断是头痛随体位变化，坐位或直立位时症状加重，而仰卧位时症状改善。

PDPH 的治疗分为无创和有创两种，无创治疗包括服用镇静药、液体和咖啡因；有创治疗包括硬膜外血补片（无菌条件下，在硬膜外腔注入 20ml 自体血，治疗成功率达 70%~75%）。曾提出可预防性给予血补片，但近期研究表明对患者并无益处。

推荐阅读文献

［1］杭燕南，王祥瑞. 当代麻醉学. 2 版. 上海：上海科学技术出版社，2013：105-111.

［2］SHARIFI S H, SOLTANI M H, REZAEETALAB G H, et al. Intermittent perirenal instillation of bupivacaine after tubeless percutaneous nephrolithotomy under spinal anesthesia: a double-blind, placebo-controlled clinical trial. J Endourol, 2014, 28 (11): 1299-1303.

［3］RAO Y J, ZHU W X, DU Z Q, et al. Effectiveness of olfactory ensheathing cell transplantation for treatment of spinal cord injury. Genet Mol Res, 2014, 13 (2): 4124-4129.

［4］SILVA M M, LEMOS J M, COITO A, et al. Local identifiability and sensitivity analysis of neuromuscular blockade and depth of hypnosis models. Comput Methods Programs Biomed, 2014, 113 (1): 23-36.

［5］SANATKAR M, SADEGHI M, ESMAEILI N, et al. The hemodynamic effects of spinal block with low dose of bupivacaine and sufentanil in patients with low myocardial ejection fraction. Acta Med Iran, 2013, 51 (7): 438-443.

［6］HALPERN S H, CARVALHO B. Patient-controlled epidural analgesia for labor. Anesth Analg, 2009, 108 (3): 921-928.

［7］HARRINGTON B E, SCHMITT A M. Meningeal (postdural) puncture headache, unintentional dural puncture, and the epidural blood patch: a national survey of United States practice. Reg Anesth Pain Med, 2009, 34 (5): 430-437.

（于布为）

第二十一章　外周神经阻滞

Peripheral Nerve Block

外周神经阻滞（peripheral nerve block，PNB）是将局部麻醉药注射至躯干或四肢的神经干、神经丛或神经节旁，暂时阻断该神经的传导功能，使受该神经支配的区域产生麻醉作用。就神经阻滞效果而言，椎管内神经阻滞法是"金标准"，但 PNB 操作简便，神经并发症较椎管内神经阻滞低，对机体的影响更小，恢复更快，能改善膝关节、髋关节、肩关节等四肢大手术的预后，特别对全身情况差，不适宜采用全身麻醉或椎管内麻醉的患者是最佳选择。PNB 常用的神经定位技术有 3 种：盲探异感法、神经电刺激法和超声定位法。目前尚无证据表明上述 3 种方法在降低神经损伤风险方面存在差异。局部麻醉药的神经毒性和穿刺时的直接损伤是导致 PNB 神经并发症的主要原因。本章着重介绍采用盲探异感法和神经电刺激法进行神经定位的 PNB 技术（超声定位法神经定位技术详见第二十二章），故需要充分掌握与外周神经阻滞有关局部解剖知识，尤其是采用神经电刺激法进行神经定位需掌握阻滞区域运动神经所支配肌群的相关解剖知识，便于对 PNB 技术的理解和学习。

案例一　颈神经丛阻滞

【病历摘要】

患者女，32 岁。因自己无意中摸到左颈部有一个硬"疙瘩"，随吞咽移动，遂到医院就诊，颈部超声检查提示为左侧甲状腺滤泡状腺瘤，大小 13mm×17mm，以左侧甲状腺腺瘤收治入院。患者自幼即有哮喘，病史 20 余年，每年均有发作并住院治疗。查体：除甲状腺外，两肺听诊可闻及哮鸣音，未闻及湿啰音，其他无异常发现；肺功能检查提示轻度阻塞性通气障碍，其他检查未见异常，拟择期行左侧甲状腺腺瘤切除术。

【问题 1】该患者最适宜采用什么麻醉方法？

【临床思路】

甲状腺腺瘤切除术一般可选择全身麻醉、椎管内麻醉、颈神经丛阻滞（cervical plexus block，CPB）麻醉。鉴于患者有哮喘史，病史长且每年都有发作，表明气道存在高反应性，气道的刺激极易诱发哮喘，加之全身麻醉风险相对较大，故不宜将气管插管全身麻醉作为首选的麻醉方法。椎管内麻醉因可能部分阻断支配支气管的交感神经，可诱发或加重哮喘，此外在颈段行硬膜外穿刺属于高位硬膜外阻滞麻醉，穿刺技术难度较大，并有形成硬膜外血肿造成高位截瘫的风险，因此也非首选。颈神经丛阻滞相对安全、有效，更适合于该患者，是首选的麻醉方法。

【问题 2】对该患者，一侧颈浅神经丛阻滞能否满足手术需要？

【临床思路】

颈丛浅支由枕小神经、耳大神经、颈横神经和锁骨上神经构成，这些神经分布于枕部、耳郭及腮腺区、颈前区、颈前外侧部、胸上部和肩部皮肤，而颈部深肌、舌骨下肌群则由颈丛深支支配，该患者的手术行腺瘤切除时需深达颈部深肌层，故仅作颈丛浅支阻滞不能满足手术需要，此外疼痛的刺激还会诱发哮喘，在颈丛浅支阻滞的同时必须行颈丛深支阻滞。

【问题 3】对该患者，行一侧颈丛浅支和深支阻滞操作要领是什么？颈神经丛阻滞的主要并发症是什么？

【临床思路】

1. 颈丛浅支的阻滞

(1)体表定位:于第四颈椎横突处,或于颈外静脉与胸锁乳突肌后缘交点处作一标记,此为颈丛浅支阻滞穿刺点。

(2)穿刺操作:患者去枕仰卧,头偏向对侧。常规消毒皮肤,操作者戴无菌手套,用22G穿刺针(5~6cm)在标记的穿刺点处进针,进针前可再次确认穿刺点位置(部分患者可因消毒和铺巾发生体动),若胸锁乳突肌触不清楚,可先嘱患者抬头使胸锁乳突肌绷紧,则可见其后缘。穿刺针垂直刺入皮肤,缓慢进针直至有落空感,表明针头已穿透颈阔肌,将局部麻醉药注射到颈阔肌下。也可在颈阔肌表面(胸锁乳突肌浅表)再向乳突、锁骨和颈前方向作浸润注射,以分别阻滞枕小、耳大、颈前和锁骨上神经(图21-1)。

2. 颈丛深支阻滞

(1)体表定位:第六颈椎横突结节(又称Chassaignac结节)位于环状软骨水平,在颈椎横突中最突出,容易扪及。由乳突尖至第六颈椎横突作一连线,在此连线上乳突下约1.5cm为第二颈椎横突,第二颈椎横突下约3cm为第四颈椎横突,位于颈外静脉与胸锁乳突肌后缘交点附近,第三颈椎横突位于颈二、四颈椎横突之间,在第二、三、四颈椎横突处分别作标记,作为多点法穿刺点。

(2)穿刺操作:患者去枕仰卧,头偏向对侧,双上肢紧贴身体两侧,操作者站在患者的头侧,左手示、中、环指触及第二、三、四颈椎横突尖,以长4~5cm的22G穿刺针分别自标记的穿刺点均呈垂直方向稍向足倾斜刺入,逐次直达第二、三、四颈椎横突面,即相当于手指触及的位置。若患者有异感,则更为确切。若异感出现在头后方,即表示触及第二、三颈神经,当出现在颈下方或肩部,则触及到第四颈神经。穿刺针的位置必须确认在横突处方可注药。必须先回抽确定无血和脑脊液后方可注药,每处注射局部麻醉药混合液3~5ml。若手术范围在颈中部,第二颈椎横突处可不注药。此外,改良颈神经丛阻滞技术已在临床广泛应用,即以第四颈椎横突作穿刺点,穿刺针抵达第四颈椎横突后一次性注入局部麻醉药10~15ml(图21-2)。

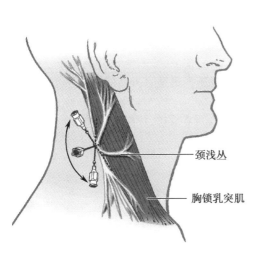

图 21-1　颈丛浅支阻滞示意图

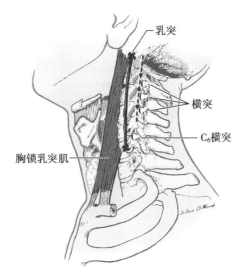

图 21-2　颈丛深支阻滞解剖标志

(3)局部麻醉药的使用:可联合利多卡因和布比卡因(或罗哌卡因)混合液,混合液各自浓度为1%和0.25%。亦可用较低浓度药物或其他配方,视手术情况而定。

3. 颈丛阻滞的并发症

(1)全脊麻和硬膜外麻醉:为颈深丛阻滞时进针过深,局部麻醉药误入蛛网膜下隙或硬膜外间隙所致。

(2)局部麻醉药全身毒性反应:主要是局部麻醉药误入颈动脉或椎动脉所致。此外,颈部血管丰富,局部麻醉药吸收快,加之用药量大也可导致中毒。

(3)膈神经阻滞:是颈丛阻滞累及第四颈神经,或第三、五颈神经的运动神经所致。是颈丛阻滞最常见的并发症。患者可出现胸闷及呼吸困难症状。

(4)喉返神经阻滞:主要是针刺过深,注药压力太大使迷走神经阻滞。患者可出现声音嘶哑,甚至呼吸困难症状。

（5）霍纳（Horner）综合征：颈交感神经节被阻滞所致，临床表现为阻滞侧眼睑下垂、瞳孔缩小、眼结膜充血、鼻塞、面部发红及无汗。随着药物在组织中被代谢，症状可自行缓解。

（6）局部血肿。

案例二　上肢神经阻滞

【病历摘要】

患者男，26岁。在使用机床切割工件时因操作不当，切断右手的拇指、示指和中指，同时小指皮肤擦伤，受伤后1h急诊入院。患者既往身体健康，入院时神志清。查体：体温36.8℃，心率78次/min，血压128/65mmHg，心肺听诊无异常，四肢活动无异常，右手受伤部位用工作服包裹，腕部用布条捆扎，包裹处未见大量渗血，手指3个游离断端用清洁布包裹。辅助检查：血常规及凝血功能正常，拟急诊行断指再植术。

【问题1】对于该患者最适宜的麻醉方法和麻醉药物是什么？

【临床思路】

1. 该患者的断指再植术需对完全离断的3个手指进行彻底清创，血管吻合，并进行骨、神经、肌腱及皮肤的整复术，手术精细而且时间长，另外术中需要保持制动，尽量预防血管危象的发生，因此最适宜的麻醉方法是臂丛神经阻滞（brachial plexus block，BPB），BPB不仅能满足手术的镇痛要求，还能用于术后镇痛，由于其能阻断交感神经，对术中和术后的血管危象还能起到一定的预防作用。

2. 最适宜的麻醉药物是长效局部麻醉药（如0.5%布比卡因或罗哌卡因）。注射的局部麻醉药总容量与阻滞的范围有关。在局部麻醉药中加入缩血管药物可延长局部麻醉药的作用时间，降低其毒性反应的发生率。

【问题2】此例患者应该阻滞哪些神经？

【临床思路】

1. 拇指、示指和中指由桡神经和正中神经支配，应阻滞这些神经所对应的神经干、股和束。

2. 由于术中需要使用止血带，尚需要阻滞肋间臂神经、臂内侧皮神经和腋神经，应阻滞这些神经上游的干、股和束（图21-3、图21-4）。

3. 了解应阻滞的神经及其所对应上游的干、股、束，有助于正确选择最适宜入路的臂丛神经阻滞。

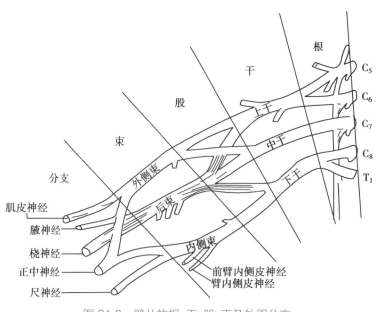

图21-3　臂丛的根、干、股、束及外周分支

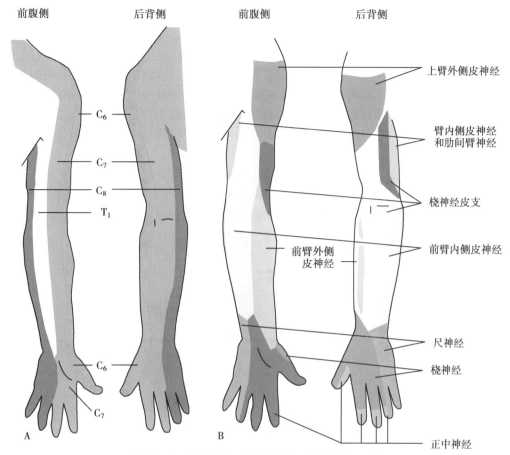

前腹侧　　　后背侧　　　　　前腹侧　　　　后背侧

上臂外侧皮神经

臂内侧皮神经
和肋间臂神经

桡神经皮支

前臂内侧皮神经

前臂外侧
皮神经

尺神经

桡神经

正中神经

图 21-4　臂丛神经及其他神经在上肢的支配区域

【问题 3】常用的臂丛神经阻滞入路有哪些？不同入路的方法阻滞的范围及所适用的手术是否不同？

【临床思路】

1. 目前临床上常用的臂丛神经阻滞入路包括肌间沟入路、锁骨上入路和腋路。

2. 不同入路的臂丛神经阻滞区域存在差异。

(1)肌间沟入路臂丛神经阻滞法：是神经干水平的阻滞，主要阻滞臂丛神经的上干（C_{5-6}）和中干（C_7），适用于肩部手术或肩关节脱位行手法复位，也可用于前臂和手部手术，但由于药物不能理想地扩散至下干（$C_8 \sim T_1$），易出现尺神经支配区域阻滞不全。

(2)锁骨上入路臂丛神经阻滞法：是神经干远端、神经股近端水平的阻滞，臂丛神经在此处有一定程度的汇聚，注入小量的局部麻醉药物即可产生神经阻滞作用，且起效快，阻滞范围广，适用于肘、前臂和手部手术。

(3)腋路臂丛神经阻滞法：神经阻滞水平位于臂丛神经末端，适用于前臂和手部手术，也可用于肘部手术，但药物难以理想地扩散至上干，并难以阻滞肌皮神经，不太适用于上臂或肩部手术。

【问题 4】该患者可以选择哪些入路的臂丛神经阻滞？

【临床思路】

1. 该患者右手拇指、示指和中指是完全性断指，需阻滞桡神经和正中神经，仅就手术部位镇痛而言，采用较大容量局部麻醉药的肌间沟入路臂丛神经阻滞完全可以满足手术需要。

2. 考虑到术中可能使用止血带，还需要阻滞肋间臂神经、臂内侧皮神经和腋神经，以及小指皮肤擦伤的清创缝合，需要阻滞尺神经，故可以考虑肌间沟入路联合腋窝入路臂丛神经阻滞。

3. 基于上述两点，还可以考虑配合较大容量局部麻醉药的锁骨上入路的臂丛神经阻滞。

4. 因肋间臂神经是 T_2 脊神经发出的皮支，所以上述所有方法均不能阻滞肋间臂神经，因此对该神经所支配区域的手术及止血带缺血性疼痛可能存在镇痛不全现象。

【问题 5】该患者若采用盲探异感法或神经电刺激法肌间沟入路臂丛神经阻滞麻醉，其操作要领是什么？肌间沟入路臂丛神经阻滞相对多见的并发症是什么？

【临床思路】

1. 肌间沟入路臂丛神经阻滞操作要领

(1)体表定位：嘱患者抬头，显露胸锁乳突肌锁骨头，在锁骨头后缘可触摸到一条小肌肉即前斜角肌，在前斜角肌外缘还可摸到另一条小肌肉为中斜角肌，在两肌肉之间仔细触摸可触到一凹陷的间隙，即前、中斜角肌肌间沟。术者以左手示指沿肌间沟下移，直至触及锁骨下动脉搏动，同时向沟内重压，可诱发患者手臂麻木和异感，证实定位准确。再从环状软骨水平(相当第六颈椎水平)向后画一水平线，与肌间沟相交处，即为穿刺点。

(2)穿刺操作：术者右手持穿刺针，从穿刺点垂直刺入皮肤后，取向对侧脚跟方向(向内、向后、向下)进针，一般进针 2cm 左右常可引发异感出现，固定好针头，回抽无血、无液、无气后即可注入局部麻醉药 20~30ml。注药时也可用手指压迫穿刺点上部的肌间沟以使药液向下方扩散，以便使尺侧阻滞更完善。如进针至 3cm 时或触及横突而仍无异感时，不可再进针，应退针至皮下调整方向重新穿刺(图 21-5)。

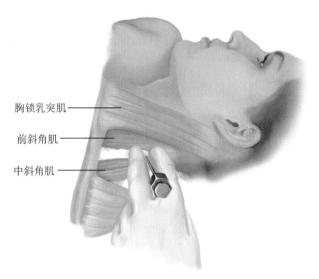

胸锁乳突肌

前斜角肌

中斜角肌

图 21-5　肌间沟入路臂丛神经阻滞

(3)神经电刺激法神经定位技术：首先准备外周神经刺激仪(peripheral nerve stimulator, PNS)和特制的神经阻滞针—神经电刺激针。除了针尖，神经阻滞针其他部分都被绝缘材料包裹，以确保肌肉抽搐是针尖传出电流所激发。神经刺激仪包括正极(也被称为接地电极或皮肤电极)和负极。进行神经阻滞时，正极与阻滞神经附近的皮肤相连，避免心脏和起搏器处于整个电流回路上；负极与神经阻滞针连接。盲探法体表定位后，在穿刺点以 45° 向尾侧进针。将初始电流设为 1mA，向目标神经进针，并移动针尖直至目标肌群产生运动反应。逐渐降低电流强度并微调针尖位置，当用最小电流(0.3~0.5mA)仍能引出最大幅度的运动反应时，说明针尖接近目标神经。电流刺激神经干可引起三角肌、肱二头肌和胸大肌的收缩，表现为肩外展和屈肘运动。固定神经阻滞针，回抽注射器确认无血、无脑脊液后，分次缓慢注入局部麻醉药或置管。指压穿刺点上部可有利于臂丛神经阻滞。

神经电刺激法肌间沟臂丛神经阻滞
(视频)

2. 肌间沟臂丛神经阻滞的并发症　肌间沟臂丛神经阻滞并发症有膈神经阻滞、喉返神经阻滞、椎管内注射、局部麻醉药全身毒性反应、颈交感阻滞(Horner 征)、气胸和臂丛神经损伤。由于肌间沟入路造成膈神经阻滞发生率接近 100%，是相对多见的并发症，故不宜同时双侧肌间沟臂丛神经阻滞，特别是对于呼吸功能显著下降的患者，否则可能会引起呼吸困难。

【问题6】若该患者采用锁骨上入路臂丛神经阻滞麻醉，其操作要领是什么？ 主要并发症是什么？

【临床思路】

1. 锁骨上入路臂丛神经阻滞操作要领

(1)体表定位：患者仰卧，去枕，头偏向对侧，患侧肩下垫一薄枕，以充分暴露锁骨上窝和颈部肌肉。锁骨中点上方 1~1.5cm 为穿刺点。

(2)穿刺操作:穿刺针刺入皮肤后水平进针直到上肢出现异感或触及第一肋骨,然后穿刺针沿第一肋骨骨面前后移动寻找异感,出现异感后回抽无血或气体,即可注入 20ml 局部麻醉药。由于臂丛在此处神经干汇聚在较小的区域内,故阻滞完善且起效迅速(图 21-6)。

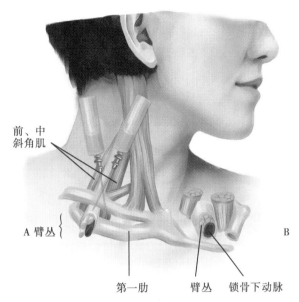

图 21-6 锁骨上入路臂丛神经阻滞示意图

A. 锁骨上阻滞操作方式;B. 臂神经丛三条干在第一肋水平紧密排列。

(3)神经电刺激法神经定位技术:外周神经刺激仪准备及电流设置同肌间沟入路法。盲探体表定位后,向目标神经进针,并移动针尖直至目标肌群产生运动反应。电流刺激上、中、下神经干可引出屈肘、伸时、屈腕、伸腕等运动反应。固定针尖,回抽注射器确认无血、无气体后,缓慢注射 20ml 局部麻醉药。需要强调的是,穿刺针必须与患者中轴保持平行以避免向内侧成角。向内侧进针可增加发生气胸的机会。

2. 锁骨上入路臂丛神经阻滞的并发症 气胸是此入路臂丛神经阻滞的最常见并发症,其他并发症同肌间沟入路,但膈神经阻滞的发生率低于肌间沟入路。

【问题 7】若该患者采用肌间沟入路联合腋路臂丛神经阻滞麻醉,那么在肌间沟入路操作完成后,针对腋路臂丛神经阻滞操作的要领是什么? 腋路臂丛神经阻滞主要的并发症是什么?

【临床思路】

1. 腋路臂丛神经阻滞操作要领

(1)体表定位:先在腋窝处触摸到腋动脉搏动,再沿动脉走向向上摸到胸大肌下缘,动脉搏动消失处,略向下取腋动脉搏动最高点为穿刺点。

(2)穿刺操作:术者左手示指、中指固定腋动脉,右手持穿刺针,在动脉搏动最高点外侧垂直刺入皮肤,穿刺针与动脉呈 10°~20°,缓慢进针直至出现刺破鞘膜的落空感,松开持针手指,针尾随动脉搏动而摆动,即可认为针已进入腋鞘管内,此时患者若有异感则可更明确,但不必寻找异感,固定针头回抽无血后注入局部麻醉药 20~30ml。注意注药后,注射器内应保留 3ml 局部麻醉药,待退针至皮下时将剩余的药注入皮下,以阻滞肋间臂神经(图 21-7)。

(3)神经电刺激法神经定位技术:外周神经刺激仪准备及电流设置同肌间沟入路法。盲探体表定位后,以腋动脉搏动作为定位标志。在腋动脉上方 1cm 向腋窝顶部 30° 进针,目的是引出肌皮神经支配的肱二头肌收缩(屈肘)。紧贴腋动脉上方垂直进针,引出正中神经支配的旋前圆肌(前臂旋前)和掌长肌(屈肘)收缩;向腋动脉后下方进针,引出桡神经支配的桡侧腕长肌(伸腕)和指伸肌(伸指)收缩;在腋动脉下方引出尺神经支配的指深屈肌收缩(屈指)。每次注药前必须反复回抽确认无血,再缓慢注射局部麻醉药。

神经电刺激法腋路臂丛神经阻滞(视频)

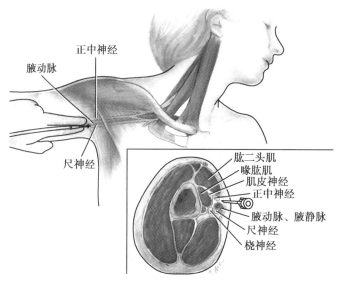

图 21-7 腋路臂丛神经阻滞示意图

2. 腋路臂丛神经阻滞并发症 主要是局部麻醉药全身毒性反应和神经损伤。注射局部麻醉药之前回抽是避免局部麻醉药全身毒性反应最有效的方法,为了减少神经损伤,尽量不采用盲探异感法,而积极使用神经电刺激法进行神经定位或超声引导下实施神经阻滞。

【问题 8】该患者采用肌间沟入路臂丛神经阻滞麻醉,在处理小指的创面时主诉疼痛明显,如何处理?

【临床思路】

小指属于尺神经支配区域,出现疼痛表明尺神经阻滞不全,常用的补救方法是肘部尺神经阻滞,具体的操作是将患者肘部屈曲 90° 左右,触摸尺神经沟,在其近端进针,寻找异感后注射局部麻醉药即可。由于此种方法神经损伤的发生率较高,宜使用细针和小容量局部麻醉药(1ml)。也可以采用腕部尺神经阻滞法,从尺骨茎突水平横过画一直线,相当于第 2 腕横纹,此线与尺侧腕屈肌桡侧交点即为穿刺点,从此点刺入向内侧进针接近尺神经,引出异感后注入局部麻醉药。如果距离上次给药时间足够长,可经腋窝入路再追加局部麻醉药,同时也可经静脉给予适当剂量的镇痛药。

案例三 下肢神经阻滞

【病历摘要】

患者女,88 岁。因右脚发黑伴剧烈疼痛到医院就诊并以糖尿病足诊断入院。患者有慢性支气管炎伴间断性咳喘病史 15 年,平日特布他林雾化吸入治疗;5 年前发生心房颤动,长期口服华法林,已停药 3d,停药当日改用低分子肝素;2 型糖尿病 20 年,近 1 年来血糖控制不佳,入院后采用口服阿卡波糖片,胰岛素 30U/ 早餐前、20U/ 晚餐前皮下注射治疗,血糖得以控制。患者术前准备就绪,拟行右小腿截肢术。

【问题 1】如何选择麻醉方式和麻醉药物?

【临床思路】

该患者合并心、肺疾病,并使用抗凝药,不宜选择椎管内阻滞麻醉,气管插管全身麻醉对呼吸循环影响大,尤其是喘息性慢性支气管炎患者气道管理难度较大,且术后容易发生肺部并发症,因此适宜选择外周神经阻滞麻醉。腰丛虽不是使用抗凝剂患者麻醉选择上的禁忌,但因不易压迫穿刺部位,有可能发生椎旁血肿,所以此例患者最好选择下肢外周神经阻滞。麻醉药选择 0.375% 的罗哌卡因,总量控制在 200mg 以下,或先阻滞两个神经,20min 后,再阻滞其他神经,避免一次性局部麻醉药过量。

【问题 2】根据该患者的术式,应阻滞哪些神经?

【临床思路】

至少应阻滞股神经和坐骨神经。股后皮神经和坐骨神经在坐骨结节水平以上并行(在坐骨神经内侧),通常会被一并阻滞(图 21-8)。在有条件的情况下,最好也阻滞股外侧皮神经和闭孔神经,避免止血带疼痛。

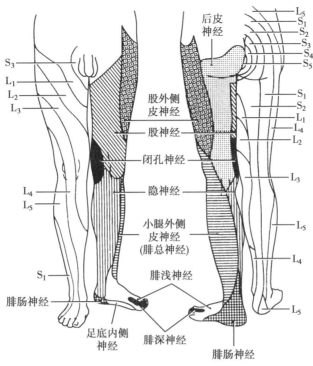

图 21-8 下肢神经及其支配区域

【问题 3】该患者需对股神经实施阻滞,其盲探异感法及神经电刺激法操作要领是什么? 如何减少神经损伤?

【临床思路】

1. 盲探异感法股神经阻滞 患者平卧,患肢稍外展。在腹股沟韧带中点下方触及股动脉,在其外侧1cm 垂直进针(普通的肌内注射针头即可),仔细感觉,会有两个突破感,分别穿过阔筋膜和髂筋膜。如进针3cm 以上深度仍无异感,拔出穿刺针至皮下,然后稍向外侧或内侧寻找异感。当大腿前侧有触电感或膝关节突然活动,固定穿刺针,回抽无血后,注射 10~20ml 局部麻醉药(图 21-9)。

2. 神经电刺激法股神经阻滞 外周神经电刺激仪准备及电流设置同前。此例患者皮肤电极可贴在膝关节上方。进针点和穿刺方法与盲探异感法相同。当出现节律性的股四头肌收缩(髌骨上抬征),减少电流,设置为 0.3~0.5mA。如肌肉抽搐仍存在,回抽无血,注射局部麻醉药 10~20ml;如进针 3cm 以上深度仍无肌肉抽搐,拔出穿刺针至皮下,然后稍向外侧或内侧进针探测。

3. 神经电刺激与神经损伤 刺激电流减少至 0.2mA 或更低,肌肉抽搐仍明显存在时,不应注射局部麻醉药,以免神经内注射,引起神经损伤。应稍退针,待刺激电流在 0.3~0.5mA 引起明显肌肉抽搐,才能注药。

电刺激法股神经阻滞(视频)

【问题 4】为了满足手术需要,该患者实施股神经阻滞后,还需实施坐骨神经阻滞,其盲探异感法和神经电刺激法操作要领是什么?

【临床思路】

坐骨神经阻滞有骶骨旁入路、Labat 点入路、坐骨结节水平入路、臀下入路和腘窝入路。最常用 Labat 点入路。

1. 盲探异感法 Labat 点入路坐骨神经阻滞 Labat 点入路体外定位:在股骨大转子与髂后上棘之间做连线,过其中点做此连线的垂直线。此垂直线与股骨大转子和骶裂孔连线的交点,即为坐骨神经的位置标记。常规局部消毒后用 10cm 长的针垂直进针,一般成年人进针 5~7cm 即有异感。无异感时,拔出穿刺针至皮下,在股骨大转子和骶裂孔连线上寻找下肢异感。患者有异感后,固定穿刺针,回抽无血后,注射 20ml 局部麻醉药(图 21-10)。

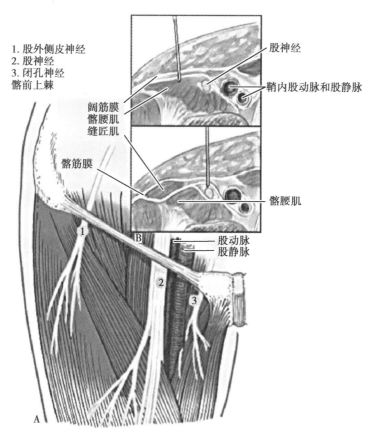

1. 股外侧皮神经
2. 股神经
3. 闭孔神经
髂前上棘

阔筋膜
髂腰肌
缝匠肌

髂筋膜

股神经

鞘内股动脉和股静脉

髂腰肌

股动脉
股静脉

图 21-9　股外侧皮神经、股神经及闭孔神经解剖标志(A)及股神经阻滞示意图(B)

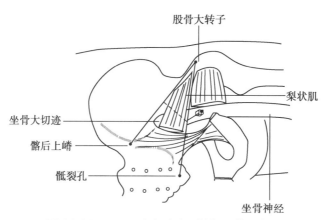

股骨大转子

梨状肌

坐骨大切迹

髂后上嵴

骶裂孔

坐骨神经

图 21-10　Labat 点入路坐骨神经阻滞示意图

2. 神经电刺激法 Labat 点入路坐骨神经阻滞　神经刺激仪的准备同神经电刺激法股神经阻滞。体位和进针点同盲探异感法 Labat 点入路坐骨神经阻滞。皮肤电极贴在腘窝上方。通常采用10cm长的21号绝缘针。电流减少至 0.3~0.5mA,能引起足部运动(内翻、外翻、跖屈或跖伸都可),回抽无血,即可注射 20ml 局部麻醉药。注意每注射 5ml,回抽一次,避免局部麻醉药全身毒性反应。

【问题5】该患者术中需使用止血带,在实施股神经、坐骨神经阻滞后,还要实施股外侧皮神经阻滞,如何操作?

【临床思路】

患者取仰卧位,常规皮肤消毒后,在髂前上棘内侧 2cm 及下方 2cm 处作一标记,以一 4cm 长22G 穿刺针垂直皮肤进针,穿过阔筋膜会有一个落空感,回抽无血,直接注射或扇形注射

神经电刺激法 Labat
点入路坐骨神经阻
滞(视频)

5~10ml 局部麻醉药即可。

【问题6】该患者在实施股外侧皮神经阻滞后需联合实施闭孔神经阻滞,操作要领是什么?

【临床思路】

1. 盲探异感法闭孔神经阻滞 患者仰卧位,在耻骨结节外下方 1~2cm 处作一标记,此为穿刺点。常规消毒铺巾,局部麻醉后以 8~10cm 长 22G 穿刺针垂直刺入皮肤并稍向内侧进针。进针 2~4cm 可触到下耻骨支,随即改向后外方向进针直至进入闭孔管。回抽无回血后注入 10~15ml 局部麻醉药(见图 21-8)。

2. 神经电刺激法闭孔神经阻滞 患者取仰卧位,大腿稍外展外旋,标记阻滞侧耻骨结节。耻骨结节外侧 1.5cm 及尾侧 1.5cm 处即为穿刺点。用 10cm 长的穿刺针垂直皮肤刺入,触到耻骨后(记录深度),退针并向外向下进针,深度至耻骨分支下 2~3cm。刺激仪电流至 0.3~0.5mA,能引起内收肌群抽搐,回抽无血,即可注射 10ml 局部麻醉药。

本 章 小 结

1. 外周神经阻滞(PNB)是将局部麻醉药注射至躯干或四肢的神经干、神经丛或神经节旁,暂时阻断该神经的传导功能,使受该神经支配的区域产生麻醉作用。

2. 借助神经定位技术,将局部麻醉药注入目标神经附近并能有效扩散是 PNB 成功的关键。

3. 目前临床上常用的神经定位技术有 3 种:盲探异感法、神经电刺激法和超声定位法。目前尚无证据表明上述三种方法在降低神经损伤风险方面存在差异,但不代表三种方法的成功率无差异。

4. 无论采用哪种神经定位方法,体表定位方法仍是穿刺操作过程中解剖学上的重要参照,也是初学者循序渐进学习 PNB 技术的重要基础。

5. 关于外周神经支配区域的解剖知识是临床上选择不同 PNB 方法的重要理论依据,尤其是采用神经电刺激法进行神经定位需掌握阻滞区域运动神经所支配肌群的相关解剖知识。掌握外周神经相关解剖知识也有助于对 PNB 并发症的理解,应深刻理解各种 PNB 方法所导致的最常见并发症的原因和机制,熟知各种并发症的临床表现,其意义在于及时发现及时处理,更重要的意义在于预防。

6. 局部麻醉药的神经毒性和穿刺时的直接损伤是导致 PNB 神经并发症的主要原因。

7. 三种不同神经定位技术可以联合使用,以充分满足手术需要,尽可能减少并发症,保障患者安全为原则。

推荐阅读文献

[1] 王爱忠,谢红,江伟.超声引导下的区域阻滞和深静脉穿刺置管.上海:上海科学技术出版社,2011.
[2] 黄宇光,Jian Hang.周围神经阻滞.北京:人民卫生出版社,2012.
[3] 杭燕南,王祥瑞,薛张纲,等.当代麻醉学.2版.上海:上海科学技术出版社,2013.
[4] MCLEOD G A, MCCARTNEY C L, WILDSMITH J. Principles and practice of regional anaesthesia. 4th ed. Oxford: Oxford University Press, 2013.
[5] 邓小明,姚尚龙,于布为,等.现代麻醉学.4版.北京:人民卫生出版社,2014.
[6] 米勒.米勒麻醉学:第8版.邓小明,曾因明,黄宇光,译.北京:北京大学医学出版社,2016.
[7] 郭曲练,姚尚龙.临床麻醉学.4版.北京:人民卫生出版社,2016.

(刘金东　贾梦醒)

第二十二章 超声引导的区域麻醉

Ultrasound-guided Regional Anesthesia

近年来超声引导下区域麻醉技术在中国普及迅速。许多盲探操作或神经刺激仪定位困难的区域麻醉方法,在超声引导下完成显得"简单"。也出现了许多超声引导下新的区域麻醉方法。超声引导的区域麻醉提高了患者的舒适度,减少反复穿刺的次数,也加深了对解剖结构的理解。需要注意的是,超声引导并不能完全避免神经内注射,还需要联合其他的监测方法如神经刺激仪和注射压力监测,以及"水分离"等辅助方法减少神经损伤及其他并发症。

超声引导下区域麻醉的成功主要依赖于获得精准的超声图像和识别相关结构的能力,而且对操作者的手眼协调能力要求很高,必须通过不断的理论学习、规范化培训,并与临床实践相结合才能掌握。尤其对于初学者应注意操作的规范化,在对患者进行超声引导下区域麻醉之前应进行必要的培训。

一、超声引导区域麻醉的操作前准备

1. 环境和抢救器械的准备　神经阻滞可以在手术室进行,有条件的医院应设有预麻间。光线明暗适宜,既能满足操作,也能看清超声仪屏幕显示。需备常规监护设备、供氧设备、抢救设备和药物。

2. 患者的准备　使患者处于舒适且又便于操作的体位,常规监测和开放静脉通路。可给予咪达唑仑0.02~0.04mg/kg、芬太尼1μg/kg、或舒芬太尼5μg进行适度镇静和镇痛,应密切观察患者,尤其是老年和衰弱患者,如出现脉搏血氧饱和度下降应唤醒患者。对于呼吸功能障碍的患者使用镇静药物更应谨慎。对于小儿,可静脉注射0.5~1mg/kg氯胺酮。

3. 超声摆放、探头的选择和准备　超声仪置于方便操作者视线为佳,通常放在对侧,且屏幕平齐于操作者的眼睛水平,托盘应放在操作者旁边,便于拿取穿刺针等必需品。对于表浅的神经(<4cm),应选用6~13MHz的线阵探头;对于深度>6cm的目标神经,应选用3~5MHz的凸阵探头。探头要先涂上耦合剂,可使用无菌贴膜和无菌保护套包裹。穿刺部位常规消毒铺单。注意探头及其缆线均应保持无菌,尤其在进行椎管内阻滞和连续外周神经阻滞置管时,更应严格无菌以避免穿刺部位感染。

4. 其他的用品　消毒液(碘伏、酒精)、无菌的胶浆、不同型号的注射器和穿刺针。最好准备一支记号笔,可根据解剖标志,大致标记目标结构的位置,可节省寻找目标结构的时间。

二、超声引导区域麻醉的基本技巧

(一) 超声仪器常用的参数设置

1. 图像深度的调节　选择适宜的深度可更好地显示目标结构。将目标结构置于超声图像的正中或使深度比目标结构深1cm,以获得最佳分辨率并显示附近其他解剖结构。

2. 增益的调节　即时间/距离补偿增益。超声在穿过组织时会发生衰减,调节增益补偿衰减,能够使组织结构内部与表面的回声一致。

3. 焦点的调节　选择适宜的焦点数,并调节聚焦深度,使聚焦深度与目标结构深度一致。

4. 合理使用多普勒功能　利用多普勒效应帮助鉴别血管及药物扩散方向。

(二) 扫描技术

即探头的运动方式,可总结为英文单词"探头的运动"。

P(pressure,加压):利用不同组织结构在不同压力下的不同表现加以区别,如:静脉可被压闭而动脉则不

易被压闭。

A（alignment，追踪）：依照神经走行滑动探头，显示和确定神经的行走路线。

R（rotation，旋转）：以获得目标结构的横断面或纵切面。

T（tilting，倾斜）：改变探头与皮肤的夹角即改变超声的入射角度。超声束与目标结构垂直时，超声束可被完全反射并被探头接收，此时图像最清晰。

（三）超声引导神经阻滞的基本步骤

1. 辨方向　移动或翘起探头一侧，辨别超声图像的方向。

2. 辨标志　辨别图像中的标志性结构，如血管、肌肉、骨骼。

3. 辨目标　根据标志性结构和目标神经的局部解剖关系、神经纵截面和横截面的不同超声图像特征，确定目标神经。

（四）进针技术

根据穿刺方向与探头长轴的关系分为平面内（in-plane）、平面外（out-of-plane）两种进针技术。平面内技术是指穿刺方向与探头长轴一致，在超声影像上可看到针的全长；平面外技术是指穿刺方向与探头长轴垂直，在超声影像上，穿刺针表现为一个高回声的点，但不能区分针尖与针体。根据超声探头、穿刺针及目标结构三者的相对关系，超声引导下的神经阻滞可分为长轴平面内技术、短轴平面内技术、长轴平面外技术、短轴平面外技术。穿刺时可根据个人习惯选择进针技术（图 22-1）。

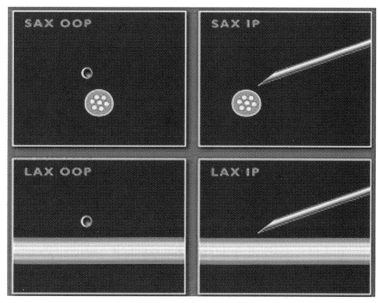

图 22-1　超声探头、穿刺针及目标结构三者的关系

三、提高超声引导区域麻醉的安全性

1. 对于初学者或无法清晰辨认神经的情况下易发生神经内注射，应按以下方法操作。

（1）平面内进针时要看清楚针尖和周围的结构。

（2）联合神经刺激器定位。

（3）采用水分离技术和注意注射压力的变化。

（4）避免在患者全身麻醉下或深度镇静下操作。

2. 如神经周围存在小血管或血管丰富，推荐使用彩色多普勒以区分血管及神经结构，避免血管内注药。

3. 危险区域操作（如锁骨上臂丛神经阻滞）时采用平面内技术。

4. 超声引导技术可明显减少区域神经阻滞局部麻醉药用量，使用局部麻醉药最小有效容量以减少其全身毒性反应。

案例一　超声引导的上肢神经阻滞

【病历摘要】

患者男,45岁。左侧毁损肺多年,轻度活动后即出现呼吸困难,术前动脉血气显示 PaO_2 53mmHg, $PaCO_2$ 51mmHg。患者有抑郁症,自己用刀砍伤右侧腕部,致右腕部肌腱、神经、血管损伤。需急诊行右侧腕部探查术。

【问题1】如何选择麻醉方式?原因是什么?

【临床思路】

患者左侧毁损肺病史多年,肺CT显示左侧肺完全实变。血气证实有Ⅱ型呼吸衰竭,如果选择全身麻醉,气管插管后很难拔出气管导管,而且有可能出现患侧肺的坏死组织向健侧肺播散,引起健侧感染和受损,加重呼吸衰竭。

高位硬膜外麻醉操作风险大,而且患者有精神症状,若突然体动可能引起严重并发症。即使穿刺和置管成功,若要保证满意的阻滞范围,很容易引起膈神经阻滞,因患者左侧肺无功能,就可能引起更严重的呼吸并发症。

因此,对于该患者最适当的麻醉方式是采用臂丛神经阻滞。

【问题2】该患者采用肌间沟入路的臂丛神经阻滞是否合适,应注意哪些问题?

【临床思路】

1. 肌间沟入路的臂丛神经阻滞是常见的神经阻滞方法,超声引导下定位容易,操作也不复杂。但是肌间沟入路臂丛神经阻滞很容易同时引起膈神经阻滞。

2. 膈神经主要由 C_3、C_4、C_5 神经根前支组成,各神经支汇聚于前斜角肌的上外侧界形成膈神经,斜向下走行于前斜角肌前表面并向前斜角肌内侧边界延伸。因此膈神经距离臂丛神经距离较近,在环状软骨水平(相当于 C_5/C_6 神经根水平),膈神经距离 C_5 神经根仅为 18~20mm,随着膈神经在前斜角肌表面每下行1cm,膈神经远离臂丛神经3mm。肌间沟臂丛神经阻滞后同侧膈神经麻痹的发生率几乎为100%,单侧膈神经阻滞肺活量下降约30%,而双侧膈神经阻滞肺活量下降可达80%,患者可出现呼吸费力,严重的有呼吸困难、腹部反常呼吸和辅助呼吸肌运动增强。

3. 由于该患者只有右侧肺有呼吸功能,因此应避免右侧膈神经阻滞,虽然超声引导下肌间沟入路臂丛神经阻滞可精确定位,但应控制局麻药总量在10ml以内,尽量远离膈神经。对于该患者最安全的方式是采用其他入路的臂丛神经阻滞。

4. 超声引导肌间沟入路臂丛神经阻滞。患者常规监测,适当镇静,吸氧,可采取仰卧位或侧卧位,患侧在上。选择频率在6~13MHz的高频线阵超声探头,深度调至2~3cm。将超声探头在环状软骨水平横置于颈部中央,然后向外侧移动,从内向外依次可以看到气管、甲状腺、颈总动脉、颈内静脉、前斜角肌、臂丛神经和中斜角肌,臂丛神经表现为一串类似蜂窝状的回声组织。有时在肌间沟的上部水平,可显示臂丛神经的上、中、下干截面,呈圆形或类圆形,中间低回声,外周高回声(图22-2)。阻滞时采用短轴平面内技术:移动探头,使臂丛神经的影像显示在适当位置(图像的中间偏外侧,图22-3)。在超声探头的外侧部位皮肤处穿刺,经中

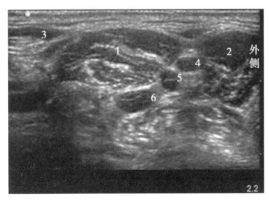

1—前斜角肌;2—中斜角肌;3—胸锁乳突肌;4—臂丛上干;5—臂丛中干;6—臂丛下干。

图22-2　典型的臂丛三干超声图

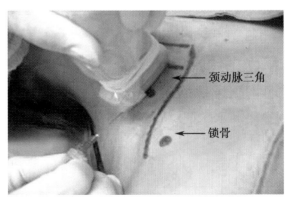

图22-3　短轴平面内技术臂丛神经肌间沟入路示意图

斜角肌推进,使针尖位于臂丛的深部,回抽无血后注射局麻药 10~15ml,可观察到局麻药的扩散。将针退至皮下,调节进针角度,将针尖推进至臂丛神经的前上方,回抽无血后再注射局麻药 10~15ml。观察局麻药的扩散情况,可在臂丛神经周围的任何部位追加局麻药,直至臂丛神经完全被液性暗区包围。

知识点

肌间沟臂丛神经阻滞并发症

　　肌间沟臂丛神经阻滞并发症有膈神经阻滞、喉返神经阻滞、椎管内阻滞、局部麻醉药全身毒性反应、椎动脉损伤、颈交感神经阻滞(霍纳综合征)、气胸和臂丛神经损伤。不宜同时行双侧肌间沟臂丛神经阻滞,特别是对于呼吸功能显著下降的患者,否则可能会引起呼吸困难。

【问题 3】如何进行超声引导下腋路臂丛神经阻滞,应注意哪些问题?
【临床思路】

　　1. 超声引导腋窝入路臂丛神经阻滞采用短轴平面内技术。患者平卧,头转向对侧,患肢外展 90°。在胸大肌和肱二头肌交接处,将超声探头长轴与腋动静脉和臂丛神经垂直放置。在超声图像上首先寻找腋动脉。腋动脉呈圆形或椭圆形,有明显的搏动。在腋动脉内上方有腋静脉,加压探头,使腋静脉闭合。在腋动脉周围可见臂丛神经支。神经支在图像上表现为大小不等的蜂窝状结构。以腋动脉为中心,各神经支分布大体可分为外上方的正中神经、下方的桡神经和内侧的尺神经。在腋动脉外侧偏下方稍远处还可见到半月形或梭形的高回声结构,位于肱二头肌与喙肱肌之间的筋膜层,此为肌皮神经(图 22-4)。从探头外侧进针,调整进针方向和针尖位置,分别阻滞这四个神经(图 22-5)。每个神经使用 5ml 局部麻醉药。

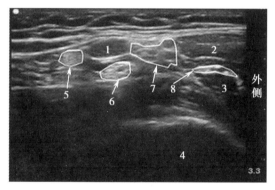

1. 腋动脉;2. 肱二头肌;3. 喙肱肌;4. 肱骨头;
5. 尺神经;6. 桡神经;7. 正中神经;8. 肌皮神经。
图 22-4　腋路臂丛神经横截面超声图

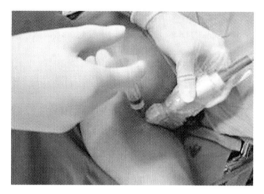

图 22-5　短轴平面内技术腋路
臂丛神经阻滞示意图

　　2. 超声引导下腋路臂丛神经阻滞,由于位置表浅,操作简单,与肌间沟入路和锁骨上入路相比,无椎管内注药、气胸、膈神经阻滞的风险。

　　3. 传统神经阻滞技术中肌皮神经的阻滞效果不确定,前臂外侧和腕部常常阻滞不全,超声图像上可清楚显示肌皮神经,阻滞效果可靠。

　　4. 超声引导下腋路臂丛神经阻滞后长时间上止血带会发生止血带反应,可在进行阻滞时在腋动脉上方皮下注射局部麻醉药 3ml,阻滞肋间臂神经;给予适当的镇静和镇痛药物如芬太尼 50~100μg 也可减轻止血带反应。

【问题 4】该患者选用超声引导锁骨上入路臂丛神经是否可行,需要注意哪些问题?
【临床思路】

　　1. 锁骨上臂丛神经阻滞区域位于臂丛神经干远端,神经股起始处,包括上臂几乎所有的感觉、运动和交感神经除外肋间臂神经(T_2),由于臂丛神经在此处集中,阻滞范围广,因此该方法被称为"上肢的脊髓麻醉"。

2. 超声引导的锁骨上入路臂丛神经阻滞,患者处于半坐位或仰卧位,头偏向对侧。皮肤消毒后,线阵探头放在锁骨中点上方,向尾侧倾斜探头,从而获得锁骨下动脉的超声图像(图 22-6)。超声下应清晰显示神经丛、第一肋骨、胸膜和锁骨下动脉。超声下胸膜和第一肋骨影像比较接近,但肋骨后有声影,而胸膜深部为低回声的肺,患者呼吸时,可观察到胸膜的移动,有助于判断胸膜。采用平面内进针技术由外向内朝向臂丛神经进针(图 22-7),必须实时跟踪针尖的走行,避免刺破胸膜引起气胸。

超声引导下锁骨上
臂丛神经阻滞(视频)

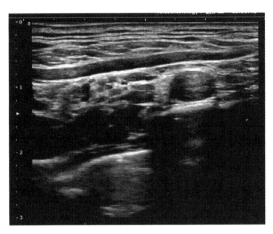

图 22-6　锁骨上入路臂丛神经横截面超声图

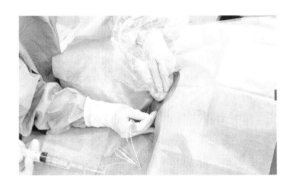

图 22-7　短轴平面内技术锁骨上入路
臂丛神经阻滞示意图

3. 锁骨上臂丛神经阻滞要注意气胸的发生。特别是对于此患者若发生气胸会引起严重的呼吸困难,可能造成严重的临床后果。

4. 锁骨上臂丛神经阻滞一般不发生膈神经阻滞,但当局部麻醉药剂量大时也可发生膈神经阻滞(40%~60%),所以进针时应尽量远离膈神经,并减少局部麻醉药的用量。

案例二　超声引导的胸椎旁阻滞

【病历摘要】

患者男,71 岁。吸烟 40 年,慢性支气管炎病史 20 年,肺 CT 显示右肺上叶占位,纤维支气管镜取病理检查结果为鳞状上皮细胞癌。已进行雾化、解痉、平喘、抗感染治疗 1 周,咳白色痰。现拟行胸腔镜下右肺上叶切除术。

【问题 1】与全身麻醉相比,全身麻醉联合胸椎旁阻滞对该患者有何益处?

【临床思路】

胸椎旁阻滞是一种将局部麻醉药注射在椎旁间隙的技术,此间隙在胸段脊神经穿出椎间孔的位置。因此该技术可以阻断同侧相应节段的躯体神经和交感神经,产生类似于单侧硬膜外麻醉的效果,但对血压的影响与硬膜外麻醉比较更轻微。该患者高龄,高血压病史,且有长期慢性支气管炎病史,全身麻醉联合胸椎旁阻滞可以明显减少术中全身麻醉药和阿片类药物的用量,抑制应激反应。即使是单次注射长效局部麻醉药(如罗哌卡因),也可以维持有效的术后镇痛 10h 以上,减少术后阿片类药物的使用,有利于患者术后的呼吸和咳痰,减少术后低氧血症等并发症的发生。

【问题 2】如何进行超声引导下胸椎旁神经阻滞?

【临床思路】

1. 横向平面内技术超声引导的胸椎旁神经阻滞,患者取坐位或侧卧位均可。首先定位目标间隙,将线阵探头横切面扫描后正中线,可以看到棘突。将探头向患侧轻轻滑动,并略向尾侧旋转探头,使探头平面和肋间平行,并使超声束从肋间隙内穿过,可以找到横突。继续向外侧滑动探头,将横突影像置于超声影像屏的内侧边缘,并保持超声平面位于肋间隙内。可以看到典型的横突,高回声的线性结构胸膜,以及同样高回声的肋间内膜,肋间内膜和胸膜之间的低回声区域就是胸椎旁间隙(图 22-8)。采取平面内技术由外侧向内侧进针,注药前应常规回吸,注意是否有血液、气体或脑脊液。每个穿刺点给予长效局部麻醉药 10~20ml。

2. 旁矢状位平面外技术超声引导的胸椎旁神经阻滞,患者取坐位或侧卧位,定位间隙后,消毒皮肤,探头矢状面从脊柱外侧 5~10cm 处开始向中线扫描,确认圆形的肋骨和下方的胸膜,然后探头向内部移动直至确认接近方形的横突结构,超声图像横突比肋骨更深(图 22-9)。采用平面外技术在探头外侧中点进针至胸椎旁间隙,回吸后,缓慢注入局麻药可见胸膜向深面推移。

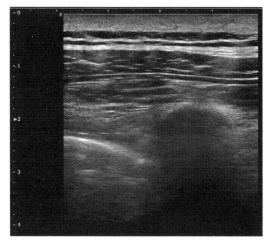

图 22-8　平面内技术胸椎旁神经阻滞超声图

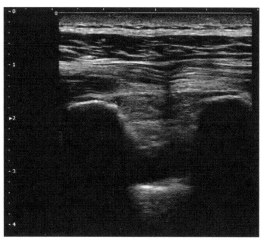

图 22-9　平面外技术胸椎旁神经阻滞超声图

3. 该患者拟行右肺上叶切除术,可以选择 T_2~T_3 和 T_4~T_5 两个间隙穿刺,穿刺方法可以采用平面外或平面内进针,每个穿刺点给予长效局部麻醉药 15ml 左右。

超声引导下胸椎旁阻滞(视频)

【问题 3】在注射局部麻醉药前,回吸时发现有气体或清亮液体的可能原因是什么?

【临床思路】

1. 在注射药物前回吸时发现有气体,是因为穿刺针进入过深,引起气胸所致。因此平面内进针应清楚地跟踪针尖及周围的结构,避免进针过深。平面外进针时,难以看清楚针尖,但通过进针时周围肌肉的轻微活动协助判断,并根据测量皮肤到胸膜的距离避免进针过深。通过注射少量的盐水或局部麻醉药,可在超声下显像注入的液体,有助于判断针尖的位置。

2. 注射前回吸时发现有清亮液体,若患者没有胸腔积液,且穿刺针没有刺破胸膜,可判断是脑脊液,留取少量液体进行实验室检查判断其性质。回吸出脑脊液的原因之一是穿刺针太靠近神经根,刺破包绕神经根的硬膜囊进入蛛网膜下隙。还有一种可能是穿刺针进入椎间孔直接刺破硬脊膜。两种进入蛛网膜下隙的原因都是穿刺针的角度过于朝向内侧,尤其是平面内进针时。

3. 无论是回吸出现气体或清亮液体都应该拔针到安全范围,考虑再次进针或放弃胸椎旁神经阻滞。

【问题 4】手术医师在胸腔镜下发现穿刺点位置的壁层胸膜处血肿,但没有透过胸膜,请问出现血肿的原因是什么?如何避免?

【临床思路】

胸椎旁间隙内含丰富的脂肪组织,其内有肋间神经、脊神经后支、交通支和交感神经链,还有肋间血管,有时血管在超声下难以发现,尤其是超声成像质量较差时穿刺会刺破血管,形成的血肿紧贴壁层胸膜,因此从胸腔内可以透过壁层胸膜看到血肿。避免刺破血管的方法包括超声扫描时打开多普勒帮助判断血管的位置和改善成像质量,在超声下看到血管。避免血管内注射的方法是注药前要反复回吸。

知识点

区域麻醉发生出血的风险

区域麻醉时按操作部位考虑,出血及血肿形成风险由高到低的顺序为:留置导管的硬膜外麻醉、单次硬膜外麻醉、蛛网膜下隙麻醉、椎旁神经阻滞(腰丛神经阻滞、颈深丛神经阻滞)、深层神经阻滞(近端坐骨神经阻滞等)、浅表血管周围神经阻滞(股神经阻滞、腋路臂丛神经阻滞等)、筋膜神经阻滞(髂腹股沟神经阻滞、髂腹下神经阻滞、腹横肌平面神经阻滞等)、浅表神经阻滞(颈浅丛神经阻滞等)。留置导管技术较单次阻滞风险更高,同时要重视移除导管时可能出现血肿的风险。

【问题 5】该患者在术中管理时对麻醉药物应如何调整？

【临床思路】

1. 胸椎旁神经阻滞联合全身麻醉时，应适当减少全身麻醉药物的使用量，全凭静脉麻醉时可使术中阿片类药物的用量减少 50% 或更多，丙泊酚减少约 20%，而 BIS 值仍能维持在 40~60。

2. 因胸椎旁神经阻滞具有较强的镇痛作用，而且阻滞了一侧交感神经，在起效后会出现血压下降。此时应该给予收缩外周血管为主的血管活性药物如去氧肾上腺素等。

【问题 6】胸椎旁神经阻滞除用于胸外科手术，还可用于哪些手术？

【临床思路】

胸椎旁神经阻滞是一种效果确切、实用的神经阻滞技术，还可应用于乳腺、胸壁手术、心脏手术、腹部手术及泌尿外科手术的术中和术后镇痛。有文献报道单独应用胸椎旁阻滞并辅助适量的镇痛药物可用于经皮肾镜手术的麻醉。胸椎旁阻滞还可用于带状疱疹后神经痛和癌痛等急慢性痛的非手术治疗。

案例三 超声引导的下肢神经阻滞

【病历摘要】

患者男，57 岁。因风湿性心脏病联合瓣膜病于 7 年前行"二尖瓣置换、三尖瓣成型术"，术后一直口服华法林抗凝。患者慢性支气管炎病史 10 年，吸烟史 30 年。入院前 8h 前因车祸导致左小腿胫腓骨骨折。拟行左胫腓骨骨折内固定术。

【问题 1】如何选择麻醉方式和麻醉药物？

【临床思路】

此患者合并心、肺疾病，并使用抗凝药，椎管内麻醉应是禁忌证，气管内插管全身麻醉对呼吸循环影响大。腰丛神经因部位较深，出血后不易压迫止血，可能会引起椎旁血肿及后腹膜血肿。所以此患者最好选择下肢外周神经阻滞，至少应阻滞股神经和坐骨神经。为减轻止血带疼痛，也应该阻滞股外侧皮神经和闭孔神经。

【问题 2】如何进行术前准备？

【临床思路】

患者术前应进行凝血功能、动脉血气分析和超声心动图检查，评估心、肺功能等。

【问题 3】如何实施超声引导下股神经阻滞？

【临床思路】

通常采用短轴平面内技术进行超声引导的股神经阻滞。选用频率在 6~13MHz 的高频线阵超声探头，深度调至 3cm 左右。患者平卧，患肢稍外展。将超声探头平行腹股沟韧带置于腹股沟之上，得到股神经的横截面超声图像。在股动脉的外侧，髂筋膜深面，可看到回声稍高的类似梭形的股神经截面（图 22-10）。从探头外侧端进针，将针尖推进至股神经的深部，注射 5~10ml 局部麻醉药后，再将针尖移到神经的上表面，注射 5~10ml 局部麻醉药，神经就会被局部麻醉药完全包围（图 22-11）。

超声引导下股神经阻滞(视频)

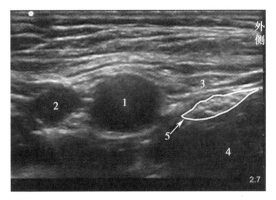

1. 股动脉；2. 股静脉；3. 髂筋膜；4. 髂腰肌；5. 股神经。

图 22-10 股神经横截面超声图

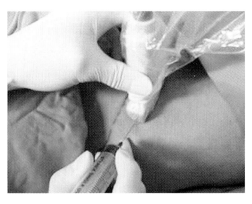

图 22-11 短轴平面内技术股神经阻滞示意图

【问题4】如何实施超声引导下坐骨神经阻滞?

【临床思路】

坐骨神经阻滞有骶骨旁入路、Labat点入路、坐骨结节水平入路、臀下入路和腘窝入路。最常用Labat点入路。

1. 超声定位Labat点入路坐骨神经阻滞　大多数患者仍可用高频线阵探头,只有少数肥胖患者需要用低频凸阵探头。患者侧卧,患侧在上,超声深度调至4~6cm。使用短轴平面内技术。此部位坐骨神经的深度一般在4cm左右。先按上述方法标好坐骨神经的大致位置。将探头和坐骨神经的走向垂直放置,坐骨神经的位置标记在探头中间,即可在超声图像上显示坐骨神经的横截面,通常表现为索状高回声区,其表层为臀大肌,深层为上孖肌,内侧为臀下动脉和股后皮神经(图22-12)。获得坐骨神经的横截面超声图后,可从探头的内侧或外侧进针,当针尖到达坐骨神经位置时,注射15~20ml局部麻醉药(图22-13)。臀下神经和股后皮神经通常一并被阻滞。

超声引导下Labat
点坐骨神经阻滞
(视频)

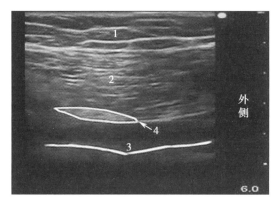

1. 皮下组织;2. 臀大肌;3. 坐骨;4. 坐骨神经。

图22-12　Labat点入路坐骨神经横截面超声图

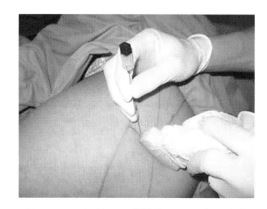

图22-13　短轴平面内技术Labat点入路坐骨神经阻滞示意图

2. 超声定位腘窝入路坐骨神经阻滞　采用高频线阵探头。患者取侧卧位,也可以采取仰卧位,但大腿和膝关节下方必须有足够的空间来放置探头。消毒后腘窝横纹处横向放置探头,显示腘动脉和腘静脉,在腘动脉的浅面可见到胫神经,通过上下滑动探头来判断和追溯坐骨神经,在胫神经和腓总神经的交汇点处或稍靠近端为阻滞的目标(图22-14)。在大腿的外侧,距探头2~3cm处进针,在神经周围分2~3个点注射局部麻醉药,使药液尽量包绕坐骨神经(图22-15),注药的总量为20~30ml。

超声引导下腘窝坐
骨神经阻滞(视频)

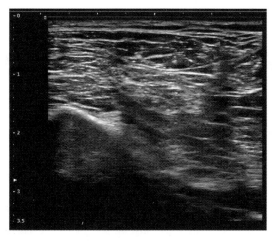

图22-14　短轴平面内技术腘窝入路坐骨神经横截面超声图

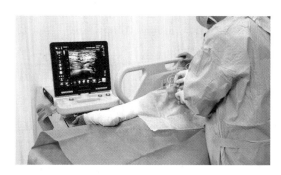

图22-15　短轴平面内技术腘窝入路坐骨神经阻滞示意图

【问题 5】如何实施股外侧皮神经阻滞？

【临床思路】

采用短轴平面内技术。患者平卧，超声深度调至 1.5~2cm，其余同肌间沟阻滞。可从两个位置进行股外侧皮神经阻滞。

1. 髂前上棘水平位置　将探头平行腹股沟韧带放置，探头外侧在髂前上棘部位。股外侧皮神经在髂前上棘内侧腹股沟韧带下方，横截面呈蜂窝状椭圆形高回声。从探头外侧进针，当针尖到达神经表面时，注射局部麻醉药 3ml 即可（图 22-16）。

2. 髂前上棘下方位置　患者仰卧位，触诊髂前上棘，皮肤消毒。探头初始置髂前上棘内下2cm 处，平行于腹股沟韧带，识别阔筋膜张肌和缝匠肌，在阔筋膜张肌和缝匠肌之间小的低回声椭圆形结构就是股外侧皮神经。采取平面内进针技术由外向内进针，给予局部麻醉药 5~10ml即可（图 22-17）。

超声引导下股外侧
皮神经阻滞（视频）

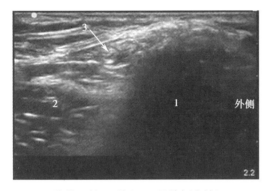

1. 髂前上棘；2. 髂肌；3. 股外侧皮神经。

图 22-16　髂前上棘水平股外侧皮神经横截面超声图

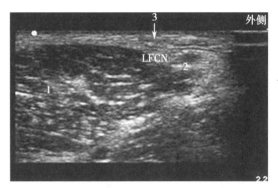

1. 髂肌；2. 缝匠肌；3. 股外侧皮神经。

图 22-17　髂前上棘下方股外侧皮神经横截面超声图

【问题 6】如何实施超声引导的闭孔神经阻滞？

【临床思路】

采用短轴平面内技术，患者平卧，患侧下肢稍外展，超声深度调至 4cm 左右。在腹股沟水平，探头放置在可显示股血管处，沿腹股沟水平向内侧滑动探头，并稍向头侧倾斜，超声下辨识耻骨肌、长收肌、短收肌和大收肌。闭孔神经的前支在长收肌和短收肌之间，后支在短收肌和大收肌之间。穿刺针先穿过耻骨肌进行闭孔神经的前支阻滞，注射局部麻醉药 5~7ml（图 22-18）。退针至皮下，调整方向再进针，当针尖位于短收肌与大收肌的筋膜间隙时注射局麻药 5~7ml（图 22-19）。

超声引导下闭孔
神经阻滞（视频）

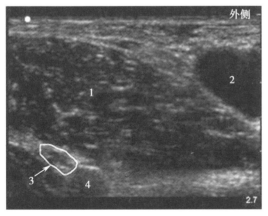

1. 耻骨肌；2. 股静脉；3. 闭孔神经；4. 闭孔动脉。

图 22-18　闭孔出口处闭孔神经横截面超声图

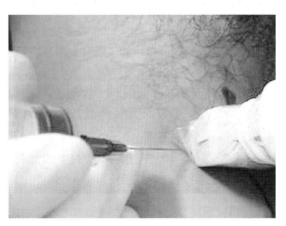

图 22-19　短轴平面内技术闭孔神经阻滞示意图

推荐阅读文献

［1］王爱忠,谢红,江伟.超声引导下的区域阻滞和深静脉穿刺置管.上海:上海科学技术出版社,2011.

［2］黄宇光,JIAN H.周围神经阻滞.北京:人民卫生出版社,2012.

［3］李泉.外周神经阻滞与超声介入解剖.2版.北京:北京大学医学出版社,2014.

［4］王秀丽,王庚,冯泽国,等.抗凝或抗血小板药物治疗患者接受区域麻醉与镇痛管理的专家共识(2017).北京:人民卫生出版社,2017.

［5］万里,王云,王庚,等.超声引导下区域麻醉/镇痛的专家共识(2014).北京:人民卫生出版社,2014.

［6］米勒.米勒麻醉学:第8版.邓小明,曾因明,黄宇光,译.北京:北京大学医学出版社,2016.

［7］LIU Y, YU X, SUN X, et al. Paravertebral block for surgical anesthesia of percutaneous nephrolithotomy: Care-compliant 3 case reports. Medicine (Baltimore), 2016, 95 (28): e4156.

［8］MCLEOD G A, MCCARTNEY C L, WILDSMITH J. Principles and practice of regional anaesthesia. Fourth edition. Oxford: Oxford University Press, 2013.

（李文志　丁文刚）

第二十三章 其他局部麻醉
Other Local Anesthesia

本章中提到的其他局部麻醉是指将局部麻醉药应用于局部组织,抑制小神经及神经末梢兴奋,暂时性阻断某一区域的感觉传导,而完全或部分保留运动功能。这些其他局部麻醉方法是完全可逆的,不损伤任何组织,可以安全可靠地应用于临床实践中。

案例一 局部浸润麻醉

【病历摘要】

患者男,48 岁。因"头痛 1 个月"入院,颅脑 CT 提示左侧颞叶病灶,大小约 14mm×18mm,距皮质约 3cm,考虑诊断为"左颞叶占位性病变:胶质瘤可能",拟行手术治疗。常规监测生命体征下,术者首先应用 1% 利多卡因行头皮局部浸润麻醉,安装定向仪行头颅 CT 扫描,调整定向仪后,选择手术入路部位,并在此部位以 0.5% 罗哌卡因共计 20ml 逐层浸润后,头皮短直切口,钻孔并扩大为小骨窗(2cm×3cm),"十"字形切开硬脑膜,行直视下脑皮质表浅病灶切除术。手术持续 2h,术中患者完全清醒,生命体征稳定。术中牵拉病灶时,患者诉肢体麻木,术者遂放弃牵拉,改分块切除肿瘤,患者感觉好转。术毕未诉其他不适,头痛症状缓解,预后良好。

知识点

局部浸润麻醉

局部浸润麻醉(local infiltration anesthesia)是沿手术切口分层注射局部麻醉药至皮肤或皮下组织,阻滞神经末梢。1892 年,施莱斯(Schlaich)于皮下注射可卡因,获得注射局部的镇痛作用,成为局部浸润麻醉的开端。

【问题 1】此病例采用局部浸润麻醉的优势是什么?

【临床思路】

此例为立体定向开放性直视手术。病灶较为表浅,大小适中。术前采用立体定向精确定位,缩小术野,降低手术损伤并缩短了手术时间。其最大的优势是患者清醒,对身体各项变化感觉敏锐,术中可与手术医师充分沟通,最大限度地避免重要功能区的损伤。中长效局部麻醉药局部浸润麻醉可满足术中镇痛,留置导管还可用于术后镇痛,简单有效。

【问题 2】如何选择合适的局部麻醉药?

【临床思路】

1. 临床上选择局部麻醉药需考虑其 3 个特性:起效时间、作用强度和持续时间。

知识点

局部麻醉药的药理特性

1. 起效时间主要决定于 pKa　pKa 越小,麻醉起效越快(pKa 是解离和非解离状态药物相等时的 pH)。
2. 作用强度取决于脂溶性　脂溶性越高,作用越强。
3. 作用时间取决于蛋白结合率　蛋白结合率越高,作用时间越长。

2. 此外,还应考虑局部麻醉药剂型变化及体内环境的影响。局部麻醉药本身水溶性差,故多为水溶性盐类制剂。目前多为盐酸制剂,注入组织后易与组织缓冲碱结合,缩短局部麻醉药起效时间,增强作用强度,延长作用时间。局部麻醉药的碳酸溶液制剂由于游离碱基增加,起效更快,阻滞效果好且作用时间延长。局部麻醉药在酸性环境下效价降低,故炎症部位注射局部麻醉药常常无效。

知识点

选择局麻药的注意事项

1. 妊娠能增加神经对局部麻醉药的易感性。
2. 由于其在胎盘的蓄积,妊娠妇女禁用甲哌卡因。
3. 布比卡因及依替卡因在同等剂量下有较高的心脏毒性。
4. 左旋布比卡因给药剂量与布比卡因相同,但心脏毒性较小。
5. 依替卡因运动阻滞能力强于感觉阻滞。
6. 大剂量的丙胺卡因可导致高铁血红蛋白血症。
7. 氯普鲁卡因可被血浆胆碱酯酶快速水解。
8. 普鲁卡因代谢产物为对氨基苯甲酸,可能导致过敏反应。
9. 增加局部麻醉药注射部位的灌注可加速药物消除,并缩短作用时间,也将导致局部麻醉药全身吸收量增大。局部麻醉药中加入血管收缩药,如肾上腺素,可延长其作用时间。
10. 除可卡因和罗哌卡因外,其他局部麻醉药都是血管扩张剂。

3. 局部浸润麻醉时常用局部麻醉药的使用浓度、最大剂量、作用持续时间及添加剂见表 23-1。丁卡因由于其渗透性强、毒性大,极少用于局部浸润麻醉。含肾上腺素的阿替卡因注射液近年来在口腔科手术中逐步推广,特别适用于涉及骨骼或黏膜的手术。

表 23-1　局部浸润麻醉常用局部麻醉药

局部麻醉药	普通溶液			含肾上腺素溶液	
	浓度 /%	最大剂量 /(mg·kg⁻¹)	作用时效 /min	最大剂量 /(mg·kg⁻¹)	作用时效 /min
短时效					
普鲁卡因	1.0~2.0	7	15~30	8.5	30~45
氯普鲁卡因	1.0~2.0	11	15~30	14	40
中时效					
利多卡因	0.5~1.0	4.5	30~60	7	120
甲哌卡因	0.5~1.0	4.5	45~90	7	120
丙胺卡因	0.5~1.0	4.5	30~90	7	120
长时效					
布比卡因	0.25~0.50	3	180~360	3	300~480
罗哌卡因 *	0.25~0.50	3	180~360	—	—

注:* 罗哌卡因本身是温和的血管收缩剂,故不推荐使用含肾上腺素溶液。

【问题3】如何实施局部浸润麻醉?

【临床思路】

1. 操作方法　24G~25G 皮内注射针,针头斜面紧贴皮肤,进入皮内后注药,形成白色皮丘。然后 22G 适宜长度穿刺针经皮丘刺入,分层注药。若需浸润远方组织,穿刺针应由已浸润部位刺入,以减少穿刺疼痛。注药时应加压,使其在组织内呈张力性浸润,与神经末梢广泛接触,以增强麻醉效果。

2. 注意事项　①局部麻醉药要深入各层组织,逐层浸润,皮下、黏膜下、筋膜下和骨膜等处神经末梢分布最多,且常有粗大神经通过,局部麻醉药容量应加大,必要时可提高浓度。肌纤维痛觉神经末梢分布较少,少量局部麻醉药即可产生肌肉松弛作用。②缓慢进针,改变穿刺方向时,应先退针到皮下,避免针干弯曲或折断。③每次注药前应抽吸,以防误入血管。④局部麻醉药注射完毕后需等待 4~5min,待局部麻醉药分布完善及充分起效,不应随即切开组织使药液外溢而影响效果。⑤每次注药量不要超过极量,以防局部麻醉药全身毒性反应。⑥感染及肿瘤部位不宜采用局部浸润麻醉。⑦需要浸润麻醉的面积较大时,可增加稀释倍数,利多卡因稀释至 0.3%~0.5% 时也可有效用于浸润麻醉。⑧充分浸润麻醉所需药物剂量,取决于所需麻醉的面积和预期手术时间。

【问题4】如何减轻局部浸润麻醉注射时的不适感?

【临床思路】

1. 与患者充分沟通,对于麻醉效果的反复评估可以安慰患者,同时防止突然体动。

2. 如无禁忌,术前可应用镇静、抗焦虑药物。

3. 减轻注射痛。可使用小号针头(比如 25G~30G)、缓慢给药;复方利多卡因乳膏预先涂抹,也是减轻不适的方法。注射痛还与局部麻醉药物呈酸性相关,加入碳酸氢钠可使药液中性化,减轻疼痛,并加速起效。

案例二　气道表面麻醉

【病历摘要】

患者男,65 岁。因"发现颈部肿物 20 年,肿大加重 3 个月"于 1 周前入院。患者颈部明显肿大,伴活动后气促,有喘鸣,尚能平卧,偶有端坐呼吸。自诉入院后呼吸困难症状加重,以吸气困难为主。3d 前 CT 提示:"颌下至上纵隔可见巨大软组织影,与周围组织界限不清。气管中上段受压狭窄,左右径减少 1/2,前后径改变不明显。血管受压为主,无明显侵袭性改变。"目前考虑诊断为甲状腺来源肿瘤,性质待查。气管软化试验(−)。患者既往史无特殊,入院后相关检验和检查结果基本正常。拟于全身麻醉下行颈部巨大肿物切除术。

知识点

表 面 麻 醉

将渗透作用强的局部麻醉药与局部皮肤、黏膜接触,使其透过皮肤、黏膜而阻滞浅表神经末梢所产生的无痛状态,称为表面麻醉(topical anesthesia)。1884 年可卡因滴入眼内,产生了麻醉效果,遂用于角膜和结膜手术,掀开了局部麻醉历史性的篇章。

【问题1】此患者最恰当的麻醉诱导方式是什么?

【临床思路】

该病例是典型的可预料困难气道,病变导致气管受压、移位、变形(可能已受侵犯),造成气道部分梗阻。无论是快速诱导还是慢诱导,均有可能加重梗阻,甚至出现无法通气的致命情形。依据 ASA 困难气道管理指南,此病例应选择与患者充分沟通,实施保留自主呼吸、咽喉及气道表面麻醉下气管插管的诱导方式。

麻 醉 经 过

患者入手术室后取半卧位,常规监测生命体征,开放外周静脉通道,与其充分沟通后,行表面麻醉下经口清醒气管插管。令患者张口,1% 丁卡因先喷舌背后半部及软腭 2~3 次。1~2min 后嘱其张口发"啊"声,咽后壁及喉部喷雾 3~4 次。2~3min 后患者咽部出现麻木感,将其舌体拉出,向咽喉部黏膜喷雾 3~4 下,间隔 2~3min,重复 2~3 次。最后用喉镜显露声门,于吸气时对准声门喷雾,每次 3~4 下,间隔 3~4min,重复 2~3 次,即完成咽喉表面麻醉。之后采取经声门注药法行气管黏膜表面麻醉,即左手持喉镜显露声门,右手持喉麻管,在直视下将导管前端越过声门送入气管上段,然后边旋转注射器、边缓慢注入4%利多卡因2ml。注毕后嘱患者咳嗽数次,即可获得气管上段、声门腹面及会厌腹面黏膜的表面麻醉。

2min后在纤维支气管镜引导下经口置入气管导管。

【问题2】气道表面麻醉还有什么方法?

【临床思路】

1. 局部麻醉药雾化吸入法　局部麻醉药(0.5%~4.0%利多卡因)加入雾化吸入面罩内,然后嘱患者深呼吸。15~30min后,整个口咽和气管内的局部麻醉药基本达到理想水平。雾化吸入的最大优点是简单、舒适、无创,不需要过多了解局部解剖知识。缺点是可控性不强,成功率严重依赖于患者的气道顺应性及深呼吸配合度。

2. 经环甲膜穿刺法　患者平卧头后仰,在环状软骨与甲状软骨间的环甲膜作标记。22G针头垂直刺入环甲膜,注入2%利多卡因2~3ml或0.5%~1.0%丁卡因2~4ml。穿刺及注射局部麻醉药时嘱患者屏气,不吞咽或讲话。注射完毕鼓励患者咳嗽,使药液分布均匀。2~5min后,气管上部、咽及喉下部表面麻醉效果显著。

3. 气道神经阻滞法　如喉上神经内侧支阻滞等详见"第四十七章口腔颌面部手术麻醉"。

知识点

咽喉部表面麻醉解剖基础

1. 声襞上方的喉部黏膜、喉后方黏膜及会厌下部的黏膜,最易诱发强烈的咳嗽反射。喉上神经内侧支穿过甲状舌骨膜,先进入梨状隐窝外侧壁,最后分布于梨状隐窝前壁、内侧黏膜上,故梨状隐窝处施用表面麻醉即可使喉反射迟钝。

2. 软腭、腭扁桃体及舌后部易引起呕吐反射,此处可以使用喷雾表面麻醉,但应控制局部麻醉药用量,以免吸收后发生毒性反应。

【问题3】清醒气管插管的潜在并发症有哪些?

【临床思路】

清醒气管插管的潜在并发症有:过度镇静、局部麻醉药全身毒性反应、气道梗阻、喉痉挛、支气管痉挛、气道损伤。

【问题4】表面麻醉还可用于哪些情况?

【临床思路】

表面麻醉广泛应用于眼部、鼻腔、咽喉、气管、支气管及直肠等部位。使用物理方法可以加快穿透皮肤的速度,如离子电渗疗法、局部加热法、电穿孔技术、无针加压注射技术等。常见的表面麻醉药物见表23-2。

表23-2　常见表面麻醉药

表面麻醉药	浓度	剂型	使用部位
利多卡因	2%~4%	溶液	口咽、鼻、气管及支气管
	2%	凝胶	尿道
	2.5%~5.0%	软膏	皮肤、黏膜、直肠
	10%	栓剂	直肠
	10%	气雾剂	牙龈黏膜
丁卡因	0.5%	软膏	鼻、气管、支气管
	0.25%~1.0%	溶液	眼
EMLA	2.5%利多卡因,2.5%丙胺卡因	乳剂	皮肤
奥布卡因	0.4%	溶液	眼
TAC	0.5%丁卡因,11.8%可卡因及1:200 000肾上腺素	溶液	皮肤

1. 眼科手术 角膜的末梢神经接近表面,结膜囊可容纳局部麻醉药,有利于表面麻醉的开展。0.4%奥布卡因滴眼液,结膜穿透性好,起效快,作用时间可达20min,可重复追加,广泛应用于眼科短小手术如白内障手术、斜视、青光眼小梁切除术中。

2. 鼻腔手术 筛前神经及鼻神经进入鼻腔后都位于黏膜下,可在表面麻醉下完成鼻息肉摘除、鼻甲及鼻中隔手术。

3. 皮肤表面麻醉 EMLA是一种局部麻醉药透皮乳剂,为2.5%利多卡因和2.5%丙胺卡因混合剂,皮肤穿透力较强,皮肤表面涂抹可以减轻经皮静脉穿刺和置管的疼痛,甚至用于文身、植皮、包皮环切术。提前作用45min,可达到充分的皮肤麻醉效果,延长时间可增强镇痛效果和可靠性。标准剂量的ELMA极少引起高铁血红蛋白血症,故可用于新生儿包皮环切术。

案例三 静脉局部麻醉

【病历摘要】

患者男,56岁。因"右手玻璃划伤1h"入院。患者进餐后不慎跌倒将玻璃门砸破并摔倒在碎片中,查体见患者右手手背尺侧弧形创口约4cm,内有异物,右手环指及小指背伸受限,拟急诊行"右手外伤清创缝合术+肌腱吻合术"。患者既往高血压史6年,最高血压达180/105mmHg,每日口服美托洛尔、硝苯地平控制。8个月前患者曾因感胸闷不适,诊断为急性冠脉综合征行冠状动脉支架置入术,术后患者自觉症状好转。目前服用阿司匹林75mg/d及氯吡格雷75mg/d行双联抗血小板治疗。

知识点

静脉局部麻醉

静脉局部麻醉(intravenous regional block,IVRA)最先由Bier在1908年提出,也被称为Bier阻滞。其作用机制是局部麻醉药经静脉注射入被止血带阻断的远端肢体内,可透过血管壁弥散至伴行神经轴突和神经末梢而发挥作用。药物主要作用于周围小神经及神经末梢,而对神经干作用较小,其安全性和有效性取决于患肢血流的中断和止血带的逐步开放,多用于上肢手术或下肢短小手术。

【问题1】该病例可选择什么样的麻醉方式?

【临床思路】

1. 该病史特点:急诊手术、手术范围局限于一侧肢体远端、手术时间不长、患者有高血压及冠心病病史、长期服用抗凝药物、饱胃。

2. 手外伤手术可选择全身麻醉、神经阻滞麻醉、局部麻醉及静脉局部麻醉。由于该病例需行清创及肌腱吻合术,单用局部麻醉不能保证阻滞完善;患者长期服用双联抗血小板药物,有出血倾向,也应慎用神经阻滞麻醉;加之患者饱胃,选择全身麻醉误吸风险较大。建议选择静脉局部麻醉完成手术。

知识点

静脉局部麻醉的适应证和禁忌证

1. 适应证 能安全放置止血带的远端肢体手术,手术时间一般在1~2h为宜。上肢手术如腕管松解术、神经探查、清创及异物清除等。下肢主要用于足及小腿手术,采用放置于腓骨颈以下的小腿或大腿止血带,以避免压迫腓浅神经。

2. 禁忌证 有痉挛性疾病史、外周神经病史;脓毒血症和低血容量;镰状红细胞病或类似疾病;局部麻醉药过敏史。

【问题2】静脉局部麻醉如何操作?

【临床思路】

1. 上肢手术静脉局部麻醉,在肢体近端缚两套止血带,肢体远端静脉穿刺置管。抬高肢体2~3min,用弹力绷带自肢体远端紧绕至近端以驱除肢体血液。先逐步封闭腋动脉,同时持续向其施加压力,向肢体近端止血带充气至压力超过该侧肢体收缩压 50~100mmHg,然后放平肢体,解除驱血带;经已建立的静脉通道注入稀释的局部麻醉药,缓慢注射以减轻注射痛,一般在 3~10min 后产生麻醉作用;多数患者在止血带充气 30~45min 以后出现止血带部位疼痛,此时可将远端止血带充气至前述压力标准,然后将近端止血带放松。

2. 若手术在 60~90min 尚未完成,而麻醉已消退,此时须暂时放松止血带,最好采用间歇放气,以提高安全性。恢复肢体循环 1min 后,再次充气并注射 1/2 首剂量的局部麻醉药。

3. 下肢手术静脉局部麻醉时,需增大局部麻醉药容积,以使下肢较大的血管旁间隙完全充盈。

知识点

静脉局部麻醉药物选择

利多卡因是最常用的局部麻醉药,为使静脉系统充盈又避免达到药物极量,可采用大容量稀释法。

上肢:0.5% 利多卡因,30~50ml;或 2% 利多卡因,12~15ml。

下肢:0.25% 利多卡因,50~100ml;或 2% 利多卡因,15~30ml。

【问题 3】静脉局部麻醉的并发症有哪些?

【临床思路】

静脉局部麻醉的主要并发症可分为药物性和止血带性。

1. 药物性并发症　主要表现为注入静脉系统内的药物(包括局部麻醉药和佐剂),在放松止血带后或漏气时,大量进入全身循环所产生的全身毒性反应。

2. 止血带相关并发症　包括一过性低血压;缺氧和酸中毒(放止血带时);阻滞不全(肢体未充分驱血或止血带失效);止血带痛及罕见的神经肌肉功能障碍。

【问题 4】如何预防并发症?

【临床思路】

1. 选择合适的药物,减少药物剂量。

2. 减少药物渗漏量。在止血带充气前充分肢体驱血,维持止血带的压力在一定范围内,不要使用过量的局部麻醉药,在远离止血带的区域注药,注药时间不短于 90s。

3. 减少止血带疼痛。使用双气囊止血带,可复合使用静脉镇痛镇静药物减少焦虑和不适感。

4. 防止缺血。确保药物进入静脉,止血带使用时间不要超过 2h。

5. 止血带放气方法合适。注射药物和松止血带的时间间隔不少于 20min。可采取“循环式放气”,套囊先放气,然后立即充气,仔细询问患者及观察是否出现局部麻醉药全身毒性反应症状。若患者 1min 内未出现明确不适,则可再次释放套囊内气体,随后再重新充气 1~2min,重复观察和询问,如果仍未表现出任何症状或体征,即可安全释放套囊内气体,移除止血带。

案例四　局部麻醉药的全身毒性反应

【病历摘要】

患者男,58 岁。拟择期行“右肩关节镜下肩袖修复术”。患者入手术室后,心率 80 次 /min,血压 120/80mmHg,吸空气时脉搏氧饱和度 98%。鼻导管给氧 3L/min,左上肢开放静脉通路后,静脉注射咪达唑仑 2mg 及芬太尼 0.05mg。选择 22G 穿刺针,经肌间沟入路,以神经刺激器引导下行臂丛神经阻滞麻醉。穿刺过程顺利,有效引出肱二头肌收缩(0.34mA)后缓慢注入局部麻醉药混合液(0.5% 布比卡因 20ml 与 1.5% 利多卡因 20ml)共 40ml。每注入 5ml 混合液停止注药并回抽观察,整个注药过程约 3min,患者清醒,未诉任何不适。

拔除穿刺针约 30s 后,患者突然诉剧烈头痛,尖叫,随即出现强直性阵挛。立即予以面罩加压给氧并静脉推注丙泊酚 50mg。患者抽搐停止,恢复自主呼吸,测得心率 58 次 /min,血压 78/42mmHg,脉搏氧饱和度 99%。约 90s 后患者再次出现抽搐,随即心电图显示心室颤动,无脉搏,血压测不到。

【问题 1】该患者首先考虑诊断是什么?

【临床思路】

1. 异常情况发生在神经阻滞麻醉注射药物之后的短时间内,首先考虑局部麻醉药全身毒性反应。局部麻醉药全身毒性反应大部分在注药后 30~180s 发生,平均发作时间为 52.5s;也有 25% 以上的病例在注药 5min 后才出现临床症状,甚至有报道在注药 60min 后出现毒性反应。

2. 虽然本例实施麻醉过程中一直未见回血,但由于局部血供丰富且注射容量较大,可能局部吸收入血的药量过多超过中毒阈值,不能排除局部麻醉药直接注入血管的可能。

知识点

局部麻醉药全身毒性反应的定义

局部麻醉药全身毒性反应是指血液中局部麻醉药的浓度超过机体的耐受能力,引起中枢神经系统和 / 或心血管系统兴奋或抑制的临床症状。

3. 该患者首发临床表现为中枢神经系统兴奋症状,即头痛、尖叫及抽搐,并反复发作。随即出现心脏毒性反应,如心律失常、循环严重受抑、心搏骤停。中枢神经系统症状与循环虚脱几乎同时发生,考虑可能与两种性质不同的局部麻醉药混合使用有关。

知识点

局部麻醉药中毒的临床表现

1. 局部麻醉药全身毒性反应的临床表现分为中枢神经系统症状(占 89%)和心血管系统症状(占 55%)。

2. 大多数局部麻醉药全身毒性反应最开始常表现为中枢神经系统的兴奋,如耳鸣、口周麻木、视物模糊或金属味觉。随着血药浓度的升高,将进展为运动性抽动,甚至由于选择性地阻滞了抑制性神经元而导致癫痫大发作。当药物浓度极高时,兴奋性神经元也被抑制,导致意识不清。最常见的中枢神经系统症状为惊厥(68%),有 7% 的患者出现了意识丧失。

3. 高浓度的局部麻醉药常以剂量依赖性的心肌抑制、心动过缓(27%)和低血压(18%)为首发症状,并发展为各种恶性心律失常及心搏骤停(12%)。心律失常表现多样且迅速变化,超过半数为心动过速及无脉性室性心律失常。

4. 一般局部麻醉药的中枢神经系统毒性先于心脏毒性,而布比卡因则相反。

5. 局部麻醉药的毒性程度通常与其作用强度成正比,通常认为局部麻醉药混合应用时,毒性作用累加。

【问题 2】发生局部麻醉药全身毒性反应的相关因素有哪些?

【临床思路】

1. 局部麻醉药全身毒性反应均为血药浓度过高引起,其危险因素包括吸收过多、排出过慢及全身毒性反应阈降低。局部麻醉药的种类、药物浓度、容量、是否添加辅助药、麻醉方式、操作是否顺利、注射部位、注射速度等都与其吸收相关。局部麻醉药全身吸收量依次为:静脉注射 > 气管内注射 > 肋间神经阻滞 > 骶管阻滞 > 硬膜外阻滞 > 臂丛神经阻滞 > 坐骨 - 股神经阻滞 > 皮下注射。

2. 此外,患者的基础情况如高龄、缺血性心脏病、传导异常、代谢性疾病(线粒体疾病)、肝脏疾病、严重贫血、代谢或呼吸性酸中毒、应用钠通道阻滞剂、严重心功能不全等都会增加局部麻醉药全身毒性反应的风险。宜酌情考虑麻醉方式,个体化用药。

抢 救 经 过

立即胸外心脏按压、气管插管机械通气。胸外心脏按压的同时,尝试性静脉快速滴注 20% 脂肪乳 100ml 后,再次行心外电除颤,几秒钟后,心电图出现一次窦性心搏。给予肾上腺素 0.1mg 并持续胸外心脏按压,15s后,逐步恢复到窦性心律,心率90次/min,脉搏及血压可触及。此后2h,继续输注脂肪乳剂每小时0.5mg/kg。患者窦性心律稳定,恢复自主呼吸,顺利拔除气管导管。而后神志清醒,情绪稳定,右上肢阻滞效果良好,无神经系统后遗症。转入ICU观察,预后良好。

【问题3】局部麻醉药全身毒性反应的抢救流程是什么?
【临床思路】

1. 局部麻醉药中枢神经毒性从轻至重可表现为眩晕、耳鸣、恶心、口周麻木、话多、震颤、肌阵挛性抽搐、惊厥、昏迷。治疗措施的选择取决于症状的严重程度,程度较轻者可自行恢复。局部麻醉药引起癫痫发作应保持气道通畅。由于缺氧和酸中毒均能加重局部麻醉药全身毒性反应并影响复苏效果,务必保证充分供氧。静脉给予硫喷妥钠、咪达唑仑或丙泊酚大多可终止癫痫发作,必要时应用肌松药,但需气管插管以控制气道。丙泊酚能有效控制抽搐症状,且容易得到,起效迅速,但其剂量相关循环抑制明显,对已有循环不稳定的病例不作为首选。

2. 一旦出现心脏毒性表现,立即实施基础或高级生命支持,尽早使用脂肪乳剂。胺碘酮治疗室性心律失常的效果优于其他药物。体外实验中有证据表明肾上腺素可能会加重心律失常并影响复苏效果,建议降低肾上腺素的使用量。由于局部麻醉药全身毒性反应有可能反复发作,因此建议复苏成功后继续使用小剂量脂肪乳剂维持一段时间,并加强监护,警惕再发。

知识点

美国区域阻滞与疼痛协会局部麻醉药全身毒性反应治疗清单(2012)

局部麻醉药全身毒性反应的药物治疗不同于其他心脏骤停情况。
寻求帮助
初始关注点
  气道管理:100%氧气通气
  控制抽搐:首选苯二氮䓬类,循环不稳定的患者避免使用丙泊酚
  联系附近有心肺转流条件的机构
心律失常的管理
  按基础或高级生命支持要求调整药物和尽可能延长复苏
  避免使用血管加压素、钙通道阻滞药、β受体阻滞药和局部麻醉药
  降低肾上腺素剂量至<1μg/kg
20%脂肪乳剂治疗(括号内剂量针对70kg体重患者为例)
  冲击量1.5mg/kg,静脉内注射(约100ml)
  持续输注0.25ml/(kg·min)(约18ml/min)
  对顽固性心血管虚脱者重复冲击量1~2次
  如果血压依然低,持续输注速率调整为0.5ml/(kg·min)
  循环稳定后至少持续输注10min
  推荐剂量上限:开始30min脂肪乳剂量不超过10ml/kg
不良事件上报

【问题4】为什么局部麻醉药全身毒性反应出现心搏骤停后应延长复苏?
【临床思路】

首先应明确局部麻醉药全身毒性反应引起的心搏骤停与其他类型的心搏骤停有很大的不同。局部麻醉药全身毒性反应对心肌舒缩及心脏电生理传导功能产生严重影响,但心肌细胞并未发生直接的不可逆损伤。如果能维持冠状动脉灌注,避免组织缺氧、酸中毒造成的间接损伤,在应用脂肪乳剂"洗脱"浓度过高的局部麻醉药后,或应用体外循环手段降低局部麻醉药浓度后,往往可以达到满意的复苏效果。即使是长时间的心搏骤停,也可能预后良好。因此,虽然局部麻醉药的心脏毒性一旦出现,复苏较为困难,但仍应延长复苏时间,

尽最大可能挽救患者生命。

【问题5】如何预防局部麻醉药全身毒性反应?

【临床思路】

1. 谨记局部麻醉药的安全剂量。同一种局部麻醉药在不同麻醉方式时的最大剂量不同。

2. 在局部麻醉药溶液中加用肾上腺素等缩血管药物,以减慢吸收和延长麻醉时效。血管收缩药不适用于心血管疾病或甲状腺功能亢进患者,及对手指、足趾或阴茎行局部阻滞时。

3. 防止局部麻醉药误注入血管内,细心回抽,注入全量前,可先注入试验剂量以观察反应。

4. 操作时仔细观察患者,与之充分交流,警惕先驱症状,若有异常则停止注射,过度通气以提高大脑惊厥阈值。若惊厥继续进展,则控制呼吸,保持心脏和大脑氧供。

5. 地西泮和其他苯二氮䓬类药,抗惊厥作用确切,且对循环干扰小,是有效预防药物。

6. 以上预防措施不能完全避免局部麻醉药全身毒性反应,还应随时准备好抢救药品和气管插管设备以备不时之需。

推荐阅读文献

［1］MALAMED S F. Handbook of local anesthesia. 6th ed. Amsterdam: Elserier Inc, 2013.

［2］HADZIC A. Textbook of regional anesthesia and acute pain management. New York: McGraw Hill Medical, 2007.

［3］海特米勒, 施温格尔. 约翰·霍普金斯麻醉学手册. 黄宇光, 译. 北京: 人民军医出版社, 2013.

［4］田玉科, 梅伟. 超声定位神经阻滞图谱. 北京: 人民卫生出版社, 2011.

［5］NEAL J M, MULROY M F, WEINBERG G L, et al. American society of regional anesthesia and pain medicine checklist for managing local anesthetic systemic toxicity: 2012 version. Reg Anesth Pain Med, 2012, 37 (1): 16-18.

［6］DI G G, NEAL J M, ROSENQUIST R W, et al. Clinical presentation of local anesthetic systemic toxicity a review of published cases, 1979 to 2009. Reg Anesth Pain Med, 2010, 35 (2): 181-187.

［7］ROSENBLATT M A, ABEL M, FISCHER G W, et al. Successful use of a 20% lipid emulsion to resuscitate a patient after a presumed bupivacaine-related cardiac arrest. Anesthesiology, 2006, 105 (1): 217-218.

［8］米勒. 米勒麻醉学: 第8版. 邓小明, 曾因明, 黄宇光, 译. 北京: 北京大学医学出版社, 2017: 928-953.

［9］巴特沃斯, 麦基, 瓦斯尼克, 等. 摩根临床麻醉学: 第5版. 王天龙, 刘进, 熊利泽, 译. 北京: 北京大学医学出版社, 2015: 199-209.

(赵国庆 李龙云)

第二十四章 镇 静 术

Sedation

镇静术不仅用于术中椎管内麻醉或区域神经阻滞麻醉的复合,也广泛用于手术室外如消化内镜及气管镜等检查与治疗,以及ICU机械通气的患者。术中镇静可缓解患者对外界刺激及干扰引起的紧张、恐惧心理,使患者能更好地配合麻醉及手术进行。手术室外镇静可增加患者对创伤性操作的耐受性和舒适性。ICU镇静,使气管插管机械通气患者人机对抗减少,机体代谢率降低,氧耗氧需减少,器官功能受到保护。

案例一 手术患者的镇静

【病历摘要】

患者男,80岁,体重95kg,身高170cm。主因"糖尿病右足坏疽,发热1个月,感染无法控制"入院,拟行膝上截肢术。既往史:高血压病史30余年,血压最高达200/110mmHg,冠心病史20余年,心房纤颤20余年,糖尿病史20余年,2年前患脑梗死,偏瘫、失语。入院查体:体温38.5℃,心室律绝对不齐,心率95~110次/min,血压170/90mmHg。听诊右下肺湿啰音。胸部X线示:双肺纹理增多、增粗,右下肺内侧呈斑片状模糊致密影,密度不均。

麻 醉 经 过

患者入室后因右足疼痛刺激,躁动、呻吟,但不能正确言语表达。对大声呼唤或较重疼痛刺激可睁眼。拟在患者右侧腰丛联合坐骨神经阻滞下行右侧下肢膝上截肢术。

【问题1】如何使患者配合完成神经阻滞操作?

【临床思路】

1. 患者入室后,给予心电图、血压、脉搏血氧饱和度(SpO_2)和脑电双频谱指数(bispectral index,BIS)监测。右上肢静脉穿刺置管,输注乳酸钠林格液5ml/(kg·h)。右侧桡动脉置管,监测血压。面罩吸氧2L/min。心电监测示心率90~100次/min,血压165/90mmHg,SpO_2 93%。静脉给予芬太尼0.05mg缓解疼痛,硝酸甘油持续输注0.1~1.0μg/(kg·min),艾司洛尔持续输注50~100μg/(kg·min)。

2. 芬太尼静脉注射5min后,静脉给予右美托咪定负荷剂量0.5μg/kg,输注10min。此时患者已不再呻吟躁动,BIS监测值为69,处于镇静状态。右美托咪定以0.2~0.6μg/(kg·h)持续输注。

3. 患者侧卧位行右侧腰丛联合坐骨神经阻滞,麻醉操作顺利,阻滞范围满意,手术开始。

知识点

区域麻醉下的镇静

区域麻醉镇静目的是消除或减轻患者的焦虑和不适,增强患者对于区域麻醉操作和手术的耐受性和满意度,最大限度地降低围术期中发生损伤和意外的风险,为麻醉和手术/操作创造最佳的诊疗条件。

知识点

区域麻醉下镇静常见并发症

应排除行区域麻醉引起的并发症如膈神经阻滞、气胸、全脊麻、局部麻醉药全身毒性反应等,常见并发症有呼吸抑制、血压下降、心律失常和心肌缺血等。

【问题2】患者在芬太尼及右美托咪定的镇痛镇静下,不再躁动呻吟,顺利完成神经阻滞操作。此种镇静方法称为适度镇静,还是监护麻醉? 二者有何区别?

知识点

适度镇静与监护麻醉概念

适度镇静 / 镇痛(moderate sedation/analgesia)也称为清醒镇静(conscious sedation)。此概念最早起源于 20 世纪 60 年代牙科门诊,指运用一种或多种药物,对患者意识水平产生轻微抑制,以缓解患者焦虑及恐惧的情绪,减轻疼痛和其他伤害性刺激,提高患者舒适性,同时患者能保持连续自主的呼吸,对物理刺激和 / 或语言指令作出适当反应的能力,以便和术者配合。以 Ramsay 镇静评分为标准达到 2~3 级为适宜,术后大多数患者对操作过程仅有模糊的记忆(表 24-1)。

监护麻醉概念最早由美国 White 教授提出,后被美国麻醉医师协会接受,是诊断或治疗过程中的一项特殊麻醉管理,监护控制患者的生命体征,并根据需要适当给予麻醉药或其他治疗。

表 24-1 镇静程度分级

镇静程度	Ramsay 镇静评分	反应性	气道	自主通气	循环功能
轻度镇静(抗焦虑状态)	2~3 分	对语言刺激反应正常	无影响	无影响	无影响
中度镇静(适度镇静)	4 分	对语言或触觉刺激存在有目的反应	无须干预	充足	通常能够维持稳定
深度镇静	5~6 分	对非伤害性刺激无反应,对伤害性刺激有反应	可能需要干预	可能不足	通常能够维持稳定
全身麻醉		对伤害性刺激无反应	需要干预	经常不足	可能受抑制

【临床思路】

1. 监护麻醉主要包括术前评估与准备,麻醉计划,生命体征监测,给予镇静药、催眠药、镇痛药、麻醉药或其他治疗药物,提供患者心理上的支持和生理上的舒适,为保障诊疗过程的安全,给予患者其他的医疗处置。

2. 监护麻醉还涉及麻醉方法的变更。由于所给药物的种类、剂量不同,患者可处于监护麻醉镇静、镇痛的不同深度。当镇静程度较深时患者可失去意识及自主反应能力,此时不论患者是否需要气道支持,监护麻醉已改变为全身麻醉。所以监护麻醉必须由具备全身麻醉资质及呼吸抑制时具备气道控制能力的麻醉医师完成。监护麻醉应被视为与全身麻醉、局部麻醉处于同等重要地位的一种麻醉方法。

3. 该患者术前进行了麻醉评估与麻醉计划,由于心肺功能较差,并发症较多,故选择外周神经阻滞麻醉方法。患者术中在生命体征监测下,给予镇痛药、镇静药及硝酸酯类药及 β 受体阻滞药等药物的相关治疗。故该患者的镇静方法称为监护麻醉。

知识点

镇静水平评估方法

1. 警觉 / 镇静观察评估（OAA/S） OAA/S 评分是临床镇静评分中有代表性的一种镇静评分方法，通过对患者进行声音指令和触觉干扰指令来评价患者的镇静深度。

2. Ramsay 评分 Ramsay 评分是临床常用的可靠的镇静评分标准，简单实用。分为三个层次的清醒状态和三个层次的睡眠状态，但缺乏特征性的指标来区分不同的镇静水平。

麻 醉 经 过

患者术中生命体征平稳，未出现躁动及呼吸抑制等不良事件。术中根据患者血压、心率及 BIS 监测数值调整硝酸甘油、艾司洛尔及右美托咪定的持续输注剂量，维持动脉血压 120~140/80~90mmHg，心率 65~75 次 /min，BIS 69~79。手术时间 100min，术毕患者安返病房。

【问题 3】右美托咪定用于该患者术中镇静维持，有何优势？

【临床思路】

1. 右美托咪定具有剂量依赖性的镇静催眠、镇痛、抑制交感神经活性的特性。能使患者血压、心率及术中血流动力学处于稳定状态，提高心肌缺血区 / 非缺血区血流比例，降低心肌氧耗，减少围术期心肌缺血及心肌梗死的发生。该患者合并高血压、心室率较快，心功能Ⅲ级，故右美托咪定用于该患者较为适宜。

2. 右美托咪定对呼吸影响小，无呼吸抑制作用，可保持对二氧化碳增高的通气反应，不增强阿片类药物的呼吸抑制，可以被刺激或语言唤醒。

3. 区域神经阻滞联合应用右美托咪定，使麻醉穿刺操作更人性化，患者依从性增加，躁动发生率降低，对术后认知功能无影响。

案例二 门诊患者的镇静

【病历摘要】

患者女，82 岁，体重 85kg，身高 157cm。因"便血 1 周，先血后便，色鲜红，量较多"，拟行门诊结肠镜检查。患者既往无高血压、冠心病病史。乙型肝炎病史 50 余年，肝硬化、脾大病史 10 余年。实验室检查示碱性磷酸酶、γ- 谷氨酰转肽酶升高，胆碱酯酶降低，血红蛋白 98g/L，血小板 90×10^9/L。

【问题 1】该患者拟在门诊监护麻醉下行结肠镜检查，术前需做哪些方面评估？

【临床思路】

1. 监护麻醉前评估，该患者高龄、肥胖、贫血、肝功能异常、肝硬化、脾大，均增加了监护麻醉的风险。监护麻醉前评估流程图见图 24-1。

2. 评估内镜操作时间的长短，对于选择药物的种类、剂量、监护方法及是否需要行气管插管至关重要。该患者拟行结肠镜检查，操作时间较短，故应选择起效快、作用时间短、清除半衰期短的药物（图 24-2）。

【问题 2】该患者为 82 岁的老年女性，老年患者进行无痛消化内镜检查时应注意哪些问题？

【临床思路】

1. 老年患者由于年龄因素，各脏器功能减退，尤其肝肾功能的下降，导致药物的清除半衰期延长。由于血浆蛋白结合率降低导致游离药物浓度增加。老年患者日常服用多种药物，药物的生物利用度增加。同时老年患者肾小球滤过率降低，肾浓缩功能降低，肾脏排泄功能受到影响。上述因素均可使老年患者药物作用时间延长。因此，老年患者镇静应选择半衰期短、代谢产物活性低及副作用少的镇静药。给药时应减少用药种类，减慢给药速度，减少药物累计用量。

2. 老年患者术前进行肠道准备，尤其应用渗透性泻药时易出现脱水及电解质紊乱的状况。老年患者心肌收缩力减弱，血管顺应性降低，镇静过程中极易出现静脉容量血管张力快速丧失，导致低血压、心律失常等心血管事件发生。故老年患者镇静过程中，应密切监测循环状态，选择对循环功能抑制轻、恢复快的药物。

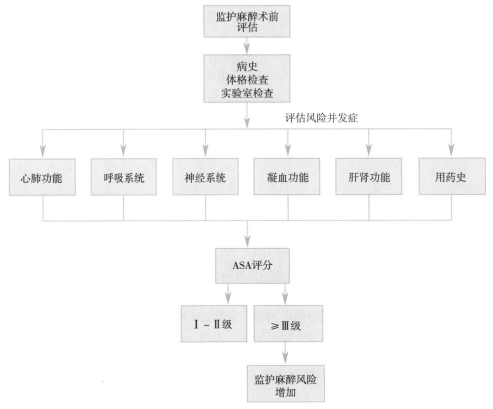

图 24-1 监护麻醉前评估流程图

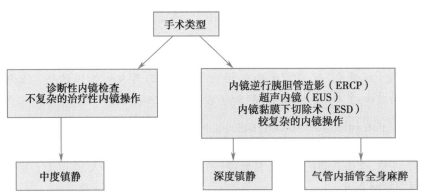

图 24-2 不同手术类型的镇静程度

3. 老年患者呼吸系统储备及气体交换功能下降,呼吸中枢对低氧及高二氧化碳刺激的敏感性均降低,因此监护麻醉过程中易发生镇静镇痛药所致低氧血症,应密切监测呼吸次数及呼吸节律。

4. 老年患者应高度警惕中枢神经系统功能衰退导致的脑储备功能下降,对麻醉药物的敏感性增加,容易出现围术期谵妄及术后认知功能障碍。

【问题3】该患者体重 85kg,身高 157cm,属肥胖还是病理性肥胖? 该患者进行消化内镜检查时,镇静有何风险? 药物剂量有何特殊性?

【临床思路】

1. 根据体重指数 = 体重(kg)/身高²(m²),此患者体重指数约为 34.5kg/m²,属于肥胖,而非病理性肥胖。

2. 肥胖可导致患者出现睡眠呼吸暂停综合征及限制性肺疾病。患者胸廓顺应性降低,肺泡通气量减少,肺泡通气/血流比例失调。体重指数是预测发生与镇静相关并发症的独立指标。体重指数越大,出现气道梗阻及低氧血症的概率越高。故该患者有困难气道的可能,镇静过程中应随时警惕呼吸道梗阻的发生,做好困难气道的应急处理。

3. 肥胖患者通常合并高甘油三酯血症。由于体重大,镇静所需丙泊酚剂量较大,血中甘油三酯明显升高,动脉粥样硬化及冠心病的发病概率增加。

4. 肥胖患者上消化道可发生若干改变,如胃排空时间延长、胃部 pH 降低、食管裂孔疝等,这些因素均可使患者在诱导或镇静过程中发生吸入性肺炎。因此,该患者在镇静过程中应预防反流性误吸的发生(图 24-3)。

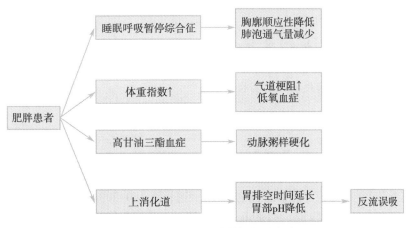

图 24-3　肥胖患者镇静相关并发症

知识点

肥胖患者用药剂量的计算

1. 高脂溶性药物在肥胖个体中的分布容积较正常体重个体的分布容积增加。药物剂量根据患者的总体重计算出来。这类药物包括:丙泊酚、苯二氮䓬类药、芬太尼、右美托咪定等。

2. 个别脂溶性药物不产生分布容积的改变,药物剂量应根据去脂体重计算出来,如瑞芬太尼。

3. 去脂体重(kg)= 理想体重 +20%~40% 的理想体重。

4. 男性理想体重(kg)= 身高(cm)−100;女性理想体重(kg)= 身高(cm)−105。

【问题 4】该患者肝功能多项异常,乙型肝炎病史 50 余年,肝硬化、脾大病史 10 余年。给予患者监护麻醉时应注意哪些问题?

【临床思路】

1. 有慢性肝脏疾病的患者,接受内镜检查前应仔细评估肝功能,进行全面的体格检查,以排除肝性脑病的发生。该患者围术期应避免诱发肝性脑病发作或加重的诱因,如感染、上消化道出血、大量利尿及麻醉用药的不当。

2. 该患者由于肝功能异常导致肝脏代谢、胆汁分泌及血浆蛋白结合异常,使药物的清除率降低,故临床用药应酌情减量。

3. 该患者有肝硬化脾大病史,应注意是否有食管胃底静脉曲张。给予镇静时应考虑到出血导致误吸的可能。多数研究认为对肝硬化患者镇静时,丙泊酚替代咪达唑仑和阿片类药物更为合理。因为丙泊酚半衰期短,镇静效率高,复苏时间短,肝性脑病的发生概率降低。故丙泊酚对肝硬化患者是安全、有效的镇静选择。

【问题 5】常见消化内镜诊疗的镇静/麻醉应怎样实施?

【临床思路】

1. 胃镜检查,静脉推注丙泊酚 1.5~2.5mg/kg 即可满足镇静要求。成人 10~40mg 丙泊酚与 1μg/kg 芬太尼联合用于胃镜检查,患者耐受程度高,苏醒快。

2. 结肠镜检查,常静脉注射丙泊酚,首次剂量 1~2mg/kg,追加剂量 0.2~0.5mg/kg,泵注剂量 6~10mg/(kg·h),直至开始退出内镜时停药。或丙泊酚联合咪达唑仑(1~2mg)和/或芬太尼(30~50μg)或舒芬太尼

(3~5µg),也可达到理想的镇静深度,患者的遗忘度高,同时可减少丙泊酚的用药剂量。

3. 小肠镜、超声内镜、内镜逆行胆总管胰腺造影术,或其他消化内镜治疗如息肉与平滑肌瘤的摘除、上消化道内异物的取出、食管白斑和 Barrett 食管的内镜治疗、内镜下黏膜剥离术、内镜下黏膜切除术、经口内镜下食管括约肌切开术等,常需要在深度镇静/麻醉下进行,必要时实施气管内插管全身麻醉。给予小剂量的咪达唑仑和/或芬太尼或舒芬太尼,丙泊酚诱导剂量 1~2mg/kg,患者达深度镇静或全身麻醉状态后进镜,术中持续泵入丙泊酚和/或瑞芬太尼维持。亦可选用右美托咪定复合瑞芬太尼的方法。

麻 醉 经 过

患者入室,麻醉医师确认其禁食水 12h,静脉注射芬太尼 0.05mg,丙泊酚 0.5~1.0mg/kg。患者意识水平减低,内科医师开始进镜检查。进镜到达结肠肝曲时,患者有明显的体动,追加丙泊酚 30mg,体动消失,血压降至 80/50mmHg,心电监护显示频发室性期前收缩。

[问题 6] 当出现血压下降频发室性期前收缩时,麻醉医师应如何处理?
[临床思路]

1. 由于患者禁食水时间长达 12h,加之术前肠道准备,必然存在全身血容量不足。

2. 丙泊酚具有心肌抑制和外周血管扩张作用,老年患者心功能储备差,因而更易出现低血压。此时应首先重新证实血压数值,立即停止静脉麻醉药物输注,快速补液 100~200ml。若血压提升效果不佳,酌情使用小剂量血管收缩药如去氧肾上腺素 50~100µg。当血流动力学指标优化后,心肌缺血改善,频发室性期前收缩消失。若仍有室性期前收缩存在,排除呼吸循环抑制因素,给予利多卡因或胺碘酮对症处理,同时监测电解质水平。

3. 若为心源性低血压,排除缺氧、二氧化碳蓄积等因素后,应针对具体原因作相应处理,如增强心肌收缩力,改善心肌供血或解除心脏压塞等。

麻 醉 经 过

患者经补液和给予血管活性药后,血压恢复正常,频发室性期前收缩消失,镜检顺利完成。术后患者转入麻醉苏醒室,继续心电监护 30min。待患者生命体征平稳、能自行穿衣、行走、无头晕恶心、可自如饮水,达到上述离院标准时在成人护送下离开。

案例三　ICU 患者的镇静

[病历摘要]

患者男,70 岁。因"咳嗽、咳痰 1 个月,胸痛 2 周"入院。既往高血压病史 20 年,冠心病史 5 年,糖尿病史 2 年。CT 示左下肺中心型肺癌,气管镜检查病理报告为鳞状细胞癌。术前给予胸段硬膜外穿刺置管用于术后镇痛。术中在静脉复合麻醉下完成左全肺切除术。术中生命体征平稳,术毕返回外科 ICU。

[问题 1] 患者保留气管插管返回外科 ICU 后还需继续镇静治疗吗?
[临床思路]

1. 全肺切除术患者,为了避免术后纵隔摆动、呼吸衰竭等并发症的发生,常需保留气管插管入 ICU 进一步观察治疗,待循环、呼吸平稳后再脱机拔管。

2. 为了减轻由于机械通气时气管插管或气管切开等因素给患者造成的应激和不适,使人机同步,减轻患者的忧虑、恐惧、不良记忆,减少躁动和睡眠障碍甚至谵妄的发生,维护机体内环境稳定,对 ICU 危重患者进行机械通气治疗的同时给予适当镇痛镇静治疗十分必要。

患者入 ICU 后,继续机械通气,静脉给予吗啡 10mg,持续输注丙泊酚 5~50µg/(kg·min),硬膜外持续输注 0.2% 罗哌卡因 2ml/h。患者生命体征平稳,6h 后达到脱机标准,拔除气管插管。

[问题 2] 如何对 ICU 患者进行镇痛镇静治疗?
[临床思路]

1. 首先给予非药物干预,祛除导致疼痛、焦虑、躁动的诱因,改善环境。包括患者体位是否舒适、骨折部位的固定是否恰当、是否需要给予局部热敷或冷敷。

2. 应常规对患者进行疼痛评估,在镇静之前或同时给予镇痛治疗,并选择合理的镇痛方式和药物。缩短 ICU 患者机械通气时间,患者更容易脱机,ICU 留治时间明显减少。

知识点

ICU 患者的疼痛评估方法

常用评分方法有:数字评分表(numeric rating scale,NRS)、面部表情评分表(faces pain scale,FPS)、行为疼痛量表(behavioral pain scale,BPS)及重症监护疼痛观察量表(critical-care pain observation tool,CPOT)等。NRS 评分是有意识能自主表达的患者常用的方法;对不能表达,但具有躯体运动功能和行为的患者,一般应用 BPS 和 CPOT 评分(表 24-2)。

表 24-2　ICU 镇痛效果评估和预期目标

对象	应用量表	目标值
能自主表达患者	NRS	NRS<4
不能表达、具有躯体运动和行为能力的患者	BPS 或 CPOT	BPS<5 CPOT<3

知识点

ICU 患者镇痛方式和药物的选择

1. 局部神经阻滞或硬膜外镇痛。局部神经阻滞用于合并神经损伤的患者(如硬膜外血肿),不仅可以减少镇静、镇痛药物的使用,更有利于神经功能的检查和判断。

2. 对血流动力学稳定的患者,镇痛镇静方案首选吗啡。对血流动力学不稳定和肾功能不全的患者,可选择芬太尼或瑞芬太尼。

3. 联合应用非阿片类镇痛药物减少阿片类药物的用量和不良反应。

【问题 3】对 ICU 患者实施镇痛镇静方案,镇静应如何维持?

【临床思路】

1. 目前 ICU 推荐的镇静维持方法为计划镇静或称"方案化镇静"。个体化制订 ICU 患者的镇静目标,根据 Ramsay 评分和镇静 - 躁动评分来调节镇静药的用量。进行镇静时,每日中段实施唤醒。在唤醒时进行脱机试验,同时评估患者的精神与神经功能状态。该方法可使镇静药用量减少,机械通气时间和 ICU 留治时间缩短,有利于患者进行早期活动,促进机体功能恢复。

2. 镇静药物的给药方法,丙泊酚适宜持续输注,咪达唑仑适宜间断给药。持续输注的优点为药代动力学稳定,血浆药物浓度无明显波动,便于控制镇静的终点,但机械通气时间延长,ICU 住院天数增加。故建议持续输注时应采用最小的剂量、最短的输注时间。

【问题 4】对 ICU 患者实施镇静方案,如何选择镇静药物?

【临床思路】

1. 苯二氮䓬类和丙泊酚仍然应作为镇静治疗的基本药物。咪达唑仑可产生良好的顺行性遗忘效果,避免了撤机后产生恐惧心理。但苯二氮䓬类药物所致的谵妄发生率明显高于其他镇静药。机械通气时间延长、ICU 患者住院天数增加均与苯二氮䓬类药物使用相关。

2. 丙泊酚于 1993 年批准应用于 ICU 镇静。丙泊酚含有甘油三酯,可产热能 1.1kcal/L,应将丙泊酚的热量计入营养支持的总热量中。ICU 患者由于胃肠外营养脂肪乳剂及丙泊酚的输注,可产生高甘油三酯血症,故应监测血甘油三酯水平。当患者因肝脏脂代谢异常时,可出现丙泊酚输注综合征。

丙泊酚输注综合征

丙泊酚输注综合征(propofol infusion syndrome,PRIS)最早在儿童中发现,随后发现危重患者或成人长期大剂量使用丙泊酚时也可发生 PRIS。其主要临床特征为乳酸酸中毒、横纹肌溶解、心力衰竭、高钾血症、高脂血症及难治性心动过缓致心搏骤停。PRIS 的诱因有低龄、严重中枢神经系统疾病、糖皮质激素或外源性儿茶酚胺摄入及糖类摄入不足等。对长时间使用丙泊酚的患者应严密监测其肌酸激酶、乳酸、电解质及血气分析结果。乳酸尿是丙泊酚输注综合征的早期症状,故一旦发现乳酸尿应该立即停止输注丙泊酚。早期补充糖类可有效预防 PRIS 发生,成年人糖类储备较儿童多,故发生 PRIS 的概率较儿童低。临床上输注丙泊酚应避免输注速度大于 4mg/(kg·h),持续时间超过 48h。

3. 右美托咪定于 1999 年被美国 FDA 批准用于 ICU 镇静。右美托咪定具有稳定血流动力学,抑制应激反应,减少阿片类药物的用量和抗寒战等作用。右美托咪定用于 ICU 患者镇静,谵妄的发生率明显降低,拔管时间显著缩短,ICU 住院天数明显减少。

【问题 5】如何对 ICU 患者进行镇静深度评分?

【临床思路】

1. 正确评价 ICU 患者的镇静深度与临床用药直接相关。ICU 患者处于"睡眠但容易唤醒"可能是 ICU 中比较理想的镇静状态。需要有简明方便、适用性强、可信度和可靠性高的镇静深度评价手段和方法。

2. 1974 年 Ramsay 提出的镇静深度评分系统是目前使用最广泛的系统。但其评分标准较为粗略,对镇静状态没有具体和特异度描述,镇静适度的界限比较模糊(详见第五章表 5-2)。镇静躁动评分(sedation agitation scale,SAS)系统是危重患者一个可靠和有效的评分系统,分七个等级描述患者行为,评价镇静深度和意识状态(表 24-3)。SAS 评分用于监测机械通气患者镇静深度更为合适有效。通常的镇静目标是患者安静,容易唤醒,维持正常的睡眠觉醒周期。机械通气患者能耐受有创操作,所需镇静水平略深。SAS 评分 3~4 分更符合镇静目标的要求。运动活力评分(motor activity assessment scale,MAAS)是从 SAS 评分改编而来(表 24-4)。

表 24-3　镇静躁动评分(SAS)系统

分值	状态	临床表现
1	不能唤醒	对伤害性刺激无反应或有轻微反应,无法交流或对指令应答
2	非常镇静	对身体的刺激能唤醒,但无法交流或对指令应答,能自发移动
3	镇静	能被呼喊或轻摇唤醒,但随后又入睡,能对简单指令应答
4	安静合作	安静、易醒、能对指令应答
5	躁动	紧张、中度激惹,试图坐起,口头提醒能使其平静
6	非常躁动	尽管经常口头提醒仍不能平静,咬气管导管,需要固定患者肢体
7	危险性躁动	患者试图拔出气管导管或输液管,攀越床栏,攻击医护人员,不停翻滚

表 24-4　运动活力评分(MAAS)系统

分值	状态	临床表现
0	无反应	对伤害性刺激无反应
1	只对伤害性刺激有反应	对伤害性刺激睁眼、皱眉、转头向刺激方向或移动肢体
2	对呼唤姓名或触摸有反应	睁眼、皱眉、转头向刺激方向,在大声唤名或被触摸时移动肢体
3	安静和合作	无须外界刺激,患者能自发活动,有目的地调整被单和衣服,能对指令应答
4	静息和合作	无须外界刺激,患者能自发活动,寻找被单或导管或不盖被服,对指令应答
5	激惹	无须外界刺激,患者能自发活动,试图坐起或将肢体移出床外,不能可靠地对指令应答
6	非常激惹	试图攀越床栏和不能按指令平静

推荐阅读文献

[1] Position on monitored anesthesia care. Committee of Origin: Economics (Approved by the ASA House of Delegates on October 21, 1986, amended on October 25, 2005 and last updated on September 2, 2008).

[2] House ASA. Distinguishing monitored anesthesia care (MAC) from moderate sedation/analgesia (conscious sedation). Committee of Origin: Economics (Approved by the ASA House of Delegates on October 27, 2004 and last updated on September 2, 2008).

[3] TRIANTAFILLIDI J K, MERIKAS E, NIKOLAKIS D, et al. Sedation in gastrointestinal endoscopy: Current issues. World J Gastroenterol, 2013, 19 (4): 463-481.

[4] MARTÍNEZ J F, APARICIO J R, COMPAÑY L, et al. Safety of continuous propofol sedation for endoscopic procedures in elderly patients. Rev Esp Enferm Dig, 2011, 103 (2): 76-82.

[5] WANI S, AZAR R, HOVIS C E, et al. Obesity as a risk factor for sedation-related complications during propofol mediated sedation for advanced endoscopic procedures. Gastrointest Endosc, 2011, 74 (6): 1238-1247.

[6] KÜPER M A, KRATT T, KRAMER K M, et al. Effort, safety, and findings of routine preoperative endoscopic evaluation of morbidly obese patients undergoing bariatric surgery. Surg Endosc, 2010, 24 (8): 1996-2001.

[7] SHARMA P, SINGH S, SHARMA B C, et al. Propofol sedation during endoscopy in patients with cirrhosis, and utility of psychometric tests and critical flicker frequency in assessment of recovery from sedation. Endoscopy, 2011, 43 (5): 400-405.

[8] AGOSTONI M, FANTI L, GEMMA M, et al. Adverse events during monitored anesthesia care for GI endoscopy: an 8-year experience. Gastrointest Endosc, 2011, 74 (2): 266-275.

[9] JACKSON J C, GIRARD T D, GORDON S M, et al. Long-term cognitive and psychological outcomes in the awakening and breathing controlled trial. Am J Respir Crit Care Med, 2010, 182 (2): 183-191.

[10] MEHTA S, MCCULLAGH I, BURRY L. Current sedation practices: lessons learned from international surveys. Crit Care Clin, 2009, 25 (3): 471-488, vii-viii.

[11] 薛张纲, 万里. 区域麻醉镇静辅助用药专家共识 (2017). 中华麻醉学杂志, 2017, 37 (1): 12-20.

[12] DROWN M B. Integrative review utilizing dexmedetomidine as an anesthetic for monitored anesthesia care and regional anesthesia. Nurs Forum, 2011, 46 (3): 186-194.

[13] 中华医学会重症医学分会. 中国成人 ICU 镇痛和镇静治疗指南. 中华重症医学电子杂志, 2018, 4 (2): 90-113.

（王国年）

第二十五章 呼 吸 支 持

Respiratory Support

呼吸支持是指以维持呼吸功能不全或呼吸衰竭患者的基本通气和氧合状态为主要目的的一系列治疗方法,主要包括氧疗、机械通气、体外生命支持技术等。

一、氧疗

(一)目的和目标

氧气的供应过程需要呼吸、循环和血液系统的协同作用,气道开口与组织细胞间存在的氧分压差决定了氧在体内的转运方向,氧疗的目的在于重建正常的氧分压差。

氧疗的目标包括:纠正可疑或已被确诊的急性缺氧;减轻慢性缺氧所引起的症状;降低急慢性缺氧所增加的心肺工作负荷。

(二)氧疗装置

1. 低流量装置　流量≤8L/min。包括鼻套管、鼻导管、气管内导管。

2. 储存装置　在患者呼吸时收集和存储氧气。包括储存套管、储氧面罩、非重复呼吸储存回路。

3. 高流量设备　流量≥60L/min。包括:空气卷吸装置,如空气卷吸面罩(文丘里面罩)、空气卷吸雾化器;混合装置;密闭式设备,如氧帐、孵箱、氧罩。

4. 其他氧疗装置　高流量鼻导管、球囊面罩、流量需求和脉冲给氧系统。

(三)注意事项

1. 保持气道通畅。

2. 根据低氧血症病因选择氧疗方法。

3. 选择合适的 FiO_2。

4. 重视病因治疗。

5. 评价氧疗效果。评价指标包括:全身情况、脉搏氧饱和度、血气分析、血乳酸、阴离子间隙等。

6. 预防火灾。

(四)并发症

1. 通气抑制。

2. 早产儿视网膜病变。

3. 吸收性肺不张。

4. 氧中毒。

二、机械通气

机械通气对呼吸力学、肺通气、肺换气、心血管系统及其他器官系统均有影响,在改善通气与氧合的同时,也可导致多种并发症,如血流动力学障碍、呼吸机相关性肺损伤、呼吸机相关性肺炎、呼吸机诱导的膈肌功能不全等。

(一)机械通气方法分类

1. 无创正压通气。

2. 有创正压通气。

（二）机械通气模式分类

1. 定容型通气。

2. 定压型通气。

（三）机械通气支持方式分类

1. 指令（控制）。

2. 辅助。

3. 支持。

4. 自主呼吸。

（四）呼吸参数设置和调节

1. 呼吸参数设置

（1）潮气量：一般成人 6~8ml/kg。

（2）呼吸频率：新生儿 40~50 次 /min；婴儿 30~40 次 /min；成人 12~20 次 /min。

（3）吸气时间或吸呼比：常规为 1∶2 或 1∶2.5，COPD 患者 1∶2.5~1∶4。

（4）触发灵敏度：压力触发灵敏度 –0.5~–2cmH_2O；流量触发灵敏度 1~3L/min。

（5）吸入氧浓度：长期机械通气患者 $FiO_2<0.6$。

（6）吸气流速：成人 40~100L/min；婴儿 4~10L/min。

（7）呼气末正压：最佳 PEEP。

（8）报警设置。

（9）湿化。

2. 呼吸参数调节　依据以下两个方面对常用呼吸参数进行调节。

（1）患者病情变化，如神志、体温、脉搏、血压、呼吸频率及强弱等。

（2）血气分析及呼吸力学、循环动力学监测。

三、体外生命支持技术

1. 体外膜肺氧合　对呼吸和循环功能不全的危重患者进行有效的呼吸循环支持。

2. 体外二氧化碳清除

案例一　呼 吸 支 持

【病历摘要】

患者男，59 岁，60kg。退休前朋友聚会，酒后突发左上腹痛，向背部放散。发热，伴恶心呕吐。后扩散至全腹痛，在朋友陪伴下到医院，诊断为重症急性胰腺炎，需急诊手术。在静吸复合全身麻醉下完成手术，术中呼吸循环尚平稳，术毕完全清醒，自主呼吸恢复，潮气量约 500ml，呼吸频率 14 次 /min，拔除气管导管后送回病房，吸空气时能维持脉搏氧饱和度在 95% 左右。术后第 2 天，患者呼吸急促，脉搏氧饱和度 89%~90%（未吸氧）。

【问题 1】该患者术后第 2 天出现呼吸急促，脉搏氧饱和度 89%~90%（未吸氧），应该如何治疗？

【临床思路】

该患者存在低氧血症，造成低氧血症的原因包括：发热及全身炎症反应综合征、机体耗氧量增加，以及可能存在的急性呼吸窘迫综合征，无论哪种原因造成的低氧血症，在治疗病因的同时均需要呼吸支持治疗。

呼吸支持的目的是维持患者的通气和氧合，氧疗是最常见的呼吸支持技术之一，是纠正患者低氧血症的基本手段。氧疗的目的是改善低氧血症，使患者的动脉氧分压达到 60~80mmHg，氧疗装置繁多，应在选择和改变氧疗装置时使用 3P 法则：目的（purpose）、患者（patient）、性能（performance）。3P 法则即将设备的性能特点、治疗目的及患者的特殊需要相匹配。急性起病伴有轻到中度低氧血症的患者，应使用能传送低到中度氧浓度的装置，常用于手术后、急性心肌梗死恢复期患者。伴有中重度低氧血症的危重症成年患者需要至少能提供 60% 的氧储存装置或高流量装置。在呼吸心搏骤停、严重创伤、休克等怀疑组织缺氧的紧急情况下，应尽可能给予最高的 FiO_2，理想状态为 100%，可以用高流量或封闭式储存装置来实现。但应在保证氧合的前提下尽量使用低浓度的氧气，切勿长时间吸高浓度的氧气，因较长时间吸入氧浓度高于 60% 的氧气可能发生氧中毒。综上所述，该患者可选择普通面罩或文丘里面罩（图 25-1）进行氧疗，最大 FiO_2 可达 50%。

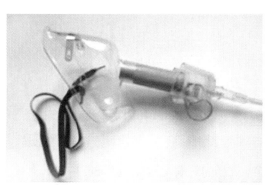
文丘里面罩

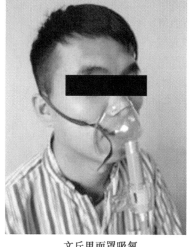
文丘里面罩吸氧

图 25-1 文丘里面罩

知识点

哪些情况需要氧疗

1. 外呼吸障碍 通气障碍;弥散障碍;通气 / 血流比例失调。
2. 血液运输障碍
3. 循环供给障碍

知识点

氧疗的适应证

1. 动脉血氧分压低。如成人、儿童及出生大于 28d 的婴儿 $PaO_2<60mmHg$ 或 $SaO_2<90\%$;新生儿 $PaO_2<50mmHg$、$SaO_2<88\%$ 或毛细血管氧分压 $<40mmHg$。
2. 在急性状态下、高度怀疑缺氧时。
3. 严重外伤。
4. 急性心肌梗死。
5. 短期治疗(如麻醉恢复期)。

急性重症胰腺炎引起的全身炎症反应可引起急性呼吸窘迫综合征,应密切监测患者呼吸功能的改变,包括通气和氧合功能,还应注意肺顺应性的变化。早期低氧血症是急性呼吸窘迫综合征的特点,氧合指数是诊断急性呼吸窘迫综合征与判断预后的重要指标,因此应将氧合指数作为低氧血症患者重要的监测指标。一旦诊断为急性呼吸窘迫综合征,常规的氧疗往往难以奏效,应及早行机械辅助通气。

知识点

氧疗的分类

氧疗分类:低浓度氧疗($FiO_2<35\%$)、中浓度氧疗(FiO_2 35%~50%)和高浓度氧疗($FiO_2>50\%$)。

低浓度氧疗适用于轻度缺氧状态、Ⅱ型呼吸衰竭(如慢性阻塞性肺疾病)患者。中浓度氧疗适用于明显通气 / 血流比例失调或显著弥散障碍,不伴二氧化碳潴留的患者,如心源性肺水肿、休克等。高浓度氧疗适用于无二氧化碳潴留的严重通气 / 血流比例失调或弥散障碍患者,如急性呼吸窘迫综合征。

术后第 2 天,患者经面罩氧疗(FiO₂ 50%)后,呼吸平稳,脉搏氧饱和度上升至 98% 左右。术后第 3 天,患者再次出现呼吸急促,呼吸 35 次 /min,咳痰无力,痰呈红色稀薄样,血压、脉搏未见明显变化,脉搏氧饱和度降至 92%~93%。

【问题 2】依据患者目前情况应该进行哪些处理?

【临床思路】

因该患者血压、脉搏无明显变化,咳红色稀薄痰说明肺脏发生渗出性改变,存在肺间质水肿和 / 或肺泡水肿,应加强呼吸管理,保持呼吸道通畅,其中重要措施是继续清除气道内分泌物,物理排痰,必要时可行纤维支气管镜清除痰阻。另外还应该防治感染,避免因肺部感染加重病情,并同时密切监测呼吸功能指标变化,早期诊断,早期处理。

该患者吸入 50% 氧气,脉搏氧饱和度 92%~93%,说明氧合功能明显下降。应迅速测量 PaO₂,计算氧合指数,结合其他临床表现确诊急性呼吸窘迫综合征,并判断其严重程度,以便指导进一步治疗。因为脉搏氧饱和度 93% 时,PaO₂ 约为 66mmHg,该患者此时氧合指数约为 132mmHg,氧疗已难以改善患者的低氧血症,应迅速行机械通气。呼吸机应用过程中应注意保持呼吸道通畅,保持气道湿化,并加强呼吸管理,措施包括吸痰、防止感染、注意监测指标变化等。

知识点

机械通气适应证及常见病因

凡是通气不足和 / 或氧合不佳,面罩吸氧后 PaO₂<60mmHg 和 / 或 PaO₂/FiO₂<150,呼吸急促(呼吸 >30 次 /min)或呼吸 <5 次 /min,肺活量 <15ml/kg,潮气量(V_T)< 正常的 1/3,无效腔量 / 潮气量(V_D/V_T)>0.6 及最大吸气负压 <25cmH₂O,患者需要应用机械通气。常见病因包括:

1. 脑部外伤、感染、脑血管意外及中毒等所致中枢性呼吸衰竭。
2. 支气管、肺部疾病所致周围性呼吸衰竭。
3. 呼吸肌无力或麻痹状态。
4. 胸部外伤或肺部、心脏手术。
5. 心肺复苏等。

知识点

机械通气禁忌证

机械通气并无绝对禁忌证,相对禁忌证包括:

1. 张力性气胸或纵隔气肿(未引流前)。
2. 严重肺大疱和肺囊肿。
3. 活动性大咯血或严重误吸引起窒息。
4. 低血容量性休克未纠正。
5. 支气管胸膜瘘。
6. 严重活动性肺结核。
7. 急性心肌梗死并心源性休克。
8. 临床医生对呼吸机性能不了解。

但上述疾病在出现致命性通气和氧合障碍时,应在积极处理原发病的同时,及时应用机械通气,以避免患者因为严重二氧化碳潴留和低氧血症所致的病情恶化。

机械通气(视频)

【问题 3】该患者是否适合无创正压通气?

【临床思路】

无创正压通气（non-invasive positive ventilation, NIPV）可以避免气管插管和气管切开引起的并发症,已广泛应用于临床。NIPV 用于治疗慢性阻塞性肺疾病和心源性肺水肿导致的急性呼吸衰竭的疗效已得到肯定,急性呼吸窘迫综合征早期可以考虑应用 NIPV,但是在急性呼吸窘迫综合征中晚期治疗时应慎用 NIPV。

无创机械通气

知识点

无创正压通气适应证

1. 有需要辅助通气的指标。

(1)中至重度的呼吸困难,表现为呼吸急促;动用辅助呼吸肌肉或胸腹矛盾运动。

(2)血气异常（pH<7.35,PaCO$_2$>45mmHg）,或氧合指数 <200mmHg。

2. 导致呼吸衰竭的病因和病情可逆。

3. 对 NIPV 治疗的反应性良好。

4. 无应用 NIPV 的禁忌证。

应用 NIPV 治疗早期急性呼吸窘迫综合征时应严密监测患者的生命体征及治疗反应。如 NIPV 治疗 1~2h 后,低氧血症和全身情况得到改善,可继续应用 NIPV。若低氧血症不能改善或全身情况恶化,提示 NIPV 治疗失败,应及时改为有创通气。

知识点

无创正压通气禁忌证

1. 绝对禁忌证

(1)心跳呼吸停止。

(2)自主呼吸微弱。

(3)意识不清。

(4)因脸部畸形、创伤或手术等不能佩戴鼻面罩。

(5)上消化道出血/穿孔、剧烈呕吐。

(6)上呼吸道梗阻。

(7)误吸风险高。

2. 相对禁忌证

(1)血流动力学不稳定。

(2)未引流的气胸或纵隔气肿。

(3)近期面部、颈部、口咽腔、食管及胃部手术者。

(4)极度紧张、不合作。

(5)严重低氧血症、严重酸中毒。

(6)严重感染,气道分泌物多,排痰障碍。

【问题 4】该患者是否需要使用呼气末正压通气（positive end expiratory pressure, PEEP）？

【临床思路】

急性呼吸窘迫综合征广泛肺泡塌陷不仅可导致顽固的低氧血症,而且部分可复张的肺泡周期性塌陷开放而产生的剪切力,会导致或加重呼吸机相关性肺损伤。充分复张塌陷肺泡后应用适当水平 PEEP 可防止呼气末肺泡塌陷,改善低氧血症,并避免剪切力,防止呼吸机相关性肺损伤的发生。因此,急性呼吸窘迫综合征应采用能防止肺泡塌陷的最佳 PEEP。

急性呼吸窘迫综合征最佳 PEEP 的选择目前仍存在争议。有研究显示：较高的 PEEP 可以缩短呼吸机的使用时间，但其结果并未提示较高的 PEEP 可提高患者生存率。PEEP 水平可按肺静态压力 - 容积(P-V)曲线低位转折点压力来选择，即在小潮气量通气的同时，以静态 P-V 曲线低位转折点压力 +2cmH$_2$O 作为 PEEP 水平。见图 25-2。

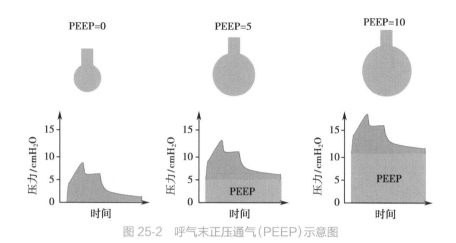

图 25-2 呼气末正压通气(PEEP)示意图

知识点

最佳 PEEP

最佳 PEEP 是指肺顺应性最好、萎陷的肺泡膨胀、氧分压最高、肺内分流降至最低、氧输送最多，而对心排血量影响最小时的 PEEP 水平。

知识点

PEEP 的优缺点

1. 优点 ①可使萎陷的肺泡重新膨胀；②改变肺水分布；③增加功能残气量和肺顺应性；④改善通气和氧合；⑤减少肺内分流；⑥改善左心室功能。

2. 缺点 ①增加胸内压；②降低心室顺应性；③降低右心静脉回流；④增加右心室后负荷；⑤减弱心室收缩力；⑥肺过度膨胀，肺顺应性下降。

【问题 5】机械通气模式及分类有哪些?

【临床思路】

1. 常用通气模式

(1)指令(控制)、指令(控制)+ 辅助模式

1)压力控制通气(pressure control ventilation,PCV)：是指一种时间启动、压力限定、时间切换的通气方式。压力波形上升支较陡，而平台时间较长，吸气峰压较低，使气体分布均匀，氧合及通气好，由于气道压力维持恒定，潮气量可因胸肺顺应性和气道阻力变化而改变，应监测潮气量。

2)容量控制通气(volume controlled ventilation,VCV)：呼吸机在预设的时间内送气直至达到预设潮气量，能保证潮气量，但气道压力可变，容易造成气压伤，对心血管系统影响大。

3)辅助 / 控制通气(assist-control ventilation,A/C)：是辅助通气(AV)和控制通气(CV)两种通气模式的结合。A/C 可提供与自主呼吸基本同步的通气，但当患者不能触发呼吸机时，CV 可确保最小的指令每分通气量，以保证自主呼吸不稳定患者的通气安全(图 25-3)。

容量控制和压力控制通气波形示意图

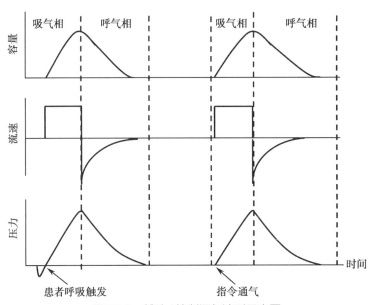

图 25-3　辅助 / 控制通气波形示意图

4）同步间歇指令通气（synchronized intermittent mandatory ventilation，SIMV）：是自主呼吸与控制通气相结合的呼吸模式。SIMV 能与患者的自主呼吸相配合，减少患者与呼吸机的对抗，减少正压通气的血流动力学负效应，并防止潜在的并发症，如气压伤等；通过改变预设的 SIMV 频率改变呼吸支持的水平，即从完全支持到部分支持，可用于长期带机患者的撤机；由于患者能应用较多的呼吸肌群，故可减轻呼吸肌萎缩（图 25-4）。

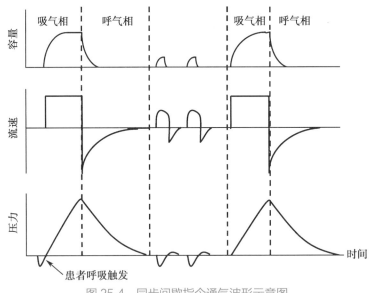

图 25-4　同步间歇指令通气波形示意图

5）压力限制通气（pressure limited ventilation，PLV）：一种压力限制的定容通气模式，与 PCV 相比，它是容量固定的。通过限定气道压力，可"消减"气道峰压，而不减少潮气量。

（2）支持通气

1）压力支持通气（pressure support ventilation，PSV）：属于部分通气支持模式，是患者触发、压力目标、流量切换的一种机械通气模式。可作为撤机模式，但也常与 SIMV 模式联合应用（图 25-5）。

2）指令频率通气（mandatory rate ventilation，MRV）：属于自主呼吸模式，预设目标呼吸频率后，呼吸机持续监测 4 个周期患者的呼吸频率，呼吸机自动调整压力支持水平，以维持患者的实际呼吸频率与目标呼吸频率一致。主要用于撤机过程。

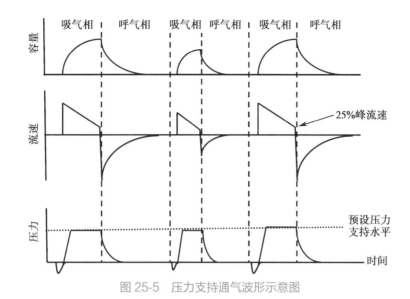

图 25-5　压力支持通气波形示意图

3)持续气道正压(continuous positive airway pressure,CPAP):CPAP 使陷闭的肺泡开放,增加功能残气量,改善通气 / 血流比值,增加氧合。

2. 新型智能通气模式

(1)定容 + 压力调节模式:

1)容量支持通气:以预设潮气量为目标的支持通气。呼吸机通过监测胸、肺顺应性,测定压力 - 容积关系,计算出输送预设潮气量所需的气道压力,自动调整下一次吸气的压力支持水平,以保证达到预设潮气量。

2)压力调节容量控制通气(pressure regulated volume control ventilation,PRVC):一种压力控制、时间切换的通气模式。呼吸机连续测定呼吸系统顺应性,根据患者肺容量 - 压力关系,自动调整要达到预设潮气量所需的压力控制水平,保证潮气量。该模式将容量控制和压力切换相结合,既保证容量又限定气道压力。

3)容积保障压力支持通气(volume assured pressure support,VAPS):通气时呼吸机同时提供 PSV 的按需流速和 VCV 的恒流速,同时自动监测输送的潮气量,并与目标潮气量比较,实际潮气量大于等于目标潮气量即切换为呼气,预设吸气压已达到,而实际潮气量小于目标潮气量,按需流速转为恒流速供气,直至输入潮气量大于等于目标潮气量再切换为呼气。

4)适应性支持通气(adaptive support ventilation,ASV):为容量和压力两种方式结合的全自动通气方式。该模式只需要设置报警的压力上限、理想体重、每分钟通气百分数、呼气末正压、触发灵敏度,呼吸机根据设定的参数自动计算目标每分通气量,再根据持续监测获得的呼吸力学指标,呼气相时间常数等参数,自动调整吸气时的气道压力和呼吸频率,以满足患者做最低呼吸功时所需的潮气量和通气频率。

5)分钟指令性通气(minute mandatory ventilation,MMV):呼吸机内装有微处理器管理呼吸功能的通气方式,为一个每分通气量恒定的系统,可保证通气不稳定的患者在撤机过程中的安全(图 25-6)。

(2)支持通气:成比例辅助通气(proportional assist ventilation,PAV)是一种同步辅助通气的压力调节通气模式。呼吸机根据患者吸气容量或流量,计算患者的呼吸系统阻力,呼吸机按设定的比例给予同步的压力支持辅助。

3. 特殊类型通气模式

(1)反比通气(inverse ratio ventilation,IRV):是延长吸气时间的一种通气方式。I/E 一般设在 1.1∶1~1.7∶1,最高可达 4∶1。优点:改善氧合;缺点:平均气道压力升高,心排血量减少、肺气压伤增多。一般用于自主呼吸消失的患者。

(2)气道压力释放通气(airway pressure release ventilation,APRV):在持续正压通气的基础上,周期性释放气道压力,使肺泡有效通气量增加的通气模式。该模式预设高水平的持续气道正压和低水平的持续气道正压,即两个压力水平,气道内高压向气道内低压切换的过程中产生潮气量。

(3)双水平气道正压通气(biphasic positive airway pressure,BiPAP):该模式是压力控制通气和自主呼吸的融合,属于压力限制、时间切换模式。自主呼吸时,交替给予两种不同水平的气

气道压力释放通气
(视频)

道正压,高压力水平(P_{high})和低压力水平(P_{low})之间定时切换,且其高压时间、低压时间、高压水平、低压水平各自独立可调,利用从 P_{high} 切换至 P_{low} 时功能残气量(FRC)的减少,增加呼出气量,改善肺泡通气。

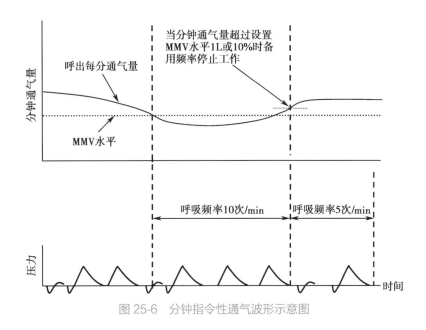

图 25-6　分钟指令性通气波形示意图

(4)高频通气(high frequency ventilation,HFV):目前 HFV 按照通气方法分为高频正压通气(high frequency positive pressure ventilation,HFPPV)、高频喷射通气(high frequency jet ventilation,HFJV)、高频振荡通气(high frequency oscillation ventilation,HFOV)、双向高频通气、高频气流中断、高频叩击通气 6 种模式,其中前 3 种通气效果较好,临床应用也最多。

BiPAP 和 CPAP
通气波形示意图

1)HFPPV 通气频率为 60~150 次/min。此方式无喷射装置,需要气道密封,同时要减少机械死腔和解剖死腔,否则易造成肺泡通气不足。可反射性抑制自主呼吸,使自主呼吸频率减慢。这种方式目前应用较少,但较适用于喉镜、支气管镜检查和上呼吸道的外科手术中。

2)HFJV 通气频率 120~600 次/min。此方式通过高频电磁阀喷射出高频、低潮气量的快速气流进入气道和肺内,喷嘴连接于气管插管接头或环甲膜穿刺接头,不能密封,允许从开口四周吸入空气。此方式气道压和胸内压低,对自主呼吸影响小。此种方式应用范围较广,最佳指征为喉部或气管手术麻醉期间提供通气。HFJV 被证实为上气道重建手术期间保持通气的理想方式。

3)HFOV 是目前所有高频通气中频率最高的一种,可达 15~17Hz。由于频率高,每次潮气量接近或小于解剖死腔。其主动的呼气原理(即呼气时系统呈负压,将气体抽吸出体外),保证了二氧化碳的排出,侧支气流供应使气体可以充分湿化。HFOV 通过提高肺容积、减少吸呼相的压差、降低肺泡压(仅为常规正压通气的 1/15~1/5)、避免高浓度吸氧等机制改善氧合及减少肺损伤,是目前先进的高频通气技术,比较适用于新生儿呼吸窘迫综合征等早产儿疾病,成人应用较少。

(5)神经调节通气辅助模式(neurally adjusted ventilatory assist,NAVA):通过监测神经呼吸信号感知患者的实际通气需求,进而提供生理化呼吸支持的通气模式。NAVA 选择膈肌的电活动作为控制呼吸机送气的神经冲动信号。以膈肌电活动的发放频率作为呼吸机送气频率。

知识点

人机不同步的概念

人机不同步又称病人 - 呼吸机对抗,简称人机对抗,其原因是各种因素导致呼吸机的运行和患者自主呼吸不协调而出现的异常人机关系,常出现在进行机械通气的患者病情出现变化时,或自主呼吸逐渐出现和增强时。

经有创附加 PEEP 的机械通气 2d 后,动脉血氧分压明显提高,吸入氧浓度降至 40%,氧合指数维持在 300mmHg。循环功能比较稳定。

【问题 6】依据患者目前情况,是否可以撤离机械通气?
【临床思路】

该患者通过有创附加 PEEP 的机械通气 2d 后,氧合指数 300mmHg,且循环功能稳定,已达到撤离机械通气的指征,可以考虑撤离机械通气。

> 知识点
>
> ### 撤离呼吸机指征
>
> 1. 全身状态好转,导致呼吸衰竭的病因已解决或改善,咳嗽有力,神志清楚,安静,呼吸平稳,无发热。
> 2. 血流动力学平稳,心排血量、血容量正常,无心律失常,血红蛋白 ≥ 80g/L。
> 3. 氧合充分:$FiO_2<40\%\sim50\%$,$PaO_2/FiO_2>150\sim200mmHg$,$PEEP<5\sim8cmH_2O$。

【问题 7】该患者如何实施呼吸机的撤离?
【临床思路】

符合撤离机械通气指征的患者并不一定能够成功的脱机,因此,要对该患者自主呼吸的能力作出进一步的判断,传统的预测脱机的方法是自主呼吸试验(T 管法、CPAP 法和 PSV 法),自主呼吸试验期间医生应在患者床旁密切观察患者的生命体征,如患者能够耐受可以确定脱机成功,准备拔除气管插管。当患者情况不符合下列指标时应中止自主呼吸试验,转为机械通气:①呼吸频率 / 潮气量(浅快指数)应 <105 ;②呼吸频率应 >8 次 /min 且 <35 次 /min;③自主呼吸潮气量应 >4ml/kg;④心率应 <140 次 /min 或变化 <20%,没有新发的心律失常;⑤血氧饱和度应 >90%。

呼吸机撤离失败后应立即寻找原因,如镇痛、镇静药物应用是否不合理、血容量是否不足、是否伴有支气管痉挛或心肌缺血等。当呼吸机撤离失败的原因纠正后每日进行一次呼吸机撤离试验,没有必要一天内多次反复进行呼吸机撤离。在呼吸机撤离失败后 24h,应该让肌肉休息、舒适(包括使用镇静药)和避免并发症的发生,而不是积极地降低通气支持的水平。

> 知识点
>
> ### 撤机困难处理策略
>
> 1. 控制肺部感染,保持气道通畅。
> 2. 通气功能不良和呼吸肌疲劳者可逐步降低呼吸支持参数,加强呼吸肌锻炼。
> 3. 加强营养支持。
> 4. 有依赖心理者,逐步降低呼吸支持参数,避免撤机速度过快。
> 5. 维持循环稳定,纠正水电解质酸碱平衡紊乱。

目前常用的撤离呼吸机的方法:

1. 直接撤机 患者基本达到撤机条件,一般情况良好,可直接试撤机,脱机时间的选择最好是白天,患者精神、体力、情绪较好的时刻,脱机前要将氧气、鼻导管、面罩等备好,先彻底清理鼻腔、呼吸道分泌物,再用呼吸机辅助一段时间,缓解吸痰时的缺氧,待心率、呼吸平稳后,撤下呼吸机,给予鼻导管或面罩 O_2 吸入,$FiO_2>40\%$,或略高于机械通气的吸氧浓度,脱机后应有专人监护,观察患者的呼吸方式、节律、频率和生命体征的变化,脱机 1h 后查血气结果,若正常,肺功能良好的患者可安全脱机,准备拔管,肺功能差的患者则采用间断脱机的方法,开始脱机时间短,次数少,以后逐渐增加白天脱机时间和次数,至白天完全脱机 3~5d,再在严密监护下夜间间断脱机直到 24h 停用。

2. SIMV 撤机　安全可靠,是临床上较常用的方法。患者恢复自主呼吸后,将控制通气模式改为同步间歇指令通气,辅助呼吸频率开始时设置为比控制通气时少 2 次 /min 或相同,以后再根据患者呼吸功能的恢复情况逐步减少呼吸频率,一般每 3~4h,减少 SIMV 频率 2 次 /min。当 SIMV 频率 <2~3 次 /min,潮气量小于 400~500ml 时,动脉血气维持正常时,即可直接撤机或逐步撤机。

优点:①逐渐过渡,患者容易接受;②自主呼吸逐渐增强,有利于呼吸肌的锻炼;③撤机逐渐进行,自主呼吸不足产生的高碳酸血症能被肾脏消除,适用于长时间使用呼吸机的患者;④ SIMV 的患者不脱离呼吸机,利于监测呼吸指标,直接判断患者呼吸状况,及时调整辅助频率,为撤机创造条件;⑤ FiO_2 可调且准确。

3. PSV 撤机　PSV 是一种特殊的辅助式正压呼吸,每次呼吸由患者触发,接受预先设定的支持压力,吸气时间、呼气时间、潮气量、气流速度等由患者自行控制,由于患者吸气时,由呼吸机供给一个正压气流,使患者呼吸做功减少,增加潮气量,呼气时压力消失,适用于自主潮气量少、吸气费力的患者。撤机开始,调节 PSV 压力支持使呼吸频率小于 30 次 /min,潮气量达到 10~12ml/kg,逐步减少 PSV 压力水平(每次降低 2~3cmH_2O),当压力支持水平降到 5~7cmH_2O(此时 PSV 水平仅用来克服呼吸机管道及气管插管阻力)4~6h 后,结合全身情况,可撤机,再采用鼻导管或面罩吸氧。

4. SIMV+PSV 撤机　将 SIMV 和 PSV 混合起来集中两者优势,更利于撤机,防止呼吸肌疲劳,使用时先将 SIMV 呼吸频率逐渐减少,一般每 3~4h 减少 SIMV 频率 2 次 /min,当呼吸频率降至 2~4 次 /min 时,逐步减少 PSV 压力水平(每次降低 2~3cmH_2O),当压力支持水平降到 5~7cmH_2O,稳定 4~6h 后可撤机。

5. CPAP 撤机　CPAP 由患者的自主呼吸触发,使整个呼吸周期中,有一个恒定的正压气流,防止肺泡萎陷,利于肺内气体充分氧合,不宜太高,一般 5~6cmH_2O,撤机时逐渐降低正压水平,当 CPAP 降至 3~5cmH_2O,患者能自主呼吸 2~4h 以上,撤机成功。

6. 分钟指令性通气撤机　避免了 SIMV 的缺点,无须操作者调节呼吸机,同时不干扰患者的自主呼吸,更易从机械通气过渡到自主呼吸。常用于呼吸运动不稳定和通气量有变化的患者。

7. 双水平气道正压通气撤机　BiPAP 通气时可由控制通气向自主呼吸过度,不用变更通气模式直至脱机。

知识点

自主呼吸试验

自主呼吸试验(spontaneous breathing trial,SBT)是指有创机械通气的患者,运用 T 管法(通过 T 管连接气管插管进行供氧)、持续气道正压(采用和机械通气时设定的 PEEP 相同水平的压力)和低水平压力支持通气法(5~8cmH_2O),通过短时间的(30min 至 2h)动态观察,以评价患者完全耐受自主呼吸的能力,借此达到预测撤机成功可能性的目的。

【问题 8】机械通气的并发症有哪些?

【临床思路】

机械通气的并发症,根据其发生的原因,分为以下三种。

1. 气管插管产生的并发症

(1)导管进入支气管:插管过深或固定不佳,均可使导管进入支气管。因右主支气管与气管所成角度较小,插管过深进入右主支气管,可造成左侧肺不张。插管后应立即听诊双肺,如一侧肺呼吸音减弱或消失,伴不明原因的脉搏氧饱和度降低,应怀疑单侧肺通气可能性,可摄 X 线片确认导管位置。

(2)导管阻塞:常见原因包括导管扭曲;气囊疝出而嵌顿导管远端开口;痰栓或异物阻塞管道;管道坍陷;管道远端开口嵌顿于隆突、气管侧壁或支气管。

(3)气管黏膜坏死:套囊长期过度充气或压力过高,造成气管黏膜缺血坏死。

(4)导管脱出或意外拔管:立即行面罩供氧辅助通气,如有必要重新插管。

2. 呼吸机故障相关并发症

(1)漏气:表现为不能达到预置潮气量,气道压力下降。

(2)接管脱落:可能造成患者窒息。

(3)管道接错:供气端与呼气端接错,气道湿化器作用丧失,可能造成气道干燥,痰痂形成,气道阻塞。

(4)报警装置失灵。

(5)意外断电。

3. 长期机械通气的并发症

(1)呼吸机相关性肺损伤(图 25-7)。

(2)呼吸机相关性肺炎。

(3)喉损伤。

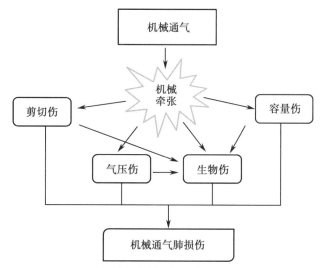

图 25-7 机械通气性肺损伤发生机制示意图

知识点

呼吸机相关性肺损伤

包括气压伤、容积伤、萎陷伤和生物伤。气压伤是指由于气道压力过高导致肺泡破裂。临床上因损伤程度不同可表现为肺间质气肿、皮下气肿、纵隔气肿、心包积气、气胸等,一旦发生张力性气胸,可危及患者生命,必须立即处理。容积伤是指过大的吸气末容积对肺泡上皮和血管内皮的损伤,临床表现为气压伤和高通透性肺水肿。萎陷伤是指肺泡周期性开放和塌陷产生的剪切力引起的肺损伤。生物伤是指机械及生物因素使肺泡上皮和血管内皮损伤,从而激活炎症反应所导致的肺损伤,其对呼吸机相关性肺损伤的发展和预后产生重要影响。

为了避免和减少机械通气相关性肺损伤的发生,可采用肺保护性通气策略。

知识点

呼吸机相关性肺炎(ventilator associated pneumonia,VAP)

机械通气时并发医院内获得性肺炎称为呼吸机相关性肺炎。气管内插管和气管切开均可导致声门的关闭功能丧失,细菌易进入下呼吸道,由于下呼吸道防御功能受损,清除细菌能力降低,从而导致肺炎。一旦发生,会明显延长患者的住院时间,增加住院费用,显著增加病死率。

早发性 VAP:即气管插管或人工气道建立 <5d 发生者。

晚发性 VAP:即气管插管或人工气道建立 ≥ 5d 发生者。

推荐阅读文献

［1］王辰, 陈荣昌. 呼吸支持技术. 北京：人民卫生出版社, 2018.

［2］RANIERI V M, RUBENFELD G D, TAYLOR B, et al. ARDS Definition Task Force, Acute respiratory distress syndrome: the Berlin Definition. JAMA, 2012, 307 (23): 2526-2533.

［3］MILLER R D. Miller's Anesthesia, 2-Volume Set. 8th ed. San Francisco: Elservier, 2014.

［4］FAN E, SORBO L D, GOLIGHER E C, et al. An Official American Thoracic Society/European Society of Intensive Care Medicine/Society of Critical Care Medicine clinical practice guideline: mechanical ventilation in adult patients with acute respiratory distress syndrome. Am J Respir Crit Care Med, 2017, 195 (9): 1253-1263.

［5］CANNON J W, GUTSCHE J T, BRODIE D. Optimal strategies for severe acute respiratory distress syndrome. Crit Care Clin, 2017, 33 (2): 259-275.

（李文志　张　兵）

第二十六章 分娩镇痛

Labor Analgesia

产科麻醉及分娩镇痛的历史可以追溯到现代麻醉学的开端。早在 1846 年 William Thomas Morton 首次成功公开演示乙醚麻醉完成下颌肿瘤切除术之前,英国的妇产科医师 James Young Simpson 于 1842-1846 年即采用乙醚麻醉来缓解分娩疼痛。1847 年,Simpson 医师又尝试采用氯仿进行分娩镇痛,最经典的病例莫过于他在 1853 年为当时的 Victoria 女王采用氯仿麻醉实施分娩镇痛,生下王子 Beatrice。1880 年,Klikovicz 将吸入 N_2O 用于分娩镇痛。继乙醚麻醉之后,氯仿和 N_2O 在分娩镇痛中的成功运用,奠定了吸入麻醉的地位。1938 年,硬膜外麻醉被首次用于分娩镇痛;1988 年,患者自控硬膜外镇痛技术被首次用于分娩镇痛,自此以后,以椎管内分娩镇痛为标志的产科麻醉在产科领域掀开了崭新的篇章,这是人类生育文明和优生医学发展历史上的一次质的飞跃。

分娩痛是分娩过程中的自然生理反应,长期以来人们把这种剧烈的痛苦过程视为不可避免的正常过程。随着人类社会的进步和现代医学的发展,减轻产妇分娩期的疼痛,提高产妇分娩质量,是医务工作者追寻的重要目标。理想的分娩镇痛应具备:对母婴健康无影响;能确切完善地解除产妇疼痛;能满足整个产程镇痛的要求;不影响宫缩和产妇的行走;产妇能清醒配合分娩过程;有异常情况可满足手术麻醉的需要。

目前常用的分娩镇痛方法包括药物性分娩镇痛和非药物性分娩镇痛。药物性分娩镇痛包括:椎管内阻滞分娩镇痛、吸入分娩镇痛、静脉分娩镇痛、肌内注射阿片药物镇痛。其中椎管内阻滞分娩镇痛包括硬膜外阻滞镇痛(epidural block analgesia,EA)、蛛网膜下隙 - 硬膜外联合阻滞镇痛[combined spinal(subarachnoid)-epidural analgesia,CSEA]、连续蛛网膜下隙阻滞镇痛(continuous subarachnoid block analgesia,CSA)、连接硬膜外自控镇痛(patient controlled epidural analgesia,PCEA)泵产妇自我进行镇痛。非药物性分娩镇痛包括:针灸镇痛、自由体位、Doula 陪伴分娩、Lamaze 呼吸镇痛法、音乐、按摩等。目前尚未有一种镇痛方法是完美的,椎管内阻滞分娩镇痛最接近"理想化",其中 PCEA 是目前世界上应用最广泛的分娩镇痛方式。

一、分娩镇痛前产妇的评估

分娩镇痛前对产妇进行系统评估是保证安全及镇痛顺利实施的基础,故应在产科门诊区域设置麻醉门诊。当产妇近临产可到麻醉门诊进行全面系统的评估,没有建立麻醉门诊可在产房分娩镇痛前系统评估,全面了解产妇情况并填写评估表。当产妇分娩时,尤其紧急情况下,无论剖宫产或阴式分娩,麻醉科医师可及时了解产妇的情况。评估内容包括:病史、体格检查、相关辅助检查等。

(一) 病史

产妇基本情况、现病史和既往史,既往史尤其关注麻醉手术史、药物过敏史、是否服用抗凝药物、合并症、并存疾病。

(二) 体格检查

基本生命体征,包括血压、心率、呼吸、血氧饱和度、体温等。全身情况综合评估,确认是否存在困难气道、脊椎间隙异常、穿刺部位感染灶或占位性病变等禁忌证;了解产科专科情况是否存在异常。

(三) 相关实验室检查

常规检查血常规、凝血功能。存在合并症或异常情况者,进行相应的特殊实验室检查。

二、分娩镇痛适应证和禁忌证

（一）适应证

1. 产妇自愿。

2. 经产科医师评估，可进行阴道分娩试产者（包括瘢痕子宫、妊娠高血压及子痫前期等）。

（二）禁忌证

1. 产妇拒绝。

2. 经产科医师评估不可进行阴道分娩者。产科异常情况，如脐带脱垂、持续性宫缩乏力或宫缩异常、前置胎盘、头盆不称及骨盆异常等。

3. 椎管内阻滞禁忌：如颅内高压、凝血功能异常、穿刺部位及全身性感染、严重低血容量、神经系统疾病等，产妇在穿刺时不能配合影响穿刺操作。

三、分娩镇痛前准备

分娩镇痛需多学科合作完成，麻醉科、产科、新生儿科通力合作是产妇胎儿安全舒适度过围产期的保障。产房应设在麻醉科、新生儿科、介入科、血库等部门相互之间最近处，这是较合理的布局，产妇在分娩过程中随时可能发生危及母婴生命安全的紧急情况，产房需有手术间，备好紧急手术包、急救药品等。每天设备、物品及药品检查均与手术的准备相同，以提高产房救治的安全性。准备如下：

（一）设备及物品

1. 麻醉机。

2. 多功能心电监护仪。

3. 气道管理用品（喉镜、气管导管、口咽通气管、喉罩、困难气道器具等）。

4. 吸痰器、吸痰管、负压吸引器。

5. 供氧设备（中心供氧、氧气瓶、面罩）。

6. 椎管内镇痛穿刺包、镇痛泵。

7. 胎心监护仪、新生儿抢救复苏设备。

8. 加压加热输血设备、加热毯。

9. 抢救车，包括抢救物品及药品。

（二）药品

1. 局部麻醉类药物，如利多卡因、罗哌卡因、布比卡因、氯普鲁卡因等。

2. 阿片类药物，芬太尼、舒芬太尼等。

3. 配置药品的生理盐水、急救类药品（肾上腺素、脂肪乳剂等）、消毒液、抢救设备及麻醉药品由专人负责维护补充，定期检查，并做登记。

（三）场地

在产房建立一个无菌房间专为分娩镇痛操作使用，或产房单间能够达到无菌操作要求，医务人员进入操作室必须更换衣裤、鞋帽，严格遵守无菌操作规范要求。穿刺部位按要求范围消毒，各操作环节严格按无菌要求操作。穿刺包及镇痛泵药盒为一次性，其他物品应定期清洁、消毒，房间定时消毒，并定期做细菌培养，检测房间无菌条件达标情况。

（四）产妇准备

1. 产妇进入产房后禁止摄入固体食物，可饮用高能量无渣饮料，以免在紧急情况实施全身麻醉手术中发生反流误吸。

2. 开放静脉通路，确保出现异常情况能及时快速用药处理。

3. 签署分娩镇痛知情同意书（产妇本人或委托人）。在进行分娩镇痛操作之前，首先要告知产妇所采取的镇痛方式及可能出现的并发症或医疗风险，在镇痛过程中怎样配合及注意事项，取得产妇及家人的同意后在知情同意书上签名。

四、分娩镇痛的实施方法

(一) 连续硬膜外阻滞镇痛

硬膜外镇痛具有临床镇痛效果确切、便于调控、对母婴影响小、产妇清醒能主动配合、满意度高等优点，是目前应用最为广泛的分娩镇痛方法之一，当分娩过程中发生异常情况需实施紧急剖宫产时，可直接用于剖宫产麻醉，因此是分娩镇痛的首选方法。操作方法如下：

1. 穿刺前监测产妇的生命体征。

2. 产妇体位摆放合适。合适的体位对椎管内分娩镇痛的成功实施及母婴的安全都很重要，椎管内镇痛开始时产妇可以采用侧卧位或坐位，对于肥胖的产妇坐位更有优势。

3. 常规消毒铺巾。

4. 选择 L_{2-3} 或 L_{3-4} 间隙，严格按椎管内穿刺操作规范进行硬膜外穿刺，向头端置入硬膜外导管。硬膜外置管后给药前，产妇应使用侧卧左侧倾斜位或完全侧卧位，避免仰卧位引起仰卧位低血压综合征，导致胎盘供血供氧障碍。

5. 经硬膜外导管注入试验剂量(含 1∶200 000 肾上腺素的 1.5% 利多卡因)3ml，观察 3~5min，排除导管置入血管或蛛网膜下隙。

6. 若无异常现象，注入首剂量(表 26-1)，持续监测生命体征。

表 26-1 分娩镇痛硬膜外常用药物浓度及剂量

药物	首剂量 /ml	维持量 /(ml/h)	自控量 /(ml/ 次)
罗哌卡因 0.062 5%~0.15%+ 芬太尼 1 ~ 2μg/ml 或舒芬太尼 0.4 ~ 0.6μg/ml	6~15	6~15	8~10
布比卡因 0.04%~0.125%+ 芬太尼 1~2μg/ml 或舒芬太尼 0.4~0.6μg/ml	6~15	6~15	8~10

注：局部麻醉药浓度高，注药容量应减少；局部麻醉药浓度低，注药容量应增加。

7. 首剂量后，维持剂量则根据产妇疼痛情况个性化给药，浓度剂量在上表所列范围之内进行调整。患者自控镇痛(patient-controlled analgesia，PCA)每次 8~10ml，锁定时间 15~30min。

8. 测量镇痛平面(维持在 T_{10} 水平)，进行疼痛(VAS)和运动神经阻滞(Bromage)评分。

9. 助产士常规观察产妇宫缩、胎心改变及产程管理。

10. 镇痛维持阶段建议使用 PCEA 镇痛泵，根据疼痛程度调整镇痛泵的设置或调整药物的浓度。

11. 观察并处理分娩镇痛过程中的异常情况，填写分娩镇痛记录单。

12. 分娩结束观察 2h，产妇无异常情况离开产房时，拔除硬膜外导管返回病房。

(二) 腰 - 硬联合阻滞分娩镇痛

腰 - 硬联合阻滞镇痛是蛛网膜下隙镇痛与硬膜外镇痛的结合，此方法集两者之优点，起效迅速、镇痛完善。具体操作方法：

1. 操作前准备同硬膜外分娩镇痛。

2. 首选 L_{3-4} 间隙穿刺，如穿刺困难选择 L_{2-3} 间隙，超声引导下协助定位可以减少损伤及并发症。

3. 经腰穿针注入镇痛药(表 26-2)，退出腰穿针后，向头侧置硬膜外导管。

4. 蛛网膜下隙注药 45min 后，当镇痛效果随时间延长而减退时，继续硬膜外给药；硬膜外腔用药参照硬膜外镇痛方案(表 26-1)。

表 26-2 分娩镇痛蛛网膜下隙常用药物及其剂量

单次注阿片类药	单次注局部麻醉类药	联合用药
舒芬太尼 2.5~7.0μg	罗哌卡因 2.5~3.0mg	罗哌卡因 2.5mg+ 舒芬太尼 2.5μg (或芬太尼 12.5μg)
芬太尼 15~25μg	布比卡因 2.0~2.5mg	布比卡因 2.0mg+ 舒芬太尼 2.5μg (或芬太尼 12.5μg)

5. 在硬膜外给药之前经硬膜外导管注入试验剂量(含 1∶200 000 肾上腺素的 1.5% 利多卡因)3ml,观察 3~5min,排除硬膜外导管置入血管或蛛网膜下隙可能性。

6. 后续镇痛管理同硬膜外镇痛。

(三) 静脉分娩镇痛

《2017 版中国麻醉学指南与专家共识》不推荐常规实施静脉分娩镇痛,当产妇椎管内分娩镇痛方式存在禁忌时,根据医院条件可选择静脉分娩镇痛方法,但必须在麻醉科医师严密监控管理下方可实施,以防危险情况发生。最新的研究提示,瑞芬太尼 PCA 分娩镇痛显示了非常好的价值与良好的效果。2018 年 *The Lancet* 推荐使用瑞芬太尼 30~40μg 单次剂量,锁定时间 2min PCA,可以作为椎管内分娩镇痛无效的补救措施。静脉阿片类分娩镇痛需要在用药时监测产妇脉搏血氧饱和度,及时充分吸氧以避免缺氧损害是至关重要的安全措施。其他静脉镇痛药均可缓解分娩疼痛,但产妇满意度较低。

五、紧急危机情况处理

(一) 分娩镇痛危机处理要点

1. 分娩镇痛过程中无论产妇还是胎儿,任何一方发生危及生命的情况均应立即启动紧急危机情况处理流程。

2. 常规处理方法是"即刻剖宫产"流程,由产科医师根据专科情况决定是否立即启动。

3. 产妇心搏骤停情况下,紧急抢救,在 5min 内把胎儿从产妇腹中取出,可大大减少新生儿脑部并发症的发生率。

4. 医院产房及手术室合理布局、平时的演练、麻醉科医师处理紧急情况的水平,特别是产科医师对"即刻剖宫产"标准的把控尤其重要。

5. 产妇分娩发动时,应禁止进食固体食物,可以喝无渣饮料,避免在"即刻剖宫产"选择全身麻醉诱导插管或拔管时发生呕吐、反流、误吸。特别是应用静脉全身麻醉未插管时,又有产科医师取胎儿按压腹部等情况存在,增加了呕吐、反流、误吸的风险。

6. 产科医师严格把控"即刻剖宫产"的启动标准需要必要的培训及模拟演练。平时应加强"即刻剖宫产"的模拟演练,建立训练有素的紧急救治团队,以保障母婴安全。

(二)"即刻剖宫产"启动标准

1. 产妇心搏骤停。

2. 子宫破裂大出血。

3. 严重胎儿宫内窘迫。

4. 羊水栓塞。

5. 脐带脱垂。

(三)"即刻剖宫产"流程

1. 当产科医师决定立即启动"即刻剖宫产"时,由助产士发出紧急信号,通知救治团队(麻醉科医师、儿科医师、麻醉科护士、手术室护士);同时安置产妇于左侧卧位,吸氧并转送至产房手术室。

2. 麻醉科医师接到危急情况信号,硬膜外导管内快速注入 3% 的氯普鲁卡因 10~15ml,快速起效后完成剖宫产手术。

3. 没有放置硬膜外导管或产妇情况极为危急时,采用全身麻醉插管,同时立即给予抗酸药(静脉注射甲氧氯普胺 10mg、雷尼替丁 50mg,或口服抗酸药合剂 30ml)。

4. 全身麻醉操作流程参照"妇产科手术麻醉"相关内容。

案例一　肥胖产妇的分娩镇痛

【病历摘要】

患者女,28 岁。以第 1/0 胎孕 38⁺⁴ 周、阴道流液 1h 入院。

现病史:患者平素月经规律,行经天数 7d/ 月,月经周期 30d,量中、色暗红,无痛经史,末次月经 3-26。停经 1 个月余测血 hCG 阳性,5 月 10 日 B 超示宫内早孕,单活胎。孕早期恶心、呕吐等早孕反应明显。孕期定期产检,无创基因检查低风险,排畸 B 超未见明显异常,自诉孕期血压偏高,于今日凌晨 1 点睡眠中自觉有阴道流液,伴有不规则下腹发紧,遂至医院就诊,急诊以"38⁺⁴周、第 1/0 胎孕、胎膜早破"收入院。妊娠以来,精神状况可,饮食睡眠可,大小便正常,体力下降,孕期体重增加较快。

既往史:平素身体状况良好,否认其他系统疾病史。已按要求接种疫苗。无药物过敏史。

月经史:经量一般,无痛经现象,经期规则。末次月经 3 月 26 日,孕 1 产 0。

家族史:父母健在。

体格检查:体温 36.6℃,脉搏 92 次/min,规则,呼吸 20 次/min,规则,血压 139/85mmHg,身高 157cm,体重 98kg,神清语明。听诊:双肺呼吸音清,未闻及干湿啰音及胸膜摩擦音,心率 92 次/min,心律齐,未及杂音。腹部外形膨隆,触诊未见明显异常,无压痛及反跳痛,未见腹部包块,肝脏肋下未触及,脾脏肋下未触及,肾脏未触及。其他检查未见明显异常。

专科情况(体检):宫高 37cm,腹围 115cm,NST 反应型,胎心率 150 次/min,腹部无压痛,可及不规则宫缩,强度中,阴道流出少许清亮液体,pH 试纸(+)。内诊示:宫颈质软,朝后,宫颈管已基本展平,宫口开大 0.5cm,先露头 –3。辅助检查超声示:晚孕,单活胎。

初步诊断:

1. 孕 38⁺⁴ 周,第 1/0 胎;

2. 胎膜早破。

【问题 1】产妇要求分娩镇痛,镇痛实施前询问应如何开始,分娩镇痛流程有哪些?

分娩镇痛方法与
操作流程

【临床思路】

分娩镇痛流程(图 26-1)是每位产妇和家属最为关心的内容,详细讲解与沟通可有效获得产妇及家属的理解,提高分娩镇痛服务水平。

【问题 2】肥胖产妇分娩镇痛前评估有何特殊性?

【临床思路】

肥胖产妇分娩镇痛前评估内容依然包括:病史、体格检查、相关辅助检查等。特殊性在于以下几点:

1. 病史　与非肥胖孕产妇相比,肥胖孕产妇孕期和围产期发生合并症与并发症的风险增加,其中包括妊娠高血压、先兆子痫、妊娠糖尿病、巨大儿、早产、过期产及剖宫产史等。麻醉医师在评估分娩镇痛可行性时,必须详细了解产妇是否存在妊娠合并症或并发症。

2. 体格检查　特别注意评估胎儿大小。肥胖患者由于摄入的高能量物质较多,血糖水平较高,怀孕时往往导致胎儿宫内发育较迅速,形成巨大胎儿。巨大胎儿易导致头盆不称、软产道损伤及宫缩乏力等并发症,使分娩过程不顺利、分娩产程过长、胎儿宫内窘迫,从而增加剖宫产率。

3. 椎管内阻滞相关体格检查　需要评估肥胖产妇硬膜外穿刺难度,需要进行急诊手术时,若无预先准备,肥胖产妇容易穿刺失败。

4. 全身麻醉相关体格检查　若分娩镇痛失败选择急诊全身麻醉下剖宫产,需要评估是否存在困难气道,例如困难气管插管、困难面罩通气等。

【问题 3】产妇选择了无痛分娩,什么时候行椎管内穿刺?

【临床思路】

产妇分娩发作开始即可行椎管内穿刺置管。传统观念认为宫口开至 3cm 时,疼痛逐渐剧烈,此时开始分娩镇痛,对宫缩不会产生明显影响。然而,近年来国内外诸多研究为潜伏期分娩镇痛的应用提供了充分的依据,即在宫口扩张到 1~3cm 时实施分娩镇痛并不延长产程,也不增加剖宫产率。此外,目前将第二产程延长的概念从第二产程超

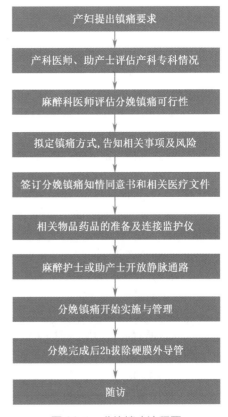

图 26-1　分娩镇痛流程图

过 2h 更新为 3h;最新的美国产科麻醉指南提出,只要规律宫缩开始并且产妇要求镇痛即可给予分娩镇痛。目前,已有大量临床研究及荟萃分析表明,潜伏期开始椎管内镇痛并不增加剖宫产率,也不延长第一产程。所以不再以产妇宫口大小作为分娩镇痛开始的时机,产妇进入产房后只要有镇痛需求即可实施。值得注意的是,产妇进入产房后开始分娩镇痛,可便于镇痛期间的管理,并且提高安全性。

【问题 4】肥胖产妇分娩镇痛过程中有哪些注意事项?

【临床思路】

分娩过程中,肥胖产妇较正常体型产妇更易发生不良事件,麻醉医师应特别注意。

1. 肥胖产妇的病理生理复杂,肥胖引起颈弯曲度、气道解剖形态异常,胸腹式呼吸受限,腹部脂肪堆积,使胃内容物反流和排空时间延长,易引起恶心呕吐。麻醉医师应采取预防措施防止反流、误吸的发生。

2. 肥胖产妇血容量和心排血量增加,循环血量增多,下肢静脉回流障碍,仰卧位低血压综合征发生率增加。

知识点

仰卧位低血压综合征

仰卧位低血压综合征是指妊娠末期,孕妇若较长时间取仰卧姿势,由于增大的妊娠子宫压迫下腔静脉,使回心血量及心排血量减少,出现血压低、脉搏快、面色苍白等表现。处理方式:选择上肢开放快速输液通路。调整产妇体位为侧卧或半坐位,根据产妇的心率选择升压药物,如低血压同时心率缓慢应选择麻黄碱,如低血压同时心率增快可选择去氧肾上腺素,合并妊娠高血压者慎用。

---

3. 肥胖产妇由于腹部脂肪堆积,腹壁、盆底肌肉张力相对低,另外麻醉药物的作用也在一定程度上造成肥胖产妇在第二产程不能很好地使用腹压,引起第二产程的延长,宫缩乏力。处理方法:由产科医师使用缩宫素调整,加强宫缩,积极进行产程管理,由麻醉科医师调整好局部麻醉药的剂量及浓度。

【问题 5】肥胖产妇椎管内穿刺困难、效果不佳怎么处理?

【临床思路】

在评估中预见椎管内穿刺困难的产妇,可选择超声引导穿刺,或寻求上级医师帮助。若出现镇痛不足,可以从下列方面查找原因并处理。

1. 排除其他因素导致的疼痛(如膀胱膨胀、宫缩过强、子宫破裂等)。

2. 检查导管位置情况,如硬膜外导管脱出,应重新穿刺置管;如导管打折或受压,调整硬膜外导管位置或应用抗压性硬膜外导管,避免导管受压影响镇痛药的进入。

3. 神经阻滞范围不足或仅有单侧神经阻滞,调整镇痛药液容量或导管位置;若处理无效,重新穿刺置管。

4. 调整镇痛药液浓度或剂量。

【问题 6】产妇分娩镇痛后需要注意什么?

【临床思路】

分娩镇痛期间和结束后可能会出现椎管内阻滞相关并发症,应注意积极预防、诊断和治疗。

1. 分娩镇痛后发热　根据文献和临床观察,硬膜外镇痛可能使分娩期发热率上升,产科医师或助产师根据母婴监测情况处理(如物理降温、抗感染、药物降温等),必须有降温措施,在无胎心变化及产妇其他异常情况下可以继续镇痛阴道分娩。如发生胎心变化及产妇异常情况应立即实施剖宫产手术。

2. 尿潴留、瘙痒　一般是阿片类药物的不良反应。尿潴留可通过鼓励产妇下床小便或导尿、掌握阿片类药适合剂量解决,一般情况下为一过性,无须处理。对于中度以上的瘙痒,持续时间长不能忍耐者,静脉推注纳洛酮 40~80μg(生理盐水稀释 0.4mg 纳洛酮为 10ml 溶液,静脉推注 1~2ml),必要时 5min 后重复。

案例二 分娩镇痛产妇急诊行剖宫产术

【病历摘要】

患者女,35 岁。

主诉:孕 3 产 1,宫内孕 40^{+1} 周 LOA,阴道见红 2d,间断性下腹痛 1d。

现病史:患者平素月经规律,行经天数 7d/ 月,月经周期 28d,量中、色暗红,有痛经,末次月经 3 月 19 日。停经 1 个月余测血 hCG 阳性。孕早期恶心、呕吐等早孕反应轻。孕期定期产检,无创基因检查低风险,排畸 B 超提示胎儿右锁骨下动脉迷走,于孕 25 周余行胎儿心脏超声提示:迷走右锁骨下动脉,建议复查。自诉孕期血压、血糖正常。无毒物、放射线接触史。于 12 月 18 日开始有少许阴道流血,12 月 19 日开始伴有不规则下腹发紧,今日下午腹痛程度加重,频率增加,5~6min 1 次,持续约 20s,急诊以"宫内孕 40^{+1} 周 LOA、孕 3 产 1、先兆临产、胎儿迷走右锁骨下动脉"收入院。妊娠以来,患者精神状况可,饮食睡眠可,大小便正常,体力下降,孕期体重增加。

既往史:平素身体良好,有"宫腔粘连,宫腔镜手术史",其他无特殊。

月经史:经量一般,有痛经现象,经期规则。初潮年龄 13 岁,行经天数 7d/ 月,月经周期 28d,末次月经 3 月 19 日,孕 3 产 1。

体格检查:

生命体征:体温 36.7℃,脉搏 99 次 /min,规则,呼吸 20 次 /min,规则,血压 127/83mmHg,身高 166cm,体重 69kg,神清语明。心音未见明显异常,心率 99 次 /min,心律未见明显异常,杂音未见明显异常,胸、肺听诊双肺呼吸音清,未闻及干湿啰音及胸膜摩擦音。腹部外形膨隆,触诊未见明显异常,无压痛及反跳痛,未见腹部包块,肝脏肋下未触及,脾脏肋下未触及,肾脏未触及。

专科情况(体检):宫高 34cm,腹围 99cm,胎心率 136 次 /min,腹部无压痛,有不规则宫缩,外阴消毒后查宫口可容 1 指,先露平棘,宫颈偏后,质软,宫颈管消失 80%,NST 反应型。

辅助检查:12 月 17 日门诊超声示晚孕,单活胎。实验室检查未见异常。

初步诊断:

1. 孕 40^{+1} 周、孕 3 产 1、先兆临产;

2. 胎儿迷走右锁骨下动脉。

入院后产妇提出镇痛要求,产科医师、助产士评估无分娩镇痛禁忌证,麻醉科医师评估拟定椎管内镇痛,告知相关事项及风险,签订分娩镇痛知情同意书和相关医疗文件。8 时 20 分入产房待产,准备及连接监护仪监测基本生命体征,助产士于右上肢开放静脉通路。取 $L_{3\sim4}$ 间隙穿刺,穿刺过程顺利,置管困难,反复 3 次,向头端置入硬膜外导管。经硬膜外导管注入试验剂量(含 1∶200 000 肾上腺素的 1.5% 利多卡因)3ml,观察 3~5min,无异常现象,注入首剂量 0.08% 罗哌卡因、0.5μg/ml 舒芬太尼混合液 10ml,持续监测生命体征。患者 PCEA 每次 8~10ml,锁定时间 15~30min。测量镇痛平面维持在 T_8 水平。进行疼痛(VAS)和运动神经阻滞(Bromage)评分。助产士上分娩监护仪常规观察产妇宫缩、胎心改变。观察并处理分娩镇痛过程中的异常情况,填写分娩镇痛记录单。16 时胎心监护显示胎心基线 130 次 /min,出现频繁减速,最低 60 次 /min,约 1min 后恢复,评估短时间内无阴道分娩可能,建议产妇行剖宫产并签署相关知情同意书。16 时 18 分胎心再次减到 60 次 /min,持续约 2min 仍未完全恢复,考虑胎儿宫内窘迫,立即启动产房紧急手术预案。

患者于 16 时 21 分入手术室,行心电监护,血压 127/78mmHg,心率 103 次 /min,呼吸频率 21 次 /min,SpO_2 99%,硬膜外给予 0.5% 罗哌卡因和 1.3% 利多卡因混合液 10ml;16 时 28 分手术开始,16 时 30 分胎儿娩出,体重 3.74kg。新生儿第 1 分钟呼吸、肤色、肌张力欠佳,Apgar 评分为 6 分,给予刺激及面罩辅助通气后效果不佳,立即行气管插管(内径 3.0mm),气管内吸引吸出少量黏稠液体,辅助呼吸后肤色明显红润、刺激反射强烈,遂拔出气管导管,新生儿哭声响亮,心率 125 次 /min,鼻导管吸氧观察 5min 后评分 10 分,10min 评分 10 分;手术用时 28min,术中输液 900ml、尿量 80ml、出血约 200ml,全程患者清醒、无痛感,术毕测麻醉平面 T_6,PCEA 继续镇痛。

【问题 1】该例分娩镇痛改剖宫产选择是否正确？ "即刻剖宫产"启动标准是不是唯一的？

【临床思路】

本例在分娩镇痛过程中监测到胎心率短时间内反复出现频繁减速,最低至 60 次 /min,且恢复正常时间逐渐延长,考虑存在胎儿宫内窘迫,但是不是达到严重胎儿宫内窘迫,是否符合急诊剖宫产指征? 通过胎儿娩出情况可以说明选择急诊剖宫产是正确的。

在分娩镇痛前评估时,麻醉医师不但必须注意评估产妇是否存在剖宫产隐患,如高龄、胎儿发育异常、产妇合并其他疾病等情况,对于分娩镇痛过程中异常情况也需高度警惕。建议对此类产妇提前做好剖宫产术前谈话。产妇出现心搏骤停、子宫破裂大出血、羊水栓塞、脐带脱垂等危机时必须即刻剖宫产,尽快娩出胎儿是保障母子获得有效急救的基础。其他如持续性枕横位 / 枕后位、相对头盆不称也是分娩镇痛改剖宫产的主要原因。对于胎儿窘迫,有时产科医师会犹豫,本例术后确认由于脐带缠绕导致胎儿宫内窘迫,紧急剖宫产取出胎儿后评估新生儿存在轻度窒息,在给予复苏后才转危为安。对于频繁发生的胎心减慢、胎儿窘迫建议改行剖宫产。

【问题 2】分娩镇痛中评估产妇与新生儿状态的几种评分是什么?

【临床思路】

分娩镇痛中评估产妇与新生儿状态最常用的几种评分包括:VAS 评分、改良的 Bromage 评分、Apgar 评分。

知识点

VAS 评分

视觉模拟评分法(visual analogue scale/score,VAS):是将疼痛的程度用 0 至 10 共 11 个数字表示,0 表示无痛,10 代表最痛,患者根据自身疼痛程度在这 11 个数字中挑选一个数字代表疼痛程度。0 分,无疼痛;3 分以下,有轻微的疼痛,患者能忍受;4~6 分:患者疼痛并影响睡眠,尚能忍受,应给予临床处理;7~10 分:患者有渐强烈的疼痛,疼痛剧烈难忍。

知识点

改良 Bromage 评分

0 级:无运动神经阻滞。

1 级:不能抬腿。

2 级:不能伸屈膝部。

3 级:不能伸屈踝关节。

知识点

Ramsay 镇静评分

1 分:烦躁不安。

2 分:清醒,安静合作。

3 分:嗜睡,对指令反应敏捷。

4 分:浅睡眠状态,可迅速唤醒。

5 分:入睡,对呼叫反应迟钝。

6 分:深睡,对呼叫无反应。

知识点

Apgar 评分

新生儿评分,Apgar 这个名字的英文字母刚好对应检查项目的英文首字母,包括肌张力(activity)、脉搏(pulse)、皱眉动作即对刺激的反应(grimace)、肤色(appearance)、呼吸(respiration),是新生儿出生后立即检查身体状况的标准评估方法。满 10 分者为正常新生儿,评分 7 分以下的新生儿考虑患有轻度窒息,评分在 4 分以下考虑患有重度窒息。评分具体标准是:

1. 皮肤颜色　评估新生儿肺部血氧交换的情况。全身皮肤呈粉红色为 2 分,手脚末梢呈青紫色为 1 分,全身呈青紫色为 0 分。

2. 心搏速率　评估新生儿心脏跳动的强度和节律性。心搏有力大于 100 次/min 为 2 分,心搏微弱小于 100 次/min 为 1 分,听不到心音为 0 分。

3. 呼吸　评估新生儿中枢和肺脏的成熟度。呼吸规律为 2 分,呼吸节律不齐(如浅而不规则或急促费力)为 1 分,没有呼吸为 0 分。

4. 肌张力及运动　评估新生儿中枢反射及肌肉强健度。肌张力正常为 2 分,肌张力异常亢进或低下为 1 分,肌张力松弛为 0 分。

5. 反射　评估新生儿对外界刺激的反应能力。对弹足底或其他刺激大声啼哭为 2 分,低声抽泣或皱眉为 1 分,毫无反应为 0 分。

新生儿 Apgar 评分

【问题 3】分娩镇痛改行剖宫产是由产科医师还是麻醉医师决定?

【临床思路】

分娩镇痛是麻醉科医师、产科医师、助产士协作共同完成的工作,特别是助产士和麻醉科医师的配合尤为重要,是一个紧密合作的团队,但又必须是分工明确、责任到人、有各自的工作范畴和职责。

1. 妇产科医师的职责

(1)门诊期间的孕前检查、孕期产检、孕期筛查、分娩镇痛宣教。

(2)入院期间对待产妇分娩方式进行评估,评估产妇是否能自然阴式顺产,有无相关并发症及异常等情况。

(3)分娩镇痛期间产程的管理及产科异常情况的处理,严密观察产程情况,发生宫缩和胎儿心率改变及时处理。当产妇发生突发紧急情况(如子宫破裂、脐带脱垂、严重胎儿宫内窘迫等情况),立即启动"即刻剖宫产"及大出血应急预案。

2. 麻醉科医师的职责

(1)进行分娩镇痛前的评估工作(可在麻醉门诊或产房进行)。

(2)向产妇及家属告知分娩镇痛的相关情况及风险,签署知情同意书。

(3)麻醉科医师专人负责操作及镇痛管理。

(4)运动神经阻滞及疼痛评分,根据产妇疼痛情况调整镇痛药的剂量及浓度。

(5)分娩镇痛期间产妇发生危急情况实施剖宫产手术的麻醉。

(6)参与产妇异常情况的处理及抢救。

(7)完成分娩镇痛的记录,包括产妇的一般情况、镇痛方式、镇痛药的浓度剂量、穿刺的间隙、记录生命体征、阻滞平面、疼痛评分、运动神经阻滞评分、镇痛的时间、胎心及宫缩情况、分娩方式、缩宫素应用情况、新生儿 Apgar 评分、分娩时间及其他相关信息等。

3. 麻醉科护士的职责　有麻醉科护士的医院需配备一名麻醉科护士协助麻醉科医师完成分娩镇痛工作。

(1)了解分娩镇痛的流程及工作范畴,每天准备好分娩镇痛的物品、药品(如穿刺包、药品、镇痛泵、抢救设备及药品)。检查设备(麻醉机、监测仪、吸引器、气管插管物品等)的完好性。

(2)做好麻醉科医师的助手,分娩镇痛操作前,监测产妇的生命体征,协助麻醉科医师摆好产妇体位,配合麻醉科医师完成分娩镇痛操作工作。严格执行药品查对制度,配置镇痛泵。

(3)巡视观察产妇生命体征及镇痛情况,协助麻醉科医师分娩镇痛期间的管理等。

(4)协助麻醉科医师完成危急情况的处理及"即刻剖宫产手术"麻醉的配合。

(5)登记、收费、统计工作量。

(6)镇痛药物及毒麻药物的管理、登记、发放,物品、药品的补充。

(7)设备的清洁保养与维护,检查麻醉机、多功能监测仪等设备的工作状态。

(8)分娩镇痛后对产妇的随访,了解产妇满意度及并发症等情况,并向麻醉科医师汇报。

4. 助产士的职责

(1)分娩镇痛宣教,开放静脉输液通道。

(2)分娩镇痛期间调整产妇体位为侧卧或半坐位,吸氧并监测产妇的血压、心率和脉搏、SpO_2、ECG、宫缩、胎心等。

(3)观察产程及胎心情况,调整宫缩。

(4)异常情况报告麻醉科医师或产科医师。

(5)条件容许时可增加导乐陪伴分娩。

总之,改行剖宫产主要由产科医师决定。分娩镇痛规范化管理非常重要,为了安全规范地实施分娩镇痛技术,首先麻醉科医师必须具有麻醉科医师资格证书和执业证书,从事临床麻醉工作 5 年以上,有丰富的临床工作经验才可胜任。麻醉医师熟练掌握椎管内穿刺操作技术,独立处理相关并发症及麻醉意外事故是母婴安全的保障。麻醉医师工作重点是镇痛的管理(如镇痛的效果是否完善、胎心情况、子宫收缩情况等)、异常情况的处理及产妇突发情况紧急抢救等工作。因此,这项工作要求麻醉科医师在分娩镇痛岗位时,不可兼顾其他麻醉工作。建立的相关制度,如分娩镇痛工作制度、麻醉药品及物品管理制度、会诊制度、知情同意制度、报告制度等需要严格执行。

推荐阅读文献

［1］WILSON M A, MACARTHUR C, HEWITT C A, et al. Intravenous remifentanil patient-controlled analgesia versus intramuscular pethidine for pain relief in labour (RESPITE): an open-label, multicentre, randomised controlled trial. Lancet, 2018, 392 (10148): 662-672

［2］MISSION J F, MARSHALL N E, CAUGHEY A B. Pregnancy risks associated with obesity. Obstet Gynecol Clin North Am, 2015, 42 (2): 335-353.

［3］徐铭军, 姚尚龙. 中国分娩镇痛现状与对策. 国际麻醉学与复苏杂志, 2018, 39 (4): 289-293.

［4］沈晓凤, 姚尚龙. 分娩镇痛专家共识 (2016 版). 临床麻醉学杂志, 2016, 32 (8): 816-818.

(姚尚龙)

第二十七章　心肺脑复苏

Cardiopulmonary Cerebral Resuscitation

心搏骤停(cardiac arrest)是指心脏因急性原因突然丧失其有效的排血功能而导致呼吸和循环功能停止,周身血液循环停滞,组织缺血、缺氧的临床死亡状态。心肺复苏(cardiopulmonary resuscitation,CPR)是针对心搏骤停所采取的一切抢救措施,是一系列提高心搏骤停后生存机会的挽救生命的动作。由于患者能否恢复神经系统功能是心肺复苏成功与否的最终标准,因此又把心肺复苏(CPR)发展为"心肺脑复苏"(cardiopulmonary cerebral resuscitation,CPCR)。

心搏骤停可以是原发的,也可以是继发的。在原发性心搏骤停中,成人最常见的原因是急性心肌缺血继发心室颤动;儿童则主要为各种原因引起的缺氧,如溺水、窒息等。继发性心搏骤停的常见病因包括:牵拉内脏所引起的严重迷走反射、急性高钾血症、肺栓塞、休克等。

心搏骤停时根据心电图不同,可表现为4种形式:心室颤动(ventricular fibrillation,VF)、无脉性室性心动过速(pulseless ventricular tachycardia,PVT)、无脉性电活动(pulseless electric activity,PEA)、心脏停搏(asystole),其中PEA又包括心肌电-机械分离、室性自搏心律、室性逸搏心律等。

案例一　成人院内心搏骤停的处理

【病历摘要】

患者男,33岁。既往体健,ASA Ⅰ级。因"外伤致髌骨韧带断裂3h"入院,拟在股神经阻滞麻醉下行"髌骨韧带断裂重建术"。入室常规监测,建立静脉通路,给予咪达唑仑2mg,芬太尼0.05mg镇静。超声引导下行股神经阻滞,3min内给予0.5%的布比卡因20ml,每5ml回抽避免入血。药物注射完毕拔出穿刺针时,患者突然抽搐,立即面罩100%氧气吸入,辅助通气,给予咪达唑仑3mg静脉注射,随后,ECG呈一直线,脉搏不能触及,立即进行心肺复苏。

【问题1】医务人员对心搏骤停患者应如何进行高质量的心肺复苏?

【临床思路】

基础生命支持(basic life support,BLS)是心搏骤停后挽救患者生命的基本急救措施。胸外心脏按压和人工呼吸是BLS的主要措施。成人BLS的基本内容包括:识别心搏骤停和启动紧急医疗服务系统(emergency medical service system,EMSS);即时高质量心肺复苏;快速除颤。

施行胸外心脏按压时将患者去枕仰卧于手术台上,保持头部与心脏在同一水平上。胸外心脏按压的部位在胸骨下半部双乳头之间。施救者站在患者一侧,将一手掌根部置于按压点,另一手掌根部覆于前者之上。手指向上方翘起,两臂与水平面垂直,凭借自身重力通过双臂和双手掌,垂直向胸骨加压(图27-1)。每次按压后应使胸廓完全恢复原位,但手掌不离开胸骨,在胸廓完全回弹后再次下压,弹回与按压的时间大致相等,如此反复进行。

高质量心肺复苏至关重要,包括以足够的速率和幅度进行按压,保证每次按压后胸廓完全回弹,尽可能减少按压中断,给予足够的通气并避免

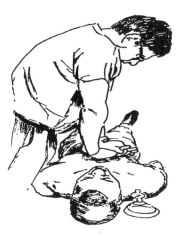

图 27-1　胸外心脏按压

过度通气(表27-1)。成人胸外按压深度应至少5cm,但不超过6cm;按压频率100~120次/min;每次按压后胸廓应充分回弹,施救者必须避免在按压间隙倚靠在患者胸壁上;尽量减少按压中断,按压中断时间<10s,无论是人工呼吸、电除颤、建立人工气道或进行检查等操作,都应以不中断心脏按压为原则。

实施2~3min或5组心肺复苏循环后(30∶2)需对患者做一次判断,触摸颈总动脉搏动和观察有无自主呼吸(不超过10s)。临床上心脏按压有效的标志是:可触及大动脉搏动;皮肤由青紫转为红润;可测得血压;散大的瞳孔开始缩小,出现自主呼吸。

表 27-1 基础生命支持(BLS)人员进行高质量心肺复苏的要点总结

内容	成人和青少年	儿童(1岁至青春期)	婴儿(不足1岁,除新生儿以外)
现场安全	确保现场对施救者和患者均是安全的		
识别心搏骤停	检查患者有无反应; 无呼吸或仅是喘息(即呼吸不正常); 不能在10s内明确感觉到脉搏; (10s内可同时检查呼吸和脉搏)		
启动应急反应系统	启动应急反应系统; 立即开始心肺复苏; 在AED可用后尽快使用		
没有高级气道的按压-通气比	1名或2名施救者(30∶2)	1名施救者(30∶2) 2名以上施救者(15∶2)	
有高级气道的按压-通气比	以100~120次/min的速率持续按压; 呼吸:1次/6s(10次/min)		
按压速率	100~120次/min		
按压深度	至少5cm,不超过6cm	至少为胸部前后径的1/3,大约5cm	至少为胸部前后径的1/3,大约4cm
手的位置	将双手放在胸骨的下半部	将双手或一只手(对于很小的儿童可用)放在胸骨的下半部	1名施救者:将2根手指放在婴儿胸部中央,乳线正下方; 2名以上施救者:将双手拇指环绕放在婴儿胸部中央,乳线正下方
胸廓回弹	每次按压后使胸廓充分回弹; 不可在每次按压后倚靠在患者胸廓上		
尽量减少中断	中断时间限制在10s以内		

注:AED.自动体外除颤器。

成人单人基础生命支持(视频) | 成人单双人基础生命支持 | 儿童单人基础生命支持(视频) | 婴儿单人基础生命支持

知识点

生 存 链

生存链（chain of survival）的提出是心肺复苏和心血管急救理念的重大突破，它是指将心肺复苏的步骤看成一条环环相扣的锁链，若其中一环断裂，其功能就会受到影响。成人发生心搏骤停后的生存链分为院内救治体系和院外救治体系，将院内和院外心搏骤停的患者区分开来，使患者获得不同途径的救治。院内心搏骤停（in-hospital cardiac arrest，IHCA）生存链内容包括：监测和预防、识别和启动应急反应系统、即时高质量心肺复苏、快速除颤、高级生命支持和骤停后护理。院外心搏骤停（out-of-hospital cardiac arrest，OHCA）生存链内容包括：识别和启动应急反应系统、即时高质量心肺复苏、快速除颤、基础及高级急救医疗服务、高级生命支持和骤停后护理（图 27-2）。

院内心脏骤停

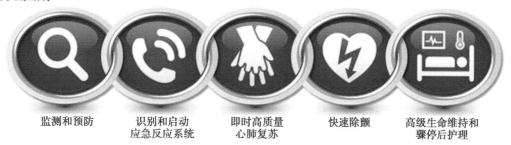

院外心脏骤停

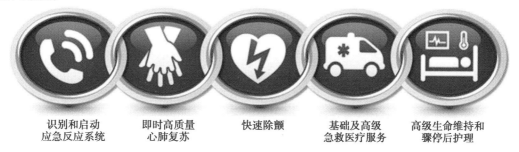

图 27-2 AHA 心血管急救成人生存链环节

【问题 2】如何使用除颤器进行电除颤？

【临床思路】

成人心搏骤停中心室颤动的发生率最高，电除颤是目前治疗心室颤动和无脉性室性心动过速最有效的方法。尽早启动 EMSS 的目的之一，也是为了尽早获得自动体外除颤器（automated external defibrillator，AED，图 27-3）。AED能够自动识别可除颤心律，适合各类施救者使用。

对于有目击的成人心搏骤停，应尽快使用除颤器除颤。若成人在未受监护的情况下发生心搏骤停，或不能立即取得AED 时，应该在他人前往获取 AED 时立即开始心肺复苏，

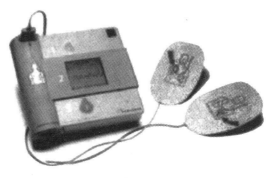

图 27-3 自动体外除颤器

视患者情况在除颤设备可供使用后尽快进行电除颤。如果单次除颤无效,应立即继续进行心肺复苏。

目前市售的除颤器一般为双相波除颤器,但也有单相波除颤器。双相波除颤器所需的除颤能量相对较低(≤200J),除颤成功率也较高,但无改善存活出院率的证据。除颤时将电极板置于胸壁进行电击者称为胸外电除颤,开胸后将电极板直接放在心室壁上进行电击称为胸内电除颤。胸外电除颤时将一电极板放在胸骨右缘第二肋间,另一电极板置于左腋前线、心尖下方。电极板应涂抹导电糊或垫以湿盐水纱布并施力紧压在胸壁上,以免影响除颤效果。成人胸外电除颤使用单相波除颤器首次和再次电击的能量为360J;使用双相波除颤器时,对于截断指数波形所需除颤能量为150~200J,对于直线双相波形为120J,如急救人员不熟悉设备所需能量,建议使用默认能量200J。小儿胸外电除颤首次能量一般为2J/kg,后续能量至少为4J/kg,总量不超过10J/kg或成人最大剂量。胸内电除颤的能量选择,成人从10J开始,一般不超过40J;小儿从5J开始,一般不超过20J。

电除颤的作用是终止心室颤动而非起搏心脏,因此除颤后应立即行胸外心脏按压和人工呼吸。如心室颤动为细颤,应立即注射肾上腺素1mg,使细颤变成粗颤,以增加除颤成功率。电除颤适用于心室颤动和无脉性室性心动过速的患者,但是对于心脏停搏与无脉性电活动,电除颤无效,应立即实施心肺复苏。

【问题3】对于局部麻醉药物引起的心搏骤停应如何使用脂肪乳剂?

【临床思路】

对于局部麻醉药物引起的心搏骤停,在积极心肺复苏的同时,应尽快经静脉使用20%的脂肪乳剂。首次剂量1.5ml/kg;每3~5min可重复输注,每次1~3ml/kg;恢复自主心跳且稳定后,为防止再发心搏骤停,可以0.25ml/(kg·min)的速度继续输注;建议最初30min内总剂量≤10ml/kg,因为>10ml/kg无助于提高复苏成功率。

【问题4】一般将CPCR分为几个阶段?

【临床思路】

一般将CPCR分为三个阶段:基础生命支持(basic life support,BLS)、高级生命支持(advanced cardiovascular life support,ACLS)和复苏后治疗或心搏骤停后治疗(post-cardiac arrest care,PCAC)。BLS指在事故或发病现场的应急抢救阶段,主要指心肺复苏,是挽救患者生命的基础。ACLS指在具有较好的技术和设备条件下对患者进行治疗,在生存链中起到重要作用。PCAC则是在自主循环恢复稳定的基础上,对引起心搏骤停的病因及心搏骤停后的并发症进行相应的治疗。

知识点

心搏骤停的可治疗病因

在对心搏骤停患者的抢救过程中,诊断和治疗基础病因是必不可少的。施救者应识别和积极治疗可能导致心搏骤停或使复苏复杂化的各种因素,包括5个H和5个T(表27-2)。

表27-2 心搏骤停可治疗的病因:H和T

H	T
低氧血症(hypoxia)	中毒(toxin)
低血容量(hypovolemia)	心脏压塞(tamponade,cardiac)
酸中毒(hydrogen ion,acidosis)	张力性气胸(tension pneumothorax)
低/高钾血症(hypo/hyperkalemia)	肺栓塞(embolism/thrombosis,pulmonary)
低体温(hypothermia)	冠状动脉血栓形成(thrombosis,coronary)

【问题5】在ACLS阶段如何维持呼吸道通畅和进行有效的人工呼吸支持?

【临床思路】

在高级生命支持阶段应该强调人工呼吸和氧供的重要性,实际上在心肺复苏期间,胸外心脏按压和人工呼吸是缺一不可的。应利用专业人员的优势和条件,进行更高质量的心脏按压和人工呼吸,以充分提高器官的血液灌注和氧供。心肺复苏期间使用 100% 的吸入氧浓度可明显增加动脉血氧含量,增加氧的输送量。对于正在进行持续心肺复苏的患者,通气速率简化为每 6s 1 次呼吸(每分钟 10 次呼吸)。自主循环恢复即器官再灌注的早期,在保证 $SpO_2 \geq 94\%$ 的前提下,应逐渐降低吸入氧浓度,以避免发生潜在的氧中毒。

常见的人工呼吸辅助装置包括气管插管、球囊-面罩、口咽和鼻咽通气道、喉罩及气管切开等。一般认为 ACLS 时最佳选择是气管内插管,不仅可保证心肺复苏的通气与供氧、可吸引气道内分泌物、防止误吸,还能避免胸外心脏按压中断,同时监测 $P_{ET}CO_2$,有利于提高心肺复苏的质量。

【问题 6】在 ACLS 阶段如何恢复和维持自主循环?

【临床思路】

ACLS 期间应着力恢复和维持自主循环,强调高质量的心肺复苏和早期除颤。因心室颤动和无脉性室性心动过速引起心搏骤停者,早期心肺复苏和迅速除颤可显著增加患者的存活率和出院率;对其他类型的心搏骤停者,ACLS 的首要任务是采取高质量的复苏技术和药物治疗以迅速恢复并维持自主循环。经过心肺复苏自主循环恢复者应避免再次发生心搏骤停,并采用液体治疗和药物来维持循环稳定,以求改善患者的预后。

高质量的心肺复苏、药物治疗和规范的复苏程序对于恢复患者自主心跳非常重要。应用 AED 可自动识别是否为心室颤动(VF)或无脉性室性心动过速(PVT),如果诊断为 VF/PVT 应立即除颤。除颤后立即心肺复苏,心肺复苏 2min 后再检查心律,如果仍为 VF/PVT,则再次除颤,并继续心肺复苏 2min;通过静脉注射/骨内输注给予肾上腺素(每 3~5min 可重复给予)。再次除颤、心肺复苏 2min 后仍为 VF/PVT,可继续除颤并继续心肺复苏 2min,同时考虑应用抗心律失常药物治疗,如胺碘酮、利多卡因等,并针对病因进行治疗。如此反复进行救治,直到恢复自主循环。

【问题 7】心肺复苏期间有哪些有意义的监测?

【临床思路】

为了进行高质量的心肺复苏以促进自主循环的恢复,监测患者的生理功能与生命体征非常重要。在心肺复苏的同时,在不影响胸外按压的前提下,应立即建立必要的监测方法和输液途径,以便于对病情的判断和进行药物治疗。主要监测内容包括:

1. 心电图(ECG)　心电图监测可以明确心律失常的性质,为治疗提供极其重要的依据。如果显示为心室颤动或无脉性室性心动过速,应尽早进行电除颤治疗。

2. 呼气末 CO_2 分压(end-tidal CO_2,$P_{ET}CO_2$)　$P_{ET}CO_2$ 是指呼气末呼出气体中 CO_2 的分压,正常值为 35~40mmHg。复苏期间,体内 CO_2 的排出主要取决于心排出量和肺组织的灌注量。当心排出量和肺灌注量很低时,$P_{ET}CO_2$ 则很低(<10mmHg);当心排出量增加,$P_{ET}CO_2$ 则升高(>20mmHg),表明胸外心脏按压使心排血量明显增加;如能维持 $P_{ET}CO_2$>10mmHg 表示心肺复苏有效。当自主循环恢复时,最早的变化是 $P_{ET}CO_2$ 突然升高,可达 40mmHg 以上。因此,连续监测 $P_{ET}CO_2$ 可以判断胸外心脏按压的效果,提高心肺复苏的质量。对于气管插管后经过 20min 心肺复苏后 $P_{ET}CO_2$ 仍较低(小于 10mmHg)的患者,其复苏成功的可能性极低,可将此与其他因素结合综合考虑帮助确定终止心肺复苏的时间。

3. 动脉血压(arterial blood pressure,ABP)　血压是衡量循环功能状态的基本参数,在心肺复苏期间如能监测有创血压,不仅可以实时地评估心脏按压时冠状动脉灌注压的情况,还可以评价心脏按压的有效性,可用以指导提高按压的质量。如果在胸外心脏按压时,动脉舒张压低于 20mmHg,可以考虑通过优化胸外按压参数或给予血管活性药物来改善 CPR 质量。

4. 冠状动脉灌注压(coronary perfusion pressure,CPP)　冠状动脉灌注压为主动脉舒张压与右心房舒张压之差。心肺复苏期间若冠状动脉灌注压低于 15mmHg,自主心律往往难以恢复。

5. 中心静脉压(central venous pressure,CVP)　CVP 是指位于胸腔内的上、下腔静脉或平均右心房的压力。尽管目前观点认为 CVP 并不能准确反映右心功能和心脏前负荷,但在复苏后治疗阶段连续动态监测 CVP,可作为评价心脏对液体负荷的反应和心功能状态的辅助参考指标,同时又是一条非常有效的静脉通路。

6. 脉搏血氧饱和度(SpO_2)　在心肺复苏期间由于心排血量很低,末梢的血流灌注很差,很难监测到 SpO_2,只有自主心跳恢复,全身循环状态改善后,才能监测到 SpO_2。因此,在心肺复苏期间如能监测到 SpO_2,说明复苏是有效的。

7. 中心静脉血氧饱和度（$ScvO_2$）　$ScvO_2$ 与混合静脉血氧饱和度（S_vO_2）有很好的相关性，是反映组织氧平衡的重要参数。$ScvO_2$ 的正常值为 70%~80%。在心肺复苏过程中，如果 $ScvO_2$ 大于 40%，自主心跳有可能恢复；如 $ScvO_2$ 为 40%~72%，自主心跳恢复的概率增大；当 $ScvO_2$ 大于 72% 时，自主心跳可能已经恢复了。因此，在心肺复苏期间持续监测 $ScvO_2$ 为判断心肌氧供是否充足，自主循环能否恢复提供了客观指标。

【问题 8】心肺复苏期间给药途径有哪些？

【临床思路】

心肺复苏期间给药途径包括静脉给药、骨内给药、气管内滴注、心室内给药。静脉给药安全可靠，为首选。静脉通路首选中心静脉置管，不仅药物起效快，还可监测 CVP。如采用外周静脉通路时，则应选用上肢的静脉，以便药物快速发挥作用。如果不能立刻静脉置管，应考虑建立骨内通路。临床常选用胫骨、桡骨、尺骨等。目前主要有 2 种装置可以行胫骨内置管：经胫内针和骨髓抽吸针。紧急时也可以使用带芯的 18G 腰穿针。方法是将短的有斜面的套管针置入皮肤消毒之后的胫骨近段 1/3 或股骨远端，小心避开骨骺，骨内针尖端在骨髓腔内，可回吸出血和 / 或骨髓。骨内通路可给予复苏药物和液体输注。骨内通路给药时药理学效应优于气管内给药。在静脉通路和骨内通路均不能建立时，也可考虑经气管内给药。肾上腺素、利多卡因、阿托品、纳洛酮都可溶解在 5~10ml 的注射用水中经气管内给药，剂量为静脉内给药量的 2~3 倍。碳酸氢钠、钙剂、去甲肾上腺素禁止经气管内给药。心室内注射给药引起的并发症较多，如张力性气胸、心脏压塞、心肌或冠状血管撕裂等，已基本废弃。

【问题 9】心肺复苏期间常用的药物和剂量有哪些？

【临床思路】

1. 肾上腺素（epinephrine）　为心肺复苏中的首选药物，可用于电击无效的心室颤动或无脉性室性心动过速、心脏停搏或无脉性电活动。可使细颤变为粗颤，增加除颤成功率。肾上腺素用法：0.5~1.0mg 或 0.01~0.02mg/kg 静脉注射，必要时可重复注射，重复给药时间和剂量为每 3~5min 给予 1mg。对于不能电击需用肾上腺素治疗的心搏骤停患者，应尽早使用肾上腺素。

2. 胺碘酮（amiodarone）　胺碘酮属Ⅲ类抗心律失常药，对治疗房性和室性心律失常都有效。如果心室颤动或无脉性室性心动过速对电除颤、心肺复苏或血管收缩药无效，可考虑应用胺碘酮。胺碘酮在治疗心室颤动或室性心动过速方面都具有一定的优势，但低血压和心动过缓的发生率较高。成人胺碘酮的初始单次剂量为 300mg（或 5mg/kg）静脉注射 / 骨内输注，必要时可重复注射 150mg（或 2.5mg/kg）。胺碘酮维持剂量范围为 10~30μg/（kg·min），6h 后减半。使用胺碘酮后要严密监测血压和心率。对于儿童患者电击难以纠正的心室颤动或无脉性室性心动过速的治疗，胺碘酮或利多卡因同等可用。

3. 利多卡因（lidocaine）　利多卡因适用于治疗室性期前收缩和阵发性室性心动过速。对于除颤后又复发心室颤动而需反复除颤的病例，利多卡因可使心肌的激惹性降低，或可缓解心室颤动的复发。在心肺复苏期间，为了迅速达到和维持适当的血药浓度，使用剂量可相对大一些。单次静脉注射开始用量为 1~1.5mg/kg，每 5~10min 可重复应用，重复用量为 0.5~0.75mg/kg。一旦恢复窦性心律即可以 2~4mg/min 的速度连续静脉输注。若是因心室颤动或无脉性室性心动过速导致心搏骤停的患者，恢复自主循环后可以考虑立即开始或继续给予利多卡因。

4. 碳酸氢钠　在心肺复苏期间，心排血量很低，组织灌流和氧供不足，导致无氧代谢增加和乳酸性酸中毒，导致 pH 降低和 $PaCO_2$ 升高。给予的碳酸氢钠可解离生成更多的 CO_2，因不能及时排出，又可使 pH 降低。同时，由于 CO_2 的弥散能力很强，可以自由地透过血脑屏障和细胞膜，而使脑组织和细胞内产生更加严重的酸中毒。因此，在复苏期间不主张常规应用碳酸氢钠。对于已存在严重的代谢性酸中毒、高钾血症、三环类或巴比妥类药物过量者，可考虑给予碳酸氢钠溶液。碳酸氢钠的首次用量为 1mmol/kg，每 10min 可重复给 0.5mmol/kg。最好能根据动脉血气分析结果按下列公式计算给予：

$$5\%NaHCO_3(ml) = \Delta BE(mmol/L) \times 0.2 \times 体重(kg)/0.6$$

$$\Delta BE 为剩余碱目标值与测定值之差；5\%NaHCO_3：1ml = 0.6mmol\ HCO_3^-$$

5. β 受体阻滞药　心搏骤停后不主张 β 受体阻滞药的常规使用。但是因心室颤动或无脉性室性心动过速导致心搏骤停而入院后，可以考虑尽早开始或继续口服或静脉注射 β 受体阻滞药。但心搏骤停后 β 受体阻滞药的常规使用可能会有危害，因为 β 受体阻滞药可能引起或加重血流动力学不稳定，加剧心力衰竭，引起缓慢型心律失常。因此，医护人员应该评估患者个体是否适用 β 受体阻滞药。

【问题 10】心肺复苏期间机械辅助装置有哪些？

【临床思路】

心肺复苏过程对于施救者来说是一个耗力耗时的过程，人工按压往往难以保证恒定高质量的胸外按压。因此出现了机械替代人工的心肺复苏辅助或替代装置，如主动按压放松心肺复苏（ACD-CPR，图 27-4）、阻抗阈值装置（ITD）、萨勃心肺复苏器等。尽管机械按压装置能缓解施救者的压力，但研究结果显示并未能改善院外心搏骤停患者的预后，不建议常规使用。因此，人工胸外心脏按压仍是心搏骤停的常规救治手段，仅在进行高质量人工胸外心脏按压比较困难或危险时（如长时间心肺复苏、低温心搏骤停、移动的救护车内、血管造影室内及准备体外心肺复苏期间），机械辅助胸外心脏按压装置可以作为传统人工胸外心脏按压的替代品。

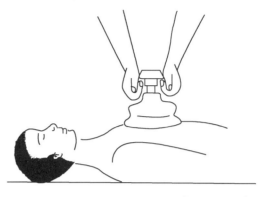

图 27-4　主动按压放松心肺复苏（ACD-CPR）

【问题 11】什么是 ECPR？

【临床思路】

所谓体外心肺复苏（ECPR）是指在对心搏骤停患者进行复苏时，在其大静脉或动脉（如股动静脉）紧急置管启动体外循环和氧合。体外膜肺氧合（extracorporeal membrane oxygenation，ECMO）和心肺分流术用于心搏骤停复苏时都被认为是不同形式的体外心肺复苏。对于发生心搏骤停且怀疑病因可能可逆的患者，可以考虑进行 ECPR。其他心搏骤停患者对于传统心肺复苏没有反应也可以考虑 ECPR。

【问题 12】在复苏后治疗阶段呼吸参数如何设定？

【临床思路】

在自主循环恢复后应再次检查并确保呼吸道或人工气道的通畅，以维持良好的呼吸功能。对于自主呼吸已经恢复者，应进行常规吸氧治疗，并密切监测患者的呼吸频率、SpO_2 和 $P_{ET}CO_2$。对于仍处于昏迷、自主呼吸尚未恢复、有通气或氧合功能障碍者，应进行机械支持或辅助呼吸，并根据血气分析结果调节呼吸机参数，以维持 $SpO_2 \geq 94\%$，$PaCO_2$ 为 40~45mmHg，或 $P_{ET}CO_2$ 为 35~40mmHg。在满足 $SpO_2 \geq 94\%$ 条件下，逐步将吸入氧浓度调整到需要的最低浓度，避免氧中毒的发生。机械通气时应避免高气道压和过度通气（适宜潮气量为 6~8ml/kg），以免由此带来肺损伤、脑缺血和对心功能的不利影响。

【问题 13】脑复苏的主要措施有哪些？

【临床思路】

自主循环恢复以后，脑内的病理生理过程还在继续演变。脑外的病理因素如低血压、缺氧、高碳酸血症、高体温、高血糖、惊厥、呛咳等也可加重脑损伤。因此脑复苏的任务在于改善脑缺血再灌注损伤和预防继发性脑损伤的发生。脑复苏成败的关键在于尽量缩短脑循环停止的绝对时间；确实有效的全身支持与治疗措施，为脑复苏创造良好的颅外环境；在降低颅内压、减低脑代谢和改善脑循环的基础上，采取特异性脑复苏措施阻止或打断病理生理进程，促进脑功能恢复。包括：①控制性低温治疗；②增加脑血流灌注；③血糖控制；④药物治疗；⑤高压氧治疗。

【问题 14】什么是目标温度管理？其适应证、实施方法、不良反应和并发症有哪些？

【临床思路】

目标温度管理（targeted temperature management，TTM）是为了减轻患者神经系统损伤而进行诱导的轻中度低温，是心搏骤停患者脑复苏治疗的最重要环节，也是目前唯一被临床证实能够改善患者远期预后和神经功能恢复的方法。TTM 将复苏后的目标温度选定在 32~36℃，并至少维持 24h。

（1）适应证：所有心搏骤停后恢复自主循环的昏迷成年患者都应采用 TTM，在 TTM 后要积极预防昏迷患者发热。

（2）实施方法：临床上常用的物理降温方法有体表降温和血管内降温。以往应用冰帽、冰毯、腋下腹股沟放置冰袋、酒精擦拭身体等方法降温，但此类方法体温波动较大，降温效果不理想，且无法快速达到和维持恒定的目标温度，更不能缓慢复温，不适用于 TTM。使用体温控制仪可实现控制患者体温、精准达到目标温度、缓慢复温的目的。TTM 开始越早越好，但并不建议在入院前，常规对恢复自主循环的患者进行快速输注低温液体以降低体温的治疗。降温时应尽量避免寒战反应,多数患者需给予一定量的中枢神经抑制药,甚至肌松药,才能抑制寒战反应。

进行 TTM 时应对核心温度进行实时监测。临床上可选择膀胱、直肠、食管、鼻咽、气管插管套囊、肺动脉的温度作为核心温度进行监测。TTM 诱导期,应尽可能快地将核心体温降至目标温度。这一时期需要不断调整镇静药、胰岛素及血管活性药物的剂量来防治低血容量、电解质紊乱和高血糖。TTM 维持期应控制核心体温不波动或轻微波动(<0.5℃)至少 24h。此期发生不良反应的风险降低,重点预防长期并发症,如院内感染和褥疮等。TTM 复温期,复温速度建议控制在每小时 0.25~0.5℃,复温以后也应该把核心体温控制在37.5℃以下维持 72h。

(3)不良反应和并发症:TTM 期间可能会出现寒战、发热、心律失常、高血糖、代谢性酸中毒、凝血障碍、感染等不良反应和并发症,应对患者进行严密监测和积极的对症处理,尽可能避免或减少并发症和不良反应的发生。

【问题 15】增加脑血流量的方法有哪些?

【临床思路】

1. 提高平均动脉压　心搏骤停后脑组织的灌注主要取决于脑灌注压或动脉压的高低。因此,在自主循环恢复后即刻应控制血压稍高于基础水平,并维持 5~10min。以后通过补充容量或应用血管活性药物维持血压在正常偏高水平。

2. 降低颅内压　脑血流量取决于脑灌注压的高低,而脑灌注压为平均动脉压与颅内压之差。因此,除了维持适当血压外,还应降低颅内压和防治脑水肿,以改善脑灌注压。脱水、低温和肾上腺皮质激素的应用仍是现今行之有效的防治急性脑水肿和降低颅内压的措施。脱水治疗时首先受影响最大的是血管内液,其次是组织间液的改变,而细胞内液的变化发生最晚。因此,在脱水过程中必须严格维持血容量的正常,适当补充胶体液以维持血容量和血浆胶体渗透压于正常偏高水平。这样或可使细胞内和组织间质脱水而维持血管内的容量正常。同时,脱水应以增加排出量来完成,而不应过于限制入量,尤其不应使入量低于代谢的需要。脱水时应维持血浆胶体压不低于 15mmHg(血浆白蛋白 30g/L 以上),维持血液渗透压不低于 280~330mmol/L。脱水所用药物可根据临床情况来选用,如肾小管利尿药(例如呋塞米)或渗透性利尿药(例如甘露醇)。其中渗透性利尿药的作用相对缓和、持久,可作为脱水治疗的主要用药。血浆白蛋白既有利于维持血浆胶体渗透压,也有较好的利尿作用,是脑复苏时的常用药之一。估计心搏骤停超过 3min 的病例,在呼吸和循环恢复稳定后即可开始利尿。脑水肿的发展一般都于第 3~4 天达到高峰,因此脱水治疗可持续 4~5d。

3. 改善脑微循环　通过适当稀释血液维持血细胞比容(Hct)在 30%~35%,可降低血液黏度,改善脑微循环,有利于脑内微循环血流的重建,改善脑血流灌注,促进神经功能的恢复。但过度的血液稀释有损于血液的携氧能力,应予避免。

【问题 16】在复苏后治疗阶段血糖控制的目标是多少?

【临床思路】

血糖升高可增加脑缺血期间乳酸的产生而加剧脑损伤。因此,在脑缺血再灌注期间,无论何种原因(糖尿病、输糖过多、应激反应、应用皮质类固醇等)引起的高血糖,均应予以控制。但在应用胰岛素控制高血糖时,一定要避免低血糖的发生,因为低血糖本身就可导致不可逆性脑损伤。目前的观点认为,为了避免低血糖的发生,建议将血糖控制在 8~10mmol/L,不主张将血糖控制在 4.4~6.1mmol/L。

【问题 17】什么是心搏骤停后综合征?

【临床思路】

即使心搏骤停只有数分钟,复苏后患者仍有可能出现数小时到数天的多器官功能障碍,这是灌注不足导致组织细胞缺血缺氧的后果,也称为心搏骤停后综合征(post-cardiac arrest syndrome)。临床表现包括:代谢性酸中毒、心排血量降低、肝肾功能障碍、急性肺损伤或急性呼吸窘迫综合征等。在心肺脑复苏的治疗过程中,机体某一器官的功能障碍或衰竭,往往会影响其他器官功能的恢复。因此,在防治复苏后多器官功能障碍的工作中,首先应保持复苏后呼吸和血流动力学的稳定,同时密切监测尿量,血、尿渗透压和电解质水平等,防止多器官功能障碍,提高患者存活率。

【问题 18】什么是脑死亡?如何判定?

【临床思路】

脑死亡是指全脑(包括脑干)的所有功能呈现不可逆性丧失,特别是脑干功能的丧失。脑干功能丧失在脑死亡的诊断中十分重要,必须绝对确定。我国于 2002 年制定了《中国脑死亡诊断标准》(草案),并随后做了修订,参见表 27-3。

表 27-3 脑死亡判定标准(成人)(修订稿)

项目	内容
一、判定的先决条件	1. 昏迷原因明确 2. 排除了各种原因的可逆性昏迷
二、临床判定(3 项必须全部具备)	1. 深昏迷 2. 脑干反射消失 3. 无自主呼吸(靠呼吸机维持,自主呼吸激发试验证实无自主呼吸)
三、确认试验(3 项至少存在 2 项)	1. 正中神经短潜伏期体感诱发电位(SLSEP)显示 N9 和(或)N13 存在,P14、N18 和 N20 消失 2. 脑电图(EEG)显示电静息 3. 经颅多普勒超声(TCD)显示颅内前循环和后循环呈振荡波、尖小收缩波或血流信号消失
四、判定时间	临床判定和确认试验结果均符合脑死亡判定标准者可首次判定为脑死亡。首次判定 12h 后再次复查,结果仍然符合脑死亡判定标准者,方可最终确认为脑死亡

【问题 19】院内复苏终止的指标是什么?

【临床思路】

院内终止复苏由抢救医师决定,做决定时应考虑多种因素,包括心搏骤停时有无目击者、心肺复苏的时间、心搏骤停前状态及复苏过程中是否出现过自主循环恢复等。对于插管患者,如果经 20min 心肺复苏后,二氧化碳波形图监测的 $P_{ET}CO_2$ 仍不能达到 10mmHg 以上,可将此作为决定停止复苏的一个因素,但不能单凭此点就做决定。另外,需要指出的是新的复苏策略,如 ECPR,使得终止复苏措施的决策变得更加复杂。

抢 救 经 过

迅速进行胸外心脏按压、气管内插管,连接呼气末 CO_2 监测,给予 100% 氧气吸入。电除颤器准备就绪后立刻进行胸外电除颤,ECG 显示心室颤动波形转变为复杂性窦性心动过速,血压 183/83mmHg。20% 的脂肪乳静脉输注。34min 后,心电监护显示心律转为稳定的窦性心律,心率 110 次 /min,转入 ICU。第 2 天转出 ICU,随访未见心脏和脑血管系统并发症。

案例二 儿童心搏骤停的处理

【病历摘要】

患儿男,6 岁,体重 22kg。因发热 2d 来院就诊,既往健康,否认药物及食物过敏史。查体:体温 39℃,伴咳嗽,呼吸 36 次 /min,心率 128 次 /min,意识清,反应佳,咽充血明显,双侧扁桃体略肿大,心肺腹部及神经系统均未见异常。血常规:白细胞 $8.5 \times 10^9/L$,中性粒细胞 26%,淋巴细胞 70%,初步诊断为上呼吸道感染,给予炎琥宁 0.2g 加入 5% 葡萄糖溶液 250ml 中静脉滴注 4min 左右,患儿突然出现憋气、烦躁、呼吸困难、面色苍白、口唇发绀、四肢厥冷、心率下降至 58 次 /min,立刻停止输液,给予生理盐水静脉点滴,并转入抢救室,给予吸氧、保暖、平卧、头偏向一侧,测得血压为 116/78mmHg。约 5min 后患儿突然出现意识丧失、颜面发绀、瞳孔散大、心音消失,心电图显示为心室扑动,立即行心肺复苏,并给予肾上腺素 0.2mg,气管内插管,对患儿进行电除颤后心律转为窦性,此时血压 97/61mmHg,心率 160 次 /min,SpO2 91%,$P_{ET}CO_2$ 48mmHg。严密监护患儿各项生命体征,患儿逐渐恢复自主呼吸,30min 后,患儿意识恢复,肢体回暖,颜面红润,散大的瞳孔缩小,心率 106 次 /min,测得血压为 125/82mmHg,心音有力。

【问题 1】对儿童心搏骤停如何进行识别？

【临床思路】

当患儿没有反应，没有呼吸（或仅有喘息），应迅速启动 EMSS，检查患儿有无脉搏（婴儿触诊肱动脉，儿童触诊颈动脉或股动脉）。施救者需要在 10s 之内确定患儿脉搏，如确定不能触摸到脉搏，即开始胸外按压。如果脉搏明显 ≥ 60 次 /min，但是没有足够的呼吸，即给予人工呼吸，频率在 12~20 次 /min（每 3~5s 一次呼吸）直到自主呼吸恢复。每隔 2min 重新评估脉搏，但不要超过 10s。如果脉搏低于 60 次 /min，且有低灌注迹象（即苍白、青斑、发绀），即使有氧合和通气都要立即胸外按压。对于婴儿和儿童而言，心排血量更大程度上依赖于心率，较严重的心动过缓伴低灌注是胸外按压的指征，因为心搏骤停会紧随而来。在心搏骤停前施行心肺复苏可以提高存活率。

【问题 2】儿童心搏骤停 BLS 如何进行胸外按压？

【临床思路】

BLS 儿童复苏单一
施救者流程图

对儿童心搏骤停行 BLS 时，施救者胸部按压的深度应至少为儿童患者（婴儿至青春期开始的儿童）胸部前后径的 1/3。大约相当于婴儿（<1 岁）4cm，儿童 5cm。一旦儿童进入了青春期（即青少年），即应采用成人建议的按压深度，即至少 5cm，但不超过 6cm。

对婴儿和儿童也采用成人建议的胸部按压速率，即 100~120 次 /min。

【问题 3】儿童心搏骤停 BLS 按压 - 通气频率是多少？

【临床思路】

BLS 儿童复苏两名
施救者流程图

单人施救时使用 30∶2 的按压 - 通气频率比。对于有两个施救者进行的心肺复苏，一人给予胸外按压，同时另一人要保持气道开放并给予通气，按压 - 通气频率比为 15∶2。

【问题 4】儿童心搏骤停 BLS 如何进行电除颤？

【临床思路】

儿童适合的电极板或自粘贴垫的型号为：>10kg 的儿童（大约 1 岁）使用"成人"型号（8~10cm）；<10kg 的婴幼儿使用"婴幼儿"型号。对于儿童心室颤动，使用的初始能量为 2J/kg，第 2 次 4J/kg，以后的能量水平都至少要 4J/kg，但不超过 10J/kg 或成人的最大能量。许多 AED 都能准确监测所有年龄儿童的心室颤动，它们能准确区分"可电击"及"不可电击"的节律，具有极高的灵敏性及特异性。

对于婴儿应首选手动除颤器而非 AED。如果没有手动除颤器，优先使用装有剂量衰减器的儿科 AED。如果二者都没有，可以使用不带剂量衰减器的 AED。尽可能快速电击 1 次（2J/kg），并马上继续胸外按压进行心肺复苏。减少胸外按压和电击之间及电击和电击后重新开始按压之间的时间间隔是很重要的。

【问题 5】儿童心搏骤停 ACLS 如何进行液体复苏？

【临床思路】

早期快速等渗液体静脉输注被认为是脓毒症休克治疗的基础。对于有休克症状的儿童，20ml/kg 的首剂液体推注是合理的，强调对每位患者采用个体化治疗方案，方案应基于输液治疗前、中、后的频繁临床评估。但是，在特定医疗物资（如机械通气和正性肌力支持等）有限的条件下，对有发热病症的儿童静脉推注液体需要非常谨慎，可能会带来危害。

【问题 6】儿童心搏骤停复苏时是否需要使用阿托品？

【临床思路】

没有证据支持在对儿童行紧急气管插管时常规给予阿托品。当心动过缓风险增加时，可以考虑使用阿托品。对于是否存在阿托品的最小给药剂量，目前也没有足够的证据支持。

【问题 7】对于儿童电击难以纠正的心室颤动或无脉性室性心动过速如何使用抗心律失常药物？

【临床思路】

在儿童心搏骤停患者中，电击难以纠正的心室颤动或无脉性室性心动过速，可用胺碘酮或利多卡因治疗。

【问题 8】儿童心搏骤停复苏后是否需要低温治疗？

【临床思路】

对于心搏骤停后最初几天内昏迷的儿童（院内或院外），应持续监测体温，并积极治疗发热。

对于院外心搏骤停复苏后昏迷的儿童，可维持 5d 的正常体温（36~37.5℃），或者先维持 2d 的持续低温

（32~34℃），再维持 3d 的正常体温。对于院内心脏骤停复苏后仍然昏迷的儿童，没有足够的证据建议实施低温治疗。

【问题 9】儿童心搏骤停复苏后 PaO_2 和 $PaCO_2$ 如何维持？

【临床思路】

儿童心搏骤停恢复自主循环后，应逐步减少吸入氧浓度并且使 SpO_2 达到 94%~99%，在维持正常氧合的同时严格避免低氧血症的发生。儿童恢复自主循环后的通气策略应以适合每个患者的 $PaCO_2$ 为目标，避免高碳酸血症和低碳酸血症两个极端。

案例三　新生儿心搏骤停的处理

【病历摘要】

患者，孕妇，37 岁。在妊娠 35 周时自觉胎动减弱，前往医院就诊时发现胎动为 8 次 /12h。进一步检查确认胎儿脐带绕颈并有窒息征象。与孕妇及家属说明情况后，经协商同意尽快进行剖宫产术。在腰硬联合麻醉下行子宫下段剖宫产术，胎儿娩出后肤色苍白，心率约为 80 次 /min，吸痰时患儿仅有微弱反应，四肢松弛无力，无呼吸，Apgar 评分为 2 分，立即给新生儿行面罩吸氧辅助通气。正压通气 30s 后发现心率降至 52 次 /min，立即进行气管内插管和胸外心脏按压，建立静脉通路。胸外心脏按压 2min 后，心率仍 <60 次 /min，立即静脉推注肾上腺素 0.02mg，继续心肺复苏，3min 后患儿心率 122 次 /min，皮肤颜色由苍白转为红润，四肢略屈曲。随后转入 NICU 继续观察治疗。

【问题 1】如何评估新生儿是否需要进行心肺复苏？

【临床思路】

新生儿的心搏骤停绝大部分是窒息性的，对新生儿是否需要进行心肺复苏要考虑 3 个方面，分别是：①是否足月妊娠？②是否肌张力良好？③是否呼吸或啼哭？

【问题 2】什么是新生儿心肺复苏的"黄金一分钟"？

【临床思路】

新生儿心肺复苏中"黄金一分钟（60s）"指的是，在这 1min 内要完成初始步骤（供暖并维持体温，将婴儿放置为合适体位，如有需要清除气道分泌物，保持皮肤干燥，刺激婴儿）、再评估、开始通气（如有需要）。强调开始通气时避免不必要延误的重要性，因为当新生儿未能对初始步骤产生反应时，通气是心肺复苏能否成功的最重要步骤。

【问题 3】对于需要进行复苏的新生儿是否需要延迟脐带结扎？

【临床思路】

对于出生时无须复苏的足月和早产儿，都建议行 30s 的延迟脐带结扎。延迟脐带结扎可以减少脑室内出血，升高血压和增加血容量，出生后较少需要输血，也较少出现坏死性小肠结肠炎。唯一发现的不良反应是胆红素水平略有上升，较多需要光线疗法。对需要复苏的新生儿是否需要采取延迟脐带结扎尚无定论，没有足够的证据支持。

【问题 4】对在胎粪污染羊水中出生的非健壮新生儿是否需要常规进行气管内吸引？

【临床思路】

如果新生儿在胎粪污染的羊水中出生，肌张力差，呼吸不足，那么应在热辐射器下开展心肺复苏的初始步骤。如果完成初始步骤后，婴儿仍没有呼吸，或心率 <100 次 /min，则应开始正压通气（positive pressure ventilation，PPV）。这种情况下，不建议常规插管来进行气管内吸引。因为常规气管内吸引可能导致延迟提供球囊面罩通气，给婴儿造成伤害。但对于每个婴儿个体而言，如有需要，在支持通气和氧合的前提下，可以进行恰当的干预，包括在气道阻塞时进行气管内插管和吸引。

【问题 5】如何对新生儿进行心率评估？

【临床思路】

在对足月和早产的新生儿进行复苏时，应使用 3 导联心电图快速准确地测量新生儿心率。相比脉搏血氧测定法，ECG 能更快地准确测量出心率。脉搏血氧测定法在出生后最初 2min 内测出的心率往往较低，经常低至需要采取干预措施的水平，而低估心率可能会导致不必要的复苏操作。但需要强调的是，使用 ECG 并不能代替用脉搏血氧监测来评估新生儿的氧合情况。

【问题 6】对新生儿如何进行通气氧合？

【临床思路】

对不足 35 周妊娠的早产新生儿进行复苏时，应在低氧情况下开始(21%~30%)，逐渐调整吸入氧浓度，以使血氧饱和度接近经阴道分娩的健康足月婴儿水平。不建议对早产新生儿复苏时从高氧(>65%)开始。相比于低浓度氧(21%~30%)，以高氧浓度(>65%)对早产新生儿(不足 35 周妊娠)进行心肺复苏，在出院存活率、预防支气管肺发育异常、脑室内出血和早产儿视网膜疾病方面没有优势。

如果面罩通气不成功，可以考虑使用喉罩。对 34 周以上妊娠的新生儿进行复苏时，若气管插管不成功或不可行，建议使用喉罩。

存在自主呼吸的早产儿若出现呼吸窘迫，应先采用持续正压通气进行支持，而不是常规使用气管内插管给予 PPV。

【问题 7】对新生儿进行心肺复苏后是否需要进行低温治疗？

【临床思路】

对于妊娠 36 周以上、患有不断恶化的中度到严重缺氧缺血性脑病的婴儿，建议采取治疗性低温。应遵照规定，采取明确的与已发表的临床试验中类似的操作规范，且应该在具备多学科治疗能力与具有纵向随访能力的医疗单位实施治疗性低温。

【问题 8】在对新生儿进行心肺复苏时如何进行胸外心脏按压？

【临床思路】

新生儿心肺复苏胸外心脏按压时，可采用双拇指环绕按压法，按压 - 通气比为 3∶1(每分钟 90 次按压和 30 次呼吸)。如果认为心搏骤停是心源性的，施救者可以考虑采用更高的按压 - 通气比(如 15∶2)。在进行胸外心脏按压时，应使用 100% 的氧气，心率一旦恢复，应立即降低吸入氧浓度。

【问题 9】在对新生儿进行心肺复苏时如何使用肾上腺素？

【临床思路】

刚出生的新生儿复苏时很少应用药物。刚出生的新生儿出现心动过缓通常是由肺膨胀不全或严重低氧血症导致，而给予充分的通气是最重要的步骤。但在使用 100% 的氧气给予充分的通气及胸外心脏按压后，如果心率仍然 <60 次 /min，提示应给予肾上腺素或扩容，或两者并用。推荐肾上腺素经静脉通路使用，首次 0.01~0.03mg/kg，不推荐更高剂量，如果采用气管内给药，建议剂量为 0.05~0.1mg/kg。无论何种途径给药，肾上腺素浓度均应是 1∶10 000(0.1mg/ml)。

推荐阅读文献

［1］NEUMAR R W, SHUSTER M, CALLAWAY C W, et al. Part 1: executive summary: 2015 American Heart Association guidelines update for cardiopulmonary resuscitation and emergency cardiovascular care. Circulation, 2015, 132 (18 Suppl 2): S315-S367.

［2］OLASVEENGEN T M, DE CAEN A R, MANCINI M E, et al. 2017 international consensus on cardiopulmonary resuscitation and emergency cardiovascular care science with treatment recommendations summary. Resuscitation, 2017, 121: 201-214.

［3］李文志, 姚尚龙. 麻醉学. 4 版. 北京：人民卫生出版社, 2018.

（张 兵　罗 娟）

第三篇
特殊患者的麻醉

第二十八章　高血压患者的麻醉

Anesthesia for Patient with Hypertension

高血压（hypertension）的诊断标准为在未使用降压药情况下，以体循环动脉压升高为主要临床表现的心血管综合征，按照规范的血压测量方法、非同日 3 次测量血压，收缩压 ≥ 140mmHg 和 / 或舒张压 ≥ 90mmHg；患者既往有高血压史，目前正在使用降压药物，血压虽然低于 140/90mmHg，仍应诊断为高血压。高血压是最常见的围术期并存心血管疾病，也是主要的心脑血管病危险因素，并且常与其他心血管疾病危险因素并存。截至 2018 年，我国高血压患者的知晓率、治疗率和控制率（粗率）总体仍处于较低水平，分别为 51.5%、46.1% 和 16.9%，长期未经系统治疗和有效控制的高血压与心脏、肾脏、大血管、眼底和脑等靶器官的损害和功能障碍密切相关，使围术期靶器官功能衰竭甚至死亡等不良事件的风险增加。因此，熟悉高血压的病理生理改变、分类与分层、临床特点及患者用药治疗情况，对提高高血压患者围术期管理的安全性至关重要。

高血压分类方式有很多种，按病因可分为原发性高血压（essential hypertension）和继发性高血压（secondary hypertension），其中 90%~95% 高血压患者为原发性高血压。而与麻醉最密切相关的主要是血压水平及分类、其他影响预后的风险因素的分类和分层（表 28-1）。

表 28-1　按血压水平分类和定义　　　　　　　　　　　　　　　　单位:mmHg

分类	收缩压		舒张压
正常血压	<120	和	<80
正常高值	129~139	和 / 或	80~89
高血压	≥ 140	和 / 或	≥ 90
1 级高血压（轻度）	140~159	和 / 或	90~99
2 级高血压（中度）	160~179	和 / 或	100~109
3 级高血压（重度）	≥高血压	和 / 或	≥ 110
单纯收缩期高血压	≥ 140	和	<90

注：当舒张压和收缩压分属不同级别时，以较高的分级为准。

案例一　高血压患者择期手术的麻醉管理

【病历摘要】

患者女,55 岁,体重 60kg。以体检发现子宫肌瘤伴下腹坠胀感 1 个月余收入院。入院查体:神清语明,体温 36.8℃,血压 138/75mmHg,心率 70 次 /min,呼吸 14 次 /min,听诊双肺呼吸音清,心脏各瓣膜区未闻及病理性杂音。患者自述既往高血压病史 5 年,血压最高 160/100mmHg,规律服药治疗,氨氯地平和卡托普利每日各 1 片,平时血压控制在 130/70mmHg 左右,入院后没有更换药物。睡眠障碍近 10 年,未经系统治疗。闭经 2 年。无既往手术史。否认冠心病、糖尿病、脑梗死等病史,无烟酒嗜好。家族史无特殊。入院检查血常规、凝血常规、尿常规、心电图未见明显异常。入院初步诊断"子宫浆膜下肌瘤",拟行开腹子宫次全切除术。

【问题 1】高血压患者行外科手术的术前访视评估主要包括哪些方面?

【临床思路】

1. 详细了解高血压病史与治疗史、高血压类型、高血压严重程度、病程长短、治疗史长短、所服药物种类、治疗依从性和疗效评价。是否有头晕、头痛、心前区不适等症状,有症状时的最高和最低血压数值等。

2. 判断靶器官受累情况。包括有无靶器官受累情况及严重程度,尤其是心、脑、肾等重要靶器官病史,确定是否需要进一步辅助检查评估靶器官受累程度。当基本辅助检查提示有潜在靶器官功能障碍时,可通过进一步检查评估靶器官受累严重程度。

3. 评估是否有其他并存疾病。是否合并糖尿病、高脂血症、病态性肥胖等代谢病,是否合并原发性的重要脏器疾病,是否有自身免疫病等,同时还要评估并存疾病的严重程度和全身影响等。

4. 专科疾病手术类别与创伤评估。是否为急诊手术、应激反应较大的手术等,与专科医生沟通确定手术需求。

5. 筛查诱发血压波动的术前风险因素,如精神紧张、睡眠不足、饮食过量或不足等不良生活习惯等。

【问题 2】择期手术高血压患者如何进行术前准备?

【临床思路】

1. 控制高血压。

2. 选择特异、敏感、可重复、经济的靶器官受累评估方法,有利于动态评估病程进展。对未发生心血管病、肾病、糖尿病、高血压性左心室肥厚(left ventricular hypertrophy,LVH)或者单个危险因素显著升高而处于高危或极高危的高血压患者,使用危险分层模型(如 EuroSCORE 系列)评分系统进行心血管风险评估。基本筛查:心电图、尿蛋白 - 肌酐比值、血肌酐及估计肾小球滤过率(estimated glomerular filtration rate,eGFR)、眼底检查;进阶筛查:包括超声心动图、颈动脉超声、腹部超声、脉搏波传导速度(pulse wave velocity,PWV)、踝肱指数(ankle brachial index,ABI)、脑部的影像学检查及认知功能评估等。

3. 控制并存疾病,尽可能调整至可以达到的最佳状态。

4. 医患沟通、稳定情绪,保证睡眠、去除不良生活习惯;知情同意、相互理解、共担风险。

知识点

慢性高血压的病理生理学机制及相应的血流动力学变化

各种风险因素(包括遗传、长期精神紧张、摄盐相对过多、吸烟、肥胖、酗酒、缺乏运动)导致的血管内皮功能障碍、全身小动脉病变及体循环大中动脉粥样硬化,引起总外周阻力绝对或相对增高,引起心脏、肾脏、大血管、眼底和脑等靶器官损害,表现为合并脑血管病、心血管疾病(cardiovascular disease)、心力衰竭、外周动脉或主动脉夹层、心房颤动等。血压水平越高,心血管系统疾病可能会随着动脉粥样硬化的加速而更早出现。

在无明显心力衰竭的情况下,其特征性血流动力学变化包括:①心排血量正常,外周阻力(systemic vascular resistance,SVR)增加;②对应激导致的交感神经反应明显增加;③随着血管壁增厚,壁腔比值增加,血管的收缩和舒张产生的血压波动幅度加大,收缩时血压增幅更大,舒张时血压降幅更大。

【问题 3】该患者术前降压药物的选择和应用原则是什么?

【临床思路】

降压药按其作用机制的不同分成以下几类:血管紧张素转化酶抑制药(angiotensin converting enzyme inhibitor,ACEI)、血管紧张素 II 受体阻滞药(angiotensin II receptor blocker,ARBs)、β 受体阻滞药、钙通道阻滞药(calcium channel blockers,CCB)、利尿药、抗肾上腺素能药物、直接扩血管药物、多巴胺能激动剂等其他扩血管药物。其中 ACEI、ARB、β 受体阻滞药、钙通道阻滞药、利尿药是高血压治疗的基本药物;对大多数患者而言,联合治疗可以作为初始的治疗方式,新指南推荐联合肾素 - 血管紧张素 - 醛固酮系统(renin-angiotensin-aldosterone system,RAAS)阻滞药 + 钙通道阻滞药或利尿药;在特定情况下,可联合使用 β 受体阻滞药,如心绞痛、心肌梗死后、心力衰竭或需要控制心率时。

应用原则上,确诊为高血压病者,术前均应给予规律的药物治疗,未治疗者应立即开始药物治疗,正在治疗中效果满意者继续用药。未经系统治疗的高血压患者通常术前应用可乐定或 β 受体阻滞药,以减少高血压患者术中发生血流动力学不稳定和心肌缺血的情况。对于治疗效果满意者,除利尿药、ACEI/ARB 类药物及传统复方制剂(如复方利血平等)以外,抗高血压药物需要一直应用到手术当日早晨,以防止停用抗高血压药物后出现的血压骤升,发生心脑血管意外或对机体内环境的不良影响。

ACEI/ARB 类药物可在手术当日停用 1 次或用其他抗高血压药物替代 1 次。利尿药是抗高血压治疗的传统药物,由于其降低血管平滑肌对缩血管物质的反应性,增加术中血压控制的难度,同时可能会加重手术相关的体液缺失,因此建议术前 2~3d 停用。长期服用排钾性利尿药如氢氯噻嗪,易发生低血钾,而保钾性利尿药如螺内酯,利钠排尿的同时不增加钾的排出,与其他保钾性降压药物如 ACEI 类或 ARB 类药物合用,则易造成血钾升高,因此,使用利尿药的患者在围术期需严密监测血钾。详见表 28-2。

该患者需要手术当日晨停用卡托普利一次,氨氯地平继续服用。

表 28-2 常见抗高血压药物术前应用原则

抗高血压药物	代表药物	机制	应用建议
不主张停药			
钙通道阻滞药	硝苯地平 维拉帕米	通过阻断血管平滑肌细胞上的钙离子通道发挥扩张血管、降低血压的作用	不主张术前停药
β 受体阻滞药	美托洛尔 普萘洛尔	抑制过度激活的交感神经活性、抑制心肌收缩力、减慢心率来发挥降压作用	避免突然停用
不必停药			
交感神经抑制剂	可乐定	抑制交感神经活性	术前不必停用
需停药			
血管紧张素 Ⅱ 受体阻滞药(ARB)	缬沙坦 奥美沙坦	阻断血管紧张素 Ⅱ 1 型受体而发挥降压作用	术前 1d 停用
血管紧张素转化酶抑制药(ACEI)	卡托普利 贝那普利	抑制血管紧张素转换酶,阻断肾素血管紧张素 Ⅱ 的生成,抑制激肽酶的降解而发挥降压作用	术前 1d 停用
利尿药	氨苯蝶啶 螺内酯	利钠排尿、降低容量负荷而发挥降压作用	术前 2~3d 停用,并监测血钾
其他	利血平	消耗外周交感神经末梢的儿茶酚胺而发挥作用	至少停用 7d,并改为其他抗高血压药物

【问题 4】患者进入手术室后血压 178/95mmHg,心率 80 次 /min,SpO$_2$ 97%,应如何处理?

【临床思路】

方法一:该患者规律服用抗高血压药物,平素血压控制在正常范围内,无靶器官损害临床表现。进入手术室后血压升高考虑与术前睡眠不佳、对手术恐惧、入手术室后精神高度紧张、停用卡托普利等因素有关,属于诊室高血压(白大衣高血压),可给予镇静、镇痛药物,如咪达唑仑、舒芬太尼、右美托咪定等。

方法二:患者长期睡眠障碍,如果进行术前心理疏导、手术前夜睡前单次口服地西泮,也有助于降低诊室高血压的发生率和严重程度。

【问题 5】给予咪达唑仑 2mg 后 10min,患者血压降至 136/78mmHg,准备施行麻醉,请问该患者选择何种麻醉方法?

【临床思路】

该患者拟开腹行全子宫切除术,无椎管内麻醉禁忌,可选择全身麻醉或硬腰联合麻醉。但该患者入室后精神高度紧张,对手术比较恐惧,且术中牵拉子宫,易引发牵拉反应,引起患者不适及血流动力学变化,首选全身麻醉,可避免患者精神紧张引起的血压增高、心率增快等,循环方面较易控制。如施行椎管内麻醉,需辅以适度镇静。注意麻醉平面不要过高,尤其蛛网膜下隙阻滞麻醉,防止血压骤降。

知识点

高血压患者麻醉方法选择的注意事项

麻醉选择的基本原则是提供较完善的镇静、镇痛效果,对血流动力学影响小,保证组织氧供充分,具有可行性。综合考虑包括:患者病情和手术需要,麻醉医师技术经验,麻醉设备和团队配合等。

---

1. 椎管内麻醉　通常 1~2 级高血压患者行下腹部、盆腔或下肢手术,可施行低位硬膜外麻醉或蛛网膜下隙 - 硬膜外联合阻滞麻醉,控制麻醉平面在 T_8~T_{10} 以下,适量补液,可维持血流动力学稳定。椎管内麻醉主要危险是血压骤降,原因是交感神经阻滞后血管扩张。血压下降程度与阻滞平面有直接关系,椎管内麻醉一般用于下腹部手术和下肢手术,同等条件下血压骤降的发生概率:①青壮年 < 老年,因为老年人代偿能力下降;②术前准备充分 < 不充分,术前准备充分可改善血管顺应性。

2. 全身麻醉　多采用静吸复合全麻。应用对循环影响较小的药物,麻醉维持通常使用低浓度的吸入麻醉药复合静脉麻醉药更为安全。应熟悉各种全身麻醉药物对心血管系统的影响,防止麻醉中剧烈血压波动。随着全身麻醉管理水平的提高,更多的高血压患者手术选择全身麻醉。控制全身麻醉血压波动相对缓和,适用于各种患者各类手术,包括危重、急诊、复杂手术麻醉。要求熟练掌握全身麻醉操作与管理,全面细心地观察监测,药物及各种调控手段的及时合理应用等。同时,应避免麻醉过浅或镇痛不全;浅麻醉下气管内插管或拔管;缺氧及二氧化碳蓄积。

3. 联合麻醉　可显著减少麻醉药物用量,利用各自优点,扬长避短,使麻醉更平稳。

【问题6】与患者商议后,经患者及家属同意,准备施行蛛网膜下隙 - 硬膜外腔联合阻滞麻醉,同时辅助镇静,麻醉期间应注意哪些问题?

【临床思路】

1. 麻醉前的注意事项

(1)备好置入刺激较小的人工气道工具,如喉罩。

(2)采用循环干扰小的辅助镇痛、镇静药物。

(3)配制预防血压骤升与骤降的血管活性药物。

(4)选择恰当的麻醉中监测,本例患者采用常规监测,包括 ECG、无创血压、SpO_2、呼吸形式、尿量和体温监测。

2. 麻醉中的注意事项

(1)控制好麻醉平面:脊髓交感神经抑制平面达到 T_4 就可能显著影响心率和血压,因此控制脊髓镇痛平面在 T_8~T_{10} 以下相对安全。

(2)开放充足的静脉通路,注意容量补充和液体平衡,必要时可开放两条以上静脉通路。

(3)合理使用血管活性药,注意与围术期液体平衡治疗相互配合。

(4)评估镇静、镇痛效果,及时补充和保持适度的镇静、镇痛。

(5)镇痛不足或不能有效抑制应激反应时,联合全身麻醉。

(6)出现意外情况导致循环剧烈波动时,提升监测等级,尤其是循环监测等级,例如加用直接动脉测压监测、CVP、内环境甚至心排血量和外周阻力的监测。

【问题7】如果该患者要求采用全身麻醉,全身麻醉期间哪些环节容易产生循环剧烈波动?

【临床思路】

高血压患者全身麻醉的麻醉诱导期、气管插管期和气管拔管期、镇痛镇静严重相对不足是全身麻醉期间最容易产生循环剧烈波动的环节。

血压升高:浅麻醉下气管内插管或拔管、麻醉过浅或镇痛不全、缺氧或二氧化碳蓄积是最常见的围术期高血压原因。术前焦虑、停止服用降压药、液体输入过量或体外循环流量较大、升压药物使用不当、头低位、颅内压升高、肠胀气、尿潴留、寒冷与低温、术毕应用纳洛酮,术后伤口疼痛、咳嗽、恶心呕吐等,术后因麻醉对血管的舒张作用消失致使血容量相对过多等,均可以成为围术期高血压的原因。

血压降低:麻醉过深、容量扩张血容量相对不足、心脏功能抑制是最常见的围术期低血压的原因。液体输入不足、头高足低位、降压药使用不当、静脉回心血量减少也可导致围术期低血压。

知识点

合并高血压病患者的围术期血压管理目标和基本原则

1. 血压管理目标 由于病因和靶器官的损害程度不同,高血压患者对血压波动的耐受性存在较大差异。因此血压调控基本目标是使麻醉和手术刺激反应所致的血压波动最小化,波动应控制在 20% 范围之内,此外,还要结合个体化目标,以免因严重低血压或高血压,而继发或进一步加重已有的靶器官损害。

2. 血压管理基本原则

(1)根据手术和病情需要,尽量选择对循环影响小、可控性强的麻醉方法和药物。

(2)综合运用各种方法维持术中血压平稳,避免血流动力学剧烈波动,保证组织器官的血流灌注,维持机体氧供/需平衡。

(3)加强麻醉期间的器官功能监测,尤其是敏感而特异的循环监测手段,也可包括受累器官的血流和功能监测,例如脑血流和脑氧饱和度监测。

(4)提供较完善的镇静、镇痛效果。

【问题 8】患者麻醉诱导过程平稳,喉罩置入顺利,通气良好。手术进行中,牵拉子宫时血压升高至170/100mmHg,应如何处理?

【临床思路】

1. 血压升高的原因 ①手术强烈刺激,麻醉深度不够;②输液速度过快或过多;③膀胱过胀;④低氧或二氧化碳蓄积。

2. 血压升高的处理 ①加深麻醉;②解除诱因;③检查通气系统有无故障,避免二氧化碳蓄积;④必要时给予小剂量降压药物。

【问题 9】高血压患者麻醉苏醒期应注意哪些问题?

【临床思路】

手术结束时,患者进入麻醉苏醒期,麻醉变浅,交感神经兴奋,儿茶酚胺释放增加,血管收缩,血压升高,心率加快。因此应给予充分的术后镇痛,防止苏醒期疼痛、躁动引发的血压增高。掌握镇痛给药时机,防止苏醒延迟。同时备好降压药、控制心率的药物。

案例二 高血压合并多种疾病患者的手术麻醉处理

【病历摘要】

患者男,68 岁,体重 93kg。以腰部疼痛伴双下肢无力 1 年余,疼痛加重 1 个月入院。诊断为腰椎间盘突出症(L_2~L_5)伴管狭窄,拟在全身麻醉下行"后路椎板减压成形术"。既往高血压病史 20 年,最高达210/120mmHg,间断测量血压,一般在(150~160)/(80~100)mmHg 波动,间断口服药物治疗,具体不详;活动后心前区不适病史 5 年,每年多次出现,最近一次发作为 2 个月前,自服"救心丸"休息后可缓解;糖尿病 10 余年,间断口服降糖药治疗,2 年前开始应用胰岛素治疗,空腹血糖控制在 4.6~6.5mmol/L。有夜里打鼾、憋醒史。无既往手术史。吸烟史 50 年,每日 20 支。短婚,家族史无特殊。体格检查:一般情况尚可,体温 36.8℃,患者身高 174cm(BMI 30.1kg/m²),血压 176/103mmHg,心率 80 次/min,呼吸 18 次/min,听诊双肺呼吸音粗,心律齐,未闻及病理性杂音。辅助检查:血常规、血凝常规、肝功能、肾功能、血气分析结果均在正常范围内,血糖化血红蛋白(HbA1c)6.0mg/dl。尿常规:尿蛋白(+)。心电图示:T 波低平,ST-T 变化,偶发室性期前收缩。心脏超声:射血分数 50%,左心室肥厚,主动脉退行性变。头部磁共振:多发腔隙性脑梗死。胸部正侧位片:肺纹理增强、主动脉硬化。肺功能检查:提示小气道功能中度减退。

【问题1】作为麻醉住院医师,对于高血压合并多种疾病患者的术前访视应着重了解哪些内容? 如何进行麻醉风险交代?

【临床思路】

1. 术前访视的内容　患者存在的风险因素主要有高血压、糖尿病、冠心病、肾功能不全、多发性腔隙性脑梗死、肥胖、睡眠呼吸暂停综合征、慢性阻塞性肺疾病(chronic obstructive pulmonary disorder,COPD);其中高血压病和COPD为原发病。术前应重点访视如下内容:

(1)血压控制情况:患者高血压病程较长,未行系统规范药物降压治疗,高血压分级为3级(极高危,表28-3),入院后血压未达到有效控制,发生靶器官损害的可能性明显增加,应进一步调整血压,以降低围术期血压波动相关的风险。结合辅助检查心脏超声结果。

(2)靶器官受累情况:包括受累靶器官部位和严重程度评估(表28-3和表28-4):射血分数<60%,左心室肥厚;多发性腔隙性脑梗死;尿蛋白(+),可以判定高血压已经导致心、脑、肾靶器官受累。但是靶器官受累严重程度和对围术期血压波动耐受程度的评估是难点,需要对各靶器官受累的严重程度进一步评估,例如补充冠状动脉CTA检查评估冠状动脉血管狭窄程度、24h动态心电图评估心脏电活动变化等。

(3)并存疾病:各种心血管风险因素之间存在关联,在靶器官损害过程中存在协同作用,因此需要协同控制多重风险因素。患者血糖控制较为理想,并不能改变高血压控制不良对靶器官损害进展的影响;近期心前区不适,疑有心绞痛病史,与长期后负荷增加导致的左心室肥厚存在一定的关联;肥胖,有打鼾及憋醒史,是潜在的困难气道且氧储备功能降低,同时也参与形成慢性低氧性器官损害。

(4)专科疾病手术类别与创伤评估:手术为俯卧位中等程度手术,围术期液体出入量不大。

(5)会诊与多学科协作:与外科医生和麻醉科上级医生沟通患者情况,必要时请相关学科会诊,取得一致意见。

(6)风险告知:将会诊意见充分告知患者。麻醉及手术风险极高,具体体现在术前血压控制不佳,围术期可发生血压剧烈波动,可能并发心绞痛、心肌梗死、脑出血和循环衰竭等。高血压危险程度分级见表28-3。麻醉知情同意书上未列举但该患者存在的相关风险需单独手写列出。

表28-3　血压升高患者心血管风险水平分层

其他心血管危险因素和疾病史	收缩压 130~139mmHg 和/或舒张压 85~89mmHg	收缩压 140~159mmHg 和/或舒张压 90~99mmHg	收缩压 160~179mmHg 和/或舒张压 100~109mmHg	收缩压 ≥180mmHg 和/或舒张压 ≥110mmHg
无		低危	中危	高危
1~2个其他危险因素	低危	中危	中/高危	很高危
≥3个其他危险因素,靶器官损害,或CKD 3期,无并发症的糖尿病	中/高危	高危	高危	很高危
临床并发症,或CKD≥4期,有并发症的糖尿病	高/很高危	很高危	很高危	很高危

注:CKD.慢性肾脏疾病。

表28-4　影响高血压患者心血管预后的重要因素

心血管危险因素	靶器官损害	伴发临床疾病
• 高血压(1~3级)	• 左心室肥厚 心电图:Sokolow-Lyon电压>3.8mV或Cornell 乘积>244mV·ms 超声心动图LVMI:男≥115g/m², 女≥95g/m²	• 脑血管病 脑出血 缺血性脑卒中 短暂性脑缺血发作

心血管危险因素	靶器官损害	伴发临床疾病
• 男性 55 岁；女性 65 岁	• 颈动脉超声 IMT ≥ 0.9mm 或动脉粥样斑块	• 心脏疾病 心肌梗死 心绞痛 冠状动脉血运重建 慢性心力衰竭 心房颤动
• 吸烟或被动吸烟	• 颈 - 股动脉脉搏波速 ≥ 12m/s（选择使用）	• 肾脏疾病 糖尿病肾病 肾功能受损：包括 eGFR<30ml/（min·1.73m^2） 血肌酐升高：男性 ≥ 133μmol/L（1.5mg/dl），女性 ≥ 124μmol/L（1.4mg/dl） 蛋白尿（≥ 300mg/24h）
• 糖耐量受损 （2h 血糖 7.8~11.0mmol/L）和 / 或空腹血糖异常（6.1~6.9mmol/L）	• 踝肱指数 <0.9（选择使用）	• 外周血管疾病
• 血脂异常 TC ≥ 6.2mmol/L（240mg/dl）或 LDL-C ≥ 4.1mmol/L（160mg/dl）或 HDL-C< 1.0mmol/L（40mg/dl）	估算的肾小球滤过率降低〔eGFR 30~59ml/（min·1.73m^2）〕	• 视网膜病变 出血或渗出，视乳头水肿
• 早发心血管病家族史（一级亲属发病年龄 <50 岁）	或血清肌酐轻度升高 男性 115~133μmol/L（1.3~1.5mg/dl） 女性 107~124μmol/L（1.2~1.4mg/dl）	• 糖尿病新诊断 空腹血糖：≥ 7.0mmol/L（126mg/dl），餐后血糖 ≥ 11.1mmol/L（200mg/dl），已治疗但未控制：糖化血红蛋白（HbA1c）≥ 6.5%
• 腹型肥胖（腰围：男性 ≥ 90cm，女性 ≥ 85cm）或肥胖（BMI ≥ 28kg/m^2） • 高同型半胱氨酸血症（≥ 15mol/L）	• 微量白蛋白尿：30~300mg/24h 或白蛋白 - 肌酐比值：≥ 30mg/g（3.5mg/mmol）	

注：TC. 总胆固醇；LDL-C. 低密度脂蛋白胆固醇；HDL-C. 高密度脂蛋白胆固醇；LVMI. 左心室重量指数；IMT. 颈动脉内膜中层厚度；BMI. 体质指数；eGFR. 估计肾小球滤过率。

2. 签署知情同意书　知情同意包括"知情告知"与"同意签字"两部分内容，除了医疗风险提示，还要说明双方的权利义务。对没有家属的高危患者，在签署知情同意书时应有第三方在场，一般为上一级管理部门或律师。

【问题 2】根据术前访视结果，该患者在此种情况下是否应该按期手术？

【临床思路】

不应按期手术，应选择延期手术。进行全身状态调整，待有明确改善并重新评估之后，再择期手术。理由如下：

1. 高血压病期愈长，重要脏器愈易受累，麻醉危险性愈大。该例属于限期手术，非急症手术，原则上应尽可能争取调整至机体可以达到的最佳状态以尽可能降低围术期风险。

2. 该患者为高血压 3 级（极高危），术前控制不良，目前血压仍处于较高水平。

3. 该患者有靶器官受累及多种并存疾病,需完善相关科室包括心内科、内分泌科及神经内科等科室会诊。需要完善冠状动脉 CTA 检查和 24h 动态心电图,必要时行冠状动脉造影,明确冠状动脉狭窄情况。

知识点

高血压患者确定是否推迟手术的原则

围麻醉期高血压患者发生急性心血管并发症的风险,主要来自血压急剧升高或降低引起的靶器官损害。总体来说,对于无症状的轻 - 中度高血压(<180/110mmHg),并不增加围术期心血管并发症风险,但对于有严重高血压(>180/110mmHg)的患者,应尽可能延迟择期手术,如果时间允许,血压应降到140/90mmHg 以下且维持至少 6~8 周。对中度且伴有终末器官严重受累的高血压患者,术前血压应尽可能降至正常。不建议在择期手术前数小时内进行急速降压,因为这会增加脑和其他重要器官缺血的风险。

对于危及生命的紧急状态,血压高低则不应成为立即麻醉手术的障碍。急性血压变化可引起靶器官并发症,但其能够指导推迟手术的变化阈值目前尚未明确,而且其病理改变往往无法通过短时间治疗恢复正常。那么推迟手术的理由只有两点:靶器官的损害急需改善,或者尚需进一步评估靶器官损害。

【问题 3】对于此类患者,平时血压控制不良,未规范降压治疗,心、脑、肾靶器官受累,并存糖尿病,规律抗高血压治疗后什么情况下可以手术?

【临床思路】

此类患者延期手术进行术前治疗的目标是改善心血管功能,稳定在最佳水平。血管痉挛有所缓解,顺应性增大,血压波动的缓冲和代偿能力得到改善,改善微循环、氧供增加。

1. 血压下降至 ≤ 140/90mmHg。

2. 心肌缺氧症状改善。

3. 运动耐量达到并稳定在可实现的最好水平。

4. 肾功能改善。

5. 空腹血糖 ≤ 6.0mmol/L,避免血糖过高加剧术中水、电解质平衡紊乱和引发非酮症高渗性昏迷。

【问题 4】该患者经内科会诊,系统治疗 10d 后血压维持在 135~150/85~95mmHg,空腹血糖 5.1~6.0mmol/L,尿蛋白阴性。经患者要求准备手术,麻醉前准备应注意哪些问题?

【临床思路】

1. 物品准备

(1)手术前夜口服地西泮,保证睡眠质量。

(2)术前口服降压药至手术当日。

(3)手术室初次测量血压如果高于术前水平,可适当给予镇静药物,缓解精神紧张导致的血压升高。

(4)为保证气管插管成功率,缩短插管时间,减少插管刺激,可以应用可视喉镜。

(5)采用的监测:间断无创血压和连续有创动脉压监测、ECG、SpO$_2$、CVP、尿量及体温监测、呼吸力学监测(气道压力、潮气量、呼吸频率、吸呼比值)和呼出气体浓度监测(P$_{ET}$CO$_2$、吸入和呼出麻醉药物浓度监测、MAC 等)。有条件可以增加心排血量监测、BIS、脑血流和 / 或脑氧监测、血气(离子、血糖、血乳酸等)监测和肌松监测等。

(6)麻醉药物的准备,备好各种升压药、降压药等急救药物。

(7)困难气道评估与处理预案。

2. 制订方案

(1)制订合理的术中用药方案,尤其是诱导期和苏醒期用药方案,包括药物配伍和给药方式。

(2)制订合理的围术期液体治疗和血压管理目标的具体方案。

(3)预判可能出现的麻醉风险,制订合理的危机处理预案。

【问题5】麻醉诱导过程中对心血管系统方面应着重注意哪些问题？

【临床思路】

麻醉诱导的原则是防止血压骤升骤降。方法有三：①对液体容量负荷和外周阻力进行综合调节；②及时的麻醉深度调控与不断变化的操作应激刺激相匹配；③严密观察直接动脉血压、ECG、ST 段、CVP 等的变化，及时发现容量不足致器官缺血缺氧和功能异常，并及时处理。

血压剧烈波动轻者因应激反应、组织缺氧和再灌注损伤致机体内环境紊乱，尽管术中不易察觉，但使术后并发症发生的可能性增加，术后恢复过程不平顺，时间延长，影响预后。重者可以引起心脑血管意外，如脑出血、脑血栓、脑水肿、脑疝、心绞痛、心肌梗死、左心衰竭、心律失常和肺水肿等。

【问题6】如何制订此患者的麻醉诱导方案？

【临床思路】

1. 初步确定围术期血压管理目标，血压波动范围尽量不超过术前基础值的 20%。

2. 选择适当的麻醉诱导药物。患者有冠心病，诱导药物应选择对循环系统影响小，且能达到足够深度的麻醉药物，包括：舒芬太尼、依托咪酯或小剂量丙泊酚合并依托咪酯、罗库溴铵等。尽量缓慢分次给药诱导，保证麻醉诱导平稳，血压、心率稳定；尽可能缩短喉镜置入持续时间；可缓慢分次给予舒芬太尼 $0.3\sim0.5\mu g/kg$、丙泊酚（$1\sim2mg/kg$）、依托咪酯（$0.1\sim0.2mg/kg$）至血压接近理想血压，并进入麻醉状态。

3. 联合使用减轻高血压反应的其他药物。静脉追加阿片类药物（如舒芬太尼）、复合强效吸入麻醉药、1% 利多卡因、乌拉地尔或尼卡地平、右美托咪定、β 受体阻滞药、硝酸甘油等均可供个体化选择，待血压降至理想血压后再进行麻醉诱导。

4. 多种麻醉方法复合。麻醉诱导前可应用利多卡因对口腔进行表面麻醉，利多卡因喷喉，气管导管涂抹利多卡因软膏，以减少气管插管对会厌、声门和气道的刺激，减轻气管插管反应。

5. 药物应用遵循个体化原则。老年高血压患者血管弹性及自身调节能力更差，血压波动剧烈，且对药物耐受性差，药物用量酌减。

【问题7】此患者插管后血压升至 190/110mmHg，应如何处理？ 麻醉诱导平稳后和手术开始前一段时间血压可能如何变化？ 如何预防？ 处理原则？

【临床思路】

这种情况为气管插管导致的高血压反应，为麻醉相对过浅所致。

处理方法：需要加深麻醉，可加大吸入麻醉药浓度和氧流量，尽快使呼气末麻醉药浓度达到 1.0MAC，也可以小量应用静脉麻醉药，如丙泊酚 20~30mg。因为不针对病因，故尽量不首选降压药物。麻醉期间密切注意血压变化，待血压已有下降趋势，再及时降低吸入麻醉药浓度和氧流量，防止随后出现的血压下降。

麻醉诱导血压平稳后，因手术不能马上开始，没有手术应激，会发生相对麻醉过深，引起低血压。在发现血压已经开始降至理想血压之前，如此时无手术刺激，需要降低吸入麻醉药浓度至大于 0.7MAC，如果血压继续下降，则需要泵入小剂量血管活性药物，如去氧肾上腺素；同时加快输液速度缓解血管扩张导致的有效循环血液量的相对不足。

【问题8】患者俯卧位下手术进行 2h 左右，血压在 20min 内从 120/85mmHg 逐渐下降至 90/60mmHg，给予去氧肾上腺素只能暂时性提高血压至目标血压，心率由 70 次 /min 逐渐升至 100 次 /min。核查液体出入量：吸引器和纱布血量失血大致 300ml，此期间已输胶体液 500ml，晶体液 1 500ml，中心静脉压监测为 5cmH_2O，尿量 100ml。心电图示：ST 段压低 0.15mV。手术开始前血红蛋白为 120g/L，观察术野却未见大量出血，立即急检动脉血气：血红蛋白 80g/L，PaO_2 为 220mmHg，此时应如何处理？

【临床思路】

围术期低血压的主要原因包括：麻醉相对过深导致的外周血管阻力降低、失血或补液不足导致的血容量相对不足和静脉回心血量减少、心肌收缩力降低或心脏受压、严重心律失常、降压药物相关不良反应、肾上腺皮质功能低下等。

腰椎间盘脱出手术出血量中等，对体重 93kg、术前血红蛋白正常的男性患者来说，一般不会引起术中失血相关低血压。血红蛋白 80g/L 伴血压进行性下降，提示患者有较大量出血（>1 000ml），与术野失血情况和出血量统计不符。此时应首先完成以下几个措施：

1. 再次复查动脉血气和深静脉血气，重点观察血红蛋白、血氧分压和混合静脉血氧饱和度。

2. 10min 内快速输液 250ml,观察 CVP 的增幅,判断容量负荷。

3. 与手术医生沟通,提醒检查出血部位,及时止血。

4. 密切观察心电图 ST 段的变化。

5. 暂时提高吸入氧浓度(FiO$_2$),待得到血气检测结果后再重新调整。

【问题 9】动脉血气结果为血红蛋白 80g/L,血氧分压 220mmHg,深静脉混合静脉血氧饱和度为 60%,外科医师经验估计有隐匿性出血,随行紧急血管造影,发现出血部位在腹主动脉的一个分支小动脉,且出血进入腹膜后间隙。外科医师随即开腹,及时止血,缝合破裂血管,血压有所回升。此时应该做何处置?

【临床思路】

输洗涤红细胞 4U,然后复查血气,确定下一步处理方案。围术期血红蛋白在 70~100g/L,视患者的器官功能状态确定是否输血,对术前存在冠心病的高血压患者来说,维持相对较高的血红蛋白浓度有利于减少靶器官血液性缺氧的发生。ST 段压低,提示心肌缺血缺氧,患者混合静脉血氧饱和度为 60%,也提示存在全身性组织缺血缺氧,可采取适当措施提高心脏和外周组织氧供和氧合,防止引发恶性循环。

【问题 10】该患者手术顺利结束,苏醒期应如何防止血压升高?

【临床思路】

1. 评估停止吸入麻醉药或丙泊酚的时机。

2. 手术结束前应充分镇痛,可静脉注射舒芬太尼 5~10μg 或芬太尼 1μg/kg。

3. 利多卡因气管内滴入或静脉注射可以防止拔管时的心血管反应。

4. 可以应用少量短效降压药物。

5. 掌握好拔管时机,待患者肌肉松弛恢复,吞咽反射恢复后,尽量在较深麻醉下吸痰和无呛咳下拔管。

6. 拔管后严密观察呼吸情况,必要时给予无创呼吸支持或人工辅助通气。

7. 持续给氧直至患者完全清醒。

案例三　高血压患者急诊手术的麻醉

【病历摘要】

患者男,58 岁,体重 63kg。突发头痛、呕吐、意识不清 3h 入院。患者高血压病史 10 余年,血压时常高达 190/100mmHg,间断口服药物治疗,具体治疗不详;糖尿病 5 年,口服降血糖药物,血糖控制尚可;3 年前诊断为“冠心病,心绞痛”,于当地医院治疗,用药不详。入院查体:心率 86 次 /min,呼吸 18 次 /min,血压 205/110mmHg,SpO$_2$ 92%(吸空气)。中度昏迷,瞳孔左 : 右 =3.5mm : 2.5mm,左侧瞳孔对光反射消失。左侧肢体肌力 5 级,右侧肢体肌力 4 级。右侧巴宾斯基征阳性。头颅 CT 示:左侧颞顶叶片状高密度影,左侧脑室轻度受压,中线结构无右移。心电图示:ST-T 改变,左心室高电压。血常规及凝血检查均在正常范围内。诊断为“左颞顶叶脑出血;高血压病 3 级,极高危组”。立即静脉滴注甘露醇 125ml 降颅内压,拟急诊在全身麻醉下行“开颅血肿清除术”。

【问题 1】急诊手术对患者的术前评估有什么特点? 如何做好麻醉风险交代?

【临床思路】

1. 急诊手术术前评估特点

(1)急诊手术,术前准备时间不足,会增加围术期风险。应尽快、尽可能详尽地询问患者的病史,完善必要的辅助检查,完成评估。尤其要询问手术史和并存疾病及其治疗史。

(2)获取用以评估靶器官损害和并存疾病严重程度的证据较困难。高血压脑出血本身就是高血压靶器官损害的重要体现,颅内压明显升高的患者常伴发意识障碍和柯兴反应。意识障碍妨碍患者病史信息的获取,柯兴反应加大了围术期靶器官进一步损害的风险。

(3)对于脑出血患者,除了确定高血压分级和危险因素分级外,昏迷患者还应进行格拉斯哥昏迷评分(表 28-5)。此患者格拉斯哥昏迷评分为 9 分。对于昏迷患者,进一步的神经功能评估有:瞳孔的检查、脑干神经反射的检查及发现不对称体征,需要与专科医生仔细沟通获取必要的信息。

(4)即刻全身状况评估有助于发现引起继发性脑损伤和其他靶器官损害的风险因素。常用指标包括血压、血气(呼吸氧合)、血红蛋白、电解质、血糖、酸碱平衡、体温和气道评估等。

(5)对于脑出血患者,患者术前的高血压分级和意识状态对苏醒期气道管理预案的确定发生重要影响。

(6)由于急性应激可导致胃排空延迟,即使患者符合择期手术的禁食水时间,也要按照饱胃状态处理。

2. 知情同意,风险交代　麻醉术前充分告知患者麻醉危险性大,患者急诊入院,意识淡漠,高血压分级为极高危,合并心肌缺血,随时可能出现脑出血加重、脑疝、心绞痛发作,麻醉及手术风险极高。

知识点

柯 兴 反 应

颅内压急剧增高时,通过继发交感神经系统兴奋,出现血压升高、心跳和脉搏缓慢、呼吸节律紊乱及体温升高等一系列生命体征变化,这种变化称为柯兴反应。一方面有利于保证脑灌注压,另一方面会增加其他器官交感神经系统兴奋相关不良反应的发生率。

知识点

格拉斯哥昏迷评分

格拉斯哥昏迷评分(Glasgow coma scale,GCS):是医学上评估患者自主活动能力的方法,有睁眼反应(E,eye opening)、言语反应(V,verbal response)和运动反应(M,motor response)三方面评分。最高分为 15 分,表示意识清楚,12~14 分为轻度意识障碍,9~11 分为中度意识障碍,8 分以下为昏迷,分数越低意识障碍越重。

表 28-5　格拉斯哥昏迷评分

睁眼反应	分数	言语反应	分数	运动反应	分数
正常睁眼	4	回答正确	5	遵命动作	6
呼唤睁眼	3	回答错误	4	定位动作	5
刺痛睁眼	2	含混不清	3	肢体回缩	4
无反应	1	唯有声叹	2	肢体屈曲	3
		无反应	1	肢体过伸	2
				无反应	1

【问题 2】术中血流动力学监测方法选择的基本原则是什么?

【临床思路】

血流动力学监测的基本原则是:采用合理监测手段,制订预期的循环调控目标,控制心血管功能变化在适宜的范围内。高血压、高颅内压患者手术,直接动脉血压监测有助于及时发现血压的波动,心电图有助于发现心肌缺血,中心静脉导管和肺动脉导管有助于指导输液和评估心脏功能状态,脑氧监测和脑血流监测有助于提示脑氧供和氧耗平衡的信息等。

【问题 3】该患者麻醉诱导和维持期应着重注意哪些问题?

【临床思路】

1. 全面的监测与调控,着重血流动力学监测与调控。注意平衡血容量、动脉血压和脑灌注压、心功能状态之间的关系,防止严重高血压和严重低血压,保证脑灌注压。

(1)维持合适的麻醉深度:诱导期、苏醒期注意防止由于气管插管、拔管等应激所致的血压波动,对于手术切皮、开颅等刺激性强的操作应提前加深麻醉,降低颅内压或应用降压药物控制血压。

(2)及时补充失血、失液,维持有效循环血容量:高血压脑出血患者术前多经过不同程度的脱水、降压治疗,患者多有不同程度的脱水。麻醉期间有效循环血容量不足往往是血压下降的原因之一。故麻醉期间应注意尿量、中心静脉压、失血量等变化,及时补充丢失液,以维持有效循环血容量。出现血压降低趋势时,血管活性药和适当补充容量相结合以维持血压稳定。

(3)防止颅内压进一步升高,保持脑灌注压。除保持血压稳定外,还应注意防止颅内压进一步增高,避免使用升高颅内压的药物及操作。患者入室前有颅内压增高、脑水肿,入室后既要给予适当的扩容,又要考虑到限制液体总入量,避免加重脑水肿;颅内高压患者液体管理中,应当避免降低血浆晶体渗透压,以等张晶体液为主,有明显出血时可以给予等张胶体液或血制品;使用具有脑保护作用的麻醉药物,避免使用或慎用相对禁忌麻醉用药:避免使用氯胺酮、琥珀胆碱等增加颅内压的诱导用药。慎用超过 1MAC 的吸入麻醉药。氯胺酮单独应用时可增加脑代谢率及升高颅内压,超过 1MAC 的吸入麻醉药产生的总体结果是升高颅内压。琥珀胆碱可通过诱发肌束颤动升高颅内压,该作用可通过在给琥珀胆碱以前给予一个除极化剂量的非去极化肌松药来避免。

2. 在保证脑灌注压的同时,采用积极的血流动力学干预措施,加强对其他高血压靶器官的保护。在颅内压升高的情况下,维持动脉血压在正常至稍高水平,有利于保证脑灌注,因为低血压会极大增加继发性脑损伤发生的可能。与此同时,该类患者常合并心肌缺血或心绞痛,伴有 ST-T 改变,诱导前可静脉泵入硝酸甘油扩张冠状动脉来降压,患者围术期有再发心绞痛、心肌缺血、心肌梗死的可能。

【问题4】静脉诱导给予舒芬太尼 20μg,依托咪酯 16mg,患者意识消失,给予罗库溴铵 50mg 后,心率下降至 100 次 /min,血压下降至 153/90mmHg 左右,此时是否可以进行气管插管,插管前血压控制在什么范围比较合理?

【临床思路】

急诊高血压患者由于入院前血压未经系统治疗,控制不佳,插管前血压控制水平尤为重要,一般控制在140/90mmHg 水平为基础值,允许波动范围为 20% 左右,维持器官组织灌注。依该患者目前的血压可以进行插管,应用可视技术缩短插管时间,降低气管插管应激反应。

【问题5】麻醉诱导 15min 后,血压维持在上述合理范围内,手术开始,开颅后血压骤降至 95/65mmHg,心率 120 次 /min,立即扩容补液,给予去氧肾上腺素 100μg,血压逐渐回升至 120/70mmHg,心率至 110 次 /min,分析此过程中血压骤降的原因? 如何预防及处理?

【临床思路】

该病例血压下降的原因有以下几点:①开颅后颅内压降低的影响;②麻醉相对过深;③失血较多。

开颅减压前适当减浅麻醉可以预防血压骤降。高血压脑出血患者术前多已给予甘露醇脱水治疗,可能存在一定的有效循环血量不足。出现上述情况,应适当输血补液,必需时给予血管活性药物,考虑该患者心电图示 ST-T 改变,血管活性药选择去氧肾上腺素,升高血压的同时,不增快心率,避免加重心肌缺血。

知识点

高血压患者麻醉期间低血压的处理

1. 血压降低的原因 ①麻醉过深或麻醉平面过高;②血容量不足或休克;③手术的影响,如内脏牵引、压迫大血管等。

2. 低血压的处理 ①针对原因治疗:减浅麻醉,补充血容量,解除手术影响;②应用升压药,注意药物用量及给药时机,特别是老年体弱患者。常用正性变力药如麻黄碱或去氧肾上腺素。

【问题6】高血压脑出血患者苏醒期是否需要待患者完全清醒方可拔除气管导管?

【临床思路】

颅内手术患者苏醒期是否拔除气管导管需视患者的具体情况而定,麻醉医师需要在防止拔管刺激引发进一步颅脑损伤的潜在风险因素(呛咳、屏气、高血压等)与保证气道通畅、气体交换之间寻找平衡。

预计苏醒期可恢复意识的患者,苏醒期为避免拔管刺激带来的颅内压增高、血压骤升相关的心脑血管意外,可不必等待患者意识完全清醒才拔出气管导管。

对存在术前意识障碍、预计苏醒期不能恢复意识的患者,机体气道保护机制不同程度受损,尽量不要过早拔除气管导管,甚至可保留气管导管直至脑水肿期过后。虽然拔除气管导管也不一定要求自主意识恢复,但是,拔管前仔细的评估和处理是非常必要的。具体措施包括:停止麻醉药物后,评估麻醉药物代谢充分,若自主呼吸恢复、潮气量 300ml 以上、频率 >14 次 /min、有咳嗽和吞咽反射、SpO_2 维持在 95% 以上,尽量不刺激咳嗽下吸净呼吸道分泌物后,可拔除气管导管,期间可给予适量镇静药、降压药作为辅助方法预防呛咳、屏气和苏醒期高血压。苏醒期不能及时恢复意识的患者,拔管后尤其要密切观察呼吸形式变化和 SpO_2,必要时可持续给氧,直至脱氧吸空气后 SpO_2 达 95% 以上。

推荐阅读文献

［1］MILLER R D. Anesthesia. 8th ed. New York: Churchill Livingstone, 2016.

［2］LAPAGE K, WOUTERS P. The patient with hypertension undergoing surgery. Curr Opin Anaesthesiol, 2016, 29 (3): 397-402.

［3］中国高血压防治指南修订委员会 . 中国高血压防治指南 2018 年修订版 . 心脑血管病防治 , 2019, 19 (1): 1-44.

［4］李军 . 围术期高血压管理专家共识 . 临床麻醉学杂志 , 2016, 32 (3): 295-297.

［5］中国老年医学学会高血压分会 . 高龄老年人血压管理中国专家共识 . 中国心血管杂志 , 2015, 20 (6): 401-409.

［6］MCCORMACK T, HARTLE A. AAGBI pre-operative hypertension guidelines-a reply. Anaesthesia, 2016, 71 (7): 848-849.

［7］ROSHANOV P S, ROCHWERG B, PATEL A, et al. Withholding versus continuing angiotensin-converting enzyme inhibitors or angiotensin ii receptor blockers before noncardiac surgery. Anesthesiology, 2017, 126 (1): 16-27.

［8］GILBERTKAWAI E, MONTGOMERY H. Cardiovascular assessment for non-cardiac surgery: European guidelines. Br J Hosp Med, 2017, 78 (6): 327.

(戚思华)

第二十九章 糖尿病患者的麻醉

Anesthesia for Diabetes Mellitus

糖尿病是指胰岛素相对或绝对缺乏引起的一系列功能紊乱，有一定遗传倾向。该疾病的特点包括由激素诱发的多种代谢异常、广泛的微血管病变及长期的靶器官并发症。糖尿病是以慢性高血糖为特点，以血糖增高和/或糖尿为特征的慢性全身性疾病。其病理生理特点集中表现为：糖代谢异常、脂肪代谢异常、蛋白质代谢紊乱及其他损害。

糖尿病患者手术期间的主要危险因素来自于糖尿病所引起的靶器官疾病：心血管功能障碍、肾功能不全、关节胶原组织异常（颈部活动受限、伤口愈合能力差）、白细胞生成不足及神经病变。因此麻醉医师的工作重点之一是术前对这些疾病进行评估和治疗，从而使患者在术前达到最佳状态。

一、糖尿病的分类

1. 1型糖尿病，也称为胰岛素依赖型糖尿病（insulin-dependent diabetes mellitus，IDDM），与自身免疫性疾病有关。1型糖尿病患者胰岛素缺乏，停用胰岛素时易出现酮症酸中毒。

2. 2型糖尿病，也称为非胰岛素依赖型糖尿病（non-insulin dependent diabetes mellitus，NIDDM）。患者存在外周胰岛素抵抗，往往体重超标，不易出现酮症酸中毒，但是容易发生高糖血症性非酮症高渗性昏迷。

3. 营养不良性糖尿病。

4. 其他继发性糖尿病，如继发于胰腺疾病或其他内分泌疾病，或继发于使用一些抗高血压药、噻嗪类利尿药及精神病药物等后，也可因某些遗传综合征引起。

二、糖尿病的临床表现

典型糖尿病的临床表现为"三多一少"，即多饮、多食、多尿及体重下降。晚期糖尿病患者可出现广泛的微循环及大血管病变，导致终末器官功能损害，出现如视物模糊或双目失明、肾衰竭、肢端坏死、心脑血管病变等并发症，且易患感染性疾病。终末器官功能损害及感染是导致糖尿病患者死亡的主要因素。

三、糖尿病诊断标准

1. 按照世界卫生组织（WHO）糖尿病专家委员会制订的诊断标准，有下列情形之一者即可诊断：

（1）具有糖尿病症状，空腹血糖 >7.8mmol/L（140mg/dl），两次以上。

（2）具有糖尿病症状，任意时间血糖 >11.1mmol/L（200mg/dl）。

（3）空腹血糖低于 7.8mmol/L（140mg/dl），疑有糖尿病者应接受口服葡萄糖耐量试验（oral glucose tolerance test，OGTT），服糖后 2h 血糖 >11.1mmol/L（200mg/dl）。

（4）无糖尿病症状者，要求行 OGTT：2h 血糖 ≥ 11.1mmol/L（200mg/dl），同时 1h 血糖也要 ≥ 11.1mmol/L（200mg/dl），或空腹血糖 ≥ 7.8mmol/L（140mg/dl）。

2. 理想的血糖浓度应为空腹 8.3mmol/L（150mg/dl）以下，餐后血糖不超过 10mmol/L（180mg/dl）。

四、糖尿病治疗原则

一般性治疗，饮食控制，口服降糖药，或使用胰岛素治疗。

案例一

【病历摘要】

患者女,59岁。因宫颈癌拟行子宫切除术。患糖尿病及高脂血症20余年,患者肥胖(BMI:32kg/m²)。平素服用阿托伐他汀、二甲双胍、阿卡波糖治疗,血糖控制尚平稳,否认有高血压、心脏病等其他疾病史。入院检查血常规、凝血功能、尿常规、心电图未见明显异常。

【问题1】糖尿病患者外科手术的术前评估注意事项主要有哪些?

【临床思路】

1. 详细了解病史。包括糖尿病类型;是否有低血糖、酮症酸中毒和非酮症高渗性昏迷等病史;了解病程的长短、血糖最高水平、现在控制血糖的方法(饮食、口服降糖药、胰岛素)及所用药物剂量;应注意药物作用高峰及其降低血糖的效应,如应用胰岛素后常常出现低血糖反应者,提示患者糖原储备较低,需特别注意血糖变化。

2. 判断糖尿病的并发症及对全身器官功能与代谢的影响。了解有无水电解质紊乱及酸碱失衡。具有全身并发症或重要器官功能受损的患者(如心肌受累、肾脏病变、严重感染等),可加重糖尿病病情和代谢紊乱,增加麻醉处理的困难。

3. 是否合并高血压。合并高血压患者术前常使用血管紧张素转化酶抑制药和/或β受体阻滞药,一般应将血压控制在130/80mmHg以内。当患者低血糖时可能出现严重的心动过缓,麻醉药物可能增强β受体阻滞药的作用。使用利尿药特别是排钾利尿药时,应密切监测血钾,因为即使轻微的酸中毒都可导致全身钾的丢失。合并冠心病、缺血性心脏病和外周动脉粥样硬化的患者,手术和麻醉期间血流动力学波动较大,手术和麻醉的危险性增加。

4. 是否合并自主神经病变。此类患者围术期易出现心律失常和低血压、胃轻瘫及无症状低血糖。心血管系统对应激反应的适应能力降低,麻醉和手术的风险性增加。对已有外周神经病变者,应了解感觉神经麻木的程度和范围,以及运动神经障碍的程度。如运动神经病变严重,患者对肌肉松弛药的反应可能异常。

5. 评估骨骼肌肉系统。术前评估应侧重于颈部关节活动受限程度。后颈部和上背部(糖尿病硬肿症)僵硬、木质感、非凹陷性水肿加上关节灵活性受限制会抑制颈部的活动,并可能导致气管插管困难。合并关节强直综合征的患者,在实施全身麻醉前应仔细评估颈部活动情况及气道分级。发现可疑困难气道患者,应及早准备困难气道设备。

6. 是否合并糖尿病肾脏病变。肾功能不良者,其代谢胰岛素的能力减低,围术期采用强化胰岛素治疗需警惕无症状性低血糖反应。

7. 注意手术类别与创伤因素。不同手术种类和创伤类型对麻醉处理的影响不同,腹腔手术、大的骨折创伤、感染脓肿切开引流等手术应激性反应大,应增加胰岛素用量。合并酮症酸中毒及高渗性昏迷者应禁止行择期手术。

【问题2】糖尿病患者如何进行术前准备?

【临床思路】

1. 控制血糖　围术期血糖良好的控制可明显降低手术并发症,改善手术治疗效果。高血糖可加重缺血引起的脑损害及伤口愈合不良。因此,应积极控制血糖,治疗糖尿病。

(1)术前应充分了解病情,进行必要的检查,如测定血糖、血钾、尿糖、尿酮体等。

(2)术前纠正代谢异常,尽量恢复血糖、尿糖、水电解质正常或接近正常;防止或积极治疗酮症酸中毒;对于同时患有心血管、脑血管及肾脏等病变者,应在控制血糖的同时,积极治疗并发症,改善其功能状态;增加糖原储备等。

(3)糖尿病患者术前血糖应控制到什么水平目前尚无一致的意见。一般不要求控制到完全正常水平,以免发生低血糖。择期手术患者术前空腹血糖应控制在8.3mmol/L以下,最高不应超过11.1mmol/L,或餐后血糖不超过13.9mmol/L;尿糖检查为阴性,24h尿糖在0.5g/dl以下;尿酮体阴性。

2. 术前准备要点　术前应充分了解病情,进行必要的检查和治疗。通过术前评估了解有无糖尿病并发症,以及受累器官功能状况,同时应了解手术的性质及手术范围。

(1)术前口服降糖药的患者,如接受短小手术,术前可不停用降糖药,术中、术后注意监测血糖;如行较大手术,口服降糖药应术前24~48h停止,改用常规胰岛素控制血糖。控制良好的2型糖尿病患者,接受短小手术时不需要使用胰岛素。控制不佳的2型糖尿病患者、所有1型糖尿病患者(即使行小手术),以及行大手术的糖尿病患者均需使用胰岛素。对于大手术患者,如果术前血糖高于15.0mmol/L应推迟手术,使用静脉注射胰岛素控制血糖。对于术前使用长效或中效胰岛素的患者,最好于术前1~3d改用常规胰岛素,以免术中发生低血糖。

(2)合并酮症酸中毒及高渗性昏迷者应禁止行择期手术。

(3)对于急诊手术,应考虑是否有酮症酸中毒及酸中毒的程度。在病情允许的情况下,应抓紧时间做必要的术前准备和处理,尽可能在术前纠正酮症酸中毒和高渗性昏迷,血糖控制在8.3~11.1mmol/L,尿酮体消失、酸中毒纠正后方可手术。

(4)术前应积极治疗糖尿病并发症,对合并有感染的手术患者在术前应积极采取措施控制感染,合理使用抗生素,以及处理局部感染病灶。

(5)对于甲状腺或腹腔手术、感染脓肿切开引流等应激性较大的手术,应增加胰岛素用量,使术后糖尿病症状改善,减少术后并发症。

(6)手术应安排在早晨第一台进行。术前应给予适当的镇静药,以减轻患者的紧张和焦虑。但术前用药剂量不宜过大,尤其是老年患者。术前禁食期间有必要酌情静脉输入葡萄糖。

(7)术前检查除血糖、尿糖外,还应包括血、尿常规,电解质,肾功能如肌酐、尿素氮等,心电图检查也是十分必要的。

【问题3】糖尿病患者的麻醉中监测项目有哪些?

【临床思路】

1. 术中应常规监测血压、心电图、脉搏血氧饱和度。根据病情和手术大小,必要时应加强有创性监测如直接动脉测压、肺动脉漂浮导管等,及时了解血流动力学变化。

2. 术中应加强呼吸管理,避免缺氧和二氧化碳蓄积。

3. 术中应监测尿量,以了解肾功能状态。

4. 术中应根据病情监测血糖、尿糖、尿酮体,依据监测结果给予适当治疗,如静脉滴注胰岛素或含葡萄糖液体。

【问题4】糖尿病患者麻醉方法如何选择?

【临床思路】

原则:手术刺激可引起机体应激反应使血糖增高,而精神紧张、疼痛、出血、缺氧及二氧化碳蓄积等可加重患者的应激反应,从而加重高血糖反应。理想的麻醉应有效减少应激反应,避免影响机体代谢。

1. 局部麻醉、神经阻滞、椎管内阻滞麻醉对机体代谢影响小。椎管内阻滞时由于患者缺乏有效的压力反射调节功能,易出现明显的血压下降,应注意平面不宜广,防止术中血压波动。糖尿病患者对局部麻醉药的需要量小,神经损伤概率较大,局部麻醉药中加入肾上腺素可能会增加神经缺血和/或神经水肿等损伤的风险。

2. 糖尿病患者可出现喉镜显露声门困难,可能是由于关节僵硬、寰-枕关节活动度减小所致。此类患者对气管插管的心血管反应较强,麻醉诱导期应维持适宜的麻醉深度。术中应加强麻醉管理,避免加重已存在的代谢紊乱。

【问题5】糖尿病患者麻醉管理的注意事项有哪些?

【临床思路】

1. 术前口服降糖药的患者,在接受短小手术时,术前可不停用降糖药,术中及术后应严密监测血糖水平;如行较大手术,应在术前几天停用口服降糖药而改用胰岛素治疗。

2. 对于较大手术的患者,围术期使用胰岛素以静脉给药为好,术中每隔2~4h监测血糖水平,酌情输注含糖液或补充胰岛素,肾功能障碍的患者应适当减量。成年患者术中输糖量应为5~10g/h(5%葡萄糖100~200ml),输含糖液过多可导致高血糖。

3. 对于术前已使用长效或中效胰岛素的患者,最好于术前1~3d改用常规胰岛素。此类患者术中胰岛素用量应参考术前用量,或先按胰岛素与葡萄糖1:4(即1U胰岛素加入4g葡萄糖液中)给予,然后根据血糖测定结果调整。

4. 术中积极控制血糖非常重要。一般不输含糖液体,以免出现高血糖。可选用复方林格液或生理盐水。如需输葡萄糖液时,应根据患者血糖测定结果按一定比例同时输注胰岛素。

5. 合并严重心脏疾病或自主神经功能异常的患者,对有循环抑制作用的麻醉药、血管扩张药较敏感,容量不足及失血时易出现血压下降,且波动程度较重。另一方面,患者对手术操作等刺激敏感性增加,当刺激较强时或应用某些血管活性药物时,易出现较剧烈的心血管反应。因此,应维持适当的麻醉深度,麻醉操作轻柔,尽量避免血流动力学的剧烈波动。

6. 合并自主神经病变的患者常合并胃排空延迟,应注意防止麻醉诱导期间发生胃反流、误吸。

7. 长期使用胰岛素的患者在体外循环后期采用鱼精蛋白逆转肝素的残余作用时应非常慎重。

8. 以下几种情况时对胰岛素的需求较高:冠状动脉搭桥术患者、应用类固醇患者、严重感染患者及接受高营养支持或应用升压药患者。胰岛素输注的同时,还应以 100~150ml/h 速度滴注 5% 葡萄糖盐水(1/2 张)和氯化钾的混合液,以提供足够的糖类(至少 150g/d)抑制肝脏糖异生和蛋白质分解;应至少每小时监测 1 次血糖水平,胰岛素需求较高的患者或行冠状动脉搭桥术的患者应每 30min 监测 1 次血糖。

9. 避免低血糖的发生尤为重要,因为低血糖的表现可能会因为用麻醉药、镇静药、镇痛药、β 受体阻滞药或交感神经阻滞药及自主神经病变而延迟。低血糖一旦发生,可先静注 50% 葡萄糖 40~100ml,必要时重复。然后继续输注 5%~10% 葡萄糖 300~400ml/h,直至血糖维持稳定。

案例二 糖尿病合并酮症酸中毒患者的急诊手术麻醉处理

【病历摘要】

患者女,55 岁。因"下腹部剧烈疼痛 10h"入院。神志淡漠,血压 170/61mmHg,心率 106 次/min,呼吸 23 次/min,体温 39.2℃,鼻导管吸氧 2L/min 情况下 SpO_2 91%。向家属询问病史:患者患糖尿病 30 余年,平时使用中性鱼精蛋白锌胰岛素(NPH)和普通胰岛素控制血糖:早餐前 NPH 32U,普通胰岛素 16U;晚餐前 NPH 12U,普通胰岛素 12U。否认有高血压、心脏病史。急诊入院并急查血常规、凝血功能、尿常规(暂未见报告单),心电图无明显异常;入院急诊腹部 B 超提示:盆腔积液中度、右侧卵巢肿大(脓肿破裂待排除)。入院初步诊断:右卵巢脓肿破裂。拟急诊行:剖腹探查 + 右侧卵巢及附件切除术。

术前访视:急查动脉血气分析、电解质与尿酮体。动脉血气:pH 7.28,碱剩余(BE)-5.6mmol/L,PaO_2 76mmol/L,HCO_3^- 21mmol/L,$PaCO_2$ 30mmol/L;血生化:血糖(GLU)18.5mmol/L,乳酸(Lac)4.7mmol/L,K^+ 3.8mmol/L,Na^+ 135mmol/L,Ca^{2+} 1.02mmol/L,SaO_2 91%,血红蛋白(Hb)97g/L;尿常规提示,尿酮体(++++)。

【问题 1】作为值班住院医师并负责此急诊手术,你将如何完善术前访视,并签署麻醉知情同意书?

【临床思路】

1. 患者患糖尿病 30 余年,因"下腹部剧烈疼痛 10h"入院,初步诊断为右卵巢脓肿破裂。虽可能合并酮症酸中毒,但病情危急,需要边控制纠正酮症酸中毒边施行麻醉和手术。处理措施包括:术中加强监测,备胰岛素治疗,注意补充液体,纠正水电解质和酸碱失衡,避免继发性低血糖症。

2. 评估围术期的风险。糖尿病患者的术前评估包括心血管疾病、肾功能、关节强直综合征、自主神经病变、误吸风险及可治疗的糖尿病急性并发症。1 型和 2 型糖尿病都会增加冠状动脉疾病的风险。2007 年美国心脏病学会和美国心脏协会制定的围术期心血管疾病风险评估和非心脏手术处理指南推荐使用修订心脏风险指数。该指数使用以下指标来预测围术期心血管并发症风险,包括糖尿病病史、缺血性心脏病病史、心力衰竭病史、脑血管疾病史和肾功能不全史。该指南还推荐,若患者存在包括糖尿病在内的任何危险因素,都应该控制心率。该患者术前否认既往有高血压病史,本次急诊术前测血压 170/61mmHg、心率 106 次/min、心电图无异常,考虑血压升高与急性疼痛刺激有关,故术前暂不纠正血压;但同时需积极预防诱导期低血压的发生。患者呼吸 23 次/min、体温 39.2℃,鼻导管吸氧 2L/min 情况下 SpO_2 91%(低氧血症),神志淡漠,提示病情严重,可能存在脓毒症与糖尿病酮症酸中毒等并发症。需告知患者家属,围术期可能会发生心搏骤停或猝死。

3. 患者糖尿病病史多年,不排除存在"关节强直综合征"。一般认为,强直性关节综合征是结缔组织长期暴露于高糖环境下糖化的结果。可使颈椎、颞下颌关节和环杓关节活动度减小,导致气管插管困难。作为一个筛查方法,"祈祷征"可提示是否合并强直性关节综合征;如患者双手对掌时两手掌面不能完全贴紧,则声门活动度亦可能降低。"祈祷征"提示可能狭小的声门需要更小号的气管导管或困难气道辅助工具。应评估患者的颈椎活动范围和张口度。

4.加强医师间的沟通。建议下达病危通知书,并告知术后拔管困难,需转 ICU 继续强化治疗;签署麻醉知情同意书;需向上级麻醉医师汇报。

【问题 2】完成并签署麻醉知情同意书后,制订该患者拟行的麻醉计划。你仍需要做哪些麻醉前紧急准备?

【临床思路】

术前存在糖尿病酮症酸中毒、脓毒症。高血糖症需要纠治,采取补液、静脉泵注胰岛素控制,代谢性酸中毒(高乳酸血症)合并呼吸性碱中毒,暂不给予碳酸氢钠纠正代谢性酸中毒,以免矫枉过正。低氧血症需积极氧疗机械通气,故麻醉需按气管内插管全身麻醉或全身麻醉复合外周神经阻滞。

知识点

糖尿病酮症酸中毒(diabetic ketoacidosis)的处理原则

糖尿病酮症酸中毒多由 1 型糖尿病发展而来,行手术者通常由感染、肠梗阻或创伤等因素促成。表现为高血糖、高渗、严重脱水、酮症和酸中毒。严重脱水继发于渗透性利尿、呕吐、过度通气及进食减少,可造成严重低血压、循环性休克及急性肾小管坏死。酮症酸中毒时最严重的电解质紊乱是体内钾总量缺失,血清钾浓度在静脉使用胰岛素后迅速下降,并在 2~4h 后达到最低。这时需要积极补钾。亦会合并钠、磷、镁缺乏。

【问题 3】患者腹痛剧烈,被平车推入室。应该完成哪些麻醉准备?拟采取何种麻醉方案?需要完善哪些监测?

【临床思路】

1.麻醉前除常规准备外,需要准备有创动脉压监测;有条件时监测动脉压衍生参数(如血压变异度、每搏量变异度),判断容量和心功能状态;根据患者情况及在病房的治疗情况,复查动脉血气、电解质与血糖;开放相对较粗的静脉通路(必要时开放中心静脉通路),给予容量负荷试验或容量复苏;根据血糖和血钾测定结果,决定是否补充葡萄糖(预防低血糖)和氯化钾(预防/治疗低血钾)。

2.选择麻醉药物、麻醉方式。给予术前药物时要考虑患者对镇静药的敏感性和误吸的风险。术前已存在心血管、脑血管和肾疾病的患者对苯二氮䓬类和阿片类药物的需求会减弱。存在胃食管反流和胃轻瘫症状的患者可给予组胺受体阻滞药、液体抑酸药和甲氧氯普胺,以降低误吸风险。麻醉方式一般选择静脉诱导,静脉或静吸复合维持;可能的情况下复合区域阻滞。考虑 2 型糖尿病患者经常因体胖、颈部僵硬等因素影响插管,故采取快速诱导,在可视喉镜下进行气管插管最为稳妥。

3.患者术前已合并脓毒症,拟行手术腹腔内感染病灶清除,术中应合理使用抗生素,控制感染。

4.术中应积极治疗糖尿病的代谢并发症。患者合并酮症酸中毒,术前应积极纠正;根据血管内容量情况给予液体复苏和血管活性药物;术中在血糖严密监测下静脉输注胰岛素,维持血糖低于 10mmol/L,但避免无症状性低血糖症的发生;根据电解质监测结果和尿量补充氯化钾。

5.外科应激的控制。感染、腹腔脓肿、剖腹探查引流等创伤操作,均会引起机体强烈的应激反应,应激激素的释放会进一步升高血糖而加重糖尿病的病情。手术期间应维持适度的麻醉深度;复合区域阻滞麻醉有助于在维持足够深度情况下减少麻醉药物包括阿片类药物的应用,利于患者术后早期恢复。

知识点

麻醉方式和麻醉药物选择

1.麻醉方式的选择　区域阻滞麻醉对患者有益,也便于术后镇痛,能降低患者术后恶心或肠麻痹的发生率。椎管内阻滞对于抑制应激反应最有利,但该患者存在脓毒症,椎管内麻醉应慎用。患者拟行开腹探查手术,创伤较大,以气管插管全身麻醉为妥。急诊手术,应注意饱胃情况,即使放置胃管,诱导时也要注意反流误吸的风险,必要时快速顺序诱导气管插管。对于本例患者,理想的麻醉方法应采

用全身麻醉气管插管,复合外周神经阻滞(如双侧腹横肌平面阻滞)。

2. 麻醉药物的选择　氯胺酮具有交感神经兴奋作用,有助于维持血压稳定,但可能升高血压。依托咪酯对循环的抑制作用轻微,但可引起肾上腺皮质功能抑制,必要时需补充糖皮质激素。丙泊酚对循环的抑制作用明显,低血压及容量不足的患者应用时需谨慎。依托咪酯抑制肾上腺皮质激素的分泌,减弱机体围术期的血糖调节。右美托咪定更能有效减轻插管和术中应激引起的血流动力学变化与儿茶酚胺反应,且并不抑制类固醇的生成,同时右美托咪定可减少大手术后胰岛素的分泌而不干扰体内糖代谢,可能的机制与其降低交感神经活性有关。阿片类药物减轻应激反应最为明显。

快速顺序诱导

成功插入内径 7.0mm 的加强型气管导管,妥善固定。患者诱导后,出现血压骤降至 76/45mmHg,心率146 次 /min,静脉注射去氧肾上腺素 40μg,血压回升至 90/50mmHg,心率 106 次 /min。由外科医师确定手术体位为仰卧位,开始消毒铺巾,准备开始手术。

再次急查血气、电解质:pH 7.10,碱剩余(BE)−9.6mmol/L,PaO_2 320mmol/L,HCO_3^- 14mmol/L,$PaCO_2$ 38mmol/L,GLU 19.6mmol/L,Lac 6.5mmol/L,K^+ 2.5mmol/L,Na^+ 130mmol/L,Ca^{2+} 1.01mmol/L,SaO_2 100%,Hb 80g/L。

【问题 4】考虑患者目前处于什么状态? 需要对患者目前所处病理生理紊乱做哪些紧急处理?

【临床思路】

1. 患者首先处于脓毒症状态。腹腔感染诊断比较明确,乳酸明显升高,符合脓毒症的诊断。如果进一步检查发现其他器官功能损害的证据,则可诊断重症脓毒症。脓毒症患者由于全身炎症反应的影响,周围血管扩张,加之毛细血管通透性增加、组织液第三间隙潴留,患者很可能存在严重的血管内容量不足。术前血压不低只是机体极度代偿的表现,此时按常规行麻醉诱导会因麻醉药的血管扩张、心肌抑制作用,导致严重的低血压。麻醉前应仔细判断患者的容量状态,给予充分的容量复苏,必要时给予血管活性药物,务必在麻醉诱导前纠正血容量不足。其次,患者存在严重的代谢性酸中毒。这一方面与脓毒症组织灌注不足导致的乳酸堆积有关,另一方面也与糖尿病酮症酸中毒有关。容量复苏能纠正低血容量、改善组织灌注;酮症酸中毒的纠正则需要输注胰岛素,但酮体完全消失需时较长。该病例病情紧急,可在充分容量复苏、初步控制高血糖的基础上先行手术处理感染源,术后再进一步纠正酮症酸中毒。

2. 严重代谢性酸中毒可使心肌收缩力下降、外周阻力降低;严重高血糖症(血糖 19.6mmol/L)会导致血浆渗透压升高,引起细胞内脱水和渗透性利尿,加重血容量不足和电解质(钾、钠)丢失。胰岛素不足时钾离子向细胞内转移少,加之酸中毒时细胞内钾离子外流,临床上可表现为血钾正常或升高。但容量复苏后血液相对稀释、液体再分布,患者会出现血钾下降、低钠血症、血红蛋白浓度下降(80g/L),胰岛素的应用会进一步加重低钾血症。因此容量复苏过程中要注意电解质特别是氯化钾的补充。代谢性酸中毒严重、循环不稳定时应酌情补充碳酸氢钠。

知识点

糖尿病酮症酸中毒的治疗要点

1. 给予大量生理盐水和胰岛素。最初的处理方法为给予 0.1U/kg 胰岛素,而后每小时静脉输注0.1U/kg 的胰岛素。每小时监测 1 次血糖,每 2h 监测 1 次电解质。

2. 当血糖下降到低于 13.9mmol/L 时,静脉注射液中应包括葡萄糖。胰岛素要持续应用直到酮症酸中毒纠正。

3. 碳酸氢钠并不作为常规应用,但在 pH 小于 7.10 时应用。

4. 适当补充钾、镁离子。

5. 去除各种诱因。

【问题 5】高血糖的危害有哪些? 胰岛素治疗时有哪些注意事项?

【临床思路】

1. 长期高糖血症具有以下潜在的危害：①葡萄糖本身的毒性作用，可导致异常蛋白质生成，使组织的弹性下降，出现关节强直综合征及伤口愈合能力下降；②高血糖会导致肝巨球蛋白生成增多（引起血液黏滞度增高），细胞肿胀；③影响机体的自我调节功能，破坏各个器官的血管（视网膜、肾、动脉粥样硬化）。

2. 但目前的研究发现，对危重患者实施强化胰岛素疗法并维持血糖浓度在正常水平（≤ 6.1mmol/L）反而增加死亡率，这可能与低血糖的发生有关。危重患者血糖维持的最佳水平仍不明确，一般认为血糖稳定的患者维持在 7.8mmol/L 以下、血糖不稳定的患者维持在 10mmol/L 以下是可接受的水平。

知识点

强化胰岛素治疗引起的低血糖的治疗方案

常见原因：术前口服降糖药或胰岛素用量过大、应用中长效胰岛素不适当是围术期低血糖的主要原因。

临床表现：一般表现为交感神经兴奋，如大汗、颤抖、视物模糊、饥饿、软弱无力、心悸、腹痛。此外，尚可表现为中枢神经系统抑制的症状，包括意识模糊、头痛、头晕、反应迟钝、嗜睡、心动过速、瞳孔散大、癫痫发作甚至昏迷。患者可能有精神异常的表现。延髓受抑制时，患者可呈现深昏迷，各种反射消失，呼吸浅弱，血压下降，瞳孔缩小等。如在全身麻醉下，患者将出现心律失常（以室上性心动过速多见）与苏醒延迟。

治疗：有效方法是给予葡萄糖，快速输注葡萄糖，先静脉滴注 50% 葡萄糖 40~100ml，必要时重复，然后继续滴注 5%~10% 葡萄糖 300~400ml/h，直至血糖维持稳定。其他治疗还包括注射胰高血糖素、糖皮质激素等，这对于创伤应激功能不全患者往往有效。

【问题6】术中静脉快速滴注 1 000ml 胶体、晶体液 2 500ml、去白红细胞 400ml。你还将如何完成术中液体治疗与管理？

【临床思路】

对于糖尿病酮症酸中毒患者的液体治疗，补液量由容量缺乏的程度决定，一般为 3~5L，有时可高达 10L。尽管水分的丢失量超过溶质的丢失量，但血钠水平通常是正常或降低的。血糖水平比正常值每升高 5.5mmol/L，血钠浓度就降低约 1.6mmol/L。生理盐水最初的补充速度为 250~1 000ml/h，具体应取决于容量不足的程度和心脏功能。对于有心功能不全病史的糖尿病患者应监测左心室容积。在最初的 6~8h 补充预计缺失容量的 1/3，另外 2/3 的液体在之后的 24h 内补充。

手术过程顺利，术中给予上述胰岛素治疗、液体治疗及纠正酸中毒。手术快结束时，患者突然出现室上性心动过速（心率 146 次/min、）。再次复查动脉血气、电解质：pH 7.30，BE–1.6mmol/L，PaO_2 285mmol/L，HCO_3^- 25mmol/L，$PaCO_2$ 38mmol/L，GLU 4.7mmol/L，Lac 4.5mmol/L，K^+ 2.0mmol/L，Na^+ 135mmol/L，Ca^{2+} 0.95mmol/L，SaO_2 100%，Hb 70g/L。

【问题7】考虑目前患者室上性心动过速是由何种病理生理紊乱引起？下一步将如何处理？

【临床思路】

1. 根据血气分析值，患者目前代谢性酸中毒明显纠正，出现重度低钾血症（K^+ 2.0mmol/L）；另外对于重症患者来说，血糖水平也偏低（血糖 4.7mmol/L）。患者在全身麻醉状态下出现室上性心动过速，首先考虑胰岛素泵注过量引起的严重低钾血症所致，其次考虑麻醉减浅、交感神经反射性心动过速所致。

2. 停止胰岛素输注，快速静脉滴注 5% 葡萄糖溶液配制的 3‰ 氯化钾液体 500ml，补钾的同时静脉注射艾司洛尔 20~50mg，控制室上性心动过速。

知识点

糖尿病患者术中无症状性低血糖症的防治与低钾血症的纠正

1. 大脑是对低血糖最敏感的器官，如果低血糖没有被及时处理，意识状态将进行性恶化，从头晕或意识模糊到惊厥和持续昏迷，应高度警惕。

2. 大多数低血糖引起的症状和体征会被全身麻醉所掩盖。

3. 围术期应尽量维持患者血糖在正常或稍高水平,避免出现低血糖症状。

4. 低血糖通常被认为是血糖低于 2.8mmol/L,但危重患者血糖应维持在较高水平。治疗是静脉滴注 50% 的葡萄糖(对于 70kg 体重的患者,每毫升 50% 的葡萄糖大约可使血糖升高 0.1mmol/L)。合并低钾血症时,应及时补充氯化钾,并根据测定结果迅速处理。

【问题 8】患者进入麻醉后恢复室(PACU)时的护理要点是什么? 术后镇痛需要注意哪些情况?

【临床思路】

1. 重点放在继续维持呼吸循环功能稳定,避免通气不足与过度通气对水电解质平衡的干扰;纠正水、电解质和酸碱失衡,维护内环境的稳定;防止出血;并完善术后镇痛,推荐采用神经阻滞镇痛模式,复合阿片类及多模式镇痛。

2. 术后应该恢复术前的治疗方案,除非手术后病情变化或术前治疗有待调整。

3. 目前对胰腺内分泌功能的检测和评估,便捷的方法仍主要围绕血糖与胰岛素两个方面的平衡间接测定。放免法直接测定胰岛素含量不适于 PACU 驻留期。围术期和危重患者的血糖控制应采用个体化方案,多数学会支持的血糖控制方案是 7.8~10.0mmol/L。

案例三　合并严重心脏疾病的糖尿病患者行下肢手术

【病历摘要】

患者男,66 岁。因下肢动脉闭塞症拟行左膝下截肢术。入院查体:体温 36.3℃,心率 76 次 /min,血压 150/61mmHg,既往糖尿病病程 10 年。平素口服二甲双胍、格列美脲,皮下注射胰岛素精蛋白锌重组人胰岛素混合注射液(优泌林,中效人胰岛素)8U、12U、10U(三餐前),甘精胰岛素注射液(来得时,长效作用)22U(睡前),自诉血糖控制可。8d 前无体力活动诱因发生非 ST 段抬高心肌梗死,现在慢性心力衰竭急性加重。病程中否认胸痛、胸闷、头晕、心慌、呼吸困难、水肿,患者可以平卧,活动耐量 1~2MET(代谢当量,metabolic equivalent)。查体没有明显心力衰竭的表现;cTnI 呈动态变化,最高 5.6ng/ml;BNP 700pg/ml;ECG 示左束支阻滞、胸壁导联 ST 段压低;UCG:射血分数 45%,室壁阶段运动不良。心内科不建议介入治疗。糖尿病肾病 CKD 5 期,规律腹膜透析 15 年;肾性贫血,血红蛋白 95g/L。电解质紊乱:低钠血症、低钾血症、低氯血症、高磷血症。

【问题 1】糖尿病心脏病的特点是什么?

【临床思路】

糖尿病心脏病除一般冠心病表现外,其特点如下:

1. 静息时心率增快,一般多在 90 次 /min 以上,主要是因心脏自主神经病变引起的。

2. 冠心病症状不典型,患者往往表现为隐性冠心病或无痛性心肌梗死。

3. 心肌梗死的并发症较常见,如合并心力衰竭、休克、心脏破裂等,死亡率高。

4. 可因各种应激、感染、手术麻醉等导致患者猝死,患者易发生室性心律不齐,甚至心室颤动。

【问题 2】合并严重心血管疾病的糖尿病患者,术中可采取何种麻醉方式?

【临床思路】

麻醉方式的选择应根据病情,有无并发症及并发症的严重程度,手术部位、大小和手术要求等而定。一般来说,局部麻醉、神经阻滞、椎管内麻醉对机体代谢影响小。本例患者合并严重心脏疾病,围术期新发心血管不良事件风险极高,行下肢手术,可尝试神经阻滞方法。

术程及术后转归

超声引导下坐骨神经及股神经阻滞,共给予 0.5% 罗哌卡因 40ml,术中监测有创血压、心电图、脉搏氧饱和度。小剂量泵注硝酸异山梨酯和去甲肾上腺素,循环稳定,手术顺利。术后进入 SICU,给予硝酸异山梨酯泵注扩张冠状动脉,术后 1d 恢复双联抗血小板,cTnI 逐渐下降。按需床旁血液透析。术后第 4 天停止血液透析,恢复腹膜透析进入普通病房,逐渐稳定后出院。

【问题 3】糖尿病患者行神经阻滞需要注意哪些问题?

【临床思路】

1. 患者局部麻醉药需要量低,神经损伤的风险增高。

2. 局部麻醉药物中加入肾上腺素也增加了缺血和水肿性神经损伤的风险。

3. 由于糖尿病患者周围神经病变的存在,使用神经刺激仪引导神经阻滞时可能无法引出神经支配区域的肌肉运动,所以使用超声联合神经刺激仪引导穿刺。

4. 存在阻滞效果不满意或阻滞不全的情况,应准备好麻醉备用方案。

案例四 糖尿病患者术后昏迷不醒

【病历摘要】

患者女,60 岁。因左侧下肢疼痛、进行性跛行加重 2 个月入院,要求手术。既往有糖尿病、高血压病史 5 年余;2 年前曾有轻度脑梗死,治疗后无明显脑梗死后遗症。平时口服尼莫地平及二甲双胍治疗。入院诊断:左股骨头坏死。入院后血压及血糖控制尚平稳,择期在腰硬联合麻醉下行左全髋关节置换术。腰麻平面达 T_{10},手术开始前给予地佐辛 5mg,咪达唑仑 1mg,术中生命体征平稳,术毕患者意识丧失,测血糖 9.1mmol/L,脑部 CT 未见新发脑梗死病灶。血乳酸进行性升高,5h 后 5.9mmol/L,10h 后 12.6mmol/L。给予胰岛素持续泵入及纠正酸中毒处理,患者未苏醒。1 周后复查脑 CT 示大面积脑梗死,经上级医院多学科会诊意见:脂肪栓塞可能,家属放弃治疗。

【问题】糖尿病患者围术期发生昏迷的原因有哪些?

【临床思路】

1. 首先考虑糖尿病因素。需要快速鉴别诊断其有无糖尿病非酮症高渗性昏迷或严重的糖尿病酮症酸中毒。

2. 糖尿病患者围术期发生脑卒中、肺栓塞或脑栓塞也会引起昏迷。

3. 血糖水平对广泛性颅内缺血后神经系统功能的恢复有重要影响,卒中时患者血糖过高则神经系统的短期和长期预后均较差。绝大多数动物实验已经证明血糖水平是全脑缺血后脑损伤程度的决定因素,局灶性缺血的情况并不完全如此。多数学者主张接受手术的糖尿病患者如果存在发生低血压或脑血流量减少的风险,则脑缺血期间的血糖水平应控制在 11mmol/L 以下。

知识点

高血糖非酮症高渗性昏迷的病理生理及治疗

1. 病理生理 常见于合并感染或脱水的 2 型糖尿病和非糖尿病患者,也可见于 1 型糖尿病患者。其特征包括:血糖 >33.3mmol/L,渗透性利尿引起的低血容量、电解质紊乱、血液浓缩及中枢神经系统功能异常(如癫痫发作或昏迷),而无酮症酸中毒的特征。

2. 治疗 包括输注生理盐水和胰岛素。这类患者对胰岛素可能较为敏感,宜采用小剂量。当血糖低于 16.7mmol/L 时,应注意观察病情并酌情停用胰岛素,以免发生脑水肿。此外应注意纠正电解质的异常。

推荐阅读文献

［1］ AGUS M S, STEIL G M, WYPI J D, et al. Tight glycemic control versus standard care after pediatric cardiac surgery. N Engl J Med, 2012, 367 (13): 1208-1219.

［2］ AMREIN K, ELLMERER M, HOVORKA R, et al. Hospital glucose control: safe and reliable glycemic control using enhanced model predictive control algorithm in medical intensive care unit patients. Diabetes Technol Ther, 2010, 12 (5): 405-412.

［3］ FLEISHER L A, EAGLE K A. Lowering cardiac risk in noncardiac surgery. N Engl J Med, 2001, 345 (23): 1677-1682.

［4］ Diabetes Control and Complications Trial/epidemiology of Diabetes Interventions and Complications Research Group, LACHIN J M, GENUTH S, et al. Retinopathy and nephropathy in patients with type 1 diabetes four years after a trial of intensive therapy. N Engl J Med, 2000, 342 (6): 381-389.

［5］ Advance Collaborative Group, PATEL A, MACMAHON S, et al. Intensive blood glucose control and vascular outcomes in patients with type 2 diabetes. N Engl J Med, 2008, 358 (24): 2560-2572.

［6］ GUSTAFSSON U O, THORELL A, SOOP M, et al. Haemoglobin A1c as a predictor of postoperative hyperglycaemia and complications after major colorectal surgery. Br J Surg, 2009, 96 (11): 1358-1364.

［7］ BHADRESHA S, LEYDEN K M, ELLIS S L. World Health Organisation checklist and glycaemic control. Anaesthesia, 2009, 64 (12): 1372.

［8］ Nice-sugar Study Investigators, FINFER S, LIU B, et al. Hypoglycemia and risk of death in critically ill patients. N Engl J Med, 2012, 367 (12): 1108-1118.

［9］ ARABI Y M, TAMIM H M, RISHU A H. Hypoglycemia with intensive insulin therapy in critically ill patients: predisposing factors and association with mortality. Crit Care Med, 2009, 37 (9): 2536-2544.

［10］ DEANE A M, CHAPMAN M J, FRASER R J, et al. Effects of exogenous glucagon-like peptide-1 on gastric emptying and glucose absorption in the critically ill: relationship to glycemia. Crit Care Med, 2010, 38 (5): 1261-1269.

［11］ EGI M, BELLOMO R, STACHOWSKI E, et al. The interaction of chronic and acute glycemia with mortality in critically ill patients with diabetes. Crit Care Med, 2010, 39 (1): 105-111.

［12］ EGI M. Acute glycemic control in critically ill perioperative patients; the impact of parenteral nutrition on the effect of intensive insulin therapy. Masui, 2012, 61 (5): 465-470.

［13］ EGI M. Blood glucose control in critically ill perioperative patients. Masui, 2011, 60 (3): 285-292.

［14］ ELKE G, KUHNT E, RAGALLER M, et al. Enteral nutrition is associated with improved outcome in patients with severe sepsis. A secondary analysis of the VISEP trial. Med Klin Intensivmed Notfmed, 2013, 108 (3): 223-233.

［15］ FAUSTINO E V, HIRSHBERG E L, BOGUE C W. Hypoglycemia in critically ill children. J Diabetes Sci Technol, 2012, 6 (1): 48-57.

［16］ FEICHTNER F, MADER J K, SCHALLER R, et al. A stepwise approach toward closed-loop blood glucose control for intensive care unit patients: results from a feasibility study in type 1 diabetic subjects using vascular microdialysis with infrared spectrometry and a model predictive control algorithm. J Diabetes Sci Technol, 2011, 5 (4): 901-905.

［17］ KIM W H, SIM W S, SHIN B S, et al. Effects of two different doses of epidural steroid on blood glucose levels and pain control in patients with diabetes mellitus. Pain Physician, 2013, 16 (6): 557-568.

（丁　婷　王东信）

第三十章 冠心病患者非心脏手术的麻醉

Anesthesia for Patients with Coronary Artery Disease

冠状动脉粥样硬化性心脏病是冠状动脉血管发生动脉粥样硬化病变而引起血管腔狭窄或阻塞,造成心肌缺血、缺氧或坏死而导致的心脏病,常被称为"冠心病",也称缺血性心脏病。但是相比缺血性心脏病,冠心病的范围可能更广泛,还包括炎症、栓塞等导致冠状动脉管腔狭窄或闭塞而引起的心脏病。冠心病是围术期心脏事件发生的一个明确的危险因素,其发病率随着年龄增长而增加。在非心脏手术的术后死亡中,心脏事件占 25%~50%。因此,麻醉医师必须掌握冠心病的基本病理生理、心脏和循环的代偿情况、术前评估与准备等知识,且具有能充分评估并及时处理各项早期征兆、危象及术中监测、术后管理的能力。

一、冠心病患者的术前评估要点

1. 了解冠心病的严重程度、进展情况及功能受限程度

(1)识别严重的心血管症状,包括不稳定型冠脉综合征,以前出现过心绞痛,最近或过去有过心肌梗死、失代偿性心力衰竭、明显的心律失常及严重的血管疾病等。

(2)应该明确患者是否有安装过心脏起搏器或置入过心脏除颤器等病史。

(3)患者近期症状的变化、目前的治疗方法(包括中药治疗及其他营养补充)及所用药物的名称、剂量,吸烟史、饮酒史及应用违禁药物史。

(4)了解患者的机体功能储备状态,要注意评估者在活动(如散步或爬楼梯)时的各种反应。可用代谢当量(metabolic equivalent,MET)来表示,1MET 为静息时的心肌耗氧量。根据患者对不同程度体力活动的反应可计算出不同 MET,如果患者可承受 4MET 的活动,通常可完成手术,术前不需要对心功能进一步评估。运动耐量降低(不能走 4 个街区或爬 2 层楼梯)预示可能会发生围术期并发症(表 30-1)。

表 30-1 不同体力活动的代谢当量(MET)

体力活动	MET
休息	1.00
户内行走	1.75
吃、穿、洗漱	2.75
平地行走 100~200m	2.75
轻体力活动,如用吸尘器清洁房间等	3.50
整理园林,如耙草、锄草等	4.50
性生活	5.25
上楼或登山	5.50

体力活动	MET
参加娱乐活动,如跳舞、打高尔夫、打保龄球、双打网球、投掷垒球、踢足球	6.00
参加剧烈体育活动,如游泳、单打网球、踢足球、打篮球	7.50
重体力活动,如搬运重家具、擦洗地板	8.00
短跑	8.00

2. 体格检查、实验室检查及特殊检查

(1)体格检查:生命体征的评估(包括双上肢血压测量)、颈动脉轮廓和杂音、颈静脉压力和触诊、双肺听诊、心前区触诊和听诊、腹部触诊,并检查四肢有无水肿和血管完整性。

(2)实验室检查:检查有无贫血,因贫血会增加心血管系统的压力,可能恶化心肌缺血及加重心力衰竭。心肌损伤标志物的检测,是急性心肌梗死诊断和鉴别诊断的重要手段之一。

(3)心电图:是诊断冠心病最简便、常用的方法。负荷试验(运动负荷试验和药物负荷试验)是测量心功能储备的客观指标。

(4)动态心电图(Holter):在评估心律失常、抗心律失常药物疗效和缺血事件的严重性与发作频率方面非常有用。

(5)运动心电图:用于基础心电图 ST 段异常和疲劳、呼吸困难或药物治疗后心率不能增快(超过最大预测值 85%)的患者。

(6)心肌灌注扫描:用于评价不能活动的患者或基础心电图异常而运动心电图无法解释(如左束支阻滞)的患者。

(7)超声心动图:对心脏形态、结构、室壁运动及左心室功能进行检查。

(8)冠状动脉造影:目前冠心病诊断的"金标准",可以明确冠状动脉有无狭窄及狭窄的部位、程度、范围等,并可据此指导进一步治疗。

3. 评估手术相关风险 低风险手术、中等风险手术、血管手术。

(1)血管手术(心脏风险 >5%):开放性主动脉和外周血管手术。

(2)中等风险手术(心脏风险 1%~5%):腹腔和胸部手术、颈动脉内膜剥脱术、骨科手术、前列腺手术。

(3)低风险手术(心脏风险 <1%):内镜手术、浅表手术、白内障手术、乳腺手术、日间手术。

4. 围术期阶梯式心脏评估 见图 30-1。

二、冠心病患者的麻醉处理要点

1. 术前冠心病的治疗用药 硝酸酯类、β 受体阻滞药、钙通道阻滞药、抗心律失常药物等,可根据病情用至术晨,不必停药。

2. 麻醉前用药 在不影响呼吸和循环的情况下,应给予充分的镇静。

3. 麻醉监测 根据手术对生理状态的干扰程度和患者的心血管状态选择术中监测。除常规监测外,还应按需选择肺动脉导管、微创血流动力学(如:Vigileo)、经食管超声心动图(TEE)等监测。

4. 麻醉方法 麻醉方法的选择主要依据手术类型、手术区域、心功能状态及抗凝治疗方案等因素综合考虑,关键在于麻醉管理。

5. 优化心肌氧供和减少心肌氧耗来预防心肌缺血

(1)增加心肌的氧供:增加冠状动脉的灌注压,增加冠状动脉的血流量,增加血氧含量。

(2)减少心肌的氧耗:降低心率,降低心室壁张力,降低心肌的收缩力。

6. 术后管理 和术中管理的目标一致,即防止心肌缺血、监测心肌的损伤并及时治疗。

7. 术后疼痛治疗 有效的镇痛治疗方案应该包括在围术期的管理计划中,应针对不同患者的个体情况而制订不同的镇痛方案。

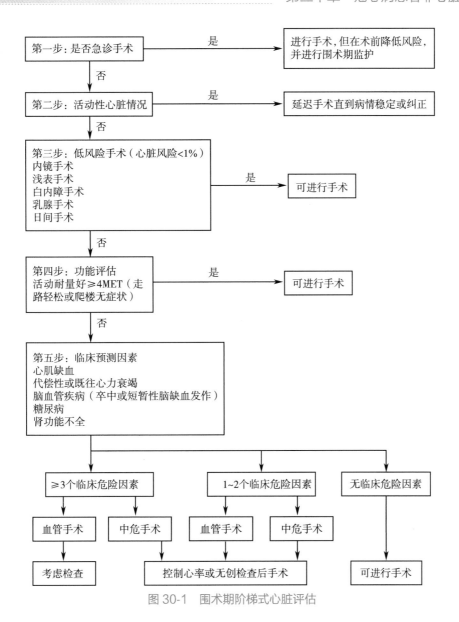

图 30-1 围术期阶梯式心脏评估

案 例

【病历摘要】

患者男,70 岁,70kg。因"摔伤致左髋部疼痛伴活动受限 5h",急诊以"左股骨转子间骨折"收住入院,患者既往有活动后胸痛、高血压病史、长期吸烟史。2 年前因胸痛、胸闷诊断为"心肌梗死",并在外院行冠状动脉支架植入术,共植入 3 枚裸金属支架,具体不详,术后无明显胸痛,现口服阿司匹林、阿托伐他汀、美托洛尔。平日可生活自理,每日散步 1h,偶有胸闷、憋气症状,口服硝酸甘油后缓解。高血压病史 10 余年,口服硝苯地平控释片,血压控制良好。查体:神清,查体合作,体温 36.3℃,心率 90 次/min,呼吸 20 次/min,血压 130/70mmHg,双下肢无水肿。血常规:白细胞 10.16×10^9/L,血红蛋白 80g/L,血细胞比容 34%,血小板 322×10^9/L;生化检查结果正常;心肌酶谱:肌酸激酶(CKI)205U/L(38~174U/L),肌酸激酶同工酶(CK-MB) 13U/L(0~24U/L);心电图:心房颤动;心室率 90 次/min。心脏超声:二尖瓣、三尖瓣及主动脉瓣轻度反流,左心室舒张功能减退,射血分数(EF)55%。MRI:腔隙性脑梗死。肺功能:轻度阻塞性通气功能障碍。患者入院诊断:左股骨转子间骨折,冠心病,高血压,心脏支架术后;拟行左股骨转子间骨折内固定术。

【问题 1】作为负责此手术的麻醉医师,你将如何评估该患者的心功能及风险?

【临床思路】

1. 根据美国麻醉医师协会(ASA)分级,为 Ⅲ 级,其围术期的死亡率为 1.82%~4.30%。

2. 根据美国纽约心脏病协会(NYHA)标准,患者的心功能为Ⅱ级。

3. 根据 Goldman 心脏危险指数评分(表 30-2),考虑患者危及生命的并发症发生率为 5%,心因死亡率为 2%。根据非心脏手术的心脏风险分级(表 30-3),该患者拟行的骨科手术为中等风险手术,心脏风险 1%~5%。评估发现,该患者目无活动性心脏情况(表 30-4)。

4. 美国心脏病学会(ACC)和美国心脏协会(AHA)发表了 ACC/AHA 非心脏手术患者围术期心血管评估指南,可作为当今临床麻醉工作者的参考和依据。该指南为冠心病患者术前心脏评估提供了围术期阶梯式心脏评估流程(见图 30-1)。

表 30-2 Goldman 心脏危险指数评分

项目	内容	记分
病史	6 个月内心肌梗死	10
	年龄 >70 岁	5
体检	第三心音亢进、颈静脉怒张等心力衰竭症状	11
	主动脉瓣狭窄	3
心电图	非窦性节律或房性期前收缩	7
	持续室性期前收缩 >5 次 /min	7
一般内科情况差	$PaO_2<60mmHg$ 或 $PaCO_2>50mmHg$, $K^+<3mmol/L$,BUN>18mmol/L,Cr>260mmol/L, 慢性肝病征及非心脏原因卧床	3
腹内、胸外或主动脉外科		3
急诊手术		4
总计		53

注:Goldman 评分分为 4 级。Ⅰ级,0~5 分,危及生命的并发症发生率为 0.7%,心因死亡率为 0.2%;Ⅱ级,6~12 分,危及生命的并发症发生率为 5%,心因死亡率为 2%;Ⅲ级,13~25 分,危及生命的并发症发生率为 11%,心因死亡率为 4%;Ⅳ级,≥ 26 分,危及生命的并发症发生率为 22%,心因死亡率为 56%。

表 30-3 非心脏手术的心脏风险分级

风险划分	手术类型
血管手术(心脏风险 >5%)	主动脉和主要大血管手术 外周血管手术
中等风险(心脏风险 1%~5%)	腹腔内和胸腔内手术 颈动脉内膜剥脱术 头颈部手术 矫形外科手术 前列腺手术
低风险手术(心脏风险 <1%)	内镜手术 浅表手术 白内障手术 乳腺手术 日间手术

表 30-4　活动性心脏情况

活动性心脏情况	内容
不稳定型冠脉综合征	不稳定或严重心绞痛（CCS Ⅲ 级或 Ⅳ 级）、近期心肌梗死
失代偿性心力衰竭	NYHA 功能分级 Ⅳ 级；恶化性或新发心力衰竭
严重心律失常	重度房室传导阻滞 二度 Ⅱ 型房室传导阻滞 三度房室传导阻滞 室上性心动过速或心房颤动伴快速心室率（静息时心率大于 100 次/min） 伴有症状的室性心律失常或心动过缓 新发的室性心动过速
严重的瓣膜疾病	严重的主动脉狭窄（平均压力梯度大于 40mmHg，主动脉瓣瓣口面积小于 $1.0cm^2$ 或出现症状） 二尖瓣狭窄的症状（进展性劳力性呼吸困难、劳力性晕厥或心力衰竭）

注：CCS. 加拿大心血管协会；NYHA. 纽约心脏病协会。

知识点

心脏风险评估

1. ASA 分级标准（见第一章）。

2. 纽约心脏病协会（NYHA）四级心功能分级标准（见第一章）。

3. Goldman 心脏危险指数评分（表 30-2）。

4. 非心脏手术的心脏风险分级（表 30-3）。

5. 活动性心脏情况，预示着高临床风险，需要术前进一步的评估和治疗（表 30-4）。

6. 围术期阶梯式心脏评估（图 30-1）。

【问题 2】该患者术前心电图显示心房颤动，心室率 90 次/min，如何对该患者术前心房颤动进行评估？

【临床思路】

心房颤动是临床上最常见的室上性心律失常。心室律紊乱、心功能受损和心房附壁血栓形成是心房颤动患者的主要病理生理特点；心房颤动的危害有脑卒中及血栓栓塞、心力衰竭、心肌梗死、认知功能下降及痴呆、肾功能损伤等。

心电图：心房颤动

预防心房颤动引起的血栓栓塞事件，是心房颤动治疗策略中重要的环节。心房颤动引起的血栓形成一般位于左心耳，或起源于左心耳延至左心房，与左心耳有关的血栓约占整个血栓形成的 90%，大多为白色血栓或混合性血栓。在血栓栓塞危险较高的心房颤动患者中，应用华法林或新型口服抗凝药物（novel oral anticoagulants，NOAC）抗凝可明显减少血栓栓塞事件，并改善患者的预后。推荐使用 CHA2DS2-VASc 积分（心力衰竭、高血压、年龄 65~74 岁、女性、血管疾病各占 1 分；糖尿病、年龄 ≥ 75 岁、卒中或短暂性脑缺血发作史各占 2 分）来预测心房颤动卒中风险，进行风险分层。所有 CHA2DS2-VASc 积分 >2 分的男性、>3 分的女性均应考虑接受口服抗凝药物治疗，推荐 NOAC 作为心房颤动患者的一线抗凝药物（有禁忌证除外）。心房颤动患者围术期抗凝药物的管理，应根据患者和手术特异风险（出血和血栓栓塞）进行个体化考虑。对于需停用华法林的患者，华法林的消除半衰期是 36~42h，停药后至少需 5d（5 个半衰期）抗凝作用才能基本消除；国际标准化比值（INR）<1.5 出血风险低。NOAC 应根据患者肾功能和具体手术操作在术前尽量停用适当的时间。

对于心房颤动患者，心室率控制是其管理的主要策略，也是心房颤动治疗的基本目标之一。常用控制心室率的药物包括 β 受体阻滞药、非二氢吡啶类钙通道阻滞药、洋地黄类药物及抗心律失常药，如胺碘酮等。

在控制心室率方面,2016 年欧洲心脏病学会发布的心房颤动管理指南推荐以左心室射血分数(left ventricular ejection fraction,LVEF)在 40% 作为分界线,LVEF ≥ 40% 的患者,β 受体阻滞药、非二氢吡啶类钙通道阻滞药、洋地黄类药物均可用于控制心室率;对于 LVEF<40% 的患者,避免使用非二氢吡啶类钙通道阻滞药,β 受体阻滞药应从小剂量开始,逐渐增加。对于心房颤动患者,目前推荐宽松的心室率控制,静息心室率目标值是 ≤ 100 次 /min 或行走时心室率 ≤ 110 次 /min。总之,心室率控制的目标应达到:①足够的舒张期以满足心室充盈;②避免心率过快而导致心肌缺血;③尽量避免出现室内差异性传导而影响心室收缩的同步性;④减少心律的不规整性。

该患者术前心电图检查显示心房颤动,心室率为 90 次 /min,应行超声心动图检查评估左心功能状况及有无心房附壁血栓;心房颤动是脑卒中的独立危险因素,脑栓塞(缺血性脑卒中)是心房颤动引起的主要栓塞性事件,术前可选择进行头颅 MRI 或 CT 检查,显示有无脑卒中的情况。对于合并心房颤动的患者术前应进行危险分层,行预防血栓及控制心室率等治疗。

知识点

心 房 颤 动

1. 心房颤动对血流动力学的影响　主要有 3 个方面:心房泵血功能丧失、快速心室反应及心室律不规则。对于心室舒张充盈功能受损患者,心房泵血功能的丧失可出现心排血量显著降低。心房颤动时心室律不规则也可导致血流动力学紊乱。

2. 心房颤动的药物治疗　①预防血栓栓塞;②控制心室率;③转复心房颤动并维持窦性心律;④预防新发心房颤动或心房颤动复发的上游治疗,即针对心房颤动患者常见基础疾病。

【问题 3】该患者术前使用他汀类药物,如何评估冠心病患者他汀类药物的使用和围术期风险?

【临床思路】

他汀类药物在围术期的治疗具有显著的优点,可以降低心血管不良事件等并发症的发生率,显著降低各种原因的死亡率。其潜在的严重副作用是横纹肌溶解症。ACC/AHA 指南规定:①对于目前正在服用他汀类药物且要进行非心脏手术的患者,他汀类药物应继续服用。②针对接受心血管手术的患者无论有无临床危险因素,他汀类药物的使用都是合理的。③对于至少有一项临床危险因素而且要接受中等风险的手术患者可以考虑使用他汀类药物。对于该患者围术期应继续服用他汀类药物。

知识点

他汀类药物的药理作用

1. 他汀类药物通过抑制胆固醇合成限速酶羟甲基戊二酸单酰辅酶 A(HMG-CoA)还原酶,阻止甲羟戊酸的合成,进而阻止胆固醇的合成,是降低胆固醇的常用药物。他汀类药物除了有降脂作用外,还有促进血管生成、抗平滑肌细胞增殖、抑制血小板聚集和血栓形成、抗氧化和减少泡沫细胞形成、抑制斑块内炎症等作用。

2. 他汀类药物潜在的严重副作用是横纹肌溶解症。轻度的剂量相关的不良反应为血清转氨酶升高,极少发生急性肝损伤。

【问题 4】该患者术前使用 β 受体阻滞药,如何评估冠心病患者 β 受体阻滞药的使用和围术期风险?

【临床思路】

β 受体阻滞药通过降低心率、心肌收缩力和血压来降低心肌氧耗,延长舒张期冠状动脉灌注时间,亦可在细胞水平经抗氧化作用保护线粒体而改善心肌氧供需平衡,这些作用可降低围术期心肌缺血和心律失常的发生率。ACC/AHA 指南指出,对于冠心病患者,特别是正在使用 β 受体阻滞药的冠心病患者,围术期仍推荐使用 β 受体阻滞药。缺血性心脏病或术前检查存在心肌缺血的患者、施行高风险手术的患者是围术

期使用 β 受体阻滞药的理想人群,且提倡术前 30d 至 1 周开始使用 β 受体阻滞药,维持心率在 60~70 次 /min。

对于该患者需要在围术期不间断地服用 β 受体阻滞药,应调整心率在 60~70 次 /min。但应注意围术期不恰当使用竞争性 β 受体阻滞药可能导致心动过缓和低血压而增加卒中和死亡的风险。

知识点

β 受体阻滞药的药理作用

β 受体阻滞药通过降低心率、抑制心肌收缩力降低心肌氧耗,引起心肌血流重分布,使血流从正常心肌向缺血心肌转移,以改善整个心肌的血液供应;抑制内源性儿茶酚胺与 β 肾上腺素受体的结合,从而抑制交感神经系统的过度兴奋;抑制心肌及体循环炎症应答机制的激活,起到抗炎及免疫调节作用;通过抗氧化作用保护心肌线粒体。

β 受体阻滞药的快速作用是通过降低心率、收缩压和心室收缩力,从而减少心肌耗氧;而术前 7~10d 使用 β 受体阻滞药方可达到细胞水平的最佳疗效。但不恰当地使用 β 受体阻滞药会造成围术期血压降低,尤其是当合并活动性出血、贫血和感染时,可能出现心排出量不足,从而导致卒中等并发症,增加死亡率。

【问题 5】该患者 2 年前曾行经皮冠状动脉介入术(percutaneous cornary intervention,PCI),植入 3 枚裸金属支架,针对非心脏手术前 PCI 的患者应如何管理?

【临床思路】

对于曾行 PCI 的患者非心脏手术时,围术期的管理尤其是抗血小板药物的管理面临特殊的挑战(图 30-2)。

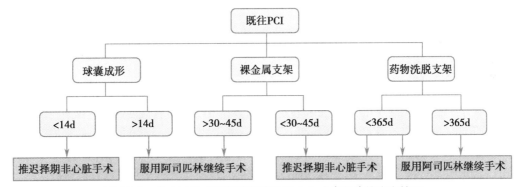

图 30-2　非心脏手术前经皮冠状动脉介入术(PCI)的患者管理

对于行 PCI 冠状动脉球囊成形术的患者,非心脏手术推迟至球囊成形后 2~4 周,有利于治疗部位的血管恢复,围术期应继续给予阿司匹林抗血小板治疗,并应权衡停用阿司匹林的风险和减少出血的收益。

对于 PCI 裸金属支架的患者,裸金属支架血栓常在支架植入后 2 周内发生,但很少发生于支架植入 4 周后,应将择期的非心脏手术推迟至裸支架植入后 4~6 周,以容许支架至少部分内皮化。裸金属支架植入后 4 周内常需联合阿司匹林和氯吡格雷双联抗血小板治疗,4 周后很少需应用氯吡格雷。对于需停用氯吡格雷时,尽可能缩短停药时间,围术期应继续给予阿司匹林抗血小板治疗。

对于 PCI 药物洗脱支架的患者,过早停用双联抗血小板药物可显著增加灾难性支架血栓形成、死亡和 / 或心肌梗死的风险。ACC/AHA 提出以下建议:术中或术后存在明显出血风险的择期手术应推迟至氯吡格雷治疗完成后(药物洗脱支架植入后 1 年,裸金属支架植入后 1 个月);考虑到支架远期血栓形成,对于药物洗脱支架植入的患者,手术要求停用氯吡格雷时,术后应尽早恢复使用,并尽可能使用阿司匹林。因此,在要求停用双联抗血小板药物的非心脏手术前,不应行药物洗脱支架植入。

ACC/AHA 指南建议所有冠状动脉支架植入术后的患者需长期服用阿司匹林,植入金属裸支架不到 30d

和植入药物洗脱支架不到 1 年的患者需停用氯吡格雷时,需尽可能缩短停药的时间。

新一代支架(佐他莫司、依维莫司药物洗脱支架)已被证明在支架后血栓方面比第一代药物洗脱支架更具有优势,因此指南建议使用新一代支架的患者应至少持续双联抗血小板药物治疗达 3 个月,最好 6 个月以上。但对于高危的急性冠脉综合征患者,由于其高血栓风险,指南仍然认为择期手术应推迟至支架植入 1 年以后(不论支架种类如何)。

该患者 2 年前进行 PCI 植入 3 枚裸金属支架,现口服阿司匹林抗血小板治疗,考虑停用阿司匹林可增加支架内血栓形成的风险,因此权衡停用阿司匹林的风险和减少出血的收益(如为颅内或眼内手术应停用抗血小板药物),该患者建议围术期继续给予阿司匹林抗血小板治疗。

【问题 6】综合评估该患者后,如何选择适当的麻醉监测和麻醉方法?

【临床思路】

1. 麻醉监测的选择　根据手术对生理状态的干扰和患者的心血管状态选择相应的术中监测,当手术对心血管功能产生不利影响(如大量失血或液体出入等),应监测直接动脉压力和心脏充盈压力。静脉和动脉穿刺会导致疼痛,疼痛和焦虑反应会导致交感神经兴奋,从而引发心动过速和高血压,在穿刺前可给予咪达唑仑进行镇静。

2. 麻醉方法的选择　麻醉方法选择主要依据手术类型、手术区域、心功能状态及抗凝治疗方案等因素综合考虑,关键在于麻醉管理。对于手术范围较小、精神不易紧张的患者,可以采用区域麻醉,术中应提供良好的镇痛效果并适当应用辅助药避免不良刺激;对于手术广泛、创伤性大和精神易紧张的患者,采用全身麻醉更为安全。

本例患者综合评估后,除常规监测外,应进行直接动脉测压和中心静脉压监测,并行麻醉深度及体温监测等,在穿刺前静脉给予咪达唑仑 1mg 进行镇静。考虑患者行股骨干骨折切开复位内固定术,手术创伤性较大,麻醉方法选择全身麻醉,放置喉罩。

【问题 7】该患者在完成常规监测和直接动脉测压及中心静脉压监测后,血压 130/70mmHg,心率 68 次/min,呼吸 15 次/min,SpO$_2$ 97%,进行全身麻醉,如何选择麻醉药物进行麻醉诱导和维持?

【临床思路】

麻醉药物的选择:阿片类药物、静脉全身麻醉药物、吸入麻醉药可以不同的组合方式用于冠心病患者全身麻醉的诱导与维持。许多麻醉药物可直接抑制心肌或外周血管,加重心肌缺血。因此,麻醉药物的选择应以对心血管系统的代偿功能影响小、对心肌收缩力无明显抑制,不增加心肌氧耗及诱发心律失常为主要的考虑因素。在麻醉药物的种类和剂量选择时,要兼顾患者的左心功能情况和早期拔管等方面。麻醉诱导可分次、缓慢给药,要求平稳,避免高血压、低血压和心动过速;麻醉诱导与维持应使麻醉达到适当的深度,尽量维持循环稳定,血压和心率不应随着刺激的强弱而上下波动;减少心肌耗氧量,增加心肌的氧供。

本例患者麻醉诱导静脉给予依托咪酯 12mg、芬太尼 0.15mg、罗库溴铵 50mg、利多卡因 70mg,插入 4 号喉罩。麻醉维持采用丙泊酚、瑞芬太尼、顺式阿曲库铵持续泵注,术中并给予吗啡进行镇痛治疗。

【问题 8】对于冠心病患者术中如何维持心肌氧供需平衡?

【临床思路】

冠心病患者围术期管理的关键是维持心肌氧供需平衡。

1. 减少心肌氧耗

(1)降低心率:可用 β 受体阻滞药降低心率,或通过麻醉性镇痛药降低交感神经兴奋性来间接降低心率。

(2)降低室壁张力:可通过硝酸酯类、钙通道阻滞药降低前负荷。

(3)降低心肌收缩力:在不过度增加心室内径和室壁张力的前提下适当降低心肌收缩力,可减少心肌的耗氧量。钙通道阻滞药和挥发性麻醉药均可抑制心肌收缩力。

2. 增加心肌氧供

(1)增加冠状动脉灌注压:冠心病患者心肌血流灌注的自动调节机制可能受到破坏,心肌的血流量呈压力依赖性,故围术期的血压应维持在较高水平,特别是合并高血压的患者;但血压过高会增加心肌氧耗量。

(2)增加冠状动脉血流量:硝酸甘油和钙通道阻滞药可扩张冠状动脉,防止冠状动脉痉挛,增加冠状动脉血流量。

(3)增加氧含量:在维持足够血容量的同时,还应注意血红蛋白的含量,维持适当的血细胞比容。此外,实际的心肌氧供还取决于氧气从血红蛋白释放的情况,碱中毒、低温或低 2,3- 二磷酸甘油酸 (多见于大量输注库血后)造成的氧解离曲线左移将会减少氧气的释放。

心率增快,导致氧
耗增加

应力争做到:维持血压变化在术前平均压的 20% 内,平均动脉压(MAP)和肺毛细血管楔压(PCWP)的差值(相当于冠状动脉灌注压)>55mmHg;MAP 和心率的比值 >1;尤其应避免心率增快的同时血压下降。

麻 醉 经 过

该患者手术进行至 2h 时,血压 88/55mmHg,心率 91 次 /min,CVP 由 6cmH$_2$O 降至 3cmH$_2$O,此时出血量为 450ml,血气分析:血红蛋白 68g/L,血细胞比容 25%,余正常。心电图出现 ST 段压低。

【问题 9】术中新发 ST 段压低应如何处理? 围术期心脏并发症的术中危险因素有哪些?

【临床思路】

1. 新发 ST 段压低的处理方法　术中 ST 段压低提示心肌缺血,首先应明确病因的诊断,对影响心肌的氧耗和氧供的因素进行处理。该患者的 CVP 降低,心率较前增快,血气分析血红蛋白降低,患者的 ST 段压低考虑可能由失血引起,此时应积极给予输血输液治疗,同时给予去氧肾上腺素 40μg,输注悬浮红细胞 3U,患者的血压升至 122/74mmHg,心率 66 次 /min,复查血气分析血红蛋白 93g/L,血细胞比容 30%,ST 段恢复正常。

2. 围术期心脏并发症的术中危险因素　可以避免或调整的术中因素:不必要的升压药物的应用、意外的低血压、低体温、血细胞比容过高或过低、手术时间过长等。

知识点

心肌缺血的处理

主要对心肌氧供和氧耗的决定因素进行相应的干预。

1. 控制心率和维持适宜的冠状动脉灌注压力,可使用 β 受体阻滞药控制心率;如疑为冠状动脉痉挛,应用钙通道阻滞药,可降低心肌梗死后的死亡率。

2. 避免低血压,可使用血管加压素维持冠状动脉压力。

3. 可推荐使用硝酸酯类药物,但不应影响冠状动脉压力。该类药物可降低心脏前负荷和心室腔内压力,从而降低心肌的氧耗;还可以增加心内膜与心外膜的血流比值。

4. 通过纠正贫血,增加吸入氧浓度及氧供。术中应监测出血量及血红蛋白浓度、血气分析等。

5. 如果存在低温或寒战,应及时处理,减少氧耗。

6. 必要时,考虑抗血小板治疗,如阿司匹林。如没有手术禁忌,甚至可以考虑术中使用肝素。

【问题 10】冠心病患者的非心脏手术中如何选择输血、输液策略?

【临床思路】

该患者为老年冠心病患者,术前合并贫血,对容量不足和容量超负荷的耐受性均较差,需要严格掌握补液的速度和容量的补充,既要及时补充丢失的液体,又不可过量、过快,可根据 CVP 监测指导输液;术中应进行血气分析;存在心肌缺血、冠状动脉血管疾病等患者,应维持血红蛋白为 100g/L(血细胞比容 30%)以上。对于高危患者,有条件可根据血流动力学指标(CO、SV、SVV 等)并结合氧供需平衡监测指标(S$_v$O$_2$、S$_{cv}$O$_2$、乳酸等)进行目标导向液体治疗。另外输入的液体应预先加热后输入,因为冠心病患者术中体温的维持十分重要,可预防术后低体温造成的苏醒延迟,或寒战引起的氧耗量增加。

知识点

围术期目标导向液体治疗

围术期目标导向液体治疗(goal-directed fluid therapy,GDFT)策略已经逐渐发展成为围术期液体治疗的主导趋势。GDFT 是个体化的输液方案,很可能成为围术期最优化输液策略的主导者,已成为高危患者围手术液体治疗的重要组成,有助于改善高危患者手术的预后。

麻 醉 经 过

手术历时 2.8h,术中共输注羟乙基淀粉(万汶,130/0.4)500ml,乳酸钠林格液 1 200ml,悬浮红细胞 3U,术中出血约 500ml,尿量 550ml。术后 9min,患者清醒,并安全拔除喉罩,拔喉罩时血压 122/74mmHg,心率 66 次/min,SpO$_2$ 98%,送入 PACU 继续观察。

【问题 11】对于冠心病患者,围术期心脏并发症的术后危险因素及管理策略有哪些?

【临床思路】

对于冠心病患者非心脏手术,术后心脏并发症的风险最高。术后患者的心动过速、疼痛水平、低温、高凝、贫血等与术后心肌缺血和心肌梗死的发生率相关。术后管理和术中管理的目标一致:防止心肌缺血,监测心肌的损伤,并及时治疗。对于本例患者术后应进行有效的镇痛、尽早启动抗凝治疗、监测心肌的损伤。术后的相关处理:防止低血容量和其他原因所致的低血压;防止高血压和心动过速;纠正水、电解质与酸碱平衡紊乱;充分给氧,预防肺部并发症;避免高热和寒战使氧耗增加;消除疼痛;维持适当的血细胞比容。

知识点

围术期心肌梗死

1. 围术期心肌梗死的诊断　主要以心脏症状、心电图的改变和血清心肌酶谱的升高为基础,至少具备标准中的 2 条。

2. 术后抗凝治疗　一般原则为术后尽早恢复抗凝治疗。但因患者的实际情况不同,应根据凝血项检查、血小板活动度检查及患者术后伤口引流量等综合判断每例患者启动抗凝治疗的最佳时机。新型短效的抗血小板 II a/ III b 受体药物,可使术前抗凝及术后早期抗凝更加可行。

推荐阅读文献

［1］ 米勒. 米勒麻醉学:第 8 版. 邓小明, 曾因明, 黄宇光, 译. 北京:北京大学出版, 2016.

［2］ FLEISHER L A, FLEISCHMANN K E, AUERBACH A D, et al. 2014 ACC/AHA guideline on perioperative cardiovascular evaluation and management of patients undergoing noncardiac surgery: a report of the American College of Cardiology/ American Heart Association Task Force on practice guidelines. J Am Coll Cardiol, 2014, 64 (22): e77-137.

［3］ KRISTENSEN S D, KNUUTI J, SARASTE A, et al. 2014 ESC/ESA Guidelines on non-cardiac surgery: cardiovascular assessment and management: The Joint Task Force on non-cardiac surgery: cardiovascular assessment and management of the European Society of Cardiology (ESC) and the European Society of Anaesthesiology (ESA). Eur J Anaesthesiol, 2014, 31 (10): 517-573.

［4］ KIRCHHOF P, BENUSSI S, KOTECHA D, et al. 2016 ESC Guidelines for the management of atrial fibrillation developed in collaboration with EACTS. Eur Heart J, 2016, 37 (38): 2893-2962.

［5］ CALKINS H, HINDRICKS G, CAPPATO R, et al. 2017 HRS/EHRA/ECAS/APHRS/SOLAECE expert consensus statement on catheter and surgical ablation of atrial fibrillation: Executive summary. J Arrhythm, 2017, 33 (5): 369-409.

［6］ VALGIMIGLI M, BUENO H, BYRNE R A, et al. 2017 ESC focused update on dual antiplatelet therapy in coronary artery disease developed in collaboration with EACTS: The Task Force for dual antiplatelet therapy in coronary artery disease of the European Society of Cardiology (ESC) and of the European Association for Cardio-Thoracic Surgery (EACTS). Eur Heart J, 2018, 39 (3): 213-260.

［7］ SOUSA-UVA M, HEAD S J, MILOJEVIC M, et al. 2017 EACTS Guidelines on perioperative medication in adult cardiac surgery. Eur J Cardiothorac Surg, 2018, 53 (1): 5-33.

［8］ ADHYARU B B, JACOBSON T A. Safety and efficacy of statin therapy. Nat Rev Cardiol, 2018, 15 (12): 757-769.

(张 野)

第三十一章 肥胖患者的麻醉

Anesthesia for Obesity Patients

肥胖是发达和发展中国家都面临的世界性的健康问题,来自欧洲和美国的数据提示超过 60% 的人口属于超重或肥胖。2017 年中国健康调查发现肥胖人数首超美国,位居世界第一。在中国肥胖率达 12%。研究表明,肥胖有遗传倾向,从 40% 到 70% 不等。肥胖患者确实需要许多特殊的临床考虑、设备需求和麻醉处理。每个大型医疗中心都有机会遇到超过 150kg 的肥胖患者,甚至有时会在急诊中遇到这样的患者。

首先要识别肥胖患者。肥胖患者有可能作为胃减容术的择期手术患者,也有可能是急诊产科患者。麻醉医师和手术室的工作人员都有可能接触和治疗这些患者。简单地把肥胖患者认为是"大号患者"是不正确的。此外还需要一些特殊的设备,而且这些设备都应该是常备的,而不是当出现肥胖患者时才临时去准备。对肥胖患者要全面而仔细地进行术前评估和准备,选择合适的麻醉方式,小心安置患者的手术体位,术后仔细监护观察,这些都是肥胖患者顺利度过围术期的关键环节。

本章以肥胖的定义、病理生理改变、药代动力学变化为基础,对肥胖患者的术前评估、麻醉方式的选择、术中监测和液体的平衡、术后的镇痛模式进行介绍,以期对肥胖患者的麻醉作一全面的概要解读。

案 例

【病历摘要】

患者男,36 岁,身高 170cm,体重 106kg。两年前无明显诱因出现牙龈出血,间断发作,无其他特殊不适。体检发现肝硬化,巨脾,门静脉高压,拟行脾脏病损切除术。入院查体:患者头高 30° 坐位。血压 128/75mmHg,心率 95 次 /min,呼吸规律,19 次 /min。实验室检查:凝血酶原时间 19.1s,活化部分凝血活酶时间 42.9s,血红蛋白 85g/L,血细胞比容 35%,空腹血糖 10mmol/L。

【问题 1】该患者是肥胖患者吗? 如何诊断肥胖患者?

【临床思路】

肥胖是指异常或过量的脂肪积累。体重指数(body mass index,BMI)是比较被广泛接受的定义肥胖和超重的测量指标,其计算公式如下:BMI= 体重(kg)/ [身高(m)]^2,见表 31-1。WHO 定义 BMI ≥ 25kg/m^2 为超重, ≥ 30kg/m^2 为肥胖。针对亚太地区人群的体质及其与肥胖有关疾病的特点,BMI 23.0~24.9kg/m^2 为肥胖前期, ≥ 25kg/m^2 为肥胖。BMI 主要是间接测量身体脂肪的最佳指标,因此不太适合肌肉发达的个人,因为根据上述公式会计算为超重。根据 BMI 可以划分为超重和 5 个级别的肥胖。

本例患者通过上述公式计算 BMI=106/(1.70 × 1.70)=36.6kg/m^2,根据肥胖的定义和程度划分,属于 Ⅱ 度病理性肥胖。因此在随后的术前评估和麻醉计划及各项准备中就应该遵从肥胖患者的麻醉特点来考虑和组织。

知识点

肥胖的定义及划分

肥胖是由于环境、遗传及内分泌等原因所引起的机体生理功能障碍,当长期摄入的食物热量超过能量消耗时,可发生肥胖。我国提出了中国人肥胖诊断的 BMI 界值,并结合腰围来判断相关疾病的危险度。

表 31-1　体重指数法　　　　　　　　　　　　　　　　　单位:kg/m²

BMI 分类	WHO 标准	亚洲标准	中国参考标准
体重过低	<18.5	<18.5	<18.5
正常范围	18.5~24.9	18.5~22.9	18.5~23.9
超重	≥ 25	≥ 23	≥ 24
肥胖前期	25~29.9	23~24.9	24~26.9
Ⅰ度肥胖	30~34.9	25~29.9	27~29.9
Ⅱ度肥胖	35~39.9	≥ 30	≥ 30
Ⅲ度肥胖	≥ 40	≥ 40	≥ 40

一、病理生理改变

肥胖患者身体积聚过多的脂肪会对机体的若干器官功能造成影响,因此深入了解这些病理生理改变是准确和全面进行麻醉术前评估的基础,也是做好肥胖患者麻醉,保证围术期患者安全的重要环节。

【问题 2】肥胖患者的病理生理有何改变?

【临床思路】

对于肥胖患者,尤其应当关注以下几个方面的病理生理改变。

1. 循环系统

(1)高血压:高血压是肥胖患者最常见的并发症,脂肪组织包裹着肾脏,肾脏受压增加可能导致肥胖患者经常出现高血压。若干流行病学研究资料都指出 BMI 和高血压发生之间有密切关系,高血压也是冠心病的一个主要危险因素。

(2)冠心病、心力衰竭:重度肥胖患者合并的糖尿病,血浆甘油三酯的升高,慢性炎症,高密度脂蛋白的降低和促凝状态是该类人群中容易发生心血管系统疾病的危险因素。

心脏扩大,脂肪浸润心肌组织。由于呼吸睡眠暂停综合征造成低氧血症,导致肺动脉高压和右心室肥厚。

心肌梗死的危险性随着 BMI 的升高而显著增加,在 BMI 25~29kg/m² 时,心肌梗死的发生率较正常体重的人增加一倍。

左心室肥厚的发生率也随着 BMI 的增加而显著增高,BMI ≥ 25kg/m² 时增加 6 倍,而在 BMI ≥ 30kg/m² 时左心室肥厚的发生率升至 16 倍。

患者经历几年的重度肥胖之后,心脏因为要产生额外的心排出量来维持过多脂肪的灌注,心力衰竭就成为常见的并发症。BMI 超过理想体重的 75% 或 BMI ≥ 40kg/m² 时,患者容易发生心力衰竭,而且多是舒张期心力衰竭。

2. 呼吸系统　肥胖患者呼吸系统的整体顺应性显著下降。随着体重的增加,通常伴有咽部软组织增加,这可能在睡眠期间阻塞气道并导致阻塞性睡眠呼吸暂停;更多的脂肪组织堆积在胸腔周围可造成功能残气量(functional residual capacity,FRC)降低。而腹部压力的增加和 FRC 的减少使得肥胖患者较正常体重者肺储备能力下降。肺顺应性的降低造成呼吸做功增加,耗氧量及 CO_2 产量增加。因此在气管插管期间很容易发生低氧。

在正常体重的患者,通过正的跨肺压力(因为胸膜腔相对于大气压为负压)来保持小气道的开放。小气道塌陷时的肺容量成为闭合气量。健康的正常体重者,所有的肺容量都在闭合气量之上。而在肥胖患者,FRC 和呼气储备量都下降,但残气量和闭合气量均在正常范围内,因此在呼气过程中容易发生肺泡萎陷。因此增加辅助呼吸肌的工作,呼吸功增加,容易发生肺萎陷。在仰卧位时更容易发生通气 / 灌流比例失衡。

患者肥胖严重时可恶化发展至肥胖低通气综合征(obesity hypoventilation syndrome,OHS)(排除高 CO_2

的通气反应消失,睡眠呼吸暂停、嗜睡及明显的通气困难),而最严重的患者可能出现 Pickwickian 综合征(高 CO_2、低氧血症、继发性红细胞增多症、嗜睡、肺动脉高压及双心室功能衰竭)。

3. 内分泌和代谢系统

(1)糖尿病:肥胖患者易出现胰岛素抵抗,比正常体重者容易发生 2 型糖尿病。$BMI \geq 22kg/m^2$ 的患者发生糖尿病的风险更高,当 $BMI \geq 30kg/m^2$ 时糖尿病的发生率增加 30 倍,随着肥胖时间的延长,糖尿病的发生率则显著增加。2016 年,美国糖尿病学会将外科治疗加入糖尿病诊疗指南中,此次指南建议 $BMI \geq 35kg/m^2$ 的成人及 2 型糖尿病患者可考虑减重手术,尤其是糖尿病或相关合并症难以用改善生活方式和药物治疗控制的情况下。

(2)脂质代谢紊乱:许多研究已经证实体重与甘油三酯和胆固醇之间的关系。甘油三酯升高会导致保护性的高密度脂蛋白降低,从内脏脂肪释放出来的游离脂肪酸可升高低密度脂蛋白,因此肥胖患者升高的低密度脂蛋白容易进展成动脉粥样硬化。

4. 神经系统　肥胖患者显著增加了脑卒中的发生率。还可伴有自主神经系统功能障碍和周围神经病变症状。

5. 恶性肿瘤　女性肥胖患者更容易发生子宫内膜癌和乳腺肿瘤,男性肥胖患者则容易发生结肠癌;综合两种性别,肾细胞癌和食管癌的发生率增加。腹腔脂肪造成的激素水平改变,是恶性肿瘤发生率升高的原因。

6. 呼吸道　肥胖是发生阻塞型睡眠呼吸暂停综合征(obstructive sleep apnea syndrome,OSAS)的主要危险因素。对于肥胖患者,术前用简易的 STOP-BANG 量表筛查 OSAS 患者。从病理生理角度来讲,OSAS 是由于颅面骨性结构与气道周围的软组织(舌和软腭)之间的不匹配造成的。肥胖患者口腔脂肪组织增多,相对于正常大小的颅面骨性结构,容易造成上气道狭窄。因此肥胖患者特别是合并 OSAS 的患者,容易发生面罩通气困难和气管插管困难。

7. 消化系统　肥胖是非酒精性脂肪性肝病最重要的危险因素。腹内压的增加是超重或肥胖者中胃食管反流病、Barrett 食管和食管腺癌风险升高的原因。

8. 血栓形成　肥胖患者处于高凝状态,进而增加心肌梗死、卒中、静脉血栓形成的风险。术后的高凝状态持续时间可能超过 2 周,预防血栓形成的时间长短要考虑手术类型和 BMI。

9. 其他　肥胖患者围术期感染发生率增加,称为肥胖炎性综合征。肥胖患者脑卒中风险增加,过度肥胖也会机械性加重关节负担,成为骨关节炎发展的危险因素。

【问题 3】基于肥胖患者的病理生理学变化的理论知识,从病历基本信息推测该肥胖患者的病理生理变化如何?

【临床思路】

该患者的 $BMI=36.6kg/m^2$,结合上述对肥胖患者可能对各系统造成的病理生理影响,可以推测该患者已经在循环、呼吸、消化和内分泌系统上受到影响,表现为可能的 OHS 和糖尿病。但影响程度则需要进一步更为详尽的术前评估。

二、肥胖患者的麻醉准备

(一)术前评估和术前用药

鉴于上述肥胖患者可以涉及多个系统病理生理的变化,对于肥胖患者术前需要进行详尽的病史询问和体格检查。尤其关注是否存在心肌缺血、阻塞性肺疾病、高血压、糖尿病。考虑可能出现的并发症。评估气道管理条件,是否困难面罩通气,是否困难气管插管。

对于术前评估,美国心脏协会建议重度肥胖具备一个以上冠心病危险因素或运动耐力差而需要进行手术的患者应该评估 12 导联心电图。而通气不足或其他肺部情况的患者则需要拍摄胸片。但值得注意的是在肥胖患者由于技术(运动条带无法承受患者的体重)或患者本身的因素(骨关节的问题)不宜做运动平板试验。经胸壁的心脏超声和胸片由于过多的脂肪堆积在相应器官上面无法提供可以信赖的评估。对于该类患者,经食管多巴酚丁胺诱发的应激心脏超声可以检测到心脏承受缺血负荷的能力。

肺功能检测是肥胖患者必需的,因为多数肥胖患者即便在静息状态下也会出现呼吸功能不足。

约 2/3 的 OSAS 患者是肥胖患者。BMI 增加 $4kg/m^2$ 会使 OSAS 的发生率增高 4 倍。OSAS 的诊断是指每小时睡眠中有超过 5 次的低氧和 / 或缺氧发作。OSAS 是高血压、心血管疾病的发病率和死亡率及心脏猝死的独立危险因素。对于 OSAS 患者的筛查,睡眠多导图尽管是诊断的金标准,但其昂贵的价格和检测时程在繁忙的临床工作中缺乏实用价值。而目前比较接受的 Berlin 量表和 STOP-BANG 量表,因其有相对较高的特异性和敏感性可以用于肥胖患者术前 OSAS 的快速筛查。

其他高碳酸血症的原因,包括 OHS、慢性阻塞性肺气肿、左心衰竭和甲状腺功能低下都应该考虑。此时动脉血气分析可以提供更多的评估信息。

对于肥胖患者的术前用药要非常谨慎,他们对苯二氮䓬类药物甚是敏感。手术前晚的术前用药最好避免。如果患者需要,短效的苯二氮䓬类药物(咪达唑仑)或者 α₂ 肾上腺素受体激动药——右美托咪定可以尝试,但必须进行连续监测。

【问题 4】针对该肥胖患者的术前评估?

【临床思路】

术前访视要进行详尽的病史询问和体格检查,并根据该患者的症状体征去判断围术期关注重点,并据此分析该择期手术的术前检查和准备是否完善,必要时查漏补缺。即便本例患者没有高血压病史,除常规心电图以外,也应通过心脏超声检查来评估患者的心脏结构变化。体检和实验室检查发现该患者因脾大而血红蛋白和血细胞比容降低。重度肥胖患者因 OHS 而导致慢性低氧状态,都应进行动脉血气分析获得进一步的资料,并建议做肺功能检查以评估患者的呼吸系统状态。另外空腹血糖的升高也提示患者存在代谢紊乱。因此应进一步复查空腹血糖和糖化血红蛋白。此外还需考虑栓塞风险。

(二) 手术室器械和设备的准备

【问题 5】对该患者必要的麻醉手术器械和设备准备有哪些?

【临床思路】

对于肥胖患者,从病房到手术室的设备都有其特殊的要求。病房中,对于患者的床和转运床都要求有足够的承重力度,以保证患者在住院和转运期间的安全。

手术室应该配置承重达到 350kg 的手术床。手术室人员必须对于肥胖患者的手术体位的安置进行专业培训。摆置手术体位时,对于受压部位应该有不同类型和足够数量的软泡沫和凝胶。坐骨神经和尺神经受压的发生率在肥胖患者中远高于正常体重手术患者。

准备进行区域阻滞的患者,要备有足够长度的硬膜外和蛛网膜下隙穿刺针。并同时准备神经刺激器和超声仪来保证进针及给药位置正确。

1. 椎管内麻醉和神经阻滞的辅助设备 不同长度的硬膜外和蛛网膜下隙穿刺针、神经阻滞针、神经刺激器和超声引导的神经阻滞技术在肥胖患者特别具有指导和提高穿刺成功率的意义。

2. 全身麻醉的设备 包括:不同规格的面罩及喉罩、适合该患者的血压袖带、口咽和鼻咽通气道、喉镜镜片、可视喉镜、硬质支气管镜、纤维支气管镜及保留自主呼吸气管插管、困难气道的应急准备车(图 31-1)。

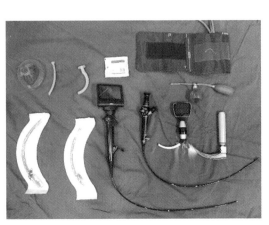
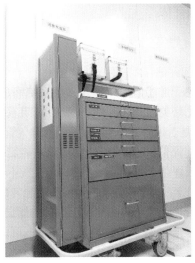

图 31-1 气道管理设备及应急准备车

三、肥胖患者麻醉方法的考虑

【问题6】如何选择该患者的麻醉方式?

【临床思路】

（一）椎管内麻醉

目前没有大样本的随机对照研究指出椎管内麻醉和神经阻滞在肥胖患者中是否具有优势,但是专家意见指出椎管内麻醉和神经阻滞对呼吸动力影响小,降低麻醉药物对随后的睡眠类型的影响(尤其是有 OSAS 的患者)及缺氧时维持觉醒反应具有优势。当然这对于麻醉医师来讲是个挑战,需要准备充且具有丰富的经验。无论采用硬膜外或蛛网膜下隙阻滞技术,都应该认真考虑局部麻醉药和阿片类药物的剂量。过多的脂肪堆积增加了硬膜外腔的压力,因硬膜外腔隙减小,相同药量下麻醉平面较广,故药量应适当减小。蛛网膜下隙阻滞麻醉时麻醉平面较易扩散,故药量应酌减。由于肥胖患者更容易发生向头侧的交感神经阻滞,若在硬膜外或蛛网膜下隙阻滞中加入阿片类药物,则患者易发生呼吸抑制。硬膜外麻醉还为肥胖患者行开腹手术提供良好的术后镇痛,特别是低胸段的硬膜外麻醉可以减少术后潮气量的降低。

（二）神经阻滞

神经阻滞在肥胖患者中的优势是可减少术后疼痛和术后对阿片类药物的需要量,但同时一项来自 9 000 例肥胖患者的外周神经阻滞的研究也指出阻滞失败率和并发症(气胸、癫痫、硬膜下阻滞和局部麻醉药在硬膜外的广泛扩散)发生率较高。因此需要在辅助设备,包括超声、神经刺激器和严密的监护条件下完成神经阻滞。目前在日间手术成为趋势的前提下,神经阻滞单次给药复合全身麻醉可以显著减轻患者的术后疼痛和对止痛药物的需求,因此成为临床麻醉工作中的一项常用选择。

（三）全身麻醉

肥胖患者的全身麻醉对于麻醉医师是具有挑战性的,从麻醉诱导、麻醉维持和麻醉苏醒都具有各自的特点和考虑。

1. 麻醉诱导　肥胖患者的 FRC 降低,因此他们较正常体重患者更容易发生缺氧。因此给肥胖患者进行预充氧必须有足够的时间(至少 5min)和足够的强度(紧闭面罩给氧),并应在面罩通气时监测呼气末 CO_2。预充氧最好用呼出氧气饱和度来评估,使呼气末氧气浓度达到 80%~100%。但尽管给予了预充氧,但肥胖患者由于 FRC 降低和氧耗增加,很容易发生低氧。

采取头抬高 30° 体位或沙滩椅位,更能有效减轻腹部脂肪对肺部的压力。而单纯抬高上半身会压迫腹部脂肪,反而会进一步降低 FRC。在临床工作中,通过紧闭面罩进行连续气道正压通气(continuous positive airway pressure,CPAP)有良好的效果。进行 5min 的 CPAP 较常规面罩给氧会显著延缓低氧的发生。

在肥胖患者中进行快速诱导插管还是有争议的。从理论上讲,腹部压力的升高会增加反流误吸的危险性。另外,无呼吸期间患者去氧合更快,而随后发生的低氧血症会造成更严重的后果。因此很多医疗中心推荐在沙滩椅位下进行麻醉,因为可以提高肺的顺应性和降低反流的危险性。

2. 呼吸管理　肥胖患者往往具有一个或以上困难气道的危险因素和较高的 Mallampati 分级。Mallampati 分级在 III 和 IV 级的患者常合并 OSAS。下颌和背部过多的脂肪堆积会限制张口度和颈椎的运动。一项回顾性的调查研究指出下颌运动度的减低和严重受限、颈部肥厚、OSAS 和 $BMI>30kg/m^2$ 是困难面罩通气和困难气管插管的独立危险因素。因此麻醉诱导时,用于困难气道的设备都应该准备在侧。在肥胖患者中喉罩的使用一直存在争议。近来,Supreme 和 igel 喉罩因为可以提高封闭压(气道漏气压力约为 $30cmH_2O$)和胃引流管而引入临床应用,但目前的数据并不能判定它们对误吸的保护作用,而且目前没有在超重和肥胖患者中使用的数据。鉴于前述肥胖患者呼吸系统的病理生理改变,如通气储备能力低,低氧血症发生率高,呼吸中枢对高 CO_2 敏感性下降,气道反应性增高。我们已知肥胖患者在仰卧位下容易发生通气/灌注比例失衡,围术期易发生肺部感染,仰卧位肺不张发生率高。肺不张除了跟肥胖相关,还与全身麻醉长时间吸入纯氧有关,以及手术术式有关,如开胸手术。对于潮气量,肺保护策略是 6~8ml/kg 理想体重,并且推荐适当的呼气末正压通气(positive end expiratory pressure,PEEP)。有研究指出,在病理性肥胖患者中使用复张手法结合 PEEP 可以显著降低肺不张的发生。目前一些麻醉机配置了压力控制 - 容量保证通气(pressure control ventilation-volume guaranteed,PCV-VG)模式(图 31-2),PCV-VG 的工作原理:第一次容积控制通气(volume controlled ventilation,VCV)模式下,吸入流量传感器测得顺应性;根据测得的顺应性和设定的潮气量,呼吸机确定下一次 PCV 的压力;每次呼吸,根据容量目标加上一次的顺应性,呼吸机对目标压力进行调整以满足潮气量输送的要求。PCV-VG 的优点:①提供预先设置的潮气量,在顺应性发生变化时,无须手动调整参数值即可自动调整以保证足够的潮气量,解决 VCV 模式的压力不可控问题;②具有 PCV 的优点,即低气道压、较好的氧合,并可解决 PCV 的潮气量不可控的问题,保证了充足的潮气量;③麻醉机自身根据患者的顺应性自动调整,适用于有肺部疾病或术中患者顺应性有较大变化的手术,如腹腔镜手术;④ PCV-VG 的安全性包括呼吸压力突然发生变化或在启动压力达到最大时潮气量仍不能满足时会发生报警。

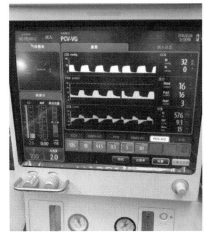

图 31-2 压力控制 - 容量保证 (PCV-VG)模式

3. 麻醉维持 保证麻醉深度,配合手术需要,并针对该肥胖患者的病理生理改变,维护重要器官功能,预防和降低并发症的发生。该患者采用的主要麻醉方式是全身麻醉,通过监测的反馈来管理调控。具体用药和监测在下文有详细阐述。

4. 麻醉苏醒 在下文有详细阐述。

【临床思路】

本例患者拟行开腹脾脏切除术,可以选择全身麻醉复合双侧腹横肌平面(transversus abdominis plane,TAP)阻滞来完成手术。因为该患者的 BMI 较高,而且有 OHS 的可能,给予镇静药物需谨慎,防止由于过度镇静导致通气不足。对于本例患者采用全身麻醉,气道的评估和困难气道的准备很重要,但最重要的是围术期的呼吸管理,同时要谨慎调整全身麻醉药物的用量和术中监测维持生命体征的平稳。

四、肥胖患者全身麻醉用药的考虑

【问题 7】如果该患者选择全身麻醉,如何选择药物,并计算诱导药物和维持药物剂量,是根据实际体重、理想体重还是瘦体重?

【临床思路】

肥胖患者中计算诱导药物和维持药物剂量取决于个体的药物动力学。

1. 诱导药物剂量 要根据患者体重、年龄和特殊病理生理选择药物和用量,且要考量药物有效性和副作用之间的差异。

如果药物平均分布在瘦的组织和脂肪组织,药物剂量则选择总体重(total body weight,TBW)来计算,但通常会导致用药过量。

如果药物主要分布在瘦的组织(肌肉、骨骼和器官),则药物剂量可选择理想体重(ideal body weight,IBW)来计算。Broca 法:IBW(kg)=[身高(cm)-100],男性 ×0.9,女性 ×0.85。简易计算法:IBW(kg)=身高(cm)-105。但是往往会出现用药量不足的情况。

TBW= 去脂体重 + 脂肪。除脂肪以外的其他成分的总和,即去脂体重,也称瘦体重(lean body weight,LBW),男性 LBW(kg)=9 270×TBW/(6 680+216×BMI),女性 LBW(kg)=9 270×TBW/(8 780+244×BMI)。如按 LBW 给药,也要考虑血容量的差异。

2. 维持药物剂量 除了考量体重,还需考虑药物在肥胖患者和理想体重患者之间清除率的不同。如果药物清除率在肥胖患者和正常体重患者中相同或在肥胖患者中低,则应该以理想体重来计算维持药物剂量;如果药物清除率在肥胖患者中高,则应以总体重来考虑维持药物剂量。最好使用在脂肪组织内蓄积最少的药物。

3. 肥胖患者的药物代谢动力学 影响药物分布的主要因素有三个:血浆蛋白结合率、身体成分的改变和局部血流。与正常体重者相比,肥胖患者的血浆蛋白结合率没有显著的改变。肥胖患者 LBW 和脂肪的重量都会增加,但脂肪增加的百分比高于 LBW 增加的程度。血流量的增多是与体重直接相关的,许多肥胖患者的心排出量增加,血管丰富的器官灌注充分。

(1)静脉麻醉药:目前诱导药物的药物代谢动力学的研究主要集中在丙泊酚。一项与正常体重患者的比较研究显示,基于总体重计算的丙泊酚剂量初始的分布容量没有改变,清除率与体重相关,稳态的分布容量与体重也相关。根据全部体重计算的丙泊酚剂量没有累加和蓄积。

（2）阿片类药物：阿片类药物在肥胖患者中的药代动力学变化比较复杂。通过比较肥胖与正常体重患者在负荷剂量后血浆瑞芬太尼的浓度发现，在肥胖患者瑞芬太尼血浆浓度升高得更快，因此瑞芬太尼最好根据IBW或LBM来计算，舒芬太尼和芬太尼也根据IBW来估算。

（3）肌松药：肌松药的剂量是相对可以预测的。以IBW计算时，水溶性非去极化肌松药的分布容积是有限的，可以预测其临床效果。一个小样本研究比较分别以TBW和IBW来计算肥胖患者中罗库溴铵的需要量，结论是按照IBW计算的罗库溴铵剂量可以避免作用时间的延长。顺式阿曲库铵也是同样的结论。

（4）吸入麻醉药物：在过去的10年间，有两种新型的吸入麻醉药物开始应用于临床，即七氟烷和地氟烷，它们的血气分配系数更低，因此摄取、分布和排除都很迅速。吸入麻醉药物在脂肪组织中的分布更少，在停药之后从身体消除更快，因而在肥胖患者中应用更具有优势。尽管新型吸入麻醉药物可以提供快速苏醒的可能性，但现在的吸入麻醉药物都可以安全地用于肥胖患者。如果快速苏醒是首要的考虑，则地氟烷是最佳的选择，而七氟烷在面罩诱导上具有优势，异氟烷则具有安全度好、费用低的特点。

五、肥胖患者术中监测和液体平衡

【问题8】该患者术中监测的重点是什么？如何维持液体平衡？

【临床思路】

在肥胖患者中获得可靠的监测数据对于麻醉医师来讲是个挑战。无创血流动力学监测往往不够准确和迅捷，且易受干扰。另外，临床上也常常缺少尺寸合适的血压袖带和脉搏血氧饱和度指夹。加之肥胖患者的外周静脉穿刺往往比较困难，因此掌握有创血流动力学监测、深静脉置管的指征应当相对宽松一些。输入液体时应注意以中心静脉压为指导，但需注意腹部压力增加会造成中心静脉压升高，有可能产生误导而致使液体输入过度受限。还可监测前负荷的容量参数及舒张末期容量指数（global end-diastolic volume index，GEDVI），在肥胖患者中具有优越性。另外，监测液体反应性的动力学参数——每搏量变异度（stroke volume variation，SVV）和脉压变异（pulse pressure variation，PPV），在肥胖患者中也是适用的。由于腹部压力的增加造成液体反应性的阈值也发生改变。

目前，对于如何维持肥胖患者的液体平衡一直存在争议，很大的原因在于缺乏随机对照研究。液体过多会产生液体的正平衡、体重增加和充血性心力衰竭，而过于严格地限制液体会导致急性肾小管坏死和横纹肌溶解。但也有研究指出在肥胖患者中严格限制液体入量可以降低术后肺功能障碍和低氧的发生率，促进胃肠功能的恢复，缩短住院时间。

在腹腔镜胃肠减容术中，尿量不是评估血容量的精确指标。气腹和头高位可导致静脉回心血量显著减少。对低危和中危进行腹腔镜胃减容术的患者，可以选用体积描记波形变异（plethysmographic waveform variation，PWV）来估计液体的反应性。微创监测，如PPV可以用于在心脏并发症或更为有创的手术中评估血容量。高危肥胖患者行高危手术时，则可以选用Vigileo或PICCO来监测血流动力学。

肥胖患者心电图的低电压有时会给心电图的正确判断带来困难，这点应引起注意，在麻醉前放置心电图电极片时应特别注意位置的正确，并注意心电图波形的动态观察；由于肥胖患者中药代动力学的变化和麻醉的挑战性，因此术中应进行麻醉深度和肌肉松弛程度的监测。

【问题9】该患者如果采用全身麻醉，麻醉苏醒时主要关注点是什么？

【临床思路】

麻醉苏醒时，由于上述肺容量和胸廓顺应性的改变，患者置于头高足低位或沙滩椅位。残留的箭毒化和镇静作用会降低化学敏感性和低氧通气反应，因此短效的麻醉药物地氟烷和瑞芬太尼在肥胖患者的麻醉中具有优势。同时残存的肌肉松弛作用应该被拮抗（新斯的明）或逆转（舒更葡糖钠）。如果是颈部和口咽部手术，必须考虑软组织水肿的情况，可以保持患者的麻醉和保留气管插管回到ICU直至水肿消失。对于睡眠呼吸暂停综合征的患者，必须在拔管之后使用连续正压通气装置。

【问题10】如何考虑肥胖患者的术后镇痛方案？

【临床思路】

术后运动和早期康复训练对肥胖患者来说是非常重要的，同时也是非常困难的环节，可以预防静脉血栓的形成。

尽管镇痛的策略很多,但阿片类药物仍然是术后镇痛的金标准。肥胖患者主要考虑对呼吸的抑制和缺氧,特别在全身用药的情况下。因此阿片类药物的安全性和有效性要根据个体进行量化。而且外科手术方式的改变,特别是在腹腔镜手术替代了开腹手术后,术后疼痛的程度减轻,对镇痛药物的需要量也相应降低。

复合使用其他镇痛药物,如非甾体抗炎药,可以减少术后阿片类药物的需要量,从而减少对呼吸系统的副作用。

神经阻滞和硬膜外镇痛在肥胖患者的术后镇痛中具有不可忽视的作用,可以显著减少对镇痛药物的需求,同时可以让患者尽早运动和开始康复训练,对于患者的预后有很大的促进作用。

本例患者因凝血功能异常,没有采用神经阻滞或椎管内阻滞,选择了全身麻醉来完成手术,也尽可能在术前或术后进行 TAP 神经阻滞来进行更为完善和安全的镇痛。若选择静脉镇痛,则选择镇痛药物的种类和剂量要谨慎,并同时给予严密的监测,以保证镇痛期间患者循环和呼吸系统的稳定。

关于本例患者麻醉过程的总体回顾

患者男,36 岁,身高 170cm,体重 106kg。患者两年前无明显诱因出现牙龈出血,间断发作,无其他特殊不适,2018 年 11 月体检发现肝硬化,巨脾,门脉高压,拟行脾脏病损切除术,入院查体:患者头高 30° 坐位。血压 128/75mmHg,心率 95 次 /min,呼吸规律,19 次 /min。实验室检查:凝血酶原时间 19.1s,活化部分凝血活酶时间 42.9s,血红蛋白 85g/L,血细胞比容 35%,空腹血糖 10mmol/L。

从患者的身高和体重计算 BMI=36.6kg/m²,诊断为病理性肥胖,需要详尽地评估各系统的病理生理改变,特别是已经出现的、呼吸 / 消化和内分泌系统变化。包括心电图和心脏超声的检查来评估患者的心脏结构变化及多年高血压病史对心脏的影响程度。体检和实验室检查发现该患者因脾大,血红蛋白和血细胞比容降低。患者可能由于肥胖,造成 OHS 而导致的慢性低氧状态,应该进行动脉血气分析获得进一步的资料,并做肺功能检查以评估患者的呼吸系统状态。另外空腹血糖的升高也提示患者存在代谢紊乱。因此对血糖状态应该进一步复查空腹血糖和糖化血红蛋白。术前采取自动间断充气压力套囊装置预防静脉血栓的发生。

考虑到该肥胖患者为开腹脾脏切除术,拟行气管插管全身麻醉复合 TAP 神经阻滞术。入手术室后心电监护完善,开放外周静脉通道,测呼吸空气的动脉血气,局麻 B 超下右颈内静脉穿刺置管顺利。遂给予右美托咪定镇静,患者呈头高 30° 体位,紧密面罩给氧 5min,使呼气末氧气比例达到 0.8~1。患者的气道评估为 Mallampati Ⅲ 级,张口度、颈部活动度尚可,甲颏距离 <6cm,有困难气道的潜在危险性。所以诱导开始之前准备困难气道设备车。用药方面,按照 IBW 计算舒芬太尼和顺式阿曲库铵,按照全部体重计算丙泊酚的诱导剂量,借助可视喉镜顺利完成气管插管,以 6~8ml/kg 乘以理想体重计算潮气量,PCV-VG 模式辅以 5~6cmH₂O PEEP。术中监测中心静脉压、有创动脉压和动脉血气,同时进行麻醉深度和肌肉松弛程度的监测,并采取措施防止静脉血栓。手术结束时,严格控制气管拔管指征。必须要清醒完全,而且肌松药和阿片药残余作用完全消失,吸入 40% 氧时,pH=7.35~7.45,PaO₂>80mmHg/SpO₂>96%,PaCO₂<50mmHg。还必须循环平稳。患者呈头高 25°~30° 体位下拔除气管导管,返回术后恢复室继续以该斜坡位防止肺容量减少,继续监护治疗 2h 以上,术后无论是采用面罩吸氧还是鼻咽通气道进行氧疗都保证至少 72h。考虑患者术后镇痛的方案,在恢复室借助超声和神经刺激器的指导行 TAP 神经阻滞给予 0.375% 盐酸罗哌卡因进行术后镇痛治疗。

知识点

肥胖患者的麻醉要点汇总

1. 全身评估是重点,充分认识病理性肥胖的病理生理特点是关键。
2. 做好困难气道的评估和预案。
3. 术中呼吸循环监测和围术期呼吸系统的管理是关注重点。
4. 保持机体内环境稳定,及时发现并尽可能纠正各种生理失衡。
5. 严格控制拔管指征,确保术后有效氧疗。
6. 注重术后管理,预防和及时发现及处理并发症。

推荐阅读文献

［1］RIESS M L, CONNOLLY L A, WOEHLCK H J. Body mass index: an illogical correlate of obesity. Anesthesiology, 2009, 111 (4): 920-921.

［2］BOGERS R P, BEMELMANS W J, HOOGENVEEN R T, et al. Association of overweight with increased risk of coronary heart disease partly independent of blood pressure and cholesterol levels: a meta-analysis of 21 cohort studies including more than 300000 persons. Arch Intern Med, 2007, 167 (16): 1720-1728.

［3］VALDIVIELSO P, SANCHEZ-CHAPARRO M A, CALVO-BONACHO E, et al. Association of moderate and severe hypertriglyceridemia with obesity, diabetes mellitus and vascular disease in the Spanish working population: results of the ICARIA study. Atherosclerosis, 2009, 207 (2): 573-578.

［4］LIVINGSTON E H, LANGERT J. The impact of age and medicare status on bariatric surgical outcomes. Arch Surg, 2006, 141 (11): 1115-1120.

［5］POIRIER P, ALPERT M A, FLEISHER L A, et al. Cardiovascular evaluation and management of severely obese patients undergoing surgery: a science advisory from the American Heart Association. Circulation, 2009, 120 (1): 86-95.

［6］BEIN B, SCHOLZ J. Anaesthesia for adults undergoing non-bariatric surgery. Best Pract Res Clin Anaesthesiol, 2011, 25 (1): 37-51.

［7］RENNER J, GRUENEWALD M, QUADEN R, et al. Influence of increased intra-abdominal pressure on fluid responsiveness predicted by pulse pressure variation and stroke volume variation in a porcine model. Crit Care Med, 2009, 37 (2): 650-658.

［8］PÖSÖ T, KESEK D, AROCH R, et al. Morbid obesity and optimization of preoperative fluid therapy. Obes Surg, 2013, 23 (11): 1799-1805.

［9］LLORET-LINARES C, LOPES A, DECLÈVES X, et al. Challenges in the optimisation of post-operative pain management with opioids in obese patients: a literature review. Obes Surg, 2013, 23 (9): 1458-1475.

［10］AMERICAN DIABETES ASSOCIATION. Obesity management for the treatment of type 2 diabetes: Standards of Medical Care in Diabetes-2018. Diabetes Care, 2018, 41 (Suppl 1): S65-S72.

［11］GRANT R W, DIXIT V D. Adipose tissue as an immunological organ. Obesity, 2015, 23 (3): 512-518.

［12］HEYMSFIELD S B, WADDEN T A. Mechanisms, pathophysiology, and managemen of obesity. N Engl J Med, 2017, 376 (3): 254-266.

［13］ELEY V A, CHRISTENSEN R, GUY L, et al. Perioperative blood pressure monitoring in patients with obesity. Anesth Analg, 2019, 128 (3): 484-491.

［14］王国年, 邓小明, 左明章, 等. 肥胖患者麻醉管理专家共识: 2017 版. 北京: 人民卫生出版社, 2018.

（夏中元）

第三十二章 老年患者的麻醉

Anesthesia for Elderly Patients

随着社会经济的发展和现代医学的进步,老年人口的数量逐年增加。世界卫生组织规定,65 岁以上的人群统称为老年,其中 65~79 岁为较老年,80~99 岁为老年,100 岁以上为长寿老年。预计到 2050 年,世界范围内老年人口将接近 20 亿,其中有 14% 在 85 岁以上。而随着手术适应证的放宽,需要手术治疗的老年患者亦明显增多。增高老年患者围术期风险的主要因素并非年龄数值,而是器官状态及合并症的发生,如器官储备功能减低、应激能力降低,防御能力下降、对手术和麻醉的耐受力降低。因此,需要在临床麻醉工作中从麻醉方法、麻醉药物、监测手段等各方面都认真揣摩和实践,为老年患者制订适宜的麻醉方案。

案例一 老年胃溃疡患者的麻醉

【病历摘要】

患者男,76 岁,75kg。因"反复左上腹痛 10 年,加重 7d"入院,经检查诊断为"胃溃疡"。既往高血压 20 余年。自行服用复方利血平氨苯蝶啶片、阿司匹林、美托洛尔,未住院接受系统治疗,每年发作 1~2 次心绞痛。否认糖尿病病史。体格检查:体温 36.7℃,脉搏 102 次 /min,呼吸 16 次 /min,血压 210/110mmHg。心电图:窦性心律,偶发室性期前收缩,ST-T 段改变,左束支传导阻滞。超声心动图:主动脉瓣钙化、二尖瓣钙化伴轻度反流,双室舒张功能减低、升主动脉轻度扩张,左心室射血分数 66%。动脉血气:pH 7.45,氧分压 85mmHg,二氧化碳分压 42mmHg,碱剩余 -3mmol/L,血糖 10.1mmol/L。胸部 X 线:肺纹理增粗,心影扩大。冠状动脉造影:左主干散在斑块;前降支全程弥漫斑块、近段 40% 狭窄;回旋支弥漫斑块,近中段 45% 狭窄;右侧冠状动脉散在斑块,近中段 30% 狭窄,对角支弥漫小斑块,近段 45% 狭窄。诊断:胃溃疡,窦性心动过速,高血压(3 级 Ⅱ 期),冠心病,糖尿病。经内科调整,择期拟行全身麻醉下"胃大部切除术"。

【问题 1】老年患者术前评估的总体原则是什么?

【临床思路】

老年患者的生理改变是术前评估的要点。受内、外环境等多种因素的影响,机体功能的衰退与年龄增长并不完全同步,个体差异大。有些老年患者的生理改变比年龄更早,而同一患者各器官功能的衰退程度也不完全相同,一定要具体患者、具体器官,客观评估。

【问题 2】老年患者围术期心脏风险如何评估?

【临床思路】

老年患者具有较高的围术期心肌梗死(perioperative myocardial infarction,PMI)及心源性死亡发生率。外科、麻醉科及心内科医师均有责任对患者能否耐受手术作出评估及判断。2007 年和 2009 年美国心脏病学会 / 美国心脏协会(ACC/AHA)出版了非心脏外科手术围术期心血管评估指南,目的在于识别围术期是否存在心脏病,了解疾病的严重性和稳定性。除进行左心室功能测定、心电监护及运动或药物负荷试验等检查外,必要时可行心血管造影等检查。

高血压的严重程度与围术期心脏风险呈正相关,属中危因素。围术期应最大限度地减少严重应激反应的发生,避免及纠正高血压危象。

围术期急性心肌梗死的发生率为 0.1%~0.4%,在现今医疗条件下其死亡率仍不低于 10%,再次心肌梗死者死亡率高达 30%。心肌梗死后不同时期手术的再次心肌梗死率分别为:<3 个月(6 周内最危险)20%~37%,3~6 个月 10%~16%,>6 个月 3%~5%。因此,心肌梗死后可否行择期非心脏手术,取决于心功能恢复状况。凡心绞痛未控制、ST 段下移（≥ 0.2mV）、左心室射血分数低（<40%）者，均应推迟一切非急症手术。

本例老年患者（76 岁），术前存在高血压，每年发作 1~2 次心绞痛，偶发室性期前收缩、ST-T 段改变、左束支传导阻滞，冠状动脉造影提示血管病变，为发生围术期急性心肌梗死的中危患者，手术危险程度评估也为中危。本例老年患者合并高血压、糖尿病，根据美国麻醉医学会（ASA），分为Ⅲ~Ⅳ级，根据美国纽约心脏病协会（NYHA）标准，心功能为Ⅲ级。

知识点

围术期心脏风险评估

1. 心脏风险分级 ①高风险手术；②心力衰竭病史；③缺血性心脏病史；④脑血管疾病史；⑤需要胰岛素治疗的糖尿病；⑥血清肌酐浓度 >2.0mg/dl。如果达到或超过 3 项指标，围术期重大心脏并发症将显著增高。代谢当量值（MET）<4 是老年患者围术期心血管事件的重要危险因素，Goldman 评分是预测老年患者围术期心脏事件的经典指标。

2. 手术危险程度评估 包括手术性质（急症、择期）、手术范围及创伤程度。非心脏手术风险分为高、中、低度。

（1）高危手术（心脏并发症发生率 >5%）：较大的急诊手术，较大胸腹部和头颈部手术，血管外科手术和老年患者手术，尤其是主动脉与其他大血管手术，外周血管手术，预计时间较长、涉及大量体液丢失或失血的手术。

（2）中危手术（心脏并发症发生率为 1%~5%）：小的血管外科手术（包括颈动脉内膜剥离术），腹膜内与胸内手术、头颈手术、耳鼻喉手术、整形外科手术与前列腺手术。

（3）低危手术（心脏并发症发生率 <1%）：内镜、眼外科、乳房手术及浅表操作、皮肤整形术等。

【问题 3】如何完善术前访视并签署麻醉知情同意书？

【临床思路】

同患者及家属充分沟通，进行病史采集，核实病史的真实性，亲自查体，获取与麻醉相关的重要补充信息，综合分析患者病情状态，确定 ASA 分级，与手术医师沟通并向麻醉二线医师全面汇报访视结果，制订初步麻醉计划，给予适宜的麻醉前用药。

根据其病理生理学改变，向高龄患者家属详细交代患者的病情及麻醉相关风险性，如发生心肌梗死、心律失常、多器官功能障碍或衰竭、苏醒延迟等，麻醉知情同意书须由入院时签署"患方住院授权委托书兼承诺书"的具有正常行为认知能力的"委托人"签字确认。

【问题 4】老年患者进入手术室以后，如何进行麻醉前准备和监护？

【临床思路】

1. 与手术室护士、外科医师共同确认患者姓名、年龄、病历号及手术部位等基本信息。

2. 准备抢救用药，如麻黄碱、阿托品、肾上腺素等药物；检查麻醉机及监护仪是否正常；检查氧气、麻醉气体是否完备；准备麻醉用药。

3. 完善监测，包括心电图、无创血压、脉搏氧饱和度、呼气末二氧化碳分压、体温等；建立外周静脉通路；准备有创、静脉监测装置，必要时连续监测动脉压及中心静脉压，有条件者可监测心排血量（cardiac output, CO）、脑血流量（cerebral blood flow, CBF）、颅内压（intracranial pressure, ICP）、颈内静脉氧饱和度（oxygen saturation of juglar vein, SjvO$_2$）等，定期进行血气分析、血糖、血栓弹力图的监测。

4. 加强老年患者围术期心理护理，增强对麻醉手术的耐受性，亦可减轻患者的紧张和痛苦。具体措施包括：患者入手术室后，适时给予必要的关心与慰问，可分散患者注意力，缓解恐惧、焦虑的心理，让患者感到体贴与关心；局部麻醉下的患者，术中可适量加用镇静催眠药物等。

【问题 5】老年患者如何调整术前用药？

【临床思路】

1. 镇静药物曾在术前广泛应用，但现在仅适用于病理性焦虑，以及高血压控制不佳或有明显缺血性心脏病的患者。对于不同的老年患者,很难估计出适宜的给药剂量和周期,因此使用术前镇静药物后,出现镇静不足或唤醒困难的情况较为常见。苯二氮䓬类药物口服吸收迅速,但个体差异很大,在老年患者或虚弱患者中可能引起呼吸衰竭。预先给予长效阿片类药物曾是标准术前复合用药之一,也是麻醉镇痛的重要部分。但对于老年患者,术前应用阿片类药物可增加恶心呕吐发生率,并可能引发严重呼吸抑制,所以用量要适宜。

2. 有反流、误吸风险的患者,术前可给予 H_2 受体阻滞药或质子泵抑制药,减少胃酸分泌量,提高胃酸 pH。也可复合胃肠动力药以增强胃排空。对于有严重恶心、呕吐病史的患者,止吐药也要加入复合用药中。

3. 减量及谨慎应用抗胆碱药。老年人多伴有青光眼(禁用颠茄类药物)、唾液腺萎缩退化,术前禁食水、焦虑,可减少口腔分泌,且目前大量研究认为抗胆碱药(尤其东莨菪碱)与术后急性谵妄相关,故抗胆碱药已不作为常规术前用药。但对于疑有气管插管困难并且需行气道操作的患者,应给予抗胆碱药,可选用小剂量阿托品及盐酸戊乙奎醚注射液。

4. 对于有支气管痉挛病史的患者,宜在麻醉开始前应用支气管扩张药治疗。对于重症患者,激素和抗组胺药有效。

5. 老年患者代谢率低,各器官储备功能下降,对药物的耐受性减低,术前用药应减少为成人剂量的 1/3~2/3。高龄、低体重、体质差、肾功能异常者更应谨慎应用。

麻醉诱导

麻醉诱导给予咪达唑仑 1.0mg,芬太尼 0.2mg,依托咪酯 15.0mg,BIS 降至 72 时,给予丙泊酚 30mg,BIS 降至 45 时,给予顺式阿曲库铵 15mg 进行气管插管。诱导完成后血压为 140/75mmHg。

【问题 6】老年患者的全身麻醉诱导原则及注意事项是什么?

【临床思路】

1. 全身麻醉诱导的原则 诱导力求平稳,减少气管插管时的应激反应。对于估计无插管困难者,可采用快速诱导插管。而对于估计插管困难者、肺功能差、肥胖的老年患者,可采用慢诱导插管。

2. 全身麻醉诱导的注意事项

(1)老年患者常有面部凹凸不平及口角塌陷,通气面罩不易扣紧,可用纱布垫辅助密封,备好口咽、鼻咽通气导管。

(2)老年患者常有牙齿松动、残缺,插管时要保护好牙齿和牙龈,避免牙齿脱落误入食管或气管,以及牙龈破损、出血引起误吸。

(3)老年患者麻醉诱导及维持的药量均应减少 1/3~2/3,以免药物过量致循环意外。

(4)90% 以上老年患者可能存在不同程度的冠状动脉狭窄,诱导前血压过高者可用硝酸甘油控制血压,改善冠状动脉供血。

(5)老年患者心动过缓属正常生理变化,若心率 <50 次 /min,静注阿托品反应不佳者,应考虑合并病态窦房结综合征;若术前心电图示双束支阻滞合并二度Ⅱ型房室传导阻滞或三度房室传导阻滞者,应预先放置临时起搏器。

(6)保证呼吸道通畅,防止缺氧和二氧化碳蓄积。麻醉中吸入氧浓度不应低于 50%,脉搏氧饱和度 >97%,$P_{ET}CO_2$ 维持于 30~40mmHg。避免气道峰压 >25cmH_2O(降低回心血量),必要时提前应用支气管扩张药。

(7)麻醉操作要注意无菌观念,减少肺部感染的发生。

(8)谨慎选用诱导药物:丙泊酚可使血压和心率剧烈下降且回升缓慢,琥珀胆碱可增加颅内压,应谨慎应用。依托咪酯对心血管系统的抑制轻微,是老年患者的常用诱导药。

知识点

对于预计困难气道或特殊气道的气管内全身麻醉患者,如严重的开口受限、颜面部畸形、颈部活动受限、牙齿松动、病态肥胖者,保留自主呼吸的慢诱导气管插管是预防气道相关并发症的最有效方法。此类患者在进行慢诱导气管插管时多处于清醒或轻度镇静状态,需提前做好解释工作。

麻醉维持过程

术中给予丙泊酚 1.0~1.5mg/(kg·h)，七氟烷 1%~3%，瑞芬太尼 0.15~0.2μg/(kg·min)、顺式阿曲库铵 1~2μg/(kg·min) 持续输注维持麻醉，BIS 介于 40~60，血压 130~140/70~80mmHg，心率 70~90 次 /min，CVP 在 5~10mmHg。监测鼻咽温，应用升温毯维持体温在 36.5℃。

【问题 7】老年患者如何维持全身麻醉，注意事项有哪些？

【临床思路】

麻醉维持的原则，首选短时效、低毒性、可调性强、苏醒快的药物，且剂量酌减。适宜采用静吸复合麻醉，吸入低浓度七氟烷或地氟烷，同时加用小剂量镇痛镇静药，可避免单一用药的弊端，使麻醉更平稳。由于老年患者对麻醉药物敏感性升高及代谢率降低，大多数吸入麻醉药的最低肺泡有效浓度（MAC）随年龄变化，每增加 10 年降低 6%。老年患者对丙泊酚的敏感性增加 30%~50%，所需咪达唑仑剂量降低近 76%，所有阿片制剂的药效增加 1 倍。维库溴铵、罗库溴铵作用时间延长，顺式阿曲库铵不受年龄影响。

1. 注意术中保温。老年患者体温调节能力减弱，麻醉中，尤其是输入冷藏库血后易出现低体温，诱发苏醒延迟、心律失常等。应重视及做好保暖措施。

2. 有条件者，加用脑电监测及脑氧饱和度监测，判断麻醉深度，早期发现脑功能异常。

3. 对心功能Ⅲ~Ⅳ级，实施较大手术的老年患者，可采用 Flotrac、PICCO 等设备连续监测 CO、CI、SVV、SVI 等，也可放置漂浮导管监测 PCWP、PAP、CVP 等，以便了解左、右心功能，指导液体治疗和血管活性药物的应用。

4. 防治围术期严重并发症。对围术期可能发生的危及生命的严重并发症应有相应预防和处置措施。麻醉性镇痛药如哌替啶、吗啡及大剂量镇静药易抑制呼吸，应慎用。高龄患者胸肺顺应性降低，常合并慢性阻塞性肺疾病，可采用压力控制通气，避免肺损伤。长时间机械通气者，需采用保护性肺通气技术，避免压力伤、容量伤、萎陷伤、高浓度氧损伤等。注意气道内操作的无菌技术。控制呼气末二氧化碳分压（$P_{ET}CO_2$）在 30~35mmHg，维持氧供需平衡，避免缺氧和 CO_2 蓄积，使呼吸中枢对 CO_2 保持较高反应性。

5. 注意体位摆放。老年患者软组织萎缩，术中体位不当容易压迫神经造成术后神经麻痹。

6. 维持方式的选择，需综合全身状况、重要器官功能受损情况、手术部位及大小、麻醉条件及设备、麻醉医师操作技巧及临床经验、患者意愿等多种因素。总的原则是"简单、安全、确切"。

【问题 8】老年患者液体治疗的特点是什么？

【临床思路】

55 岁以后，每增加 1 岁，心排出量约减少 1%，心脏指数减少 0.8%。

1. 血管硬化、血管壁弹性减低、压力感受器敏感性减弱、激素分泌不足等因素导致老年患者循环调节功能衰退，代偿能力脆弱，难以承受剧烈应激。

2. 相对于中青年患者，老年患者体液总量和细胞外液量均有缩减，加之化学感应器功能减弱，摄入减少，术前禁食禁饮，老年患者术前有潜在有效循环血量大量降低的风险。

3. 术前消耗、生理消耗、手术损耗可造成严重容量不足，补液不足会引起术中持续低血压及肾脏功能衰竭。

4. 老年患者多有心、肺功能及肾脏调节功能减退，过量、过快补液可诱发急性心力衰竭、肺水肿。适当调节输液量和输液速度，维持血流动力学稳定，保证组织器官灌注和细胞正常代谢的同时，防止补充过多所致循环超负荷。

5. 老年患者凝血功能常处于"多淤血"和"易出血"的特殊状态，不恰当的液体治疗更容易引起老年患者凝血功能紊乱。

知识点

毛细血管内皮和动静脉血管壁把细胞外液分为血管内和血管外两部分。水和电解质在两部分之间可以自由流动。血管内液包括水、电解质、血浆蛋白、红细胞、白细胞和血小板。毛细血管内皮对大分子 [如白蛋白、人工胶体（右旋糖酐、明胶和羟乙基淀粉等）] 几乎没有通透性。理论上，这些大分子物质将停留在血管内,因此适用于紧急情况下的液体复苏(fluid resuscitation)治疗。

液体在各部分的转运由 Starling 平衡定律(Starling equilibrium)决定:

Jv=K［(Pc-Pi)-σ(πc-πi)］

Jv 是液体通过毛细血管床的速率;K 是超滤系数;Pc 是毛细血管静水压;Pi 是组织液静水压;σ 是反射系数;πc 是毛细血管渗透压;πi 是组织液渗透压。

【问题 9】围术期心脏并发症的术后危险因素有哪些?

【临床思路】

1. 对于非心脏手术,术后是心脏并发症的高发期,67% 的缺血事件发生于此期,表现为心率增快、血压升高、血液高凝。通常术后心率比术前增快 25%~50%,10%~25% 的患者出现心动过速。高危患者术后心肌缺血的发生率为 27%~41%,大多数(≥ 50%)为隐匿性心肌缺血(没有心绞痛),并有长时间的 ST 段压低,但大多数会完全恢复至基线水平。如果未进行持续监测,上述变化很容易被忽视。传统观点认为,应于术后短期内(24~72h)进行持续监测,但也有数据显示,监测时间应该延长至术后 7d。围术期心肌梗死与心动过速和较高的疼痛水平有关。大样本研究发现,术后心肌缺血是短期及长期恶性心血管事件的诱因,导致不良心脏事件发生率增加 2.8 倍。

2. 早期观点认为大多数心肌梗死发生于术后第 3 天。后期的研究发现,心肌缺血生化指标(肌酸激酶同工酶与肌钙蛋白)多于术后 8~24h 升高,即使轻微升高也与术后心肌缺血相关。与术后心肌梗死相关的其他因素还包括术后低温、血液高凝、术后疼痛和贫血等。

【问题 10】老年患者出现术后认知功能障碍需如何处理?

【临床思路】

关于术后认知功能障碍(postoperative cognitive dysfunction,POCD)的处理,目前尚无简单有效的治疗方法,对于发生 POCD 的患者,应早期诊断,及时处理,综合治疗。

1. 注意营养、水电解质平衡,加强心理支持。

2. 若患者出现幻觉,需要予以镇静治疗,口服氟哌啶醇可能是最佳选择,首次剂量一般为 0.5~2mg,3~4 次/d。若患者持续焦虑,可肌内注射氟哌啶醇 5mg。不良反应主要为锥体外系反应,加用安定类药物可降低其发生率。可定时人工干预,制造睡眠-清醒节律或应用褪黑素处理。

3. 补充血容量,纠正低蛋白血症,吸氧、监测及维持脉搏氧饱和度,保持病室安静、舒适。

4. 目前用于改善认知功能障碍的药物有很多种,但有循证医学证据的药物主要有 4 类。

(1)胆碱酯酶抑制药:对于延缓疾病进程,改善临床症状有明确效果,包括多奈哌齐(donepezil)、利斯的明(rivastigmine)和加兰他敏(galantamine)3 种药物。

(2)兴奋性氨基酸受体阻滞药:通过作用于 N-甲基-D-天冬氨酸(N-methyl-d-aspartic acid,NMDA)受体改善神经信号的传递,延缓兴奋性神经递质谷氨酸的释放,从而增强脑记忆功能,包括美金刚(memantine)。

(3)钙通道阻滞药:认知功能障碍患者存在过度钙内流的情况,特别是胆碱能缺失的老年人往往合并钙代谢改变。尼莫地平(nimodipine)易透过血脑屏障,与 L 型钙通道相结合,减少细胞膜钙离子通道开放的数目,从而限制钙离子进入细胞,可选择性地扩张脑血管,改善脑血流,降低老化过程中常发生的血管纤维变性、淀粉样多肽和脂质沉积。

(4)α₂肾上腺素受体激动药:越来越多的临床文献显示,小剂量右美托咪定术中及术后应用,也对认知功能障碍有很好的预防及治疗作用。其具体机制还有待阐明。

案例二 老年患者椎管内麻醉

【病历摘要】

患者男,78 岁,76kg,172cm。因"发现左侧腹股沟肿物 6 个月余"入院。既往冠心病史 10 余年,自服中药治疗,控制良好。否认高血压、糖尿病等病史。40 年前行阑尾切除术。10 年前行右侧腹股沟修补术。心电图示:左心房扩大,左前分支阻滞,ST 段改变,T 波改变。超声心动图示:左心房增大,心肌肥厚,主动脉钙化和双室舒张功能降低。左心室射血分数为 67%。血气分析示:PaCO₂ 39.8mmHg,PaO₂ 79.3mmHg。腹股沟超声波示:左侧腹股沟约 1.9cm×1.3cm 低回声区。术前诊断为"左腹股沟斜疝",拟行疝修补术。

【问题1】如何进行麻醉术前评估？

【临床思路】

老年患者,合并冠心病史10年,但近期无胸闷、气短、胸痛等不适。美国麻醉医师协会(ASA)分级为Ⅱ级;根据美国纽约心脏病协会(NYHA)标准,心功能分级为Ⅰ级;代谢当量(MET)4以上。根据临床上预示围术期心血管危险增加的指标,本病例属于低危患者。疝修补术在非心脏手术的危险分级中属低危手术,注意仍应避免使用对心血管抑制较强的药物。与外科医师沟通,该患者的手术难度较大,范围较广,所需时间为1~2h。局部麻醉难以满足手术要求,需行硬膜外麻醉或腰麻复合硬膜外麻醉。

老年患者下腹部及下肢手术多选择椎管内麻醉,可降低心肌缺血、术后肺不张、肺部感染、低氧血症、深静脉血栓的发生率。但硬膜外麻醉起效慢,容易出现镇痛不全、肌肉松弛不完善、局部麻醉药中毒等情况。所以本例选用腰麻复合硬膜外麻醉。

【问题2】术前禁食和肠道准备对机体容量有什么影响？

【临床思路】

由于术前禁食,所有择期手术患者在进入手术室时都处于脱水状态,但这不会造成大量液体转移或明显的低血容量。机体可以通过神经内分泌代偿机制释放抗利尿激素(antidiuretic hormone,ADH),激活肾素-血管紧张素-醛固酮系统,释放心房钠尿肽,增加交感神经活性,以维持禁食期间的血容量。液体的损失量等于每小时生理需要量与禁食时间的乘积,再加上所有外部失水量和第三间隙失水量。如果出现低血容量,则术前需要进行补液治疗以维持循环容量及心血管系统的稳定。

术前液体丢失更易发生于腹泻、呕吐、肠梗阻、发热、正在接受利尿药治疗及持续胃肠减压的患者。大量富含电解质的胃肠道液体丢失后,接受肠道准备的患者可出现脱水及离子紊乱。如不补充液体,可能出现直立性低血压、体重减轻、肌酐升高、尿量减少。液体损失超过4L可对围术期患者的预后产生不良影响。

由胃管引流或排尿造成的液体丢失量可以精确测量,而发热或周围环境温度升高所致的失水量仅能粗略估计。腹泻可以造成含钾液体的大量丢失(20~40mmol/L),而呕吐会导致含氯液体丢失(80~100mmol/L)。接受利尿治疗的患者会丢失含钾量为50~70mmol/L的尿液。这些可以通过测量的水分和电解质来精确补充。

对于发热患者,体温每增加1℃,由发汗和急促呼吸而增加的失液量为10%,体温每升高1℃,应增加补充水、Na^+、K^+的比例约为15%。单纯脱水宜补充等渗晶体液,同时纠正电解质紊乱。

【问题3】老年患者选择腰麻复合硬膜外麻醉的优缺点有哪些？

【临床思路】

1. 优点　腰麻复合硬膜外麻醉用于老年患者的下腹部及下肢手术已被广泛接受。麻醉效果确切,对生理干扰小、局部麻醉药用量少、失败率低,术后并发症减少。小剂量、小容量腰麻复合硬膜外麻醉可以有效减少血管扩张范围,血压波动小,对维持循环稳定有良好效果,更适合老年患者下腹及下肢手术。相对于全身麻醉,其对内分泌、血液、免疫系统的影响小,中枢神经系统和呼吸系统的并发症少,术后静脉血栓的发生率低。

2. 缺点　老年患者的硬膜外间隙变窄,容积减小,椎管狭窄,椎间孔闭锁,局部麻醉药向椎旁间隙扩散减少。因此老年患者对局部麻醉药的需要量普遍减少。老年患者存在脊椎韧带钙化及纤维性退变情况,因此往往发生硬膜外穿刺及置管困难,尤其是正中入路法常常需要反复尝试及更换间隙才能成功。正中入路穿刺不成功时,可以采用侧入路法。

【问题4】老年患者选择椎管内麻醉的注意事项有哪些？

【临床思路】

1. 骨质增生,椎间隙变窄,常使硬膜外穿刺困难,当正中入路不成功时可改为旁正中法穿刺,较易成功。

2. 常有硬膜外腔静脉丛硬化、充血,穿刺或置管时易损伤出血,形成硬膜外血肿。当发生硬膜外腔出血时,不宜立即拔针或拔管,应保持引流通畅,并注意观察和及时处理,防止截瘫发生。

3. 硬膜外腔狭窄,椎间孔闭锁,药液易于扩散,易出现阻滞范围过广。因此以少量多次注药为佳,不宜单次大量注药。

4. 药效学的变化,使局部麻醉药的作用强度增加、时效延长,故老年患者硬膜外阻滞追加药物的间隔时间应延长。药物起效时间延迟,高比重布比卡因溶液扩散增强。

5. 高位硬膜外阻滞时更易发生呼吸抑制,需加强监测管理。应选用对呼吸抑制较小的局部麻醉药,如罗哌卡因,辅助药物也应减量。

6. 硬膜外腔阻滞可引起阻滞区血管扩张。老年患者心血管储备不足,常常较年轻患者更易发生低血压。围术期应适当扩容,必要时应用升压药纠正血压,预防心搏骤停。

【问题 5】如何进行麻醉操作及相应处理?

【临床思路】

麻 醉 过 程

患者入室血压 130/62mmHg,心率 56 次 /min,呼吸 18 次 /min。建立一条外周静脉通路,给予乳酸林格液 500ml。

1. 超声辅助定位　患者体位与椎管内麻醉穿刺体位一致,为右侧卧位,大腿贴近腹壁。头尽量向胸部屈曲,使腰背部向后弓成弧形,背部与床面垂直。采用便携式超声仪,选用低频探头(2~5MHz),深度为 10cm,调整焦点和增益,以获得最佳图像。

2. 椎管内穿刺和术中麻醉维持　超声确定 $L_{2~3}$ 间隙及合适的穿刺点后,保持患者体位不动。清除皮肤表面的耦合剂,消毒铺巾,在定位处一次穿刺成功。实际进针深度为 5.1cm。经腰麻针注入 0.5% 布比卡因 2ml,然后硬膜外置管备用。穿刺及置管过程中患者无异感,对麻醉穿刺过程满意。

麻醉平面固定在 T_{10} 水平。患者血压为 125/60mmHg,心率 63 次 /min。手术共进行 108min。术中患者血压维持在 122~135/58~65mmHg,心率 63~70 次 /min,呼吸 18~22 次 /min。术中补充乳酸林格液 1 000ml。术中失血 40ml,尿量 300ml。术毕拔除硬膜外管,患者安全返回病房。血压 136/64mmHg,心率 68 次 /min,呼吸 20 次 /min。

知识点

椎管内麻醉穿刺

椎管内麻醉穿刺的传统定位方法是依靠体表标志,如髂后上棘、髂嵴、肩胛、棘突等。但体表标志法定位椎间隙可能不准确。高龄患者往往有年龄相关的脊椎退行性改变,肥胖也会使得体表标志不清。高龄患者后背屈曲能力有限、椎间隙变窄、脊柱畸形等均可造成椎管内麻醉穿刺体位的不当,从而加大椎管内麻醉的难度。可能需要多次穿刺,更换椎间隙,或者进行侧路穿刺才能完成该项操作。多次穿刺势必增加相关并发症的发生,如神经损伤、头痛、硬膜外血肿等。超声辅助椎管内麻醉最初主要应用于肥胖患者,鉴于其显著的优势,有日益广泛应用的趋势。

【问题 6】老年患者椎管内麻醉常见并发症有哪些,应如何处理?

【临床思路】

2008 年椎管内阻滞并发症专家共识指出,老年患者常伴有高血压、冠心病、糖尿病及血管硬化等多种疾病,因此其对麻醉和手术的耐受能力也相应降低,在麻醉过程中易发生多种并发症。

1. 呼吸抑制　与阻滞平面过高、阻滞范围过广及麻醉辅助药物使用过量有关。

2. 低血压　老年患者血管调节能力较差,储备功能有限,椎管内麻醉常引起血压降低。蛛网膜下隙阻滞起效迅速,阻滞交感神经,引起血管剧烈扩张。预防措施包括椎管内麻醉前开放静脉,快速输液,维持有效循环血量及适当减少局部麻醉药的剂量及浓度。

3. 麻醉平面过高,范围过广　老年患者硬膜外腔狭窄,椎间孔闭锁,药液易于扩散,易出现阻滞范围过广。因此应以少量多次注药为佳,不宜单次注药。

4. 内脏牵拉反射明显　牵拉腹腔或盆腔器官可反射性引起疼痛、恶心、血压降低、心率减慢,应加强监护,复合镇静镇痛药物降低反射及应激,提前备好急救药品,积极对症,并及时暂停手术操作。

推荐阅读文献

[1] FLEISCHMANN K E, BECKMAN J A, CHRISTOPHER E, et al. 2009 ACCF/AHA focused update on perioperative beta blockade: a report of the American college of cardiology foundation/American heart association task force on practice

guidelines. Circulation, 2009, 120 (21): 2123-2151.

［2］ FLEISHER L A, BECKMAN J A, BROWN K A, et al. ACC\AHA 2007 Guide-lines on perioperative cardiovascular evaluation and care for non-cardial surgery. JACC, 2007, 50 (17): 159-241.

［3］ LENTINE K L, COSTA S P, MATTHEW R, et al. Cardiac disease evaluation and management among kidney and liver transplantation candidates: a scientific statement from the American Heart Association and the American College of Cardiology Foundation. Circulation, 2012, 126 (5): 617-663.

［4］ 田鸣，左明章，邓晓明，等 . 困难气道处理快捷指南 . 中国继续医学教育，2011, 3 (10): 112-115.

［5］ 郭政 . 老年麻醉学与疼痛治疗学 . 济南 : 山东科学技术出版社，2002.

［6］ BAKKER E J, RAVENSBERGEN N J C, POLDERMANS D. Perioperative cardiac evaluation, monitoring, and risk reduction strategies in noncardiac surgery patients. Curr Opin Crit Care, 2011, 17 (5): 409-415.

［7］ 顾乐烁，李树人 . 腰麻硬膜外联合阻滞 2 483 例临床总结 . 临床麻醉学杂志，2007, 17 (3): 317.

［8］ 中华医学会麻醉学分会 . 椎管内阻滞并发症专家共识 . 中华医学杂志，2008, 88 (45): 3169-3176.

［9］ 中华医学会麻醉学分会 . 椎管内阻滞并发症防治快捷指南 [EB/OL].(2012-12-25)[2019-3-1]. http://www. csaol. cn/ bencandy. php ? aid=6266.

［10］ 米勒 . 米勒麻醉学 : 第 8 版 . 邓小明，曾因明，黄宇光，译 . 北京 : 北京大学医学出版社，2017: 2180-2193.

（李龙云）

第三十三章 创伤患者的麻醉

Anesthesia of Trauma Patients

创伤患者具有病情复杂多变、危重紧急、需要及时手术干预治疗等特点,围术期容易合并创伤性休克、高颅压、急性呼吸窘迫综合征、低温、高血糖、脓毒症、多器官功能障碍综合征、弥散性血管内凝血等危重病理生理改变,无论是创伤医学、重症医学还是临床麻醉均面临严峻挑战。麻醉医师具备的气道急救技术、容量复苏技术、脏器功能保护及支持技术、内环境稳态调控技术等恰恰是这些危重患者的救治与处理的重要技术保障;而麻醉处理得当与否直接关系到治疗效果。因此,作为围术期医学的重要践行者,麻醉医师不仅要做好创伤患者的麻醉,更要做好围术期的调控,以提升患者救治成功率及生存质量。创伤患者麻醉需要把握好三个重要环节:①首先要了解严重创伤的病情特点,明确诊断与做好病情评估;②其次是掌握各种紧急处理措施,做好术前干预,为创伤修复争取机会;③最后是选择合适的麻醉方法,做好麻醉管理与调控,为创伤修复奠定坚实基础。

一、明确诊断与病情评估

1. 救治环节需要把握的基本原则　①尽早、快速主动协调相关科室的力量进行会诊,明确诊断、诊疗方案、病情轻重缓急及可能的手术方案,避免延误,尽早有序实施干预和手术准备。②病情允许时尽可能完成必要的检查,病情不允许时不要为了检查而耽误救治时间,麻醉医生不仅要熟悉各种检查,更要能解读各种检查结果,尤其是影像资料,掌握第一手临床资料,使自己真正成为一名围术期医生。近年来,床旁超声由于其无创、便携、经济、快速、实时等特点已成为麻醉医生的"第三只眼",不仅提升了传统的动静脉穿刺、神经阻滞等操作的可靠性和精准性,在气道评估、有创气道建立、重要脏器功能评估等方面也发挥着重要作用,麻醉医生更要学好、用好超声。③经典的 ABCDE 评估模式,即气道(airway)、呼吸(breathing)、循环(circulation)、功能障碍(disability)、暴露(exposure),有助于快速、精准、全面地评估病情。④要熟悉各种重要器官损伤的评分方法,如格拉斯哥昏迷评分(GCS)、创伤评分(TS)、CRAMS 评分,心、肺、肝、肾等重要脏器功能评估,失血的评估,ASA 分级等。⑤监测条件有限时,要善于应用基本物理诊断知识和方法获取、评估病情,如看:意识状态、表情、肤色、眼睑及肢端颜色、组织外观受损、呼吸运动等;听:心音、呼吸音、肠鸣音等;查:瞳孔反射、肢体感觉及运动、腹部胀气等;测:体温、尿量等。⑥要有整体观。

2. 要把握好重点内容的评估　①早期全身情况评估:要尽早排除有无潜在的致死性损伤,如心、肺、脑及大血管的创伤,为患者赢得更多的生存机会。②意识水平评估:意识障碍常为颅脑损伤所致。休克、酗酒及使用镇静、镇痛药等可影响意识判断。③失血量评估:可通过血流动力学监测、尿量、神志、睑结膜及口唇颜色、肢端微循环状态等临床表现结合血液常规检查(如血细胞比容与血红蛋白含量)等进行评估。但精确判断失血量较困难,尤其是非开放性创伤,如肝脾破裂、血管损伤、骨盆骨折等。

二、术前干预

麻醉前的急救与治疗是提高麻醉与手术安全性的重要环节,主要是完成可能需要的各种急救处理、重要器官功能支持与复苏及针对可能引起继发损伤的保护措施,为手术赢得时间和进行必要的术前准备。对于病情紧急、必须尽快手术的情况,没有充分时间准备的,要边处理、边准备、边手术,不能丧失手术时机。

1. 做好准备　麻醉医师要做好技术储备,尤其是需要掌握重要的急救诊治技术,如:气道建立、维护与通气及困难气道处理,动静脉穿刺置管并行有创监测,颅内压控制,容量复苏,内环境紊乱的纠正,自体血回输及血液保护,必要的镇痛及脊椎、四肢骨折的制动,超声技术等。

2. 掌握三个重要原则　①优先治疗原则:抓住主要矛盾,根据轻重缓急优先处理最紧急情况;②整体原则:抓重点但不能顾此失彼、所有情况要放在一个整体中考虑,尤其不能有遗漏;③器官保护及预防原则:治已伤、防未伤及继发伤,始终践行围术期医学理念。

3. 常用紧急处理措施　①气道梗阻:头低偏向一侧体位,清除口咽腔异物分泌物,建立气道,解除梗阻,如气管插管、声门上气道装置、有创气道;②误吸:创伤、疼痛、恐惧、休克、药物等均可延长胃排空时间,导致饱胃,引起呕吐误吸,需要充分吸引(血液、分泌物、呕吐物)或留置胃管,重在预防,发生了要立即处理;③心包填塞:切开心包,超声引导穿刺,充分氧供,血管活性药如多巴胺、肾上腺素、去甲肾上腺素等维持血压,保证重要脏器血供;④张力性气胸:穿刺或胸腔闭式引流;⑤急性出血的控制:加压包扎止血带止血,抬高患肢,抗休克,手术止血;⑥疼痛剧烈:积极适度干预、严密观察,避免掩盖病情。

三、麻醉管理与调控

1. 麻醉特点及内容

(1)麻醉特点:①不能耐受深麻醉;②难以配合麻醉;③呕吐误吸风险高;④麻醉药物代谢和药效学异常;⑤常伴有内环境紊乱;⑥常需要循环支持。

(2)麻醉处理重点内容:①正确与恰当评估患者病情严重程度;②术前采取相应措施支持生命器官功能;③尽量选择患者能承受的麻醉方法与麻醉药;④麻醉全程进行必要的监测;⑤积极主动纠正生命器官活动异常,纠正调控内环境稳态,加强重要器官功能支持与保护;⑥防治各种并发症。

2. 术前再评估　入手术室后实施麻醉前,首要任务是快速全面再次病情评估,连接基本监测,核实病史、创伤范围、出血程度、循环呼吸情况、输血补液量、进食时间及既往身体状况等,与外科医生明确手术预案,制定麻醉预案。

3. 术前用药与物品准备　除了准备常规物品、药品外,还需重点关注气道建立设备、吸引器、静脉通道及有创监测、输血设备、血管活性药物等。

4. 监测的选择　创伤患者病情急、重、变化快,需要有连续、动态、可靠的监测,为病情评估和治疗提供准确信息。重点关注:循环、呼吸、尿量、体温、组织氧合、内环境、凝血等。

条件有限的:建立、重视基本的无创监测[心电图、无创血压、脉搏血氧饱和度(SpO_2)、呼气末二氧化碳分压($P_{ET}CO_2$)、尿量、体温],充分利用一些物理检诊手段获得有用信息,如心肺听诊、脉搏快慢强弱、肢端微循环、肤色、睑结膜颜色等。

条件充分的:进行有创动脉血压、中心静脉压、SVV、PPV、动脉血气分析(包括血红蛋白、血细胞比容、血糖、电解质、酸碱度、氧分压、二氧化碳分压及乳酸)、血栓弹力图、脑组织氧合监测、超声针对性实时监测等精细且全面的监测。

5. 麻醉方法选择　创伤患者的麻醉可根据创伤部位、手术性质和患者情况选用局部区域阻滞或全身麻醉。麻醉方法的选择决定于:①患者的健康状况;②创伤范围和手术方法;③对某些麻醉药物是否存在禁忌;④麻醉医师的经验和理论水平。遵循三原则:①熟悉原则:对病情要熟悉,对局部神经阻滞、椎管内麻醉、全身麻醉等不同麻醉方法的优缺点要熟悉,对自己的水平要熟悉,及时呼叫支援;②有利原则:对维持患者病情的稳定有利;③有效原则:能给手术者提供充分的手术平台。

6. 麻醉管理与调控总体原则　①建立有效、可靠的气道,确保供氧充分。②建立有效、可靠的静脉通路,确保迅速补充血容量,维持循环稳定。③建立充分的生命体征监测,包括无创监测和有创监测。④及时纠正酸碱失衡、电解质紊乱、凝血异常,稳定内环境。⑤改善微循环。⑥麻醉用药要滴定:选择合理、剂量合适、时机准确。⑦组织灌注和氧合是核心,制定合理的预期管理目标,功能受损的器官要积极纠正,未受损的需保护,功能衰竭器官要积极采用器官支持和替代技术[呼吸机、体外膜肺氧合(ECMO)、连续性肾脏替代治疗(CRRT)、血浆置换等],为组织修复提供一切机会。⑧ DCR:即损伤控制性复苏,包括容许性低血压、容量复苏、损伤控制性手术(damage control surgery,DCS)。对严重创伤患者,为避免出现凝血功能障碍、代谢性酸中毒和低体温三者构成的"死亡三联征",可及时启动DCR。

327

案例一 颅脑创伤患者的麻醉

【病历摘要】

患者男,47 岁,体重 55kg。因高处坠落头部贯通伤后意识不清 6h 余入院,入院诊断:重型开放性颅脑损伤(脑挫裂伤,左颞叶、额叶贯通伤,左颅中窝、左额颅骨穿通伤,左视神经、动眼神经损伤,颅内金属异物,左颞头皮穿通伤,脑脊液鼻漏);左下颌穿通伤。急诊在全身麻醉下行开颅探查颅内异物取出术。查体:入室血压 103/60mmHg,心率 116 次/min,呼吸 18 次/min,意识模糊,呼唤可睁眼,思维力、判断力、定向力检查不合作。GCS 评分 10 分,APACHE Ⅱ 评分 8 分,双侧瞳孔不等大,心肺检查未见异常。

【问题 1】当"遭遇"颅脑外伤时,麻醉医师首先面临的困难是什么? 如何决策?

【临床思路】

1. 和所有的严重创伤一样,如何建立人工气道是麻醉医师首先面临的困难。颅脑创伤在麻醉开始前也需要始终坚持复苏的 ABC,首先考虑建立安全可靠的人工气道,保持患者呼吸道的通畅,保障充分的组织氧供。颅脑外伤时常合并影响插管的因素,包括:颅内压(ICP)升高、饱胃、颈椎情况不明、气道情况不明(出血、喉-气管损伤、颅底骨折)、患者不合作、低氧血症。

2. 严重脑外伤常合并颈椎损伤,可导致呼吸功能障碍,在未行颈椎 X 线或 CT 扫描之前,必须保证颈椎轴线原位不变的条件下紧急气管插管。对所有损伤患者均应视为饱胃,诱导时应防止反流误吸。对颅底骨折患者经鼻插管应谨慎。该病例可供选择的麻醉诱导插管的方式有:快速顺序诱导可视喉镜下插管,慢诱导或表面麻醉下经鼻纤维支气管镜引导气管插管和局部麻醉加监护麻醉(monitored anesthesia care)下的气管切开。该病例其气道伤情有如下特点:①钢筋(直径 2.5cm,长 1m,带螺纹)经左下颌贯通至左额顶,患者张口受限;②合并脑脊液鼻漏,经鼻气管插管有进入颅内和增加感染的风险;③患者难以合作,难以确保表面麻醉效果,长时间的气道刺激可能带来相关并发症。综上所述,最安全、最可靠的建立气道方法是:局部麻醉联合监护麻醉下进行气管切开。给予右美托咪定 1μg/kg 负荷量泵注,芬太尼 0.1mg,咪达唑仑 2mg,顺利行气管切开。

【问题 2】如何避免异物取出过程中带来的二次损伤(包括急性大失血和损伤重要脑组织)?

【临床思路】

1. 术前运用影像学技术进一步明确钢筋周围毗邻的重要血管和神经组织,头颅 CT 三维重建已明确颅内经过的解剖组织,为确保钢筋在取出过程中损伤颈内动脉等大血管而危及生命,急诊行双侧颈外颈内动脉,双侧椎动脉全脑血管造影,未见明显血管破裂和造影剂外渗影像。

2. 积极做好应对大出血的预案。①充分显露颈内动脉,备好动脉瘤夹等血管手术器械;②血管栓塞介入团队待命;③麻醉医师做好血流动力学监测和容量管理准备。

为避免加重神经组织损伤采取:①选择自钢筋入颅的入口方向拔出;②将钢筋的颅外部分截断,减少损伤。

【问题 3】如何做好对颅内压的控制,确保脑松弛?

【临床思路】

1. 从颅内容物的四大组成部分(细胞、液体、脑脊液和血液)来看,麻醉医师可以用麻醉技术和麻醉药物处理除细胞和脑脊液外的成分来控制 ICP(这两部分由外科医师切除或引流)。针对液体部分(细胞内液和细胞外液)可以采用利尿药和激素的办法。可供选择的药物包括渗透性利尿药甘露醇(0.25~1g/kg)和袢利尿药呋塞米,前者在神经元和神经胶质细胞周围形成渗透压梯度,而呋塞米影响细胞外液,加速血管内水的排出,维持该梯度。已经证实激素可减轻脑水肿及降低肿瘤引起的血-脑屏障通透性增加,减轻脑水肿,但近年来成年 TBI 患者中使用激素是否有利已受到更多质疑,是否会改变传统观点尚需更多临床证据。

2. 血液分为两部分,动脉血和静脉血。

针对动脉血:①选用对脑血管具有收缩作用的麻醉药物,临床上除氯胺酮外所有的静脉麻醉药均有一定程度的脑血管收缩作用,前提条件是这些药物能维持血流动力学的稳定;已经证实所有的吸入麻醉药均能抑制脑代谢率(cerebral metabolic rate,CMR),对脑血流量(cerebral blood flow,CBF)的作用呈剂量相关性,低于 1MAC 对脑血流量无影响,超过 1MAC 直接扩张脑血管,增加脑血流量;其扩张脑血管的顺序为:氟烷>恩氟烷>地氟烷>异氟烷>七氟烷。②维持 $PaCO_2$ 和 PaO_2 正常水平。

针对静脉血,可采用促进颅内静脉回流,降低毛细血管有效滤过压的方法,包括:①充分的肌肉松弛,小潮气量降低气道压;②抬高头位,防止颈部极度扭曲;③避免血浆渗透压明显下降;④围术期避免呛咳和气道痉挛的发生。

【问题 4】对颅脑创伤患者而言,麻醉医师如何维持适宜的血压?液体管理策略如何?

【临床思路】

1. 临床观察证实 TBI 患者预后不良与轻度低血压和低氧血症有关,这与损伤后 2~3d 患者部分脑区血流量降低及脑血管的自主调节功能受损有关。脑灌注压(cerebral perfusion pressure,CPP,CPP=MAP−ICP)小于 70mmHg 时,脑灌注开始下降。维持 CPP 在 60mmHg 或略高的范围是最可能被大家广为接受的数值。结合成人颅内压正常值(5~15mmHg),建议围术期维持 MAP ≥ 65mmHg。

2. 液体管理中关于液体选择的重要原则是防止血浆渗透压降低,力求避免胶体渗透压明显降低。临床目标是维持正常的血管内容量,以作为维持 MAP 和 CPP 的辅助部分。避免输注含糖液,因其低渗可加重脑水肿,TBI 患者的血糖应控制在 5.6~10mmol/L;乳酸林格液虽是一种低渗液,但它有效地补充了血容量和第三间隙及隐性丢失量,因此当需要输注大量液体时(大出血或多发伤),可采用 1:1 交替输注乳酸林格液和生理盐水。重度 TBI 患者,使用白蛋白会增加患者的死亡率;神经外科手术慎用含淀粉类胶体液,尤其是超剂量输注,因其会影响凝血功能;到目前为止,还没有令人信服的证据证实高张液体能改善外伤患者的预后。与病情稳定的危重患者的 70g/L 血红蛋白要求相比,TBI 患者建议维持血红蛋白在 90g/L 以上。总之,液体管理过程中,既要维持正常血容量状态,又要防止血浆渗透压下降,除了容量,质量更重要,只要能维持内环境的稳定,避免矫枉过正,细胞就能正常发挥功能,组织修复就有条件,预后就会好。

【问题 5】麻醉医师如何正确理解过度通气技术?

【临床思路】

1. 长期以来,控制性低碳酸血症曾是颅脑外科手术中控制颅内压增高的常规方法之一,其原理是低碳酸血症常伴有脑血流量和脑血容量减少,从而导致颅内压降低或脑松弛。但是麻醉医师必须考虑两个顾虑:第一,低碳酸血症引起脑血管收缩效应可导致脑缺血风险;第二,低碳酸血症降低脑血流量和颅内压的效应短暂。不应将过度通气列为每一个"神经外科手术麻醉"的常规方法。过度通气的确切适应证:①颅内压增高和不确定;②需要改善术野的状况;③同时存在这两种情况。

2. 对于已经使用过度通气,$PaCO_2$ 已处于 23~25mmHg 时,再加深过度通气有造成肺组织出现气压伤的危险。TBI 患者在过度通气时,脑血流量低的区域更易受损。脑创伤基金会特别指出,"不推荐"预防性使用,在 TBI 后的第 1 个 24h 内常存在脑血流量显著下降,应避免使用过度通气。TBI 患者应选择性使用过度通气,维持轻度过度通气使 $PaCO_2$ 在 30~35mmHg,维持颅内压 <20mmHg。

【问题 6】麻醉前监测血气,提示 pH 7.30,K^+ 2.8mmol/L,PaO_2 199mmHg,$PaCO_2$ 35mmHg,HCO_3^- 22mmol/L,BE −3mmol/L。此时,血气分析结果提示什么问题?如何处理?

【临床思路】

1. 首先确认血气分析结果真实准确。该血气分析提示代谢性酸中毒和低钾血症。应该积极纠正患者的低钾血症,同时可以适当提高患者的平均动脉压,维持较好的组织灌注,改善组织酸中毒。

2. 患者酸中毒的情况下仍出现低钾血症,说明低钾的程度已十分严重,可能与受伤后呕吐、入院后积极利尿措施等有关,需要先补钾再纠正酸中毒。

补钾简易公式:10%KCl(ml)=(目标钾 − 实测钾)× 体重(kg)× 0.15

纠正酸中毒简易公式:5% 碳酸氢钠注射液(ml)=BE 的绝对值 × 体重(kg)/3

实施时宜在血气监测下分步完成,避免矫枉过正。

知识点

颅内压增高、脑损害、意识障碍、易合并呼吸或循环系统的异常、内环境紊乱等是颅脑创伤患者的主要病理生理改变。降低颅内压,提高脑的灌注压,保证脑组织细胞有充足的血供和氧供形成有效脑保护、防止二次脑损伤是核心。复合伤时要处理好脱水利尿与容量复苏的矛盾。

案例二 颈椎及脊柱创伤患者的麻醉

【病历摘要】

患者男,56 岁,体重 75kg,身高 172cm。高处坠落伤后高位截瘫 1d,入院诊断"$C_{3~6}$ 骨折,颈髓损伤伴高位截瘫"。已行颅骨牵引颈椎、颈托制动,拟在全身麻醉下行"后路颈椎切开减压内固定术"。既往高血压病史,最高 150/95mmHg。动脉血气分析:pH 7.36,PO_2 62mmHg,PCO_2 55mmHg。胸部正位片:双侧肺纹理增多,考虑肺部感染。其余检查未见异常。平车推入室,入室血压 97/64mmHg,心率 56 次/min,SpO_2 92%,呼吸 23 次/min,听诊双肺呼吸音粗。患者精神状态欠佳,沟通尚可。

【问题 1】对于脊髓损伤患者,麻醉前评估的要点有哪些?

【临床思路】

1. C_5 节段以上神经功能缺失的患者伴有膈肌功能不全,腹式呼吸功能缺失:①询问患者是否有呼吸困难症状,通过患者咳嗽和腹式、胸式深呼吸情况,结合血气分析明确对呼吸功能的影响;需排除鉴别血气胸等其他原因引起的呼吸困难。②全面检查患者脊髓损伤(spinal cord injury,SCI)的感觉运动平面;与外科医生沟通解读 MRI 结果,分析脊髓损伤位置与严重程度及可能的预后。

2. 高位脊髓损伤患者心血管系统的自我调节功能降低,心率和血压的波动幅度加大。$T_{4~6}$ 以上节段脊髓损伤后,由于心脏加速纤维的去支配化,副交感神经无对抗而张力过强,患者损伤平面以下的刺激可引起损伤平面以下的血管广泛扩张及高血压,表现为头痛、多汗、心脏收缩力减弱、心动过缓或心动过速及其他症状(神经源性休克),即为自主神经反射不良(autonomic dysreflexia,注意与"脊髓休克"区别,后者指神经反应的丧失)。高于 T_6 平面的 SCI 患者中发生率为 20%~70%,低于 T_6 平面的 SCI 损伤并不导致类似症状。这种情况需与血容量不足引起的低血压鉴别,建议做补液试验。

【问题 2】如何选择气管插管方式,应注意什么?

【临床思路】

1. 气管插管时,患者头后仰主要影响 C_5 以上,而对 $C_{5~7}$ 影响较小。对于稳定性颈椎损伤,如果无其他困难插管的因素存在,选择手法轴线固定下直视插管,即由一名助手以双手按托患者双侧乳突并持续向头端轴线牵引制动,将枕骨固定在背板上保持脊柱轴线稳定直至插管结束,另一助手压环状软骨。保护颈椎的颈托后半部分仍然保留,以限制寰椎轴线伸展。

2. 在紧急情况下及脊柱情况不明、意识不清、烦躁、低氧血症患者,可在保持颈椎轴向稳定的前提下直接行喉镜下气管插管。建议在缺氧引起患者烦躁和不配合之前行早期气管插管。

3. 对于手术室内清醒合作的患者,有多种方法可以选择。临床中最常用的技术是清醒状态下纤维支气管镜引导气管插管,对颈椎活动影响最小,也是最安全的插管方法。在比较直接喉镜、视频喉镜、纤维支气管镜检查、经鼻盲探或气管造口术对已知颈椎脊髓损伤患者的研究中,未发现神经功能恶化与插管方式有相关性,也没有确切证据证实直接喉镜插管可加重患者的不良预后。建议使用最熟悉的器械和技术,关键是在对颈椎移动最小的情况下成功插管。

4. 高位颈髓损伤后可以出现气管反射异常,刺激气管后易引起心动过缓,如同时合并缺氧可致心搏骤停。故插管前须充分供氧及完善咽喉部表面麻醉。

5. 气管插管不宜过浅,导管的固定一定要牢靠,绝对避免导管脱出,也不能发生导管扭折。在改变体位的前后都要听诊,以确保导管位置正确。

【问题 3】该患者的麻醉管理应注意什么?

【临床思路】

1. 体位变化的影响和风险 患者从推车到手术床以及实施俯卧位手术时的体位变化,一方面容易加重颈椎创伤患者的损伤,另一方面体位变动易导致循环不稳定。所以体位变动时通常使用颈托固定患者、多人平移的方法转运患者。为了减轻体位变化引起的低血压,在变换体位前还应补充容量;俯卧位下还要特别关注眼球、口唇鼻的压伤,以及保护腋窝臂丛神经和尺神经等。

2. 呼吸管理 麻醉期间应监测有效通气量、气道压、$ETCO_2$、SpO_2 及血气分析,如发生通气不足、气道压过高或氧合障碍,应迅速查明原因,如气管导管脱出、过深或扭折,或气道分泌物过多等。在俯卧位时,胸腹部受压可限制胸廓的扩张,使肺活量和功能残气量降低,严重时可导致 CO_2 蓄积和低氧血症。

3. 循环管理 建立有创动脉血压监测。俯卧位时可压迫下腔静脉使静脉血回流受阻,这不仅使心排血量降低而影响血流动力学稳定,同时下半身的静脉血通过椎旁静脉网经奇静脉回流,使脊柱手术的术野严重淤血,渗血明显增加。SCI患者血管代偿能力减弱,不能耐受失血,所以既要防止输液过量又要注意循环灌注不足。纠正血容量不足,维持SCI患者较高的MAP(≥ 85mmHg),适量使用皮质激素及利尿药可减轻炎症反应和脊髓水肿,有助于恢复神经功能。

4. 全身麻醉用药方面 应避免使用琥珀胆碱,因为去极化过程可促使细胞内钾大量释出而引起高血钾。

5. 术中应警惕自主神经反射不良 表现为突发高血压(收缩压可迅速增至200mmHg以上)、心律失常(心动过缓、心动过速、传导阻滞、窦性停搏等)、皮肤变化(损伤平面以下出现血管收缩皮肤苍白,损伤平面以上则血管扩张、充血、多汗)、心肌缺血、心肌梗死、急性左心衰竭、鼻充血、癫痫等,需立即处理,措施如下。①去除不良刺激:停止手术,如果允许,解除各种腔内压,如放空膀胱、去除腔镜;②加深麻醉:全身麻醉患者,静脉注射丙泊酚或加大吸入麻醉药浓度;③取头高位:适当抬高头位,利用体位降低血压;④纯氧吸入:增加吸入氧浓度(FiO_2),直至自主神经反射不良消失;⑤应用血管扩张药:使用快速起效、短效的扩血管药(尼卡地平、硝酸甘油、硝普钠),以避免AD消失后的低血压;⑥治疗心律失常(β受体阻滞药、抗胆碱类药等)及心肌缺血(输注硝酸甘油)。

6. SCI患者术中需监测脊髓功能 常用两种方法即躯体感觉诱发电位(somatosensory evoked potential, SEP)和"唤醒试验"。强效吸入麻醉药使SEP的潜伏期明显延长,幅度下降,且随吸入浓度的增加抑制作用增强。静脉麻醉药对SEP的影响较小。但是严重的低血压和休克会明显抑制SEP。SEP主要显示脊髓背侧的功能,而脊髓前动脉的血流减少会造成脊髓腹侧部缺血,有时SEP就监测不到。为了弥补SEP的不足,可施行"唤醒试验":维持较浅的神经肌肉阻滞程度(即四个成串刺激中T_1、T_2、T_3或T_1、T_2存在)。不给予肌松药及强效吸入麻醉药。唤醒患者时听从指令,活动手和脚,如此可推断脊髓没有受到严重的缺血损害。试验完成后必须立即用静脉麻醉药加深麻醉。如使用强效吸入麻醉药维持麻醉,唤醒患者可能要延迟到停药后30min。手术中一般不进行肌松药和芬太尼类药的拮抗,因为这会导致患者在手术台上出现突然惊醒和危险的躁动。"唤醒试验"需暂停麻醉和手术,可增加气管插管脱落的机会,且对小儿、精神病患者和不合作的患者不能应用。推荐使用运动诱发电位(motor evoked potential, MEP)监测,它不仅对脊髓前动脉缺血能更好地显示,还避免了唤醒试验的烦琐和危险。

【问题4】患者术后呼吸支持的指征是什么?是否考虑带气管导管转入ICU行支持治疗?

【临床思路】

C_5节段以上神经功能缺失的患者基本都需要通气支持,因为患者伴膈肌功能不全;即使C_5以下仍应警惕脊髓水肿向上蔓延的可能。结合麻醉前心肺功能评估、术中情况、脊髓功能监测情况、与外科医生沟通等综合评估是否继续呼吸支持治疗;对于高危脊髓损伤患者,术后不拔管入ICU继续加强监护和呼吸支持治疗是比较安全的选择。骨折内固定术后及神经源性休克稳定后,不完全性脊髓损伤患者,如果自主呼吸恢复良好可以考虑拔除气管导管。

知识点

颈椎及脊柱损伤易引起呼吸、循环、自主神经反应改变及内环境紊乱。术前需准确评估损伤,在诱导和气管插管环节采取保护措施,术中合理精细地实施麻醉、给予必要的监测和恰当的处理,以维持血压、容量状况、组织氧合,稳定内环境,以及使用利尿药及皮质激素来减轻炎症反应和脊髓水肿,最终达到保护脊髓损伤这一核心目标。

案例三 胸部创伤患者的麻醉

【病历摘要】

患者男,64岁。因暴震伤后全身多处疼痛,右上肢开放伤合并活动障碍6h急诊入院,请骨科及胸外科会诊后送入手术室,拟行"胸骨骨折清创缝合 + 右腋窝血管神经探查术"。一般情况:神清,不能平卧,明显呼吸困难。血压 105/61mmHg,心率 106 次/min,SpO$_2$ 82%,持续吸氧 SpO$_2$ 93%。查体:胸骨柄处可见大小 2cm 的破口,内可见胸骨骨折,有气泡逸出,双侧颈部、胸部及颜面部广泛皮下气肿,双肺呼吸音低。右外上胸壁异物。急诊科纤维支气管镜提示:气管、隆突黏膜未见异常,可见少量血性分泌物,左侧支气管开口处轻微塌陷,右侧支气管开口处未见异常;胸片结果提示右侧气胸(10%)、双侧颈胸部广泛皮下气肿及左锁骨中段骨折。入室后立即常规监测,面罩给氧,行有创动脉监测。

【问题 1】该患者的主要病情特点是什么?

【临床思路】

1. 呼吸功能障碍及插管困难 胸骨、肋骨骨折破坏胸廓的生理完整;血胸、气胸可破坏胸膜腔的负压机制;肺泡破裂、气管及支气管断裂等严重影响通气、换气功能,导致严重的低氧血症及高碳酸血症,危及生命。该患者呼吸困难原因未查明,尽管纤维支气管镜检查未发现气管断裂,但患者颈胸部广泛皮下气肿,高度怀疑存在气管断裂的可能。如果盲目插管,有可能进一步造成气管损伤;颈胸部广泛皮下气肿可能使气道解剖改变造成插管困难。

2. 循环功能障碍 复合伤引起的出血,可导致严重的休克或循环障碍,并加重了呼吸障碍的严重性。

【问题 2】该病例如何进行麻醉前准备?

【临床思路】

1. 对胸部创伤患者,病情复杂,不要急于麻醉,应进行伤情及一般情况评估,并针对具体情况进行急救处理,常需要多学科协同救治。在诊断不明确时应请耳鼻喉科、胸外科等相关科室联合诊治,完善相关辅助检查。

2. 麻醉前应准备好麻醉抢救器材及特殊插管器材。

【问题 3】经会诊,查明该患者存在气管损伤,应如何进行麻醉前处理?

【临床思路】

1. 对疑有肺、气管及支气管损伤者,麻醉前应详细询问病史并行体格检查,气管、支气管断裂的患者往往是急性创伤入院,因其症状不明显或被其他症状所掩盖极易漏诊,漏诊率及误诊率高达 35%~68%。纤维支气管镜检查是早期诊断最重要和最可靠的手段,但有时未完全断裂的气管行纤维支气管镜检查并不易发现,本例就属于这种情况。

2. 仔细诊断气管和支气管损伤。存在以下情况应警惕气道损伤:①胸部创伤后短时间内出现极度呼吸困难、发绀、烦躁、咳泡沫血痰;②严重的纵隔和皮下气肿,并呈进行性扩大;③血气胸,胸腔引流管内持续大量气体排出,呼吸困难症状改善不明显;④有上胸部肋骨骨折,伤侧肺呼吸音低或消失;⑤胸部 X 线片出现"垂柳征",伤侧肺被压缩并向心膈角区下垂。侧位片中脊椎前缘呈现透光带是颈纵隔气肿的表现,是气管支气管损伤最早、最可靠的 X 线征象。CT 有助于气管支气管裂伤的诊断和定位,纤维支气管镜检查是早期诊断最重要和最可靠的手段,但也有学者认为急诊危重患者不适合行支气管镜检查。

3. 气管插管是该患者麻醉的难点,不宜盲目行气管插管,以免造成二次损伤。该患者在局部麻醉下行气管切开术,探查见气管环之间有"—"裂口,从裂口处插入螺纹气管导管。

4. 气道损伤麻醉处理方法有:①情况不明时麻醉诱导应尽量保留自主呼吸,不能草率使用抑制呼吸的麻醉药物。②气管破裂位于主气管颈段且能暴露气管破口的,可从破口处插入气管导管,气管、支气管插管后行单肺或双肺机械通气;气管破裂在主气管胸段或在左右主支气管的,优先选择插入双腔气管导管保证有效通气,同时也有利于外科开胸后手术。③情况不明的可在清醒下行纤维支气管镜引导插管,避免盲目插管造成的气管再损伤及广泛的颈胸部皮下气肿带来的插管困难。④以上方法仍然不能解决的,可在 ECMO 或体外循环帮助下完成气管插管。

【问题 4】该患者同时存在气胸,应如何进行麻醉前处理?

【临床思路】

1. 该患者有开放性气胸,应尽快封闭胸壁创口,变开放性气胸为闭合性气胸,并安放胸腔闭式引流。

2. 一般而言,胸部创伤患者合并血气胸的,宜在气管插管前完成胸腔闭式引流,以避免气管插管全身麻醉诱导和维持阶段加压呼吸时造成纵隔移位摆动、大血管扭曲而发生呼吸、心搏骤停。

【问题 5】如果发生张力性气胸,应如何诊断与处理?

【临床思路】

张力性气胸时胸壁、肺、支气管或气管上的创口呈单向活瓣,与胸膜腔相交通,吸气时活瓣开放,空气进入胸膜腔,呼气时活瓣关闭,空气不能从胸膜腔排出,因此随着呼吸,伤侧胸膜腔内压力不断增高,以致超过大气压,形成张力性气胸。

1. 张力性气胸的病理生理改变 ①伤侧肺组织高度受压缩,并将纵隔推向健侧,使健侧肺亦受压缩,从而使通气面积减少和产生肺内分流,引起严重呼吸功能不全和低氧血症;②纵隔移位使心脏大血管扭曲,再加上胸腔压力增高及常伴有的纵隔气肿压迫心脏及大静脉和肺血管(心包外心脏压塞),造成回心静脉血流受阻,心排出量减少,引起严重的循环功能障碍甚至心搏骤停等。

2. 张力性气胸的诊断要点 ①有明确的胸部外伤史;②病情严重,患者极度呼吸困难,发绀,脉率加快,烦躁不安,甚至窒息,和一般气胸有明显区别;③诊断性穿刺有高压气流冲出;④体格检查发现气管移向健侧,并可见伤侧胸部饱满,肋间隙增宽常伴有明显的皮下气肿,可波及胸部、颈部及面部,患者肺部叩诊呈鼓音,听诊呼吸音明显减弱或消失,部分可闻及哮鸣音;⑤麻醉中发生张力性气胸主要表现为气道压增高,胸廓无起伏,听诊呼吸音明显减弱或消失;⑥胸透或胸片可见患侧肺萎缩,胸腔内大量积气,气管或心影向健侧移位。

3. 张力性气胸的处理 急救治疗原则为立即排气,降低胸膜腔内压力,具体方法:①在紧急状况下,可用粗针头在伤侧第二肋间锁骨中线处刺入胸膜腔,有喷射状气体排出,即能收到排气减压的效果;②张力性气胸的正规处理是在积气最高部位,放置胸膜腔引流管(通常是第二肋间锁骨中线),连接水封瓶,有时需用负压吸引装置。

【问题6】该患者拟在全身麻醉插管下完成手术,应如何进行麻醉选择及处理?

【临床思路】

1. 由于胸部外伤病情较复杂,且常需开胸手术,故一般采用全身麻醉。气管或肺损伤按照上述气道损伤方法处理,大咯血的患者最好选择清醒气管插管。全身麻醉宜选用对心血管抑制轻的全身麻醉药。

2. 此类患者引起呼吸循环障碍的因素较多,术中严密监护,继续维护呼吸和循环功能。本例患者先行插管后立即给予麻醉诱导药物,术中保证血流动力学的稳定及气道的通畅,监测血气并根据其结果补液、输血、维持水电解质平衡。

知识点

胸部创伤如不涉及心脏及大血管损伤,核心是建立可靠气道、维持可靠通气,重建或恢复气道及肺的正常生理功能,保障组织氧供。

案例四 心脏外伤患者的麻醉

【病历摘要】

患者男,25岁,体重80kg,身高180cm。主因"胸部刀刺伤6h"急诊入院。心脏外科会诊后诊断为:刀刺伤,心包积血。拟行开胸探查止血术。术前访视患者神情淡漠,呈嗜睡状态,可呼应;颈静脉怒张。听诊:心音遥远;左侧呼吸音弱,右侧呼吸音清。查体:可见左侧腋前线与第四肋间有一约3cm大小的伤口,未扪及桡、肱动脉,颈动脉搏动细速。既往无特殊病史。术前检查,血常规:血红蛋白114g/L,血小板174×10^9/L;心脏彩超(急诊床旁):心动过速,心包积液(大量),左心室收缩功能减低。患者入室:呼吸30次/min,SpO$_2$88%,心率145次/min,给予面罩吸氧,行有创动脉压监测,血压78/48mmHg(左侧股动脉);紧急建立静脉通路,给予500ml乳酸钠林格液。

【问题1】结合患者目前情况,考虑最可能发生了什么? 是否急需手术?

【临床思路】

1. 患者最有可能发生了心脏压塞,心脏压塞时表现为胸闷气短、头晕嗜睡、导联低电压、奇脉、心动过速、颈静脉怒张、心音遥远、低血压,患者已有以上特征性表现。并且心脏彩超提示:大量心包积液。

2. 患者心脏压塞,已有休克表现,随时有生命危险,所以应尽快手术治疗。

【问题 2】心包腔生理状态下的容积是多少？作用？心包积液量快速达到多少时会出现压塞症状？

【临床思路】

1. 心包腔生理状态下的容积是 15~50ml。心包积液的作用是缓冲体外撞击等对心脏的影响；降低心脏运动时的阻力；阻碍周围器官对心脏的感染。

2. 心包腔可容纳 80~100ml 快速集聚的液体，当快速增加超过 150ml 后，可导致心脏压塞。

【问题 3】我们还应该排除哪些方面的损伤？如果合并肺损伤，形成血胸、气胸或张力性气胸时可以诱导插管吗？为什么？

【临床思路】

1. 应明确是否有大血管的损伤及是否有血气胸、张力性气胸等。

2. 如果合并肺损伤，形成血胸、气胸或张力性气胸时不可以诱导插管，必须先行胸腔闭式引流，才可以诱导插管，因为正压通气可加剧胸膜腔积血积气和纵隔移动，降低心肺功能，严重时导致心搏骤停。

【问题 4】心脏压塞未解除前怎样维持循环稳定？

【临床思路】

主要以血管活性药物维持循环，辅以适量扩容，但不可快速扩容，以免加重心脏负荷，进一步加重心脏压塞，甚至导致心搏骤停。

知识点

心脏及大血管损伤极易引起心律失常、心脏衰竭、心脏停搏，导致患者急性死亡。建立绿色通道、第一时间启动急救及手术干预至关重要。

案例五　腹部创伤患者的麻醉

【病历摘要】

患者男，15 岁。因车祸致腹部疼痛 8h 入院，入院诊断：闭合性腹部损伤、肝脾破裂待查，失血性休克。既往无特殊病史。急诊行"剖腹探查术"。一般情况：患者神志清醒，贫血貌，血压 107/55mmHg，心率 145 次 /min，SpO_2 99%。入室后立即常规监测，吸氧并行中心静脉穿刺及有创动脉穿刺测压。

【问题 1】腹部创伤患者应如何进行麻醉前准备？

【临床思路】

1. 全面估计一般情况和伤情，除进行一般麻醉前准备外，应行有创动脉监测及中心静脉插管，必要时准备自体血液回收装置。

2. 腹部创伤内出血者，手术治疗越早越好，应在输血输液的同时做好术前准备。

【问题 2】如何进行麻醉方式及麻醉药物选择？

【临床思路】

1. 对于病情较轻、一般情况较好的患者，例如腹部单纯胃肠损伤、其他并发伤较轻的可选用连续硬膜外麻醉；对于休克较重、病情复杂严重的多发性创伤一般选用全身麻醉。

2. 本例患者选用全身麻醉。全身麻醉的关键在于诱导平顺和防止反流误吸，使用对循环抑制较轻的依托咪酯、芬太尼、羟丁酸钠、氯胺酮等全身麻醉药物。

【问题 3】该患者系失血性休克代偿期，术中探查提示肝脾破裂，应如何进行液体复苏？

【临床思路】

1. 以肝脾破裂为主的腹部多发性创伤临床表现中以休克最为危重和常见，麻醉管理的重点在于消除休克诱因的同时抗休克处理。监测动脉血气，正确估计失血量，并严密注意术中动态失血过程。

2. 该类患者的液体复苏必须分两个阶段加以考虑。①早期：患者还存在活动性出血。早期的液体复苏比较困难，由于积极补液存在使出血加剧及危险期延长的风险，因此必须将之与持续低灌注所带来的风险进行权衡。限制使用液体对活动性出血有益，在活动性出血期仅将灌注压维持在缺血阈值之上，通过减少复苏液体的应用，就可以最大限度地发挥自主止血作用并增加长期存活率。限制性液体复苏可以减少出血量，延长生存时间,提高生存率,改善预后。②后期:所有出血均已被控制。后期复苏的最终目的是补充足够的液体,使患者的氧输送能力达到最佳。

3. 大量输血的风险有:①凝血功能障碍与弥散性血管内凝血;②酸碱代谢紊乱;③低体温;④输血相关性急性肺损伤;⑤输血相关性循环超负荷;⑥低钙血症、高钾血症;⑦其他:过敏、经血传播性疾病、非溶血性发热反应等。

知识点

腹部创伤重点

包括:①实质器官和血管损伤引起的失血性休克;②空腔器官损伤引起的脓毒症性休克、微循环障碍;③上述两种情况的复合;④后期继发远隔器官损伤及大量血液输注等相关治疗引起的合并症。

案例六 严重多发性创伤患者的麻醉

【病历摘要】

患者男,26岁。因车祸致腹痛、肢体活动障碍5h入院,入院诊断:闭合性腹部损伤、肝脾破裂待查;失血性休克;全身多处骨折。既往无特殊病史。患者入院时血压测不出,已在急诊科进行抗休克、输液及对症治疗。入室一般情况:患者神志淡漠,贫血貌,血压114/57mmHg,心率115次/min,SpO$_2$ 96%。

【问题1】该患者的病情特点及术前评估是什么?

【临床思路】

1. 该患者具有伤情危重、伤情变化迅速、休克、手术部位多及诊疗难度大等特点。

2. 对于严重多发性创伤患者,接诊时应有整体观念,通过对受伤情况的详细询问及仔细的体格检查,应对患者的病情形成全面的了解,并及时给出准确的伤情评估,避免出现漏诊或误诊。

3. 要建立多学科协同机制,建立完善的抢救流程,以挽救患者生命为首要原则。在治疗过程中坚持全面的观点,注意抢救的先后顺序和多学科协同性。麻醉科要充分发挥自己的优势,积极组织相关科室会诊,包括手术室内现场会诊,明确伤情和治疗方案。

【问题2】该患者拟在全身麻醉下行"剖腹探查及骨折清创缝合术",麻醉诱导及管理应注意什么?

【临床思路】

1. 术前认真访视患者,全面估计各大器官功能。患者失血量大,应尽快建立中心静脉输液通道。

2. 保护颈椎和维护呼吸道通畅,维持呼吸及换气功能。患者颈椎损伤情况不明,必须保证颈椎轴线原位不变的条件下进行紧急气管插管。多发伤患者视为饱胃患者,应预防插管时的反流误吸。病情危重,估计插管困难者,可保留自主呼吸清醒插管,有血气胸的应先行胸腔闭式引流。

3. 对于失血性休克患者应选择对循环抑制轻的药物。对于轻度休克患者,常采用静脉协同诱导。对于休克较重者,可选用氯胺酮诱导。对于可控性活动性出血,早期宜以输注液体为主,对于不可控大量活动性出血,宜尽早启动血制品输注,严密监测凝血功能。

4. 维持循环及控制出血量,控制出血量的同时严密监测血压、脉搏、尿量、周围循环、CVP及血气,及时调整输血、输液速度和血管活性药物。

5. 使用糖皮质激素、纠正酸碱水电解质紊乱、保温、保护肾功能及预防术后常见并发症等。

【问题3】患者在有创动脉穿刺置管成功后,行血气分析,提示重度贫血,该患者容量管理的重点是什么?

【临床思路】

1. 抢救休克的同时控制出血,维持循环功能是多发性创伤抢救的首要内容。充分、理想的液体治疗,不仅能维持机体细胞、组织及器官的结构和功能,而且明显降低并发症的发生率和病死率。传统的液体复苏目标是维持血压和保证尿量,并纠正由组织缺氧导致的代谢紊乱,故常以大量晶体和人工胶体作为复苏液体,并未将凝血功能障碍的防治与液体治疗相结合。

2. 对于具有高度凝血功能障碍风险的严重创伤性出血患者,应遵循损伤控制性复苏(damage control

resuscitation,DCR)的原则,迅速识别这类患者,并通过液体复苏纠正凝血异常、低体温和酸中毒。

3. 损伤控制性复苏重点强调凝血功能异常的问题,主要包括两个部分。①容许性低血压复苏:以维持收缩压在 90mmHg 左右为目的,防止血压过高,引起再次出血;②止血复苏:以血浆为主要复苏液体,恢复血管内容量,最大限度地减少晶体液的输入。

【问题 4】手术开始,发现患者体温降到 35.5℃,切口处渗血明显,同时血气分析提示代谢性酸中毒,该患者可能发生了什么问题,应如何处理?

【临床思路】

1. 该患者可能出现了凝血功能障碍、代谢性酸中毒和低体温,即"死亡三联征"。凝血是由多种因素调节、互相影响的复杂生理过程。它与低体温、酸中毒形成的恶性循环有很高的病死率。应对创伤患者的凝血紊乱作出早期诊断,早期治疗。

2. 低体温定义为中心体温 <35℃,是创伤后凝血机制障碍的确切病因。常规监测围术期体温,严重创伤患者体温 <36℃即应该高度重视。保持合适的室温,并用毛毯或 40℃的保温毯覆盖。静脉液体、血制品和冲洗水需要通过加温装置输入。呼吸机管道也需要加温到 40℃左右。对于已经发生低体温并凝血功能障碍的患者,应积极采用复温措施。迅速结束手术并临时关闭腹腔是积极复温的第一步骤。复温的目标是应在患者进入 ICU 的 4h 内,将体温恢复到 37℃。

3. 酸中毒定义为血 pH<7.35,组织灌注不足是创伤失血性休克时代谢性酸中毒的最主要原因。监测血气和乳酸清除率可判定,乳酸水平的动态变化是反映复苏进展的重要指标。应该每 4h 监测一次乳酸水平,直至连续 2 次监测值在 2mmol/L 以下。纠正酸中毒主要依赖于组织器官灌注的恢复。液体复苏的程度需要根据终末器官的灌注水平来判断,包括足够的尿量、重要生命体征的恢复及乳酸的清除等。进行液体复苏时,应谨慎选择液体的种类。对已经发生的酸中毒,可以用 $NaHCO_3$ 或三羟甲基氨基甲烷等纠正。酸中毒重在预防,酸中毒发生后再进行 pH 的纠正,是无法完全逆转已经造成的凝血机制损害的。

4. 常用于监测凝血、纤溶等的指标包括凝血酶原时间(prothrombin time,PT)、活化部分凝血活酶时间(activated partial thromboplastin time,APTT)、凝血酶时间(thrombin time,TT)、纤维蛋白原、血小板计数、D- 二聚体及纤维蛋白原降解产物等。这些指标的实验室检查通常需要 20~60min,并不能及时反映活动性出血患者的真实状况。血栓弹力图能够及时反映全血的凝血和纤溶水平,是比较理想的方法,而且有助于临床治疗。具有高度凝血机制障碍风险的严重创伤性出血患者,应遵循损伤控制性复苏的原则,强调以血浆作为创伤失血性休克最主要的复苏液体,甚至有时可以采用新鲜全血,对于需要大量输血的患者,可启动大量输血程序。

5. 大量输血的临床配比。①大量输血时,输注红细胞悬液 4U 后,应加输新鲜冰冻血浆(FFP),并且新鲜冰冻血浆与红细胞悬液的比例为 1∶1(或 2);严重创伤患者,当输注的红细胞悬液量 >3~5U 时,应尽早应用新鲜冰冻血浆。②大量输血时,早期输注高比例的新鲜冰冻血浆、血小板悬液可以提高患者的生存率,且降低红细胞悬液的输注量,推荐使用红细胞悬液∶新鲜冰冻血浆∶血小板悬液的比例为 1∶1∶1。

【问题 5】创伤患者复苏的终点是什么?

【临床思路】

1. 传统的复苏终点　是依据血压、心率和尿排量恢复正常作为判定复苏终点的标准,标准恢复正常后复苏即告终。存在问题:①大多数创伤患者实际上仅处于代偿性休克期,一般经过输血等措施容易使血压、心率、尿量恢复正常,但此时组织灌注不足则依然存在;②失代偿性休克经纠正后,代偿性休克、组织灌注不足仍然存在,表现为乳酸升高和混合静脉血氧饱和度降低。因此,对创伤患者应用传统的复苏标准去决定继续或停止复苏,大多数患者实际上仍处于代偿性休克状态,组织器官灌注不足,血流和组织氧合分布不均,内脏血管床收缩、血流减少,而心、脑氧需仍然很高。应用传统的复苏终点概念,是多器官功能障碍综合征死亡的原因。

2. 复苏终点新概念　创伤复苏终点是:氧债已经补偿,组织酸中毒已消除,有氧代谢已恢复。常用指标:①纠正氧债被认为是急性创伤休克复苏的终点之一。$\dot{D}O_2$:代表循环给予外周组织的氧运输率,反映总的循环功能。$\dot{V}O_2$:反映组织总代谢情况,代表在当时组织的氧量(不一定代表当时组织需要的氧量)。Biehor 选择的标准是:CI>4.5L/(min·m²),$\dot{D}O_2$>600ml/(min·m²),$\dot{V}O_2$>170ml/(min·m²)。②乳酸:血清乳酸水平是组织 $\dot{D}O_2$ 和 $\dot{V}O_2$ 失衡的间接反应,反映其低灌注和休克的严重程度。以乳酸 ≤ 2mmol/L 为标准,纠正血清乳酸的时间对于患者的存活至关重要。乳酸酸中毒比传统的血流动力学参数（血压和心排血量）更能预测患者的预后。乳酸水平正常化可作为复苏的终点。③胃黏膜内 pH：胃黏膜在休克时首先受影响，复苏后最后恢复组织灌溉的部位。胃黏膜内 pH（pHi）可用来反映总的内脏血管床的灌注情况，pHi 恢复正常标准为 >7.30。④碱缺失：碱缺失可准确反映休克的严重程度和复苏程度，能反映全身组织的酸中毒情况，甚至比 pH 更能反映休克后复苏对酸中毒减轻的程度，因此将正常碱缺失作为复苏的终点。

3. 以往严重创伤引起的急性 pH、K^+、乳酸、BE 等改变达到极限值时常被认为无法逆转，但随着监测技术和各种替代治疗手段的发展，积极、早期、坚持不懈的干预常常可带来转机，因此，在未确定进入终末状态时，不可轻易放弃救治。

知识点

严重创伤患者的救治，要在严密监测的基础上积极、早期启动干预及各种相应的器官支持替代治疗，核心是防止多器官功能障碍综合征（MODS）。要警惕凝血功能障碍、代谢性酸中毒和低体温，即"死亡三联征"的出现，可酌情实施损伤控制性复苏。

推荐阅读文献

［1］熊利泽，俞增贵，左志义 . 麻醉与围术期医学 (Textbook of Anesthesiology and Perioperative Medicine)(英文版)。北京：人民卫生出版社 , 2018.

［2］邓小明，姚尚龙，曾因明 . 2017 麻醉学新进展 . 北京：人民卫生出版社 , 2017.

［3］中华医学会麻醉学分会 . 2017 版中国麻醉学指南与专家共识 . 北京：人民卫生出版社 , 2017.

［4］邓小明，姚尚龙，于布为，等 . 现代麻醉学 . 4 版 . 北京：人民卫生出版社 , 2014.

［5］米勒 . 米勒麻醉学：第 8 版 . 邓小明，曾因明，黄宇光，译 . 北京：北京大学医学出版社 , 2016.

［6］LEWIS S R, PRITCHARD M W, EVANS D J, et al. Colloids versus crystalloids for fluid resuscitation in critically ill people. Cochrane Database Syst Rev, 2018, 8: CD000567.

［7］MARTIN C, CORTEGIANI A, GREGORETTI C, et al. Choice of fluids in critically ill patients. BMC Anesthesiol, 2018, 18 (1): 200.

［8］MOUNCEY P R, OSBORN T M, POWER G S, et al. Trial of early, goal-directed resuscitation for septic shock. N Engl J Med, 2015, 372: 1301-1311.

［9］SCERRATI A, DE ROSA S, MONGARDI L, et al. Standard of care, controversies, and innovations in the medical treatment of severe traumatic brain injury. J Neurosurg Sci, 2018, 62 (5): 574-583.

［10］MYBURGH J A, MYTHEN M G. Resuscitation fluids. N Engl J Med, 2013, 369: 1243-1251.

［11］RHODES A, EVANS L E, ALHAZZANI W, et al. Surviving Sepsis campaign: international guidelines for Management of Sepsis and Septic Shock: 2016. Intensive Care Med, 2017, 43: 304-377.

［12］SHIN C H, LONG D R, MCLEAN D, et al. Effects of intraoperative fluid management on postoperative outcomes: a hospital registry study. Ann Surg, 2018, 267: 1084-1092.

［13］MYLES P S, BELLOMO R, CORCORAN T, et al. Restrictive versus Liberal fluid therapy for major abdominal surgery. N Engl J Med, 2018, 378: 2263-2274.

［14］SELF W H, SEMLER M W, WANDERER J P, et al. Balanced crystalloids versus saline in noncritically ill adults. N Engl J Med, 2018, 378: 819-828.

［15］ABOU E, FADL M H, O'PHELAN K H. Management of traumatic brain injury: an update. Neurosurg Clin N Am, 2018, 29 (2): 213-221.

［16］KOVACS G, SOWERS N. Airway management in trauma. Emerg Med Clin North Am, 2018, 36 (1): 61-84.

（朱正华 董海龙）

第三十四章　烧伤患者的麻醉

Anesthesia for Burn

烧伤(burn)指热力所引起的组织损害,主要是皮肤和/或黏膜的烧伤,严重者也可伤及皮下和/或黏膜下组织如肌肉、骨、关节甚至内脏。烧伤无论在平时还是战时均较常见,以男性居多,男女比例约为3:1。以青年和小孩多见,随着年龄增长,发生率逐渐下降。夏季发生率最高,以中、小面积占多数,且以头颈、手、四肢等暴露部位居多。提高大面积烧伤的成活率和治愈率是提高烧伤总治愈率的关键。烧伤患者的死亡原因复杂,主要死因包括吸入性损伤、感染和器官功能衰竭。

一、烧伤患者术前评估的要点

1. 烧伤严重程度的分级　包括烧伤原因、受伤时间、烧伤面积及深度的评估、烧伤严重程度的分级、烧伤病程。

2. 一般情况评估　包括年龄、身高、体重等一般情况,既往病史、并发症、各系统功能、ASA分级、专科处置情况、禁食情况等。

二、烧伤的临床发展过程

一般将烧伤临床发展过程分为四期:体液渗出期、急性感染期、创面修复期和康复期。

体液渗出期一般在伤后6~12h快速进展,持续时间也依烧伤严重程度(毛细血管受损的程度)而异,一般在伤后24~36h渗出逐渐减少而停止,在严重烧伤亦可延至48h以上。在此期间,不但可以发生严重休克导致的死亡,还可发生全身感染、内脏损害甚至多器官功能障碍综合征。

急性感染期,指烧伤后短期内所发生的局部和/或全身的急性感染,一般在烧伤后1~2周。此时创面肉芽屏障未形成,全身系统器官功能尚未从严重休克打击后完全调整和恢复过来,因此烧伤越重、感染发生越早、越严重、病程越长,全身感染发生率越高,此期的主要矛盾是防治感染尤其是全身感染。

创面修复期,烧伤深度越浅,创面感染越轻,则修复越早、越快。

康复期,深Ⅱ度和Ⅲ度烧伤愈合后,均可能产生瘢痕,并可伴发瘢痕增生、挛缩畸形等。

三、烧伤患者的麻醉方法

1. 局部浸润麻醉和区域阻滞的优点及注意事项

(1)患者气道安全。

(2)血流动力学稳定。

(3)满足手术的需要。

(4)严格遵守各种区域麻醉的适应证和禁忌证。

2. 监护麻醉的优点及注意事项

(1)相关物品的准备。

(2)患者的选择。

(3)镇静深度的判断(镇静警觉评分)。

(4)药物选择。

3. 全身麻醉的优点及注意事项

(1)诱导关键在于评估气道,建立可靠的人工气道,尤其是对于饱胃患者、头面颈部烧伤患者、头面部电击伤患者、头面部烧伤后瘢痕愈合接受整形手术的患者。

(2)全身麻醉维持,尤其是手术时间长的患者,建议采用多种麻醉药物复合使用的平衡麻醉。

四、烧伤患者的麻醉特点

1. 评估烧伤面积、严重程度是术前评估的重要内容。

2. 常伴吸入性损伤。

3. 常存在困难气道。

4. 烧伤患者,尤其是大面积烧伤患者常常难以建立标准监测。

5. 烧伤手术失血量大、手术时间长,常需要循环支持。

6. 不同致伤原因引起的烧伤需要不同的麻醉处理方式,如电击伤不能采用椎管内麻醉、神经阻滞。

7. 内环境改变导致麻醉药物的药代动力学和药效学改变,对麻醉药的耐受性差,对非去极化肌松药的敏感性降低。

五、烧伤的常见并发症

常见并发症有:感染、全身炎症反应综合征、休克(低血容量性休克、感染性休克、心源性休克)、急性肺损伤、肺水肿、烧伤后肺部感染、烧伤后肺不张、烧伤后肺栓塞、烧伤后脑水肿、急性肾损伤、烧伤后肝损伤、多器官功能障碍综合征。

案例一　严重烧伤患者麻醉

【病历摘要】

患者男,24岁。因抢救火灾导致严重烧伤,Ⅱ度烧伤面积50%,Ⅲ度烧伤面积15%,患者意识清楚,入院后进行了积极的抗感染、液体复苏治疗,手术前一日血红蛋白78g/L,红细胞2.48×10^{12}/L,血小板156×10^9/L,白细胞11.8×10^9/L,生化检查、尿常规、粪常规、心电图、胸片、腹部超声等检查基本正常。在入院后48h后行早期切痂植皮手术。

【问题1】作为责任麻醉医师,你将如何进行术前访视、完善术前检查并签署麻醉知情同意书?

【临床思路】

1. 术前访视　包括患者的烧伤程度、烧伤部位、烧伤病程、烧伤分级、有无吸入性损伤、评估气道、循环是否稳定、肝肾功能是否正常、是否伴发感染、已经进行过哪些治疗。另需增加动脉血气分析检查,确定ASA分级。

2. 循环功能的评估　严重烧伤的体液渗出期,患者常处于低循环血流动力学状态,甚至休克;烧伤48h后,患者呈现高排低阻状态。

3. 呼吸功能评价　①有无吸入性损伤;②严重烧伤,尤其是头面部烧伤及昏迷患者,还需要判断是否有中枢性通气功能障碍;③判断是否有外周性通气功能障碍:胸部焦痂形成限制胸廓运动,呼吸道和呼吸道并发症可引起阻塞性通气功能障碍;④判断建立人工气道的难易程度。

知识点

烧伤严重程度估计

1. 估计烧伤面积的方法　①"中国九分法";②"十分法";③"手掌法"。

2. 烧伤深度的估计"三度四分法"　Ⅰ度烧伤(表皮角质层、透明层、颗粒层);浅Ⅱ度(伤及整个表皮和部分真皮乳头层);深Ⅱ度(真皮乳头层以下,残留部分网状层);Ⅲ度(皮肤全层,有时可以深及脂肪、肌肉甚至骨骼、内脏器官等)。

3. 我国烧伤严重程度分类法　轻度:总面积10%以下的Ⅱ度烧伤;中度:总面积11%~50%或深

339

Ⅱ度、Ⅲ度面积9%以下的烧伤;重度:总面积51%~80%或深Ⅱ度、Ⅲ度面积超过10%的患者,或烧伤面积不足51%但合并严重合并伤或并发症以及毁损性电损伤、磷烧伤等;特重度:总面积80%以上的烧伤。

4. 由于患者头面部严重烧伤,不具有法律上认可的完全行为认知能力。另因系工伤,需向患者家属及单位上级详细交代患者目前病情及麻醉相关风险,尤其是手术时间长、失血量大,可能发生休克、器官功能障碍、心搏骤停等危及患者生命,发生急性肺损伤导致术后拔管困难需呼吸机支持治疗等。麻醉知情同意书及相关文书须由入院时签署患者住院授权委托书兼承诺书的具有正常民事行为能力的人签署。

【问题2】应该如何进行术前准备及术前用药方案?

【临床思路】

患者术前禁食12h,禁饮8h,输注红细胞2U,血浆600ml,并备红细胞3U,血浆800ml。该患者由于烧伤导致外周静脉建立困难,选择开放中心静脉通道。术前用药:东莨菪碱0.3mg,吗啡5mg肌内注射。

【问题3】访视完成,该患者拟行全身麻醉,签署麻醉知情同意书后,制订计划。患者入室前,你应该完成哪些麻醉前准备?

【临床思路】

1. 常规准备麻醉机和工具、麻醉药品。

2. 准备困难气道相关物品。

3. 建立监测。①血压,当四肢无创测压部位均有烧伤时,或处于手术区域时,可建立有创动脉监测;②脉搏血氧饱和度,可选择手指、足趾、耳垂、鼻翼、嘴唇甚至咽部等部位;③心电监护,能引出心电图波形即可,心率、心律和ST-T等多项指标仍然具有临床意义;④呼气末二氧化碳浓度或分压,监测通气,也可反映循环功能和肺血流情况;⑤每搏量变异度(SVV);⑥心排血量(CO);⑦血管外肺水肿指数(EVLWI);⑧外周血管阻力;⑨动脉血气分析。

【问题4】患者入室后,发现血压为82/48mmHg,心率127次/min,脉搏血氧饱和度为98%(吸入氧气流量2L/min),去甲肾上腺素0.02μg/(kg·min)持续泵注,自主呼吸,神志清楚,痛苦面容。如何完成麻醉诱导,需要完善哪些监测?

【临床思路】

由于为污染手术,术中需要翻身,因此手术拟定在烧伤床上进行。同手术医师、巡回护士完成患者核对。由于患者面部烧伤,在清醒时不能直接将面罩罩于面部。麻醉诱导方案为:芬太尼2~4μg/kg,依托咪酯脂肪乳0.3mg/kg或丙泊酚2~4mg/kg,维库溴铵0.1mg/kg,患者入睡后,将面罩罩于口鼻处,托起下颌,开放气道,人工通气,待药物达到峰浓度后,插入气管导管,确认在气管内后,连接麻醉机,机械通气,调节呼吸参数,将$P_{ET}CO_2$维持在正常范围内;根据麻醉诱导后的血压水平调整血管活性药物用量和液体复苏治疗。监测SVV、EVLWI、SVR、肛温、尿量。

【问题5】经过上述处理后,患者生命体征平稳,外科医师洗手准备开始手术,作为麻醉医师,你将如何维持麻醉,如何进行术中麻醉管理?

【临床思路】

目前患者处于休克代偿期,根据SVV及外周循环阻力的改变进行液体复苏和血管活性药物的使用。维持重要器官灌注、减轻组织器官损伤。采用静吸复合麻醉维持:七氟烷0.75~1.30MAC,持续输注瑞芬太尼2~6ng/(kg·min),间断注射非去极化肌松药维持麻醉。术中给予抑酸药、止吐药等辅助药物。定期复查血气分析和血栓弹力图(TEG),维持内环境平衡及正常凝血功能。积极保温、维持体温在正常范围内。

知识点

烧伤后内环境紊乱引起药物代谢及药效学改变

烧伤患者对去极化类肌松药琥珀胆碱敏感性增强,需求量增加,而且当Ⅲ度烧伤面积达10%以上,应用琥珀胆碱可致短暂高血钾,引起致命性心律失常,因此,对于烧伤患者应避免使用琥珀胆碱。烧伤患者对非去极化类肌松药敏感性降低,需要量增加 1.5~3 倍,推荐采用肌肉松弛监测仪指导肌松药的应用。在使用肌松药时应考虑下列因素:①手术时间长短;②循环功能状态:避免选用有组胺释放作用的肌松药;③肝肾功能状态:烧伤如引起肝肾功能受损或多器官功能障碍者,宜选择不经肝肾代谢的肌松药,如阿曲库铵和顺式阿曲库铵;④烧伤手术的肌肉松弛要求不高,能满足气管插管、肢体制动即可,同时要考虑使用吸入麻醉药对肌松药的协同作用。

【问题 6】在手术进行到 4h 时,肛温下降至 33.6℃,此时应该如何处置?

【临床思路】

烧伤患者由于手术范围广,皮肤暴露面积大,加上渗出过多,处于休克状态,组织灌注差、液体复苏等均可引起体温下降。低体温是大面积切痂植皮术麻醉管理的一个重点。因此在手术开始前,需要在翻身床上垫上变温毯,术中根据体温监测情况调节变温毯温度,此时需要调高温度;使用加热的冲洗液对创面进行冲洗,使用液体加温仪对输入的液体、血液进行加温后输入;将室内空调温度调高,提升手术室环境温度;尽快结束手术,术后可以使用辐射台对体表加温或覆盖加温毯。

【问题 7】在仰卧位,完成了头面部、胸腹部等切痂治疗后,需沿矢状轴翻身 180°,应该如何翻身,有哪些注意事项?

【临床思路】

在手术前确定患者在术中是否需要翻身,如果需要,采用特殊的可自动翻身的手术床,只需摇动床就可将患者翻身 180°,在翻身过程中,由于突然的体位变动,可能造成血压下降。因此对血容量不足的烧伤患者,在翻身前要补足血容量,而且翻身过程要慢。翻身床的头颈部往往是悬空的,此时患者在麻醉状态下没有自我保护功能,需要保护好患者颈椎。翻身前使用颈托或麻醉医师扶着患者头部固定颈椎。除了头颈部外,四肢也要注意使用约束带固定,防止在翻身的过程中造成肢体损伤。同时,要注意各种通道及监测的连接。

【问题 8】手术进行到 5h 时,动脉血气分析发现 K^+ 6.7mmol/L,发生高血钾的原因、处理措施,对机体的危害有哪些?

【临床思路】

烧伤患者引起血钾增高的原因是多方面的,其中最重要的是细胞受损,细胞膜破裂,细胞内钾离子释放入血,引起钾离子升高,如果伴发酸中毒,则进一步加重高钾血症。高钾血症的处理原则:

1. 对抗钾离子的心脏毒性和降低血钾。立即静脉注射 10% 葡萄糖酸钙 10ml,在 5~10min 内完成。因钙的作用时间短,在静脉注射后,应持续静脉滴注。

2. 加快钾离子的排泄。静脉注射呋塞米等利尿药。

3. 促进钾离子向细胞内转移。25%~50% 葡萄糖溶液 60~100ml［胰糖比为 1:(2~3)］静脉注射,10% 葡萄糖水(胰糖比为 1:3)静脉滴注;或者泵注胰岛素 0.1U/(kg·h),每隔半小时监测 1 次血糖,避免低血糖发生。另外还可静脉滴注 5% 碳酸氢钠溶液。

4. 促进钾离子的重新分布。在常规治疗高钾无效的情况下可以使用 $β_2$ 受体激动药如特布他林等。

5. 对于伴肾衰竭或严重高血钾的烧伤患者,则应采用血液透析法移除体内钾。

【问题 9】手术结束前动脉血气分析发现:PaO_2/FiO_2=174mmHg,引起氧合差的原因是什么? 是否拔管? 是否考虑气管切开?

【临床思路】

氧合指数为动脉氧分压 / 吸入氧浓度(PaO_2/FiO_2),PaO_2/FiO_2<300mmHg 为诊断急性肺损伤的重要标准之一,PaO_2/FiO_2<250mmHg 为诊断急性呼吸窘迫综合征的重要标准之一,也是接受机械通气的患者是否能拔管的重要指标之一。该烧伤患者 PaO_2/FiO_2 为 174mmHg,提示肺氧合严重受损,因此应在烧伤重症病房继续接受机械通气,待氧合好转,方考虑拔管。此患者根据术前受伤情况如是否合并吸入性损伤,呼吸道水肿情况,手术面积及手术情况,术后呼吸道管理等综合考虑是否需要气管切开,也可将患者转入 ICU,试着治疗一段时间观察氧合指数是否有明显改善,如果改善明显可以不考虑切开;否则,建议切开,以便术后呼吸道的管理。

知识点

烧伤肺氧合功能障碍的原因

包括：①急性呼吸窘迫综合征；②烧伤后肺水肿；③烧伤后肺部感染；④烧伤后肺不张；⑤烧伤后肺栓塞。

案例二　瓦斯爆炸伤患者的麻醉

【病历摘要】

患者男，28 岁。矿井内瓦斯爆炸后 4h，头、面、颈、手等裸露部位烧伤，有鼾音，腹部膨隆，右侧肋缘压痛。B 超提示腹腔内有液性暗区，诊断性腹腔穿刺发现不凝血。血压 72/38mmHg，心率 136 次 /min，吸纯氧 4L/min，SpO_2 98%。怀疑肝脏损伤，拟急诊行腹腔探查术。

知识点

瓦斯爆炸的致病因素和伤情特点

1. 瓦斯爆炸的致病因素　主要有：①高热气浪；②超负荷引起的冲击伤；③中毒，瓦斯爆炸产生多种有毒气体。

2. 瓦斯爆炸伤的临床特点　①创面特点：烧伤以暴露部位多见，多为浅 Ⅱ 度烧伤；②创面污染严重，创面感染发生早、感染严重，清创困难；③休克的发生率高；④吸入性损伤常见；⑤一氧化碳和二氧化碳中毒常见，一氧化碳中毒常可引起精神症状、视力下降甚至失明等；⑥外周血白细胞急剧下降；⑦常合并爆震伤、挤压伤或四肢头颅伤等。

【问题 1】作为值班麻醉医师负责此急诊手术，你将如何评估该患者，并做何种相关检查及准备？

【临床思路】

1. 麻醉医师在接到电话后，立即到病房访视该患者。患者意识淡漠，病史由他人代述，受伤后，给予吸氧及输注乳酸林格液处理，补充查体发现胸部可闻及哮鸣音及湿啰音。综上患者目前的情况，ASA 分级为 V 级。向二线麻醉医师全面汇报术前访视结果后，制订麻醉计划。并嘱病房医师给予去白红细胞 8U，血浆 2 000ml，冷沉淀 10U。急查动脉血气分析。

2. 由于患者目前不具备法律上认可的行为认知能力，需向家属及单位领导（工伤）充分交代病情及麻醉风险性，目前及术中随后可能发生恶性心律失常、循环波动、心搏骤停、反流误吸、呼吸衰竭等危及患者生命。麻醉知情同意书须由入院时签署患者住院授权委托书兼承诺书的具有正常行为认知能力的"委托人"签字确认。

3. 由病房医师在监护、吸氧的情况下护送至手术室。在手术室进行患者交接，患者进入手术室后，连接心电图、无创血压、脉搏血氧饱和度，并通知二线负责医师到手术室，进行左侧桡动脉穿刺建立有创动脉压监测和右侧锁骨下静脉穿刺开放中心静脉通道，并建立外周粗大的静脉通道一条。

【问题 2】患者进入手术间，两条静脉通道分别输注去白红细胞悬液和血浆，去甲肾上腺素 0.02μg/（kg·min），血压 84/43mmHg，心率 137 次 /min，SpO_2 98%，呼吸急促，意识淡漠。需完善哪些监测？如何完成麻醉诱导？

【临床思路】

1. 与手术医师、巡回护士完成患者基本信息核对后，在局部麻醉下行桡动脉穿刺建立有创动脉及 SVV 监测，急查血气。

2. 考虑到患者极有可能合并吸入性损伤及饱胃，建议外科医师在局部麻醉下进行气管切开，插入气管导管，并确认位置正确。

3. 连接麻醉机后，准备好肾上腺素等各种急救物品，完成麻醉诱导，诱导药物选择对循环影响小的全身麻醉药,如依托咪酯,不释放组胺的肌松药和较大剂量的阿片类药物。

4. 诱导完成后血压下降可适当增加去甲肾上腺素的剂量,维持基本血压以满足重要器官的灌注。

知识点

瓦斯爆炸伤患者的创伤

瓦斯爆炸伤患者有闭合性创伤及开放性创伤两类,严重瓦斯爆炸伤患者,特别是多处创伤的患者,病情紧急、危重、复杂,多数需急诊手术治疗,因就诊时多已呈现休克,常需在抗休克治疗的同时进行手术,以挽救患者生命。

【问题 3】开腹后血压下降至 67/32mmHg,腹腔内大量血凝块和不凝血,探查发现左侧肝叶破碎,尚有不凝血流出,决定行左侧肝叶切除术。动脉血气结果提示为 pH 7.23,PaO_2/FiO_2 260mmHg,血红蛋白(Hb)53g/L,HCO_3^- 17mmol,乳酸(Lac)3.7mmol/L,作为责任麻醉医师,应该怎样维持麻醉及麻醉管理?

【临床思路】

患者确定为实质器官损伤,加快扩容速度,输注红细胞 4U,血浆 600ml,在活动性出血控制前血压不宜维持过高,以能满足重要器官功能的水平为准。液体复苏的同时要关注 SVV 和肺部情况,听诊注意肺部干湿啰音有无加重。纠正酸中毒,改善外周循环,保护器官功能,抑制全身炎症反应,抑制胃酸,保护胃黏膜。

【问题 4】在肝脏左叶切除后,检查肝脏切面无活动性出血及渗血,血压 107/62mmHg,窦性心率132 次/min,SpO_2 为 95%(FiO_2 50%),SVV 14%,CO 4.6L/min,气管导管内有白色泡沫痰,复查血气:pH 7.32,PaO_2/FiO_2=160mmHg,Hb 98g/L,K^+ 4.8mmol/L,Lac 2.7mmol/L,碳氧血红蛋白百分率(FCOHb)0.9%,此时可能发生了什么? 如何处理?

【临床思路】

此时患者氧合进行性下降,气管导管内有白色泡沫痰,术前患者已经存在氧合障碍,以及由于失血性休克进行了大量的输血、输液等处理,提示可能发生了急性肺水肿,应该嘱巡回护士统计出入量,听诊肺部是否有干湿啰音,一旦确定为急性肺水肿,则按急性肺水肿处理。

知识点

吸入性损伤的致伤因素主要有:烟雾、热力、一氧化碳中毒。肺间质水肿是吸入性损伤的病理生理学特点。

【问题 5】经过积极的处理,急性肺水肿症状有所好转,动脉血气结果提示,PaO_2/FiO_2=230mmHg。手术医师检查腹腔,无其他器官损伤,冲洗腹腔后准备关腹,缝合皮肤时发现,针孔处渗血严重,出血量 6 200ml。输注红细胞悬液 14U,血浆 2 600ml,胶体液 1 500ml,晶体液 2 000ml。此时可能发生了什么,如何处置?

【临床思路】

患者极有可能出现了凝血障碍,应急查血栓弹力图(TEG)和凝血 5 项,根据 TEG 结果判断凝血障碍的原因,针对原因进行处理。

知识点

稀释性凝血障碍

稀释性凝血障碍是指输血输液引起的稀释性血小板和凝血因子减少。创伤及其他因素也可造成凝血功能异常,包括低体温、酸中毒、组织低氧等均可引起凝血功能障碍。此时常常需要鉴定是消耗性凝血功能障碍还是稀释性凝血功能障碍,鉴别需要测定循环中纤维蛋白降解产物(FDP),如 FDP>10μg/L,应怀疑弥散性血管内凝血(disseminated intravascular coagulation,DIC),当 FDP>40μg/L,DIC 诊断成立。

【问题6】根据 TEG 结果判断为稀释性凝血功能障碍,补充相应血制品后,检查针孔无继续渗出,腹腔引流管引流量正常,复查 TEG 各项参数基本正常,复查动脉血气,结果显示:pH 7.38,PaO_2/FiO_2=230mmHg,Hb 92g/L,K^+ 4.6mmol/L,Lac 2.3mmol/L,FCOHb 0.7%,患者复苏期需要注意什么问题?

【临床思路】

患者存在吸入性肺损伤及肺水肿,氧合差,术毕不考虑拔管,送回烧伤重症监护病房继续机械通气治疗。待肺部情况好转方考虑拔管,在转运途中要给予足够的镇静、镇痛及肌松药,避免患者躁动、呛咳。

知识点

诊治瓦斯爆炸伤患者时的注意事项

注意事项包括:①代谢改变易致麻醉意外;②低蛋白血症:烧伤后大量蛋白从创面渗出,一般估计 24h 蛋白自创面丧失量为 1.2g× 体表面积 × 烧伤面积(%);③肝肾功能改变增加麻醉的风险;④肌松药代谢的改变:烧伤面积超过 40% 时,对非去极化类肌松药的敏感性降低,因此需要增加非去极化类肌松药的用量。严重烧伤引起细胞破坏,肌肉细胞破坏引起血浆钾离子增高,因此烧伤患者应慎用去极化类肌松药。

案例三　严重高压电击伤患者的麻醉

【病历摘要】

患者男,26 岁。被高压电击伤,入口为左手,出口为右侧腹股沟部,右侧股动脉、股静脉、股神经断裂,现场心搏骤停,行心肺复苏后恢复自主循环,经"120"送入院后收住烧伤科,拟在全身麻醉下行右侧股动脉、股静脉吻合术。

知识点

电　烧　伤

电烧伤有三种类型:电弧烧伤、电火花烧伤、电击伤。

电烧伤致伤因素:①电流的种类和频率;②电压;③电流强度;④身体对电流的阻力:通过组织的电流强度决定了损伤的程度,所以出口处损伤常常十分严重;⑤电流通过身体的途径:当电流穿过皮肤后,沿着血管和神经前进,使血管内膜细胞崩解,发生栓塞、继发性缺血和区域性坏死、神经损伤和神经功能障碍;⑥身体接触电流的时间。

全身性损害的特点:①易出现电烧伤休克;②心脏和呼吸系统功能紊乱;③易出现多种不同的神经系统损害;④腹部的电烧伤可导致肠穿孔、局部性膀胱坏死、胆囊坏死穿孔、腹膜后肌肉坏死伴局灶性胰腺坏死等;⑤电流引起深层组织大片坏死,大量肌红蛋白进入血循环后,可导致肾小管堵塞,甚至急性肾衰竭。

局部损害的特点:肢体电烧伤极易发生继发性筋膜腔综合征。

【问题1】该患者如何进行麻醉前准备及制订相应的麻醉计划?

【临床思路】

麻醉前评估,对患者的一般情况和伤情做全面估计,重视全身情况和重要脏器功能对麻醉的影响。术前用药以止痛、消除紧张恐惧心理,但以不引起血压下降、呼吸抑制为前提。麻醉前特殊处理:①纠正酸中毒:心脏停搏、呼吸抑制甚至停止,引起严重的代谢酸中毒;②增强心肌收缩力:心脏复跳后,心肌常处于松弛状态,收缩无力,血压难以回升,因此应当应用 β 受体激动剂增强心肌收缩力;③液体治疗:电烧伤的液体治疗应该按照挤压伤而非烧伤进行处理。对尿中含血红蛋白的患者,应该按照肌红蛋白尿治疗。对于曾经心脏停搏或心电图异常的电击伤患者,输液量应适当控制,以防输液过多加重心脏负担。

　　麻醉选择全身麻醉,因为电烧伤常有神经损伤,因此避免使用椎管内麻醉和神经阻滞麻醉。对于四肢电烧伤的患者,不能监测袖带血压,可以穿刺桡动脉或足背动脉监测有创血压。电烧伤后,患者全身反应严重,机体生命器官与神经内分泌系统功能贮备均已大量消耗,常常难以承受深麻醉及对呼吸、循环等抑制作用强的麻醉药物。然而进行股动脉、静脉吻合手术对麻醉要求很高,因此采用阿片类药物、非去极化类肌松药复合吸入麻醉的平衡麻醉方法,维持术中、术后循环稳定,预防心肌缺血。

　　【问题2】在初步排除胸腔、腹腔器官损伤后,决定急诊手术吻合右侧股动脉、股静脉,清除坏死组织,作为责任麻醉医师如何将患者转送至手术室?

　　【临床思路】

　　患者目前循环极不稳定,血压98/47mmHg,心率123次/min,呼吸32次/min,SpO$_2$ 99%(氧流量2L/min),肾上腺素1μg/(kg·min)维持,当责任麻醉医师接到急诊手术电话时,与手术医师联系,在手术医师陪同、生命体征监护及吸氧的情况下转送至手术室。在手术室门口完成患者交接。

　　【问题3】患者转入手术室后,你应该完成哪些麻醉准备?需要完善哪些监测?

　　【临床思路】

　　1. 与手术巡回护士、手术医师完成患者基本信息的核对,确认患者身份及手术方式无误。

　　2. 快速安置心电监护,包括心电图、无创血压、脉搏血氧饱和度,观察并记录患者入室时的基本生命体征。

　　3. 在二线麻醉医师到场的情况下,完成麻醉诱导,建立人工气道。

　　4. 进行有创动脉检测,开放中心静脉,围麻醉期还需监测呼气末二氧化碳分压、体温、中心静脉压、尿量,定期检测血气和凝血功能。

　　【问题4】麻醉诱导完成后,开始手术,手术过程中有哪些注意事项及如何完成麻醉管理?

　　【临床思路】

　　维持循环稳定,维护心脏功能、肾脏功能,如果出现血红蛋白尿或肌红蛋白尿,应及时碱化尿液,增加尿量,避免阻塞肾小管引起急性肾功能障碍。根据动脉血气结果调节酸碱代谢平衡,补充红细胞,根据TEG结果调整凝血功能。

　　【问题5】手术结束后,血压120/65mmHg,心率97次/min,SpO$_2$ 100%,中心静脉压8mmHg;复查动脉血气分析,结果为pH 7.32,PaO$_2$/FiO$_2$=450mmHg,Hb 90g/L,K$^+$ 5.3mmol/L,Lac 5.6mmol/L,患者复苏期应注意哪些问题?

　　【临床思路】

　　患者氧合正常,考虑到目前循环稳定,待患者完全清醒、自主呼吸恢复满意后,拔出气管导管,送回烧伤监护病房。

　　【问题6】患者送回烧伤病房,完毕后,围麻醉期应有哪些监测?

　　【临床思路】

　　患者仍然处于危险期,故应继续监测心电图、无创或有创血压、脉搏血氧饱和度、尿量,右足背动脉搏动、灌注情况,定期复查动脉血气分析、尿常规、肝肾功能等。因烧伤患者最易发生继发性出血,故在送回烧伤病房后,应重点关注血压。另外由于患肢坏死物质的吸收,甚至发生患肢坏死,引起肾功能损害,因此需定期检测肾功能及血气分析。

知识点

电烧伤的并发症

　　1. 急性肾功能不全　电流直接通过肾脏或肾血管受损、烧伤组织释放大量毒性物质、严重休克等均可引起肾功能损害。

　　2. 继发性出血　是电烧伤后最常见的并发症之一,出血时间多发生在伤后1~3周。

　　3. 气性坏疽　在各种原因引起的烧伤中,电烧伤并发气性坏疽者最多见。

　　4. 白内障

案例四　烧伤后瘢痕挛缩困难气道儿童的麻醉

【病历摘要】

患儿男,2 岁。烧伤后下颌与胸前形成瘢痕挛缩带,拟行整形手术。

【问题 1】烧伤后瘢痕挛缩困难气道患者如何进行评估?

【临床思路】

1. 术前评估　评估病史(有无气道切开史,有无心血管、呼吸系统疾病史)、口咽部(牙齿、张口度、咬唇试验),建议行头颈部及上胸部 CT,重点检查气道有无狭窄。

烧伤和整形手术患者呼吸道的病理改变,常给麻醉医师在气道管理上带来很多挑战。吸入性烧伤、口鼻烧伤后瘢痕挛缩致小口畸形或面颈部烧伤后颏胸粘连、气管切开史等都无法实施正常气管插管。因此头面部烧伤瘢痕愈合需要整形的患者在接受手术前必须进行全面的困难气道评定。

2. 烧伤后整形患者困难气道的原因　①瘢痕挛缩导致小口畸形或张口受限,喉镜无法置入口中暴露声门,甚至无法置入喉镜。②烧伤瘢痕挛缩导致鼻孔闭锁,可限制经鼻气管插管。③严重颏颈胸粘连所致的头颈部活动受限,使采用直接喉镜进行气管插管时三轴线无法重叠,不能满意地显露声门。④严重的颈部瘢痕挛缩或皮肤扩张器的埋置,难以在颈部进行外部压迫操作和逆行引导气管插管。⑤面颈部烧伤瘢痕挛缩患者同时合并有其他导致困难气管插管的因素,如小下颌、短颈、牙齿和面部发育异常等。⑥面罩通气困难,无法采用诱导后气管插管:面部瘢痕使面罩与皮肤密闭不良;颈部瘢痕使患者头后仰受限,上提下颌困难,无法解除舌后坠;小口畸形使置入口咽通气道困难;长期气管切开后导致的声门下狭窄。⑦清醒气管插管操作实施困难:大部分患者无法进行环甲膜穿刺注入局部麻醉药;患者由于多次手术,情绪常常极度紧张,拒绝清醒插管;严重面、颈部烧伤瘢痕挛缩畸形的患儿,可因不合作而无法实施清醒气管插管。

3. 气道评估　①病史:既往困难气道插管的具体经过、困难程度、插管技术进行了解和分析。②体格检查:鼻腔检查;口腔检查,重点检查有无小口畸形;颈部检查,注意瘢痕的程度、检查颈部伸展能力。③影像学检查。④睡觉有无打鼾情形。

患儿张口仅一横指,张口后仅可见舌前半部;由于 4 条下颌与胸前的粘连带,患儿头基本不能后仰,鼻孔严重变形,估计不能置入内径 4mm 的气管导管,颈部瘢痕形成,不能确定环甲膜的位置。

【问题 2】患儿在家长陪伴下被转运至麻醉准备间,未建立静脉通道,不能配合,如何处置该患儿?

【临床思路】

首先在保证呼吸的情况下给予患儿镇静,待患儿安静入睡后,建立生命体征监护和静脉通道,转运至手术室,再次评估气道,在可靠的人工气道建立之前,务必保留自主呼吸。

ASA 困难气道处理流程详见"第十六章气道控制及困难气道"。

按照要求准备相关困难气道物品后,在麻醉准备室给予患儿氯胺酮 6mg/kg 肌内注射,待患儿入睡后,建立静脉通道,转入手术室内,监测无创血压、脉搏血氧饱和度和心电图,将氧流量开至 6L/min,七氟烷开至8% 预充麻醉回路,采用潮气量法实施七氟烷诱导,在睫毛反射消失后,观察上呼吸道通畅情况,并选择适当的喉镜暴露声门,声门暴露满意,静脉注射阿片类药物,完成麻醉诱导,建立人工通气道。

采用七氟烷吸入诱导,逐渐加大七氟烷的吸入浓度(见七氟烷诱导),缓慢分次注射芬太尼 1~3μg/kg,务必保留患儿自主呼吸,待患儿意识消失后,采用可视喉镜暴露声门,插入内径 4mm 气管导管,确定气管导管位置正确后,加深麻醉。若经过反复尝试,气管插管均失败,有两种选择:①放弃手术,停止吸入麻醉药物,待患儿自主呼吸、意识恢复后,送回病房;②在局部麻醉和基础麻醉下行小口开大术,尤其是在紧急情况下,需行小口开大术,建立人工气道。

【问题 3】完成颈部粘连带松解后,包扎,复苏期有哪些注意事项?

【临床思路】

面颈部烧伤整形手术后气管导管拔出同插管一样需要慎重处理。一方面术前患者即存在困难插管或面罩通气困难,另一方面术后口腔的渗血、肿胀,头颈部厚重的敷料可能会加重呼吸道梗阻,也会增加插管和面罩通气的难度。因此,原则上应在完全清醒后拔除气管导管。

知识点

困难气道拔管指征

困难气道拔管指征：①患者完全清醒，对各种指令反应正确；②无肌肉松弛残余，抬颈或伸舌持续5s 以上；③满意的潮气量和呼吸频率；④呼吸空气时脉搏血氧饱和度大于 93%；⑤咽喉反射恢复正常。

手术结束后，停用所有的麻醉药物，在患儿清醒前，清理呼吸道，患儿自主呼吸恢复满意后，再次清理呼吸道，将患儿头偏向一侧，拔出气管导管。气管导管拔出后，患儿哭闹，将患儿转送至 PACU 后，监测生命体征，面罩吸氧，在患儿母亲的陪伴下，继续观察 30min 以上，患儿脉搏血氧饱和度在吸氧或未吸氧情况下，维持在 95% 以上，心率、血压平稳，确认患儿安全后，送回普通病房。

推荐阅读文献

[1] 杨宗成. 烧伤治疗学. 3 版. 北京：人民卫生出版社, 2006.

[2] Carl C H Jr. MAC should stand for maximum anesthesia caution, not minimal anesthesiology care. Anesthesiology, 2006, 104 (2): 221-223.

[3] HAN T H, LEE J H, KWAK I S, et al. The relationship between bispectral index and targeted propofol concentration is biphasic in patients with major burns. Acta Anaesthesiol Scand, 2005, 49 (1): 85-91.

[4] 陶国才. 烧伤外科手术麻醉. 北京：人民卫生出版社, 2009.

[5] 杨宗城. 吸入性损伤 // 黎鳌. 烧伤学. 上海：上海科学技术出版社, 2001: 153.

[6] HARBIN K R, NORRIS T E. Anesthetic management of patients with major burn injury. AANA J, 2012, 80 (6): 430-439.

[7] ANDERSON T A, FUZAYLOV G. Perioperative anesthesia management of the burn patient. Surg Clin North Am, 2014, 94 (4): 851-861.

[8] PRAKASH S, MULLICK P. Airway management in patients with burn contractures of the neck. Burns, 2015, 41 (8): 1627-1635.

[9] ANDREA S H, JOHN H, NARASIMHAN J. Advances in supraglottic airway devices for the management of difficult airways in children. Expert Rev Med Devices, 2016, 13,(2): 157-169.

[10] JOHN E F, AKIRA N, NARASIMHAN J, et al. Airway management complications in children with difficult tracheal intubation from the Pediatric Difficult Intubation (PeDI) registry: a prospective cohort analysis. Lancet Respir Med, 2016, 4: 37-48.

[11] MICHELLE T, ANGELICA A, JOHN H, et al. Pediatric airway management devices: an update on recent advances and future directions. Expert Rev Med Devices, 2018, 15 (12): 911-927.

（鲁开智）

第三十五章　休克与麻醉

Shock and Anesthesia

休克(shock)是指一种急性循环功能不全综合征,系由于机体有效循环血容量减少、心排血量不足或外周血液分布异常,致使组织灌注不良、细胞供氧不足、代谢异常,严重时可造成生命重要器官的功能丧失甚至机体死亡的病理生理状态。休克的核心问题是有效血容量明显降低和组织灌注不足。典型临床表现有血压下降、脉搏细弱、面色苍白、四肢厥冷、尿量减少、神志淡漠、昏迷等。

按照病因将围术期常见的休克分类为低血容量性休克、过敏性休克及感染性休克。一些重症休克患者需要立即进行手术以解除病因,麻醉医师必须熟练掌握休克患者的麻醉处理原则。

案例一　失血性休克

【病历摘要】

患者男,40岁,75kg。半小时前头面部刀砍伤50余处,头颅CT提示无颅脑损伤。入手术室之前已建立人工气道、股静脉(双腔)通道和2条外周静脉通道。入室后,连接麻醉机行机械通气。查体发现患者嗜睡,表情淡漠,四肢厥冷,心率150次/min。反复间断给予去甲肾上腺素10~50μg,血压维持在60~80/30~40mmHg。手术探查发现,头皮多处刀砍伤,无法在短时间内止血。立即建议外科医生停止探查止血,对伤口加压包扎,等待输血及生命体征稍稳定后再进行手术。同时使用加温毯加强保温。急查动脉血气:pH 7.08,K^+ 3.0mmol/L,Hb 53g/L。遂加快输液,给予5%碳酸氢钠125ml、10%氯化钾注射液10ml。紧急向血库请求红细胞悬液6U,血浆1 000ml,冷沉淀4U。待碳酸氢钠和氯化钾输注结束后,再次行动脉血气分析:pH 7.26,K^+ 3.2mmol/L,Hb 4.9g/dl。血制品到达后快速输入,血压很快上升,稳定在80~90/40~50mmHg,心率维持在100次/min。输血完成后,动脉血气分析:pH 7.32,K^+ 3.4mmol/L,Hb 72g/L。生命体征逐渐稳定后,打开伤口进行止血及手术。手术过程顺利,术后患者意识完全恢复,1周后出院。

【问题1】患者是否可以诊断为失血性休克(hemorrhagic shock)? 此例患者抢救原则是什么?

【临床思路】

1. 诊断依据　创伤失血是发生低血容量性休克最常见的原因。失血性休克的早期诊断与预后密切相关。传统的主要诊断依据为病史、症状、体征,包括精神状态改变、皮肤湿冷、收缩压下降(<90mmHg,或较基础血压下降>40mmHg)或脉压减少(<20mmHg)、尿量<0.5ml/(kg·h)、心率>100次/min、CVP<5mmHg或PAWP<8mmHg等指标。本例患者病史为外伤后,临床表现为嗜睡,表情淡漠,四肢厥冷,心率150次/min,血压在60~80/30~40mmHg,符合失血性休克的诊断。

2. 抢救原则　尽快采取有效措施,明确控制出血,恢复机体有效循环血量和组织氧供。针对此例患者,因经过评估无法在短时间内止血,所以首先要停止探查止血,立即对头面部伤口加压包扎,有效防止继续大量出血。不要急于打开伤口,必须等待足够的胶体、晶体、血液进入体内或备用才可进行手术以策安全。同时建立多条粗大静脉通道快速补液,准备好血管活性药物,以便于尽量维持血流动力学稳定。

【问题2】对本例患者,若已知体重为75kg,受伤前患者的血红蛋白(Hb)为149g/L,血细胞比容(Hct)为40%,那允许失血量是多少?

【临床思路】

麻醉手术期间允许失血范围可以通过以下方法测算:①估算患者全身血容量(表35-1);②计算术前

患者的红细胞容量(术前 Hct × 全身血容量);③计算患者安全范围 Hct 30% 红细胞容量(30%× 全身血容量);④计算患者从术前红细胞容积到安全 Hct 30% 时,红细胞容量的差值;⑤得出允许失血量为 3 × 上述差值。

表 35-1　不同年龄平均血容量 　　　　　　　　　　　　　　　　　　　　　　　　　单位:ml/kg

年龄	平均血容量	年龄	平均血容量
新生儿		成人	
早产儿	95	男性	75
足月儿	85	女性	65
小儿	80		

针对本例患者,根据表 35-1,全身血容量为 75kg×75ml/kg=5 625ml,术前患者红细胞容量 40%×5 625ml=2 250ml,到达安全 Hct 30% 时红细胞容量为 30%×5 625ml=1 687.5ml。估算至 Hct 30% 时红细胞丢失量为 2 250ml–1 687.5ml=562.5ml,因此针对本例患者允许失血量为 3×562.5ml=1 687.5ml。

> 知识点
>
> **失血量的判断**
>
> 目前最常用的评估术中失血量的方法是测量吸引器内的失血量、术者使用的纱布和纱垫的含血量。一块完全湿透的纱布(4cm×4cm)含有的血量约为 10ml,而一块完全湿透的纱垫(根据大小不等)则含有 100~150ml 血液。更为精确评估失血量的方法是采取称重法,即手术所用敷料和吸引瓶内吸引的量之和。切除的器官和组织也会影响实际失血量的估计。

【问题 3】对本例患者,出血未控制之前如何给予液体管理?

【临床思路】

目前多数研究认为早期积极的液体复苏增加了出血的速度、容量和持续时间,增加了输血的需求,加重凝血功能紊乱,延长了 ICU 和住院时间,增加了并发症的发生率和死亡率,原因与大量液体复苏导致机体炎症反应激活、免疫功能抑制、细胞信号通路破坏、代谢紊乱等相关。

损伤控制性复苏(DCR)是目前针对创伤性休克患者进行复苏较为适宜的方法。尽管 DCR 原则一直在发展,但综合看来主要是针对"死亡三角"的,即急性凝血功能障碍、低温和代谢性酸中毒,目的是减少创伤性失血性休克患者的并发症和死亡率。DCR 内容主要包括允许性低血压和内环境稳定式复苏。允许性低血压是对失血未控制而无脑外伤的患者,液体复苏的靶收缩压维持在 70~90mmHg,或平均动脉压在 50~60mmHg,且维持机体组织必需的灌注容量、氧供,又不影响创伤处凝血块的形成。但需特别注意,允许性低血压的实施必须考虑在一定的时间内应用,建议不超过 90min。内环境稳定式复苏核心内容是尽快恢复有效的循环容量,改善组织氧供,纠正毛细血管渗漏综合征,预防稀释性凝血功能障碍,具体实施时要求液体复苏期间限制晶体液的输注,应用新鲜全血制品或血液成分输注。①成人:浓缩红细胞补充量 =(Hct 预计值 –Hct 实测值)×55× 体重 /0.60;②小儿:红细胞补充量 =(Hb 预计值 –Hb 实测值)× 体重 ×5(Hb 单位为 mg/dl)。目前推荐内环境稳定式复苏要求血红蛋白维持在 70~90g/L、血小板计数大于 50×10^9/L(伴有脑损伤患者血小板计数大于 100×10^9/L)。有研究报道应用红细胞悬液、新鲜冰冻血浆(FFP)和血小板按 1:1:1 比例可以改善患者预后。

该中年患者,40 岁,属于出血未控制的创伤性失血性休克,从受伤到入院大约半小时,头颅 CT 提示未合并颅脑损伤,既往无明显合并症,预计手术时间约为 1h,因此在手术开始之前,液体复苏宜采取限制性补液,在出血未经控制前,给予低血压复苏策略,收缩压维持在 70~90mmHg,控制晶体液的大量输入,减少液体输注相关并发症。

知识点

限制性液体复苏的禁忌证

禁忌证：伴有脑外伤的创伤性失血性休克患者、老年患者、合并慢性高血压患者、颈动脉狭窄、心绞痛和肾功能不全的创伤性失血性休克患者。

【问题4】什么是大量输血？针对此病例，各成分(红细胞、新鲜冰冻血浆、血小板)需如何合理输注？
【临床思路】

1. 大量输血(massive blood transfusion，MBT)的定义　是指一次输血量超过自身血容量的1~1.5倍，或1h内输入 >1/2 的自身血容量，或输血速度 >1.5ml/(kg·min)。

2. 大量输血提供的血制品　红细胞悬液、新鲜冰冻血浆、血小板悬液(机采血小板悬液和手工血小板悬液)、冷沉淀及重组活化Ⅶ因子。

红细胞悬液输注指征：患者失血超过30%时，考虑输注红细胞悬液；血红蛋白 >100g/L，不考虑输注红细胞悬液；血红蛋白 <70g/L，应考虑输注；血红蛋白在 70~100g/L，应根据患者是否继续出血、心肺功能等情况决定是否输注红细胞悬液。

新鲜冰冻血浆输注指征：大量输血时，输注红细胞悬液 4U 后，应加输新鲜冰冻血浆；严重创伤患者，当输注红细胞悬液量 >3~5U 时，应尽早应用新鲜冰冻血浆。

血小板悬液输注指征：通常当血小板 $<75 \times 10^9/L$ 时，如继续输注红细胞和血浆，应早期输注血小板；血小板 $<50 \times 10^9/L$，必须输注血小板。

早期输注高比例的新鲜冰冻血浆、血小板悬液可以提高患者的生存率，且降低红细胞悬液的输注量。最新荟萃分析提示，大量输血时，新鲜冰冻血浆∶血小板∶红细胞悬液的比例为 1∶1∶(1~2)，这一比例更加接近输注全血，符合人体生理需求，这种方法称为止血复苏程序，主要着眼于早期纠正凝血功能障碍，与改善生存率有关。

此例患者血红蛋白最低时达到49g/L，应予以输血，且争取做到新鲜冰冻血浆∶血小板∶红细胞悬液的比例为 1∶1∶1，但是由于血库供应不足等原因，很难做到按照此比例输血。

知识点

大量输血导致凝血功能异常的原因

大量输血导致凝血功能异常的发生率为18%~50%，其原因为：①稀释性凝血异常；②弥散性血管内凝血(DIC)；③低温，当体温 <34℃将影响血小板的功能，延长凝血酶激活；④严重酸中毒，pH<7.10也明显影响凝血功能；⑤血细胞比容明显下降，影响血小板附集和集合作用。

知识点

临床常用的输血治疗指南

1. 对于成人每单位的红细胞可使血红蛋白增加 10g/L，血细胞比容增加 2%~3%；按照 10ml/kg 输入红细胞，可使血红蛋白增加 30g/L，使血细胞比容增加 10%。

2. 在成人，每单位(相当于 200ml 新鲜全血中血浆含量)的新鲜冰冻血浆可以将每种凝血因子水平提高 2%~3%。首次治疗剂量通常是 10~15ml/kg。其目标是达到正常凝血因子浓度的 30%。

3. 每单位血小板可以增加血小板 $(5~10) \times 10^9/L$，每单位单采血小板可以增加血小板 $(30~60) \times 10^9/L$。

【问题5】对此例患者，当外科医生控制住头面部活动性出血后，如何进行后续的液体管理？
【临床思路】

当外科医生控制住活动性出血后，尽快进行液体复苏，恢复机体正常血流动力学参数、有效循环容量、保障重要器官灌注和组织氧供需要。目标导向液体治疗（goal directed therapy, GDT）是出血已被控制的创伤性失血性休克液体复苏策略。液体复苏常用的液体种类包括晶体液、胶体液和血液制品。晶体液廉价、应用方便，但其扩容效果差，在血管内半衰期为 20~30min，过量输注会导致组织间水肿、稀释性凝血功能障碍、免疫功能紊乱。等渗性的晶体液包括生理盐水和乳酸林格液。大量输注生理盐水会导致高氯性代谢性酸中毒，因此乳酸林格液成为目前临床应用最广泛的晶体液。临床应用较广泛的人工胶体液包括明胶和羟乙基淀粉。胶体液较晶体液分子量大，产生的渗透压使溶液主要保存在血管内，扩容效果好，血管内半衰期为 3~6h，但是价格昂贵，有过敏反应发生，输注过多时对凝血功能和肾功能有不良影响。目前临床上推荐复苏早期首选液体为乳酸林格液，最初用量可达 1~2L（成人）或 20ml/kg（儿童）。当输注晶体液或胶体液对失血性休克患者改善不明显时，需要考虑输注血制品。输血推荐应用新鲜全血制品，但是受来源和储存条件限制，供应不足。目前临床上更常用的是成分输血，包括红细胞悬液、新鲜冰冻血浆和血小板，建议三者的使用比例为 1∶1∶1，尤其是需要大量输血时。

根据该患者的失血量和血气分析结果，应进行成分输血，红细胞悬液∶新鲜冰冻血浆比例为 1∶1，维持目标血红蛋白在 70g/L 之上。患者的失血量并不需要完全用血液制品代替，主要以液体补充有效的循环血量，可以以 2∶1 晶胶比输入。

知识点

实施目标导向液体治疗过程中，需要连续、动态监测患者容量反应性指标：①维持血压不低于正常值的 20%；②心率不快于正常值的 20%；③ CVP 处于 4~12mmHg；④尿量维持在 0.5ml/（kg·h）以上；⑤动脉血乳酸不超过 2mmol/L；⑥中心静脉血氧饱和度（ScvO$_2$）>65%；⑦每搏量变异度（SVV）不超过 13%。

【问题 6】该患者液体复苏的终止指标和预后评估指标有哪些？

【临床思路】

液体复苏的终止目标是恢复机体的有效循环血容量和组织灌注，同时减少与其相关的并发症，如液体负荷过多、腹腔间隔综合征、高氯代谢性酸中毒和输血反应等。液体复苏的终止指标除了传统的血压、脉搏、心率等外，反映微循环状态的指标血乳酸水平或乳酸清除率及碱缺失对预后的评估更有价值，可作为复苏效果的评估指标。动脉正常血乳酸水平 <2mmol/L，是反映组织缺氧的高度敏感指标之一，较其他休克征象先出现。动脉血乳酸的水平、持续时间与复苏预后关系密切，以乳酸清除率正常化作为复苏终点评估更有说服力。复苏后第 1 个 24h 乳酸水平恢复到≤ 2mmol/L，在病因清楚情况下，患者生存率提高。碱缺失反映机体酸中毒的程度，其值越低，预后越差。因此，临床上应持续动态监测血乳酸水平和碱缺失，以评估复苏预后。

案例二 过敏性休克

【病历摘要】

患者女，62 岁，体重 63kg。主诉"双侧上肢麻木数月"入院，术前诊断为"颈椎病"，拟于全身麻醉下择期行"颈前路 C$_{6~7}$ 椎间盘切除减压，人工椎间盘置换术"。患者既往无特殊病史，否认高血压、糖尿病、心脏病等疾病，否认食物及药物过敏史，术前实验室检查未见明显异常，心电图及胸片检查均为正常。术前评估 ASA 分级为Ⅰ级。

麻醉过程：患者入室后常规行监护，血压 123/74mmHg，心率为 83 次 /min，脉搏血氧饱和度为 100%，建立静脉通路后输入乳酸林格液。全身麻醉诱导：咪达唑仑 2mg、舒芬太尼 20μg、顺苯磺酸阿曲库铵 12mg、丙泊酚 150mg。诱导平稳，顺利插入气管导管，听诊双肺呼吸音清，机械通气，气道压 12cmH$_2$O。术中持续泵入丙泊酚和瑞芬太尼维持麻醉。手术开始前 30min 输注头孢美唑钠 2g（皮试阴性），随后给予琥珀酰明胶注射液。手术开始，给予舒芬太尼 5μg，顺苯磺酸阿曲库铵 4mg，此时血压 108/66mmHg，心率为 63 次 /min。5min 后血压为 98/58mmHg，心率为 58 次 /min。10min 后血压为 68/34mmHg，心率为 68 次 /min，立即给予麻黄碱 6mg，并复测血压，为 66/30mmHg，心率为 88 次 /min，紧急呼救求助并再次给予麻黄碱 10mg，复测血压，为 46/28mmHg，心率为 118 次 /min，此时气道压力为 18cmH$_2$O，琥珀酰明胶注射液输入约 150ml。立即给予去甲肾上腺素,但血压上升并不明显,行动脉穿刺测定有创血压,血压波动于45~60/25~35mmHg,心率为120~150次/min。血压下降的同时,气道压迅速上升,最高达40cmH₂O。口腔涌出大量清凉稀薄分泌物,掀开无菌单发现患者双下肢皮肤潮红,大片风团样皮疹,皮温较高。立即注射肾上腺素50μg,随后持续泵注肾上腺素及氨茶碱,静脉注射地塞米松、氯化钙。5min后血压上升至98/55mmHg,心率为120次/min,生命体征逐渐平稳,气道压力下降至30cmH₂O以下,双下肢皮肤颜色逐渐正常,皮疹淡化。重新开始手术,后续过程顺利。手术结束后,顺利拔出气管导管,PACU观察2h后,未见异常,安返病房。次日随访生命体征平稳,问答切题,全身皮肤颜色正常,无术中知晓等麻醉并发症。1周后顺利出院。

【问题1】影响血压的因素有哪些?围麻醉期不明原因的低血压考虑哪些因素?

【临床思路】

1. 影响动脉血压的因素有每搏输出量、心率、外周阻力、主动脉和大动脉管壁的弹性及循环血量和血管系统容量的比例。

(1)每搏输出量:在其他因素不变的情况下,每搏输出量增加,收缩压上升较舒张压明显,脉压增大。反之,每搏输出量减少,主要使收缩压降低,脉压减小。

(2)心率:心率增加时,舒张压升高大于收缩压升高,脉压减小。反之心率减慢时,舒张压降低大于收缩压降低,脉压增大。

(3)外周阻力:外周阻力加大时,舒张压升高大于收缩压升高,脉压减小。反之,外周阻力减小时,舒张压的降低大于收缩压的降低,脉压增大。

(4)血管弹性:大动脉的弹性贮器作用主要起缓冲血压的作用。当大动脉硬化时,缓冲作用减弱,收缩压升高,但舒张压降低,脉压明显增大。

(5)循环血量和血管系统容量的比例:当血管系统容积不变,血量减小时(失血)则体循环平均压下降,动脉血压下降。血量不变而血管系统容积加大时,动脉血压也将下降。

2. 围麻醉期发生顽固性低血压时需要从以下几方面具体分析原因,再采用具体措施处理险情。

(1)麻醉因素:各种麻醉药、辅助麻醉药的心肌抑制与血管扩张作用、过度通气、排尿过多所致的低血容量和低血钾、酸中毒、低体温等。

(2)手术因素:术中失血过多、副交感神经反射、手术操作压迫心脏和大血管、心脏手术中发生的血管麻痹综合征等。

(3)患者因素:术前已有明显低血容量、肾上腺素皮质功能衰竭、严重低血糖、心律失常、急性心肌梗死、心功能不全等。

(4)其他因素:围术期使用的药物及液体可能会使部分体质特殊的患者产生过敏反应。

【问题2】什么是过敏性休克?过敏性休克的临床表现包括哪些?如何分级?

【临床思路】

1. 过敏性休克(anaphylactic shock)是外界某些抗原性物质进入已致敏的机体后,通过免疫应答机制在短时间内发生的一种强烈的多脏器累及综合征,是以IgE为介导的对应变应原的全身性反应,多数是典型的Ⅰ型变态反应。过敏的发生率比较低,据报道发生率为0.05%~2%。

2. 药物诱发的过敏反应表现为突然发作,注药后30min内达最严重程度,临床表现完全取决于肥大细胞和嗜碱性粒细胞脱颗粒释放的化学介质作用,特别是组胺。所以不论启动脱颗粒的机制如何,表现均类似。各种临床症状按频率排序如下:皮肤改变;低血压伴心动过速;支气管痉挛以致低氧血症。

(1)皮肤黏膜:即刻反应的特征是皮肤潮红、瘙痒、风团样皮疹;部分患者出现一过性皮下血管神经性水肿和全身皮肤黏膜水肿。80%患者出现皮肤黏膜反应,单纯局部皮肤改变而无循环呼吸功能系统症状者一般无生命危险。

(2)循环系统:首先表现为低血压,患者面色苍白、四肢厥冷、烦躁不安、冷汗、心悸;随后表现有胸闷、心律失常、脉率细数、血压迅速下降,甚至神志不清、严重休克。

(3)呼吸系统:首先表现为咽部发痒、咳嗽、喷嚏和声音嘶哑,严重时可出现咽喉部水肿,迅速出现喘息、喉痉挛、顽固性支气管痉挛、呼吸急促、严重发绀,甚至肺水肿。严重过敏反应致死的主要原因是急性呼吸道阻塞(59%)。

(4)消化系统:清醒患者还可出现呕吐、腹痛、腹泻。

目前公认的临床判断标准是皮肤黏膜、循环系统及呼吸系统三方面症状中出现两方面或三方面症状时，并与其他原因引起的休克相鉴别后可拟诊断为严重过敏反应。

3. 麻醉期间根据过敏的严重程度可以分为5级(表35-2)。

表35-2 过敏反应的分级和临床表现

分级	临床表现
I	仅有皮肤表现:红斑、风团、有或无血管性水肿
II	中度,累及多个器官。皮疹、低血压、心动过速、支气管高反应性(咳嗽、通气障碍)
III	重度,累及多个器官危及生命,需要特殊处理。循环虚脱、心动过速或过缓、心律失常、支气管痉挛,皮肤表现可无或待血压稳定后才出现
IV	呼吸心跳停止
V	对心肺复苏无反应、死亡

【问题3】此例患者可能过敏的药物有哪些?

【临床思路】

围术期用药很复杂,所涉及的药物及液体均可能是过敏原,常见的过敏原包括抗生素、麻醉药、肌松药、人工胶体(尤其是明胶类)、术中使用的材料、血制品等(表35-3)。对于较为高发的致敏原,如抗生素、胶体液、肌松药、血液制品等,在输注时应密切观察循环、呼吸、皮肤表现。高风险患者尤其应减慢初始给药速度,减少过敏原接触。

表35-3 麻醉期间常发生过敏反应的物质

物质	与过敏反应相关物品	发生率/%
肌松药	琥珀胆碱、罗库溴铵、阿曲库铵	69.2
乳胶制品	乳胶手套、止血带、引流管	12.1
抗生素	青霉素等	8.0
镇静药	丙泊酚等	3.7
血浆代用品	右旋糖酐、明胶	2.7
阿片类药物	吗啡等	1.4
其他药物	抑酞酶、鱼精蛋白等	2.9

按照发生率,致使该患者可能发生过敏的药物有肌松药顺苯磺酸阿曲库铵、抗生素头孢美唑钠、镇静药丙泊酚、血浆代用品琥珀酰明胶注射液。

知识点

围术期过敏反应的高危因素

了解围术期过敏反应的高危因素,在术前评估中排查,有利于做好充分的准备。包括:①既往麻醉药物过敏史;②过敏性哮喘病史;③女性;④对某些化学制品严重过敏,例如牙膏、清洁剂、洗发剂、止咳药物等;⑤热带水果与乳胶存在交叉反应,有热带水果严重过敏的患者,乳胶过敏的风险显著增加。

【问题4】该患者高度怀疑过敏性休克,如何处理?

【临床思路】

1. 术中过敏性休克的治疗流程

(1)即刻处理

1）呼救、记录时间。

2）A（airway）-B（breathing）-C（circulation），识别危及生命的过敏事件。

Airway：肿胀、声嘶、喘鸣。

Breathing：呼吸急促、喘息、乏力、发绀，$SpO_2<92\%$，意识障碍。

Circulation：皮肤苍白、湿冷、低血压、意识模糊、昏睡/昏迷。

3）脱离所有可能的过敏原，必要时使用吸入麻醉药维持麻醉，相对静脉麻醉药，吸入麻醉发生过敏的概率较小。

4）维持气道通畅，纯氧吸入，必要时气管插管机械通气。

5）静脉注射肾上腺素，推荐剂量如下（表35-4）。肾上腺素既能通过β受体效应使支气管痉挛快速舒张，也能通过α受体效应使外周小血管收缩以及对抗部分Ⅰ型变态反应的介质释放，因此是救治本症的首选药物。

表 35-4　过敏性休克中肾上腺素的使用

类别	成人	儿童
轻至中度	0.01~0.05mg 静脉注射	0.001~0.005mg 静脉注射
循环衰竭	0.1~1.0mg 静脉注射	0.01mg/kg 静脉注射
静脉泵注起始剂量	0.05~0.1μg/（kg·min）	0.05~0.1μg/（kg·min）
如果没有静脉通道	0.5~0.8mg 肌内注射	0.005~0.01mg/kg 肌内注射

注：稀释肾上腺素静脉注射，最大浓度 0.1mg/ml，根据患者反应滴定，如果需要大剂量，可选择泵注。

对于对肾上腺素无反应的患者，可加用去甲肾上腺素静脉泵注，起始剂量为 0.05~0.1μg/（kg·min），血管加压素 2~10U 逐渐加量直至有反应；对于已经使用β受体阻滞药对肾上腺素缺乏反应的患者，可加用胰高血糖素 1~2mg 逐渐加量直至有反应。

6）扩容，成人 500~1 000ml、儿童 20ml/kg 晶体，停止输注人工胶体，此时胶体可能就是过敏原。

（2）后期处理

1）抗组胺治疗：苯海拉明 0.5~1mg/kg 或氯苯那敏 10mg，静脉注射。

2）糖皮质激素，肌内注射或静脉注射氢化可的松 1~5mg/kg 或地塞米松 10~20mg 或泼尼松龙 80mg（儿童 2mg/kg），见表35-5。

3）酌情使用血管活性药（去甲肾上腺素或间羟胺）。

4）处理持续的支气管痉挛，0.3% 沙丁胺醇和 0.03% 溴化异丙托铵喷雾，肾上腺素持续泵注。

5）转运患者至 ICU。

6）测定肥大细胞类胰蛋白酶水平。

表 35-5　过敏性休克中氢化可的松及抗组胺药的推荐剂量

年龄	氯苯那敏	氢化可的松
成人或 12 岁以上儿童	10mg	200mg
6~12 岁儿童	5mg	100mg
6 个月 ~6 岁	2.5mg	50mg
6 个月以内	250μg/kg	25mg

2. 过敏性休克的抢救原则　首先是 ABC，肾上腺素是过敏性休克的第一选择，应尽早使用。术中的过敏性休克，尤其是全身麻醉患者，因为被麻醉无主诉，被手术单完全覆盖，皮肤表现不易发现，许多麻醉设备的报警装置被关闭，部分麻醉医师忽略了查体，往往误认为系麻醉药物本身引起的低血压，如麻醉过深。休

克早期被忽略,反复使用间羟胺、麻黄碱等升压药无效时才意识到是过敏。

3. 对于怀疑过敏的患者,可在过敏发生后半小时以上采血检测肥大细胞类胰蛋白酶水平。理想的标本采样需要 3 份,第 1 份为过敏发生后半小时采样,第 2 份为 1~2h 高峰时采样,第 3 份为 24h 后采样,作为基础值进行对照。

对于此例患者,应立即暂停手术,停止输入琥珀酰明胶注射液,应用肾上腺素及其他血管活性药物,应用激素,同时输入液体,以维持呼吸循环稳定,待生命指标平稳后再继续手术。

知识点

全身麻醉中高度怀疑发生过敏性休克的处理

1. 全身麻醉下过敏性休克的处理原则为去除过敏原、扩容、注射肾上腺素,补充糖皮质激素、抗组胺药物、葡萄糖酸钙等。

2. 抢救过程中注意呼救求助。

3. 采血查肥大细胞类胰蛋白酶水平,可以对怀疑过敏的患者进行追踪确诊。

案例三 感染性休克

【病历摘要】

患者男,65 岁,体重 60kg。术前诊断:急性肠梗阻,拟行急诊剖腹探查术。入院主诉:上腹阵发性绞痛、呕吐 10h。腹痛阵发性加重,伴呕吐、尿少。既往史:阑尾切除术后 2 年。术前检查:胸片未见异常,腹部平片可见气液平面。血生化结果:白蛋白 18.4g/L,Na^+ 148mmol/L,K^+ 3.4mmol/L,HCO_3^- 16mmol/L。入室后继续滴入病房带入的抗生素,常规监测,血压 89/54mmHg,去甲肾上腺素 0.05μg/(kg·min),心率为 125 次 /min,SpO_2 90%,面罩吸氧,呼吸 30 次 /min,体温 38.5℃。皮肤弹性下降、眼窝下陷;面色潮红;双肺呼吸音清;腹胀,可见肠型,肠鸣音亢进,可闻及气过水声。立即紧急抢救,给予氢化可的松 200mg,采用快速顺序诱导,给予依托咪酯 10mg、舒芬太尼 15μg、咪达唑仑 2mg、罗库溴铵 40mg,紧急气管插管,吸入 100% 纯氧。血气分析回报:PCO_2 52.2mmHg,PO_2 65mmHg,SpO_2 98%。插管前血压最低为 62/34mmHg,心率最高到达 150 次 /min,插管后血压回升后持续降低,立即加快液体输入,静脉注射去甲肾上腺素 50μg,并加大去甲肾上腺素泵入量。外科医师紧急开腹,腹腔内见全小肠坏死并伴有恶臭。外科选择行全小肠切除术加胃造口术,外科医师正在清理感染灶,患者逐渐发生血压下降,心率上升至 150~180 次 /min,血压至 65~75/45~65mmHg,体温上升为 39.0℃,予加快补液,增加去甲肾上腺素用量后血压维持在 MAP ≥ 60mmHg。此时失血 200ml,共计补液 2 000ml,其中乳酸林格液 1 500ml,琥珀酰明胶注射液 500ml,尿量 40ml。手术历时 2h,术后送入 ICU。术中总共输入晶体液 3 000ml,20% 白蛋白 100ml,失血量 300ml,尿量 100ml。

【问题 1】什么是感染性休克(septic shock)?感染性休克时组织低灌注的表现有哪些?该患者循环如何管理?

【临床思路】

1. 感染导致的休克需排除其他原因,收缩压 <90mmHg,或平均动脉压(MAP)<79mmHg,或收缩压下降超过基础值 40%,或收缩压下降超过同龄正常人两个标准差。

2. 感染性休克导致的循环功能障碍主要表现为低有效循环血量、心肌抑制、血管张力改变及对血管活性药物不敏感(血管低反应性)。感染性休克时组织低灌注的表现有低血压、少尿、乳酸增高。

该患者入室后心率快、血压低,体温 38.5℃,考虑感染性休克为主要原因。

3. 感染性休克患者早期的液体复苏可参照早期液体复苏目标(早期目标导向治疗)。输液种类首选晶体液,该患者同时合并严重低蛋白血症,可以积极补充白蛋白,提高胶体渗透压。补液过程中需要监测循环和容量,可结合 MAP、CVP、尿量,甚至 TEE,评估患者液体复苏时的容量状态。对于液体复苏不能满足灌注的患者,可加用血管活性药物,如去甲肾上腺素升压。麻醉药物的选择,尽量选择对循环抑制较小的药物,如七氟烷,同时避免麻醉过浅引起术中知晓。

知识点

感染性休克的液体复苏

一旦临床诊断严重感染,应尽快进行积极的液体复苏,6h 内达到复苏目标。

1. 早期目标导向治疗

(1) 中心静脉压(CVP)8~12mmHg;机械通气时 CVP 可维持在 12~15mmHg。

(2) 平均动脉压 ≥ 65mmHg。

(3) 尿量 ≥ 0.5ml/(kg·h)。

(4) 中心静脉或混合静脉血氧饱和度($ScvO_2$ 或 SvO_2)≥ 70%(推荐级别:B 级)。

(5) 若液体复苏后 CVP 达 8~12cmH2O,而 $ScvO_2$ 或 SvO_2 仍未达到 70%,需输注红细胞悬液使血细胞比容达到 30% 以上,或输注多巴酚丁胺,最大剂量至 20μg/(kg·min),以达到上述复苏目标(B 级)。

2. 液体治疗

(1) 复苏液体包括天然或人工合成的晶体液或胶体液,感染性休克时首选晶体液(1B 级),如果需要超大剂量晶体液来维持血压时,可加用白蛋白(2C 级),重症患者尽量避免使用羟乙基淀粉(1C 级)。对于严重脓毒症、严重肝功能损伤、凝血功能障碍、肾功能不全的患者不建议使用羟乙基淀粉进行容量复苏。

(2) 对于怀疑有低容量状态的严重感染患者,初始可补充 30ml/kg 晶体液或更多,同时根据患者反应性(血压升高和尿量增加)和耐受性(血管内容量负荷过多)来决定是否继续补液(1C 级)。

【问题 2】外科医师正在清理感染灶,患者逐渐发生血压下降,心率加快,此时严重低血压的原因是什么?此例患者如何选择强心药及升压药物?

【临床思路】

1. 患者之前已存在感染性休克,感染灶并未清除,在清除过程中由于毒素吸收入血后,引起外周阻力血管严重扩张,同时对心脏也存在不同程度的抑制。患者麻醉后已进行了积极的补液治疗,已输注液体 2 000ml,休克仍然难以纠正,需要血管活性药物的支持。同时,患者合并严重低蛋白血症,可考虑输注白蛋白。细菌、毒素入血严重,此时术前已使用抗生素,需及时采血培养标本,同时,经验性使用对革兰氏阳性菌效果好的抗生素。

2. 如果充分的液体复苏仍不能恢复动脉血压和组织灌注,则应该选择应用升压药(经积极液体复苏,而平均动脉压仍然低于 60mmHg)。在存在威胁生命的低血压时,即使低血容量状态尚未纠正,液体复苏的同时可以暂时使用升压药以维持生命和器官灌注(推荐级别:E 级)。①去甲肾上腺素是纠正感染性休克低血压的首选升压药,尽快通过中心静脉导管给入(1B 级)。去甲肾上腺素最小剂量可为 0.01μg/(kg·min),必要时可用到 0.5μg/(kg·min)。②如对去甲肾上腺素反应不佳时,推荐选择肾上腺素作为替代或加用(B 级)。③在去甲肾上腺素治疗效果不理想时,也可考虑予以血管加压素 0.03U/min 静脉泵注,但不能作为初始用药。小剂量多巴胺[<2μg/(kg·min)]对严重感染患者无肾脏保护作用(B 级)。多巴胺仅作为特定患者的去甲肾上腺素的替代药物(不易出现快速心律失常或心动过缓的患者)。④若出现心脏充盈压升高,心排血量降低,提示出现了心肌功能障碍时,应该静脉滴注多巴酚丁胺,其剂量范围为 2~20μg/(kg·min)。临床治疗中,应根据患者的反应和是否多种药物合用来灵活掌握和调整剂量。

知识点

感染性休克患者血管活性药物和血液制品的应用

1. 使用大量血管活性药物的注意事项

(1) 选择正确的稀释液。

(2) 建议经中心静脉给药,严格控制输入速度,尽量使用微量泵泵入,升、降压药物分开通道。

（3）密切监测血压、心率等生命体征及药物的反应。

（4）有些特殊药物配好之后只有较短的有效时间，注意及时更换。

（5）血管活性药物不能与碱性药物一起使用。

（6）如果机体代谢性酸中毒较明显，要先纠正酸中毒，因为血管活性药物在酸性环境下不能发挥作用。

（7）若经容量复苏及血管活性药物治疗后患者仍呈低血压，应考虑给予氢化可的松≤300mg/d，分3~4次持续输注。超过300mg以上的氢化可的松并未显示出更好的疗效。

2. 血液制品的应用

（1）一旦组织低灌注纠正，同时无严重冠心病、急性出血或乳酸酸中毒等，若血红蛋白<70g/L时，应输注红细胞悬液，使血红蛋白浓度达到70~90g/L（B级）。

（2）严重感染引起的贫血不推荐使用促红细胞生成素，但适用于肾衰竭者（B级）。

（3）没有明显出血和有创操作时，没有必要常规输注新鲜冰冻血浆以纠正凝血异常（E级）。

（4）不推荐应用抗凝血酶治疗严重感染和感染性休克（B级）。

（5）血小板<5×10⁹/L，不论有无明显出血，均应输注血小板悬液；当计数为（5~30）×10⁹/L，并有明显出血倾向时，应考虑输血小板悬液。外科手术或有创操作通常要求血小板>50×10⁹/L（E级）。

【问题3】患者手术开始前血气分析回报：PCO_2 52.2mmHg，PO_2 65mmHg，SpO_2 98%，此时氧合情况如何？如何进行呼吸管理？

【临床思路】

患者氧合指数（PaO_2/FiO_2）<100mmHg，发生了脓毒症引起的急性呼吸窘迫综合征（ARDS）。此时应使用低潮气量、高PEEP、允许性高碳酸血症的原则进行机械通气策略。一般将潮气量设定为按预测体重6ml/kg，平台压高限设置为≤30cmH₂O，如果即使潮气量设定6ml/kg，平台压仍然高于30cmH₂O，那么就把潮气量降低到4ml/kg。大样本随机对照试验证明，与潮气量12ml/kg相比，应用潮气量6ml/kg来限制平台压在30cmH₂O以下，可将急性肺损伤/急性呼吸窘迫综合征（ALI/ARDS）患者的死亡率降低9%。患者如需要低平台压和小潮气量，就可能发生允许性高碳酸血症，允许PCO_2高于正常值。但对于潜在代谢性酸中毒的患者应该限制允许性高碳酸血症，颅内高压的患者应该禁用。ALI/ARDS的患者升高PEEP可以防止呼气末肺泡萎陷，有利于氧气交换，有利于增加氧分压。PEEP>5cmH₂O是防止成人肺泡萎陷的下限。

该患者还存在低蛋白血症，输入白蛋白纠正低蛋白血症，提高胶体渗透压，减少肺水肿。

知识点

急性呼吸窘迫综合征（ARDS）患者的机械通气策略

1. ARDS患者机械通气时，使用低潮气量（<6ml/kg）（1A）、限制性吸气平台压（1B），至少使用下限的PEEP（1B）；对于感染性休克导致的中重度ARDS，可使用更高水平的PEEP（1C）。

2. 中重度ARDS难治性低氧血症患者，合理使用肺复张策略（2C）。

3. 中重度ARDS难治性低氧血症患者，有经验的ICU可进行俯卧位通气（2C）。

4. 除非有禁忌，ARDS患者使用头高位机械通气体位（1B）。

5. 如果患者没有低灌注表现，尽量保守性补液（1C）。

6. 制订合适的镇静及脱机策略（1A），滴定使用镇静药，避免镇静药使用过多（1B）；感染性休克患者若无ARDS，尽量避免使用肌松药（1C），对于早期ARDS患者（PaO_2/FiO_2<150mmHg）可考虑使用肌松药，但不要超过48h（2C）。

【问题4】对于此例患者，可进行哪些循环功能监测？

【临床思路】

知识点

重症患者的循环监测

1. CVP 并不能实时准确地反映患者的前负荷,但其动态变化可作为评估容量的参考。

2. TEE/TTE 可实时评估患者的容量及心功能,使用方便,并发症少,值得推荐。

3. PICCO、Swan-Gans 等有创监测,可用来评估患者容量、外周血管阻力、心功能,但费用昂贵。

对于此例患者,应在术前行动静脉穿刺置管,及时监测有创动脉压及 CVP。如果有条件可以行 TEE/TTE 或者 PICCO、Swan-Gans 等有创监测,但注意需在术前与患者及家属交代清楚费用的问题及可能存在的风险。

推荐阅读文献

［1］刘克玄.围术期液体管理核心问题解析.北京:人民卫生出版社,2018.

［2］郭曲练.临床麻醉学.4 版.北京:人民卫生出版社,2016.

［3］王英伟.临床麻醉学病例解析.北京:人民卫生出版社,2018.

［4］刘进.麻醉学临床病案分析.北京:人民卫生出版社,2014.

［5］巴特沃斯,麦基,瓦斯尼克,等.摩根临床麻醉学:第 5 版.王天龙,刘进,熊利泽,译.北京:北京大学医学出版社,2015.

［6］中华医学会麻醉学分会 α₁ 激动剂围术期应用专家组.α₁ 肾上腺素能受体激动剂围术期应用专家共识(2017版).临床麻醉学杂志,2017, 33 (2): 186-192.

［7］中华医学会麻醉学分会.围术期血液管理专家共识(2017 版).北京:人民卫生出版社,2017.

［8］VINCENT J L, DE BACKER D. Circulatory Shock. N Engl J Med, 2013, 369 (18): 1726-1734.

［9］JONES A R, FRAZIER S K. Association of blood component ratio with clinical outcomes in patients after trauma and massive transfusion: a systematic review. Adv Emerg Nurs J, 2016, 38 (2): 157-168.

［10］CHATRATH V, KHETARPAL R, AHUJA J. Fluid management in patients with trauma: restrictive versus liberal approach. J Anaesthesiol Clin Pharmacol, 2015, 31 (3): 308-316.

［11］MCALEER P T, MCNICOL L, ROSE M A. Perioperative anaphylaxis: progress, prevention and pholcodine policy. Anaesth Intensive Care, 2017, 45 (2): 147-150.

［12］MENG J, ROTIROTI G, BURDETT E, et al. Anaphylaxis during general anaesthesia: experience from a drug allergy centre in the UK. Acta Anaesthesiol Scand, 2017, 61 (3): 281-289.

［13］RHODES A, EVANS L E, ALHAZZANI W, et al. Surviving sepsis campaign: international guidelines for management of sepsis and septic shock. Crit Care Med, 2017, 45 (3): 304-377.

(吴秀英)

第三十六章　常见器官移植手术的麻醉

Anesthesia for Organ Transplantation

我国器官捐献与移植规模总体上居全球第 2 位,目前具有器官移植资质的医院 178 家。其中具有肝脏移植资质的医院 97 家,肾脏移植医院 136 家,心脏移植医院 46 家,肺脏移植医院 32 家,胰腺和小肠移植医院 43 家,具有资质的医院相对集中,北京、广东、上海、浙江、湖北、山东等省市移植医院相对较多,西部地区总体上移植医院偏少。

2017 年,全国肝移植 4 733 例,肾移植 10 793 例,心脏移植 446 例,肺移植 299 例。并且移植技术已经发展到较为成熟的阶段,其中肾移植术后 1 年、3 年肾存活率分别达到了 97.90% 和 92.65%,心脏移植 1 年、3 年存活率均超过 92.50%,居世界前列。

移植手术的成功离不开高度专业化的团队协作,器官获取机构,护士、手术医生、麻醉医生及相关医疗机构之间需要密切合作。在我国器官移植都在三级医疗中心进行,充足的资源用于保障手术的成功。在许多医疗中心,还专门成立了移植麻醉组,住院医师规范化培训学员在培训期间通常作为麻醉助手参与其中,因此非常有必要掌握器官移植麻醉的基本知识,本章将讲授成人肝、肾、心脏、肺移植的常见麻醉问题。

案例一　肾移植手术

【病历摘要】

患者男,50 岁。既往高血压病史 10 年,已行血液透析 5 年,拟行活体肾移植术。术前左心室射血分数正常,合并高血压 3 级。

【问题 1】终末期肾病常见的病理生理改变有哪些?

【临床思路】

终末期肾病(end-stage renal disease,ESRD)患者最主要的病理生理改变是体内液体量和电解质紊乱,常见以下问题:

(1)少尿期细胞外液增加,导致水肿、高血压、肺部啰音、心包积液等。

(2)血浆中的钠、钙、镁离子和磷酸盐浓度异常,常出现的紊乱包括低钠血症、高钾血症、代谢性酸中毒、高尿酸血症、高磷血症、低钙血症。

(3)正常细胞色素性贫血和凝血功能紊乱。

(4)含氮化合物清除减少,引起中枢神经系统和神经肌肉功能的紊乱。

【问题 2】患者需要进行哪些术前检查?

【临床思路】

肾移植(renal transplantation)受者应进行常规全身检查,如心电图、胸片,血红蛋白和红细胞计数、血小板计数等血常规检测,电解质、血糖、血尿素氮、血肌酐、凝血酶原时间、部分凝血活酶时间、INR、纤维蛋白原、肝酶、总胆红素和血清白蛋白。

以下情况的患者应进行心脏负荷试验以评估心脏功能:①年龄超过 49 岁;②糖尿病患者;③心电图显示心肌缺血或既往有过心肌梗死的改变,新出现的左束支传导阻滞或两个连续导联的病理性 Q 波改变;④有缺血性心脏病、外周血管疾病或缺血性脑血管病的病史。无法进行运动负荷测试的患者应进行双嘧达莫成像或多巴酚丁胺负荷超声心动图检查。有阳性结果的患者应进一步进行冠状动脉造影或心脏血管 CT 检查。

对于透析患者,术前应该按照原计划进行腹膜或血液透析治疗,能在手术前透析最为理想。因此了解最后一次透析的时间及疗效非常重要。应检查透析记录的透析前和透析后体重。对于透析后立即手术者,应警惕术前的低血容量导致麻醉诱导期间或之后的严重低血压。

【问题3】麻醉前用药应注意些什么?

【临床思路】

等待移植的患者通常患有合并症,如继发性高血压和糖尿病。抗高血压药物应持续用至手术日。关于β受体阻滞药的心肌保护效应,移植人群中没有严格的研究,但建议继续使用以降低心肌缺血的风险。

应暂停血管紧张素转化酶抑制药(angiotensin i converting enzyme inhibitor,ACEI)和血管紧张素Ⅱ受体阻滞药(angiotensin Ⅱ receptor blocker,ARB)等药物,因为存在术中严重和难治性低血压的风险。尽管进行了抗高血压治疗,但在诱导、插管和拔管期间,患者的血流动力学仍可能不稳定。

【问题4】终末期肾脏病患者患心血管系统的风险如何评估?

【临床思路】

终末期肾脏病与多种心血管疾病的发病率增加有关,包括高血压、冠心病、卒中、充血性心力衰竭、心房颤动、心源性猝死、肺动脉高压和心脏瓣膜病。

除传统的心血管风险外,慢性肾脏疾病特有的危险因素如磷酸盐潴留、高钙血症、透析史、高剂量维生素D治疗都可以促进动脉硬化。没有特异性治疗可逆转血管硬化,但他汀类药物治疗与心血管死亡率降低有关。

随着慢性肾脏疾病的进展,心源性猝死率增加。尿毒症导致心脏纤维化及左心室收缩和舒张功能障碍。电解质改变可加剧传导异常和心律失常。

85%~95% 的慢性肾脏疾病患者可出现继发性高血压,并导致慢性肾脏疾病更快速的进展。反过来,由于肾脏疾病所至容量负荷和全身血管阻力增加,加剧了高血压。

肾移植后尿毒症状态的纠正和肾小球滤过率的改善可降低心血管(合并症)或并发症的发生率及程度。

【问题5】肾移植的手术主要进行哪些血管的吻合?

【临床思路】

供体肾脏常置于右髂窝或左髂窝。供体的肾动脉吻合到受体的髂外或髂内动脉。供体的肾静脉与受体的髂外静脉吻合。偶尔,供体肾脏具有多个肾动脉。这可以通过1次或2次吻合来解决。与单动脉供肾相比,多动脉供肾的手术和缺血时间更长。

【问题6】该患者全身麻醉诱导期的注意事项有哪些?

【临床思路】

1. 终末期肾脏病的患者常合并尿毒症性胃病和肥胖、糖尿病等异常,这些因素都可能导致胃排空延迟,因此需要采用快速顺序诱导以防止反流误吸。

2. 快速顺序诱导推荐使用罗库溴铵 0.8~1.2mg/kg 静脉注射,可以良好地替代琥珀胆碱,避免高钾血症的发生。

3. 该患者术前合并高血压,插管期间可能出现血流动力学的剧烈波动,可联合使用艾司洛尔、利多卡因以减弱应激导致的高血压和心动过速。

【问题7】肾脏移植手术中麻醉药物使用的注意事项有哪些?

【临床思路】

1. 回顾性的研究显示地氟烷、异氟烷与肾毒性没有明显的相关性,可以用于肾移植患者。七氟烷与氢氧化钠或氢氧化钡石灰吸收剂反应,会产生称为化合物A的副产物,化合物A的肾毒性在动物中已被注意到,但在人类研究中结果仍不确定,美国食品药品监督管理局(FDA)建议使用七氟烷 1h 以内时,新鲜气体流速至少为每分钟 1L,暴露时间超过 1h,每分钟至少 2L。

2. 术中可以使用芬太尼、舒芬太尼、阿芬太尼和瑞芬太尼等阿片类药物维持。不宜使用吗啡和哌替啶,因其代谢物依赖于肾清除并且可以蓄积。

3. 在肌松药中顺式阿曲库铵主要经霍夫曼消除,是合适的选择,而罗库溴铵和维库溴铵因其消除依赖肾和肝脏代谢,作用时间出现延长,并且研究显示,不论使用何种肌松药,不同终末期肾脏病患者的肌肉松弛恢复时间均可能不同,因此推荐使用经刺激器监测神经肌肉阻滞,术毕建议使用肌松拮抗药,新型拮抗药舒更葡糖钠注射液(布瑞亭)可以有效地拮抗罗库溴铵的可能残留。

【问题8】该患者肾移植手术需要进行中心静脉压监测和动脉直接测压吗?

【临床思路】

1. 在许多医院中心静脉穿刺留置导管是肾移植手术中的常规,其意义并不首先在于中心静脉压力的监测,因为对于患者的容量状态和反应性而言中心静脉压并不准确。而中心静脉导管作为一个大口径的静脉通道,保障了液体、血管活性药物、免疫抑制剂的输注,对于肾移植的容量和血流动力学管理则是非常重要的。通常在麻醉诱导之前,就需要建立大口径外周静脉通道(14~16G)。在麻醉诱导后,可行中心静脉穿刺置管。

2. 该患者术前合并高血压,有潜在冠心病的风险,动脉内血压监测对于患者更为有利,可以密切监测血压或酸碱平衡,及时发现再灌注后的低血压,避免导致移植物功能延迟和 / 或肾静脉血栓形成。

【问题9】手术期间应该输注哪种液体?

【临床思路】

生理盐水和白蛋白是接受肾移植手术的患者静脉输液的标准液体。这种做法主要基于避免含钾液体。一项研究表明,使用生理盐水溶液与乳酸林格液相比,酸中毒的风险更高。70kg 正常成人的每日液体需求量约为 2 500ml。术中补充晶体液同时可给予白蛋白胶体液。麻醉医师应该尝试维持 130~160mmHg 的收缩压范围,10~14cmH_2O 的 CVP 和 / 或 18~20mmHg 的平均肺动脉压。静脉输注足量的液体与早期移植肾功能的恢复、术后血肌酐的降低及移植物存活率的提高有关。

【问题10】肾移植排斥反应如何诊断?

【临床思路】

肾移植后可发生各种形式的排斥反应,如超急性、急性和慢性。通常在移植后数天至数月内发生。当出现移植肾尿量明显减少,伴随寒战、发热和关节痛等全身症状,实验室检查出现血肌酐快速增加 10%~25% 时,要充分警惕急性排斥反应的发生,最终诊断是通过肾活检来确定的。需要注意的是,由于使用了免疫抑制药物,大多数急性排斥反应发作是无症状的。

案例二 肝移植手术

【病历摘要】

患者女,56 岁。既往乙肝肝硬化和门静脉高压病史,入住重症监护病房,患者有腹水和肝性脑病,尿量减少。凝血酶原时间国际标准化比值(INR)为 3.0。终末期肝病(end-stage liver disease)评分为 28 分。呼吸频率 30 次 /min。拟行原位肝移植术。

【问题1】肝移植(liver transplantation)有哪些类型的供体选择?

【临床思路】

扩大供体来源的努力包括心脏死亡后捐赠(donation after cardiac death,DCD)、扩大标准的边缘供体及活体肝移植供体。DCD 是指在心脏死亡(定义为不可逆转的循环和呼吸功能停止)后,在 1~5min 的强制等待期后收获肝脏。当等待期开始时,热缺血时间开始,当用冷保存液灌注肝脏时,热缺血时间结束。DCD 供肝移植由于热缺血时间延长,围术期并发症增加,包括血管和胆管相关并发症和早期移植肝功能障碍。活体供体可以捐献一部分肝脏用于移植。通常,将右肝叶移植到成年受体中。将较小的左肝叶移植到小儿患者中可以降低供体并发症的发生率。

【问题2】肝移植的适应证和禁忌证有哪些?

【临床思路】

急性肝衰竭(acute liver failure,ALF)、失代偿期肝硬化或肝癌是肝移植的适应证。在美国,酒精性肝病是终末期肝病的最常见原因,但在中国,乙肝后肝硬化是肝移植的最常见指征。随着肥胖的流行,非酒精性脂肪性肝炎(nonalcoholic steatohepatitis,NASH)也成为肝移植的常见指征。肝移植的具体适应证还包括原发性硬化性胆管炎患者的复发性胆管炎和难治性瘙痒。肝移植的罕见适应证包括肝代谢紊乱如 α_1- 抗胰蛋白酶缺乏症、血管疾病如 Budd-Chiari 综合征、囊性纤维化、血色素沉着症、淀粉样变性、结节病和成人多囊肝病。胆道闭锁是小儿肝移植的最常见适应证。

肝移植禁忌证包括严重心肺或神经系统疾病、显著的血流动力学不稳定、败血症、肝外恶性肿瘤等。

【问题3】什么是MELD评分？

【临床思路】

终末期肝病模型(model for end-stage liver disease,MELD)是一种经过验证和广泛使用的预测工具,可用于评估慢性肝病患者的疾病严重程度和3个月生存率,为器官分配提供参考。MELD评分范围为6~40分,由患者的血清胆红素、血清肌酐和INR计算得出。

【问题4】哪些原因可导致肝硬化患者发生急性肾损伤(acute kidney injury,AKI)？

【临床思路】

合并AKI的肝硬化患者肝移植后并发症和死亡率比没有AKI的患者更高。胃肠道出血、感染、腹泻及利尿药物可诱发有效循环血量不足从而导致肾损伤。随着肝硬化的进展,全身血管阻力的减少引起肾素-血管紧张素和交感神经系统的代偿性激活,这导致腹水、水肿和肾灌注不足。肝肾综合征(hepatorenal syndrome,HRS)是由内脏血管舒张引起的功能性肾血管收缩所导致。诊断肝肾综合征的标准包括：①肝硬化合并腹水；②血清肌酐大于133μmol/L(1.5mg/dl)；③利尿药停药2d、白蛋白扩容治疗后肌酐无改善；④无休克；⑤排除肾毒性药物影响；⑥排除实质性肾病。区分肝肾综合征和急性肾小管坏死有时是困难的。钠排泄分数小于1%表明肾小管功能未明显受损,支持肝肾综合征的诊断。肝移植可以逆转部分肝肾综合征,但仍有高达40%的肝肾综合征患者在肝移植后无法恢复肾功能,这可能是因为在这些患者中伴有高胆红素血症的全身性炎症可导致肾脏的不可逆结构性损伤。

【问题5】什么是肝性脑病？如何治疗？

【临床思路】

肝性脑病是急性和慢性肝病的神经精神并发症,其症状可从轻度认知功能障碍到脑水肿伴颅内高压。肝性脑病的发病机制尚不清楚,但大多数研究显示血氨的水平升高。血氨是一种肠源性神经毒素,它从门静脉系统进入全身循环。脑中的星形胶质细胞可使氨解毒成谷氨酰胺,但当细胞内谷氨酰胺浓度增加,解毒功能将下降。高血氨水平是肝性脑病患者的特征,即便氨的升高程度与神经系统严重程度无关。有些因素如低钠血症、胃肠道出血和感染有助于肝性脑病的发展。如果不治疗,脑水肿可以发展为颅内高压和脑疝。

肝性脑病的初期需要确定并治疗该神经精神综合征的可逆性触发因素(即胃肠道出血和感染)。乳果糖导泻可减少肠道对氨的吸收。口服抗生素可减少产生氨的肠道细菌。暴发性肝衰竭的患者存在肝性脑病、脑水肿、颅内压(ICP)升高和脑疝的风险。在精神状态改变的情况下,通常通过头部CT扫描评估颅内出血、脑疝和/或脑水肿的程度。对于暴发性肝衰竭和脑病患者,即使存在出血风险,也应认真考虑ICP监测。ICP升高至25mmHg以上应使用甘露醇处理。许多中心认为持续性脑灌注不足(脑灌注压<40mmHg)是移植的禁忌证,因为脑死亡的风险很高。麻醉期间应避免加剧ICP升高的药物或生理波动。最近的证据表明,适度低温(32~33℃)可以减轻脑水肿和颅内高压；然而,这一措施有增加感染风险、导致心律失常和凝血功能障碍的副作用。

【问题6】术前如何治疗腹水？

【临床思路】

腹水初期可以用低钠饮食(<2g/d)和利尿药治疗。利尿药治疗无效的腹水患者可能需要腹腔穿刺抽液,此时需要补充白蛋白以预防低血压和肝肾综合征。腹水患者应避免使用肾毒性药物,如非甾体抗炎药(nonsteroidal antiinflammatory drugs,NSAIDs)、氨基糖苷类、血管紧张素转化酶抑制药和α_1受体阻滞药。

【问题7】需要进行哪些术前检查？

【临床思路】

对于患有脑病、急性肾损伤、电解质异常、腹水、心肌功能和肺功能障碍或凝血功能障碍的患者,麻醉管理是复杂的。围术期的生理波动可能会导致多系统器官衰竭。为了预测和预防肝移植引起的并发症,应在手术前彻底评估潜在的病情。超声心动图可用于检测心脏功能。胸部X线片可以排除肺水肿或心脏扩大。在精神状态改变的情况下,通常用头部CT扫描来评估颅内出血、脑疝和/或脑水肿的程度。高龄或有危险因素的患者可进行心功能和肺功能的测试。如果需要考虑术中肾脏替代(连续静脉血液滤过)治疗,应咨询肾脏病专家。

【问题8】肝脏疾病如何影响术中麻醉药物管理？

【临床思路】

肝病患者麻醉药物的消除能力通常受损,药物作用的持续时间延长。

1. 麻醉的起效时间可能会延迟。许多麻醉药物(阿片类药物、巴比妥类药物)与循环中的白蛋白结合。

2. 低白蛋白水平增加了药物的游离分数,理论上可以增强药物的作用。然而,终末期肝病改变了正常药代动力学的许多方面,例如药物分布容积、肝脏摄取和代谢、肾脏排泄和除白蛋白之外的血清蛋白质水平。这些变化的净效应是不可预测的,因此难以对药物管理提出一般性建议。安全的做法是将药物滴定至所需效果。

3. 肝功能不全患者可能对镇静药如咪达唑仑和地西泮敏感。相反,有酗酒史的患者可能需要大剂量的苯二氮䓬类药物。吗啡的不良反应可能在严重肝病患者中更为明显。吗啡在肝脏中通过葡萄糖醛酸化代谢,其中间代谢物被肾脏消除。尽管吗啡的药代动力学在轻度肝病患者中可能没有改变,但延长的半衰期与低蛋白血症、脑病、腹水和黄疸相关。肝肾综合征患者可以延长吗啡代谢物的消除时间。肝摄取率较高的芬太尼、舒芬太尼和吗啡的代谢由于肝血流受损而减慢。

4. 在患有肝脏疾病和水肿的患者中,肌松药量需增加,因为液体潴留增加了分布体积。由肝脏代谢的肌松药(如维库溴铵和罗库溴铵)的作用持续时间延长。据报道,肝脏疾病可降低血浆胆碱酯酶活性,延长琥珀胆碱神经肌肉阻滞作用时间。

5. 如果血管内容量减少(过度消化或胃肠道损失),并减少肝脏灌注,有血管舒张作用的麻醉药如丙泊酚和挥发性麻醉药可能会导致低血压。挥发性麻醉药还可以减少肝血流量和肝脏摄氧量。与氟烷的血管收缩作用相比,异氟烷和地氟烷可通过肝血管舒张改善肝血流量和内脏灌注。

6. 终末期肝病患者通常表现出凝血功能障碍。凝血功能障碍的存在是局部麻醉的禁忌证,特别是硬膜外麻醉。

【问题9】在肝移植手术的第一阶段(无肝前期)、第二阶段(无肝期)、第三阶段(新肝期)会发生什么?

【临床思路】

无肝前期是指从麻醉诱导开始,至门静脉阻断结束。患病的肝上腔静脉和肝下腔静脉、门静脉被分离。这期间会出现凝血功能紊乱和血流动力学紊乱。腹水的大量引流会导致低血压,需要尽早进行液体复苏。白蛋白溶液和新鲜冷冻血浆可用于补充血管内容量。

肝移植手术的第二阶段(无肝期)是指从门静脉阻断后开始,至新肝再灌注结束。下腔静脉和门静脉被阻断后,静脉回心血量明显减少。低血压需要通过血管活性药物、补液、调整麻醉药物、纠正低钙血症来调整。受体和供体肝脏之间的吻合按以下顺序进行:下腔静脉、门静脉、肝动脉和胆道。无肝期患者常出现酸中毒和低钙血症,因为乳酸和柠檬酸盐无法被清除。

肝移植手术的第三阶段是新肝期。在新肝期吻合肝动脉和重建胆道系统。通常在移植物的胆总管和受体的胆管之间进行直接吻合,有时需要更复杂的重建,例如采用胆总管空肠吻合术。最后关闭伤口运送到重症监护病房。在手术的第三阶段,可能发生明显的凝血功能障碍。

【问题10】什么是再灌注后综合征?

【临床思路】

再灌注后综合征是指在再灌注后的前5min内平均动脉血压降低30%持续超过1min。

开放门静脉后,来自门静脉循环的血液、炎性介质如白细胞介素-6(IL-6)和肿瘤坏死因子-α(TNF-α)、钾、血管活性成分等被释放到系统循环。因此在完成吻合之前应小心灌洗移植肝,尽量去除冷的高钾保存液以减轻再灌注后循环障碍。在重新灌注新移植物之前,应考虑以下措施:①预先给予钙以纠正低钙血症;②用碳酸氢钠调节pH;③用于循环支持的正性肌力药物和血管收缩药。手术和麻醉团队必须准备好处理心律失常或心脏骤停。

【问题11】什么原因导致肝移植每个阶段的术中出血?如何监测和治疗凝血功能障碍?

【临床思路】

肝移植术中出血的原因是多方面的。终末期肝病患者本身有严重的止血缺陷,并且凝血功能受到体温、组织灌注、酸碱平衡和液体平衡改变的影响。在无肝前期,手术的出血受到患者潜在凝血功能障碍的影响。过量的液体输注可能引起稀释性凝血功能障碍并增加内脏区域的静脉充血,导致手术部位出血更多。高凝状态如肝癌或胆汁淤积性肝硬化的患者出血可能很少。在无肝期,尽管PT和APTT值可能不会改变,但是可能存在纤维蛋白溶解亢进。再灌注期间的渗血可能增加。弥散性血管内凝血、纤维蛋白溶解增加及肝素或肝素样物质释放都可以引起凝血功能障碍。应通过检查术野来监测凝血状态。一些中心使用常规实验室检查(PT、APTT、血小板计数、纤维蛋白原水平)来评估凝血状态和指导治疗。TEG 或 ROTEM 可用于评估全血标本的黏滞性,以反映血浆、红细胞和血小板的功能和相互作用,有助于检测高凝状态并区分凝血功能障碍的原因,如纤溶亢进、凝血因子耗竭或血小板减少症,以提供整个凝血级联反应的完整复合图像。

不受控制的出血和大量输血可能导致酸中毒、凝血功能障碍和低体温。如果不加以纠正,其中任一种异常因素都会加剧另一种异常因素,造成"血液恶性循环"。大量输血的其他并发症包括:①急性溶血性输血反应;②发热性非溶血性输血反应;③输血相关急性肺损伤;④输血相关的循环过负荷;⑤过敏反应;⑥败血症;⑦低钙血症;⑧高钾血症;⑨输血相关的免疫抑制。

提高环境温度、使用液体加温仪可降低体温过低的风险。以 1:1:1 的比例输注红细胞、新鲜冷冻血浆和血小板,可以预防稀释性凝血病和血小板减少症。偶尔需要给予重组因子Ⅶa。严密监测钾、镁和钙水平以纠正异常。通过给予碳酸氢钠来控制代谢性酸中毒。

使用抗纤维蛋白溶解剂减轻纤溶酶对纤维蛋白的降解。有人提倡在肝移植手术中预防性使用抗纤维蛋白溶解剂,但这种用途存在争议。抗纤维蛋白溶解剂的潜在缺点是可能导致灾难性的血栓形成。

【问题 12】术中有哪些迹象表明移植肝功能良好?

【临床思路】

良好的移植肝质地和颜色好,胆汁产生和血流动力学稳定性是移植肝正在起作用的迹象。由于移植肝代谢柠檬酸盐,低钙血症通常会迅速减轻。柠檬酸盐代谢可导致代谢性碱中毒。乳酸的清除、脑病的消退、凝血功能的正常化、胆红素水平的降低、胆汁的产生和足够的尿量表明移植肝功能正常。肝损伤导致转氨酶在手术后迅速升高,但酶水平通常在 24~48h 回落。移植后通常需要数小时至数天才能纠正凝血因子缺乏。

案例三 肺移植手术的麻醉处理

【病历摘要】

患者男,59 岁。活动后呼吸困难进行性加重,吸氧后无改善,日常活动受限,以严重阻塞性肺疾病的影像学和肺功能检查表现收入院,拟行双侧肺移植术。患者有 30 年的吸烟史,术前左心室射血分数正常。

【问题 1】肺移植(lung transplantation)的适应证有哪些?单肺移植与双肺移植在技术上有何不同?

【临床思路】

慢性阻塞性肺疾病(chronic obstructive pulmonary disease,COPD)、特发性肺纤维化、继发于 α_1- 抗胰蛋白酶缺乏的肺气肿和囊性纤维化是成人肺移植最常见的适应证。由于移植供体严重短缺,提倡采用单肺移植(single lung transplantation,SLT)作为增加接受者数量的手段。然而,由于单肺移植后 5 年生存率仅接近 50% 而双侧肺移植(bilateral requential lung transplantation,BLT)治疗 COPD 可进一步改善长期生存率,BLT 成为治疗这类患者的首选。关于 SLT 或 BLT 最终方案选择仍存在争议,应依据个体情况,兼顾区域器官分配政策、临床经验和器官可用性作出决策。

在肺移植过程中,心脏和肺部的探查会产生明显的心肺功能影响。SLT 通常在侧卧位下开胸,而双侧肺移植通常在仰卧位下进行。对于 SLT 和 BLT,在分离待移除的自体肺和植入移植肺期间需要间歇性单肺通气。首先对手动进行血管的暂时阻断进行评估,如果耐受良好,则结扎肺动脉,完成肺切除术。移植物的植入开始于气道的吻合。然后将肺动脉分支吻合到移植物上,接着吻合包含肺静脉的左心房的袖带。再将植入的肺部分充气,左心房袖带和肺静脉脱气,并恢复器官的循环。如果移植肺再灌注后不能实现稳定的血流动力学和氧合,可以考虑使用体外膜肺氧合(extracorporeal membrane oxygenation,ECMO)或体外循环。

双肺序贯移植手术过程分为两个阶段。首先,在"良好"对侧肺的通气期间,移除病损最严重的肺(由术前通气/灌注肺扫描确定)。通过支气管吻合术实现植入,如同 SLT 一样。然后移除第二肺并在新肺通气期间移植。如果在新肺通气期间存在血流动力学或氧合不稳定,则需在植入第二肺之前建立体外循环支持。

【问题 2】如何给这类患者进行麻醉前用药?

【临床思路】

术前用药主要考虑镇静导致的高碳酸血症和低氧血症的潜在后果。通常选择胃肠外给药,因为没有足够的时间口服抗焦虑药,可单独使用咪达唑仑或苯海拉明。临床上,大多数终末期限制性、阻塞性或传染性肺病患者在未吸氧时不能耐受镇静。此外,肺动脉高压和明显的右向左心内分流患者可能即使在吸氧情况下也不能很好地耐受镇静。除了镇静药外,还需要考虑免疫抑制方案,并考虑选择支气管扩张药治疗。

【问题 3】你会如何对这名患者实施麻醉诱导?

【临床思路】

与任何重症患者的麻醉诱导一样,诱导应循序渐进,因为这些具有高交感神经活动的患者突然停止交感神经张力可导致明显的心血管功能紊乱,特别是在从自主呼吸转变为机械通气期间。患有严重阻塞性肺疾病和高残气量的患者有效肺泡通气较差,因此,延长预吸氧时间(即 15~20min)是必要的。其次是使用快速起效的药物,以缩短兴奋期,有利于气道管理。硫喷妥钠、依托咪酯、丙泊酚和氯胺酮可安全使用,但应考虑每种药物对有潜在疾病患者的特殊影响。例如,由于组胺释放的倾向,对于患有支气管痉挛或肺动脉高压的患者而言,硫喷妥钠可能是不合适的。又如,氯胺酮的拟交感神经特性可能不利于肺动脉高压的患者,但其支气管扩张作用可能有利于支气管痉挛的患者。给予镇静催眠药后,通常使用芬太尼(10~15μg/kg)或舒芬太尼(1~2μg/kg)与琥珀胆碱或非去极化肌松药完成诱导。在诱导后可给予苯二氮䓬类药物和 / 或挥发性麻醉药以促进遗忘,而挥发性麻醉药还有促进支气管扩张的作用。

【问题 4】如何处理与肺动脉钳夹相关的问题?

【临床思路】

为了评估通过一侧肺转移整个心排出量的心肺反应,需要先手动进行血管的逐渐阻断。用 TEE 进行右心室功能的仔细评估,寻找右心室扩张或收缩功能减弱的证据。如果耐受良好,则将肺动脉钳夹。

如果阻塞的耐受性差,则将血管松开并开始使用肺血管扩张药,例如前列腺素 E_1 或正性肌力药物。如果药物干预后严重的呼吸或心血管紊乱仍然存在,则需建立体外循环以避免严重的缺氧或右心室收缩功能衰竭。然而,对于大多数接受单肺移植的患者,单肺通气期间和肺动脉钳夹后的氧合和右心室功能很少发生问题。

【问题 5】在移植肺植入和再灌注期间可能发生的血流动力学改变是什么?你会如何纠正它们?

【临床思路】

在进行血管和支气管吻合的过程中,可以产生对心脏充盈和节律的干扰。低血压和肺动脉高压会随之发生。随着含有血管扩张药的肺移植物保存剂进入体循环,可能出现短暂性低血压。肺的不完全排气可导致冠状动脉空气栓塞,引起短暂的心肌缺血,表现为 ST 段抬高和 TEE 所见的室壁运动异常。在再灌注和随后的新移植肺通气后,应密切关注肺动脉压力和动脉血气。肺动脉压力通常在供体器官再灌注后下降。如果没有下降,可能的原因为心房袖带或肺动脉的吻合问题。当怀疑肺部吻合问题时,外科医师应触诊以评估肺动脉导管是位于吻合口的近端还是远端。如果确认了在近端,则应进行肺动脉压力的直接测量。15%~50% 的病例可发生早期移植肺功能障碍,可在第一侧肺再灌注后不久出现,并且可能是各种损伤的结果。早期移植肺功能障碍可表现为从轻度的胸片异常和增加的氧需求到暴发性肺水肿伴缺氧和心血管损害。治疗包括调整通气,使用 PEEP 和肺血管扩张药。一氧化氮(NO)可能对改善氧合作用和降低肺动脉压力有效。原发性移植物功能障碍是肺移植后围术期死亡的最常见原因。

【问题 6】是否应该限制液体用量?

【临床思路】

虽然应该尽量减少术中输液量,但许多接受肺移植的患者需要大量输液以维持血流动力学稳定性。尽管输注大量晶体液和胶体液且仅有中度失血,但移植后中心静脉压和肺毛细血管楔压仅为 3~5mmHg 的情况并非罕见。由于炎性损伤和缺乏淋巴引流,移植肺存在肺水肿的风险。术后再灌注肺水肿的发生率为 10%~35%。在一项研究中,大于 7mmHg 的中心静脉压与较长的重症监护室住院时间和较高的死亡率相关。

【问题 7】你会在手术结束后早期或即时拔除气管导管吗?

【临床思路】

一些研究表明,在 SLT 或 BLT 后有些患者可以早期或即刻拔除气管导管。然而,由于手术引起的损伤、术后大量液体转移、低体温及频繁需要术后纤维支气管镜检查,肺移植受体通常不会在手术后立即拔管。

除非术后需要双肺分别通气,或存在严重的咽部水肿或插管困难,否则双腔气管导管需换成单腔气管导管。在替换为单腔气管导管后,应使用纤维支气管镜检查支气管吻合并积极吸引分泌物或血液。与许多手术一样,在拔除气管导管之前,应使用喉镜仔细检查上呼吸道是否水肿。

【问题8】如何管理术后通气?

【临床思路】

大多数患者手术后,吸入氧浓度可以迅速降低,并且一旦患者体温恢复和情况稳定,就可以尝试撤除呼吸机,但不适用于患有肺动脉高压的单肺移植患者。由于在术后最初 24~48h 期间发生心肺不稳定的倾向,在此期间保持机械通气对这类患者是有利的。单肺移植后通气/血流比例失调和肺内分流通常比双侧肺移植更明显。

患有限制性肺病的患者通常在单肺移植后表现出较好的肺功能,因为移植肺接受了大部分的通气和灌注。肺气肿患者中进行单肺移植后,剩余的自体肺通常接受大部分潮气量。在肺动脉高压患者中,自体肺继续通气但接受的血流非常少。一般而言,接受单肺移植的肺动脉高压或肺气肿患者在"移植侧向上"时表现出更好的术后肺功能,而在某些限制性肺病的患者中则相反。这种反应的确切病因尚不清楚,可能反映了通气/血流比值的位置变化。

【问题9】肺移植后患者需要全身麻醉进行非肺部手术时应注意什么?

【临床思路】

通常,在肺移植后,患者可以像任何其他脆弱的免疫抑制患者一样接受其他外科手术,并且很少出现麻醉方面的问题。单肺移植治疗肺气肿后自体肺和移植肺的顺应性和呼气流速的差异可导致术中二氧化碳波形图的改变。这种现象被描述为产生二氧化碳呼出的双相模式,第一峰反映来自移植肺的呼出而第二峰来自自体肺的呼出。此外,由于移植肺去神经支配,因此咳嗽反射仅存在于近端自体气道中,并且黏膜纤毛功能受损。相反,缺氧性肺血管收缩在肺移植后仍然保存良好,并且中枢性呼吸控制不受影响。然而,术前高碳酸血症患者对二氧化碳的反应可能减弱。对于患有阻塞性肺病的单肺移植后患者,采用正压通气时,需要考虑自体肺过度充气和由此引起的纵隔移位,以及相关的通气和血流动力学影响。

其他术前检查应评估免疫抑制治疗引起的肾功能障碍,胃炎和/或消化性溃疡引起的上消化道出血,以及肝功能障碍等常见的情况。围术期药物还应该包括多种抗生素治疗方案、"应激剂量"糖皮质激素和 β 受体激动药,因为这些患者更容易发生支气管痉挛。还应注意预防误吸。

案例四 心脏移植手术

【病历摘要】

患者男,45 岁。既往特发性扩张型心肌病病史,入心脏中心进行心脏移植评估。患者有心肌收缩功能障碍,超声心动图检测射血分数 <20%。最近患者症状恶化,进展到心功能四级。

【问题1】成人心脏移植(heart transplantation)的常见适应证有哪些?

【临床思路】

心脏移植被认为是患有终末期心脏病患者的可行治疗选择。目前,全世界每年进行 4 000 多例心脏移植手术。缺血性心脏病(28.1%)和非缺血性心肌病(54.2%)是常见的移植原因。

【问题2】围术期供体管理的原则是什么?

【临床思路】

管理的目标是维持血容量,实现相对正常的后负荷,优化心排血量(CO),而不过度使用正性肌力药物,特别是 β 受体激动药。脑死亡的患者维持血流动力学稳定性可能是一个挑战。

【问题3】心脏移植的医疗替代方案有哪些?

【临床思路】

患者需要坚持严格的生活方式改变和饮食,否则任何其他疗法的作用都会有限。ACEI 已被证明可改善心力衰竭患者的症状并降低其死亡率。对于不能耐受 ACEI 的患者,可考虑使用血管紧张素 Ⅱ 受体阻滞药。患有严重心力衰竭的患者也可能从低剂量醛固酮拮抗药(螺内酯)中获益,但需注意潜在的高钾血症。卡维地洛、美托洛尔或比索洛尔等 β 受体阻滞药已被证明可降低死亡风险。建议进行维持窦性心律的治疗。此外,晚期心力衰竭患者可通过植入型心律转复除颤器(implantable cardioverter defibrillator,ICD)降低心脏猝死的风险。主动脉内球囊反搏(intra-aortic balloon pump,IABP)及心室辅助装置(ventricular assist device,VAD)作为移植的过渡措施也在患者的管理中发挥作用,特别是对于出现急性失代偿性心力衰竭的患者具有重要价值。

【问题 4】心脏移植麻醉的诱导和维持应注意哪些问题？

【临床思路】

首先需仔细估计麻醉诱导和手术的时间以便在供体心脏到达时实现体外循环，以尽量减少缺血时间。快速诱导的益处需要与血流动力学不稳定的风险相权衡。可以用多种药物复合麻醉诱导，例如咪达唑仑和芬太尼或舒芬太尼，并基于血流动力学状态和意识水平进行滴定。通过使用平衡麻醉技术实施维持。根据需要，使用挥发性麻醉药（七氟烷或异氟烷）与芬太尼或舒芬太尼、咪达唑仑和肌松药维持麻醉。抑肽酶曾作为抗纤维蛋白溶解疗法，由于在临床试验中发现应用抑酞酶导致死亡率上升，故目前临床上不主张使用。

【问题 5】如何在体外循环期间管理患者？

【临床思路】

这些患者体外循环期间的麻醉管理通常与非移植心脏手术患者的麻醉管理没有区别，由于供体心脏的冷保存和缺血时间的延长通常需要延长复温时间。在灌注早期，必须纠正混合静脉氧饱和度下降和代谢性酸中毒。必须密切监测液体平衡、血细胞比容、电解质平衡和血糖。一旦心脏复跳并完成肺动脉的吻合，就将患者置于头低位，以便从心脏左侧排出空气。可以考虑输注异丙肾上腺素（1~5μg/min）将心率增加至90~110 次 /min。心脏可以通过心外膜导联进行外部起搏。当患者结束体外循环停机时，通常也可以使用米力农以增强右心室功能和使用 NO 降低右心室的后负荷。麻醉团队应为停机后的大量出血做好准备。在心室辅助装置已经到位的情况下尤其如此。

【问题 6】心脏移植后早期右心衰竭的机制是什么？如何治疗？

【临床思路】

右心衰竭是心脏移植常见的并发症。主要原因是长期的左心室压力升高导致肺血管床的血流量和阻力增加。这种肺血管收缩可能会随着时间的推移而变得固定，从而影响移植后的右心室功能。然而，术前肺血管阻力正常并不排除移植后发生右心衰竭的可能性。器官保存不良和体外循环也会对移植后心室功能产生不利影响。

右心衰竭可导致室间隔向左移位，左心室充盈减少，心排血量减少。基本治疗目标是维持足够的冠状动脉灌注，优化氧供，合理使用液体，最大限度地减少心肌耗氧量，并降低肺血管阻力以减少右心后负荷。磷酸二酯酶抑制剂（如米力农）除了具有正性肌力作用外，还具有全身和肺血管扩张作用，可用于治疗右心衰竭。前列环素（PGI_2）、异丙肾上腺素（1~5μg/min）和多巴酚丁胺也常用于治疗右心衰竭。然而，血管扩张药的使用通常伴有动脉血压下降，需要给予血管收缩药以维持足够的冠状动脉灌注。吸入 NO 也被广泛用作严重肺动脉高压和右心衰竭时的肺血管扩张剂。西地那非也可以降低肺血管阻力。应避免缺氧、高碳酸血症和过度 PEEP。在右心衰竭治疗失败的情况下，应考虑移植后机械支持，包括 IABP、右心室辅助装置（right ventricular assist device，RVAD）或 ECMO。

吸入 NO 作为肺血管扩张剂的优点主要在于其平滑肌松弛效应仅限于肺血管系统。吸入 NO 的体内半衰期仅为几秒。因此，与静脉注射血管扩张药如硝普钠、硝酸甘油、前列腺素和钙相比，它对全身循环的影响很小。此外，吸入 NO 可选择性地引起通气肺的血管舒张，从而减少通气 / 血流比值失调和肺内分流。吸入 NO（1~20ppm）可降低肺动脉压力、PVR 和 CVP，同时增加平均动脉压、心排出量和动脉血氧含量。

【问题 7】失神经心脏的病理生理学是什么？

【临床思路】

心脏移植后，心丛被切断，心脏失去神经支配。ECG 通常显示两个 P 波。去神经支配的心脏保留一些内在的调节机制，包括 Frank-Starling 机制及完整的 α 和 β 肾上腺素受体对循环儿茶酚胺的反应。这种失神经支配的心脏虽缺乏对血容量不足或低血压引起的反射性心动过速的能力，但可以代偿性增加每搏输出量。有趣的是，研究发现移植后 1 年内的心脏可发生神经再支配现象。当移植后的心脏发生缺血时，可导致心绞痛的症状。

【问题 8】心脏移植后常见的心律失常有哪些？

【临床思路】

心脏移植受体可能发生各种各样的心律失常。移植后缓慢型心律失常很常见，手术时常规放置心脏起搏器。其他心律失常包括室性期前收缩，房室传导阻滞和室上性心动过速等。5%~24% 的心脏移植受体患有心房颤动。心律失常的原因包括正常传导通路和窦房结的手术破坏、排斥反应和冠状动脉同种异体移植血管病变。持续性心律失常,尤其是心室起源的心律失常,与长期死亡率增加有关。

【问题 9】移植后出血的原因是什么？如何治疗？

【临床思路】

围术期出血是心脏移植后死亡的重要原因。移植后出血的原因有吻合口漏和凝血功能障碍。凝血功能障碍的原因包括肝素化逆转不足,血小板和凝血因子稀释,体温过低和体外循环对纤维蛋白溶解、血小板功能和凝血因子活化的影响。此外,那些在移植前就地使用心室辅助装置的患者特别容易发生围术期出血。预防潜在的出血原因是关键。强烈建议使用抗纤维蛋白溶解药。避免输注过多的液体可以减少稀释性凝血功能障碍的发生。用空气加热装置和液体加温器维持体温也是必要的。当术后出血明显时,需要合理地使用红细胞、新鲜冰冻血浆和血小板。如果常规治疗措施疗效不显著,则必须排除弥散性血管内凝血。如果血清纤维蛋白原低(小于 0.8~1.0g/L),可使用冷沉淀。去氨加压素(0.3μg/kg)也可在难治性病例中发挥作用。另外,重组因子Ⅶa 已成功用于治疗心脏移植患者的出血。最后,需注意要权衡血栓形成与持续出血的风险。

【问题 10】心脏移植后患者施行其他手术时需要注意哪些方面的问题？

【临床思路】

心脏移植后的患者可以安全地接受全身麻醉或区域阻滞麻醉。去神经支配的心脏保留一些内在的控制机制,包括 Frank-Starling 机制、冲动的形成和传导等。但是缺乏对正常的呼吸变化或对颈动脉窦按摩和 Valsalva 动作的反应。心率对异丙肾上腺素、麻黄碱、多巴胺和肾上腺素能产生反应。心脏移植患者可能发生心律失常。这些患者的缓慢型心律失常应使用 β 肾上腺素能激动药(肾上腺素、异丙肾上腺素)治疗。用于治疗快速性心律失常(钙通道阻滞药、β 受体阻滞药)的药物由于其负性肌力作用需要谨慎使用。

【问题 11】什么是心脏同种异体移植血管病变？

【临床思路】

移植的心脏易受冠状动脉粥样硬化加速过程的影响,称为心脏同种异体移植血管病变(cardiac allograft vasculopathy,CAV)。在移植后第 1 年和第 10 年之间,超过 40% 的患者可能发展为 CAV。其特征在于冠状动脉的内膜增殖和弥散性狭窄。通过冠状动脉血管造影或血管内超声来诊断。病因是多因素的,包括免疫和非免疫因素。传统的危险因素,如移植前冠状动脉疾病、糖尿病和高脂血症,使接受者有 CAV 的风险。供体的年龄和类型、免疫抑制方案的类型、巨细胞病毒感染和排斥反应也影响 CAV 的发展。

【问题 12】移植后高血压和肾功能不全的主要病因分别是什么？主要治疗措施有哪些？

【临床思路】

心脏移植 5 年后,91% 的幸存患者患有高血压。钙调神经磷酸酶抑制剂通常被认为是致病因素。治疗方法包括钙通道阻滞药如地尔硫䓬。硝苯地平可引起血管扩张,在这些患者中可能耐受性差。必要时,可添加 ACEI。因为运动期间的心脏反应性依赖于循环儿茶酚胺,所以在心脏移植后通常避免使用 β 受体阻滞药。

心脏移植 5 年后,33% 的受试者发现肾功能不全。由于钙调神经磷酸酶抑制剂的肾毒性作用,心脏移植后血清肌酐浓度通常逐渐增加,大约 6% 的受体需要在 10 年后进行透析。如果肾功能受损,应避免主要经肾脏清除的麻醉药物。此外,需要注意可能进一步损害肾功能的药物,如 NSAIDs。

推荐阅读文献

［1］YAO F S, MALHOTRA V, FONG J, et al. Yao and Artusio's anesthesiology: problem-oriented patient management. 8th ed. Philadelphia, PA: Lippincott Williams & Wilkins, 2016: 74-564.

［2］MORRISSEY P E, MONACO A P. Donation after circulatory death: current practices, ongoing challenges, and potential improvements. Transplantation, 2014, 97 (3): 258-264.

［3］BAHDE R, VOWINKEL T, UNSER J, et al. Prognostic factors for kidney allograft survival in the Eurotransplant Senior Program. Ann Transplant, 2014, 19: 201-209.

［4］OTHMAN M M, ISMAEL A Z, HAMMOUDA G E. The impact of timing of maximal crystalloid hydration on early graft function during kidney transplantation. Anesth Analg, 2010, 110 (5): 1440-1446.

［5］SCHMID S, JUNGWIRTH B. Anaesthesia for renal transplant surgery: an update. Eur J Anaesthesiol, 2012, 29 (12): 552-558.

［6］ BARASH P G, CULLEN B F, STOELTING R K, et al. Clinical anesthesia. 7th ed. Philadelphia, PA: Lippincott Williams & Wilkins, 2013: 438-439, 1356.

［7］ NISCOLA P, SCARAMUCCI L, VISCHINI G, et al. The use of major analgesics in patients with renal dysfunction. Curr Drug Targets, 2010, 11 (6): 752-758.

［8］ MILLER R D, COHEN N H, ERIKSSON L I, et al. Miller's anesthesia. 8th ed. Philadelphia, PA: Saunders Elsevier, 2015: 2262-2289.

［9］ NANKIVELL B J, ALEXANDER S I. Rejection of the kidney allograft. N Engl J Med, 2010, 363: 1451-1462.

［10］ MARTIN P, DIMARTINI A, FENG S, et al. Evaluation for liver transplantation in adults: 2013 practice guidelines by the American Association for the Study of Liver Diseases and the American Society of Transplantation. Hepatology, 2014, 59: 1144-1165.

（黄文起）

第四篇

各　论

第三十七章 普外科手术麻醉

Anesthesiology for General Surgery

案例一 颈部手术的麻醉

【病历摘要】

患者男,58 岁。因"发现颈部肿物 5 个月余"入院,诊断为双侧结节性甲状腺肿,拟施行手术。既往有糖尿病病史。

【问题 1】麻醉前访视的重点是什么? 应如何评估?

【临床思路】

1. 甲状腺解剖结构中毗邻组织有气管、颈部大血管、颈椎等,甲状腺肿块或肿大可能对这些结构产生推移或挤压甚至二者皆有,尤其是气管,导致通气困难。

2. 体格检查,进行颈前气管的触诊,以中指触摸气管软骨环,示指、环指触摸气管旁,检查气管是否居中。喉镜检查确定声带功能。检查四肢是否伴有肌力减退。检查眼球是否伴有凸眼。

3. 观察常规 X 线胸部正位片或颈部 CT 片,检查是否存在气管的移位、狭窄,压迫方向及其程度,为麻醉气管插管及术中术后通气提供指导。

知识点

甲状腺手术术前评估

1. 甲状腺疾病的性质和手术范围。
2. 甲状腺功能状况。
3. 有无声带麻痹,气管、大血管和神经受压及对通气功能的影响。
4. 患者全身状况及其他并发症。
5. 患者的精神状况和合作程度。

【问题 2】患者平时有心悸、多汗、易激动、食欲亢进、凸眼、手抖等症状,术前准备应注意什么? 如何评价甲状腺功能?

【临床思路】

甲状腺危象(thyroid crisis)又称甲亢危象,发生原因可能与循环中的甲状腺激素水平增高有关。多发生于较重甲状腺功能亢进未予治疗或治疗不充分的患者。临床表现为高热、大汗、心动过速、烦躁、焦虑不安、谵妄、恶心、呕吐、腹泻,严重患者可有心力衰竭、休克和昏迷等。

1. 对于确诊甲状腺功能亢进的患者,预防术中术后发生甲状腺危象是关键,术前应控制甲状腺功能和基础代谢率接近正常水平(不超过正常值的 20%),使用抗甲状腺药物、碘剂及 β 受体阻滞药等药物治疗,使得全身症状改善:情绪稳定、睡眠良好、体重增加、心率不超过 90 次 /min。

2. 对长期存在或疑似甲状腺功能亢进的患者,需要判断甲状腺功能亢进对心肺功能的影响,通过其平时活动、劳作时的自主感觉了解心肺功能的储备,进行常规(动态)心电图了解心电活动,超声心动图了解心脏功能,以及动脉血气分析了解心肺综合功能,全面了解患者在处于应激状态下的心肺功能,即是否耐受手术。

　　3. 评估气道受压情况。给予 X 线或 CT 检查(胸骨后甲状腺肿? 行气管软化实验)。

知识点

甲状腺功能亢进的病情评估

　　1. 测定基础代谢率。常用计算公式：基础代谢率 =(脉率 + 脉压)−111。

　　测定时应在完全安静、空腹时进行(一般是早晨清醒后未起床时)，正常值为 ±10%，增高至 20%~30% 为轻度甲状腺功能亢进，30%~60% 为中度，60% 以上为重度。

　　2. 控制心率小于 90 次 /min。

　　3. 甲状腺功能评估。检测 T_3、T_4、FT_3、FT_4、TSH。

　　甲状腺功能亢进时，血清 T_3 可高于正常 4 倍左右，而 T_4 仅为正常值的 2.5 倍。FT_4 和 FT_3 不受血中甲状腺素结合球蛋白(TBG)的影响，可直接反映甲状腺功能状态。促甲状腺激素(TSH)是反映下丘脑 - 垂体 - 甲状腺轴功能的敏感指标。

　　4. 常规电解质、凝血功能等检查。

【问题 3】该患者甲状腺肿物巨大，并延伸至胸骨后，术前应如何评估气道及制订气管插管方案?

【临床思路】

　　巨大的甲状腺占位，尤其是胸骨后甲状腺占位，压迫气道的同时，可能对心脏、大血管亦造成压迫，麻醉风险极大，需根据术前的 CT 等检查，明确狭窄的部位、长度和直径，由此判断选用导管的直径，插管技术，导管定位的位置，作出基本的预案。

　　麻醉前应详细了解患者病情，对于已预料、并诊断明确的困难气道患者，备好详细紧急气道预案，对麻醉方法的选择和插管成功均有重要的意义。

　　1. 对于肿瘤压迫气道变形，在没有充分评估与准备的前提下，不可贸然进行常规的全身麻醉，否则一旦肌松药起效后，颈部肌肉失去张力会加重周围组织及肿瘤对气管的压迫，造成气道梗阻甚至坍塌，那么结果将是灾难性的。

　　2. 麻醉诱导宜选用小剂量镇痛、镇静药并辅以完善的气管内表面麻醉。

　　3. 选择保留自主呼吸的清醒插管技术，防备突然发生的气道梗阻。纤维支气管镜经口(或经鼻)气管插管是一种安全有效的气道建立方式，具有安全平稳、成功率高、对患者 “零” 创伤等优点，广泛应用于困难气道处理。

　　4. 如果在清醒状态下行麻醉气管插管不成功，切不可行常规插管麻醉，应考虑暂停手术，重新制订诊疗计划，以保障患者的生命安全。麻醉医师应尽可能消除隐患，而不是将患者和自身置于高风险之中。

　　5. 做好紧急气管切开的准备，必要时行局部麻醉下气管切开术。

【问题 4】拔管后出现呼吸困难的问题分析及解决方法有哪些?

【临床思路】

　　1. 气管压迫时间较久，气管软骨环可能软化，术毕拔除气管导管可能出现气管塌陷，导致呼吸困难甚至窒息，需要准备气管切开通气。

　　2. 术中血流动力学不稳定，如存在甲状腺功能亢进未得到有效纠正，患者应进入 ICU 进行持续观察、治疗。

　　3. 手术操作使双侧喉返神经损伤，需重新进行气管插管。

　　4. 气管插管致喉头水肿，重度水肿可通过雾化吸入及使用激素改善症状，如重度水肿需谨慎进行气管插管，必要时准备气管切开。

　　5. 术后出现切口出血，血肿压迫气管及口咽部充血肿胀引起窒息，需要紧急解除压迫，准备气管切开。

知识点

甲状腺手术围术期并发症

1. 呼吸困难和窒息

2. 喉返神经或喉上神经损伤　手术操作可因切断、缝扎、牵拉或钳夹喉返神经后造成永久性或暂时性损伤,一般经理疗或神经营养药物治疗后可恢复。

3. 手足抽搐　因手术操作误伤甲状旁腺或使其血供受累所致,血钙浓度下降至 2.0mmol/L 以下,导致神经肌肉的应激性增高而在术中或术后发生手足抽搐,应立即静脉注射葡萄糖酸钙,严重者需行异体甲状旁腺移植。

4. 甲状腺危象

5. 颈动脉窦反射　甲状腺手术刺激颈动脉窦时,可引起血压降低,心率变慢,甚至心搏骤停。术中可采用局部麻醉药少许在颈动脉窦周围行浸润阻滞进行预防,若颈动脉窦出现反射,则应暂停手术并立即静脉注射阿托品,必要时采取心肺复苏措施。

【问题 5】甲状旁腺亢进患者手术麻醉重点是什么?

【临床思路】

1. 术前评估及准备

(1)术前甲状旁腺素和血清降钙素的紊乱,可导致高钙血症,患者因长期厌食、恶心呕吐和多尿等而合并严重的脱水和酸中毒,故麻醉前应注意评估患者的容量状态及电解质和酸碱紊乱情况。

(2)充分评估其他受累内分泌腺的功能和靶器官损害情况。评估肾功能损害,检查血尿素氮、肌酐及尿比重。进行心电图和 UCG 检查,评估心脏传导系统和心功能。术前降钙治疗包括充分补液,大量扩容,同时应用呋塞米有助于降钙。出现低磷血症时,应使用磷酸盐加以纠正,因为低血磷会减少骨骼对钙的摄取,增加钙的排泄,并促进骨质破坏。

(3)术前控制总钙及游离钙的浓度。总钙浓度降至 3.5mmol/L(14mg/dl)以下,游离钙降至 3mmol/L(12mg/dl)以下。纠正低血容量,避免在麻醉诱导时发生严重低血压。治疗并改善肾功能不全、心律失常、心力衰竭等因甲状旁腺功能亢进引起的并发症。

2. 麻醉管理注意事项

(1)个体化用药:麻醉药用量可适当减少,灵活掌握肌松药的用量,性格改变者慎用氯胺酮,心血管合并症者慎用交感神经兴奋药,肾功能不全者慎用七氟烷。

(2)多数患者存在骨质疏松,所以安置手术体位时要特别注意避免发生病理性骨折,进行气管插管时易发生颈椎椎体压缩性骨折。

(3)处理高钙血症:①根据失水和心肾功能情况,大量补充生理盐水,每 2~4h 输液 1L;②补液时可能出现血钾过低,应严密监测电解质,必要时进行动脉血气分析;③在充分扩容的基础上,可使用呋塞米 40~100mg 利尿,每 2~6h 一次,每 24h 极量 1 000mg;④予降钙素 2~8U/(kg·d);⑤血液透析。

知识点

甲状旁腺手术围术期并发症

1. 高钙血症引起的心律失常。

2. 术后手术部位出血或喉部神经损伤导致的呼吸道梗阻。

3. 外科操作引起气胸后对呼吸的影响。

4. 输注液体过量,导致容量超负荷及电解质紊乱。

5. 术后低钙血症。

【问题 6】甲状旁腺手术患者术后出现手足搐搦或呼吸抑制,应如何评估及处理?

【临床思路】

任何颈部手术,包括甲状腺、甲状旁腺或颈部恶性肿瘤切除术,均可由于甲状旁腺被切除、损伤或血供障碍,致甲状旁腺素生成不足而引起术后甲状旁腺功能减退症。大多为暂时性甲状旁腺功能减退症,于术后数天至数周甚至数月发病。

1. 病情特点包括:异位钙化、低钙血症、高磷血症、尿钙和尿磷排泄减少。长期应用钙剂和维生素 D 制剂可以控制病情。

2. 在术后主要表现为神经肌肉症状,血钙水平轻度降低时,患者仅有感觉异常,四肢发麻刺痛,常不引起注意。当血钙降低到 <2mmol/L(<8mg/dl)时,可出现典型的手足搐搦症状。诱因有感染、过劳、寒冷、情绪波动、深呼吸、妇女月经期。心电图显示 ST 段延长、Q-T 间期延长及 T 波改变。

3. 术后甲状旁腺的损伤,可导致术后发生低钙血症,出现抽搐、肢体麻木和痉挛,麻醉后苏醒过程中易出现呼吸抑制甚至窒息。

4. 出现低钙血症手足抽搐时必须采用静脉注射钙剂来治疗。通常选用 10% 葡萄糖酸钙 10ml 经稀释后注射。高钙血症使心脏对强心苷类药物极为敏感,容易发生心律失常甚至猝死,因此如果患者在 2~3 周内曾经使用过强心苷类药物宜小心,应该将血钙维持在正常下限。

案例二 腹部非肿瘤手术的麻醉

【病历摘要】

患者男,75 岁。右下腹疼痛 2d,既往曾有多次右下腹疼痛,半年前第一次发作时在当地医院就诊,诊断为急性阑尾炎,予以静脉抗菌消炎治疗后症状缓解,未接受手术,以后几次发作均行类似的保守治疗,此次再次发作保守治疗无效,疼痛未缓解,门诊以"慢性阑尾炎急性发作"收住院,拟行阑尾切除手术。既往有冠心病史,服用阿司匹林及氯吡格雷片。

【问题 1】拟采用何种麻醉方法?考虑的根据是什么?

【临床思路】

1. 气管插管全身麻醉较为合适。一是可通过气管导管人工通气,保证足够的氧合,特别是冠状动脉供氧;二是避免了口服抗凝药导致凝血功能障碍,行椎管内穿刺出现血肿甚至截瘫的顾虑;三是目前阑尾切除术多半在腹腔镜下进行,全身麻醉可缓解气腹不适及促进二氧化碳的排出。

2. 老年患者大多存在全身骨骼增生性退变,棘突间隙、椎板间隙狭窄,椎管内穿刺较困难,硬膜外间隙同样存在脂肪组织减少、组织间隙紧密,硬膜外导管置管困难,局部麻醉药扩散差,导致椎管内麻醉失败或效果较差。

【问题 2】如果停用上述药物,多久可施行椎管内麻醉?

【临床思路】

氯吡格雷是新一代血小板腺苷二磷酸(adenosine diphosphate,ADP)受体阻滞药,抑制 ADP 所引起的血小板聚集,不可逆地抑制血小板功能,一般要求停用氯吡格雷 7d 以上方可进行硬膜外穿刺。阿司匹林通过抑制血小板膜上的环氧化酶,从而抑制血栓素 A_2(thromboxane A_2,TXA_2)的合成与释放,最终抑制 TXA_2 诱发的血小板聚集,其在血小板的生存期为 8~10d。但目前认为单纯应用阿司匹林并不影响椎管内穿刺所导致的硬膜外血肿的发生率。

知识点

使用抗凝剂患者实施椎管内麻醉的处理原则

1. 使用阿司匹林/非甾体抗炎药(NSAID)患者 该类患者接受椎管内麻醉,椎管内血肿的发病率没有明显增加,不影响椎管内麻醉穿刺、置管等操作的时间,也不影响拔硬膜外导管的时间,术后也无须特殊监测。

2. 使用华法林患者 近期停用华法林患者,必须在停用 4~5d 后,且凝血功能检查国际标准化比值(INR)正常时方可实施椎管内麻醉。同时使用其他抗凝剂(NSAID、肝素、低分子量肝素)不影响国际标准化比率却增加出血的风险。如果已经留置了硬膜外导管,同时已经开始口服华法林:①拔出硬膜外导管前每天监测国际标准化比值(INR);②在 INR<1.5 时方可拔出椎管内导管;③在导管留置期间和拔除导管后至少 24h 内必须监测感觉、运动功能。

3. 使用普通肝素患者 如果皮下使用肝素每天 2 次、总剂量不超过 10 000U,则不是实施椎管内麻醉的绝对禁忌证。在使用肝素前实施椎管内麻醉可能发生血肿的风险降低。患者合并凝血抗凝功能障碍。推荐严密监测患者神经功能。静脉使用肝素需停药 4~6h 方能实施椎管内麻醉,实施麻醉操作前必须确认 APTT 正常。

4. 使用低分子肝素患者 术前使用的患者,椎管内穿刺必须在末次使用低分子肝素至少 10~12h 后实施,而使用大剂量的则必须在末次使用低分子肝素至少 24h 后实施。推荐监测抗凝血因子 Ⅹa 水平以观察治疗效果,但这不能预测评估椎管内出血的风险。同时使用抗血小板制剂或口服抗凝剂会增加椎管内血肿的风险。术后首次使用低分子肝素应该在术后 6~8h,椎管内导管必须在末次使用低分子肝素至少 10~12h 后拔除,且拔除导管后至少 2h 内不许使用。如果怀疑椎管内穿刺置管操作已经具有损伤性,术后至少 24h 后才可使用低分子肝素。

【问题 3】全身麻醉患者是否有必要行神经阻滞?

【临床思路】

全身麻醉复合神经阻滞可明显减少术中全身麻醉药的用量,有利于术后快速苏醒,可以减轻早期术后疼痛,减少术后镇痛药的用量。

【问题 4】可以给使用抗凝药物的患者行神经阻滞吗?

【临床思路】

区域麻醉时,按阻滞部位考虑,出血及血肿形成风险由高到低的顺序为:留置导管的硬膜外麻醉、单次硬膜外麻醉、蛛网膜下隙阻滞、椎旁神经阻滞(腰丛神经阻滞、颈深丛阻滞)、深层神经阻滞(近端坐骨神经阻滞等)、浅表血管周围神经阻滞(股神经阻滞、腋路臂丛神经阻滞等)、筋膜神经阻滞(髂腹股沟神经阻滞、髂腹下神经阻滞、腹横肌平面阻滞等)、浅表神经阻滞(颈浅丛阻滞等)。留置导管技术较单次阻滞风险更高,同时要重视移除导管时可能出现血肿的风险。由经验丰富的麻醉科医师施行超声引导下的区域麻醉,可降低穿破血管的概率。

超声引导下腹横平面阻滞

【问题 5】对于该患者使用什么神经阻滞方式好?

【临床思路】

可考虑行腰方肌神经阻滞或腹横肌平面(transversus abdominis plane,TAP)阻滞。

【问题 6】其他腹部非肿瘤手术如腹股沟斜疝手术麻醉方式有哪些选择?

超声引导下腰方肌阻滞

【临床思路】

开放手术可考虑行腰硬联合麻醉(CSEA),有椎管内麻醉禁忌证者可予全身麻醉复合腰方肌神经阻滞或髂腹下、髂腹股沟神经阻滞。腹腔镜手术则用气管插管全身麻醉复合腰方肌神经阻滞或腹横肌平面阻滞 + 髂腹下、髂腹股沟神经阻滞。

案例三 腹部恶性肿瘤手术的麻醉

【病历摘要】

患者男,86 岁。反复上腹痛 1 个月余,胃镜提示胃窦癌。既往有高血压病史 10 余年,规律服用苯磺酸氨氯地平片每日 1 片,美托洛尔每次 25mg,每天 2 次,血压控制满意。少量饮酒,100ml/d,已饮 40 年;已吸烟 50 年,每日 20 支。拟接受腹腔镜下胃癌根治术(全胃切除)。

【问题 1】该患者术前访视的关注点有哪些?

【临床思路】

1. 评估患者的术前营养状态、禁食情况,评估是否术前存在胃窦潴留,是否需要术前提前进行胃肠外营养。因腹部疾病会直接影响患者营养物质的消化吸收,可能引起贫血及低蛋白血症,进而影响术中的稳定及术后的康复。

2. 患者为超高龄老年患者,有长期吸烟酗酒史,术前各个器官呈现衰退状态。术前需要评估患者的精神状态和心肺功能。评估患者的代谢当量(metabolic equivalent,MET)、动态心电图、心脏彩超、肺功能及简易的术前精神状态评估。老年患者容易发生术后认知功能障碍(postoperative cognitive dysfunction,POCD),尤其术前伴有心脑血管疾病者及患有老年痴呆症(Alzheimer disease,AD)的患者更容易发生。

【问题2】该患者手术麻醉前的评估和准备是什么?

【临床思路】

1. 术前戒烟、戒酒,预防性雾化吸入,每日监测血压4次,并交代继续服用原来剂量的苯磺酸氨氯地平片和美托洛尔至术晨。

2. 改善术前营养状态、贫血及低蛋白血症,血红蛋白应纠正到100g/L以上,血浆总蛋白到60g/L以上。

3. 患者术前胃内容物排空障碍、呕吐、术前禁食及机械性肠道准备,易发生水电解质及酸碱平衡紊乱,出现脱水、血液浓缩和血容量不足、低钾血症或低镁血症及碱中毒等。术前根据生化情况及时纠正水电解质和酸碱平衡紊乱。

4. 为避免麻醉诱导过程中呕吐、误吸,有利于术后肠功能的恢复,麻醉前留置胃管常规行胃肠减压,诱导前常规备好吸引装置和吸痰管。

5. 对饱胃患者的处理,在保持患者的意识、有效的反射和呼吸道通畅的情况下施行麻醉。

【问题3】该患者手术围麻醉期管理有哪些?

【临床思路】

1. 患者高龄、合并高血压病多年,容易合并左心室收缩舒张功能障碍,围术期易出现低血压、心律失常及心肌缺血等并发症。围术期应加强血压、心电图、中心静脉压、每搏量变异度(SVV)和心排血量(CO)的监测。采用目标导向液体治疗原则,必要时辅助0.05~0.10/μg(kg·min)的去甲肾上腺素维持术中血压在基础血压的±20%范围内。

2. 可以使用气管内全身麻醉辅助双侧腹横肌平面阻滞或腰方肌神经阻滞的多模式镇痛方式。麻醉用药选择不经过肝肾代谢的药物,如七氟烷、顺式阿曲库铵、瑞芬太尼等。术中采用保护性肺通气策略,加强体温的监测和维护,维持体温不低于36℃、加强麻醉深度的监测,术后采用多模式镇痛,尽量减少阿片类药物应用及辅助氟比洛芬酯和帕瑞昔布钠等NSAID类药物。

【问题4】患者手术后有哪些去向?

【临床思路】

1. 患者能否在恢复室拔管,进而转入普通病房进行观察治疗,取决于术前的评估及手术中是否稳定,如术前无明显并发症、术中监测各指标平稳,则术后顺利恢复应无疑问。

2. 如术中血流动力学波动较大或术毕仍需要血管活性药维持输注,或进行必要的呼吸参数调整后血气分析结果仍不满意者,则应进入ICU进一步治疗。至于进入ICU时是在气管导管拔除后还是保留气管插管,同样需结合上述指标综合评判。

案例四　胆道和肝脏手术的麻醉(胆石症和肝脏肿瘤切除术)

【病历摘要】

患者男,56岁。因"上腹部不适1个月,身目黄染2周"入院。腹部CT示胰腺略低密度肿块,伴有胰腺轮廓改变,胰头球形扩大,胰体尾有轻度萎缩;胆管和胰管有扩张。生化检查示:谷丙转氨酶277.9U/L,谷草转氨酶102.1U/L,碱性磷酸酶370.4U/L,总胆红素120μmol/L,直接胆红素98μmol/L,间接胆红素22μmol/L。凝血四项:凝血酶原活动度45%,纤维蛋白原浓度5.74g/L,凝血酶原时间20.6s,活化部分凝血酶原55.2s。心电图及胸片未见异常。诊断:胰头癌。拟行胰十二指肠切除术(Whipple术)。

【问题1】如何评估该患者的肝脏功能情况及意义?

【临床思路】

目前尚没有理想的肝脏功能情况评估方法来准确地评估围术期风险,但改良Child-Turcotte-Pugh评分(表37-1)已被用于非分流手术、腹部手术和食管反流的术前评估,并经广泛证实对于围术期的危险因素的预测较好。改良Child-Turcotte-Pugh评分B、C级不能耐受较大范围的肝切除术,A级可耐受。

表 37-1　改良 Child-Turcotte-Pugh 评分系统

参数	1分	2分	3分
白蛋白 /(g·L^{-1})	>35	28~35	<28
凝血酶原时间	<4	4~6	>6
延长时间 /s			
国际标准化比值	<1.7	1.7~2.3	>2.3
胆红素 /(μmol·L^{-1})	<34	34~51.5	>51.5
腹水	无	轻至中度	重度
肝性脑病	无	Ⅰ～Ⅱ级	Ⅲ～Ⅳ级

注:1.A 级为 5~6 分,B 级为 7~9 分,C 级为 10~15 分。

2. 对于胆汁淤积疾病(如原发性胆汁性肝硬化),胆红素水平与肝功能受损程度不相称,需予以修正。修正值为:1 分,胆红素 <68.5μmol/L;2 分,68.5μmol/L≤胆红素≤171μmol/L;3 分,胆红素 >171μmol/L。

【问题 2】肝功能异常患者的麻醉药物使用有哪些特别之处?

【临床思路】

1. 评估　首先需注意了解患者肝功能异常的原因及评估患者的肝功能情况。

2. 药物选用的原则　①不导致肝脏的血流灌注显著减少;②不能使用具有肝脏毒性作用的药物;③个体化使用依赖代谢肝脏的药物,避免蓄积。

3. 具体麻醉常用药物

(1)吸入麻醉药物:均存在与吸入浓度高低相关性的肝脏血流灌注变化。如氟烷可引起肝动脉收缩,导致显著而持久的肝脏血流灌注下降和肝动脉供氧降低,应避免使用。七氟烷和异氟烷则相反,可抑制肝动脉收缩,保证肝血流灌注,应优先选用。

(2)静脉麻醉药:苯二氮䓬类药物在严重肝病患者应注意减小剂量和避免重复给药或长时间输注;肝硬化患者的丙泊酚需要量应减少;阻塞性黄疸患者的依托咪酯需要量应减少;严重肝功能不全患者需减少右美托咪定的剂量。

(3)阿片类药物:除瑞芬太尼,几乎所有的阿片类药物都主要在肝脏代谢。肝功能障碍时,阿片类药物的半衰期延长、生物活性增强、不良反应(呼吸抑制、过度镇静)发生率增加。晚期肝硬化患者应减少吗啡和芬太尼剂量,并避免重复使用;阿芬太尼在肝硬化患者半衰期会延长 1 倍;瑞芬太尼的清除在严重肝病患者中不受影响。

(4)肌松药:维库溴铵和罗库溴铵依赖肝脏代谢清除,严重肝功能不全患者作用时间会延长;阿曲库铵(非特异性酯酶水解)和顺式阿曲库铵(霍夫曼消除)的代谢在肝病患者中不受影响,无须调整剂量;晚期肝病患者血浆胆碱酯酶水平降低,琥珀胆碱和米库氯铵的恢复时间延长。舒更葡糖钠可以逆转甾类肌松药(维库溴铵和罗库溴铵)的作用。

【问题 3】术前黄疸状态对机体的病理生理影响有哪些?

【临床思路】

1. 梗阻性黄疸导致肠道胆汁减少,影响维生素 K 的吸收,使凝血酶原时间和 INR 延长;由于肠道内对革兰阴性细菌生长有抑制作用的胆汁酸盐减少,内毒素血症发生率可能会增加。

2. 高胆红素血症使肾脏对缺血的耐受力降低,并对血管收缩物质十分敏感,围术期急性肾衰竭的发生率随着术前黄疸的严重程度而增加,死亡率最高的是阻塞性黄疸并发急性肾衰竭。

3. 间接胆红素具有神经毒性,过度增高会引起神经功能损伤,而导致术后苏醒延迟。

4. 肝后性即梗阻性黄疸,反流入血的胆汁酸可兴奋迷走神经,易导致低血压和心率缓慢。

【问题 4】胰十二指肠切除术(Whipple 术)的手术范围及对机体的影响有哪些?

【临床思路】

标准的胰十二指肠切除术(Whipple 术)的手术范围包括切除远端胃,全部十二指肠,肿瘤累及的胰头、胰颈、胆囊和远侧肝外胆管树；保留近端胃、胰体和胰尾、远端胆管树、远端空肠至 Treitz 韧带；再进行近端胰管空肠吻合术，肝管、胆管、空肠吻合术 T 形引流管引流，远端胃空肠吻合术。

Whipple 术较复杂、时间长，术中易存在大量的液体丢失和低体温，术后易并发低蛋白血症、感染、胰漏、胆漏、术后出血、术后肺不张、肺部感染、胃排空延迟等情况。

案例五　门静脉高压症手术的麻醉（上消化道出血 + 脾切除术 + 贲门周围血管离断术）

【病历摘要】

患者男，58 岁，体重 70kg，身高 178cm。因"反复呕血及便血 2 个月余，1 周前呕血"诊断为"肝硬化、脾功能亢进、上消化道出血"入院，呕血后一度有头晕、乏力。既往史：30 余年前曾患过黄疸型肝炎，余无特殊。体格检查：脉搏 78 次 /min，呼吸 17 次 /min，血压 123/77mmHg。患者神志清，对答切题，定向计算力正常，面色晦暗，肝掌（+）、蜘蛛痣（-）、胸前毛细血管扩张（-），皮肤无黄染，注射部位未见瘀斑，巩膜轻度黄染、球结膜未见水肿、睑结膜无苍白；心肺未查见异常；腹部平坦，腹壁静脉未见显露，脐窝正常，腹肌软，压痛（-）、反跳痛痛（-），未触及包块，Murphy 征（-），肝脏右侧肋弓下未触及，脾脏左侧肋弓下可触及Ⅲ度肿大，肝区叩击痛（-），移动性浊音（-），肠鸣音正常。双下肢未见凹陷性水肿，扑翼样震颤。屏气实验>30s。肝功能检查示：ALT 59U/L、AST 51U/L、ALB 33.9g/L、胆红素 34.2μmol/L。血常规示：血红蛋白 98g/L、血小板 $25×10^9g^9/L$。凝血四项示：PT 17.7s，APTT 43s。粪便隐血（+），胃镜检查提示"食管 - 胃底静脉曲张；慢性浅表性胃炎伴糜烂"，上腹 CT 示：肝硬化、脾大、少量腹水、门静脉高压，心电图：正常，胸片未见异常。现拟行"脾切除术 + 贲门周围血管离断术"。

【问题 1】肝硬化的全身性影响有哪些？

【临床思路】

肝硬化几乎可引起全身各个系统和器官出现问题。作为麻醉医生，一定要熟知并仔细分析患者的肝硬化状态。

1. 肝硬化门静脉高压，进而引起食管 - 胃底静脉曲张消化道大出血，是导致患者死亡的主要原因之一。

2. 肝硬化患者的循环系统通常表现为高动力循环状态，心排出量增加、心率加快、外周血管阻力降低（易掩盖较差的左心功能）、循环容量增加、肝硬化性心肌病（可导致应激时心肌收缩反应减弱、改变心室舒张期、下调 β 肾上腺素能受体而导致对 β 受体激动药的反应性下降）。

3. 肝硬化导致血管的内皮功能障碍，肺内血管扩张，肺内右向左分流形成、肺泡动脉氧分压差增加。患者因换气障碍和机械通气障碍，常表现为过度通气并引起原发性呼吸性碱中毒。肺血管重塑可导致肺动脉高压，门脉性肺动脉高压（portopulmonary hypertension，POPH）。

4. 肝肾综合征是肝硬化患者的一种功能性肾衰竭，常继发于过度利尿、胃肠道出血、大手术或脓毒症等诱因，以严重的钠潴留、氮质血症、进行性少尿、顽固性腹水为特征。

5. 肝性脑病常表现为波动性的神经系统症状，扑翼样震颤、反射亢进和倒跗反射、特征性的脑电图改变。

6. 肝硬化患者脾功能亢进导致贫血、白细胞减少、血小板减少、凝血功能障碍。

【问题 2】肝硬化患者的麻醉注意事项有哪些？

【临床思路】

1. 由于腹水和胃动力下降，肝硬化患者应视为饱胃。

2. 围术期注意及时补充白蛋白，以纠正低蛋白血症。

3. 如已经出现胃底 - 食管静脉曲张，应注意放置胃管时动作轻柔，避免引起曲张的静脉破裂大出血。

4. 围术期注意纠正凝血功能障碍，正确使用不同血液制品补充患者凝血因子。

5. 镇静催眠药物，对于已经出现肝性脑病的患者减少或避免使用术前用药（如苯二氮䓬类）；丙泊酚和右美托咪定持续输注时，平均临床恢复时间会延长。

6. 阿片类药物的使用，吗啡和哌替啶的清除半衰期明显延长；芬太尼和舒芬太尼单次给药的药代动力学无显著改变，但需重复给药时应注意可能会出现清除半衰期明显延长；阿芬太尼的半衰期增加 1 倍；瑞芬太尼起效快、清除不受肝硬化的影响。

7. 肌松药，肝硬化可明显延长维库溴铵、罗库溴铵、米库氯铵的清除，导致神经肌肉阻滞时间延长；阿曲库铵和顺式阿曲库铵的清除不受肝硬化影响,可安全应用。

8. 吸入麻醉药物,七氟烷、地氟烷和异氟烷比其他吸入麻醉药可以更好地维持肝血流量和肝功能。

9. 术中注意加强监测,维持循环的稳定,避免长时间低血压。

案例六　急腹症患者的麻醉

【病历摘要】

患者男,65 岁,体重 75kg,身高 160cm。突发腹痛 3h 入院,伴恶心呕吐数次,之前 2h 曾与家人及朋友在餐馆聚餐。初步诊断"肠梗阻、消化道穿孔",拟行急诊手术探查。查体:痛苦貌,血压 90/65mmHg,心率 115 次 /min,中上腹膨隆,压痛、反跳痛,肠鸣音减弱。既往有吸烟史 40 余年,未戒。饮酒史 40 年,每日白酒半斤。

【问题 1】此类患者的主要病理生理特点及相关麻醉风险有哪些?

【临床思路】

急腹症的特点是发病急,病情重,饱胃患者比例大,多伴内环境紊乱,继发感染或失血性休克者多。麻醉前准备时间紧,难以做到全面检查和充分准备。麻醉危险性、意外发生率及麻醉手术后并发症均较择期手术高。因此,需要对患者进行迅速评估,针对风险进行防范。

1. 误吸　该患者虽然进食至术前已大于 4~5h,但肠梗阻患者胃排空减慢甚至停止,故仍属饱胃患者,误吸风险极高,要求胃肠减压,禁食 6h 以上以策安全。但病情不允许等待,且出现休克征象,则需尽快手术。

2. 内环境紊乱　肠梗阻时,由于频繁呕吐,体液和电解质大量丧失。肠内压升高,肠黏膜吸收能力减退,分泌能力增强,造成肠腔内大量消化液积聚。加之肠壁静脉回流受阻,血管通透性增加,体液可渗入肠壁、肠腔和腹腔内,导致大量体液丧失,术前应及时补充液体成分。肠梗阻时机体可丧失大量钾离子,应特别注意血清钾离子浓度,同时关注尿量以监测肾功能。代谢性酸中毒常见,监测血气值,可指导液体选择、呼吸参数的调整。

3. 感染性休克　对休克患者必须施行综合治疗,待休克改善后再行麻醉。但有时由于病情发展迅速,应考虑在治疗休克的同时进行紧急麻醉和手术。麻醉前应备好足够大的静脉通路,中心静脉通路可测中心静脉压,方便输血、输液、泵血管活性药物,有利于液体治疗及循环管理。有创测压较常规袖带式血压计更能瞬时监测血流动力学变化。治疗休克应重点针对脱水、血浓缩或血容量不足进行纠正,以改善微循环和维持血压。此外,该类手术常常存在大量液体向第三间隙转移,应注意保持足够的血容量。

4. 多器官功能衰竭(multiple organ failure,MOF)　肠梗阻时腹膜及肠壁水肿、肠扩张、大量腹水、腹膜炎等均可导致腹内压升高和腹腔筋膜综合征发生,最易累及心血管系统、泌尿系统和呼吸系统。麻醉后应重点预防呼吸窘迫综合征、心力衰竭和肾衰竭。

【问题 2】如何进行麻醉诱导?

【临床思路】

评估气道,预防误吸,避免加重循环抑制。

1. 手术属探查性质,范围难以确定;且患者呈矮胖体型,加之肠膨胀可使膈肌上抬,易引起呼吸困难,故气管插管全身麻醉较为合适。

2. 常规快速诱导存在一定风险,一是矮胖型患者存在气管插管的困难,二是误吸导致吸入性肺炎。如经气道评估,无插管困难,可采用快速顺序诱导插管,诱导过程中,应备好吸引装置,不进行人工加压通气,仅在诱导前面罩吸氧,开始时按压环状软骨(压闭食管)防止反流误吸,待诱导药物起效后即行插管,迅速向气管导管套囊注气以隔离气管与食管。如气道评估有插管困难,则采用不影响呼吸的药物镇静、保留自主呼吸,咽喉部局部麻醉药表面喷雾后插管。如患者有活动性呕吐或消化道出血或很困难的插管,或已有严重呼吸道梗阻则应在完全清醒的情况下,局部麻醉喷雾后纤维支气管镜插管。在插管的同时做好气管切开的准备。

3. 患者已有休克征象,麻醉诱导如采用常规剂量,则有加重休克的危险。原则上在保证安全的前提下,逐步给足全量药物。紧急升压药物及相关急救药品应随手可用,如不同浓度的肾上腺素、去甲肾上腺素、去氧肾上腺素等以及相关的输注装置如微量输注泵。

【问题 3】如发生误吸,如何处理?

【临床思路】

积极采取预防措施后如仍发生误吸,应立即采取有效措施,包括清洗呼吸道、抗感染、解痉等。

1. 清洗呼吸道　彻底吸引后再行控制呼吸,用生理盐水 3~5ml 冲洗气管后再吸引,经换气 - 冲洗 - 充分吸引 - 换气,如此反复交替进行间断给氧和吸引,多可使误吸物排出。

2. 解除气道痉挛　首选糖皮质激素,若诱发支气管痉挛可加大用量,并给予氨茶碱 250mg,稀释后静脉泵注。

3. 抗感染　尽早应用广谱抗生素,注意强心利尿,纠正酸中毒,改善肺功能。

【问题 4】麻醉诱导后心率一直较快,经加深麻醉效果不明显,为什么?

【临床思路】

针对围术期引起心率快的可能原因,逐一分析处理。

1. 血容量不足　肠梗阻患者进食进饮减少、呕吐致体液和电解质丧失,术前输液量不足,短期内还没有纠正,故在监测中心静脉压的情况下继续纠正。此时应注意,不可盲目应用 β 受体阻滞药如艾司洛尔,特别是血压偏低的情况下。

2. 呼吸功能异常　患者肠梗阻后,原本又有肥胖、膈肌上抬、功能残气量减少,长期抽烟导致反复肺部支气管感染,终末支气管闭塞、肺泡萎陷,引起二氧化碳蓄积、交感神经兴奋、心率增快,加用 PEEP 后通气效果可望改善。

3. 发热　肠内容物滞留,大量细菌在肠腔内繁殖,肠腔局部高压,导致肠道细菌经过肠系膜淋巴或门静脉进入血液,导致败血症。患者发热,可出现心动过速。除治疗原发病,去除感染源,可采用物理降温等对症处理。

4. 低钾血症　麻醉下尤其是全身麻醉时,可仅有心动过速的表现,或伴有室性期前收缩等心律失常。

知识点

低钾血症

血清钾离子浓度正常值为 3.5~5.5mmol/L,血钾浓度低于 3.5mmol/L 称为低钾血症。最早的临床表现是肌无力,先是四肢软弱无力,随后可延及躯干和呼吸肌,还可有软瘫,腱反射减弱或消失。可有厌食、恶心、呕吐、腹胀和肠蠕动消失等肠麻痹表现。心脏主要表现为传导阻滞和节律异常。典型的心电图表现为 T 波降低、变平或倒置,随后出现 ST 段降低,Q-T 间期延长和 U 波。

1. 低钾血症的常见原因　①钾摄入不足,如长期进食不足,或补液时钾盐补充不足;②钾损失过多,如呕吐、腹泻、胃肠减压及消化道瘘,长期应用呋塞米、利尿酸等利尿药及皮质激素等;③钾在体内分布异常,如大量输注葡萄糖与胰岛素合用或碱中毒时。

2. 补钾的原则　为见尿补钾,即尿量必须在 30ml/h 以上,浓度不过高,即每升液体中含钾量不宜超过 40mmol(相当于氯化钾 3g),速度不过快,即输入钾应控制在 20mmol/h 以下。

3. 治疗　①一般采用口服钾,成人预防剂量为 10% 氯化钾 30~40ml/d 或用枸橼酸钾(1g 枸橼酸钾含钾 4.5mmol)。②静脉输注氯化钾。常用浓度为 5% 葡萄糖液 1.0L 中加入 10% 氯化钾 10~20ml,每克氯化钾必须均匀滴注 30~40min 以上,不可静脉注射。补钾量视病情而定。

4. 补钾注意事项

(1)尿量必须在 30ml/h 以上时,方考虑补钾。

(2)伴有酸中毒、血氯过高或肝功能损害者,可应用谷氨酸钾,每支 6.3g 含钾 34mmol。

(3)静脉滴注的氯化钾浓度太高可刺激静脉引起疼痛,甚至静脉痉挛和血栓形成。

(4)切忌滴注过快,血清钾浓度突然增高可导致心搏骤停。

(5)K^+ 进入细胞内的速度很慢,约 15h 才达到细胞内、外平衡,而在细胞功能不全如缺氧、酸中毒等情况下,平衡时间约需 1 周或更长,纠正缺钾需勿操之过急或中途停止补给。

(6)因为低血钙症状往往被低血钾所掩盖,低血钾纠正后可出现低血钙性抽搐,故应注意补钙。

(7)短期内大量补钾或长期补钾时,需观察血清钾及心电图,以免发生高血钾。

【问题 5】术后患者去向有哪些?

【临床思路】

根据生命体征是否平稳,预计出现脏器功能不全的风险决定是否进入 ICU 治疗。

患者经手术后血流动力学仍不稳定,需要泵注肾上腺素或同时输注去甲肾上腺素,术中一直需加用 PEEP 方能维持 PaO_2 在 100mmHg 左右,结合患者术前长期吸烟而又未戒的情况,入住 ICU 进行加强监护治疗以进一步纠正循环呼吸功能非常必要。

案例七 腹腔镜手术的麻醉(anesthesia for laparoscopic surgery)

内镜手术较传统的直视手术而言,有创伤小、对机体内环境干扰轻、手术并发症和死亡率低、住院时间短和节省医疗费用等优点。腹腔镜手术时麻醉所遇到的主要问题是人工气腹导致的生理变化和特殊体位对患者的病理生理造成的干扰。

【病历摘要】

患者女,46 岁。诊断为胆囊炎胆石症,拟行腹腔镜胆囊切除术。既往无系统病史,否认过敏史。

【问题 1】麻醉方案的选择与考虑有哪些?

【临床思路】

1. 麻醉方法的选择 目前有小部分研究显示,感觉阻滞平面达到 $T_4 \sim T_6$ 的椎管内麻醉可能适用于诊断性腹腔镜检手术、腹腔镜下胆囊切除术等平卧位或头高位下进行的短小手术。然而,气腹导致患者主观的不适和呼吸循环改变的不易调控,使得气管插管全身麻醉成为现今腹腔镜手术的首选,除了全身麻醉可以消除不适之外,气管插管后人工通气,可通过呼吸参数的调节,使患者肺正常扩张和避免二氧化碳蓄积。

2. 气道装置的选择 使用气管内导管用于腹腔镜手术的气道管理可实现最佳通气控制,以清除二氧化碳和防止误吸。带套囊的气管内导管可实现呼气末正压通气(PEEP),并能够应对气腹期间可能需要的高气道峰压,尤其适用于头低足高仰卧位。声门上气道(supraglottic airway,SGA)在腹腔镜操作中的使用尚存在争议。这些装置不能完全防止胃内容物的误吸,通常在吸气峰压较低时使用。然而,一些研究和病例报道对第二代 SGA 可安全用于腹腔镜操作进行了描述。第二代 SGA 允许使用更高的气道压而无漏气,并具有食管引流腔道,可最大限度降低误吸的可能。

3. 麻醉中的调控 主要涉及生命体征监测、呼吸参数调整、液体治疗和术后镇痛。在手术过程中,由于二氧化碳气腹的实施,可能导致二氧化碳吸收的增加,出现二氧化碳的蓄积。解决的措施除了术前保证呼吸回路中二氧化碳吸收装置的有效性外,即碱石灰的质量,可通过提高呼吸频率的方法行过度通气来排出蓄积的二氧化碳。

【问题 2】腹腔镜手术围术期可能出现哪些并发症?

【临床思路】

腹腔镜手术期间的并发症与以下三类因素相关。

1. 腹腔镜操作的生理学效应 如血流动力学受损、呼吸功能失代偿、高碳酸血症和酸中毒。

2. 手术操作 如入路相关损伤;血管、实体器官或肠道损伤;二氧化碳蔓延至皮下间隙及胸腔内引起皮下气肿、纵隔气肿、气胸、心包积气、心律失常、二氧化碳潴留;静脉损伤导致气体栓塞;腹内气体潴留相关的术后疼痛等。

3. 体位相关的并发症

知识点

腹腔镜操作的生理学效应

1. 心血管变化 在腹腔充气期间,平均动脉压(mean arterial pressure,MAP)、外周血管阻力(systemic vascular resistance,SVR)和中心静脉压(central venous pressure,CVP)升高,心排血量(cardiac output,CO)和每搏输出量(stroke volume,SV)降低。常规患者通常可较好地耐受腹腔镜操作和体位对心血管系统的影响。然而,年纪较大的患者和存在诸如充血性心力衰竭、肺动脉高压、心脏瓣膜病等心肺疾病的患者在术中可能出现严重心功能不全。与常规患者相比,心肺疾病患者可能需更多药物干预和更密切的监测。

在腹腔镜手术期间,心血管的变化与充入二氧化碳导致的腹内压升高、体位和二氧化碳吸收的影响有关,如下所述:

(1)气腹的效应:气腹及腹内压升高可对心血管生理学产生神经内分泌和机械性影响。腹内压增加导致儿茶酚胺释放和肾素-血管紧张素系统激活,并释放加压素。在多数患者中,这可增加 MAP,可能导致外周血管阻力(SVR)和肺血管阻力(pulmonary vascular resistance,PVR)增加。腹腔镜手术的机械性影响是动态的;所产生的心血管效应取决于患者目前的容量状态、充气压力和体位。气腹压迫动脉血管结构可增加 SVR 和 PVR,其对心排血量和血压(blood pressure,BP)的影响不一。插入 Veress 针或充入气体牵拉腹膜引起的迷走神经刺激,可导致缓慢性心律失常。在这种情况下,心动过缓很常见,且目前已有房室分离、结性心律、心搏停止的报道。

对腹内压升高引起的血流动力学障碍的处理包括:确认腹内压处于可接受的范围内;排除可治疗的原因;进行支持性治疗,包括减少麻醉药、补液和药物干预。如果支持性治疗无效,可能有必要释放气腹。在心肺稳定后,可尝试使用更低的腹内压小心缓慢地再次充气。然而,当持续存在显著心肺功能损害的征象时,可能有必要转为开放性手术。

(2)二氧化碳吸收:二氧化碳高度可溶,在腹腔镜手术充气期间可快速吸收进入循环中。二氧化碳的吸收从充气开始即迅速增加,在充气后约 60min 时达到平台期。必须增加通气以维持正常的呼气末二氧化碳和动脉血二氧化碳分压。与腹膜腔内充气相比,在腹膜后充入二氧化碳过程中,皮下气肿可能更常见,但目前并不清楚腹膜后操作本身是否可增加二氧化碳的吸收。呼气末二氧化碳分压($P_{ET}CO_2$)监测可间接反映 $PaCO_2$,正常情况下两者之间相差 3~6mmHg,即呼气末二氧化碳分压较 $PaCO_2$ 低 3~6mmHg。

高碳酸血症及相伴的酸中毒的直接影响包括:心肌收缩力下降、易发生心律失常及全身性血管舒张。间接影响是刺激交感神经的结果,包括心动过速和血管收缩,后者可能对抗血管舒张作用。在多数情况下,每分通气量增加可以预防高碳酸血症,但所需的胸内压增加可能进一步增加 SVR 和 PVR。

2. 肺部变化 在腹腔镜手术期间,必须升高每分通气量以代偿二氧化碳的吸收。对于慢性阻塞性肺疾病(COPD)、哮喘和病态肥胖的患者,过度通气可能较困难,尤其是当患者处于头低足高仰卧位时。在 COPD 患者和年龄较大的患者中,呼气末二氧化碳(end-tidal CO_2,ETCO$_2$)可能不能准确反映动脉血的二氧化碳分压;在此类患者中,可能需测量动脉血气以监测通气。

气腹导致膈肌和纵隔结构向头侧移位,从而减少功能残气量(functional residual capacity,FRC)和肺顺应性,导致肺不张并增加气道峰压。在角度更大的头低足高仰卧位时(如在盆腔手术期间),这些影响加重;在头高足低仰卧位时(如在胆囊切除术及胃部手术期间),这些影响减轻。与腹膜内充气相比,腹膜后充气时(如在肾脏或肾上腺手术期间)肺顺应性的改变可能较少。

与腹腔镜手术有关的 FRC 减少及肺不张理论上可能导致分流及通气/血流不匹配;然而,在常规患者中,这些影响很小且患者可很好地耐受,即使在角度较大的头低足高仰卧位时也是如此。

3. 局部循环的改变

(1)内脏血流量:气腹的机械性影响和神经内分泌影响可减少内脏循环,导致总肝血流量和肠灌注下降。然而,高碳酸血症可导致内脏血管直接舒张。因此,气腹对内脏循环的整体影响无临床意义。

(2)肾血流量:建立气腹可导致肾灌注及尿排出量减少。原因包括:①高碳酸血症引起的神经内分泌改变:交感神经兴奋,释放儿茶酚胺、抗利尿激素(ADH),导致肾皮质血流量降低,肾小球滤过减少;②气腹引起的腹内压增加:导致腔静脉受压,下肢血液淤滞,回心血量降低,心排血量减少。当腹内压达到 15mmHg,肾皮质血流量降低 60%,尿量降低 50%。当腹内压维持在 15mmHg 以下时,肾功能和尿排出通常在气腹排气后不久恢复正常,无病理学改变的组织学证据。在腹腔镜手术期间发生少尿,试图靠补充血容量来增加尿量,常导致"不明原因"的肺水肿发生。

(3)脑血流量:腹内压和胸内压增加、高碳酸血症及头低足高仰卧位均可增加脑血流量(CBF)和颅内压(ICP)。在接受长时间气腹及角度较大的头低足高仰卧位的常规患者中,脑氧合和脑灌注仍处于安全范围内。对于存在颅内占位病变或重大脑血管疾病(如颈动脉粥样硬化和脑动脉瘤)的患者,颅内压增加可能产生临床后果。因此,在此类患者中,在腹腔镜手术期间应严格保持血碳酸正常。

(4)眼内压:建立气腹可增加眼内压(intraocular pressure,IOP),当患者处于头低足高仰卧位时,眼内压可进一步增加。一项有关在角度较大的头低足高仰卧位下接受机器人腹腔镜前列腺切除术患者眼内压的前瞻性观察性研究中发现,手术结束时,患者的眼内压比基线时平均增加了 13mmHg(29mmHg vs 16mmHg,正常值上限为 20mmHg)。目前尚不清楚这一程度眼内压增加的临床意义,但在手术时间较长的患者中,目前已有眼内压增加可能与术后视力丧失有关的报道。

【问题 3】该患者拟采用头高足低位进行手术,此手术体位会对患者产生哪些影响?

【临床思路】

腹腔镜手术通常在头高位(如胆囊切除术)或头低位(如盆腔手术)下进行,以使腹内器官远离手术野。极端体位可能影响心血管功能。头高位(即反头低足高仰卧位)可导致静脉淤积,容易减少静脉血回流至心脏,引起低血压,在低血容量的患者中尤其易发生。

另一方面,头低位(即头低足高仰卧位)可增加静脉回心血量和心脏充盈压。还可能导致隆嵴向头端移位,从而导致气管内导管向主支气管移动、缺氧和高吸气压。长时间角度较大的头低足高仰卧位可能导致结膜、鼻和咽喉水肿,还可能导致上气道阻力增加,当麻醉状态的肥胖患者处于头低足高仰卧位时,其动脉血氧合下降,肺泡 - 动脉血氧梯度增加,但充入二氧化碳可轻微逆转这些影响的趋势。在少数情况下,可导致拔管后喉痉挛和气道阻塞。据报道,在角度较大的头低足高仰卧位腹腔镜手术后,可发生轻微眼损伤(即角膜擦伤)和严重眼损伤(即缺血性视神经病变)。

在某些特殊体位,如截石位,还需防止腿部血流不畅和血栓形成。

【问题 4】气腹建立完毕后,患者的呼气末二氧化碳及气道峰压逐渐升高,此时机械通气方案应作出哪些调整?

【临床思路】

如前所述,腹腔镜操作期间肺功能变化需要术中对机械性通气进行调整。采用肺保护性术中通气策略,即使用潮气量为 6~8ml/kg(理想体重),PEEP 为 5~10cmH$_2$O,可能减少术后肺部并发症,改善腹腔镜手术期间的氧合。当增加通气量以代偿二氧化碳吸收时,静脉血流回心可能受损,导致低血压,尤其是当使用 PEEP 时。补液和 / 或改变通气设置可能改善血压。

对于气腹建立后出现的吸气峰压显著升高,使用容量控制模式会出现潮气量显著下降,此时改用压力支持通气可能减少高吸气压。但是手术期间腹内压的改变可导致压力控制设置下每分钟的通气量变化,因此有条件者可使用保证容量的压力支持模式,以限制气道峰压,同时维持通气。可通过增加呼吸频率来增加每分通气量和代偿二氧化碳的吸收,同时避免气压伤。对于在腹腔镜手术期间处于角度较大的头低足高仰卧位的患者,提高吸气呼气比(inspiratory to expiratory,I:E)可能对减少吸气峰压有利。

如果有必要,允许轻度的高碳酸血症,即保持呼气末二氧化碳分压约为 40mmHg。维持气道峰压低于 50cmH$_2$O 可避免气压伤。此外,轻度的高碳酸血症可通过增加心排血量和血管舒张,以及使氧合血红蛋白解离曲线右移来改善组织氧合。但是,在进行过度通气之后,若呼气末二氧化碳分压仍高于 50mmHg,应检查是否有皮下气肿的体征,即腹部、胸部、锁骨和颈部是否存在捻发音。

皮下气肿可能在下列过程中发生:使用放置不当的 Veress 针或套管针向腹膜腔内充气、腹膜外腹腔镜手术(如肾脏手术),或上腹部腹腔镜手术(如胃底折叠术)。在少数情况下,气体可进入胸腔和纵隔,导致二氧化碳气胸、二氧化碳致纵隔气肿和心包积气。

下列情况已确定为腹腔镜手术期间皮下气肿的危险因素:①手术时间超过 200min;②使用 6 个或更多手术套管;③患者年龄大于 65 岁;④胃底折叠术。

如果存在捻发音或肿胀,应告知外科医生:可能需重新调整套管,降低充气压力,或转为开放性手术。在多数情况下,腹部放气后皮下气肿可缓解,无须特定干预。当在头部、颈部或上胸部出现捻发音或肿胀时,拔管后气道损伤的可能性增加,尤其是对于术中长时间保持头低足高仰卧位的患者术后可能发生气道水肿。在多数情况下,皮下二氧化碳聚积位置表浅,不会压迫气道管腔。当发生严重的外部肿胀时,可选择如下方法：①患者处于麻醉状态时，进行喉镜检查以评估气道水肿；②使用换管器拔管；③延迟拔管数小时，将患者置于头高位，以允许二氧化碳再吸收。

皮下气肿的二氧化碳吸收可能在术后持续数小时。常规患者可通过增加通气量清除二氧化碳，但慢性肺疾病或阿片类药物引起呼吸抑制的患者在术后早期可能仍存在高碳酸血症和酸中毒。患者可能发生嗜睡、高血压和心动过速。对于有症状的头部和颈部区域皮下气肿患者，应在术后进行胸片检查，以排除二氧化碳气胸。对于存在显著皮下气肿的患者，应在麻醉后恢复室（postanesthesia care unit，PACU）观察数小时，直至肿胀开始消退且生命体征正常。

另外，在腹腔镜操作过程中，可能发生血氧饱和度下降，其原因包括：该技术引起的生理学改变、手术体位，或是由于任何麻醉期间可发生缺氧的原因。当发生缺氧（即，$SaO_2<90\%$）时，应听诊患者胸部双侧呼吸音是否存在及性质如何，以排除支气管痉挛和支气管内插管。初始治疗包括增加吸入氧的浓度。除非患者存在低血压，否则应对其实施肺复张手法，即在动脉血压允许的情况下，将气道峰压维持在 $30cmH_2O$，持续 20~30s。如果氧合改善，则增加 PEEP 值并进行周期性肺复张手法（如每 30min 进行 1 次）。如果发生顽固性低氧血症，应释放气腹。

如果持续存在低氧血症和／或高气道峰压，对于头低足高仰卧位的患者，可减小其倾斜的程度和／或降低充气压力（如从 15mmHg 降至 12mmHg）。如果高碳酸血症和／或缺氧持续存在，需与外科医师沟通是否应转为开放性手术。

【问题 5】该患者否认既往心脏病史，术中于肝门部止血时，患者血压突然下降，呼气末二氧化碳峰值突然降低，此时考虑可能出现哪些情况？该如何处理？

【临床思路】

呼气末二氧化碳与血压同时下降，提示心排血量降低，结合手术特点与病史，应考虑气体栓塞。在腹腔镜手术过程中，静脉气体栓塞极为常见，但有临床意义的栓子罕见。有关在腹腔镜手术期间进行经食管超声心动图检查（transesophageal echocardiography，TEE）的研究报道，亚临床气体栓塞的发生率为 17%~100%。在这种情况下，气体栓塞可通过两种机制发生。少数情况下，在腹部充气时，使用 Veress 针向静脉直接注入二氧化碳可导致快速、大量二氧化碳栓塞。另外，如果手术期间切断或破坏静脉，也可使气体在压力下进入循环。

如果怀疑存在气体栓塞，应对腹部进行释放气体以减少二氧化碳吸入，并应增加通气量以减少二氧化碳气泡的体积并对抗肺泡无效腔增加的影响，但过度通气可能加重低血压。由于气体栓塞是由血管损伤导致的，在降低腹内压时可能出血。因此，如果血流动力学不稳定持续存在，可能需再充气或进行开放性手术以停止出血。左侧头低卧位可能使气泡远离肺动脉，漂浮在右心尖处。吸氧化亚氮改用纯氧，以提高氧合并防止气泡扩大。其他治疗包括补液和给予血管收缩药的支持性治疗，必要时进行心肺复苏，可考虑插右心导管或肺动脉导管抽气。

知识点

腹腔镜手术麻醉其余要点

1. 神经肌肉阻滞　在腹部手术期间，给予神经肌肉阻滞药（neuromuscular blocking agent，NMBA）可帮助气管内插管并改善手术条件。在手术结束时，可通过 NMBA 代谢和排泄或通过给予逆转药物来逆转神经肌肉阻滞。使用新斯的明逆转的速度取决于阻滞的程度；如果深度阻滞维持至手术结束时，在多数腹腔镜手术简要的伤口闭合后，逆转可能不完全，苏醒和拔管可能延迟。如果用舒更葡糖，即使深度阻滞也可快速逆转。

腹腔镜手术的神经肌肉阻滞的需求可能取决于手术操作、体位和患者的体型。例如，对于较瘦的患者在腹腔镜胆囊切除术中的术野暴露，使用最低程度的神经肌肉阻滞可能就足够了；而腹腔镜盆腔深部手术可能需相对深的阻滞，以使手术条件最优。

有关腹腔镜操作期间神经肌肉阻滞的需要及最佳水平的文献存在矛盾。某些研究显示，与中度阻滞（即四个成串刺激的抽搐次数 ≥1）相比，深度阻滞（即四个成串刺激的抽搐次数为 0，但强直刺激后计数为 1~2）可改善术野暴露。一篇综述发现，多数研究存在方法学缺陷，该综述得出的结论认为，与中度神经肌肉阻滞相比,目前没有证据支持深度神经肌肉阻滞适用于腹腔镜手术。

2. 术后疼痛管理计划 腹腔镜手术后的疼痛可能源于躯体痛(即来自套管部位切口)和内脏痛(即腹膜牵拉和对腹腔组织的操作)。腹腔镜术后疼痛的程度通常是低 - 中度,比相应的开放性手术低,但疼痛的程度取决于具体手术。例如,在无区域性镇痛的情况下,腹腔镜肾切除术可导致需要胃肠外给予阿片类物质的镇痛。

腹腔镜术后的疼痛可使用下列药物有效管理,包括:对乙酰氨基酚、非甾体抗炎药(nonsteroidal anti-inflammatory drug,NSAID)或环氧合酶 2(cyclooxygenase 2,COX$_2$)特异性抑制剂、地塞米松。在闭合伤口时可使用局部麻醉药浸润切口。对于有较长切口的混合或腹腔镜辅助的手术操作,腹横肌平面阻滞的区域性镇痛可能有益。在术后,必要时可使用弱效阿片类药物(如曲马多)治疗低 - 中度疼痛,使用强效阿片类药物(如氢可酮和羟考酮)治疗中 - 高度疼痛。

对于多数腹腔镜和机器人手术操作,采用椎管内镇痛可能没有益处。一项有关促进术后恢复(enhanced recovery after surgery,ERAS)的回顾性研究显示,虽然腹腔镜操作减少了住院时间,但在腹腔镜手术基础上加用硬膜外镇痛可小幅增加住院时间。对于可能须行腹部大切口的腹腔镜辅助操作,可考虑进行硬膜外镇痛。

3. 二氧化碳进入胸腔

(1)二氧化碳气胸:在不明原因的气道压增加、低氧血症和高碳酸血症的情况下,尤其是在胃底折叠术过程中,应怀疑二氧化碳气胸。其他提示二氧化碳气胸的征象包括:头部和颈部皮下气肿、胸部扩张不一致、空气进入减少及隔膜胀形(通过将视频内窥镜指向隔膜进行观察)。必要时,进行胸片或经胸超声检查有助于二氧化碳气胸或气胸的诊断。

二氧化碳气胸的治疗取决于患者的血流动力学状态、呼吸状态和手术阶段。如果患者的情况稳定,给予降低充气压力、进行过度通气并增加 PEEP 即可;即使在积气较多的二氧化碳气胸,二氧化碳也可快速吸收。有文献报道完全性二氧化碳气胸的病例未经特定治疗,气体可在术后 1h 内吸收。然而,若患者出现血流动力学受损,需放置胸内穿刺针或胸腔导管进行减压。如果采取上述措施后仍存在张力性二氧化碳气胸,可能需转为开放性手术。

(2)二氧化碳致纵隔气肿和心包积气:二氧化碳导致纵隔气肿或心包积气虽然少见,但可发生显著的血流动力学受损。这些并发症的危险因素与二氧化碳气胸的危险因素相似。通过胸片可进行诊断,即纵隔或心包中可见气体。其处理取决于血流动力学受损的程度。对于多数患者,释放气腹并密切观察即可,少数患者可能需支持性治疗并过度通气。

4. 手术器械相关的并发症 在进腹时或手术过程中,可发生外科手术器械相关的并发症,其中血管及腹部器官受损均可导致大出血。

高达 1/2 的严重手术并发症发生于放置 Veress 针或通道套管的过程中。因此,即使在风险相对低的操作(如诊断性腹腔镜操作、腹腔镜阑尾切除术)过程中,也可发生显著损伤和大出血。在这种情况下,通过手术方式到达出血的血管或器官可能需花费一定时间。

与开放性手术相比,腹腔镜手术过程中的出血可能不太明显。术野的观察受限,当患者处于头高位或头低位时,血液可淤积于远离术野的地方。低血容量的征象(即低血压、心动过速)可能提示隐性出血,当出现不明原因的低血压时,必须仔细探查。

推荐阅读文献

[1] 王秀丽,王庚,冯泽国,等.抗凝或抗血小板药物治疗患者接受区域麻醉与镇痛管理的专家共识(2017).
[2] PUSH R N H, MURRAY-LYON I M, DAWSON J L, et al. Transection of oesophagus for bleeding of oesophagus for bleeding of oesophageal varices. Br J Surg, 1973, 60: 646-649.
[3] MILLER R D, COHEN N H. MILLER'S Anesthesia. Singapore: Elsevier, 2015: 2244-2260.
[4] 刘进.卫生部麻醉科住院医师培训规划教材:相关学科基础.北京:人民卫生出版社,2004.
[5] 陈孝平,汪建平,赵继宗.外科学.9 版.北京:人民卫生出版社,2018.

［6］JOSHI G P. 成人腹腔镜与腹部机器人手术的麻醉. UpToDate 临床顾问 . 2018.

［7］VALENZA F. Management of mechanical ventilation during laparoscopic surgery. Best Pract Res Clin Anaesthesiol, 2010, 24: 227-241.

［8］GERGES F J, Kanazi G E, Jabbour-Khoury S I. Anesthesia for laparoscopy: a review. J Clin Anesth, 2006, 18: 67-78.

（黑子清　潘 红）

第三十八章 骨科手术麻醉

Anesthesia for the Orthopaedic Operations

骨科手术包括四肢、骨盆、脊柱部位的手术。创伤、肿瘤、畸形、感染、坏死等是常见的手术原因。根据手术部位和患者情况,骨科手术可选择局部麻醉、神经阻滞、椎管内麻醉、全身麻醉或联合使用这些麻醉方法。神经阻滞优势在于对呼吸循环干扰小、镇痛效果好等,近年来随着超声引导技术的发展,使得神经阻滞在骨科麻醉中得到广泛的应用。困难气道的处理、休克的抢救、自体血回输、急性等容血液稀释、诱发电位监测等是骨科麻醉常用的技术。止血带疼痛不适、俯卧位通气、脊柱稳定性保护、骨水泥反应、脂肪栓塞及深静脉血栓引起的肺栓塞等是骨科麻醉可能遇到的一些特殊问题。此外,术后良好的镇痛是确保运动功能锻炼和康复的必要条件。

案例一 上肢手术麻醉

【病历摘要】

患者男,33 岁。在建筑工地受伤致右肱骨中段骨折。

【问题 1】应如何进行术前评估?

【临床思路】

1. 明确诊断。首先明确该患者是开放性骨折还是闭合性骨折。开放性骨折患者需急诊手术,患者可能存在失血过多及饱胃情况,甚至合并症状和体征尚不明显的颅脑外伤、心胸外伤和腹部外伤,有时患者的既往病史也不十分清楚,因此麻醉风险大,整个围术期需密切观察。而闭合性骨折一般为择期手术,准备时间充足,在明确排除颅脑外伤、心胸外伤和腹部外伤之后,没有休克和饱胃情况,麻醉处理则相对简单。

2. 通过询问病史,了解受伤的情况和既往史,观察患者的反应和意识状态、呼吸是否平稳、口唇和眼睑颜色变化,监测血压(BP)、心率(HR)、心电图(ECG)、脉搏血氧饱和度(SpO_2)。结合病史及体格检查疑有胸部外伤者应做胸部 X 线检查,疑有颅脑外伤者行 CT 或核磁共振检查,疑有腹部损伤者应行超声检查。

知识点

上肢骨折容易损伤的神经

1. 肱骨骨折容易损伤的神经 肱骨干骨折的患者桡神经受累占 5%~10%。这与桡神经的解剖有关。桡神经紧贴肱骨干后方并在桡神经沟走行,如遇到较大的暴力、骨折移位较多或搬运过程中缺乏有效的固定措施,均可以造成桡神经损伤。桡神经损伤后的表现:不能抬手腕、翘拇指、把手完全背伸,手背虎口区感觉麻木。神经损伤虽不是臂丛阻滞的绝对禁忌证,但术前明确有助于麻醉选择和减少麻醉纠纷。

2. 锁骨骨折易损伤的神经 锁骨骨折移位时可造成臂丛神经根的牵拉损伤。损伤部位常在锁骨上、颈椎横突水平或神经根自脊髓分支处,骨折块的移位也可在局部造成臂丛神经的直接损伤,常累及尺神经的分支。

【问题 2】该患者应选用何种麻醉技术? 术前如何用药和麻醉前准备?

【临床思路】

1. 神经阻滞对患者循环呼吸影响小,操作简单。所以上肢手术一般选择臂丛神经阻滞。超声引导技术能实时观察到目标神经、进针路径和局部麻醉药的扩散情况,提高阻滞成功率并减少并发症。无超声引导时,可用解剖标志异感法或神经电刺激法进行神经阻滞。

2. 麻醉前监测血压、心电图、脉搏血氧饱和度,有利于发现麻醉前患者的合并症,并有助于麻醉并发症的诊断和处理。

常用神经刺激仪

3. 神经阻滞前可静脉给予咪达唑仑 1~2mg,芬太尼 50~100μg。操作区域应备有抢救设备和药物,以便发生局部麻醉药中毒时急用。

4. 臂丛神经阻滞效果不佳时,可能会改为全身麻醉,所以应具备全身麻醉的技术和设备。

知识点

臂丛神经阻滞急性严重并发症

臂丛神经阻滞的急性严重并发症是高位硬膜外麻醉或全脊麻及局麻药全身毒性反应,高位臂丛神经阻滞有导致高位硬膜外麻醉或全脊麻的可能,处理延迟或不当,会危及患者生命。操作区域须备有监护仪器、抢救设备和药物。呼吸和循环支持是抢救高位硬膜外麻醉或全脊麻及局麻药全身毒性反应的最有效方法。镇静药物(丙泊酚或咪达唑仑)是抢救局麻药全身毒性反应的常用药物。脂肪乳剂是近年开始使用治疗局麻药全身毒性反应的药物,它可增加局部麻醉药在血浆中的分布,从而减少其在组织中的分布,特别是对严重心脏毒性反应有效。首量 20% 脂肪乳剂 1.5ml/kg 静脉注射,随后 0.25ml/(kg·min)静脉持续滴注。

【问题 3】腋路、肌间沟、锁骨上、锁骨下神经阻滞的优缺点分别是什么? 对于这位患者,你应从什么部位实施臂丛阻滞?

【临床思路】

1. 腋路臂丛神经阻滞的优点在于操作方便、容易实施,尺神经阻滞完全,除局麻药全身毒性反应外,不会出现气胸、Horner 综合征、膈神经阻滞、高位硬膜外阻滞及全脊麻等其他严重的并发症;缺点是易发生局麻药全身毒性反应,肱骨近端、肩关节手术等上肢近端手术效果欠佳。肌间沟臂丛神经阻滞优点是容易实施,主要用于上肢近端手术;缺点是尺侧阻滞效果差,几乎都会阻滞膈神经。锁骨上臂丛神经阻滞的优点是神经比较集中,位置表浅,阻滞的范围相对大;缺点是距离肺尖太近,易发生气胸。锁骨下神经阻滞的优点是尺侧阻滞完全;缺点是位置相对较深,操作较困难,后束离肺尖较近,易发生气胸,上肢近端效果差。

超声引导下肌间沟入路臂丛神经阻滞(视频)

超声引导下腋路臂丛神经阻滞(视频)

2. 此患者为肱骨中段骨折,应选用肌间沟入路臂丛阻滞。局部麻醉药可选用 0.5% 罗哌卡因或 0.5% 布比卡因 20ml。

知识点

双侧臂丛神经阻滞

1. 避免同时行双侧肌间沟或锁骨上入路神经阻滞,因存在双侧膈神经阻滞、双侧喉返神经阻滞和气胸的风险。

2. 可一侧选择腋路,另一侧选择肌间沟或锁骨上入路。

3. 可同时行双侧腋路阻滞,但应注意局部麻醉药不要超过极限量。也可先行一侧腋路神经阻滞,该侧手术完成后再行对侧腋路神经阻滞和手术。

【问题 4】行肌间沟阻滞后患者诉呼吸困难,原因是什么? 将如何处理?

【临床思路】

1. 肌间沟阻滞的患者发生呼吸困难,大多数为膈神经阻滞后的膈肌麻痹所致,多为轻度呼吸困难或呼吸感觉改变,首先经鼻导管或面罩吸氧,向患者解释不必紧张并进行观察,大多数患者半小时后即可自行缓解。

2. 如果长时间呼吸困难不缓解或进行性加重,应考虑气胸的可能,听诊患侧呼吸音减弱或消失,应进行胸部 X 线检查。当确诊气胸,且肺压缩小于 25%,可继续观察;当肺压缩大于 50% 或患者呼吸困难不能耐受时,应及时行胸腔闭式引流。

3. 对于已存在呼吸系统疾病的患者,麻醉前应评估患者能否耐受呼吸功能下降。患者对侧膈肌已存在麻痹时,不宜实施另一侧肌间沟神经阻滞,不应同时进行双侧肌间沟神经阻滞。

知识点

臂丛神经阻滞与膈神经阻滞

1. 膈神经主要由 C_3、C_4、C_5 的前支组成。

2. 肌间沟臂丛神经阻滞后可引起单侧膈肌麻痹,多发生在阻滞后的 15min 内。大多数患者由于肋间肌、对侧膈肌和腹肌的代偿,无明显的临床表现;仅少数患者可有胸闷、气短表现,吸氧后症状缓解。

3. 膈肌运动在肌间沟臂丛神经阻滞 3~4h 后恢复正常,术后不会进一步恶化。

4. 膈神经阻滞在锁骨上臂丛神经阻滞时发生率较低,在锁骨下和腋路臂丛神经阻滞时不会发生。

【问题 5】此例患者肌间沟神经阻滞后仍感上肢疼痛不适,是何原因? 应如何避免上述问题的发生?

【临床思路】

1. 肌间沟神经阻滞时,发自下干的臂丛神经(C_8、T_1)常阻滞不全,即尺神经、臂内侧皮神经和前臂内侧皮神经。加大局部麻醉药的药物体积(40ml)和压迫注射部位上端是常用改善阻滞不全的方法。肌间沟复合腋路神经阻滞是推荐的较安全和有效的办法。

2. 如果使用止血带,会发生止血带疼痛不适,因肌间沟入路臂丛神经阻滞不能阻滞肋间臂神经。处理方法包括:超声引导下在腋动脉上方皮下注射 3ml 局部麻醉药阻滞肋间臂神经;或静脉注射 50~100μg 的芬太尼;效果不佳时,可辅助静脉麻醉或吸入麻醉。如果手术条件允许,可暂时释放止血带压力,休息一段时间后再行止血带充气。

知识点

止血带反应及防治措施

止血带普遍应用于四肢手术中,它可减少出血,使术野清晰,便于手术的操作。止血带的压力一般高于收缩压 100mmHg,止血带持续时间一般不宜超过 1.5h。若时间大于 2h 可导致短暂的肌肉功能障碍,甚至外周神经的永久性损伤,严重的会导致横纹肌溶解症。

止血带反应的临床表现为:①循环血量增多,心脏前负荷加大;②止血带部位疼痛;③局部组织细胞缺血、缺氧;④松开止血带时因血管扩张,回心血量减少、中心静脉压下降,患者多有心率增快、血压下降的表现;⑤下肢应用止血带可诱发深静脉血栓形成。

鉴于止血带在术中的广泛应用及止血带反应的普遍存在,应用止血带时应遵循:①上肢止血带压力限制为 300mmHg,下肢限制为 600mmHg,每隔 1h 放松 2~3min;②上止血带部位超过 2h 者,应上移止血带固定位置;③使用止血带时,先将毛巾、棉絮等垫于肢体表面,避免止血带和皮肤直接接触;④为避免神经血管挤压伤,止血带不宜过紧。另外,有文献报道静脉麻醉药丙泊酚、咪达唑仑、氯胺酮、右美托咪定等均有减轻肢体缺血再灌注损伤的作用。

【问题 6】患者术后发生声音嘶哑、神经阻滞侧瞳孔缩小、眼球内陷、上睑下垂及患侧面部无汗,是何原因? 如何处理?

【临床思路】

1. 术后发生声音嘶哑是因为阻滞了喉返神经。喉返神经是迷走神经的分支,支配声带的运动。阻滞单侧喉返神经可引起患侧声带外展及内收功能的消失。检查见声带固定于旁中位,发音时声带不能闭合,发音嘶哑无力。双侧喉返神经受到阻滞时，即可出现完全性麻痹：两侧声带居旁中位，既不能闭合，也不能外展，发音嘶哑无力，一般呼吸正常，但食物、唾液易误吸入下呼吸道，引起呛咳。术后应延迟进食时间。如呼吸严重困难，应行气管插管。喉返神经麻痹的时间取决于局部麻醉药的种类，长效的局部麻醉药可能会持续 24h 以上。

2. 术后发生阻滞侧瞳孔缩小、眼球内陷、上睑下垂及患侧面部无汗，是因为肌间沟臂丛神经阻滞时引起颈交感神经麻痹，即 Horner 综合征，一般无须特殊处理。

【问题 7】该患者如何进行术后镇痛？

【临床思路】

可选择患者自控静脉镇痛或连续臂丛置管镇痛，同时口服非甾体抗炎药（NSAID）作为镇痛方案的一部分。

患者自控镇痛

【问题 8】术后第 2 天，患者诉右前臂和右手持续麻木、感觉异常，你将如何处理？

【临床思路】

1. 多种因素会引起术后上肢麻木，外伤可直接损伤神经，受伤后搬动不当可致肱骨断端损伤神经，术中上肢摆放不当可引起神经受压。另外，术中使用牵引、止血带压力过大、术后包扎过紧、术后神经阻滞效果未退等均可影响上肢感觉。排除这些因素后，再考虑麻醉操作和局部麻醉药神经毒性反应所致的神经功能障碍。

2. 仔细询问既往史和现病史，判断穿刺时是否有异感，核实所用的局部麻醉药物种类、浓度、剂量、合用药物及阻滞起效时间和消退时间。既往损伤、糖尿病或化疗药物诱发的神经病变也可引起神经功能障碍，这类患者行神经阻滞应加以关注。

3. 详细的体格检查明确受损神经，有助于鉴别诊断。麻木呈手套或袜套样分布提示止血带损伤，神经异感呈皮区分布提示穿刺针引起的损伤。肌电图和神经传导检查有利于临床诊断和评估。

4. 大多数神经损伤（特别是穿刺损伤）可在数天或数周内恢复，极少数出现永久性损伤。镇痛、理疗、神经营养治疗是常用的方法，如出现电击样疼痛可行相应神经和部位的封闭。必要时邀请疼痛科和神经科会诊。

案例二　髋部骨折的麻醉

【病历摘要】

患者男，83 岁，53kg。在家不慎摔倒致右髋部骨折。既往糖尿病、高血压和脑梗死病史，现口服格列齐特 80mg，1 次 /d，缬沙坦 80mg，1 次 /d，比索洛尔 2.5mg，1 次 /d，氯吡格雷 75mg，1 次 /d。入院查体：神志清楚，体温 36.8℃，脉搏 84 次 /min，呼吸 14 次 /min，血压 138/80mmHg。心电图：ST-T 改变；空腹血糖：9.6mmol/L；血气分析：pH 7.45，PaO_2 56mmHg，$PaCO_2$ 29mmHg；心脏超声：左心室前壁中段、前间隔心尖段、心尖各节段室壁运动明显减弱，左心房扩大，左心室收缩功能减退，心包微量液体，左室射血分数（EF）40%。

【问题 1】髋部骨折分哪些类型？ 手术方式有哪些？

【临床思路】

1. 髋部骨折的类型包括股骨头骨折、股骨颈骨折、股骨粗隆间骨折和股骨粗隆下骨折。

2. 手术方式包括空心钉内固定、髓内钉内固定、钢板内固定、外固定支架、全髋关节置换和双极头置换术。

知识点

手术方式对麻醉的影响

空心钉内固定、髓内钉内固定、外固定支架手术创伤小，出血量少；钢板内固定、全髋关节置换和双极头置换术创伤大，出血多，注意液体补充和血容量的平衡。髓内钉内固定发生脂肪栓塞的概率大于其他方式，全髋关节置换和双极头置换术有发生骨水泥反应的可能。

【问题 2】该患者术前需做哪些检查？

【临床思路】

1. 常规检查包括血压、体温、X 线胸片、血常规、心电图、电解质、肝肾功能、凝血功能、血糖等。合并糖尿病、高血压和脑梗死也可请相应科室会诊评估。

2. 血气、肺功能、心脏超声也需检查,以评估心肺功能。

3. 老年外伤患者超声筛查下肢深静脉血栓极为重要,明确有无血栓、血栓的位置和大小。如果股静脉以上有较大血栓,应先放置下腔静脉滤器,以防血栓脱落。

知识点

外伤方式对预后的影响

老年人外伤的原因对预后有明显影响。有些老年人由于心、脑血管疾病引起意识障碍后摔倒,这些患者预后较差;而由于地滑等原因不慎摔倒,无心、脑血管严重并发症的患者,预后较好。

【问题 3】该患者每日口服的药物对手术与麻醉可能会产生什么影响? 如何调整?

【临床思路】

1. 本例患者用格列齐特治疗糖尿病,应属于 2 型糖尿病,可服用至术日晨。对糖尿病患者术前血糖,一般不要求控制到完全正常水平,以免发生低血糖。控制标准如下:①择期手术患者术前空腹血糖应控制在 8.3mmol/L 以下,最高不应超过 11.1mmol/L 或餐后血糖不超过 13.9mmol/L;②尿糖检查为阴性,24h 尿糖在 28mmol/L 以下;③尿酮体阴性。术前血糖控制良好,患者术中一般不需要输注含糖液体和胰岛素;如术前血糖控制不佳,最好应用胰岛素控制血糖在 11.1mmol/L 以下。血糖 >11.1mmol/L 会促进糖基化反应,产生异常蛋白,从而降低组织弹性,延缓伤口愈合。术中应监测血糖变化,根据血糖数值决定葡萄糖和 / 或胰岛素用量。

2. 缬沙坦是一种特异性的血管紧张素 Ⅱ 受体阻滞药(angiotensin Ⅱ receptor blocker,ARB),可能增加麻醉诱导时低血压的风险,应在术前 24h 停止服用。

3. 比索洛尔是一种高选择性的 β_1 肾上腺素受体阻滞药,可服用至术日晨。对缺血性心脏病、脑血管疾病、肾功能不全、糖尿病等高风险因素的非心脏手术患者,术前应用 β 受体阻滞药可降低院内死亡率,但可能增加围术期脑卒中的风险。

4. 氯吡格雷是一种血小板聚集抑制剂,患者行择期手术时,如无特殊需术前 1 周停止使用;如仍需抗凝治疗,可用替罗非班或低分子肝素代替。

【问题 4】该患者如何选择麻醉方式?

【临床思路】

1. 气管插管全身麻醉是目前多数麻醉医师的首选,但缺点是对生理影响大。该患者高龄,合并心肺功能障碍,术后可能需要呼吸支持,会增加出现并发症的风险;且术后镇痛效果不满意,术后恢复时间长,不利于功能锻炼。

2. 神经阻滞(腰丛 + 骶丛)+ 镇静或浅全身麻醉具有对患者生理影响小、术后不需要呼吸支持、术后镇痛满意、术后恢复时间短等优点,因此该麻醉方法对高龄髋部骨折手术患者具有独特的优势。

超声引导神经阻滞
视频 - 骶丛

3. 如术前已停用氯吡格雷 1 周以上,且凝血功能正常,也可选用蛛网膜下隙阻滞。

知识点

抗凝药物与区域神经阻滞

对于术前服用抗凝药物治疗的患者,在实施椎管内麻醉和神经阻滞(腰丛、骶丛阻滞)时,抗凝药物的使用必须遵循以下常规:服用阿司匹林术前可不停药;服用氯吡格雷者术前需停药 1 周;服用替罗非班者术前 48h 停药;使用低分子肝素者术前停药 12h 以上;服用华法林者术前 5d 停药。

【问题 5】该患者术中应进行哪些监测?

【临床思路】

常规监测包括:BP、SpO_2、ECG、$P_{ET}CO_2$,必要时应行中心静脉置管和有创动脉压监测,术中、术毕测定血糖。

【问题6】如果选择蛛网膜下隙阻滞,你将如何实施?

【临床思路】

患者侧卧位,患肢(即手术侧)在上,于 $L_{3~4}$ 间隙穿刺成功后,流出清亮脑脊液,注入轻比重局部麻醉药(10mg 布比卡因或 15mg 罗哌卡因加灭菌注射用水至 3ml)。注射速度越快,麻醉范围越广,一般以每 5s 注入 1ml 药液为宜,注射 10~15min 后平面基本固定。

【问题7】如选择区域神经阻滞,你将如何实施?

【临床思路】

可在神经刺激仪或超声引导下实施神经阻滞。此例患者可先在超声引导下行腰丛神经阻滞(0.375%~0.5% 罗哌卡因 25ml)＋骶丛神经阻滞(0.375%~0.5% 罗哌卡因 20ml),然后复合镇静(靶控输入丙泊酚,血浆浓度 1.0~2.0μg/ml),或置入喉罩吸入七氟烷。该患者为高龄,且合并心、肺功能障碍,可采用静吸复合诱导,先静脉注射丙泊酚 1.0~1.5mg/kg,接着吸入 5.0%~6.0% 七氟烷,氧气流量 4.0~5.0L/min,待下颌松弛后(3~4min)置入喉罩,术中七氟烷吸入,维持 MAC 值 0.7。必要时可分次静脉注射芬太尼 20μg 或舒芬太尼 3μg。

知识点

腰丛神经阻滞的并发症

并发症包括:肾损伤、感染、局部血肿、局麻药全身毒性反应、神经损伤。

【问题8】如患者在抬高下肢消毒铺巾时,血压突然从 120/70mmHg 下降至 60/40mmHg,SpO_2 从 100% 快速下降到 75%,如何诊断和处理?

【临床思路】

1. 患者可能发生了血栓性肺栓塞,也称肺血栓栓塞症(pulmonary thromboembolism,PTE)。外伤卧床后,由于血流缓慢、血管内膜损伤和凝血功能增强,易形成下肢深静脉血栓。在变换体位、抬高下肢或下床活动时,血栓脱落,顺静脉回流进入右心,再流入肺循环导致肺血栓栓塞症。在非全身麻醉的患者,会突然出现呼吸困难、胸痛、咯血、血压下降甚至休克、意识丧失、心搏骤停等。在全身麻醉插管状态下主要表现为三低:BP、SpO_2 和 $P_{ET}CO_2$ 突然下降,同时血气分析提示低氧血症和高碳酸血症。肺动脉造影或多排螺旋 CT 可确诊肺血栓栓塞症,但有时患者情况不允许搬动,可做床旁心脏超声检查,表现为右心增大、肺动脉高压,有时可在右心内发现血栓。超声发现下肢深静脉有血栓有助于诊断,D- 二聚体正常对肺血栓栓塞症有排除作用,但其增高并不能确诊肺栓塞。2014 年欧洲心脏病学会对肺栓塞进行危险分层(表 38-1)。

表 38-1　根据肺血栓栓塞症相关早期死亡的危险分层

早期死亡风险	风险分层指标及评分		
	休克或低血压	PESI Ⅲ~ Ⅴ级或简化 PESI>1[①]	右心功能不全[②]/ 标志物[③]
高危	+	(+)[④]	+/(+)[④]
中危			
中高危	-	+	+/+
中低危	-	+	-/-, 或 +/-, 或 -/+
低危	-	-	-/-[⑤]

注:低血压指血压 <90mmHg,或收缩压下降≥ 40mmHg 持续 15min 以上。PESI. 肺栓塞严重指数。

① PESI Ⅲ~ Ⅴ级提示中度程度或极高的 30d 死亡风险,简化 PESI ≥ 1 提示高的 30d 死亡风险。

②超声提示右心功能不全的标准,包括:右心室扩张,右心室 / 左心室舒张末直径比值增加(0.9 或 1.0),右心室游离壁运动减弱,三尖瓣环收缩期位移的减少;CT 造影提示右心功能不全的标准为右心室 / 左心室舒张末直径比值增加(0.9 或 1.0)。

③标志物包括心肌损伤标志物(心脏肌钙蛋白 T 或 I),或右心衰竭的标志物(B 型尿钠肽)。

④当出现低血压休克时就不需要评估 PESI 或标志物情况,已可归类为高危。

⑤当患者 PESI 评分Ⅰ~ Ⅱ级或简化 PESI 0 分,但右心功能不全或心肌损伤标志物为阳性时,同样应该划中低危患者。

2. 对此例患者，如未行气管插管，应紧急插管纯氧通气；给予升压药物维持循环；皮下注射低分子肝素 40mg 抗凝，防止血栓增大。因为尚未手术，出血风险相对小，可行溶栓治疗，静脉给予重组组织型纤溶酶原激活物（recombinant tissue-type plasminogen activator，rt-PA）50~100mg 持续滴注 2h。如发生这种情况，暂停手术。

知识点

肺血栓栓塞症的治疗

给予对症处理和心肺功能支持，心搏骤停时应立即行心肺复苏；抗凝治疗可预防新血栓形成，但不能直接溶解已形成的血栓。高度怀疑或确诊的肺血栓栓塞症患者应立即给予抗凝治疗，常用的药物为低分子肝素和华法林；根据栓塞的严重程度和溶栓治疗引起的出血风险来决定是否进行溶栓治疗。常用的溶栓方法为静脉给予重组组织型纤溶酶原激活物（rt-PA）50~100mg 或尿激酶（UK）20 000U/kg 持续滴注 2h；对于有抗凝和溶栓禁忌的高危肺血栓栓塞症患者，可考虑介入治疗和开胸手术治疗。

【问题 9】如果手术方式选择髋关节置换或髓内钉内固定，在扩大股骨髓腔时出现 BP、SpO_2 和 $P_{ET}CO_2$ 明显下降，应如何诊断处理？

【临床思路】

1. 应考虑发生了脂肪栓塞综合征（fat embolism syndrome，FES）。术者行股骨扩髓时，髓腔内的脂肪滴可从破裂的髓腔静脉进入体循环，引起脂肪栓塞综合征。其临床表现差异很大，有些患者脂肪栓塞综合征症状来势凶猛，发病急骤，甚至在典型症状出现前患者已经死亡，有些患者没有明显的脂肪栓塞综合征临床症状，只是在死后尸检时确诊。

2. 目前对脂肪栓塞综合征尚无理想的诊断标准。临床诊断依据分为主要标准和次要标准。①主要标准：呼吸功能不全、中枢神经症状、皮下出血；②次要标准：发热、心动过速、视网膜改变、黄疸、无尿或少尿、血红蛋白下降、血小板减少、血沉增快、血中脂肪滴。存在 2 项以上主要标准，或有 1 项主要标准 +4 项以上次要标准者，可诊断为脂肪栓塞。

3. 到目前为止，对脂肪栓塞综合征均采用对症处理和支持治疗，包括以下措施：

（1）呼吸支持，症状较轻者，可鼻导管或面罩给氧，使动脉血氧分压维持在 70~80mmHg（9.3~10.6kPa）以上即可。症状较重者应予呼吸机辅助通气。

（2）纠正休克，补充有效循环血容量。

（3）脑保护策略，对因脑缺氧而昏迷的患者，应用冰袋或冰帽头部降温，尤其适用于高热患者。脱水有利于脂肪栓塞综合征患者减轻脑水肿，改善颅内高压状态和脑部的血液循环。有条件可对患者采用高压氧治疗。

（4）药物治疗。①右旋糖酐 40（低分子右旋糖酐）：有助于疏通微循环，还可预防和减轻并发的弥散性血管内凝血（disseminated intravascular coagulation，DIC），但对伴有心力衰竭和肺水肿的患者，该药物应慎用。②糖皮质激素：效果较好，该药可减轻或消除游离脂肪酸对细胞膜的毒性，可采用大剂量短时间冲击疗法，如氢化可的松 1.0~1.5g/d，用 2~3d。③白蛋白：因其和游离脂肪酸相结合，可使后者毒性作用显著降低，推荐使用。

头部冰块降温

知识点

肺血栓栓塞症（PTE）和脂肪栓塞综合征（FES）的区别

1. 肺血栓栓塞症常有血流缓慢史（如近端静脉受压、下肢长时间制动），常于体位变化时突然发生，心脏超声检查发现右心和肺动脉内回声稍高、边缘清楚的大块阴影，有助于明确诊断。血栓一般不会通过肺到达体循环。患者意识丧失主要为肺功能障碍引起的全身缺氧所致。

2. 脂肪栓塞综合征常发生于长骨骨折，特别是双侧股骨骨折髓内钉固定术中。小的脂肪滴可直接通过肺微循环进入体循环，导致各个器官栓塞和功能障碍。心脏超声偶可发现心腔内高回声颗粒状物质。

【问题10】如手术方式选择应用骨水泥的髋关节置换术,植入骨水泥时出现BP、SpO_2降低,频发室性期前收缩,应如何诊断处理?

【临床思路】

1. 患者可能发生了骨水泥植入综合征(bone cements implantation syndrome,BCIS)。BCIS为骨水泥植入所引起的一系列临床症状,包括低血压、心律失常、严重低氧血症、心肌梗死、肺动脉压增高、出血(凝血功能改变)、哮喘发作等。

2. BCIS常发生于人工髋关节置换术。文献报道,股骨头或全髋关节置换术中心脏骤停的发生率为0.5%~10%,而BCIS导致的死亡率为0.6%~1.0%。以对症处理、支持治疗和大剂量激素治疗为主。

知识点

骨水泥植入综合征(BCIS)的预防措施

1. 患者术中需充分供氧,维持血容量,加强监测;麻醉应避免使用氧化亚氮。
2. 高危因素患者,选用非骨水泥型人工髋关节置换术。
3. 应用小剂量多巴胺或麻黄碱。
4. 降低骨水泥温度,减少单体吸收量。
5. 股骨远端钻孔减压,股骨骨髓腔灌洗。
6. 置入骨水泥前使用糖皮质激素(如地塞米松等)进行预防。

【问题11】该患者如何进行术后镇痛?

【临床思路】

1. 建议使用多模式镇痛,如单次腰丛 + 骶丛神经阻滞、静脉PCA、非甾体抗炎药(NSAID)。此患者有心、脑血管疾病,用药时需调整剂量。

2. 该患者术前应用抗凝药,故不建议行硬膜外置管镇痛。如该患者术前已停用氯吡格雷1周以上,可谨慎使用硬膜外置管镇痛。

【问题12】在恢复室,测患者血红蛋白85g/L,心率101次/min,血压126/74mmHg,该患者如何合理用血?

【临床思路】

1. 依据我国《临床输血技术规范》,输血指征是:血红蛋白 >100g/L,不必输血;血红蛋白 <70g/L应考虑输注浓缩红细胞;血红蛋白70~100g/L,应根据患者代偿能力、一般情况和病情而定。而美国麻醉医师协会对术中和术后失血患者的建议是:血红蛋白 <60g/L,特别是急性失血,应输注浓缩红细胞;血红蛋白 >100g/L,无须输注红细胞;血红蛋白为60~100g/L,是否输血应根据患者全身情况决定。

常用血液制品的成分特点、保存方式和临床适应证

2. 此例为老年高龄患者,合并多种疾病,血红蛋白偏低,血压虽在正常范围,但心率已超过100次/min,且术后切口有渗血可能(特别是全髋置换术后),应考虑输注2U的浓缩红细胞,然后再根据患者术后出血情况和血红蛋白检查结果决定后续输血治疗。

知识点

浓缩红细胞

浓缩红细胞是血液经处理后去除绝大部分血浆的红细胞,其血细胞比容为70%~80%。正常人每输入1U浓缩红细胞(110~120ml)将使血细胞比容增加3%左右,血红蛋白增加10g/L左右。

案例三　脊柱手术的麻醉

【病历摘要】

患儿男,12岁。特发性脊柱侧凸,择期行脊柱侧凸矫形术。

【问题1】脊柱侧凸分为哪几类？脊柱侧凸对肺功能有何影响？术前应检查哪些特殊项目？

【临床思路】

1. 脊柱侧凸可分为非结构性和结构性。非结构性脊柱侧凸是指某些原因引起的暂时性脊柱侧凸,一旦病因去除,脊柱即可恢复正常,但脊柱长期存在侧凸时,也可发展成结构性侧凸。这类患者一般在平卧时侧凸常可自行消失,X线检查示脊柱椎体均正常。结构性脊柱侧凸根据病因又可分为特发性、先天性、神经肌肉性、后天获得性脊柱侧凸(如强直性脊柱炎、脊柱骨折、脊柱结核、脓胸及胸廓成形术等胸部手术引起的脊柱侧凸)等,其中特发性脊柱侧凸占临床病例的70%。特发性脊柱侧凸按发生年龄可分为婴儿型(0~3岁)、少年型(4~10岁)和青少年型(11~20岁)。

2. 肺实质的发育一般在10岁左右才能完成,脊柱侧凸发生的年龄越早,对肺的发育影响越大。中胸段侧凸易导致心肺功能受损。病程大于10年者,可能会存在严重的肺功能障碍。侧凸的Cobb角>60°时,肺功能通常会降低;Cobb角>100°,则会有明显的肺功能障碍。神经肌肉性侧凸发病早,并有呼吸肌肌力减弱,对呼吸影响较大。

3. 术前检查除常规项目外,应做神经功能评估、血气分析、肺功能和超声心动图。超声心动图有利于对心功能和肺动脉压的评估。

知识点

术前神经功能评估

此类患者术前神经功能评估很重要,有神经功能缺陷的患者脊髓损伤的风险会增加,术中需要更加重视脊髓功能保护与监测。

【问题2】术中进行哪些监测？

【临床思路】

术中应监测ABP、SpO_2、ECG、$P_{ET}CO_2$、中心体温、尿量和脊髓功能。最好行中心静脉置管。

知识点

体温监测的作用

神经肌肉性脊柱侧凸患者是恶性高热的易感人群,术中需行中心体温监测。另外,此类大手术易导致体温降低,体温低于34℃,会影响凝血功能,增加术中出血量。

【问题3】出现恶性高热应如何处理？

【临床思路】

恶性高热(malignant hyperthermia,MH)是一种发生在易感体质的患者中,由药物触发、骨骼肌代谢亢进所致的临床综合征,其特征主要是:骨骼肌代谢紊乱、横纹肌溶解、突发性高热和高代谢状态,具有显著的遗传倾向。吸入麻醉药和去极化肌松药(琥珀胆碱)是最常见的触发药物。患者一旦发病,病情迅速进展,最终常因多器官功能衰竭、高钾血症和凝血功能障碍等合并症而死亡,是围术期最严重的麻醉相关并发症之一。

围术期恶性高热的发病具有一定的随机性,可发生于麻醉诱导期、维持期,甚至恢复期,起始症状也存在很大的差异,且缺乏特异性的临床表现,这给恶性高热的临床早期快速诊断带来了极大困扰。早期临床表现主要为:①咬肌痉挛和肌张力增高;②窦性心动过速;③$P_{ET}CO_2$升高和高碳酸血症;④体温升高;⑤其他(血压早期升高,继之出现波动或下降;心律失常、呼吸急促、多汗、肌红蛋白尿等多种非特异性表现)。晚期出现非特异性多脏器功能衰竭。

1. 预防　对恶性高热的有效预防应建立在易感人群的筛查基础上。可安全用于恶性高热易感者的麻醉药包括氧化亚氮、巴比妥类、依托咪酯、丙泊酚、阿片类药物、镇静药、非去极化肌松药、酯类和酰胺类局部麻醉药等。既往曾认为酰胺类局部麻醉药,如利多卡因存在诱发恶性高热的可能,但目前的临床和动物实验研究均未得到充分证实。

对恶性高热易感者的麻醉选择目前仍存在不同观点,该类患者在选择全身麻醉时,麻醉医师除了要避免使用可能的触发药物外,还应在麻醉诱导前清除麻醉机内的强效挥发性吸入麻醉药,去除或密封挥发罐,更换钠石灰及新鲜气体输出管路,使用一次性呼吸回路,新鲜气流量保持在 10L/min,持续冲洗呼吸回路 5min以上。

2. 处理

(1)立即停止使用所有可能的触发药物,并尽快冲洗呼吸回路及患者体内的吸入麻醉药,停止手术;急诊手术患者,可酌情改用安全药物继续麻醉,并尽快结束手术。

(2)增加通气,尽量纠正高碳酸血症。

(3)采取一切可能的措施积极降低体温。可采用冰水浸泡,冰水冲洗体表、胃腔和膀胱等部位;胸腹切开的手术患者可用冷却的生理盐水冲洗体腔,但需避免对心脏的直接冷刺激;使用变温毯辅助降温;适当冷却输注的液体等。体温降至 38~39℃时应停止使用降温措施。

(4)恶性高热一经诊断或高度怀疑,应尽早使用丹曲林,这是成功救治恶性高热患者的重要措施。首剂 2.5mg/kg,可间隔 5~10min 重复给药,直至症状消退,通常早期用量不超过 10mg/kg;维持用药时,可间隔4~8h 重复给药一次,每次 1mg/kg,持续 24~48h。

(5)用碳酸氢钠(2~4mmol/kg,静脉注射)纠正代谢性酸中毒,密切监测动脉血气,谨慎使用。

(6)适当补液和利尿,保持足够的血容量,维持尿量大于 2ml/(kg·h)。

(7)监测体温变化,纠正电解质紊乱和心律失常,避免使用钙通道阻滞药,以免加重恶性高热病情。使用葡萄糖和胰岛素纠正高钾血症,尽快应用丹曲林逆转恶性高热病程。

(8)积极监测和支持重要脏器功能。高钾血症存在时,钙剂和强心苷的应用应合理而安全。

(9)及时发现恶性高热复发并治疗。恶性高热的复发率达 50%,通常发生在 6.5h 内,应及时发现并予以积极治疗。

【问题 4】如何选择麻醉方法和麻醉药物?

【临床思路】

首选气管插管全身麻醉。因术中可能需要行唤醒试验,最好选择短效的麻醉药物如丙泊酚、瑞芬太尼、氧化亚氮等。肌松药可选择短时效的米库氯铵或中时效的顺阿曲库铵、罗库溴铵。在给予肌松药之前,麻醉医师应与电生理监测人员沟通,以免影响术中电生理监测结果。

【问题 5】术中俯卧位应注意哪些问题?

【临床思路】

麻醉医师应注意患者眼睛受压、颈椎的牵拉、外生殖器受压、臂丛神经牵拉、尺神经损伤、俯卧位通气等问题。摆放体位时,选择大小适当和材质柔软的头托,并调节到适当的高度,避免眼睛受压和颈椎牵拉。上肢和躯干的角度不宜大于 90°,否则臂丛神经会因长时间的牵拉而损伤。上肢支架和肘部之间要放置棉垫以免尺神经受压。胸部两侧放置适当长度的软垫,避免胸部和外生殖器长时间受压引起损伤。俯卧位通气可增高气道压力,应注意调节呼吸机参数,保证通气,并特别注意气管导管脱管、打折的可能。

【问题 6】术中如何监测脊髓功能? 麻醉过程中如何进行脊髓功能保护?

俯卧位通气
病人演示

【临床思路】

1. 术中监测脊髓功能有三种方法 唤醒试验(wake-up test)、躯体感觉诱发电位(somatosensory evoked potentials,SEP)和运动诱发电位(motor evoked potentials,MEP)。

唤醒试验:术中减浅麻醉深度以使患者能够按照医师的指令活动四肢。如患者的手能活动,但足和脚趾不能动,推测腰部脊髓功能障碍,术者必须尽快查找原因,减少脊柱矫正角度,以减轻对脊髓的牵拉;如足和脚趾均能活动,推测脊髓功能正常,立即加深麻醉继续手术。严重脊柱侧凸矫形时常会影响脊髓前角的血液灌注。当内固定器被放置到合适位置后,而 SEP 监测发现异常时,应进行唤醒试验。

SEP:重复刺激外周神经(如胫神经),用标准脑电图头皮电极检测大脑皮质和皮质下区域的诱发电位,以此判断感觉信息从外周经脊髓传递到大脑皮质的传导通路完整性。当 SEP 潜伏期延长、波幅降低或诱发电位完全消失,排除其他原因后,应考虑脊髓缺血或外科损伤脊髓。

MEP:用经颅骨的头皮电极刺激大脑运动皮质或用硬膜外电极刺激脊髓前索,通过运动通路的传导,产生外周神经冲动、肌电图信号或肢体的运动,以此判断脊髓前角运动通路的完整性。SEP 与 MEP 相结合可有效预防术中脊髓损伤,提高手术安全性。

2. 充分的血液灌注是脊髓功能保护的关键 控制性降压在减少术中出血的同时也会减少脊髓供血,因而该技术是否适用于这类患者存在争议,目前不建议应用。如果术中出血较多,必须实施控制性降压时,应在手术初期分离软组织和骨性切除时使用,而在脊髓牵拉操作或脊柱矫形之前应把血压提升到相对安全水平。对这类患者应采取较积极的输血策略,保持血红蛋白在100g/L以上。

【问题7】术中如何减少异体血输入?

【临床思路】

术中应使用红细胞回收装置。该装置是将术中的出血经过抗凝、滤过、收集和离心后得到红细胞浓缩液,重新回输给患者。这种红细胞浓缩液的压积为50%~60%、红细胞恢复率95.8%、肝素清除率95.2%。

自体血回收

【问题8】该患者术中突然发生的BP、SpO$_2$和P$_{ET}$CO$_2$下降,如何诊断和处理?

【临床思路】

1. 患者可能发生了空气栓塞。心前区听诊有磨轮(mill-wheel)样杂音即可确诊。脊柱矫形的患者采用俯卧位,术野多处于人体最高点。如果术中血容量不足,中心静脉压降低,空气就可能从术野中开放的硬膜外静脉、椎旁静脉或切开的髓腔静脉进入全身血液循环,引起空气栓塞。

2. 确诊空气栓塞后,立即用生理盐水充满术野,防止空气继续进入血液循环;给予纯氧通气;改左侧卧位,尽快从中心静脉抽气并给予血管活性药物。心跳停止时,应用湿盐水纱布填塞术野,迅速改仰卧位,将手术床置于左侧倾斜位行心肺复苏。

知识点

空气栓塞发生的条件和心脏听诊特征

1. 空气栓塞发生的必要条件为血管损伤、气源和血管内外压力差。
2. 心腔内有4ml以上的气体时,听诊有磨轮(mill-wheel)样杂音。
3. 心脏超声显示心腔内有极高回声的气体。

【问题9】如果该患者术前肺活量为预计值的40%,术后是否需要呼吸支持?

【临床思路】

该患者术后需要呼吸支持。脊柱侧凸矫形术的患者如术前肺功能只有轻中度异常,一般可在手术室或麻醉后恢复室拔出气管导管。而术前有严重限制性呼吸功能障碍,肺活量低于预计值的50%,或血气分析提示高碳酸血症时,应转入监护病房继续机械通气。

【问题10】该患者如何进行术后镇痛?

【临床思路】

目前多采用切口周围局部浸润麻醉+术后患者静脉PCA(PCIA)。为预防阿片类药物引起恶心呕吐,可给予适当剂量的昂丹司琼或格拉司琼等止吐药。因此类手术创面大,应慎用非甾体抗炎药,以免影响血小板凝集,增加术后出血风险。

推荐阅读文献

[1] KONSTANTINIDES S V, TORBICKI A, AGNELLI G, et al. 2014 ESC Guidelines on the diagnosis and management of acute pulmonary embolism. Eur Heart J, 2014, 35 (45): 3145-3151.

[2] MORGAN G E, MIKHAIL M S, MURRAY M J. Clinical anesthesiology. 4th ed. New York: McGraw-Hill Companies, Inc, 2006.

[3] FLEISHER L A. Evidence-Based Practice of Anesthesiology. 2nd ed. Singapore: Elsevier, 2009.

[4] WANG A Z, ZHOU M, JIANG W, et al. The differences between venous air embolism and fat embolism in routine intraoperative monitoring methods, transesophageal echocardiography, and fatal volume in pigs. J

Trauma, 2008, 65 (2): 416-423.

［5］邓小明,姚尚龙,于布为,等.现代麻醉学.4版.北京:人民卫生出版社,2014.

［6］杭燕南,王祥瑞,薛张纲,等.当代麻醉学.2版.上海:上海科学技术出版社,2013.

［7］黄宇光,JIAN H.周围神经阻滞.北京:人民卫生出版社,2012.

（王秀丽　刘　欣）

第三十九章　泌尿外科手术麻醉

Anesthesia for Urology Surgery

现代泌尿外科手术已由传统的开放性手术逐渐向微创手术转变,如腹腔镜下前列腺和膀胱手术、腹膜后入路腹腔镜下肾上腺和肾脏输尿管手术、经皮肾镜碎石取石术、输尿管镜、膀胱镜手术等。随着腔镜和机器人辅助手术的推广、加速康复外科路径的实施,麻醉医师需要不断地更新麻醉管理观念和管理策略,为围术期患者安全及患者快速康复提供保障。

泌尿外科部分手术为老年患者,因此在实施麻醉时应充分考虑老龄患者的生理特点。麻醉前评估除关注患者的一般情况、既往史、实验室检查等常规内容以外,应注意以下要点:①重点关注心肺功能(特别是拟行腹腔镜手术的患者);②行肾、输尿管手术患者应注意术前肾功能情况;③疑似嗜铬细胞瘤患者,应充分术前准备,术中注意控制血压和血容量补充;④泌尿系结石手术,应了解是否存在结石感染的情况;⑤经尿道前列腺切除术患者多为老年男性,常伴有高血压、糖尿病等各种合并症;⑥明确外科对体位的要求(截石位、侧卧位、头低位等),制订围术期管理策略并预防体位相关并发症。

泌尿外科手术麻醉方式的选择通常包括椎管内麻醉和全身麻醉。椎管内麻醉适用于膀胱镜及输尿管镜手术、经尿道前列腺切除术及睾丸精索手术等。可保持患者清醒,以及时发现腔镜术中并发症如水中毒或膀胱穿孔等。全身麻醉适用于禁忌椎管内麻醉的泌尿外科手术患者,腹腔镜手术首选全身麻醉。

泌尿外科腹腔镜手术,包括腹腔和腹膜后入路,多采用二氧化碳气腹。其中腹膜后入路腹腔镜的常规充气压力(15mmHg)要求常高于腹腔入路的气腹压力(12mmHg)。气腹引起的膈肌上移,在体位影响的基础上进一步降低肺功能残气量。另外,二氧化碳经腹膜或腹膜后疏松组织吸收,会引起高碳酸血症甚至皮下气肿。泌尿腔镜手术的常见并发症还包括:①损伤膈肌引起气胸,见于肾脏和肾上腺手术;②经尿道前列腺切除术综合征或尿道穿孔,以及伴随冲洗液的大出血;③感染性休克,见于感染性结石手术;④低体温。泌尿外科手术的麻醉监测与其他专科类似,但应根据上述较常见的手术并发症加强对应的监测。例如腹腔镜手术应监测呼气末二氧化碳、潮气量、气道压力、肺顺应性等;长时间的经尿道前列腺切除术(transurethral resection of prostate,TURP)则应注意监测血气分析和体温。

泌尿外科手术在麻醉恢复期,应特别注意以下几点:①腹腔镜术后拔管前应常规吸痰和手法膨肺,皮下气肿显著者,应拔管前后监测血气分析。避免术后肺不张、低氧血症或严重高碳酸血症的发生。②长时间术中低钠血症、高碳酸血症等可造成患者出现轻微脑水肿,甚至影响苏醒,应及时纠正诱因和适当利尿脱水。③截石位手术患者,应注意体位改变对回心血量和血压的影响。

案例一　经皮肾镜钬激光碎石术

【病历摘要】

患者男,40岁,体重73kg,身高175cm。因"右侧腰腹部疼痛不适3d,加重2h"入院。既往史无特殊。体检:头颈活动无异常,张口度大于3cm,心肺听诊无异常。尿沉淀定量检查:白细胞27.72/μL,肌酐171μmol/L,纤维蛋白原6.12g/L。心电图及胸片检查无异常。B超检查示"左输尿管结石并左肾轻度积水,左肾多发结石,右肾多发结石并右肾中度积水",拟行经皮肾镜钬激光碎石术+输尿管镜下输尿管结石钬激光碎石术。

【问题1】此类患者应采取什么麻醉方式?

【临床思路】

肾脏手术患者常常由于肾肿瘤、先天性畸形、病理性梗阻或者供体移植而进行肾脏、输尿管切除术。术前检查应特别注意患者的肾功能,如肌酐、尿素氮的升高速度和程度;患者是否伴发肾性贫血、高血压或糖尿病。应注意特殊体位(侧卧肾垫升起位、膀胱截石位等)对患者呼吸、循环功能的影响。以往肾脏手术、输尿管切开取石术或肾移植等手术均可在硬脊膜外阻滞下完成,多选择 $T_{10～11}$ 椎间隙穿刺,向头端置管注药,使阻滞范围达 $T_5～L_2$。但是随着微创技术和机器人辅助泌尿外科手术的开展,人工二氧化碳气腹对患者生理功能的影响,选择气管内插管控制呼吸的全身麻醉最为安全。

麻醉过程:舒芬太尼 30μg,丙泊酚 150mg,顺式阿曲库铵 15mg 麻醉诱导,气管插管顺利,听诊双侧呼吸音清,左右对称,机械通气气道压力为 16cmH$_2$O。丙泊酚及瑞芬太尼持续静脉泵注维持麻醉,血压平稳,维持在 110/65mmHg。手术时选取截石位后将输尿管导管经尿道置入,之后将患者调整为俯卧位,此时的气道压力有所升高,为 20cmH$_2$O。在超声的辅助下对患者右肾区进行上盏反复穿刺未果,中盏穿刺成功,将输尿管镜顺着穿刺管置入患者右侧肾盏中,获取结石的大概位置,开始钬激光碎石,同时向输尿管导管内滴水。手术持续 1.5h 后气道压力逐渐增加到 30cmH$_2$O。

【问题 2】此时气道压力升高的原因是什么?

【临床思路】

气管内插管全身麻醉下患者气道压力升高的原因可能包括:①患者变换体位后气管导管移位,贴壁或位置过深。②气道内有大量分泌物阻塞了气管导管。③体位改变导致气管导管扭曲受压。④液体负荷过多造成肺水肿。⑤其他原因。

麻醉过程:重新检查气管导管形态及深度均无异常,吸除气道分泌物,对患者给予呋塞米后气道内压力无变化,此时患者的血氧饱和度降低至 93%,血压下降为 82/52mmHg。听取患者的中上肺呼吸音弱,下肺的呼吸音完全消失。手术及时停止,将患者调整至平卧位,多巴胺持续泵注,将血压维持在 100/60mmHg。床旁 B 超示:右侧胸腔积液,腹腔少量积液。

【问题 3】发生了什么?

【临床思路】

胸腔积液作为一种临床常见病症,临床上多是由于患者的胸膜受到损坏或者容量过负荷所致。对于本患者,分析原因可能是由于反复穿刺损伤了患者的胸膜,手术过程中灌洗液渗入到胸腔内所致。

知识点

肺部超声在胸腔积液诊断中的应用

床旁肺部超声是一种简单的无创性床边操作,检查灵活方便,随时重复检查,应用广泛,可以在任何体位下进行,特别适合于卧床不起和重症患者,与胸片相比,具有更好的敏感性和特异性,可用于胸腔积液的诊断。胸腔积液的超声表现为重力区壁层与脏层胸膜间低回声或无回声结构,吸气和呼气相均存在。测量胸膜线与肺线间距离可以推测胸腔积液量(图 39-1)。床旁肺部超声检查不仅对观察胸腔积液至关重要,而且还可以帮助鉴别不同类型的胸腔积液,辅助判断其性质,如漏出液表现为无回声征象(图 39-2);渗出液可以是无回声,或低回声,或有分隔(图 39-3、图 39-4);血胸表现为无回声伴漂浮的低回声光点(图 39-5)。最近有人主张使用超声来引导胸腔穿刺和胸腔引流管置入,特别是在机械通气、积液量少、局限性积液患者中,超声可以识别穿刺的最佳位点,并测量邻近器官的深度以避免器官损伤,提高这种侵入性操作的安全性。此外,肺部超声对于监测排出的胸腔积液的容积也是至关重要的,可以辅助医师决定何时拔除引流管。

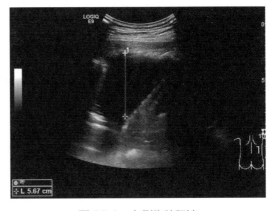

图 39-1 右侧胸腔积液

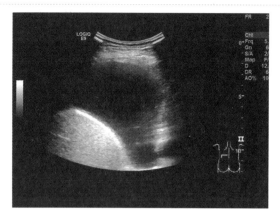
图 39-2　左侧胸腔积液

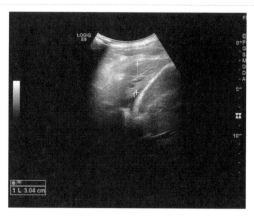
图 39-3　渗出液显示低回声

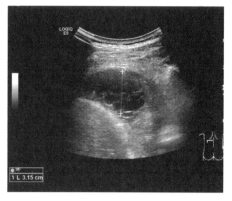
图 39-4　左侧包裹性积液(有分隔)

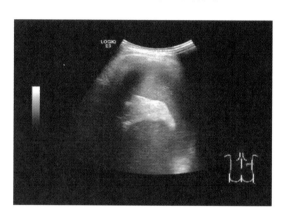
图 39-5　右侧肺癌血性积液

麻 醉 过 程

请胸外科急会诊,行胸腔引流,带管送 ICU 进一步观察诊治。

【问题 4】如何预防这类情况的发生?
【临床思路】

胸膜的具体位置定位为"腋中线与第十肋相交,肩胛线与第十一肋相交,终止于第十二肋胸椎高度"。所以对患者实行穿刺时,选择第十二肋,可以有效避免胸膜受到损坏,从源头上减少胸腔积液的发生。

灌洗时间、灌洗剂量及灌注速度都会影响胸腔积液的发生,手术过程中当患者的肾盂压力高于 40cmH$_2$O 时,灌洗液会在患者肾内逆流,并且进入患者的肾周中,肾盂压力过高还会导致患者的肾盏出现破裂,随后灌洗液通过破裂处流入腹腔内。所以在手术时,应尽量缩短手术时间,减轻灌洗压力,对灌洗剂量及灌洗速度进行严格控制,可根据患者的实际病情进行分期手术。

案例二　经尿道前列腺切除术

【病历摘要】

患者男,74 岁,体重 64kg,身高 168cm。因"进行性排尿困难 1 年,加重 2d"入院。平素体健,既往史无特殊。体检:头颈和气道相关检查无异常,脊柱活动度正常,背部皮肤无特殊。心肺听诊无异常。实验室与辅助检查:血尿常规、凝血、生化无异常;心电图、胸片无异常;超声提示"良性前列腺增生症,前列腺 10cm×8cm×5cm 大小"。拟行经尿道前列腺切除术。

【问题 1】请问对此患者,应该采取什么麻醉方式?
【临床思路】

因前列腺增生需行经尿道前列腺切除术(transurethral resection of prostate,TURP)的患者多为老年男性,常有高血压、糖尿病、慢性阻塞性肺疾病、下肢静脉曲张等合并疾病。在麻醉方式的选择,应建立在全面评估患者体格情况的基础上。若无禁忌证,此类盆腔会阴手术通常首选椎管内麻醉(包括硬膜外、蛛网膜下隙麻醉和腰硬联合麻醉),其相对于全身麻醉有以下几点优势。

1. 椎管内麻醉的交感神经抑制作用可以扩张下肢血管,加快下肢血流,从而预防下肢深静脉血栓形成(deep venous thrombosis,DVT)。

2. 椎管内麻醉能更有效阻断应激反应而维持体内神经内分泌系统和免疫系统的稳态。

3. 椎管内麻醉保持患者清醒,更有利于发现 TURP 综合征和膀胱穿孔的早期症状(恶心呕吐、意识改变、肩背疼痛等)。

4. 除截石位,TURP 有时需要头低位,结合灌洗液引起低钠血症的影响,全身麻醉较易发生脑水肿和苏醒延迟。

另外,有研究比较了全身麻醉和椎管内麻醉的效果,发现全身麻醉后更常见术后疼痛、低血压、高血压、低体温、心律失常等,而术后出血量、术后记忆或行为异常、术后严重并发症或死亡的发生率两者无差异。在椎管内麻醉的方式上,应将麻醉平面调节在 T_{10} 以下 T_{12} 以上,既保证麻醉效果又避免不必要的低血压。综上所述,只要严格掌握适应证和禁忌证并熟练掌握技术,这些麻醉方法都是可行的。

麻 醉 经 过

经 L_{3-4} 行腰硬联合麻醉,蛛网膜下隙注射 0.75% 布比卡因 1.5ml,麻醉平面固定后在 T_{10} 至骶部,手术中麻醉效果良好,生命体征稳定。由于患者前列腺较大,手术难度较大。泌尿科医师在对尿道 3 点钟或 9 点钟方向进行电切时,患者发生下肢抽搐,使用镇静镇痛药物无效。

【问题 2】这是为什么?有何处理方法?

知识点

闭 孔 反 射

闭孔反射(obturator reflex)是指在经尿道对膀胱侧壁进行电切时,由于闭孔神经穿行于膀胱侧壁后方而电流刺激闭孔神经,引起患者的大腿内收肌收缩反应。其并非由感受器、中枢、效应器和神经传入传出等反射元件组成,不算是神经反射,此名称仅为习惯用语。除膀胱手术外,此反应还偶见于较大前列腺的电切术。其发生原理见图 39-6。这种反应经常会干扰膀胱和前列腺电切手术的进行,甚至有造成膀胱穿孔和大出血的风险。

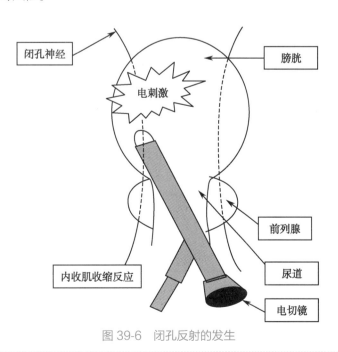

图 39-6　闭孔反射的发生

【临床思路】

此时,患者出现下肢抽搐应考虑闭孔反射。要避免闭孔反射,首先注意单极电切镜的负极板应接在大腿而不是臀部,以降低电流刺激闭孔神经的概率。但即便使用双极电切,电流局限于黏膜局部,依然可以刺激闭孔神经引起腿部收缩。新近开发出的激光气化肿瘤切除器械,由于完全无电流作用,可完全避免此反应。对于有经验的泌尿外科医师,可采取减慢灌洗液流速来减少膀胱充盈,或者以点切的操作方法来减轻闭孔反射带来的干扰。

但若上述处理无效,该反应严重干扰手术进行时,可以改为全身麻醉。使用肌松药后,可完全抑制肌肉收缩。而因患者合并的病理生理情况使全身麻醉有所顾虑时,可以进行闭孔神经阻滞。其定位与操作如下:确认耻骨结节外下方 1.5~2cm 处为进针点,用 7 号长针头垂直进针,抵耻骨下支,深 3.5~6cm。退针至皮下,调整针尖方向,向外向头侧针体与皮肤夹角 80° 进针 3~4cm,可滑入闭孔内,诱发异感,如使用神经刺激器可出现大腿内侧肌肉抽动。Khorrami 等研究在膀胱镜工作通道内,置入一个末端带电子刺激器的长针,在膀胱颈和输尿管开口之间的后侧壁上进针,诱发内收肌收缩后回抽再注射 2% 利多卡因 15ml,可有效抑制闭孔反射。Lee 等采用超声引导下内收肌筋膜平面阻滞,使用等量药物亦能达同样效果。

麻　醉　经　过

手术以 20% 甘露醇膀胱持续冲洗,因前列腺较大,手术进行至 2h,硬膜外追加 0.75% 罗哌卡因 5ml 以维持麻醉。2min 后,患者忽然诉胸闷,躁动,静脉注射咪达唑仑 2mg 无效。继而心电图出现心动过缓,心率 45 次 /min,R 波延长,T 波低平,血压下降至 66/35mmHg。

【问题 3】此时可能发生什么情况?应立即进行何种处理?

【临床思路】

首先应想到发生了 TURP 综合征,但也需要和膀胱穿孔出血、麻醉平面过高、局部麻醉药中毒、急性心肌缺血及败血症等鉴别。此时处理上必须进行循环支持(使用血管活性药物)和呼吸支持(高流量面罩吸氧),同时进行血气分析和生化检查,了解血钠、钾等电解质和血浆渗透压水平,并提醒外科医师停止手术。若发现低钠血症(血钠 <135mmol/L),结合上述临床表现,则可诊断 TURP 综合征。除继续循环呼吸支持外,应采取如下处理。

1. 立即使用袢利尿药如呋塞米进行利尿,同时限制液体输入。

2. 若血钠低于 125mmol/L,可输注 3% 高渗盐水纠正低钠血症。但应注意高渗盐水输注过快可能引起脑水肿和脑桥脱髓鞘,输注速度要低于 100ml/h,并每 30min 复查 1 次血钠。如为轻度低钠血症(血钠 125~135mmol/L),则不需输高渗盐水。

3. 若患者循环情况仍不稳定或需要输高渗盐水,应及时建立动脉血压监测,便于血压观察和进行反复的血气分析;建立中心静脉通道,监测中心静脉压有利于容量管理。

4. 若患者出现肺水肿症状(气促、咳粉红色泡沫痰)和氧饱和度下降时,应立即改全身麻醉并进行气管插管,呼气末正压通气有利于肺水肿症状尽快改善。输注少量正性肌力药物如多巴酚丁胺也有利于循环稳定和呼吸症状改善。还应将截石头低位改回平卧或头高足低位,以利于呼吸和循环管理。

5. 应结合手术具体情况和腹部超声鉴别是否有膀胱穿孔,确立诊断应尽快开腹手术治疗。

与此相反,若血钠正常或仅轻微下降,应结合冲洗液情况和血气分析考虑是否存在失血性休克;通过心肌酶和肌钙蛋白排除急性心肌梗死;检查麻醉平面、回抽硬外管以避免局部麻醉药误入血管、蛛网膜下隙或麻醉平面过高;通过体温变化、白细胞水平等排除菌血症或败血症。

知识点

目前等离子双极电切镜已开始广泛应用,可使用生理盐水作为灌洗液,能大大减少低钠血症和各种灌洗液相关并发症的发生。但即便使用等离子系统,依然应注意生理盐水吸收过量导致容量超负荷的危险。

TURP 综合征的临床表现:低钠血症,血浆渗透压降低,容量超负荷(充血性心力衰竭、肺水肿、低血压),溶血,甘氨酸冲洗液引起的高甘氨酸血症、血氨升高,山梨醇冲洗液及甘露醇冲洗液引起的血糖升高。清醒患者常出现精神状态的变化(嗜睡、躁动或惊厥)、恶心呕吐、视觉变化。接受全身麻醉的患者在出现低血压和心律失常前可能无任何其他异常表现。

案例三 嗜铬细胞瘤切除术

【病历摘要】

患者女,35岁,身高160cm,体重52kg。"因体检发现右侧肾上腺肿物1周"入院。既往"巧克力囊肿"6年,未予治疗,其他无特殊。体格检查:血压125/70mmHg,心率85次/min,血氧饱和度98%。头颈部活动度及张口度正常,心肺听诊无异常。实验室检查:血红蛋白(Hb)91g/L,血细胞比容(Hct)26.6%,尿香草扁桃酸(VMA)204.80μmol/L,其余检查均无异常。胸片、心电图正常。下腹部CT动态增强扫描:右侧肾上腺区巨大占位,约95mm×103mm×146mm,不除外嗜铬细胞瘤。拟行肾上腺大部切除术。

【问题1】嗜铬细胞瘤的病因和临床表现是什么?

【临床思路】

1. 病因 嗜铬细胞瘤90%发生于肾上腺髓质,10%可发生于其他含有嗜铬细胞的组织如交感神经节,异位的嗜铬细胞瘤还可出现在肠系膜下静脉、膀胱等部位。肿瘤可持续或间断合成和分泌大量的儿茶酚胺,可比体内正常水平高20~50倍,甚至高达100倍,并由此产生一系列临床症状,主要以心血管系统病理改变为主。循环功能的急剧变化和对器官功能的损害是麻醉与手术危险性的根本原因。

2. 临床表现 嗜铬细胞瘤以分泌去甲肾上腺素、肾上腺素、多巴胺为主的不同,临床表现也各有差异。以高血压为主要症状者可能肿瘤分泌的激素是以去甲肾上腺素为主,患者在持续高血压的基础上主要表现为阵发性加剧,收缩压可达200~300mmHg;如高血压较轻而代谢方面改变较显著,如患者出现消瘦乏力、基础代谢率上升、空腹血糖增加、尿糖、低热等症状,则以肾上腺素为主。此类患者术前准备非常重要,应注意术前7~14d应用肾上腺素能抑制药,恢复患者血压、心率和血容量。

麻 醉 经 过

在常规麻醉诱导(舒芬太尼+丙泊酚+顺式阿曲库铵)后气管插管顺利,以瑞芬太尼静脉泵注复合七氟烷吸入维持。侧卧位下,采用二氧化碳腹膜后充气下手术(气腹压15mmHg)。使用间歇正压通气(IPPV)通气模式,气道压15cmH$_2$O,潮气量450ml,频率12次/min,每分通气量5.4L,呼气末二氧化碳分压(P$_{ET}$CO$_2$)保持34~36mmHg。由于肿物巨大且与周围粘连,术程缓慢,血流动力学波动剧烈。

【问题2】此类患者应该选用什么麻醉药物及方式?

【临床思路】

1. 麻醉药物的选择

(1)术前用药:可选择苯二氮䓬类镇静药,禁用氟哌啶醇(影响儿茶酚胺的再摄取),最好使用东莨菪碱减少腺体分泌。

(2)全身麻醉药:全身麻醉药物的选择应力求对心肌无抑制作用,不增加儿茶酚胺释放,不影响交感肾上腺系统兴奋性,可用安定类药物、丙泊酚、芬太尼、恩氟烷、异氟烷等。

(3)肌松药:可用哌库溴铵、阿曲库铵、维库溴铵等。

2. 麻醉方法的选择 麻醉方法的选择因人而异,可选择全身麻醉、硬膜外麻醉和复合麻醉。有报道认为,与吸入麻醉相比,丙泊酚+芬太尼全凭静脉麻醉效果更好,抗高血压更有效,血流动力学更稳定。而七氟烷作为新型吸入麻醉药,不诱发儿茶酚胺增高,使血儿茶酚胺水平稳定,极少发生心律失常,术中血压波动小,血流动力学稳定,是比较适合嗜铬细胞瘤患者的麻醉药物。

单纯硬膜外阻滞麻醉时,术中患者清醒,难以耐受血压的剧烈波动,且硬膜外阻滞有抑制呼吸的可能。因此目前对于嗜铬细胞瘤患者的麻醉倾向于硬膜外麻醉联合全身麻醉。以气管内插管全身麻醉为主或连续硬膜外阻滞与全身麻醉联合麻醉更适合该患者手术,可以克服两种麻醉的不足和发挥两者的优势。全身麻醉后硬膜外腔注入低浓度局部麻醉药,以阻滞交感神经、扩张周围血管产生降压作用,对控制术中高血压发作有效。具体方法:全身麻醉前施行 $T_{9\sim10}$ 硬膜外腔穿刺置管,于进入腹膜前 10min 一次注入 0.5%~0.8% 利多卡因 15~20ml;术中血压上升时,根据需要可再注射。

【问题 3】围术期患者血流动力学可出现哪些剧烈变化?

【临床思路】

此类患者围术期麻醉管理的要点:保持循环稳定,避免缺氧和二氧化碳蓄积。

1. 高血压危象　收缩压 >250mmHg 持续 1min 以上可形成高血压危象,因血压剧升而诱发左心衰竭、肺水肿、严重心律失常、脑血管意外和肾上腺出血等致命并发症。嗜铬细胞瘤患者术前检查、麻醉诱导、体位改变、皮肤及腹膜切开,特别是在手术探查、肿瘤分离、挤压时可发生血压骤升出现高血压危象。高血压的处理可使用酚妥拉明 1~5mg 静脉注射或配成 0.01% 溶液静脉泵注,也可以用硝普钠 50mg 溶于 5% 葡萄糖液500ml 中连续静脉滴注,硝酸甘油、乌拉地尔、尼卡地平等也可使用。

2. 严重的低血压　当肿瘤切除后,儿茶酚胺分泌减少和血中浓度急剧下降,使原来处于收缩状态的血管突然扩张,致使血管床容积与血容量之间比例严重失调,加之心泵收缩减弱、心排血量降低,致血压严重下降发生低血压休克、心源性休克和代谢性酸中毒等。术前充分补足血容量,术中预防性扩容等可减少严重低血压的发生,肿瘤组织切除前 30s 必须停止一切降压措施,并充分补液,同时立即静脉泵入去甲肾上腺素、肾上腺素等血管活性药物,力求迅速升压。

在此基础上使用去甲肾上腺素 0.1~0.2mg 静脉注射,或将 1mg 去甲肾上腺素溶于 5% 的葡萄糖溶液250ml 中静脉滴注,延续到术后一段时期。

3. 严重的代谢紊乱　如高血糖、低钾血症、酸中毒等。嗜铬细胞瘤切除后可发生低血糖,如术毕清醒患者出现大汗、心慌、严重低血压等表现,且对一般处理迟钝,此时输入含糖溶液后症状可改善。此类患者围术期要常规监测血糖。

麻 醉 经 过

手术进行 30min 后,中转开放手术。90min 后,肿瘤顺利切除,患者生命体征平稳,带管转入 ICU。

【问题 4】嗜铬细胞瘤患者围术期应注意哪些问题?

【临床思路】

1. 嗜铬细胞瘤的切除术中最危险的是麻醉诱导、分离肿瘤和切除肿瘤后三个阶段。

麻醉诱导前应在局部麻醉下行动脉穿刺连续监测动脉血压,同时监测 ECG,并将降压、强心、利尿及各种急救药品准备齐全,合理稀释以备急用。建立 2~3 条静脉通路和经中心静脉置管,一条输血、补液,另一条接微量泵输注血管活性药物,输液泵为双通道,一路为去甲肾上腺素,另一路为硝普钠。适当扩容后再开始诱导。

麻醉监测包括:①直接动脉测压;② CVP;③ ECG;④ SpO_2;⑤ $P_{ET}CO_2$;⑥ Swan-Ganz,有严重心力衰竭者可选;⑦置尿管,术中注意监测尿量;⑧经食管超声心动图检查(TEE)。

2. 嗜铬细胞瘤患者麻醉的其他处理要点如下:

(1)手术操作肿瘤时力求平稳轻柔,尽量减少挤压和牵拉,以减少诱发高血压的因素。

(2)麻醉中力求避免缺氧和二氧化碳蓄积,因两者均促使肿瘤的儿茶酚胺分泌增加,尤其在二氧化碳蓄积时极易并发严重心律失常,如室性心动过速,甚至心室颤动。

(3)输血补液量应比失血量大。在切断肿瘤的最后血管之前,需适当扩充血容量,这样可显著减少去甲肾上腺素的用量。

(4)如果手术切除两侧肾上腺,或术后出现持续性低血压,应考虑使用肾上腺皮质激素治疗。

(5)隐匿性或诊断不明确的嗜铬细胞瘤和按"腹部包块"剖腹探查的患者,上述的麻醉方案也同样适用,但是由于缺乏充分的术前准备而风险倍增,麻醉处理时必须格外细致谨慎。

推荐阅读文献

[1] ALBAICETA G M, LUYANDO L H, PARRA D, et al. Inspiratory vs expiratory pressure-volume curves to set end-expiratory pressure in acute lung injury. Intensive Care Med, 2005, 31 (10): 1370-1378.

［2］KHORRAMI M, HADI M, JAVID A, et al. A comparison between blind and nerve stimulation guided obturator nerve block in transurethral resection of bladder tumor. J Endourol, 2012, 26 (10): 1319-1322.

［3］LEE S H, JEONG C W, LEE H J, et al. Ultrasound guided obturator nerve block: a single interfascial injection technique. J Anesth, 2011, 25 (6): 923-926.

［4］AUBRUN F, GAZON M, SCHOEFFLER M, et al. Evaluation of perioperative risk in elderly patients. Minerva Anestesiol, 2012, 78 (5): 605-618.

［5］LIEN S F, BISOGNANO J D. Perioperative hypertension: defining at-risk patients and their management. CurrHypertens Rep, 2012, 14 (5): 432-441.

［6］GRANT P J, COHN S L, JAFFER A K, et al. Update in perioperative medicine 2011. J Gen Intern Med, 2011, 26 (11): 1358-1363.

［7］POLDERMANS D, SCHOUTEN O, van LIER F, et al. Perioperative strokes and beta-blockade. Anesthesiology, 2009, 111 (5): 940-945.

［8］FONTES M L, VARON J. Perioperative hypertensive crisis: newer concepts. Int Anesthesiol Clin, 2012, 50 (2): 40-58.

［9］ZENG G, ZHAO J, MA Y, et al. A comparison between the treatments of functional and nonfunctional carotid body tumors. Annals of Vascular Surgery, 2012, 26 (4): 506-510.

［10］ZHENG F, SHEINBERG R, YEE M S, et al. Cerebral near-infrared spectroscopy monitoring and neurologic outcomes in adult cardiac surgery patients: a systematic review. Anesth Analg, 2013, 116 (3): 663-676.

［11］AFANEH A, YANG M, HAMZA A, et al. Surgical management of a giant pheochromocytoma. In Vivo, 2018, 32 (3): 703-706.

［12］AMIR-ZARGAR M A, GHOLYAF M, KASHKOULI A I, et al. Comparison of safety and efficacy of general and spinal anesthesia in kidney transplantation: Evaluation of the peri-operative outcome. Saudi J Kidney Dis Transpl, 2015, 26 (3): 447-452.

［13］XU Q, ZHANG H, ZHU Y M, et al. Effects of combined general/epidural anesthesia on hemodynamics, respiratory function, and stress hormone levels in patients with ovarian neoplasm undergoing laparoscopy. Med Sci Monit, 2016, 22: 4238-4246.

［14］HOOGLAND ERP, SNOEIJS MGJ, WINKENS B, et al. Kidney transplantation from donors after cardiac death: uncontrolled versus controlled donation. Am J Transplant, 2011, 11 (7): 1427-1434.

（张　蕊）

第四十章　妇产科手术麻醉

Anesthesia for Gynecology and Obstetrics

在妊娠期和围产期,由于体内激素水平改变,母体代谢需求增加和胎儿胎盘引起的改变等,母体在解剖学和生理学上发生了明显变化。另外,妊娠也常合并其他疾病。这些因素的存在对产科麻醉提出了更高的要求。因此,麻醉医师要熟悉孕期各个系统的变化特点,特别是循环系统、呼吸系统、消化系统和中枢神经系统,掌握麻醉药的药理、子宫胎盘生理、胎儿生理、分娩过程及详细的病史。全面考虑麻醉和用药对母婴的影响,在麻醉前重点识别一些风险因素并制定相应的预防策略,根据孕妇和胎儿的情况以及麻醉医师操作的熟练程度选择适当的麻醉方法,力求简单、安全。妇科手术则要特别注意一些特殊体位对患者呼吸及循环系统的影响,同时要预防和处理常见的麻醉并发症。最后要熟悉妇产科的围术期镇痛策略。

案例一　巨大卵巢肿瘤切除术的麻醉

【病历摘要】

患者女,45 岁。以"腹部逐渐膨胀 4 年"入院。查体发现:腹部弥漫性膨隆,脐膨出,左侧可触及一囊性质软肿块伴液波震颤阳性。CT 和超声提示左侧卵巢囊性占位 30cm×20cm×10cm。生命体征:血压 130/82mmHg,心率 85 次/min,呼吸 20 次/min。拟行"巨大卵巢囊肿切除术"。

【问题 1】该病例应如何进行麻醉前评估和准备?

【临床思路】

1. 除了常规的术前评估之外,应该特别注意巨大瘤体所带来的解剖和生理影响,了解瘤体与周围器官的粘连情况。了解术前合并疾病或治疗措施给患者带来的影响,准备好相应的预案。

2. 巨大的瘤体压迫下腔静脉导致回心血量减少,出现类似于妊娠晚期仰卧位综合征的低血压;同时,瘤体压迫导致周围血管床关闭,而压迫解除时血管床又重新开放。麻醉准备应注意循环代偿的情况,了解血红蛋白水平、凝血功能,准备血及血制品、开放中心静脉通路、有创血流动力学监测等。

3. 腹腔巨大瘤体导致膈肌明显上移,胸腔容量下降,胸腔内压力上升及肺不张,呼吸驱动力和肺扩张同时受影响,严重时甚至出现呼吸困难。麻醉准备应注意呼吸储备能力,做好呼吸管理的准备。

4. 胃肠道压迫移位可导致患者营养不良,继发性贫血、低蛋白血症和水电解质紊乱,麻醉前应给予纠正。同时,腹内压增加和胃肠道受压移位易发生反流误吸,应做好预防措施。

【问题 2】该患者的麻醉管理应该注意哪些特殊问题?

【临床思路】

1. 注意瘤体压迫对呼吸、循环的影响,可采用半卧位或左侧卧位。

2. 在选择麻醉方式时要充分考虑瘤体压迫所带来的各种风险。手术位于盆腔,要求完善的肌肉松弛。巨大的瘤体压迫可导致类似于妊娠晚期的表现,椎管内麻醉易出现阻滞平面扩大引起严重低血压,因此采用椎管内麻醉时,要做好快速输液扩容的准备。全身麻醉时,由于患者氧储备受限,给气管内插管带来挑战。同时术中呼吸管理困难、反流误吸风险增加。选择麻醉方式应该综合评估患者循环、呼吸情况和手术需要。既要避免椎管内麻醉导致的严重低血压,又要预防困难气道和呼吸系统并发症的发生。相对于椎管内麻醉,全身麻醉可能是更好的选择,诱导前充分预充氧,必要时行保留自主呼吸的清醒气管内插管。

3. 预防瘤体切除后的低血压。术中持续监测血流动力学指标:动脉压、心排血量、中心静脉压、每搏量变异度等。瘤体切除后组织压迫解除,血管床大量开放,导致有效循环血量迅速下降,回心血量锐减,出现严重低血压。因此对于良性囊性肿瘤,切除前充分扩容进行预防,切除时应缓慢抽吸囊液逐步减压,必要时应用血管活性药物维持循环稳定。

4. 术前存在肺不张的患者,肿瘤切除后膈肌下移致胸腔压力骤减,可引起复张性肺水肿。应该缓慢减压结合肺复张手法,机械通气采用低水平的 PEEP。

知识点

盆腔手术注意要点

1. 盆腔手术采用椎管内麻醉时,阻滞平面应达到 T_6。
2. 卵巢巨大肿瘤切除时,密切关注肿瘤摘除前后胸腹腔压力的变化。
3. 密切观察患者的血压、脉搏、呼吸等生命体征,及时对症处理。

案例二　妇科腔镜手术的麻醉

【病历摘要】

患者女,56 岁。以"月经量增多 2 年余"入院。妇科检查:子宫右侧可触及一直径约 8cm 质韧结节,双侧附件区未及明显异常。超声提示子宫肌瘤。入院查体:血压 145/86mmHg,心率 75 次 /min,呼吸 18 次 /min。拟行"腹腔镜下全子宫切除术"。

【问题】该患者麻醉管理应该注意哪些问题?

【临床思路】

与传统开腹手术相比,腔镜手术创伤小、手术刺激小,能够减轻术后疼痛,促进术后快速恢复。但二氧化碳气腹和头低足高位(Trendelenburg 体位)对呼吸、循环和麻醉均有较大影响。

1. 二氧化碳气腹和头低足高位对呼吸的影响　①肺机械力学改变:膈肌和纵隔向头端移位,功能残气量(FRC)和肺顺应性降低,导致肺不张和气道峰压增加,在头低足高位时,这种变化更为明显。②二氧化碳吸收:二氧化碳快速吸收入血,在充气约 60min 时二氧化碳吸收达到平台期。③通气血流比降低:理论上功能残气量降低和肺不张会导致肺内分流,而实际上患者即使在明显的头低足高位时,也可以很好地耐受。④气管导管移位:气腹和头低足高位可引起隆突向头端移位,导致气管导管移位进入主支气管,引起气道压升高和低氧血症。同时,气管导管套囊内压力会升高,对气管黏膜的压迫增加。

2. 二氧化碳气腹和头低足高位对循环的影响　①神经内分泌因素:腹内压(intra-abdominal pressure,IAP)增加引起儿茶酚胺释放、肾素 - 血管紧张素系统激活和血管加压素释放,导致外周血管阻力(SVR)和肺血管阻力(PVR)增加,平均动脉压(MAP)升高。迷走神经刺激,气腹针穿刺和二氧化碳充气引起的腹膜牵拉可引起缓慢型心律失常,其中以心动过缓最常见,其他还包括房室分离、结性逸搏、心搏骤停等。②机械因素:气腹引起的动脉受压可导致体循环阻力和肺循环阻力增加。气腹压增高压迫下腔静脉,静脉阻力升高,下肢淤血,回心血量减少。③体位因素:头高位静脉回流受限,尤其是术前容量不足的患者,易出现低血压。头低位可增加静脉回流和心脏充盈,中心静脉压、肺动脉压、平均动脉压增加。④二氧化碳因素:二氧化碳吸收的直接结果是酸血症的影响,心肌收缩力下降,易发生心律失常和全身血管扩张(除肺和肾外)。间接结果是对交感系统的刺激,引起心动过速和血管收缩。

3. 局部血流改变　①内脏血流:气腹引起肝脏和肠道血流减少,而高二氧化碳血症则引起除肺脏和肾脏以外的内脏血管扩张。综合来讲,内脏血流变化不大。②肾脏血流:气腹导致肾灌注降低和尿量减少,这是由于肾实质受压、肾静脉回流下降和血管加压素增加。当腹内压在 15mmHg 以下时,气腹解除后肾功能和尿量很快恢复正常。③脑血流:腹腔镜时腹内压、胸腔内压、高碳酸血症和头低足高位均可引起脑血流和颅内压增加。健康人长时间头低位气腹,脑血流和颅内压尚处于安全范围。但是对于颅内占位和严重脑血管病(颅内动脉瘤等)患者则要十分小心。④眼内压:气腹可引起眼内压升高,头低位进一步增加眼内压。其临床后果尚不明确。

4. 麻醉管理注意事项　①通常选用气管导管控制呼吸。喉罩存在反流风险,二代喉罩密闭性较好,可以进行胃内引流,应酌情使用。②妥善固定患者体位,防止患者气管导管滑落和组织受压,特别是神经受压。

③N₂O 的应用可能会增加术后恶心呕吐（PONV）和肠扩张风险，特别是长时间腹腔镜手术的患者。④腹腔镜松药阻滞程度可根据患者体型、手术需要及手术体位来选择。机器人手术也应该保证足够的肌肉松弛。⑤肺保护性通气策略和轻度允许性高二氧化碳血症（<50mmHg）。⑥积极预防和处理 PONV。术后多模式镇痛。

知识点

1. 维持腹内压 <15mmHg 以降低气腹带来的生理影响。显著头低位时腹内压不超过 12mmHg。充气不宜过快，在充气开始时，高度警惕循环紊乱。

2. 气道压力增高时排除气道阻塞或痉挛，当出现无法解释的气道压升高、低氧血症和高二氧化碳血症应考虑气胸。

3. COPD 及哮喘患者通气效果较差，病态肥胖患者呼气末二氧化碳可能不能反映动脉血二氧化碳。过度通气后高碳酸血症仍存在，应高度怀疑皮下气肿。

4. 低氧血症处理包括排除气管导管移位或气道痉挛，可通过提高 FiO₂、肺复张、提高 PEEP、减少头低位角度、降低腹内压来治疗。

5. 腹腔镜手术气体栓塞非常常见，然而大多数没有显著的临床表现。无法解释的低血压、P$_{ET}$CO₂ 骤降、低氧血症和心律失常应考虑气体栓塞。

6. 腹腔镜手术术后恶心呕吐发生率较高。

案例三　前置胎盘剖宫产手术的麻醉

【病历摘要】

患者女，38 岁。以"孕 37⁺ 周，完全性前置胎盘伴出血，胎膜早破"入院。孕中期四维超声提示：完全性前置胎盘。入院查体：血压 120/70mmHg，心率 75 次 /min，呼吸 18 次 /min。拟行"子宫下段剖宫产术"。

【问题 1】剖宫产术的麻醉前评估及准备有哪些？

【临床思路】

1. 孕期的生理改变及麻醉的影响

（1）循环系统：①至足月时血浆容量增加约 50%，而红细胞仅增加约 25%，表现为生理性贫血。血浆蛋白下降导致血浆胶体渗透压降低。②每搏排出量和心率增加引起心排出量增加 40%~50%（从孕末期始），随着产程进展继续增加，直至分娩后即刻心输出量最大可增加 80%~100%（来自于子宫收缩的自体输血）。③仰卧位低血压综合征：孕妇仰卧时，妊娠子宫压迫下腔静脉和腹主动脉，导致血压下降并引起出汗、恶心呕吐、精神改变等一系列症状。腹主动脉压迫可影响子宫胎盘血供，下腔静脉压迫引起静脉分流导致硬膜外血管充血。在进行椎管内麻醉时应避免仰卧位，将手术床向左侧倾斜或将患者右侧髋部垫高 10~15cm。

（2）呼吸系统：①气道毛细血管充血、黏膜水肿不仅导致上呼吸道出血风险增加，而且还使喉镜暴露困难及气管插管困难。应减少喉镜暴露尝试次数并选用较小的带套囊的气管导管，降低插管难度。②氧耗增加，至足月可增加 20%，二氧化碳产生也增加，导致每分通气量增加 45%~50%。氧耗随着产程进展明显增加。③膈肌上抬导致功能残气量下降约 20%，闭合容积不变，更易出现肺不张，尤其是仰卧位时。功能残气量下降和氧耗增加导致机体对缺氧的耐受变差，全身麻醉前应充分预充氧。

（3）消化系统：①孕中期以后胃和食管向头端移位，加上孕期激素改变，导致食管括约肌张力下降，易出现胃内容物反流。②胃泌素分泌增加，使得胃内 pH 下降，反流误吸后肺损伤较重。③分娩前胃排空并不受影响，而分娩开始、疼痛刺激、焦虑、阿片类药使用导致胃排空减慢。分娩中的孕妇均应以饱胃对待。预防反流误吸的措施包括非颗粒状解酸药、环状软骨压迫下快速顺序诱导、甲氧氯普胺、H₂ 受体阻滞药等。

（4）中枢神经系统：①吸入麻醉药的 MAC 下降 28%，可能与多种因素有关（例如黄体酮）。②较小量的局部麻醉药就可以达到足够的蛛网膜下隙阻滞或硬膜外阻滞范围，除了硬膜外血管扩张导致硬膜外间隙和脑脊液减少外，神经系统本身对局部麻醉药也更加敏感。

2. 麻醉前评估与准备

(1)剖宫产麻醉风险加大,麻醉前应对产妇、胎儿作出全面的评估,特别是气道、腰背部及胎儿胎心。病史资料包括孕产史、既往史、过敏史、麻醉史等,体格检查至少包括:生命体征、气道、心脏、肺脏、腰背部等,都要详细了解。实验室检查除血尿常规和肝肾功能及血糖、电解质外,应重视血小板计数、纤维蛋白原定量、凝血酶原时间和凝血酶激活时间检查,并做 DIC 筛查试验。尽可能在时间允许的前提下进行充分的评估。

(2)必要的产前麻醉咨询。这有助于制订完善的麻醉方案,特别是对有合并症的高风险产妇,例如心肺疾病、神经精神疾病、肥胖等。

(3)血小板计数:美国麻醉医师协会(ASA)认为对于健康无合并症的产妇,常规血小板计数不是必要的。是否检测血小板可由麻醉医师根据患者病史(子痫前期)、体格检查及临床体征决定。通常认为血小板大于 80×10^9/L 是安全的。

(4)可以从产妇处获得知情同意,但是需要麻醉医师充分解释麻醉的风险、获益及替代方案。至少应该包括:患者可以根据自己的健康做决定,麻醉风险应该以一种非施压的方式解释,患者理解信息,自主决定。

(5)围产期出血依然是产妇死亡的第一大原因。术前是否进行交叉配血尚无临床证据,建议根据患者病史(输血史、红细胞抗体)、出血风险及医疗机构的规范来决定。但是对于高风险患者例如胎盘植入,应在切皮前准备好血液制品。

(6)如果计划进行预防性动脉球囊置入,则应该在介入手术前进行硬膜外置管。

(7)根据 ASA 标准,产妇基本监测应该包括脉搏血氧饱和度、脑电图、无创血压及胎心监测。麻醉前后应该有专业人员进行胎心监测。有创血流动力学监测指征包括:严重心脏疾病、顽固性高血压或低血压、肺水肿、难以解释的少尿。

(8)预防误吸。虽然很难确定全身麻醉时是否发生了反流误吸,但是据估计其所导致的死亡率可高达15%。因此预防反流误吸非常重要,包括清饮、固体食物和解酸药、H_2 受体阻滞药和甲氧氯普胺。在麻醉诱导 2h 以前,无合并症的产妇可适当摄入清饮(清饮不含渣比清饮的量更重要)。择期手术患者摄入固体食物后应根据食物类型(例如脂肪含量)禁食 6~8h。有额外误吸风险(病态肥胖、糖尿病、困难气道)或外科分娩风险较大者(例如胎心不稳定)应该严格禁食。分娩中产妇应避免摄入固体食物。术前适时给予非固体解酸药(30ml 0.3mol/L 枸橼酸钠)、H_2 受体阻滞药和 / 或甲氧氯普胺。

(9)麻醉的物品设备和人员必须齐全,包括:产房条件设施及人员应尽量与手术室一致,能够应对潜在并发症(例如插管失败、阻滞不全、低血压、呼吸抑制、局部麻醉药中毒等)以及麻醉恢复护理。

【问题 2】剖宫产手术的麻醉管理有哪些?

【临床思路】

1. 麻醉方式选择应根据临床紧急情况、患者因素(例如血小板是否减少)来选择。产科医师决定情况是否紧急。对大多数产妇,考虑首选椎管内麻醉。一些情况下,如严重胎心减慢、大出血、子宫破裂、严重胎盘早剥等,全身麻醉更合适。不论何种麻醉方式,都应始终维持子宫向左侧倾斜直至胎儿娩出。

2. 蛛网膜下隙阻滞前预补液和同时补液可减少低血压的发生,但不能为了达到固定的补液量而延误蛛网膜下隙阻滞。蛛网膜下隙阻滞时,应尽量选择笔尖式穿刺麻醉针。

3. 去氧肾上腺素和麻黄碱都可以用来预防和治疗麻醉引起的低血压。产妇无心动过缓时,考虑选择去氧肾上腺素来改善胎儿 pH。

4. 出血、心力衰竭、羊水栓塞和脓毒症是院内分娩心搏骤停的常见原因。产科出血的量和速度往往被低估,大出血患者考虑自体血液回输。

【问题 3】前置胎盘剖宫产的麻醉要点有哪些?

【临床思路】

1. 前置胎盘是产科出血的重要原因之一,其他原因包括子宫收缩乏力、胎盘植入、子宫破裂、胎盘早剥、产道损伤及凝血功能障碍。产科出血是围产期母亲死亡和出现并发症的首要原因。对于此类患者在围产期要时刻警惕其失血量和血流动力学变化。

2. 正确估计失血量。通常以出血量超过 1 500ml 作为产科出血处理流程启动的触发点,而且只有当出血超过一定量(1 500ml)时,才会出现明显的血流动力学改变,因此低血压是血容量不足的晚期表现。在出血早期,视觉估计经常会将出血量低估 50%。

3. 麻醉方式选择。根据剖宫产的紧急程度与产妇的血流动力学(出血的量与速度)来选择麻醉方式。大出血或出血迅猛,则应该选择全身麻醉快速娩出胎儿及胎盘。一旦选择全身麻醉则应注意反流误吸并做好困难气道预案。

4. 血流动力学监测和开放静脉。活动性出血的患者建立一条或多条大口径静脉通路至关重要。有条件者应进行连续有创动脉监测。晶体液和胶体液都可以用来维持血容量,但应注意过多的晶体液容易导致组织水肿,而过多的胶体液则会增加一些并发症发生的风险。

5. 及时启动大输血流程。尽早补充新鲜冰冻血浆(FFP),及时补充冷沉淀、血小板。血红蛋白 >100g/L,不推荐输血。血红蛋白 <70g/L 则应该补充红细胞。及时进行自体血回收。其他输血因素包括患者血流动力学状态、失血量、是否持续出血等。

6. 整合多学科进行团队协作,及时升级药物、介入、手术及输血干预是关键。建立团队交流协作的产科出血处理流程,按照流程对团队成员进行培训和演练。

7. 纠正电解质紊乱,防治急性肾衰竭。

8. 应用抗纤溶药和防治 DIC。

知识点

1. 必须准备对产妇、胎儿的急救设备、药物。

2. 麻醉方法的选择需同时考虑母子平安。如病情稳定可选用硬膜外麻醉,严重者则选择全身麻醉。

3. 妊娠可加重产妇原有的疾病。

4. 恶心、呕吐的发生率较高。

5. 产科出血是围产期母亲死亡和发生并发症的首要原因。建立多学科团队交流协作的产科出血处理流程有助于改善预后。

案例四 妊娠期高血压疾病患者剖宫产的麻醉

【病历摘要】

患者女,33 岁。以"孕 33+ 周,咳嗽、咳痰、气短 5d"入院。当地医院胸片示:双下肺炎症,双侧胸腔积液。入院查体:听诊双肺底少量湿啰音,未闻及异常心音。血压 148/111mmHg,心率 100 次 /min,呼吸 20 次 /min,BNP 1 160pg/ml,cTnI 0.06ng/ml。拟行"子宫下段剖宫产术"。

【问题 1】对此例重度子痫前期患者的麻醉评估如何进行?

【临床思路】

1. 妊娠期高血压疾病是妊娠与高血压并存的一组疾病,发生率 5%~12%。该组疾病包括妊娠期高血压、子痫前期、子痫,以及慢性高血压并发子痫前期和妊娠合并慢性高血压,严重影响母婴健康,是导致母婴死亡的重要风险因素。子痫前期的基本病理生理变化是全身小血管痉挛和血管内皮损伤。子痫前期的患者有可能发生胎盘早剥、脑出血、肺水肿、急性肾损伤、肝衰竭、弥散性血管内凝血或进展为子痫等严重不良事件。小剂量阿司匹林有助于预防和减轻病情,另外维生素 C 和维生素 E 的补充也是有益的。妊娠期高血压疾病临床管理的基本思路就是平衡继续妊娠母体及胎儿的风险和胎儿继续发育的收益。

2. 对于需要分娩的妊娠期高血压疾病患者应尽早进行麻醉评估。麻醉前评估除了本身病情严重程度之外,也要了解目前的用药情况及治疗反应,包括有无应用硫酸镁、有无应用镇静药等。还要仔细进行气道评估,特别是气道水肿程度。而拟行椎管内麻醉则需行腰背部的体格检查。对出现重要器官功能损害者,应进行更为详细的检查,必要时请多学科会诊,以充分了解病情和改善全身状况。

3. 注意麻醉前胎心情况,在麻醉前和麻醉后由专业医师进行胎心评估。患者出现肺水肿和心功能不全时,更应该注意胎儿的氧供,加强胎心监测和做好急救准备。

4. 是否进行交叉配血要根据患者的分娩史和预期的出血并发症综合评估。

5. 剖宫产患者都应该以饱胃对待。

【问题2】此例患者的麻醉方式如何选择?

【临床思路】

1. 椎管内麻醉。①没有椎管内麻醉禁忌证的患者,应首选椎管内麻醉,包括分娩镇痛。硬膜外麻醉对循环的影响可能优于蛛网膜下隙阻滞,但是也有证据指出这两种麻醉方式在并发症方面没有差异。②椎管内麻醉另外一个需要考虑的问题就是血小板计数。虽然目前尚无明确界定,但多数认为大于$(75\sim80)\times10^9$/L进行椎管内麻醉是安全的。③椎管内麻醉引起的交感神经阻滞有助于血管扩张,这对于妊娠期高血压疾病患者可能是有益的。即使椎管内麻醉时导致的低血压在妊娠期高血压疾病患者中的发生率低于非妊娠期高血压疾病患者,但是也应及时发现并处理。

2. 全身麻醉。①妊娠期高血压疾病患者的全身麻醉指征包括:已经发生子痫,出现意识水平下降、肺水肿、脑水肿征象、凝血功能障碍及弥散性血管内凝血等。需要紧急外科分娩也可考虑全身麻醉。②需注意全身麻醉有面临困难气道、反流误吸、血压升高等风险。

3. 麻醉选择应该根据患者病情、胎儿条件、麻醉医师判断等综合评估。对于无椎管内禁忌证的可首选椎管内麻醉。一些特殊情况例如明显的胎心减慢、子宫破裂、大出血、严重胎盘早剥等首选全身麻醉。

【问题3】此例患者术中麻醉管理应该注意哪些问题?

【临床思路】

1. 妊娠期高血压疾病患者围术期管理需要多学科团队合作。良好的沟通,及早的转诊和团队合作对于母婴安全至关重要。

2. 对高风险患者要及时控制血压、维持容量和预防抽搐的发生,发生严重合并症或胎儿险情的应尽快终止妊娠。注意术前治疗方法对水电解质、酸碱平衡、呼吸、循环及麻醉药作用的影响,应严密监测,及时纠正。利血平可使内源性儿茶酚胺耗竭,出现低血压时对升压药不敏感。硫酸镁可以预防子痫发作,但需注意血浆镁离子过高可引起呼吸和心脏抑制甚至死亡。硫酸镁可以增强非去极化肌松药的效果,降低肌松药用量,也能够预防琥珀胆碱引起的高血钾和肌颤,在应用肌松药时应进行肌肉松弛监测。

3. 无椎管内麻醉禁忌证时,应首选椎管内麻醉。蛛网膜下隙阻滞引起的低血压在妊娠期高血压疾病患者中发生率较低。若发生低血压,除了提示高血压不严重之外,还提示潜在出血、心力衰竭或心脏瓣膜病变。应用缩宫素时,应该缓慢给药,防止低血压的发生。妊娠期高血压疾病患者对去氧肾上腺素的反应增强,用去氧肾上腺素升血压时应减量。硝酸盐可能会导致血压骤降,使用时应谨慎。麦角新碱可导致高血压危象和心肌梗死。

4. 全身麻醉时应采用快速顺序诱导。视频喉镜有助于声门暴露,声门上通气加胃管引流可用于不能尽快建立气道的患者。应避免气管插管刺激。充分供氧。

5. 麻醉力求平稳,减轻疼痛刺激及各种应激。术中维持血压在合理水平,充分供氧,抽搐发作时可用镁剂治疗,但应监测血镁浓度。

6. 重度子痫前期或子痫时,术前、术中或术后容易发生心肾功能不全、肺水肿、脑出血、凝血功能障碍甚至弥散性血管内凝血,应密切关注病情,及时进行对症处理。胎儿娩出后随时准备抢救。

7. 容量管理。大多患者由于血管收缩存在容量不足,在补液的同时又要避免水肿加重,特别是肺水肿和气道水肿。大出血时及时补液输血,并监测液体反应性。一般患者采用无创血流动力学监测,病情严重的患者进行有创动脉血压监测、经食管超声心动图监测等。

8. 加强围麻醉期监测,包括心电图、动脉血氧饱和度、无创血压测量、中心静脉压、尿量、血气分析,确保及时发现问题和处理。

知识点

1. 子痫前期需要多学科管理,重点平衡母亲和胎儿的安危,优化围术期预后。子痫前期患者脑出血、肺水肿、凝血异常的风险增加。收缩压低于160mmHg可预防脑出血。

2. 妊娠合并心力衰竭但尚无意识障碍时宜选择硬膜外麻醉,如有意识障碍者宜选用全身麻醉。

3. 产妇已经存在高血压、肾功能改变时需注意:①脱水,引起血容量不足。②麻醉时注意解痉镇静药物的副作用。③子痫前期或子痫的孕妇,注意高血压心脏病、肺水肿、弥散性血管内凝血等。④充分供氧、避免刺激。

推荐阅读资料

［1］ LONGNECKER D E, NEWMAN M F, ZAPOL W M, et al. Anesthesiology. 3rd ed. New York: McGraw-Hill Education, 2018.

［2］ Ozkan O. Anesthetic approach to giant ovary cyst in the adolescent. MOJ Surgery, 2015, 2 (3): 54-55.

［3］ TAMASKAR A, BHARGAVA S, DAVE S P, et al. Anesthetic management for removal of a huge intra-abdominal tumor: A case report. Anaesth Pain Intensive Care, 2014, 18 (3): 296-298.

［4］ Keiko B. anesthetic management of a patient with a giant ovarian tumor containing 83 l of fluid. Springer Plus, 2013, 2 (1): 487.

［5］ Fiorentino R P, Zepeda M A, Goldstein B H, et al. Pilot study assessing robotic laparoscopic hysterectomy and patient outcomes. J Minim Invasive Gynecol, 2006, 13 (1): 60-63.

［6］ Chestnut D H, Wong C A, Tsen L C, et al. Chestnut's obstetric anesthesia: principles and practice. 5th ed. Philadelphia: Saunders, 2014.

［7］ Levinson G., Shnider S M., Suresh M. Shnider and Levinson's anesthesia for obstetrics. 5th ed. Philadelphia: Lippincott Williams & Wilkins, 2013.

［8］ Baysinger C L, Bucklin B A, Gambling D R. A practical approach to obstetric anesthesia. 2nd ed. Philadelphia: Wolters Kluwer Health, 2016.

［9］ MILLER R D. Miller's anesthesia. 8th ed. Philadelphia: Churchill Livingstone Elsevier, 2016.

［10］ DHARIWAL N K, LYNDE G C. Update in the management of patients with preeclampsia. Anesthesiol Clin, 2017, 35 (1): 95-106.

［11］ Practice guidelines for obstetric anesthesia: An updated report by the American Society of Anesthesiologists Task Force on Obstetric Anesthesia and the Society for Obstetric Anesthesia and Perinatology. Anesthesiology, 2016, 124 (2): 270-300.

［12］ Shin H J. Magnesium sulfate: A versatile anesthetic adjuvant. J Anest Inten Care Med, 2017, 4 (5): 555-646.

［13］ HOFMEYR R, MATJILA M, DYER R. Preeclampsia in 2017: obstetric and anaesthesia management. Best Pract Res Clin Anaesthesiol, 2017, 31 (1): 125-138.

（张蓬勃）

第四十一章 神经外科手术麻醉
Neurosurgical Anesthesia

案例一 幕上肿瘤

【病历摘要】

患者男,73岁。主诉:发作性四肢抽搐伴意识丧失10个月,认知功能下降2周。患者10个月前无明显诱因出现发作性四肢抽搐伴跌倒、意识丧失,伴呕吐,无突发剧烈头痛,持续约4h。4个月前再次发作。2周前无明显诱因出现进展性认知记忆力下降,伴定向力障碍。门诊MRI显示(图41-1)颅内占位性病变(额,右),高级别胶质瘤可能性大。发病以来饮食差,大小便未见异常,体重未见明显减轻,既往体健。术前诊断:颅内占位性病变(额,右);症状性癫痫。

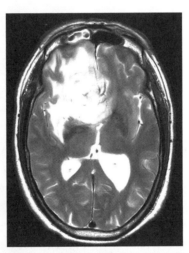

图41-1 颅内占位性病变(额,右)

知识点

幕 上 肿 瘤

幕上肿瘤是指小脑幕以上所有脑组织中生长的肿瘤。病理类型以胶质瘤最多见,脑膜瘤次之。幕上肿瘤的占位效应能引起颅腔内一系列病理生理改变。不同部位的幕上肿瘤会出现不同的神经功能障碍。麻醉管理基本原则主要包括:①保护脑组织,避免损伤神经功能;②维持正常颅内压或降低已升高颅内压;③保持脑松弛,提供良好的手术视野;④最大限度地减少麻醉药物对神经功能监测的影响;⑤术后早期进行神经功能评估。

【问题1】神经外科颅内占位的患者麻醉前评估有哪些要点?

【临床思路】

1. 一般状况评估 本例为高龄患者,需全面了解全身状况,特别是循环和呼吸系统,因为脑灌注和氧合最终依赖于这两个系统。若存在异常,术前应调整至最佳状态。询问目前应用药物(包括抗高血压药、抗癫痫药、糖皮质激素、脱水利尿药等)情况。对于颅内压(ICP)增高的患者还应了解患者的卧床时间、液体摄入量、脱水利尿药的应用及有无发热等,对脱水状态、凝血功能进行重点评估。该患者术前用甘露醇脱水治疗,抗癫痫药预防癫痫发作。

2. 神经功能评估　术前神经功能评估的目的在于了解患者颅内压的升高程度、颅内顺应性和脑自主调节能力的损害程度。内容应包括:病史(如癫痫的类型、发作频率、治疗情况);体格检查[如精神状态、视神经乳头水肿、脑缺血反应(cerebral ischemic response,又称 Cushing 反应)、瞳孔大小、言语障碍、Glasgow 评分、局灶性神经体征];用药史;影像学检查(肿瘤大小、是否邻近功能区、重要血管);颅内占位效应(中线移位、脑室大小);脑干受累情况;肿瘤类型。

(1)颅内压增高:颅内压是颅腔内容物(脑组织、脑脊液、血液)对颅腔壁产生的压力。正常颅内压为5~15mmHg。颅腔内容物(肿瘤、血肿、水肿或脑积水等)的增加,会引起其他内容物代偿性地减少,以保持颅内压在正常范围。因颅腔容积固定不变,此代偿能力是有限的。颅腔内容物体积继续增加超出代偿范围,会导致颅内压升高,颅内压持续在 15mmHg 以上时称为颅内高压。颅内压 15~20mmHg 为轻度颅内压增高,在21~40mmHg 为中度颅内压增高,>40mmHg 为重度颅内压增高。颅内压增高的典型临床表现为头痛、呕吐及视神经乳头水肿,严重者有意识障碍、脑疝及呼吸抑制。该患者颅内肿瘤巨大,中线明显移位,颅内压升高。

颅内压急剧增高时,患者出现血压升高(全身血管加压反应)、心率减慢、呼吸节律紊乱及体温升高等各项生命体征的变化,称为脑缺血反应。这种危象多见于颅内压急剧增高病例,慢性者则不明显。

(2)脑血流、脑灌注压及脑血管自动调节机制

1)脑血流量 = 脑灌注压 / 脑血管阻力。

2)脑灌注压 = 平均动脉压 − 颅内压。

3)脑血管自动调节机制:当平均动脉压(MAP)在一定范围(65~150mmHg)内波动时,脑循环通过改变自身阻力来维持脑血流量稳定,这称为脑血流自动调节机制。平均动脉压超出此范围时,脑血流量随着平均动脉压的变化而增减。

【问题2】麻醉药物对颅内压、脑灌注和脑代谢的影响有哪些?

【临床思路】

1. 大多数静脉麻醉药(如苯二氮䓬类药、依托咪酯、丙泊酚和右美托咪定等)均可使脑血管收缩,并呈剂量依赖性地降低脑氧代谢率(cerebral metabolic rate of oxygen,CMRO$_2$)、脑血流量、颅内压。氯胺酮可增加脑氧代谢率、脑血流量和颅内压,不推荐单独用于颅内顺应性下降的神经外科麻醉。阿片类药物对脑氧代谢率、脑血流量和颅内压的作用微弱。麻醉诱导、维持常用丙泊酚,有良好地降低脑氧代谢率、脑血流量,起到脑保护作用,且对电生理监测影响较小,适合肿瘤较大、颅内顺应性下降及手术复杂需行电生理监测的手术。

2. 吸入麻醉药对脑血流量的影响是血管扩张和对脑代谢影响的双重因素共同作用的结果。挥发性麻醉药扩张脑血管,增加脑血流量,脑血流量的增加可能引起颅内压增高,但通常颅内压增高程度很小,仅在颅内顺应性下降的患者(急性颅内血肿、大面积颅内组织损伤等)中表现明显。所有的挥发性麻醉药均能降低脑氧代谢率,以异氟烷作用最强。在吸入麻醉药中,七氟烷的血管扩张效应最小,适用于神经外科手术麻醉,而地氟烷扩张效应最大。氧化亚氮(N$_2$O)能使脑氧代谢率、脑血流量、颅内压均增高,当颅内有气体存在时,可能导致颅内压急剧升高,应避免使用 N$_2$O。如采用吸入麻醉药维持,低浓度(<1MAC)吸入的麻醉效能良好,脑血管扩张作用较弱。吸入麻醉时常选用异氟烷、七氟烷。

【问题3】患者入手术室是否需要给予镇静药物缓解紧张焦虑情绪?如果术前再次出现癫痫该如何处理?

【临床思路】

患者术前紧张、焦虑及随之而来的血压升高会增加脑氧代谢率及脑血流量,导致颅内压升高,可适当应用镇静药物。但术前镇静有增加呼吸抑制、上呼吸道梗阻、高碳酸血症、低氧血症的风险,加重颅内压增高。因此术前用药应在麻醉医师的持续监控和严密观察下,在建立血管通路和连接监测设备的条件下,静脉给予小剂量镇静药(如咪达唑仑 0.5~3mg)。术前应用糖皮质激素治疗的患者,药物应持续至手术当日。其他的常规药物如抗癫痫药、抗高血压药物(利血平除外)和心血管药物均应该继续使用。术前出现癫痫发作者,应使用抗癫痫药物和镇静药物控制癫痫发作,常用地西泮 10~20mg 或丙戊酸钠 800mg 缓慢静脉注射。

【问题 4】麻醉诱导需特别注意哪些问题?

【临床思路】

麻醉诱导期管理的重点是维持循环平稳,避免高碳酸血症及低氧血症。患者术前脱水治疗,为防止诱导后循环抑制,应在诱导前适当补液,并采取小剂量、分次给药的方式。为避免插管反应,插管时应给予足量的阿片类镇痛药,也可在置入喉镜前静脉给予利多卡因 1.5mg/kg。常用药物为芬太尼 3~5μg/kg(或舒芬太尼 0.3~0.5μg/kg)、罗库溴铵 0.6~1mg/kg(或维库溴铵 0.1~0.12mg/kg)、丙泊酚 2~2.5mg/kg(或依托咪酯 0.3~0.5mg/kg)。必要时可用艾司洛尔等短效血管活性药物对症处理,维持循环平稳。

【问题 5】此类患者的麻醉维持原则是什么?

【临床思路】

1. 麻醉维持原则是通过降低脑氧代谢率、脑血流量来降低颅内压,维持最佳的颅内环境,为手术创造最佳条件。

2. 手术为右额入路,可行头皮神经阻滞(右侧眶上神经及右耳颞神经阻滞:0.5% 罗哌卡因各 2ml)或切口局部浸润麻醉,减少镇痛药物用量,维持循环平稳,减轻术后切口痛。

3. 考虑到吸入麻醉药可增加脑血流量、颅内压,对于颅内顺应性下降、颅内压增高、脑肿胀的患者,推荐选择全凭静脉麻醉维持,可选用丙泊酚 + 瑞芬太尼全凭静脉麻醉,间断给予肌松药及舒芬太尼。

4. 考虑肿瘤巨大,出血风险较高,需开放外周静脉,监测有创动脉压,为防止下肢静脉血栓发生,推荐选择上腔静脉进行穿刺。

5. 术中保护性肺通气策略包括小潮气量(6~8ml/kg)、降低吸入氧浓度(60%)、加用呼气末正压通气(PEEP),可以降低术后肺部并发症。

6. 液体治疗目标为正常血容量和正常血管张力,避免低渗液体(乳酸钠林格液),避免输注含糖溶液,后者可能加重缺血性脑损伤。

【问题 6】术中监测包括哪些?

【临床思路】

1. 常规监测心电图、无创血压、SpO_2、$ETCO_2$、BIS、体温、尿量、血气分析等。

2. 对于大的脑膜瘤和邻近重要血管的占位,因术中出血可能较多,还应监测有创动脉压;术中出血量大时,应监测血细胞比容;应用甘露醇脱水者,应监测电解质和渗透压。

3. 对于头位抬高的手术,应备有超声多普勒,警惕术中静脉空气栓塞。

4. 局部脑组织氧饱和度($rScO_2$)有助于了解脑灌注和氧合状态、颅内环境和脑功能状态。

5. 神经电生理监测。

【问题 7】如果外科医师拟实施术中神经电生理监测,常用的神经监测手段有哪些? 应如何实施麻醉以满足监测需要?

【临床思路】

1. 对于接近重要神经功能区域的颅脑肿瘤,外科医师常需要进行神经电生理监测,以避免造成重要功能区损伤。常用的神经监测方法有:脑电图监测、诱发电位监测(感觉、运动)、肌电图监测、脑神经功能监测等。脑干听觉诱发电位常用于后颅窝手术。

2. 高浓度吸入麻醉药可影响体感诱发电位的监测。静脉麻醉药对体感诱发电位的影响较小。所以进行体感诱发电位监测的手术,首选全凭静脉麻醉或低浓度的吸入麻醉(<0.5MAC)。

3. 如需要进行运动诱发电位、肌电图和运动性脑神经监测,则不宜使用肌松药。常用的麻醉维持方法是丙泊酚 + 瑞芬太尼[或复合低浓度吸入性麻醉药(<0.5MAC)]。右美托咪定对体感运动诱发电位影响较小,也适用于电生理监测麻醉。

【问题 8】患者术中出现急性脑膨出有哪些可能原因? 应采取什么措施?

【临床思路】

1. 麻醉因素 ①麻醉深度不够患者体动或呛咳,使用静脉麻醉药丙泊酚增加麻醉深度;追加肌松药;疼痛刺激较强时追加镇痛类药物;②缺氧或二氧化碳蓄积,维持正常的通气,保证 PaO_2>100mmHg,$PaCO_2$ 30~35mmHg,合理使用呼气末正压;③避免液体负荷过重导致脑组织水肿,维持适当的循环血量。

2. 体位因素 头位摆放不当影响静脉回流。改善脑静脉回流:适当采取头高位,避免颈静脉受压。

3. 手术因素　颅内血肿,尽早手术清除。

4. 其他方法　①有脑室或蛛网膜下隙引流管,进行脑脊液引流;②渗透性利尿甘露醇;③适当的过度通气,靶目标是使 $PaCO_2$ 控制在 30~35mmHg;④使用糖皮质激素。

【问题 9】麻醉恢复期快速苏醒? 还是术后保留气管导管继续通气支持?

【临床思路】

1. 术后早期苏醒有利于早期神经功能评估,麻醉苏醒期的管理目标包括:维持稳定的 BP、CBF、ICP、$CMRO_2$、$PaCO_2$ 及氧合,避免呼吸恢复时的人 - 机对抗、剧烈咳嗽、屏气等增加颅内压的风险。

2. 平稳的早期苏醒有赖于适宜的麻醉计划,包括合理的镇痛(头皮神经阻滞、切口局部浸润麻醉、镇痛药物剂量及给药时机的掌握、术后镇痛);短效麻醉药物的选择;术中维持适宜的麻醉深度及良好的循环、呼吸及液体管理。

3. 术后如自主呼吸恢复良好,氧合良好,咳嗽、吞咽反射恢复,生命体征平稳,可考虑早期拔管。

4. 手术复杂、手术时间长、神经功能恢复欠佳的患者应综合评估,谨慎拔管。

5. 如患者苏醒延迟,应排除由于手术造成的神经功能损伤,如颅内出血、血管阻塞、栓塞或癫痫发作等,必要时行颅脑 CT 扫描,早期诊断,及时处理,谨慎拔管。

案例二　颅内动脉瘤

【病历摘要】

患者女,62 岁。检查发现颅内动脉瘤 3 个月。患者 3 个月前因耳石症复发伴头晕、恶心、呕吐,行 MRA、CT 检查(图 41-2),提示左侧前交通动脉瘤。无头痛,视物模糊、视野缺损、无肢体活动障碍,未行治疗。为求进一步治疗,来门诊以"颅内动脉瘤"收入院。自发病以来患者精神可,食欲可,睡眠差,大小便正常,体重无明显减轻。既往史:1 年前行耳石症复位术。外科拟行脑血管造影及动脉瘤夹闭术。

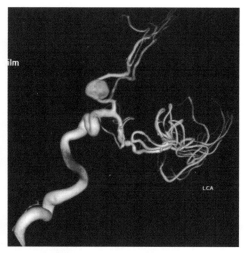

图 41-2　左前交通动脉瘤

知识点

颅内动脉瘤

颅内动脉瘤多因脑动脉血管壁局部的先天缺陷和腔内压力增高所致,好发于颅内动脉分叉处,由于承受血流的冲击,动脉壁的薄弱处向外突出并逐渐扩张形成圆形、椭圆形或棱形的囊状膨大成为动脉瘤。颅内动脉瘤发病率居于脑血管事件的第三位,仅次于脑梗死和高血压脑出血。动脉瘤第一次破裂后患者死亡率高达 30%~40%。依动脉瘤直径大小,可将其分为小动脉瘤(<0.5cm)、一般动脉瘤(0.5~1.5cm)、大动脉瘤(1.5~2.5cm)和巨大动脉瘤(>2.5cm)。

【问题1】作为负责本手术麻醉的住院医师,你将如何完善术前访视?

【临床思路】

1. 评估全身系统功能　　了解患者既往病史、并发症、药物过敏史、禁食禁饮时间。如有循环、呼吸等重要系统病变,需明确病变性质、程度及既往用药治疗情况。

2. 全面体格检查　　评估全身器官功能状态。

3. 评估神经功能　　Hunt-Hess 分级(表 41-1)和蛛网膜下隙出血(subarachnoid hemorrhage,SAH)分级(表 41-2)是评估蛛网膜下隙出血后神经功能分级的两个最常用的评分系统。评分系统可以指导临床病理损害严重程度的分层,评估发生并发症的可能性。Hunt-Hess 分级Ⅰ级和Ⅱ级患者的脑自主调节功能和颅内压接近正常功能状态。

表 41-1　Hunt-Hess 分级

分级	描述
0 级	动脉瘤未破裂
Ⅰ级	无症状或轻度头痛,轻度颈项强直
Ⅱ级	中度至重度头痛,颈项强直,除脑神经麻痹无其他神经功能损害
Ⅲ级	嗜睡、意识模糊或轻度局灶性功能缺陷
Ⅳ级	昏睡、中度至重度偏瘫,可能有早期去大脑强直,自主神经功能紊乱
Ⅴ级	深度昏迷,去大脑强直,濒死状态

表 41-2　蛛网膜下腔出血(SAH)分级

分级	Glasgow 评分 / 分	运动功能障碍
Ⅰ	15	无
Ⅱ	13~14	无
Ⅲ	12~13	有
Ⅳ	7~12	有或无
Ⅴ	3~6	有或无

4. 了解术前治疗情况　　颅内动脉瘤的内科治疗包括控制继续出血、降低颅内压、控制高血压、防治脑血管痉挛、防治癫痫等。蛛网膜下隙出血患者常因卧床和应激状态,加上应用甘露醇等治疗造成血容量不足、电解质紊乱。

【问题2】蛛网膜下隙出血对全身造成哪些影响?

【临床思路】

1. 心血管系统　　蛛网膜下隙出血损伤下丘脑后部引发肾上腺髓质和心交感神经传出末梢释放去甲肾上腺素,引起广泛交感兴奋,导致高血压、心内膜下缺血、心电图改变、肌钙蛋白的释放,还可能通过超声心动图发现室壁运动异常。心电图改变常表现为心律失常、ST 段异常和 T 波倒置,也可见 Q-T 间期延长、U 波和 P 波改变。最常见的心律失常为室性期前收缩。治疗主要是针对病因,积极治疗原发病,心脏活动的异常和心电图改变可随着原发病的好转而逐渐恢复正常。

2. 对呼吸系统的影响　　蛛网膜下隙出血损伤引发的交感神经机制直接作用肺部及炎性介质作用导致神经源性肺水肿或急性肺损伤。其他还可能合并吸入性肺炎和坠积性肺炎。应尽早行气管插管呼吸机支持治疗,维持氧合,给予适当的呼气末正压通气(PEEP)及抗感染治疗。

3. 对内环境的影响　　蛛网膜下隙出血患者因脱水及持续处于应激状态而常伴有血容量不足和电解质紊乱(如低钠血症、低钾血症及低钙血症)。主要与蛛网膜下隙出血后化学性刺激、机械压迫等引起下丘脑或神经垂体受损或功能紊乱有关,后者导致脑耗盐综合征(cerebral salt wasting syndrome,CSW 或 CSWS)或抗利尿激素分泌失调综合征(syndrome of inappropriate secretion of antidiuretic hormone,SIADH)。并发 SIADH

的患者容量状态正常或偏高,治疗原则为限水;而并发 CSW 的患者容量状态偏低,治疗原则为补充血容量、持续输入钠盐,使患者处于正钠平衡。

【问题 3】该患者准备采用什么手术方式?

【临床思路】

目前颅内动脉瘤的外科治疗主要有两种方法:开颅动脉瘤夹闭术和血管内弹簧圈栓塞术。两种方法均需要全身麻醉,但对麻醉的要求有所不同。本例患者拟全身麻醉下行右额颞开颅颅内动脉瘤夹闭术。

【问题 4】患者术前准备及术前用药有哪些需要注意的问题?

【临床思路】

1. 绝大多数颅内动脉瘤患者因蛛网膜下隙出血就诊。术前应采取的内科治疗包括控制出血,防止再次出血(包括:控制高血压、卧床、避免情绪激动、镇静等),降低颅内压,防治脑血管痉挛,预防控制癫痫等。蛛网膜下腔出血患者可出现水电解质紊乱、心律失常、血容量不足,术前应予以纠正。术前检查除常规的实验室和颅脑影像学检查外,对于高度怀疑心肌损害的患者应行心肌酶谱和超声心动图检查,必要时请相关科室会诊。术前应常规备血。对于手术难度大或巨大动脉瘤应备好自体血液回收装置,并行中心静脉和动脉穿刺置管。

2. 术前应注意因情绪紧张、激动或疼痛所致的动脉瘤破裂。小剂量镇静药有助于缓解焦虑,但应注意监测患者呼吸。

【问题 5】麻醉诱导的注意事项有哪些? 如何选择麻醉诱导方法和麻醉药物?

【临床思路】

动脉瘤手术的麻醉诱导目标是通过减小跨壁压,同时维持足够的脑灌注压(CPP),减小动脉瘤破裂的危险。

1. 血流动力学平稳。放置喉镜、气管插管、摆体位及上头架等操作的刺激非常强,很容易引起血压升高而使动脉瘤破裂。做这些操作前应保证足够的麻醉深度、良好的肌肉松弛,将血压控制在合适的范围内。

2. 诱导用药。插管前 3~5min 静脉应用芬太尼(3~5μg/kg)或舒芬太尼(0.5~1μg/kg),以降低血流动力学反应。置入喉镜前可用利多卡因表面麻醉或静脉输注利多卡因 1.5~2mg/kg,进一步降低插管的血流动力学反应。丙泊酚具有诱导迅速平稳,能降低脑血流量、颅内压和脑氧代谢率,不干扰脑血管自主调节和二氧化碳反应性等特点,是较为理想的诱导药。丙泊酚的注射速度不宜过快,否则会引起血压下降。肌松药选用快速起效的非去极化肌松药。

3. 对于饱胃、昏迷、合并有肺部并发症的患者,应尽早行气管插管。可采取快速序贯诱导,按压环状软骨的方法行气管插管,防止反流误吸。

【问题 6】颅内动脉瘤麻醉管理的目标是什么?

【临床思路】

1. 麻醉管理的目标是控制动脉瘤的跨壁压,避免围麻醉期或手术期间动脉瘤破裂,同时维持足够的脑灌注及氧供,避免颅内压的急剧变化,还应该维持较小的脑张力,保证术野暴露充分。在动脉瘤夹闭前,血压不应超过术前水平。在打开硬膜前应缓慢降低颅内压,以免动脉瘤跨壁压急剧升高。也不能使脑灌注压过低导致脑缺血,特别是血管痉挛的区域。

2. 不同手术阶段的刺激强度差异会引起患者的血压波动,在上头架、切皮、去骨瓣、缝皮等操作时需要维持足够的麻醉深度。

(1)强刺激操作前给予单次剂量芬太尼 / 舒芬太尼 / 短效的瑞芬太尼或丙泊酚。

(2)切皮前用长效局部麻醉药行切口部位的浸润麻醉或头皮神经阻滞。

(3)没有电生理监测的情况下术中及时追加肌松药。

3. 可采用以下措施防止脑肿胀。

(1)维持 $PaCO_2$ 在 30~35mmHg。

(2)静脉给予甘露醇。

(3)合理使用糖皮质激素。

(4)术前已行腰穿蛛网膜下隙置管者,可于术中及时打开引流,但要与术者沟通,控制引流量及速度,切忌在打开硬脑膜前大量引流脑脊液。

4. 对于 ICP 明显升高或术中需使用神经生理监测的,最好选用全凭静脉麻醉。

【问题 7】动脉瘤手术中的监测有哪些?

【临床思路】

1. 常规监测　心电图、有创动脉压、SpO_2、$ETCO_2$、BIS、体温、尿量、肌肉松弛监测及血气分析等。

2. 特殊监测　神经电生理监测。临时阻断的持续时间受动脉条件和个体差异的影响,一般而言,阻断 15~20min 是较安全的。心电图和诱发电位等神经电生理监测可以用来监测术中脑缺血,并指导手术操作改善灌注。SEP 监测常用于前循环及后循环动脉瘤,而脑干听觉诱发电位(brainstem auditory evoked potential,BAEP)监测主要用于椎基底动脉瘤。在监测 SEPs 和 MEP 时常应用全凭静脉麻醉且不加肌松药。

【问题 8】如何优化动脉瘤夹闭术的液体管理?

【临床思路】

1. 应该按照补液原则,选用晶体液或胶体液补充缺失的液体,避免出现严重血容量不足。因大量输入低渗的乳酸林格液会导致脑水肿并促发低钠血症,一般首选生理盐水。

2. 为预防和治疗脑血管痉挛,可达到液体轻度正平衡,实施高血容量、高血压、高度血液稀释疗法。

3. 根据血气分析结果调节酸碱平衡,纠正电解质紊乱。

4. 因含糖液体可增加神经系统损伤的风险,应避免输注含有葡萄糖的液体。

【问题 9】关于颅内动脉瘤手术的麻醉,还应注意哪些特殊问题?

【临床思路】

1. 临时阻断处理巨大动脉瘤或复杂动脉瘤时,为减少出血,常对动脉瘤的供应血管进行临时阻断,此期间应将血压维持在之前的水平或略增高,可用去氧肾上腺素,以改善钳闭动脉供血区域的侧支血流。

2. 预防脑血管痉挛　蛛网膜下隙出血后脑血管痉挛(cerebral vasospasm,CVS)提示预后不好,是动脉瘤破裂患者死亡及致残的主要原因。治疗措施主要包括:高血容量、高血压、高度血液稀释疗法(3H 疗法),此方法的目的是提高心排血量、改善血液流变性及增加脑灌注压;围术期静脉输注尼莫地平;夹闭动脉瘤后局部使用罂粟碱或尼莫地平浸泡。围术期要注意避免低血容量、低血压,防止诱发脑血管痉挛。

【问题 10】术中如发生动脉瘤破裂,应如何处理?

【临床思路】

1. 复杂动脉瘤或巨大动脉瘤患者术前开放中心静脉,监测有创动脉压。

2. 常规备自体血液回收装置,术前异体血备用。

3. 一旦发生动脉瘤破裂,应迅速补充血容量。可临时性夹闭动脉瘤近端血管或短暂压迫同侧颈动脉,以减少出血。如短时间内大量出血,可适当减浅麻醉,快速补液。首选回输术野回收的血液,适当补充异体血。

4. 血压过低时可应用缩血管药物如去甲肾上腺素、去氧肾上腺素维持血压。

【问题 11】手术顺利完成,患者的麻醉复苏期需要注意什么问题? 可以直接在手术间拔管吗?

【临床思路】

1. 对于手术顺利、术前 Hunt-Hess 分级为 Ⅰ、Ⅱ 级、无肺部并发症的患者可以在手术室清醒拔管,早期恢复有利于进行神经系统评估。拔管期的原则仍然是减小跨壁压的剧烈波动。避免剧烈呛咳、寒战、躁动、高血压等,可以适当应用血管活性药物控制血压和心率。

2. 术前 Hunt-Hess 分级为 Ⅲ 或 Ⅳ 级、术前出现肺部并发症或术中发生严重并发症的患者,术后不宜立即拔管,应保留气管导管回 ICU 并继续行机械通气。

案例三　颅脑创伤

【病历摘要】

患者男,24 岁。入院前 6h 余高处坠落致头部外伤,伤后患者意识丧失,伴左颞顶头皮破裂出血,左侧外耳道流血,有尿失禁,无四肢抽搐,头颅 CT 显示多发大脑挫裂伤伴脑内血肿,急诊以"急性开放性颅脑损伤重型、创伤性脑内血肿,多发大脑挫裂伤"收入院。患者既往体健。CT 检查示(图 41-3):左颞顶头皮血肿,颅面骨多发骨折,颅内积气,左侧颞下颌关节脱位,脑内多发挫裂伤出血灶,脑室内积血,蛛网膜下隙出血不除外,脑肿胀,脑疝征象,鼻窦乳突及中耳鼓室内积血。颈椎未见明显骨折征象,L_1 椎体压缩骨折。实验室检查:GLU 11.15mmol/L,CK 912U/L,CK-MB 65.1U/L,LDH 548U/L。

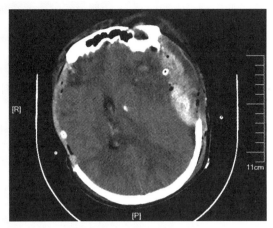

图 41-3　颅脑创伤

知识点

颅 脑 创 伤

颅脑创伤(traumatic brain injury, TBI)是指头部遭受撞击或贯穿伤,引起脑功能障碍。在所有创伤中,颅脑创伤往往是最严重和危及生命的,是导致儿童和成年人残疾和死亡的首要原因。按损伤发生时间分为原发性和继发性。原发性颅脑创伤在创伤即刻发生,是对颅骨和脑组织的机械撞击和加速减速挤压引起的颅骨骨折和颅内损伤,主要有脑震荡、脑挫裂伤和原发性脑干损伤等。继发性颅脑创伤发生于原发损伤后,表现为起源于原发性损伤的一系列复杂过程,主要有脑缺血、缺氧、脑水肿和颅内血肿,后者按血肿的来源和部位又分为硬脑膜外血肿、硬脑膜下血肿和脑内血肿等。

【问题 1】患者从急诊紧急推进手术室拟行"左额颞顶开颅,颅内血肿清除及去骨瓣减压术"。作为麻醉医师,如何对患者进行快速评估?

【临床思路】

神经系统评估:

(1)格拉斯哥昏迷评分(GCS,表 41-3)是一种简便、公认的评估颅脑创伤后意识和神经状态的方法,其预测转归价值较高。GCS 13~15 分为轻度、GCS 9~12 分为中度、GCS ≤ 8 分为重度。

(2)快速评估瞳孔反应(大小、对光反射和调节)和肢体运动功能的对称性。

表 41-3　格拉斯哥昏迷评分

项目	表现	分值
睁眼	不睁眼	1
	刺激睁眼	2
	呼唤睁眼	3
	自动睁眼	4
言语反应	无发音	1
	只能发音	2
	只能说出(不适当)单词	3
	言语错乱	4
	正常交谈	5

续表

项目	表现	分值
运动反应	无反应	1
	异常伸展(去脑状态)	2
	异常屈曲(去皮质状态)	3
	对疼痛刺激屈曲反应	4
	对疼痛刺激定位反应	5
	按吩咐动作	6
总分		15

(3)气道评估:是否合并颈椎颌面部等损伤,是否有误吸,通气及氧合情况。

(4)循环评估:是否合并其他创伤。

(5)既往病史:是否合并其他系统慢性疾病。

术前评估

患者既往体健。入室血压 177/115mmHg,心率 52 次 /min,SpO_2 95%,双侧瞳孔圆,左:右 =3mm:4.5mm,对光反射消失。GCS 评分:睁眼 1 分,语言 1 分,运动 1 分,总分 3 分,诊断为"重度颅脑损伤"。合并颅面骨多发骨折,左侧颞下颌关节脱位,无颈椎损伤。

【问题 2】麻醉诱导时选择哪种气管插管方法? 有哪些注意要点?

【临床思路】

1. 所有颅脑创伤患者都应视为饱胃,本例患者合并颅面骨多发骨折,左侧颞下颌关节脱位,无颈椎损伤,可选择保留呼吸纤维支气管镜或光棒引导气管插管。在插管成功后立即进行气管内吸引,清理分泌物。本例患者同时合并颅面骨骨折和颅底骨折,应避免经鼻气管插管。

2. 对于未合并颈椎损伤、颌面颅底骨折的患者,可以选择快速顺序诱导:充分预充氧,顺序选择快速起效的麻醉诱导药物,过程中保持环状软骨压迫和保持头部中立位。避免应用增高颅内压的肌松药,如琥珀胆碱。

【问题 3】患者有明确的颅内高压的征象,麻醉维持需要采用过度通气吗? $PaCO_2$ 维持在多少比较适宜?

【临床思路】

1. 对于颅内压较高的患者,可适度过度通气,将 $PaCO_2$ 维持于 30~35mmHg,以保证在降低颅内压的同时减少脑缺血风险。主要的措施是尽快手术解除病因,不建议长时间将 $PaCO_2$ 控制在 30mmHg 以下。

2. 呼吸管理上还应注意调整吸入氧浓度(FiO_2),维持 PaO_2 在 100mmHg 以上。对于合并肺挫伤、误吸、中枢神经源性肺水肿的患者,需要适当的 PEEP 来维持足够的氧合,术后保留气管导管,继续呼吸机支持治疗。

【问题 4】患者入室血压 177/115mmHg,心率 52 次 /min,诱导前是否需要降压处理? 术中目标血压应维持多少?

【临床思路】

患者重度颅脑损伤,颅内压明显升高,伴有脑缺血反应,表现为高血压和心动过缓,这是机体为提高脑灌注的重要保护性反射,此时不可盲目、快速降压。心率若不低于 45 次 /min,一般无须处理。术中维持脑灌注压至少 60mmHg 以上对改善脑血流量十分重要。在骨瓣打开前应将平均动脉压维持在 80~90mmHg 以上。

【问题 5】术中剪开硬膜时,患者血压骤降,你考虑是什么原因造成的? 应该如何预防和处理? 减压后血压应控制在多少?

【临床思路】

1. 手术减压后打开骨瓣或剪开硬膜后,颅内高压得到缓解,脑缺血反应消失而引起血压骤降。

2. 减压前脑缺血反应往往会掩盖血容量不足的征象,尽量在减压前补足丢失的容量。

3. 缓慢剪开硬膜逐渐减压。

4. 备好升压药物,如去氧肾上腺素或去甲肾上腺素。

5. 剪开硬膜后颅内压降为零,CPP=MAP,应维持平均动脉压(MAP)高于 60~70mmHg。

【问题 6】术中液体管理目标是什么?

【临床思路】

1. 目标是维持血清渗透压、避免胶体渗透压明显下降,恢复循环血容量,应尽早防治低血压和维持脑灌注压在 50~70mmHg。

2. 液体种类上,应避免低渗液体以防加重脑水肿。

3. 颅脑创伤患者诱导前多处于低血容量状态,但常被代偿性高血压所掩盖,此时应加快输液,在全面参考血压、心率、中心静脉压、尿量、末梢颜色等基础上纠正血容量。

4. 本例患者为急性开放性颅脑损伤重型,为污染伤口,无法使用自体血液回收,术前应备好异体血。

5. 如持续低血压需及时排除是否伴有其他部位出血,必要时多科室会诊。应采取积极的输液和输血治疗,必要时应用血管活性药物。

【问题 7】术前实验室检查示:CK 912U/L,CK-MB 65.1U/L,LDH 548U/L;心电图示 ST 段改变,应如何分析结果?

【临床思路】

1. 患者年轻,无既往心脏病史,结合脑外伤病史,考虑心肌酶和心电图的变化,为脑心综合征。

2. 脑心综合征是因急性脑病主要为脑出血、蛛网膜下腔出血、急性颅脑创伤累及下丘脑、脑干、自主神经中枢所引起的类似急性心肌梗死、心内膜下出血、心肌缺血、心律失常或心力衰竭的统称。

3. 颅脑创伤后交感肾上腺系统高反应,是引起循环高动力学反应和心电改变的主要原因。可用拉贝洛尔或艾司洛尔控制高血压和心动过速。

4. 对于严重的影响血流动力学的心律失常给予对症处理,维持内环境稳定。

5. 治疗主要是针对病因,积极治疗原发病,心脏的异常和心电图改变可随着原发病的好转而逐渐恢复正常。

6. 麻醉过程中尽量避免加重心脏负荷。

【问题 8】此患者术后麻醉苏醒期应注意哪些问题?

【临床思路】

患者术后应保留气管导管回 ICU 继续呼吸机支持治疗。脑肿胀在伤后 12~72h 达到高峰,建议在术后继续机械通气观察一段时间。术后躁动、疼痛、呛咳、屏气、高血压等都可增加颅内压,引起颅内出血,应尽量避免:可行气管导管内表面麻醉,右美托咪定适当镇静镇痛,也可选用拉贝洛尔或艾司洛尔控制高血压。

知识点

1. 术前评估 快速评估神经系统和呼吸、循环系统状态。

2. 影响预后的因素 缺氧和低血压直接影响重型颅脑创伤患者的预后,因此麻醉医师对于呼吸和循环的管理至关重要。

3. 气道管理 严重颅脑创伤患者,气管插管按饱胃处理,同时注意可能合并的颌面部、颈椎、颅底等损伤。

4. 循环管理 目标是保证颅内的灌注压,术中维持脑灌注压至少 60mmHg 以上对改善脑血流量十分重要。

推荐阅读文献

［1］韩如泉,王保国,王国林.神经外科麻醉学.3 版.北京:人民卫生出版社,2018.

［2］科特雷尔.神经外科麻醉学.韩如泉,周建新,译.6 版.北京:人民卫生出版社,2018.

［3］Report of World Federation of Neurological Surgeons Committee on a Universal Subarachnoid Hemorrhage Grading Scale. J Neurosurg, 1988, 68: 985-986.

(李 艳 韩如泉)

第四十二章　胸科手术麻醉

Anesthesia for Thoracic Surgery

胸科手术是涉及肺、气道及其他胸腔内结构的各种诊断和治疗性的操作过程。近年来,胸科手术的患者人群和适应证有了很大变化,20世纪初的胸科手术主要针对感染性疾病(如肺脓肿、支气管扩张和脓胸),而现在大多数胸科手术已主要与恶性肿瘤(肺、食管及纵隔)有关。尽管胸科麻醉的进步已不断为胸外科手术的进步创造条件,但由于胸科手术对心脏、肺、大血管及自主神经干扰较大,患者合并症较多,因此麻醉的难度和风险较大。对于大多数胸科手术来说,麻醉管理的两大基本技术是:为便于胸腔内手术暴露而进行的肺隔离技术及单肺通气期间的麻醉管理。此外,保护性肺通气策略、血流动力学管理及术后镇痛也已成为胸科麻醉所需掌握的关键技术。

(一)保持呼吸道通畅与准确的肺隔离

肺隔离技术的应用范围广泛,既可用于心脏、肺、食管等手术,为手术操作创造理想的手术野,又可用于支气管胸膜瘘、肺灌洗手术及肺内出血的急症抢救,避免健侧肺受到污染。临床上肺隔离的方法主要包括双腔支气管导管、支气管堵塞器和单腔支气管插管等。目前最常用的是双腔支气管导管,但各种方法有各自的优缺点,应根据患者病情与手术需要分别选用。

使用肺隔离技术时最常见的问题是导管位置不当和气道损伤。导管位置不当将导致手术侧肺无法萎陷,影响手术操作,或导致通气侧肺部分萎陷,在单肺通气期间引起低氧血症。因此,单肺通气时必须准确定位导管。一般在改变体位后可能出现导管位置变动,手术操作的牵拉也可导致术中支气管导管远端移位。纤维支气管镜检查是诊断和纠正术中导管位置不当的推荐方法,此外还可根据气道压力、$ETCO_2$波形的持续监测及手术野中患侧肺的膨胀情况等判断是否出现导管移位。在判断导管出现移位后需要再次定位。需保持通气侧肺导管管腔和气道通畅,气道中有分泌物、血液与组织碎屑时,也可导致呼吸道受阻、气道压增高,在麻醉诱导后和术中应注意及时清除。

(二)保证有效通气的同时预防急性肺损伤

单肺通气(one lung ventilation)已越来越多地应用于胸科手术中,而单肺通气本身可导致通气侧肺和萎陷侧肺出现不同程度的肺损伤。单肺通气时采用保护性肺通气策略,包括小潮气量(4~6ml/kg)、通气侧PEEP、非通气侧肺CPAP、手法肺复张策略及必要时的允许性高碳酸血症,不仅可以避免或纠正单肺通气中的低氧血症,还可减轻手术后的肺损伤(气压伤、容量伤)。

临床操作时对于正常肺功能患者,在适宜的通气量(潮气量4~6ml/kg)下,双肺通气气道峰压宜<20cmH_2O,单肺通气时气道压宜<25cmH_2O。对于肺功能减退者,单肺通气时气道压宜控制在30cmH_2O以下,必要时允许高碳酸血症。

(三)促进术后尽快恢复有效的自主呼吸

胸科麻醉的手术麻醉方式,目前仍以全身麻醉为主。全身麻醉药物及阿片类药物对于中枢神经系统的抑制、肌松药对于呼吸运动肌肉的阻滞及开胸手术对于呼吸功能的损害等都可影响患者有效自主呼吸的恢复。

因此,在制订麻醉方案时应充分考虑这些因素,加强个体化麻醉管理,使患者手术结束后意识、自主呼吸迅速恢复。术中右美托咪定的使用及术后良好的镇痛可使患者较好地耐受双腔支气管导管,主动配合拔除气管内导管,减少苏醒期躁动的发生。对于怀疑术后肌松药残留的患者,建议使用肌肉松弛监测仪检测神经肌肉阻滞程度,了解是否存在肌松药残留阻滞作用。

(四) 多模式镇痛

胸科手术因切口长、离断肌群多、撑开器对肋骨及肋间神经的强行挤压,术中对胸膜、膈神经、迷走神经的刺激,术后留置胸腔引流管等,导致患者出现剧烈疼痛,部分患者的疼痛可持续数月,甚至数年,严重降低了患者的生活质量。术后患者因疼痛而保护性地出现浅快呼吸,进而影响呼吸道分泌物的排出,导致术后发生通气功能障碍,诱发低氧血症、高碳酸血症、肺炎、肺不张、呼吸衰竭、心律失常等并发症,严重者甚至危及生命。微创手术(如电视胸腔镜手术)虽然具有创伤小、出血少、恢复快等优点,但部分患者术后仍有中度-重度疼痛,因此术后需积极镇痛。

目前静脉自控镇痛、硬膜外自控镇痛、椎旁神经阻滞等镇痛方法已广泛用于胸科手术镇痛,中枢、外周镇痛药的联合应用及右美托咪定的应用可加强术后镇痛效果。随着微创技术的推广和普及,肋间神经阻滞、切口局部麻醉药浸润等操作简单、不良反应少、效果确切的镇痛方法也越来越多地用于临床。多模式镇痛是胸科术后镇痛的发展趋势,在多模式镇痛中,麻醉科医师运用不同的麻醉方式和麻醉药物,从而发挥协同镇痛作用。其理论基础来源于疼痛发生的各个环节,其中阿片类药物与阿片受体结合产生镇痛作用;NSAID 抑制外周炎症反应,通过抑制环氧化酶(cyclooxygenase,COX)过量表达,降低手术患者术后痛觉超敏反应的发生;再联合其他局部麻醉技术。

案例一　肺癌手术患者的麻醉

【病历摘要】

患者男,65 岁。咳嗽,间断性咯血及体重减轻 2 个月。该患者烟龄 40 年,约 400 年支。1 个月前胸部 CT 检查显示左肺下叶浸润性阴影,大小 2.8cm×3.2cm,应用抗生素治疗 1 周后未见好转。在超声引导下行左肺穿刺活检,病理结果显示:腺癌。无手术外伤史。否认药物及食物过敏史。拟行左肺下叶切除术。

【问题 1】该患者麻醉前访视的重点内容是什么?

【临床思路】

该患者为老年人,有长期吸烟史,术后易出现呼吸系统并发症,术前应充分告知风险,使得医患双方都做好准备。麻醉前除进行手术患者的常规评估外,还应重点评估三个方面:①患者主要器官(心、肺)功能;②体能状况;③手术风险。建议进行的术前检查包括术前肺功能测量、计算术后(切除术后)预计肺功能、最大耗氧量和运动试验等。

1. 术前肺功能检查　美国胸科医师学会(American College of Chest Physicians,ACCP)和英国胸科学会(British Thoracic Society,BTS)建议,所有考虑接受肺切除术的肺癌患者均需测量第 1 秒用力呼气容积(forced expiratory volume in one second,FEV_1)和肺一氧化碳弥散量(diffusing capacity of the lung for carbon monoxide,DLCO)。FEV_1 已作为主要的肺量计检查指标用于术前评估。在评估各种术前肺量计检查值的研究中,术前 FEV_1 降低(<60% 预测值)是术后并发症的最强预测指标之一。BTS 建议,如果患者术前 FEV_1 超过 2L(或 >80% 预测值),一般可耐受全肺切除术,而术前 FEV_1>1.5L 者可耐受肺叶切除术。

肺实质功能评估的指标最常用肺一氧化碳弥散量。DLCO 占预计值 <60%,不论其他肺功能指标正常与否,均应避免较大范围的肺切除手术。术后预计 DLCO<40% 与术后心肺并发症的增加相关;如预计 DLCO<20% 则围术期死亡率高。

对于需要手术治疗,肺功能又处于临界状态或高龄肥胖等患者,应于术前行吸空气下的动脉血气分析检查,不仅可排除肺功能测试中配合不佳所致的假象,同时又是术中、术后治疗方案制订的重要依据。

2. 计算术后预计肺功能(predicted postoperative FEV_1,FEV_1-ppo)　有许多方法和计算公式来预计术后肺功能,最简单的是以肺切除范围大小来计算术后肺功能,常用的指标是 FEV_1-ppo。预测术后 FEV_1= 术前 FEV_1×(1–S/19),公式中 S 代表切除的支气管肺单位(肺段)。FEV_1-ppo 计算结果与根据放射性核素通气灌注检测的结果基本一致,但公式的结果往往会低估有气道阻塞患者的术后肺功能,因此该方法仅适用于无气道阻塞的患者。FEV_1-ppo%>40% 为低危,肺切除后发生呼吸并发症的危险较低;FEV_1-ppo% 在 30%~40% 为中危;FEV_1-ppo%<30% 为高危,术后容易发生呼吸功能不全。

3. 心肺运动试验(cardiopulmonary exercise test,CPET)　心肺运动试验是通过监测机体在运动状态下的氧耗量(VO_2)、二氧化碳排出量(VCO_2)、心率(HR)、每分通气量等来评价心肺等脏器对运动的反应。在心肺运动试验中,与肺切除手术有关的主要指标是最大耗氧量($\dot{V}O_{2max}$)。依据$\dot{V}O_{2max}$的高低,可将患者分为低危、中危和高危。低危:$\dot{V}O_{2max}>20ml/(kg\cdot min)$;中危:$\dot{V}O_{2max}$为$15\sim20ml/(kg\cdot min)$;高危:$\dot{V}O_{2max}<15ml/(kg\cdot min)$。ACCP认为,若患者的$\dot{V}O_{2max}<10ml/(kg\cdot min)$或<35%预测值,则发生围手术期死亡和心肺并发症的风险高;若患者的$\dot{V}O_{2max}>20ml/(kg\cdot min)$,则认为其适合接受肺切除术,包括全肺切除术。若患者的$\dot{V}O_{2max}$在$10\sim15ml/(kg\cdot min)$,则死亡风险增加,在对这些患者制定治疗决策时,还应考虑其他因素,包括FEV_1-ppo和并存疾病。

4. 运动试验　临床上简便有效测量心肺储备功能的指标是登楼试验(stair climbing test,SCT)、6分钟步行试验(six-minute walk test,6MWT)。此外,代谢当量(metabolic equivalent,MET)也可作为参考(见第三十章)。MET>10为功能储备优;MET=7~10为功能储备良好;MET=4~6时功能储备中等;MET<4则为功能储备差,非心脏手术时心脏意外的风险增大。

由于不能手术治疗的肺癌患者预后较差,故应尽一切努力识别出可耐受手术的患者。尽管术后并发症的可接受风险水平具有一定主观性,但利用一系列广泛普及的术前检测可提供界定特定患者风险的方法。具体可参考评估流程图(图42-1)。

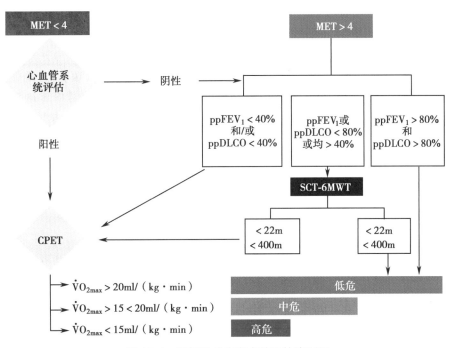

图 42-1　肺切除术患者术前评估流程图

【问题2】该患者拟行肺癌根治术,应怎样选择麻醉方法?

【临床思路】

1. 无论是传统开胸径路的手术,还是微创的胸腔镜或达·芬奇机器人辅助下手术,胸腔内操作对心脏、肺、血管及自主神经的直接牵拉、压迫均可干扰呼吸和循环功能。因此,胸科手术的麻醉方法仍应首选气管内插管全身麻醉。

2. 全身麻醉联合胸段硬膜外阻滞或胸椎旁神经阻滞不仅有利于加强镇痛作用、减少术中麻醉药的用量,还有利于术后镇痛,促进患者的恢复。

3. 该患者老年,术前长期吸烟、肺功能较差,综上所述,该患者适合选择双腔支气管导管插管全身麻醉复合硬膜外或椎旁神经阻滞。

【问题3】该患者除全身麻醉的常规监测外,还应进行什么麻醉监测?

【临床思路】

除了全身麻醉的常规监测外,胸科手术麻醉推荐实施有创动脉压、中心静脉压监测和动脉血气分析。

1. 有创动脉压(invasive blood pressure,IBP)监测　因为心电图、SpO_2波形术中易受电刀、电凝的干扰,在胸科手术中不容易及时发现威胁患者生命的心律失常甚至心搏骤停,而有创动脉压波形的观察可得到每一心搏的血压,如果血压突然骤降,应分析心电图波形,如为心搏骤停,可立即明确心搏骤停的类型,并采用相应的心脏复苏措施。心肺复苏期间有创动脉压还可直接观察心脏按压的效果,对于后续治疗有明显的指导意义。

2. 中心静脉压(central venous pressure,CVP)监测 胸内手术中要考虑胸内手术操作、正压通气及单肺通气对 CVP 数值的影响,因此,开胸术中更强调 CVP 的动态观察,结合患者的心功能状况、手术操作、IBP 及 $P_{ET}CO_2$ 等来判断 CVP 数值的意义更有价值。此外,在紧急状况下中心静脉通路能够为药物迅速起效提供便捷的途径。

3. 动脉血气分析 胸科手术中常需单肺通气,术中支气管导管位置不当或严重的通气 - 血流比失调,常可导致低氧血症和 / 或高二氧化碳血症。动脉血气分析有助于及时明确单肺通气期间的低氧血症及高二氧化碳血症,并给予对症处理,纠正血气异常。同时动脉血气分析对于发现术中的代谢性酸血症、低灌注导致的乳酸增高,具有重要的指导意义。

【问题 4】该患者应选择哪种型号的双腔支气管导管? 选择的依据是什么?

【临床思路】

1. 该患者应选择 37F 左侧双腔支气管插管。

2. 双腔支气管导管的选择

(1)理想的双腔支气管导管以能顺利插入目标支气管内最大型号的双腔支气管导管为原则。

(2)所谓合适需要同时满足以下三个条件:①双腔支气管导管能够插入顺利,远端能正确到达目标支气管;②主气管套囊内注气 2~6ml 后套囊内压力 <25cmH_2O,正压通气时气道峰压达 30cmH_2O 时无漏气现象;③支气管套囊内注气 1~3ml 后套囊内压 <20cmH_2O,正压通气气道峰压达 30cmH_2O 时两肺隔离良好。

(3)双腔支气管导管的选择不仅与患者的性别、身高有关,还与麻醉医师的习惯有关。一般推荐男性选用 DLT 35~41F,女性选用 DLT 35~37F。

(4)术前麻醉医师应详细查阅 CT,评估气管及支气管内径有助于导管型号的选择。

可视双腔管支气管插管

【问题 5】双腔支气管导管如何插管及定位?

【临床思路】

1. 蓝色的支气管套囊进入声门后就应拔出导芯,然后边进边旋转双腔支气管导管进入目标支气管,向左旋转 90° 进入左主支气管,向右旋转 90° 进入右主支气管。

2. 首先判断支气管导管是否进入目标主支气管。分别钳夹一侧腔道,听诊双侧呼吸音,当目标支气管侧呼吸音消失、对侧呼吸音清晰时可判断双腔支气管方向正确。然后判断双腔支气管导管深度是否合适。听诊目标主支气管侧上、下肺部呼吸音,当下肺呼吸音清楚,上肺呼吸音弱,提示导管位置过深,缓慢退双腔支气管导管,当听到上肺呼吸音清晰时停止,提示导管位置正确。轮换钳夹一侧腔道,同时听诊两肺呼吸音再次确认导管位置无误后固定。

3. 纤维支气管镜下定位是确认双腔管导管位置的金标准。如果缺乏纤维支气管镜,听诊法、观察气道压力、ETCO_2 的波形及用吸痰管探测法有助于双腔管定位。

纤维支气管镜定位

【问题 6】该患者麻醉诱导后出现双腔管插管困难如何处理?

【临床思路】

1. 遇到双腔支气管导管插管困难的处理等同于单腔气管导管插管的处理,首先要保持呼吸道的通畅,保证患者的生命安全。

2. 如非紧急困难气道,可借助各种插管工具进一步辅助置入双腔支气管导管。若插管仍不能完成时,可考虑先采用声门上工具维持气道通畅,再考虑其他建立气道的方法。通过辅助工具成功置入双腔支气管导管后,在纤维支气管镜下调整导管位置,确保位置正确。

3. 不能置入双腔支气管导管时,应及时置入单腔气管导管,维护气道通畅。在纤维支气管镜下置入阻塞导管,行肺隔离术和单肺通气。也可用专门的交换导管(用于双腔支气管导管和单腔气管导管之间的交换),在喉镜的配合下将单腔气管导管交换插入双腔支气管导管。

知识点

双腔支气管插管

1. 胸科手术肺隔离所需的双腔支气管插管较单腔气管插管的插管条件及技术要求更高。

2. 术前应认真阅读 CT 片,谨慎评估气道并做必要的插管工具准备(可用于双腔支气管插管的可视喉镜有 Glidescope 喉镜、Airtraq 光学可视喉镜、视可尼喉镜等);由于困难气道的情况各异,一种插管工具难以解决所有问题,因此必须个体化选用适宜的插管工具和技术准备。

3. 切忌粗暴插管,尤其对气管、支气管有变异的患者,慎防气道损伤。

麻醉经过

患者进入手术室后,常规心电图、心率、血压、SpO_2 监测,颈内静脉穿刺置管监测中心静脉压,并行有创动脉压监测。用丙泊酚 - 舒芬太尼 - 罗库溴铵行麻醉诱导,诱导后顺利插入 F37 左侧双腔支气管导管。翻身侧卧位后用 0.375% 盐酸罗哌卡因行 T_4~T_7 四点椎旁阻滞。术中行单肺通气,单肺通气 10min 后 SpO_2 逐渐下降至 88%。

【问题7】单肺通气中低氧血症的常见原因有哪些?

【临床思路】

1. 肺隔离技术中的机械性因素　双腔支气管导管位置不佳是最主要的原因,其次,导管被血液、分泌物或组织碎屑堵塞。

2. 通气肺本身的病变　如慢性肺疾病使得通气侧肺在单肺通气时气道内气体分布不均衡或小气道过早闭合造成通气不良。

3. 双肺通气血流比失调

(1)体位和全身麻醉的影响:全身麻醉后侧卧位时上肺通气好但血流不足,下肺通气不良但血流灌注良好,肺通气血流比的改变必然影响肺通气。

(2)开胸和全身麻醉的影响:全身麻醉后开胸侧肺通气不足而血流灌注良好时,通气血流比的降低造成肺内分流;非开胸侧肺受腹腔内容物、纵隔、重力的影响通气不良,而血流灌注相对较多,同样造成通气血流比的降低出现肺内分流。肺内分流使动脉血氧分压下降出现低氧血症。

(3)低氧性肺血管收缩被削弱:如心肺疾病及可以引起血管扩张药物的应用可抑制缺氧性肺血管收缩(HPV),使得发生低氧血症的概率增加。

【问题8】单肺通气中低氧血症如何处理?

【临床思路】

一旦出现低氧血症应积极治疗。

具体措施包括:①提高吸入氧浓度。②查找低氧血症的原因。首先检查双腔支气管或支气管阻塞导管的位置,排除呼吸道分泌物。③检查通气 - 血流比是否合适。通过调整通气模式,如非通气侧采用 CPAP 或非通气侧 CPAP 联合通气侧 PEEP。5~10cmH_2O 的非通气侧 CPAP 对于胸腔镜手术可能会因肺膨胀影响外科手术野的暴露。一般通过提高吸入氧浓度、调整支气管导管的位置及呼吸模式多可避免低氧血症,但要注意避免过高气道压或过大通气量造成的肺损伤。④若上述处理均无效,则需放弃单肺通气,行双肺高频通气。

麻醉经过

手术团队经左后外侧入路对该患者实施了左肺癌根治术(左肺下叶切除及纵隔淋巴结清扫术)。手术历时 130min,术中总补液量 1 150ml。双肺通气、FiO_2 60% 时动脉血气分析示:pH 7.41,PaO_2 126.3mmHg,$PaCO_2$ 41.4mmHg,碱剩余 0.35mmol/L,乳酸 1.67mmol/L,血细胞比容 38.7%;单肺通气 FiO_2 100%、30min 后动脉血气示:pH 7.36,PaO_2 96.3mmHg,$PaCO_2$ 46.4mmHg,碱剩余 –1.05mmol/L,乳酸 1.36mmol/L,血细胞比容 38.9%。手术结束后接自控静脉镇痛泵,结合术前椎旁阻滞效果的延续,发挥了多模式镇痛的效应。

【问题 9】麻醉恢复期及术后镇痛管理有哪些?

【临床思路】

1. 恢复期的镇痛管理

(1)胸科麻醉保证术中安全的同时还要做到苏醒期的安全、无痛和舒适。

(2)患者苏醒过程中自主呼吸弱或无自主呼吸,应继续机械通气,直到患者自主呼吸良好可脱机观察,符合拔管指征可拔除双腔支气管导管或气管导管。困难气道患者应在完全清醒后拔管,必要时置入导引探条以防需要再次气管插管。

(3)预防和处理苏醒过程的各种不适主诉和症状,如疼痛、恶心、呕吐、寒战、呼吸困难或呼吸抑制、低氧和二氧化碳潴留等。严密观察各种可能的外科并发症,如出血、气胸、肺水肿等。常规监测动脉血气分析。待患者清醒完全、动脉血气正常,无各种不适主诉、症状及外科并发症后可送患者回外科监护室或病房。

2. 术后镇痛管理　良好的术后镇痛管理是患者手术良好预后的重要一环。胸科手术应激性强,术后镇痛不全可导致心肺并发症显著增高。术后镇痛管理包括:静脉镇痛、硬膜外镇痛、椎旁阻滞镇痛、肋间神经阻滞镇痛、多种药物和多种技术联合的多模式镇痛。静脉镇痛可能存在镇痛不全、呼吸抑制风险;硬膜外镇痛可能存在操作复杂、硬膜外并发症的顾虑;单纯神经阻滞可能存在阻滞不全和单次大量局部麻醉药注射风险及镇痛维持时间较短的弊端。因此不同阶段、多种药物联合多种技术的多模式镇痛可能是今后胸科手术术后镇痛的主要方向。术后早期的急性疼痛的消除有利于减少术后慢性疼痛的发生。

案例二　食管癌手术患者的麻醉管理

【病历摘要】

患者男,56 岁。主因"进食梗阻感 1 个月余"来院就诊。患者 1 个月前自觉进食梗阻感,进干硬食物时明显,不伴发热、咳嗽、咳痰、咯血、胸背疼痛等症状,外院行胃镜检查示距门齿 34~37cm 食管新生物,溃疡型,活检病理结果为鳞癌。既往高血压、糖尿病病史。吸烟史 20 余年,约 400 年支。无手术外伤史。否认药物及食物过敏史。

【问题 1】患者拟行右胸 - 上腹部 - 左颈部三切口(McKeown 术式)手术,麻醉期间需考虑的事项有哪些?

【临床思路】

1. McKeown 术式手术时间较长,创伤大,为维持术中良好的血流动力学及术后有效镇痛,减少肺部并发症,推荐术中使用全身麻醉复合连续硬膜外麻醉,术后行硬膜外镇痛。

2. 该患者为 McKeown 术式,需要行右胸后外切口游离切除病变食管,为显露良好的术野,因此需要放置 37F 双腔支气管导管或阻塞导管术中行右侧肺萎陷;单肺通气时,维持良好氧合,适当时给予非通气侧 $5cmH_2O$ 的 CPAP 进行肺保护。

3. 开胸手术术中操作对循环呼吸干扰大,建议术中监测除常规心电图、无创血压、SpO_2、$ETCO_2$ 外,同时行有创动脉压和中心静脉压监测。

4. 术中间断检测血气分析,维持水、电解质、酸碱平衡,对于低灌注所致的血液乳酸值增高,应在补充全身血容量的基础上适时提高灌注压改善微循环。

5. McKeown 术式涉及颈部、胸部、腹部多范围切口,患者术中容易发生低体温,术后苏醒期易出现躁动,应做好保温、苏醒期良好镇痛,防止躁动的发生。

知识点

食管癌手术的麻醉关键

1. 麻醉管理的重点在于全身麻醉联合胸部硬膜外镇痛、目标导向的液体管理、保护性的单肺通气三大方面,从而减少患者的术后并发症。

2. 麻醉管理应强调维持食管胃吻合口有效的灌注压,预防反流误吸。

3. 调控全身炎症反应有助于改善预后。

麻醉经过

该患者侧卧位下行 T_6~T_7 硬膜外穿刺置管,穿刺顺利,翻身平卧位后,2% 盐酸利多卡因 3ml 试验剂量测试平面。待阻滞平面出现后行全身麻醉诱导插管。术中丙泊酚靶控输注,联合硬膜外腔给予 0.25% 盐酸罗哌卡因 4ml/h 持续注射维持麻醉。

【问题2】食管癌根治术实施硬膜外阻滞时需注意什么问题? 术中如何维持平稳的血流动力学? 术中低血压时怎样选择血管活性药物?

【临床思路】

1. 食管癌患者术前存在不同程度的进食梗阻、消瘦、乏力、营养不良等表现,术前晚禁食 12h 可进一步减少循环血容量。硬膜外阻滞可导致外周血管扩张,造成体循环低血压,而低血压处理不当又容易影响吻合口区域的血供。所以硬膜外阻滞时应注意全身血容量的补充,以保证有效的全身器官、组织的灌注。

2. 文献报道硬膜外阻滞可显著减少胃食管吻合口瘘的发生。动物模型中硬膜外阻滞可改善吻合口区域及吻合口远端管状胃的微循环。然而硬膜外单次注射局部麻醉药剂量过大、过快可导致体循环动脉压下降,从而影响吻合口的血流,给予麻黄碱后胃的血流恢复。因此维持充足的血容量、合理调整硬膜外局部麻醉药的注射剂量、谨慎使用血管收缩剂,更大程度地发挥硬膜外阻滞的优点非常重要。

支气管封堵器插管

> 知识点
>
> ### 食管切除术的胃吻合口的血供
>
> 对于食管切除术的胃吻合口的血供,不同的血管活性药物作用不同。给予去甲肾上腺素维持血压可导致吻合区域及吻合口远端严重的低灌注;而硬膜外阻滞导致的低血压给予小剂量的麻黄碱,吻合口远端的血流可得以恢复。体循环严重的低血压可削弱胃的组织灌注,应予避免;在正常血容量时,适当使用血管收缩药物不会严重影响胃的微循环血流,术中使用短时效的去氧肾上腺素或麻黄碱与术后吻合口瘘无显著关联;但低血容量时应避免频繁使用血管收缩药物。

【问题3】该患者术中怎样实施液体管理?

【临床思路】

1. 食管癌手术单肺通气期间肺损伤和术后肺部并发症的高发生率使得完善液体治疗变得至关重要。

2. 限制性的液体治疗有助于减少术后肺部并发症,但限制性液体治疗还是要建立在满足器官、组织灌注的基础上。

3. 基于目标导向的液体管理,个体化地最大限度优化血流动力学参数,可减少住院时程,减少术后恶心呕吐,加速胃肠功能恢复。

> 知识点
>
> ### 食管癌根治术患者的液体治疗
>
> 1. FloTrachVigileo 监护系统、脉搏变异系数等新的监测技术的趋势分析有助于指导食管癌根治术患者的液体治疗。但患者由于术中体位变动、肺顺应性变化、胸腔及腹腔压力变化、开胸、呼吸参数的变化使得这些监护技术的应用有一定的局限性。
>
> 2. 对于晶体液或胶体液的选择,在临床试验及动物模型的结果中尚无一致性结论。

【问题4】如何预防食管癌手术术后肺部并发症?

【临床思路】

1. 患者吸烟史 20 年,麻醉术前访视时应询问患者是否吸烟,并强烈建议其戒烟。以往的研究发现,手术前 8 周开始戒烟,可使术后肺部并发症发生率下降一半,因此对于有肺部疾病基础的患者及术后肺部并发症高危患者,应尽可能延长术前戒烟时间,即便术前即刻才开始戒烟,也应当积极鼓励并予以支持。不过若患者术前一直吸烟,麻醉医师不能因此暂停或延迟手术。

2. 单肺通气期间采用保护性肺通气策略。主要包括 4~6ml/kg 的潮气量;最佳的 PEEP(3~5cmH$_2$O);限定吸气平台压不高于 25cmH$_2$O;峰压不高于 35cmH$_2$O;以及手法肺复张。

3. 及时吸净气道及口腔分泌物,防止患者反流误吸的发生。

4. 建议术后采用连续硬膜外镇痛,良好的术后镇痛有助于减少术后肺部并发症。

5. 静脉输注利多卡因、乌司他丁等药物有助于减轻围术期全身炎症反应,减少术后并发症。

知识点

食管癌术后的肺部并发症

1. 肺部并发症是食管癌术后常见并发症,也是术后死亡的最重要原因。

2. 患者因素(年龄、体能状态、肺功能)及围术期因素(包括手术时间、单肺通气的时间、液体管理、吻合口瘘)等都会影响肺部并发症的发生率。

3. 食管癌根治术导致的强烈的炎症反应与急性肺损伤相关;肺复张的剪切力变化及复张/再灌注肺损伤可进一步加剧肺功能恶化。保护性的肺通气策略应贯彻始终。

【问题 5】食管癌患者行改良的 Ivor-Lewis 手术后 2 周,突发刺激性咳嗽,进食后加剧,且伴有明显的胸闷气急,发热超过 38.5℃,精神萎靡;血常规示白细胞明显增高,患者咳出消化液,气管镜发现气管隆突水平接近右主支气管膜部见 1cm 破口。CT 见吻合口 1cm 瘘口。请问患者发生了什么并发症?

【临床思路】

该患者极可能术后发生了食管气管瘘、吸入性肺炎。

知识点

食管气管瘘

食管气管瘘是食管癌术后一种极其严重、危及生命的并发症,发生率 0.87%,病死率为 42.86%。常常造成严重的吸入性肺炎,并可导致呼吸衰竭,病死率很高。右胸径路发生消化道气管瘘的比例较高,原因在于重建的消化道覆盖了气管/支气管膜部,形成了局部密闭空间(右胸三切口食管床术式关闭上纵隔胸膜),在其中发生消化道瘘,易形成局部脓肿而不入胸腔;胸骨后径路不易发生消化道气管瘘,是由于此术式阻隔了重建的消化道和气管。

---

1. 食管气管瘘一旦发生,需立即进行治疗。首先应禁食、胃肠减压,根据病情严重程度选择不同的治疗方式。

2. 吻合口瘘型患者,如瘘口 <1cm、呼吸道及全身症状较轻者,禁食及胃肠引流后吸入性肺炎得到明显控制和改善者,可适当观察病情作保守治疗。

3. 症状较轻无窒息,经保守治疗后仍有发热、气促、白细胞计数高等全身中毒表现者,支架植入效果较好,创伤小,避免了再手术对患者的打击;气管支架可即刻控制污染物进入气道,但对瘘口位置有要求,隆突及以下支气管无法植入,易有刺激性咳嗽,导致支架移位,不能消除感染源。

4. 病情危重且有窒息表现,消化道瘘口往往大于 1cm,或不具备放置气管支架条件(胃瘘和隆突及以下至气管瘘)的患者,手术是唯一方法。

5. 对于消化道气管瘘,外科手术预防瘘口的发生最为重要,此外术中维持良好的体循环灌注压,改善吻合口区域及远端胃的血供也有助于预防吻合口瘘的发生。

【问题 6】患者行胸腹腔镜联合食管癌根治术,麻醉管理需注意哪些问题?

【临床思路】

1. 麻醉基本策略同一般的食管癌手术。

　　2. 需注意二氧化碳气胸及气腹给患者带来的病理生理变化。胸腔镜下二氧化碳气胸常常设置二氧化碳充气压力为 8~10cmH$_2$O，而二氧化碳气胸可导致患者肺顺应性降低，气道压增高；胸腔内压力增高，还可导致患者的腔静脉回流受阻，中心静脉压明显增高，这对于术前右心功能已存在异常的患者可导致血压明显下降，需给予一定的血管活性药物支持，若患者依然不能耐受需减小胸腔内压力。

　　3. 对胸腹腔镜联合食管癌根治术，可选择阻塞导管来实施单肺通气，对于预防清扫淋巴结时损伤患者气管隆突部位或更为有益。

<h2 style="text-align:center">推荐阅读文献</h2>

［1］BRUNELLI A, KIM A W, BERGER K I, et al. Physiologic evaluation of the patient with lung cancer being considered for resectional surgery: Diagnosis and management of lung cancer, 3rd ed: American College of Chest Physicians evidence-based clinical practice guidelines. Chest, 2013, 143 (5 Suppl): e166S-e190S.

［2］HA D, MAZZONE P J, RIES A L, et al. The utility of exercise testing in patients with lung cancer. J Thorac Oncol, 2016, 11 (9): 1397-1410.

［3］FALZON D, ALSTON R P, COLEY E, et al. Lung isolation for thoracic surgery: from inception to evidence-based. J Cardiothorac Vasc Anesth, 2017, 31 (2): 678-693.

［4］LOHSER J, SLINGER P. Lung injury after one-lung ventilation: a review of the pathophysiologic mechanisms affecting the ventilated and the collapsed lung. Anesth Analg, 2015, 121 (2): 302-318.

［5］LUMB A B, SLINGER P. Hypoxic pulmonary vasoconstriction: physiology and anesthetic implications. Anesthesiology, 2015, 122 (4): 932-946.

［6］BATCHELOR T, RASBURN N J, ABDELNOUR-BERCHTOLD E, et al. Guidelines for enhanced recovery after lung surgery: recommendations of the Enhanced Recovery After Surgery (ERAS®) Society and the European Society of Thoracic Surgeons (ESTS®). Eur J Cardiothorac Surg, 2019, 1, 55 (1): 91-115.

［7］CHEN W K, MIAO C H. The effect of anesthetic technique on survival in human cancers: a meta-analysis of retrospective and prospective studies. PLoS One, 2013, 8 (2): e56540.

［8］FREISE H, van AKEN H K. Risks and benefits of thoracic epidural anaesthesia. Br J Anaesth, 2011, 107 (6): 859-868.

［9］WEINSTEIN E J, LEVENE J L, COHEN M S, et al. Local anaesthetics and regional anaesthesia versus conventional analgesia for preventing persistent postoperative pain in adults and children. Cochrane Database Syst Rev, 2018, 4: D7105.

（缪长虹）

第四十三章　心血管手术麻醉

Anesthesia for Cardiovascular Surgery

心血管外科手术有相对固定的手术流程,涉及多个重要组织脏器的保护,围术期死亡率显著高于非心血管手术,合理的麻醉及围术期管理是心血管外科手术成功的关键。要成为合格的心血管麻醉医师,需要具备扎实的临床麻醉学理论基础知识,同时要熟知各种心血管疾病的病理生理特点,了解心血管外科手术的主要步骤,遵循各类心血管疾病的外科治疗特点及麻醉期间管理的原则。为此,麻醉医师还需要熟练掌握各种血流动力学监测的手段,并能够正确地解读相关参数,及时合理地使用各种血管活性药物,了解辅助循环的使用指征,对心血管功能实施合理有效的调控。

第一节　二尖瓣手术的麻醉

一、二尖瓣狭窄

二尖瓣狭窄(mitral stenosis,MS)通常由风湿性心脏病引起,多普勒超声心动图能够证实二尖瓣狭窄的存在及其严重程度,中度二尖瓣狭窄瓣口面积为 $1~1.5cm^2$,重度二尖瓣狭窄瓣口面积 $<1cm^2$。

1. 病理生理特征　左心房压升高→肺水肿→肺静脉压升高→肺淤血、肺动脉高压→右心衰竭。

2. 临床表现　常伴有充血性心力衰竭的表现,如咯血、端坐呼吸、下肢水肿、两颊发绀。

3. 麻醉要点

(1)避免心动过速:心动过速时二尖瓣前向血流增快,跨瓣压差增大,易伴发左心房压升高和肺水肿。二尖瓣狭窄的患者由于左心房明显扩大,通常伴有长期的心房纤颤,并需要接受洋地黄或胺碘酮治疗以控制心率。

(2)体外循环前慎用血管扩张药:血管扩张药对体循环的降压作用强于肺循环,因此血管扩张药可因灌注压的降低引起右心室心肌缺血,同时反射性增快心率,加重心功能不全。因此重度二尖瓣狭窄伴肺动脉高压的患者,需要足够的主动脉压,从而提供充分的右心室冠状动脉灌注。

(3)避免加重肺动脉高压的因素:如缺氧、高碳酸血症、酸中毒及麻醉深度不足,否则会导致急性右心衰竭。对肺动脉高压的患者可予以适当过度通气。

(4)缓慢麻醉诱导:因狭窄的瓣口面积导致药物起效速度减慢,防止了药物过量导致的低血压,狭窄未解除前不宜使用强效强心药与升压药。

(5)术前尽可能纠正心力衰竭:心房颤动者控制心室率 <100 次 /min,补充血容量,维持酸碱平衡及电解质(钾、钙、镁等)在正常范围。

(6)麻醉管理期间患者理想的血流动力学变化尽可能符合下列要求:心率 $60~80$ 次 /min,保持心律稳定,前负荷无变化或增加,心肌收缩力无变化(表 43-1)。

表 43-1　心脏瓣膜疾病理想的血流动力学目标

疾病	心率 /(次·min⁻¹)	心律	前负荷	外周血管阻力	心肌收缩力
二尖瓣狭窄	60~80(参考术前)	稳定	无变化或增加	无变化或增加	无变化
二尖瓣反流	85~95(参考术前)	稳定	无变化	无变化或下降	无变化

续表

疾病	心率/(次·min⁻¹)	心律	前负荷	外周血管阻力	心肌收缩力
主动脉瓣狭窄	60~80（参考术前）	稳定	无变化或增加	无变化或增加	无变化
主动脉瓣反流	85~95（参考术前）	稳定	无变化或增加	无变化或下降	无变化

二、二尖瓣关闭不全

急性二尖瓣关闭不全（mitral insufficiency，MI）通常是由乳头肌缺血损伤、腱索断裂或瓣叶的细菌性感染引起。慢性二尖瓣关闭不全则是因为二尖瓣脱垂或风湿性心脏病的加重所致。多普勒超声心动图可证实二尖瓣反流及其严重程度，反流量达 50% 以上时，反流程度已达中度或重度。

二尖瓣关闭不全的症状随病情而异。急性二尖瓣关闭不全因未及时产生代偿作用，因此会出现较严重的症状，且症状类似充血性心力衰竭，包含呼吸困难、肺水肿、端坐呼吸及夜间阵发性呼吸困难等。另外由于循环血容量骤降，发生体循环衰竭的通常表现为头晕、疲倦、乏力等。其中因乳突肌或腱索受损，以及感染性心内膜炎所导致的急性二尖瓣关闭不全，可观察到心力衰竭合并休克的现象。

慢性二尖瓣关闭不全则可能因代偿作用，短期内不会出现症状。但一旦心脏容积负荷超出代偿范围，就会演变成心力衰竭。此时症状则包含疲倦、运动时呼吸急促，以及双足水肿等。同时也可能因心房颤动产生心律不齐的现象。

病理生理特征：反流导致左心室容量超负荷（收缩期），左心房扩大，左心房压升高、肺动脉高压，最终产生常见的充血性心力衰竭症状。当急性二尖瓣反流时，左心房的容积及顺应性没有足够的代偿时间，较小反流量即可引起严重的肺循环充血。

案例一　经胸腔镜的二尖瓣成形术

【病历摘要】

患者男，44 岁，70kg。因"胸闷、气促 3 个月"入心外科治疗。患者于 3 个月前无明显诱因出现活动后胸闷、气促，伴有心悸乏力，步行可上 3~4 楼，活动耐量明显下降，夜间可平卧，无发绀及夜间阵发性呼吸困难。入院诊断：风湿性心脏瓣膜病：二尖瓣关闭不全（重度），三尖瓣关闭不全（轻度）。拟在体外循环下行经胸腔镜二尖瓣成形术。

【问题 1】作为一线麻醉医师，该患者的术前评估及准备要点是什么？

【临床思路】

1. 该患者为中年男性，慢性病程逐渐加重，符合慢性二尖瓣关闭不全的诊断。风湿性心脏瓣膜病的患者常联合多瓣膜病变，并继发心房、心室扩大及心房纤颤等，术前应完善心电图及超声心动图检查，必要时补充冠状动脉 CT 或冠状动脉造影的检查排除冠状动脉系统的合并病变。

2. 该患者目前心功能尚可（NYHA Ⅲ级），但仍需警惕急性心力衰竭的发生，必要时予洋地黄及利尿处理，尽可能改善心脏功能和全身情况。

3. 对于患者术前肺功能的评估详见"胸科手术麻醉"章节。

知识点

腔镜下心脏手术的特点

胸腔镜下心脏手术延承了胸腔镜手术的特点，只通过 2~3 个小孔，在电视影像（video-assisted）监视辅助下完成过去由传统开胸进行的操作手术，相对于传统的开胸手术具有创伤小、恢复快、住院时间短等技术特点。

但胸腔镜下心脏手术目前仍存在以下缺点：①手术适应证不足（如部分冠状动脉搭桥操作视野受限）；②术中需单肺通气，对患者肺功能有一定要求；③为缩小手术切口，常行全外周体外循环，对麻醉技术提出更高要求。

麻醉诱导经过

患者入手术室心率 60 次/min,窦性心律,有创动脉压 120/65mmHg,SpO$_2$ 100%,予咪达唑仑 5mg,依托咪酯 20mg,罗库溴铵 70mg,舒芬太尼 50μg 诱导平稳后,以 37F 双腔支气管导管行气管插管,此时患者心率 72 次/min,血压 125/80mmHg,予阿托品 0.2mg 后患者心率上升为 85 次/min。

【问题 2】根据该患者的术前评估,在诱导过程中应注意哪些问题?处理原则是什么?

【临床思路】

二尖瓣反流患者体外循环(extracorporeal circulation,CPB)前理想的血流动力学指标见表 43-1。

1. 避免外周血管阻力(SVR)过度增高。中、重度二尖瓣反流的患者在诱导过程中要防止高血压,因明显的 SVR 升高可导致反流量增加。因此应在给予足够的镇静镇痛的情况下进行气管插管及穿刺等有创操作。

2. 防止心动过缓。维持稍快的心率(心肌缺血引起的心动过速除外)可减少反流量(缩短舒张期),减少左心室灌注,减轻对瓣环的压力。

3. 保证足够血容量,但充血性心力衰竭的患者除外。

4. 围术期应用极化液及正性肌力药物,支持左心室功能。

体外循环前麻醉经过

调整患者体位后行上腔静脉引流管置管及中心静脉置管。使用纤维支气管镜调整双腔支气管导管位置,确定双肺隔离良好,并行血气分析提示通气功能正常。行经食管超声心动图检查(TEE)及确认二尖瓣病变情况,加深麻醉手术开始。

【问题 3】该患者行胸腔镜下二尖瓣成形术,体外循环前的麻醉处理有哪些特点?

【临床思路】

1. 行胸腔镜下心脏手术为了减小手术切口,往往采取全外周体外循环的方式,即股动脉置管替代主动脉引流置管,股静脉、颈内静脉置管代替上、下腔静脉置管。

2. 双腔支气管导管的定位目的为良好的心脏显露,胸腔镜下二尖瓣成形术的常规入路为右侧胸腔第三、四肋间,因此需调整支气管导管位置以达到左侧肺良好通气的目的。双腔支气管导管的调整见"胸科手术麻醉"章节。

3. 体外循环前最好再次行 TEE 以确定患者二尖瓣病损情况,并补充其他心功能情况,为术者选择手术术式提供支持。

知识点

二尖瓣反流患者的经食管超声心动图检查(TEE)评估

对于二尖瓣反流患者术前的 TEE 评估一般包括:

1. 反流的严重程度,目前多采用多普勒超声测量反流面积、缩流颈宽度或近端等速表面积(PISA)等,见表 43-2。

2. 瓣膜形态的评估,尽管瓣膜脱垂、腱索断裂、赘生物及钙化不一定导致严重瓣膜反流,但是连枷样运动几乎一无例外地导致严重瓣膜反流;

3. 瓣膜反流位点的确定,为二尖瓣成形手术提供评估及术中导航,一般需结合 3D 多普勒成像技术。

表 43-2 二尖瓣反流的严重程度分级

多普勒评估方法	轻度	中度	重度
反流面积	小的中心性反流束(通常 <4cm^2 或与左心房面积比 <20%)	可变	大的中心性反流束(通常 >10cm^2 或与左心房面积比 >40%)或大小不一的偏心性碰壁血流束
缩流颈宽度/cm	<0.3	0.3~0.69	≥0.7
近端等速表面积/cm^2	<0.20	0.20~0.39	≥0.40

解除阻断主动脉后患者心脏逐渐复跳,给予肾上腺素 0.05μg/(kg·min),硝酸甘油 0.5μg/(kg·min)持续泵注,恢复单肺通气,经 TEE 评估二尖瓣成形效果满意后拔除上腔引流管,降低体外循环的参数。此时患者 SpO_2 进行性下降至 80%,调整通气参数为氧浓度 80%,潮气量 6ml/kg,呼吸频率 16 次 /min,PEEP 5cmH₂O 后逐渐回升至 98%,予脱离体外循环。

【问题 4】根据患者情况,心脏复跳至体外循环停机之前麻醉有哪些要点需要注意?

【临床思路】

1. 对于心脏术后的患者,可予适当的血管活性药物进行心功能支持,注意大部分患者合用硝酸甘油能够抵消一部分肾上腺素能药物对于冠状动脉的收缩作用,增加术后心肌血供,但术前已存在冠状动脉狭窄的患者需要警惕冠状动脉窃血的发生。

2. 患者撤离体外循环的过程中出现的低氧血症可能与体外循环后的肺损伤、组织水肿、炎性因子释放及低血容量有关,对单肺通气的患者影响更甚(因其在体外循环过程中部分肺循环血流未经过充分氧合)。因此可采取升高呼吸参数的方式暂时缓解,在恢复双肺通气之后低氧血症可以很快解除,但要注意纠正潜在的酸碱失衡。

手术结束前患者恢复双肺通气,SpO₂ 100%,心率 82 次 /min,血压 112/66mmHg,CVP 8mmHg,复查血气及活化凝血时间(ACT)满意,送返 ICU。

【问题 5】该患者手术结束前至送返 ICU 过程中需要注意的要点有哪些?

【临床思路】

1. 心血管手术患者由于手术打击,术后心功能不同程度受损,需通过调整血管活性药物、电解质及血容量以使血流动力学稳定或相对稳定。

2. 患者在转运途中需对血流动力学持续监测,送返 ICU 后,麻醉医师应与 ICU 医师进行交接班,交班内容包括患者手术类型、术中基本情况、血管活性药物使用情况及术中出现的特殊情况等。

第二节　主动脉瓣手术的麻醉

一、主动脉瓣狭窄

主动脉瓣狭窄(aortic stenosis,AS)的主要病因包括先天性和后天获得的。先天性主动脉瓣单瓣、二叶瓣畸形等可导致主动脉瓣狭窄。获得性主动脉瓣狭窄常见的原因包括风湿性心脏瓣膜病、老年性退行性病变等。主动脉瓣狭窄患者可不存在临床症状,但当瓣口面积 <1.0cm²,跨瓣压差达到 50mmHg 时,可能会出现心绞痛、晕厥,甚至左心功能不全等表现。

主动脉瓣狭窄的病理生理改变:主动脉瓣瓣口面积的逐渐减少,导致心肌向心性肥厚、心脏扩大、心肌劳损、心脏氧供氧需失衡,二尖瓣继发性瓣环扩张致二尖瓣反流并左心房扩大,最后导致肺淤血、肺动脉高压波及右心,出现三尖瓣反流、体循环淤血、肝肾功能与凝血机制异常,最终全心衰竭。多普勒超声心动图可准确反映跨主动脉瓣流速、压差及瓣口面积,评估主动脉瓣狭窄程度(表 43-3)。对高度怀疑有冠状动脉疾病的患者,应行冠状动脉造影。

表 43-3　主动脉瓣狭窄的程度评估

指标	主动脉瓣硬化	轻度主动脉瓣狭窄	中度主动脉瓣狭窄	重度主动脉瓣狭窄
主动脉瓣瓣口面积 /cm²	–	>1.5	1.0~1.5	<1.0
主动脉瓣口面积指数 /(cm²·m⁻²)	–	>0.85	0.6~0.85	<0.6
平均跨瓣压差 /mmHg	–	<20	20~40	≥40
峰值流速 /(m·s⁻¹)	≤2.5	2.6~2.9	3.0~4.0	≥4.0

案例二 主动脉瓣狭窄

【病历摘要】

患者女,64岁,身高157cm,体重47kg。主因"反复晕厥3个月"收住入院,无活动后胸痛、夜间阵发性呼吸困难等症状。既往史无特殊。超声心动图显示主动脉瓣重度狭窄,跨瓣峰值压差132mmHg,平均压差81mmHg,反流面积0.8cm²;左心室舒张末直径42mm,室间隔厚10.6mm,左心室后壁厚10.4mm;二尖瓣反流1.2cm²,LVEF 69%。心电图显示:窦性心律,偶发室性期前收缩,左心室高电压,ST-T改变。冠状动脉造影未见明显异常。术前诊断:风湿性心脏病(重度主动脉瓣狭窄并轻度反流,轻度二尖瓣反流),完善术前准备后拟择期行主动脉瓣置换术。

【问题1】作为一线麻醉医师,对该患者术前评估的要点是什么?

【临床思路】

1. 患者术前有脑缺血症状,主动脉瓣平均跨瓣压差 ≥ 40mmHg,符合重度主动脉瓣狭窄的诊断。

2. 主动脉瓣狭窄的患者术前可能存在晕厥、劳力型心绞痛、充血性心力衰竭等表现,出现相关症状的患者围术期风险会增加。同时存在围术期恶性心律失常及猝死风险。因此术前应与患者及家属充分交代病情。此类患者对麻醉耐受性较差,任何原因引起的低血压均可导致难以复苏的心跳骤停。

3. 患者术前具有左心室高电压及ST-T改变,考虑可能存在心肌肥厚及心肌劳损,围术期应注意保证心肌灌注,维持氧供氧需平衡。同时患者合并偶发室性期前收缩,围术期需要注意避免心律失常恶化。

4. 对低心排的重度主动脉瓣狭窄患者,术前应行低剂量多巴酚丁胺试验。若持续泵注多巴酚丁胺后,患者瓣口面积不变,跨瓣差压增加,说明主动脉瓣狭窄是导致左心室功能不全的主要原因,患者可从瓣膜置换术中获益;若心排出量不增加,跨瓣压差减少,说明左心室功能障碍是首发病因,手术治疗对患者益处不大。

麻醉诱导经过

患者入室后,常规连接心电监测,窦性心律,心率67次/min,SpO₂ 99%,有创动脉压141/59mmHg。咪达唑仑3mg、依托咪酯10mg、舒芬太尼30μg及罗库溴铵30mg诱导,行气管插管。麻醉诱导及气管插管后出现血压下降至90/48mmHg,予去氧肾上腺素50μg静脉注射后血压回升至120/66mmHg。

【问题2】根据以上信息,你认为此类患者在麻醉诱导期间容易发生哪些意外?该采取哪些措施预防?

【临床思路】

1. 避免血压过高或过低。该患者重度主动脉瓣狭窄,主动脉瓣跨瓣压差大,若血压过高,左心室压力过大,易导致急性左心功能不全。左心室心肌肥厚,顺应性下降,血压过低时容易出现舒张期冠状动脉灌注不足,导致心肌缺血,甚至心脏停搏。主动脉狭窄血流动力学目标见表43-1。

2. 维持窦性心律和正常的心率。重度主动脉瓣狭窄患者心率过慢时,由于每搏量受限无法达到正常的心排出量,心率过快则舒张期缩短,可降低心肌氧供,并增加氧耗,同时心房正常收缩对维持左心室充盈压有重要意义,因此维持窦性心律和正常的心率至关重要。

3. 禁用或慎用血管扩张药。重度主动脉瓣狭窄的患者射血阻力主要来源于狭窄的瓣膜,降低后负荷并不能减少左心室射血阻力,反而会降低血压影响冠状动脉灌注,导致心肌缺血。

4. 避免使用正性肌力药物。对麻醉诱导中的低血压,应首选α受体激动药(如去甲肾上腺素、去氧肾上腺素)增加外周循环阻力和冠状动脉灌注。使用正性肌力药物增加心肌收缩力并不能增加心排出量,反而会增加心肌氧耗引起心肌缺血。

5. 由于左心室顺应性下降,需要足够的前负荷来维持每搏输出量。

体外循环前麻醉经过

患者常规行颈内静脉穿刺,置入三腔静脉管,测CVP 7mmHg,考虑患者容量不足,补充液体300ml。予股动脉穿刺置入18G套管针,以备必要时主动脉内球囊反搏(intra-aortic balloon pumping,IABP)。术前血气未见明显异常,常规开胸建立体外循环。

【问题3】患者在体外循环建立前的麻醉目标是什么？

【临床思路】

1. 保证足够的容量负荷及体循环阻力,避免心率过快及心肌收缩力增强(见表43-1),对于麻醉后切皮前出现的低血压,应积极处理,包括容量支持和血管活性药物的应用,慎用正性肌力药物。

2. 麻醉诱导后常规进行动脉血气分析、活化凝血时间(active clotting time,ACT)监测作为基础对照。主动脉插管前应用300~400U/kg肝素进行全身肝素化,3~5min后复查ACT,大于480s方可开始体外循环。

3. 切皮和锯胸骨前适当增加麻醉深度,体外循环开始前也需注意加深麻醉,避免术中知晓。

4. 主动脉及上、下腔静脉插管时容易引起心律失常及低血压,注意预防和及时处理,同时避免体外循环开始前后使用过多收缩血管药物。

体外循环简单过程

心脏直视手术需要在心脏停跳、打开心脏及引空血液的情况下进行操作,这需要阻断循环,将进入心脏的血液引流至体外人工膜肺进行氧合和排出二氧化碳,然后通过血泵将氧合血输回体内。这个过程便是体外循环。体外循环前为了防止血液在外源性管路内凝血,应维持ACT>480s。同时停止机械通气、维持内环境稳定及合理的血液稀释度。体外循环通常需要配合全身低温,一般采取中度低温(28~32℃),而某些心脏手术需要暂时停止体外转流或在低流量体外循环下进行(如大血管或肺动脉内膜剥脱手术),则需要深低温。在主动脉瓣置换术中,外科医师会在主动脉根部和右心房分别插管作为灌注和引流管,并置入左心引流,建立体外循环。该患者进行主动脉瓣置换术,心内操作结束,排尽心腔及主动脉根部残留空气,开放升主动脉,心脏自主复跳,为窦性心律,60~65次/min,频发室性期前收缩,酸碱及电解质均在正常范围,考虑与心脏表面操作有关,经中心静脉导管持续泵注胺碘酮60mg/h。

【问题4】患者在开放主动脉后至体外循环结束前可能存在的问题及处理措施有哪些？脱离体外循环期间如何准备和配合？

【临床思路】

1. 心肌肥厚的患者可能存在心脏复跳困难,心律失常,对于反复心室颤动的患者,要注意排查心肌温度是否合适、有无电解质紊乱、冠状动脉有无进气、左心引流是否通畅、有无左心室过胀等原因,在维持血气理想状态的同时,使用抗心律失常药物(如利多卡因、胺碘酮等),并放置心外膜临时起搏器。

2. TEE对人工瓣膜及心功能进行评估,并协助外科医师进行心脏排气,若排气过程中出现ST段改变,应提高灌注压。

3. 体外循环结束前需要检查患者的体温、呼吸参数、心律及心率、心肌收缩力、外周循环阻力、心脏排气情况、血气分析结果、停机药物准备及监护设备等。

体外循环后麻醉处理

患者在体外循环辅助后顺利脱机,血压118/67mmHg,心率68次/min。外科医师拔除右心房转流管,经颈内静脉注射鱼精蛋白中和肝素。常规止血关胸,期间出现短暂的血压下降,予去氧肾上腺素小剂量单次注射。复查血气结果满意。

【问题5】体外循环结束后至患者返回ICU期间,有哪些潜在的风险及预防措施？

【临床思路】

1. 术前合并舒张功能障碍的重度主动脉瓣狭窄患者,需要增加左心室前负荷,维持窦性心律和正常的心率,保证左心室舒张期足够的充盈压和充盈时间,并维持足够的体循环阻力,必要的时候使用α受体激动药(如去甲肾上腺素、去氧肾上腺素等)或少剂量的正性肌力药物。

2. 脱离体外循环后,注意鉴别凝血功能障碍及外科原因导致的出血,并进行相应处理。

3. 转运至ICU的注意事项:①待患者血流动力学平稳、胸骨后及心包引流量提示无明显活动性出血后,由外科医师和麻醉医师一同将患者转运至ICU;②转运途中注意备好氧气、监护设备,提前通知ICU准备好呼吸机及监护;③过床及转运途中注意保证气管导管、动脉及中心静脉等管道稳定通畅,避免脱出;④与ICU医务人员详细交班,包括手术过程、出入量、特殊血管活性药物、末次血气结果等。

二、主动脉瓣关闭不全

主动脉瓣关闭不全(aortic insufficiency,AI)的主要病因包括风湿性心脏瓣膜病、老年性退行性病变、感染性心内膜炎、梅毒性主动脉炎、马方综合征、主动脉夹层等。急性主动脉瓣反流可引起左心室灌注压突然增高及肺水肿,慢性主动脉瓣反流可引起渐进性左心室扩张,最终发展为充血性心力衰竭。表现为心脏扩大及脉压增加。

1. 病理生理改变　早期主动脉瓣反流会导致左心舒张末容积和负荷加重,舒张末期压力可正常,代偿性心排血量增加,左心室扩大及心肌肥厚,随着病情进展,左心室进一步扩张,舒张末容积及压力显著增加,左心房、肺静脉、肺毛细血管压力上升,继而淤血。主动脉瓣反流明显时,主动脉舒张压下降,冠状动脉灌注压降低,影响心肌血供。

2. 围术期管理要点　体外循环前,尽量使患者的血流动力学变化符合以下目标(见表43-1)。

(1)避免心率过慢。主动脉瓣反流患者心率增快时,舒张期缩短反流分数减少,前向血流增加,同时舒张压上升,改善心内膜下供血。

(2)维持心肌收缩力。必要时使用β受体激动药或磷酸二酯酶抑制剂。

(3)控制高血压,避免低血压。血压过高会增加反流,过低会影响心肌灌注。补充血容量。

(4)心肺转流前慎用血管扩张药:虽然降低左心后负荷可增加前向血流,但舒张压降低会增加心肌缺血的风险。

(5)主动脉瓣关闭不全是主动脉内球囊反搏的禁忌证,因为舒张压上升会加重瓣膜反流,增加左心室舒张末压力。

第三节　房间隔缺损手术的麻醉

房间隔缺损(atrial septal defect,ASD)解剖学分型:卵圆孔未闭、原发孔型房间隔缺损、继发孔型房间隔缺损、静脉窦型房间隔缺损、冠状窦型房间隔缺损和单心房。

病理生理学:房间隔缺损的主要病理生理学在于血液经过缺损的分流。分流程度取决于左右心房的压差,压力受左右心房室顺应性的影响。婴儿的右心室顺应性差,右心房射血阻力大,右心房压高,从而分流少。随着肺血管阻力的下降,右心室顺应性增加,分流量也逐渐加大。右心容量超负荷导致右心房、右心室肥厚性扩张,三尖瓣和肺动脉瓣关闭不全。右心压力增高,循环容量增加,引起腹腔脏器淤血。肺血管床扩张,扩张的肺动脉则会压迫支气管。有些患者由于肺血管床循环超负荷,内膜增生,在儿童期肺血管阻力就明显升高,严重肺动脉高压时分流自右向左,导致发绀和艾森门格综合征(Eisenmenger syndrome,ES)。

先天性心脏病吸氧试验、药物试验(急性肺血管扩张试验):急性肺血管药物扩张试验的目的是对肺血管病变是否可逆进行判断。具体方法为:心导管检查过程中,通过吸氧或药物扩张肺血管,之后检测肺动脉压力和肺血管阻力的变化,若平均肺动脉压或肺血管阻力指数较基础值降低超过20%,且不伴有心指数降低者为肺血管扩张试验阳性,即可能有手术指征。

案例三　房间隔缺损

【病历摘要】

患者男,38岁,体重60kg。因"房间隔缺损,肺动脉高压(重度)"入院。超声心动图检查提示:先天性心脏病-房间隔缺损(继发孔下腔型),肺动脉高压(重度,经三尖瓣法估测肺动脉收缩压为90mmHg),心房水平为左向右分流为主的双向分流,三尖瓣反流(轻度)。遂行心导管检查、吸氧、药物试验(PGI$_2$),并行左心室及肺动脉造影,结果显示肺血管扩张试验阳性,拟行房间隔缺损外科手术治疗。查体:神清,一般情况尚可。血压130/70mmHg,心率92次/min,呼吸16次/min,SpO$_2$98%。心电图示:窦性心动过速,右心室肥厚,ST-T改变。血常规及肝肾功能、血气分析结果均在正常范围。

【问题1】对于房间隔缺损(慢性左向右分流)的患者,外周血管阻力(systemic vascular resistance,SVR)和肺血管阻力(pulmonary vascular resistance,PVR)之间的平衡决定了分流量和分流的方向。临床麻醉过程中需要注意的问题是什么?

【临床思路】

1. 由于麻醉管理或疼痛引起的 SVR 的剧烈改变可以导致分流量的改变甚至反转,导致心力衰竭或发绀,这取决于患者在从大的左向右分流到右向左分流的生理过程中的哪个阶段。总的麻醉目标应该是保持患者血流动力学的平稳,避免突然改变。

2. 高浓度的氧气可以降低 PVR 并且加剧左向右分流的量。另外,低氧血症也应该避免,因为这可能导致右向左分流并出现发绀。当管理这类患者的氧供时需要找到良好的平衡点。

3. 空气栓塞。对于房间隔缺损的患者,应小心避免出现空气栓塞。即使主要是左向右分流也可以变成双向分流,把患者置于全身气体栓塞的风险当中。

4. 吸入麻醉药。左向右分流原则上不会影响吸入麻醉药的摄取。右向左分流会延长吸入诱导,但这很少具有临床意义。

5. 外科风险。肺动脉高压(pulmonary hypertension)患者的手术为高危。相关资料总结指出,手术死亡率为 4%~24%,取决于疾病的严重程度和外科手术的种类。应该明确告知患者围术期风险,特别是择期手术。合并艾森门格综合征的患者应被认为是高危,需给予这类患者最大的关注,并极其慎重地选择治疗方案。

6. 血流动力学恶化。血流动力学的急剧恶化是有可能,由于右心衰竭会减少肺血流,导致低氧,随后增加 PVR,升高的 PVR 最终会加重右心负荷。这会引发一个灾难性的血流动力学事件链,右心每搏输出量减少会降低心排出量,并且左心室和右心室的冠状动脉血流会减少。已经衰竭的右心可能难以承受上述打击,导致心脏骤停。这个"死亡漩涡"一直潜在于肺动脉高压患者中,麻醉医师应该意识到该风险,并采取相应的预防措施。

麻醉诱导

4301

经食管超声探头的放置

该患者进入手术室后行心电监护及有创桡动脉压监测,显示为窦性心律,心率 89 次/min,血压 135/72mmHg,SpO₂ 98%。选择气管插管全身麻醉,麻醉诱导采用咪达唑仑 + 依托咪酯 + 舒芬太尼 + 罗库溴铵,麻醉诱导插管顺利,放置中心静脉导管及肺动脉漂浮导管,显示肺动脉压力为 94/51mmHg,随后经食管置入超声探头并常规行术前经食管超声心动图检查。

【问题 2】合并肺动脉高压的患者基本血流动力学的控制目标是什么?

【临床思路】

肺动脉高压的麻醉及血流动力学目标为:

1. 避免 PVR 升高。避免缺氧、酸中毒、高碳酸血症和疼痛。持续供给充足的氧气,考虑吸入一氧化氮来快速降低 PVR。

2. 维持 SVR。因为 PVR 固定,降低 SVR 会显著降低心排出量。

3. 避免心肌抑制,并且维持心肌收缩力。

4. 尽可能用低压机械通气。

知识点

肺动脉高压

肺动脉高压的定义:静息时平均肺动脉压力大于 25mmHg 或运动时大于 30mmHg。

世界卫生组织将肺动脉高压的病因分为 Ⅰ 类或 Ⅱ 类。Ⅰ 类是原发性肺动脉高压,包括先天性分流;Ⅱ 类是继发性肺动脉高压,包括瓣膜病变、容量过剩和左心室功能障碍等。

国内诊断标准:肺动脉收缩压 >35mmHg,舒张压 >20mmHg,平均肺动脉压(MPAP)>20mmHg。MPAP 21~30mmHg 为轻度肺动脉高压,31~50mmHg 为中度肺动脉高压,>50mmHg 为重度肺动脉高压。

知识点

艾森门格综合征

艾森门格综合征是由各种心脏与大血管先天性异常交通导致肺动脉压增高至主动脉压力水平,伴肺血管阻力显著增高(>10wood 单位),出现反向或双向分流的一组病理现象,最终引起右心衰竭和死亡。艾森门格综合征的定义并没有明确肺动脉压力数值,与重度肺动脉高压的区别也未能予以明确界限,因此需要借助心导管、血气分析及临床表现进行综合判断。

体外循环撤除经过

该患者进行了房间隔缺损修补术,心内操作结束,排尽心室腔内和主动脉根部残留的空气,开放主动脉,心脏重新获得氧合血灌注,恢复心率,30~40 次/min,继续复温,并持续泵入米力农、硝酸甘油、肾上腺素,20min 后,心率逐渐恢复至窦性,80 次/min,给予降低体外循环流量并进行食管超声检查心内是否有残余气体及房缺补片有无残余分流,此时外周有创血压 105/62mmHg,肺动脉压力为 62/48mmHg。15min 后顺利撤除体外循环并静脉注射鱼精蛋白,2min 后出现外周血压下降,肺动脉压升高。

【问题 3】该患者可能出现了什么问题?

【临床思路】

该患者最大可能是出现了鱼精蛋白过敏反应,需要即刻进行处理,否则会导致肺动脉压进一步升高,甚至出现肺动脉高压危象,右心衰竭直至心搏骤停。

知识点

鱼精蛋白反应

鱼精蛋白是异体蛋白,过快输注可引起血管扩张(体循环)、血管收缩(肺循环),并可能对心脏有直接抑制作用。鱼精蛋白反应(protamine reaction)的类型包括低血压反应型、过敏样反应型及灾难性肺血管收缩型,但不同类型在临床上常交叉出现。

预防及处理原则:

1. 预防为主(分次缓慢注射,预防性给予钙剂、激素及抗组胺药等)。曾接受中性鱼精蛋白的患者,需要高度警惕鱼精蛋白反应的发生。

2. 严密监测血压、心率、心脏充盈情况及气道压力。

3. 轻微反应使用钙剂和/或升压药可缓解。

4. 严重血压下降、心率增快并气道压增高时,立即应用抗过敏药,保证通气,并按过敏反应处理。血压、心率下降可予肾上腺素、多巴胺;必要时应用硝酸甘油、前列环素、前列腺素 E_1、一氧化氮等处理肺血管收缩;心搏骤停时及时按压或除颤。

5. 若处理后无明显改善,应再次肝素化紧急建立体外循环。

【问题 4】肺动脉高压患者体外循环后如何给予鱼精蛋白?

【临床思路】

肺动脉高压患者,在体外循环后鱼精蛋白中和期间较易出现鱼精蛋白反应,常常表现为肺循环压力骤升,右心负荷加重,进而造成体循环压力下降。如处理不当严重者可造成心搏骤停。对于合并肺动脉高压的患者(尤其是重度肺动脉高压),临床麻醉实施过程中应高度警惕鱼精蛋白反应的可能,并通过控制给药速度(缓慢注射鱼精蛋白)来有效地减少鱼精蛋白反应的发生。也有建议预先给予抗组胺药物或从左心系统给鱼精蛋白。

【问题 5】如何治疗肺动脉高压状态下的右心衰竭?

【临床思路】

急性右心衰竭的治疗需要着力减少 PVR。运用 β 受体激动药例如多巴酚丁胺和/或磷酸二酯酶抑制剂

(如米力农),因为这些药能够提供正性肌力支持并适度降低 PVR 和 SVR。在全身低血压状态时考虑使用升压药(如去甲肾上腺素)以增加冠状动脉灌注压。在严重的情况下,主动脉内球囊反搏也可用于增加冠状动脉灌注压,从而支持右心室。

第四节　冠心病手术的麻醉

冠状动脉粥样硬化性心脏病是冠状动脉血管发生动脉粥样硬化病变而引起血管腔狭窄或阻塞,造成心肌缺血、缺氧或坏死而导致的心脏病,常常被称为"冠心病"。但是冠心病的范围可能更广泛,还包括炎症、栓塞等导致管腔狭窄或闭塞。世界卫生组织将冠心病分为 5 大类:无症状心肌缺血(隐匿型冠心病)、心绞痛、心肌梗死、缺血性心力衰竭(缺血性心脏病)和猝死 5 种临床类型。临床中常常分为稳定型冠心病和急性冠脉综合征。病变好发于左主干、前降支、对角支、回旋支、右冠状动脉,并累及远端动脉。合并三支病变或左主干病变者可致猝死。

案例四　非体外循环下冠状动脉旁路移植术

【病历摘要】

患者女,69 岁。一年前出现劳累后胸闷、胸痛并放射至左肩,含服硝酸甘油可缓解,近期症状加重,入院冠状动脉造影提示:冠状动脉三支病变,前降支近段狭窄 90%,左回旋支中段狭窄 85%,右冠状动脉全程弥漫狭窄。心脏超声提示:左心室室壁运动减弱,左心室舒张功能减退,瓣膜未见异常,射血分数(EF)49%。心电图显示:窦性心律、偶发室性期前收缩。近期运动能力减弱,爬两层楼梯即出现心绞痛症状。既往高血压病史 10 年,长期口服酒石酸美托洛尔片和 ACEI 类药物控制血压。入院诊断:冠状动脉粥样硬化性心脏病,三支病变,拟行冠状动脉旁路移植手术。

【问题 1】作为一名负责该患者麻醉的住院医师,术前访视及围术期风险评估重点是什么?

【临床思路】

1. 了解病史。熟悉患者冠状动脉确切的病变部位及阻塞程度,评估患者的心功能状态及合并的瓣膜疾病,了解最近发生的心肌梗死情况及心绞痛类型。该患者为严重的三支病变 + 右冠状动脉阻塞,伴有左心室运动异常,运动耐量差,右冠状动脉阻塞易出现心律失常甚至心搏骤停,术前要充分重视,向患者及家属交代病情并取得理解。患者有高血压病史,并长期服用 β 受体阻滞药及 ACEI 控制血压,应交代相关药物停药时间,并且开具术前医嘱。

2. 了解外科手术术式及术中可能存在的情况。

3. 了解麻醉相关的危险因素。年龄大于 75 岁的女性;肥胖患者;不稳定型心绞痛;充血性心力衰竭;有室壁瘤;左主干狭窄 >90%;经皮冠状动脉腔内血管成形术失败;急诊手术等。

知识点

心血管治疗药物术前停药时间

1. 硝酸酯类药　术前不宜停用。

2. 利尿药　最好在术前 2d 停用利尿药,或至少对利尿药的用量作适当调整。

3. β 受体阻滞药　术前不宜停用。

4. 钙通道阻滞药　术前不宜停用钙通道阻滞药。

5. 洋地黄制剂　术前 36h 应停用。

6. 抗凝药及抗血小板药物　阿司匹林、华法林、肝素、低分子肝素、血小板 ADP 受体阻滞药等,在术前停用;长期使用华法林抗凝的冠心病患者应在术前 3~7d 停用,代之以低分子肝素或普通肝素抗凝,低分子肝素应在术前 18~24h 停用;阿司匹林术前 7d 停药,血小板 ADP 受体阻滞药应在冠状动脉搭桥前 5~7d 停用。

7. ACEI 类药物　术前 24h 停药。

【问题2】作为此患者的麻醉医师,需要进行哪些术前准备?

【临床思路】

1. 麻醉前用药,小剂量咪达唑仑镇静,必要时用吗啡镇痛,使心率 <70 次 /min,血压较病房下降 5%~10%,无胸痛、胸闷等症状。

2. 使用血管活性药物。根据心率、血压变化及心绞痛症状适量使用硝酸甘油、肾上腺素、去氧肾上腺素、β 受体阻滞药等药物。

3. 根据要求准备全身麻醉所需的常规麻醉机和工具。

4. 准备动静脉穿刺包、漂浮导管及心排血量测定所需套件及设备,必要时可提前放置主动脉内球囊反搏(IABP)鞘管。

知识点

漂浮导管置入适应证

1. 射血分数(EF)<40%。

2. 近期发生心肌梗死或不稳定型心绞痛。

3. 左心室室壁运动异常。

4. 左心室舒张末压(LVEDP)>18mmHg(2.4kPa)。

5. 合并有室间隔穿孔、左心室室壁瘤、二尖瓣反流或充血性心力衰竭。

6. 急症手术。

7. 同时进行复杂的其他手术。

8. 再次手术。

知识点

非体外循环下冠状动脉旁路移植术(OPCABG)术中 IABP 置入适应证

1. 应用大剂量正性肌力药物[多巴胺用量 ≥ 10μg/(kg·min)]+持续性低血压(收缩压 <90mmHg),心指数(CI)<2.0L/(min·m^2),尿量 <30ml/h,左心房压 >20mmHg。

2. 因心脏缺血而诱发的顽固性心律失常,药物治疗无效,影响循环稳定。

3. 术中搬动心脏导致循环不稳定,药物治疗无效。

4. 术前满足下列中的 2 项或以上:①EF ≤ 40%;②左主干病变;③不稳定型心绞痛;④再次冠状动脉搭桥手术。

【问题3】作为此手术的麻醉医师,将选择何种麻醉诱导药物及如何进行术中管理?

【临床思路】

1. 冠心病患者的麻醉诱导及术中管理原则:维持足够的动脉灌注压,同时避免心率增快,以增加氧供并降低氧耗,既要维持足够的麻醉深度,又要避免心肌抑制。

2. 该患者 LVEF 49%,心功能欠佳,麻醉诱导选择对心功能抑制作用较小的麻醉药物,插管时可辅助表面麻醉并使用刺激性较小的插管方式(如纤支镜插管)。

3. 必要时使用血管活性药物控制血压。围术期避免低血压并维持血压稳定至关重要,首选硝酸甘油、肾上腺素维持并适量使用去氧肾上腺素间断注射升压。必要时使用米力农、艾司洛尔、毛花苷 C 等强心、控制心率、调节心律药物进行相应处理。尽量使 MAP/HR>1~1.2。

4. 高血压患者诱导时易发生低血压,加快输液,必要时使用去氧肾上腺素提高血压。

5. 术中进行切皮及开胸骨等刺激较大的操作时,及时加深麻醉。

6. 术前术中注意内环境稳定,复查血气,维持 $P_{ET}CO_2$ 在 34~36mmHg,调节钾、镁、钙在正常范围。

7. 定时复查 ACT,并及时追加肝素,使 ACT 尽量维持在 300~350s。

8. 搬动心脏进行冠状动脉吻合时,需要改变体位以降低对血流动力学的影响。

知识点

吻合血管时需采取的体位变化

1. 前降支 轻度头低位。
2. 后降支 30°头低位。
3. 回旋支 30°头低左侧位。

知识点

手术过程中应用正性肌力药的指征

1. PCWP>16mmHg。
2. MAP<70mmHg 或收缩压 <90mmHg。
3. CI<2.2L/(min·m^2)。
4. SvO_2<65%。

【问题 4】室壁瘤是冠心病患者急性心肌梗死后严重的并发症之一,作为一名麻醉科医师,应该注意哪些问题?

【临床思路】

1. 了解患者的心功能状态、瓣膜病变及室壁瘤情况,对于合并肺脏、肝脏、肾脏等疾病的予以充分评估。

2. 积极治疗原有的冠心病及合并的疾病,维持内环境稳定,必要时继续使用抗凝药物、β 受体阻滞药、钙通道药物至术晨,以减慢心率、降低心肌收缩力、扩张血管。

3. 术前麻醉药应达到适度镇静,有利于心肌的氧供需平衡,以平稳过渡到麻醉状态。

4. 术前如有心力衰竭等情况,必要时使用 IABP 及硝酸甘油、肾上腺素等血管活性药物维持循环,努力改善全身情况,为麻醉手术安全进行创造必要的条件。

5. 术中放置 Swan-Ganz 肺动脉漂浮导管以监测 CCO、PAWP 等参数,更有效地指导麻醉用药以调控循环功能,维持氧供平衡。

6. 诱导采用小剂量咪达唑仑和依托咪酯,并缓慢注射舒芬太尼以减少血压、心率降低的程度。

7. 气管插管后必要时配合使用小剂量、短时效的血管活性药物如艾司洛尔、硝酸甘油、去氧肾上腺素等,减轻围插管期心血管系统反应剧烈波动。

8. 如需在体外循环下行左心室重建的患者,则在体外循环开始前,限制性补液,补液量控制在 500~1 000ml,心脏复跳后早期应用小剂量肾上腺素、米力农等强心药物,同时泵注硝酸甘油,适当扩张血管及降压,增加心排血量。停机前应根据失血量及心脏的收缩充盈情况适量补充血容量;停机后合理选用血管活性药物,及时有效地控制和维持血流动力学的稳定。低血压时,优先选用去氧肾上腺素升压;若效果不理想而难以脱机或预计术后低心排和心功能恢复困难的患者,应尽早安放 IABP 进行辅助循环。

9. 术中维持内环境稳定,并及时进行相应并发症如高血糖、低血钾的处理,术后常规放置临时起搏器备用。

第五节 主动脉夹层手术的麻醉

主动脉夹层(aortic dissection)是指主动脉壁内膜和部分中层撕裂形成内膜裂口,主动脉腔内血液经此内膜撕裂口进入中层,受到强力血流冲击,内膜逐步剥离、扩展,形成不同程度和范围的中层剥离,在动脉内形成真、假两腔。临床一般以 Stanford 分型为主。A 型:是指所有累及升主动脉的主动脉夹层,临床上 A 型更多见,占 70%~75%,且病程凶险。B 型:指累及左锁骨下动脉发出部位以远的降主动脉主动脉夹层,占

25%~30%。急性 Standford A 型主动脉夹层不经有效治疗,48h 内死亡率可高达 60% 以上。术前死亡原因主要是主动脉近端破裂或发生心脏压塞。因此一经确诊应尽快完善术前准备,尽早手术治疗。

病理生理:夹层假腔可侵犯主动脉全程,真腔受假腔压迫使得受压近端的血压增高,急剧的升高可导致急性左心衰竭。当假腔远端内膜发生破裂时,血液通过远端破口再度回到真腔,使假腔压力增高得以解除,真腔受压也减轻,形成真、假双腔供血。夹层剥离的过程中可侵犯冠状动脉、头臂血管、肋间动脉、腹腔血管、肾动脉等而引起心肌、脑、脊髓、腹腔内脏和肾脏缺血,导致相应的病理生理变化。此外,主动脉夹层常伴有许多功能紊乱,以糖尿病、慢性肺部疾病、高血压、肾功能障碍和缺血性心脏病等最为常见,应系统评估患者各个系统功能及对麻醉和手术的影响,拟定围术期器官保护策略。

案例五 急性 Standford A 型主动脉夹层手术的麻醉

【病历摘要】

患者男,48 岁,84kg。因"突发胸背痛 1d 余"入院。患者 1d 前无明显诱因出现胸背痛,为烧灼样,程度剧烈,持续不缓解。既往史:高血压病史 10 余年,未规律治疗。胸部 CT 检查提示:主动脉夹层 Stanford A 型,可疑右冠状动脉开口受累;肠系膜上动脉局限性夹层;双侧少量胸腔积液;双肾动脉开口受累。经胸超声心动图提示存在重度主动脉瓣反流。确定诊断:急性 Standford A 型主动脉夹层。查体:神智清楚,四肢肌力、皮温正常。术前无创血压 135/50mmHg、心率 83 次/min。经面罩吸氧 5L/min,血氧饱和度 91%,动脉血气分析:PaO_2 56mmHg。术前血常规:白细胞 $10.59×10^9/L$;D-二聚体 >20 000;CREA 130μmol/ml,CK-MB 50U/L。经相关科室会诊讨论,急诊拟行"体外循环下(备深低温停循环)Bentall 手术 + 主动脉弓置换 + 降主动脉支架置入术"。

【问题 1】针对该患者,麻醉医师在有限的术前访视中应重点关注哪些方面?

【临床思路】

1. 呼吸功能 发病 3d,处于急性期,全身炎症反应处于高峰阶段,尤其需要注意的是患者面罩吸氧状态下 SpO_2 只有 91%,提示存在较严重的低氧血症。

2. 夹层范围及累及器官 累及主动脉全程,右冠状动脉开口、肠系膜上动脉、双肾动脉、脾脏均被累及。

3. 心功能 存在重度主动脉瓣反流,右冠状动脉开口受累,术中应警惕出现心肌缺血的危险。

4. 循环控制状况 术前血压、心率未达到理想状态(血压 <120mmHg,心率 <80 次/min),仍需加强控制。

5. 气道评估 患者体重较大,可能存在困难气道,应做好气道评估。并根据胸部 CT 评估气道是否存在被膨大的主动脉瘤压迫导致萎陷或移位。

6. 风险告知 术前充分向家属交代围术期随时可能出现夹层破裂的风险,并且一旦破裂,复苏成功的可能性极小。

知识点

Standford A 型主动脉夹层术前准备要点

1. 镇静和镇痛 术前肌内注射吗啡 5~10mg;急诊手术/危重患者入手术室建立粗大的外周静脉通道(14~16G 静脉留置针)后静脉注射咪达唑仑 1~2mg 镇静;或静脉注射舒芬太尼 5~10μg 镇痛。

2. 控制血压和心率 控制收缩压在 100~120mmHg,心率 60~80 次/min,慎防血压升高导致夹层破裂。目前主张应用硝普钠和艾司洛尔联合降压和控制心率。

3. 麻醉前特殊药品准备 血液制品、抗感染反应药(地塞米松、甲泼尼龙、乌司他丁)、止血药或抗纤溶药(血凝酶、维生素 K_1、氨甲苯酸、氨甲环酸、凝血酶原复合物、纤维蛋白原、重组 Ⅶ 因子)、其他(呋塞米、甘露醇)等。

4. 围术期特殊监测项目及器材 推荐常规使用 TEE、脑氧饱和度($rScO_2$)监测,术中出现凝血紊乱可使用血栓弹力图监测。术前存在射血分数低下、心力衰竭、严重肾功能不全或预期术后脱机困难者可考虑放置肺动脉导管。常规准备血液回收机,条件允许可使用自体血液分离回输。

麻醉诱导过程

该患者进入手术室完善监测,有创动脉压 143/53mmHg,心率 86 次 /min,面罩吸氧 5L/min 下 SpO$_2$ 92%。麻醉诱导采用咪达唑仑、丙泊酚、舒芬太尼及罗库溴铵,在麻醉诱导过程中血压下降至 100/46mmHg,心率 70 次 /min,顺利完成气管插管。

【问题 2】根据以上信息,你认为此类患者进入手术室至麻醉诱导时需要采取哪些措施预防出现意外?
【临床思路】

1. 转运过程给予吸氧,连接 5 导联心电监测、无创血压和 SpO$_2$,加强监测;建立可靠的静脉通道,如外周上肢静脉通路(推荐 14G 静脉留置针)。尽可能减少患者的应激反应,手术室环境保持安静、适当室温,搬运过程尽可能平缓,建立有创监测前应给予充分的局部麻醉。

2. 准备好紧急气道、机械通气装置及循环支持药物,随时做好心肺复苏准备。

3. 术中需同时监测上、下肢动脉压,必要时行四肢动脉压监测。若左锁骨下动脉受累严重需同时行右桡动脉穿刺置管;若单侧下肢动脉缺血需同时行双下肢测压。

4. 麻醉诱导过程应该缓慢可控,避免高血压和低血压,维持较慢的心率。

5. 推荐大剂量阿片类麻醉性镇痛药的应用。酌减抗高血压药物用量。诱导后,优化机械通气参数,改善氧合。

6. 防治低血压。由于患者入院后禁饮禁食,麻醉诱导后交感张力降低,容易出现低血压,尤其是患者计划做自体血液分离回输时需先给予足够的容量负荷,必要时辅以升压药维持循环稳定。

体外循环前麻醉经过

该患者气管插管后,进行右颈内静脉穿刺置管,分别置入 7F 三腔中心静脉管和 8F 血管鞘。显示中心静脉压 11mmHg,血压 103/43mmHg。血气分析结果显示 PaO$_2$ 63mmHg,其余指标在正常范围。快速补充胶体 1 000ml 后启动自体血液分离。同时在手术开始前适当加深麻醉。

【问题 3】该患者体外循环前的麻醉要点是什么?
【临床思路】

1. 麻醉诱导后及时行血气分析,测定 ACT、Hct 等作为基础对照。循环管理目标与术前类似。

2. 手术开始时予糖皮质激素、抗纤溶药物及抑酸剂。

3. 如果有心包积血或心包积液,同时术前已经有心脏填塞的症状,外科医师打开心包前应注意控制血压,避免因解除心包积液压力,回心血量突然增加导致右心过度充盈和高血压。

知识点

TEE 在急性 Standford A 型主动脉夹层中的应用

术前 TEE 可用于判断主动脉瓣反流的程度和机制,判断是否需要进行瓣膜置换。仔细检查主动脉窦部及左右冠状动脉开口,结合对室壁运动和心室功能的评估,明确是否存在冠状动脉受累致心肌缺血(右冠状动脉开口最易受累),是否需要行冠状动脉原位移植或搭桥。发现有心包积液者,须评估其对心脏的压塞程度。TEE 区分真假腔,可明确主动脉插管是否在真腔内。围术期 TEE 还可准确有效地监测心脏功能、心室容量。

体外循环经过

肝素化后,经右腋动脉插管、右心房插管,置左心室引流管,开始体外循环。快速降温,阻断升主动脉远端,灌注心肌停跳液。切除病变主动脉瓣,缝合植入机械瓣带瓣管道,将左右冠状动脉开口吻合至带瓣管道。降温至鼻咽温 20℃,全身停循环,经右侧腋动脉选择性顺行脑灌注,使用四分叉人工血管进行头臂血管的吻合,排气,恢复全身循环。复温,四分叉人工血管近端与带瓣管道远端端端吻合,排气,开放主动脉恢复心脏循环。

【问题 4】体外循环期间需要注意哪些方面？

【临床思路】

1. 再次给予糖皮质激素、抗纤溶药物。定时监测并保持 ACT>480s。

2. 体外循环开始后在不影响手术操作的前提下可继续维持适当的机械通气

3. 主动脉阻断后通常可停止机械通气，建议间断膨肺或 5~10cmH$_2$O 静态膨肺。

4. 体外循环开始后可暂停血管活性药物泵入，但静脉麻醉药物需维持。

5. 深低温停循环时可适当减少或停用麻醉药物，避免麻醉药物过度蓄积；恢复循环和复温前，应适当增加麻醉药物加深麻醉。

6. 体外循环后开始头部敷冰，直至停循环结束鼻咽温恢复至 30℃左右，以防止头部受周围环境影响被动升温。

7. 复温应缓慢，以减少中心与外周温差（<10℃），避免颅脑温度过高（鼻咽温 >37.5℃），并进一步监测和纠正内环境平衡失调。

8. 开放主动脉后，充分吸痰膨肺后尽早恢复机械通气。心脏复跳后可依据心脏功能状态适当给予血管活性药物支持。待呼吸和循环状态稳定、鼻咽温达 37℃、直肠温度大于 36℃、血红蛋白 >100g/L 时，考虑减流量停机。

【问题 5】若该患者停循环期间出现左侧 rScO$_2$ 偏低应如何处理？

【临床思路】

停循环后若患者单侧（左侧）rScO$_2$ 明显降低（低于基础值 20% 或绝对值低于 50%），首先调整脑灌注流量和压力、氧气浓度，5min 后脑氧仍不能改善者，迅速行左颈总动脉插管，采用单泵双管技术行双侧顺行脑灌注，灌注流量控制在 <10ml/（m^2·min）（500ml/min 左右），左侧桡动脉压在 15~30mmHg。在吻合左颈总动脉期间，左侧 rScO$_2$ 可能再度下降，应提醒外科医师尽量缩短阻断时间（<5min），开放左颈总动脉后一般脑氧可迅速回升。

脑氧饱和度监测

知识点

深低温停循环和选择性脑灌注

在累及主动脉弓的复杂动脉瘤手术中，由于主动脉弓远端无法阻断，全身供血需中断。由于脑组织极易遭受缺血损伤，而深低温可降低脑代谢和氧需，增加耐受停循环的时间，因此必须采用深低温停循环（DHCA）进行脑保护。脑组织温度每下降 1℃，脑的氧代谢率可降低 6%~7%。脑组织温度在 20℃时，可完全抑制神经元的电活动，使脑电图达等电位线。深低温也会给机体带来很多不良影响，应尽可能缩短深低温停循环的时间。

在 DHCA 期间，选择性地向脑部灌注冷的氧合血液，可延长最大安全时限至 90min。选择性顺行脑灌注首选右腋动脉插管。停循环切开瘤体前阻断无名动脉，通过灌注管以 10ml/（min·kg）的流量向脑部供血，同时维持灌注压在 40~60mmHg。选择性脑逆行灌注是通过上腔静脉逆行灌注脑组织（维持灌注压在 15~25mmHg）向脑部供氧。目前的观点认为选择性脑顺行灌注优于逆行灌注。

心脏复跳经过

该患者开放主动脉后，心电图显示心室颤动心律，待复温至中心温度为 28℃，胸内电除颤后恢复心跳。使用原主动脉壁包裹人工血管形成外通道，分流至右心房止血。经颈内静脉泵注肾上腺素 0.05μg/（kg·min），心律逐渐转为窦性，70~80 次 /min。在减低体外循环流量时，心电图显示 Ⅱ、Ⅲ aVF 导联 ST 段压低，血压 80/45mmHg，心率减慢至 50 次 /min 左右，TEE 显示右心室膨胀，收缩乏力，左心室收缩尚可，CVP 逐渐升高至 15mmHg。体外循环恢复流量，引空心脏，继续并行循环。

【问题 6】该患者出现右心室收缩乏力最可能是什么原因导致？该如何处理？

【临床思路】

该患者术前 CT 显示右冠状动脉开口受累，CK-MB 升高，提示右冠状动脉血运已经受阻；术中游离并吻合右冠状动脉开口时容易引起附近血肿,更进一步影响右冠状动脉的血运;复跳后心电图及 TEE 提示右心衰竭,以上依据均提示最可能是因为出现右冠状动脉缺血,导致右心衰竭,应行右冠状动脉搭桥恢复血运。

体外循环后麻醉处理

该患者在行右冠状动脉搭桥后顺利脱离体外循环。泵注肾上腺素 0.05μg/(kg·min),硝酸甘油 0.5μg/(kg·min),血压 113/60mmHg,心率 80 次/min,CVP 11mmHg。缓慢输注鱼精蛋白,输血小板 2U,纤维蛋白原 2 000mg,凝血酶原复合物 400U。复查血气正常,关胸过程顺利。

【问题 7】体外循环后麻醉处理的要点有哪些?

【临床思路】

1. 脱离体外循环后需要维持合适的体循环灌注压,保证器官组织灌注,关注血乳酸水平变化。

2. 实施严格的保温措施,维持中心温度不低于 36℃。

3. 做好血液回收和回输,调整凝血功能。由于深低温停循环可严重损害凝血功能,术后一般需要输注血小板、新鲜冰冻血浆及冷沉淀,也可使用人纤维蛋白原、凝血酶原复合物、凝血因子Ⅷ等人血制品代替血浆和冷沉淀。对顽固性非外科出血可给予Ⅶ因子。

推荐阅读文献

［1］ SALAMEH A, GREIMANN W, VOLLROTH M, et al. Lung protection in cardio-pulmonary bypass. J Physiol Pharmacol, 2017, 68 (1): 99-116.

［2］ BAUMGARTNER H, HUNG J, BERMEJO J, et al. Recommendations on the echocardiographic assessment of aortic valve stenosis: a focused update from the European Association of Cardiovascular Imaging and the American Society of Echocardiography. Eur Heart J Cardiovasc Imaging, 2016, 18 (3): 254-275.

［3］ KAMPAKTSIS P N, KOKKINIDIS D G, WONG S C, et al. The role and clinical implications of diastolic dysfunction in aortic stenosis. Heart, 2017, 103 (19): 1481-1487.

［4］ PIBAROT P, DUMESNIL J G. Low-flow, low-gradient aortic stenosis with normal and depressed left ventricular ejection fraction. J Am Coll Cardiol, 2012, 60 (19): 1845-1853.

［5］ BLAISE G, LANGLEBEN D, HUBERT B. Pulmonary arterial hypertension: Pathophysiology and anesthetic approach. Anesthesiology, 2003, 99: 1415-1432.

［6］ WEITZEL N. Pulmonary hypertension//CHU L, FULLER A. Manual of clinical anesthesiology. Philadelphia, PA: Lippincott Williams & Wilkins, 2012: 447-452.

［7］ WARNES C A, WILLIAMS R G, BASHORE T M, et al. ACC/AHA 2008 guidelines for the management of adults with congenital heart disease: executive summary: a report of the American College of Cardiology/American Heart Association Task Force on Practice Guidelines. Circulation, 2008, 118 (23): 2395-2451.

［8］ 李京幸,顾承雄,韦华,等. 心功能不全冠心病患者非体外循环冠状动脉旁路移植术的疗效分析. 中国胸心血管外科临床杂志, 2011, 18 (2): 157-159.

［9］ SUNDT T M, GERSH B J, SMITH H C. Indications for coronary revascularization//COHN L H, EDMUNDS L H Jr. Cardiac surgery in the adult. 2nd ed. New York: McGraw-Hill, 2003: 541-559.

［10］ KOUCHOUKOS N T, BLACKSTONE E H, HANLEY F L, et al. Ischemic heart disease//KOUCHOUKOS NT, BLACKSTONE EH, HANLEY FL, et al. Kirklin/Barratt-boys cardiac surgery. 4th ed. Philadelphia: ELSEVIER, 2013: 353-483.

［11］ NIENABER C A, EAGLE K A. Aortic dissection: new frontiers in diagnosis and management: Part I: from etiology to diagnostic strategies. Circulation, 2003, 108 (5): 628-635.

［12］ RAIMUND E, VICTOR A, CATHERINE B, et al. 2014 ESC Guidelines on the diagnosis and treatment of aortic diseases. Eur Heart J, 2014, 35 (41): 2873-2926.

［13］ 中国心胸血管麻醉学会心血管麻醉分会. Standford A 型主动脉夹层外科手术麻醉中国专家临床路径管理共识 (2017). 麻醉安全与质控, 2018, 2 (1): 1-6.

［14］ FAYAD A, SHILLCUTT S K. Perioperative transesophageal echocardiography for non-cardiac surgery. Can J Anaesth, 2018, 65 (4): 381-398.

（王 晟）

第四十四章 小儿麻醉

Pediatric Anesthesia

儿童年龄跨度从新生儿到14周岁,从解剖、生理、药理及心理等方面都有其特点,不是成年人的缩影。要做好小儿麻醉,必须全面掌握小儿解剖和病理特点,小儿麻醉的基本技术和方法,小儿围术期的各种风险及其预防和处理。不仅要保证患儿的术中安全,而且要创造舒适的麻醉环境,减少麻醉和手术带给他们的心理影响。

第一节 小儿生理药理特点

一、解剖生理特点

(一)呼吸系统

头大口小,咽部垂直,颈短且颈部肌肉发育不完善,鼻腔较狭窄,是6个月内小儿的主要呼吸通道,一旦充血水肿,极易导致呼吸困难。喉头位置较高,声门位于颈3~4平面,且较向头侧及向前。会厌长而硬呈"U"形,且向前移位。喉腔狭小呈漏斗形,最狭窄的部位在环状软骨水平,即声门下区,此区开口处呈横径更窄的微椭圆形,这意味尺寸正合适的不带套囊的气管导管,即使泄漏压合适,也会对环状软骨环处的横向黏膜产生较大的压迫,因此,目前小儿麻醉中更倾向于使用带套囊的气管导管。

婴幼儿气管短,仅长4.0~4.3cm,直径小,新生儿气管直径为3.5~4.0mm,环状软骨处的黏膜如水肿1mm,气管直径即减少50%,气道阻力将增加16倍。婴儿气管支气管分叉高,在第2胸椎平面,气管支气管分叉处所成角度在小婴儿两侧基本相同,如气管导管插入较深,理论上导管进入左侧支气管的机会与右侧相等,但临床实际操作过程中发现气管导管还是更容易进入右侧。婴儿支气管的平滑肌较儿童少,小婴儿哮喘时,用支气管扩张药治疗常无效。新生儿及婴儿肋间肌及膈肌中Ⅰ型肌纤维少,直到2岁才接近成人水平,导致膈肌容易疲劳。可能这也是小婴儿在喉痉挛发生时表现为呼吸停止的原因。

小儿肺组织发育尚未完善,新生儿肺泡数只相当于成人的8%,单位体重的肺泡表面积为成人的1/3,但其代谢率约为成人的2倍,因此新生儿呼吸储备功能差。新生儿潮气量小,仅20ml,为6~7ml/kg,无效腔量按体重计算,新生儿与成人相同,均为2.2ml/kg,但新生儿呼吸道容量小,故麻醉时机械无效腔要小。婴儿呼吸频率较快,人工呼吸时所用的压力比成人高。婴幼儿外周(远端)呼吸道阻力占总阻力的百分比较多,且阻力分布不均,呼吸道阻力增加时,呼吸做功也增加。且小气道的肌性部分容易在全身麻醉后发生塌陷,正压通气时需要维持一定的呼气末正压,减少肺不张的发生。早产儿由于肺发育不成熟,肺表面活性物质产生或释放不足,可引起广泛的肺泡萎陷和肺顺应性降低。

婴儿胸式呼吸不明显,胸廓的扩张主要靠膈肌,如腹内压增加,可影响膈肌活动,也即影响呼吸,因此在腹腔镜手术过程中,常常气道压力增加明显。胸廓相对狭小呈桶状,肋骨呈水平位,肋间肌不发达,胸壁顺应性高,肺的支持少,难以维持胸内负压。因此,每次呼吸均有功能性呼吸道闭合。纵隔在胸腔内占据较大空间,周围组织柔软而疏松,胸腔内有大量积液、气胸和肺不张时,易引起纵隔内器官的移位。

(二)循环系统

新生儿由于卵圆孔和动脉导管未闭合,心室做功明显增加,尤以左心室更为明显,处于超负荷状态。新生儿的心肌结构,特别是与收缩性有关的心肌群发育差,心室顺应性较低,每搏输出量较小,心功能曲线左移。心脏对容量负荷敏感,对后负荷增高的耐受性差,在心室正常充盈的情况下,心排血量较少依赖 Frank-Starling 机制,而更多依赖心率(表 44-1)。在全身麻醉期间,由于麻醉药物的负性心率作用,麻醉期间心率常常比较固定,会导致心排血量降低,血压下降。因此,小儿手术中也应监测血压。小儿交感神经系统和压力感受器反射发育不完善,心血管系统中儿茶酚胺储备低,外源性儿茶酚胺的效果差。血管床对低血容量不能进行有效的血管收缩反应。新生儿和婴儿不能通过提高心率缓解血管内容量减少导致的低血压。副交感神经兴奋、麻醉药过量或组织缺氧时会导致心动过缓。围术期心率异常增快后逐渐减慢,如果不是导致心率增快的原因解除所致,预示心跳即将停止。小儿血容量绝对值很小,手术时稍有出血,血容量即明显降低。

表 44-1 不同年龄段小儿正常心率值　　　　　　　　单位:次/min

年龄	心率
早产儿	120~170
0~3 月龄	100~150
3~6 月龄	90~120
6 月龄~1 岁	80~120
1~3 岁	70~110
3~6 岁	65~110
6~12 岁	60~90

(三)神经系统

小儿 2 岁内,中枢神经系统结构和生理上经历了显著的变化。正常的颅内压在早产儿略低,足月产儿为 2~6mmHg,儿童及成人为 0~15mmHg。一旦囟门和颅骨缝闭合,儿童较成年人颅腔容积更小,颅内顺应性更低。小儿与成人相比,脑脊液容量更小、脑内容物占颅内容量比例更大,因此更易发生脑疝。低龄儿童特别是新生儿,由于血压的自我调节范围窄,对低血压的储备较差,发生脑缺血的风险增大,因此控制性降压技术在低龄儿童及新生儿应避免。孕 25 周,疼痛感受器已经发育,新生儿外周神经与脊髓后角有交通支,中枢神经系统髓鞘已发育完全,已有传导痛觉的神经末梢,能感知疼痛,故手术时要采取完善的麻醉镇痛措施。早产儿和新生儿,由于下行抑制系统发育不成熟,对伤害性刺激的敏感性更强。这表现为新生儿吸入麻醉药物的 MAC 值更高,并不意味着新生儿需要更高的呼吸末麻醉气体浓度才会意识消失。临床上当镇痛药物使用充分或使用了局部麻醉药物阻滞疼痛传导时,早产儿和新生儿维持意识消失的吸入麻醉药物呼吸末浓度不会高于成人。

(四)肝、肾、胃肠系统

新生儿与药物代谢有关的酶系统虽已存在,但药物的酶诱导作用不足。随着年龄的增长,肝血流增加,酶系统发育完全,肝脏代谢药物的能力迅速增加。新生儿对药物的结合能力差,对药物的降解反应减少,以致药物清除半衰期延长。早产儿肝糖原储备少,且处理大量蛋白负荷的能力差,故早产儿有低血糖和酸中毒倾向。新生儿比婴儿血浆中蛋白和其他药物结合的蛋白含量低,血浆中游离药物的浓度高。新生儿肾灌注压低且肾小球滤过和肾小管功能发育不全,按体表面积计,肾小球滤过率是成人的 30%,至 2 岁时肾功能达成人水平。新生儿吸收钠的能力低,若输液中不含钠盐,可产生低钠血症。肾对葡萄糖、无机磷、氨基酸及碳酸氢盐的吸收也少,且不能保留钾离子。新生儿吞咽与呼吸的协调能力在出生后 4~5 个月才发育完全,故新生儿胃食管反流的发生率高。

(五)体液平衡和代谢

小儿细胞外液占体重的 30%,新生儿占 40%~45%。小儿水转换率比成人大,婴儿转换率达 100ml/(kg·d),故婴儿容易脱水,且脱水 5d 细胞外液间隙即空虚。细胞外液与细胞内液比率出生后逐渐下降,2 岁时与成人相近。不同年龄体液的总量和分布见表 44-2。小儿基础代谢率高,氧耗量也高,为 6ml/(kg·min)。因此,小儿麻醉期间应常规吸氧。新生儿及婴儿机体糖及脂肪储备少,手术前禁食时间应适当缩短,术中应适当输注葡萄糖。细胞外液比例大,效应器官的反应迟钝,常需应用较大剂量的药物,易出现用药过量及毒性反应。

表 44-2　不同年龄机体组成的比较（占体重的百分比）　　　　　　　　　单位:%

体液分布	新生儿	1岁	2~14岁	成人
体液总量	80	70	65	55~65
细胞内液	35	40	40	40~45
细胞外液	45	30	25	15~20
间质液	40	25	20	10~15
血浆	5	5	5	5

（六）体温调节

新生儿皮下脂肪少，无寒战反应，只能通过褐色脂肪以化学方式产热，其体温调节机制发育不全，体表面积相对较大，容易散热，故体温易下降。人体体温调节可承受的外部环境低温值在成人是 0℃，在新生儿则是 22℃。体温下降时全身麻醉容易过深，引起呼吸循环抑制，同时麻醉苏醒延迟，术后肺部并发症增加，易并发硬肿症，故新生儿麻醉时应采取保温措施（如用保温毯、棉垫包绕四肢），维持手术室内温度超过 27℃。

二、药理特点

小儿对药物的反应与许多因素有关，包括身体组成（脂肪、肌肉、水含量）、蛋白结合、体温、心排血量的分布、心脏功能、血脑屏障、肝肾功能的成熟度及是否伴有先天性畸形。人体的组成随年龄增长而变化，人体总的水含量在早产儿明显高于足月儿，而足月儿也显著高于成人，脂肪和肌肉含量则随着年龄增长而增加（见表 44-2）。这些人体构成的改变使小儿临床药理呈现以下主要变化：①应用水溶性药物时，由于小儿分布容积较大，按体重给药需以较大剂量达到需要的血液药物浓度（如大多数抗生素和琥珀胆碱）。②应用依赖再分布至脂肪而终止其作用的药物时（如丙泊酚），小儿由于脂肪含量较少，临床作用时效较长。③同样，小儿肌肉含量少，应用再分布至肌肉的药物（如芬太尼），其作用时间也延长。临床上要注意小儿体重与身高的比例，有时需要根据小儿的身高通过公式推算其生理年龄，再用计算的生理年龄评估其体重是否在理想范围。根据这样计算的体重如果超重，脂肪含量则增加，血供丰富组织占比更少，则可能影响药物的分布和代谢。

肝脏对药物生物转化的活性从胎儿期至成人呈双曲线式的变化：肝脏的代谢和清除在胎儿期至出生后 1 个月为低值，至 1 岁达到成人水平，在青春期呈高峰，随后再缓慢下降至成人水平。大多数药物及其代谢产物经肾脏排泄。年长儿童往往肝肾功能发育成熟，蛋白、脂肪和肌肉的含量接近成人。总体而言，早产儿或足月新生儿药物消除延迟，2 岁至 10 余岁的小儿药物半衰期缩短；随着年龄接近成人，药物半衰期也逐渐延长至成人水平。

第二节　小儿麻醉特点

（一）术前评估

术前访视应了解患儿的一般健康情况、本次手术疾病、有无合并疾病、手术方式、既往史尤其是麻醉手术史、过敏史、家族史，以及必要的辅助检查。呼吸系统、心血管系统、神经功能及反应能力是患儿术前评估的重点，这些评估包括是否存在困难气道、贫血、低血容量、呼吸道感染和智力障碍等。心脏听诊时要确定有无杂音，如果杂音性质不定应请心脏专科医师会诊。患儿气道的评估包括是否有气道解剖畸形；根据日常呼吸状况和目前呼吸状况，确认是否存在或有潜在气道梗阻；是否为反流误吸高危人群；近期是否有上呼吸道感染；是否合并上呼吸道感染以外的呼吸道疾病。

上呼吸道感染为小儿常见疾病，发病期间，气道由于炎症激惹处于高反应性，围术期憋气、喉痉挛、支气管痉挛、低氧血症、肺不张及肺炎等事件发生率明显增加，且高反应性可能在上呼吸道感染后持续长达 6 周。并存上呼吸道感染的患儿是否推迟手术，目前尚无定论。应根据上呼吸道感染的严重程度和发生的频繁程度以及外科病情来综合决定。其评估流程和麻醉方法的选择见图 44-1。目前建议，上呼吸道感染累及支气管且分泌物较多（咳嗽且痰多）或体温在 38℃ 以上，或病情严重且持续恶化时，最好推迟手术；对经常性呼吸道感染的患儿,应避开其发热和肺炎时期,选择相对安全的时机实施手术。

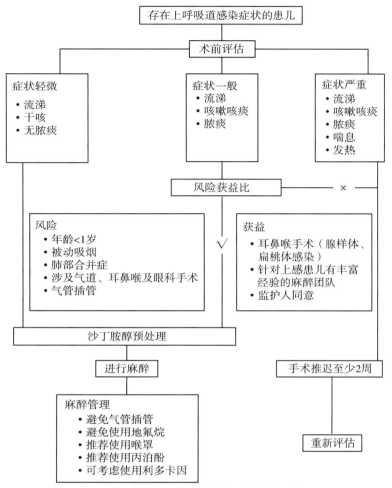

图 44-1　上呼吸道感染患儿麻醉评估与处理流程图

麻醉医师不仅评估小儿的病情状况,也要评估小儿和家庭的心理状况。麻醉医师可以详细地向父母解释所制订的麻醉方案、麻醉的大致流程,以及孩子的安全保障,并回答他们的疑问,这有助于减少家属和患儿的焦虑。对于病情复杂,麻醉手术风险很高的患儿,术前多科会诊有助于作出更好的围术期管理决策。

(二) 术前检查

小儿麻醉要求术前完善必要的实验室检查及影像学检查。对于择期手术的患儿不论年龄大小,常规行血常规、血生化、凝血功能、输血全套等检查。心电图和胸片是否需要列入常规检查项目有一定的争议。一般来说,有病史提示存在心肺问题的一定要做。当然,患有任何系统疾病时都应完善必要的专科检查;根据手术性质及预计失血量来决定术前是否需要备血。

(三) 术前禁食禁饮

小儿术前禁食禁饮时间很重要,禁食禁饮时间过长是目前普遍存在的问题。根据国际和国内专家指南与共识,建议术前禁食禁饮时间为:清饮料 2h;母乳 4h;配方奶和牛奶 6h;固体食物 8h。急诊患儿均以饱胃对待。麻醉医师在手术前访视患儿时必须给患儿的监护人认真交代禁食禁饮的必要性和时间。麻醉实施前必需再次与患儿手术前当晚的监护人确认其禁食禁饮时间。

(四) 术前用药

术前用药的必要性及选择何种术前用药,需根据患儿情况、选择的麻醉药物及方案决定。对于 6 个月以内的患儿,通常不需要术前用药,但对于害怕与父母分开的患儿,术前用药则是必要的。小儿与家长分离的方法常常有以下几种。①口服咪达唑仑:麻醉诱导前 10~20min 口服咪达唑仑糖浆(以咪达唑仑 0.25~0.50mg/kg 计),最大推荐剂量为 10mg。②右美托咪定滴鼻:是一种较好的术前镇静方法,使用剂量为 1~2μg/kg,但起效较慢。

③家长陪伴孩子入手术间：家长更换手术室参观衣后带孩子入手术室，待孩子在吸入麻醉或静脉麻醉(已经有静脉通道)入睡后再离开。

术前肌内注射氯胺酮的传统方法逐渐被取消。抗胆碱能药物一般在术前可以不用，但如果采用氯胺酮麻醉则必须提前给予，因为这种麻醉方式分泌物会大大增加。而一般麻醉不用的原因是，抗胆碱能药物一方面可增加心率，影响对麻醉镇痛是否充足和其他临床情况如体温升高、血容量减少等的观察；另一方面，抗胆碱能药物减少了分泌物，会导致患儿术后口干不适，特别是长效抗胆碱能药物更不可取。

(五)麻醉准备

麻醉诱导前准备包括设备和药物的准备，常规监测项目及抢救药物种类与成人相似。小儿常规准备麻醉机和监护仪，并设置适合当前手术小儿的报警限。此外，小儿尚需准备专用的血压袖带、呼吸回路、呼吸球囊面罩、口咽或鼻咽通气道、喉镜片、合适型号的气管导管及管芯或喉罩、处于工作状态的吸引器及吸痰管、体外加温设备与耗材、体温监测传感器等。必要时准备有创监测如中心静脉压监测和有创血压监测。麻醉药物和抢救药物根据患儿的年龄进行适当稀释并做好标记。在药物准备过程中，注意力一定要高度集中，先在注射器贴上药物标签，再取药核对，确认无误后抽取，抽取完毕再次核对。为了避免将药物再次注入稀释液中，最好先用注射器吸取需要的稀释液体量，再吸取药物。使用麻醉药物时，需要准确核对患儿信息、药物标签，对标记不清楚的药物弃之不用。

制定小儿麻醉方案既要遵循原则，同时又要个体化。一般而言，麻醉方案主要根据手术部位及范围、手术时间、累及器官系统和对患儿生理干扰来确定。小儿代谢快，氧耗高，功能残气量与肺泡通气量比例低，氧储备少，一旦发生通气障碍，立即出现缺氧表现。如果不能及时发现通气障碍的原因并立即纠正，则迅速发生严重缺氧，表现为心率减慢，甚至心搏骤停。年龄越小，此过程发生越快。因此为了确保麻醉安全，强调根据气道管理的方式来确定麻醉方式。同时，要考虑快速康复和术后镇痛。小儿外科手术多数是畸形矫正术，大部分患儿在术前健康状态良好，外科手术创伤可能也不剧烈，如腹股沟斜疝修补术。因此，麻醉方法的选择可能直接影响患儿的术后早期康复。在中国，广大的基层医院采用以氯胺酮为主的麻醉方法，结果患儿术后很长时间不苏醒，同时还出现各种神经精神症状和不良行为。小儿麻醉的术中、术后镇痛要有连续性，应更多考虑使用局部麻醉技术，包括局部浸润麻醉、神经阻滞、骶管阻滞和硬膜外麻醉等。小儿蛛网膜下隙阻滞应用相对较少，多数能被骶管阻滞所代替。一般通过麻醉前评估，可将麻醉方法和气道管理方式分为以下几类。

1. 区域麻醉联合镇静　此类麻醉适合于通过外周神经阻滞、骶管阻滞、硬膜外麻醉提供完善镇痛的手术。在基础麻醉下，完成前述区域阻滞麻醉后，静脉注射咪达唑仑、芬太尼或静脉泵注右美托咪定，维持自主呼吸。术中宜使用 $P_{ET}CO_2$ 持续监测呼吸频率、呼吸道通畅情况和通气量。采用这类麻醉方法时，芬太尼静脉用量不宜超过 1.0~1.5μg/kg(芬太尼稀释浓度 10μg/ml)；同时，必须准备全套呼吸支持设备，一旦发生局部麻醉效果欠佳或呼吸道梗阻，应立即置入喉罩或行气管插管。各类成人的区域麻醉方法都可以在小儿应用，常用区域阻滞技术和适应证见表 44-3。

表 44-3　区域阻滞常用技术和手术适应证

常用的阻滞技术	手术适应证
躯干神经阻滞	
超声引导腹直肌后鞘阻滞	脐疝修补
腹横肌平面阻滞	开腹/腔镜腹股沟疝修补术，其他腹部手术
髂腹下/髂腹股沟神经阻滞	腹股沟疝修补术，腹股沟手术
椎旁阻滞/肋间神经阻滞	漏斗胸矫正术，开胸手术，胸腔镜手术
骶管阻滞	下肢、直肠、肛门、会阴部手术及婴幼儿腹部手术
硬膜外阻滞	下肢、腹部手术及胸部手术
外周神经阻滞	
腋路臂丛神经阻滞	肘关节、前臂和手的手术

续表

常用的阻滞技术	手术适应证
肌间沟臂丛神经阻滞	肩部手术
锁骨上臂丛神经阻滞	大部分上肢手术
锁骨下臂丛神经阻滞	大部分上肢手术
腰丛阻滞	髋关节、膝关节、足部手术
股神经阻滞	大腿、膝关节手术
隐身经阻滞	膝关节、足部、小腿内侧手术
坐骨神经阻滞	足、踝部手术

小儿超声引导下的
锁骨上入路臂丛神
经阻滞

小儿超声引导下的
腋路臂丛神经阻滞

小儿超声引导下肌
间沟臂丛神经阻滞

小儿硬膜外麻醉局部麻醉药的浓度和容积决定阻滞的效果。小儿通常使用稀释后的局部麻醉药物,因为经稀释的局部麻醉药可以增加单次使用容积,增加阻滞范围,满足手术要求。日间手术或非常短小的手术常用利多卡因,左旋布比卡因和罗哌卡因。罗哌卡因因其毒性小,已渐渐取代布比卡因成为小儿硬膜外麻醉的常用药物。常用的局部麻醉药物的浓度和剂量见表44-4。

表44-4 小儿硬膜外麻醉常用局部麻醉药浓度与剂量

常用局部麻醉药	常用浓度 /%	未加肾上腺素的最大剂量 / $(mg \cdot kg^{-1})$	加肾上腺素的最大剂量 / $(mg \cdot kg^{-1})$
利多卡因	0.25~2	5	10
布比卡因	0.125~0.5	2	3
左旋布比卡因	0.125~0.5	3	4
罗哌卡因	0.1~1.0	3	不建议使用

骶管阻滞为小儿常用麻醉方法,住院医师需掌握。骶管阻滞可为肛门会阴部手术、膈下手术、下肢或泌尿手术的小儿提供良好的术后镇痛。骶管是硬膜外腔的终末部分,小儿的骶管裂孔较少发生融合,骶裂孔大,骶尾韧带尚未钙化,穿刺时突破感明显。小儿骶管容积小,脊柱生理弯曲度小,同时胸腰段硬膜外腔组织疏松,故从骶管给药,局部麻醉药很容易向上段硬膜外腔扩散而获得较广泛的阻滞范围,在小婴儿甚至麻醉平面可达 $T_{4~6}$。

2. 全身麻醉 + 面罩通气 建立静脉通道后,静脉注射咪达唑仑 0.05~0.10mg/kg+ 芬太尼 1.0~1.5µg/kg,继续面罩吸入七氟烷或持续静脉输注丙泊酚。由于没有气道控制,此类麻醉方法一般只用于关节复位术、脐茸切除术、胸以下部位皮肤小包块切除术或介入治疗、单侧内收肌切断术等短小手术(10min 以内)。

3. 全身麻醉 + 喉罩通气 建立静脉通道后,静脉注射芬太尼 2~3µg/kg+ 丙泊酚 3mg/kg 后,置入喉罩,酌情使用肌松药。此类麻醉方法适用于没有误吸风险的仰卧位短小手术,手术时间通常在 1h 以内。在使用喉罩时,应根据体重选择喉罩型号。当体重严重偏离该年龄组的标准体重或体重不详时,可根据其发育情况参考标准体重进行选择,或参考部分研究提供的简便方法如三横指法(喉罩的宽度为小儿并掌时 2~4 指最大宽度)进行选择。尽管喉罩对气道的伤害性刺激远小于气管导管,但仍应维持足够的麻醉深度以减少外科手术伤害性刺激引起的应激反应。麻醉过浅、吞咽及咳嗽反射均可能导致喉罩移位,甚至喉痉挛,因此保持适宜的麻醉深度非常重要。当出现通气阻力过大或漏气严重时,应立即拔除喉罩行面罩通气或气管插管术。

4. 全身麻醉 + 气管插管术　根据气道评估结果采用相应的麻醉诱导方法。

(1)一般诱导方法:适用于无通气困难、气管插管困难和误吸高危因素的患儿。建立静脉通道后,静脉注射芬太尼 2~3μg/kg+ 丙泊酚 2~3mg/kg+ 肌松药行气管插管术。

(2)保留自主呼吸气管插管术:也可避免因未发现的解剖畸形而导致插管失败、无法通气等严重后果。具体操作方法:面罩吸入七氟烷 2%~3% 并维持,静脉注射咪达唑仑 0.05~0.10mg/kg+ 芬太尼 1μg/kg+ 丙泊酚 1.0~1.5mg/kg,行气管插管术。七氟烷仅可减弱咽喉反射,但无法适用于有气管插管困难而无通气困难、膈疝、先天性食管闭锁合并气管食管漏的患儿。针对婴儿或新生儿,保留自主呼吸可避免操作者过分紧张,完全抑制,若不辅以静脉麻醉即进行气管插管术,则喉痉挛的发生率明显增加。

(3)存在潜在通气困难的患儿,可吸入低浓度(2% 左右)七氟烷,观察气道梗阻随麻醉程度加深的加重程度。如麻醉程度加深至意识消失后无气道梗阻,可按一般的诱导方法进行诱导。如气道梗阻随麻醉程度加深而逐渐加重者,可辅以口咽局部麻醉并在浅麻醉下完成气管插管术。如浅麻醉下即出现严重气道梗阻,则只能采用局部麻醉清醒气管插管。如气道梗阻可通过放置口咽通气道改善,则不影响麻醉继续进行。

(4)反流误吸的高危患儿,由于依从性差且不能耐受缺氧,故不适宜采用清醒气管插管术或快速顺序麻醉诱导气管插管术。针对该类患儿,可在浅麻醉下保留自主呼吸并辅助局部麻醉完成气管插管术,或采用改良快速顺序麻醉诱导。深麻醉会使食管下段括约肌松弛,且呼吸抑制时需面罩加压通气,可增加反流的风险。

气管插管全身麻醉期间常见的问题是插管过深和导管脱出。在婴儿和新生儿麻醉维持期间,可能会出现气管导管尖端触及气管隆突,发生 $P_{ET}CO_2$ 波形突然消失和 SpO_2 急剧下降,只需将气管导管退出少许即可解决问题。患儿气管插管气道管理可采用定压控制通气或定容控制通气。定压控制通气时,应时刻注意潮气量和 $P_{ET}CO_2$ 波形的变化;定容控制通气时,应时刻注意气道峰压和 $P_{ET}CO_2$ 波形的变化。

5. 区域麻醉 + 全身麻醉 + 气管插管术　适用于 1h 以上的手术或短小手术喉罩不适合者。依从性差的患儿通常先实施全身麻醉,再进行局部麻醉。随着超声引导下神经阻滞技术的广泛开展,此类联合麻醉方式逐渐普及。

全身麻醉期间需提供完善的镇静和镇痛。镇静采用吸入麻醉维持、全凭静脉麻醉维持、静吸复合麻醉维持。吸入麻醉维持目前多用七氟烷和地氟烷,维持期间最好监测呼吸末吸入麻醉药物浓度,在阿片类药物或区域阻滞提供完善镇痛的情况下,呼吸末麻醉药物浓度在 1MAC 左右可以维持足够的镇静深度,不产生知晓。腹部手术、胸部手术和部分四肢手术术中需要维持良好的肌肉松弛。目前成人使用的肌松药小儿均可使用,麻醉诱导时肌松药的使用剂量需要考虑手术时长,手术时间短于 1h 的只能使用 1~2 倍 ED_{95} 剂量,否则会影响术后的恢复。婴儿和低体温时,肌松药的代谢时间明显延长,使用时需要减量。术中需要追加肌松药时,其剂量一般为诱导剂量的 1/4~1/2。

小儿每日基础液体需要量可通过"4-2-1 法则"计算,围术期输液则包括禁饮禁食丢失量、术中生理需要量、手术野液体丢失量、第三间隙液体转移量及额外消耗的液体需要量如体温升高等。液体种类选择仍然按照成人先晶后胶的原则,但小儿应该适当补充葡萄糖。有多种血制品可供临床使用,围术期最常用的血制品为浓缩红细胞、新鲜冰冻血浆和血小板。浓缩红细胞多用于血容量丢失过多的小儿。多数红细胞制剂比容为 55%~75%,输入 10ml/kg 浓缩红细胞可以升高血红蛋白 10~20g/L。新鲜冰冻血浆(FFP)常用于纠正已经明确或怀疑凝血因子缺乏导致的出血。输注血小板的适应证有血小板小于 50×10^9/L,不论有无出血,均应输注血小板;当计数为 $(50~100) \times 10^9$/L,并有明显出血时,考虑存在血小板功能异常,应输注血小板。

小儿麻醉常见并发症:呼吸系统并发症最为常见,包括呼吸道梗阻、呼吸抑制、氧饱和度降低等。呼吸系统并发症可能发生在围术期的各个阶段,必需高度重视。在患儿转运过程中也可能发生,因此在术后转运时必须带着简易呼吸囊和面罩,并持续监测 SpO_2。循环系统以心动过速、心动过缓、低血压和高血压最常见,心动过速常见于麻醉过浅、循环血容量不足、二氧化碳蓄积、高热及镇痛不足。心动过缓常常与麻醉过深、阿片类药物或右美托咪定副作用、局部麻醉药物吸收入血和低体温有关;低血压最多的原因往往是补液不足或进行性失血所致的低血容量,麻醉过深、低体温、局部麻醉药物中毒也可引起。血压过高可能由于患儿镇痛不全、抗胆碱能药物治疗、容量负荷过重或仅仅是因为使用的脉压带过窄所致;周围神经损伤常因摆放体位不当所致,上肢外展过度可造成臂丛神经损害,腓总神经也可因神经压迫而损伤,均应注意避免。小儿易受多种因素影响出现体温异常,小婴儿较多见的情况是低体温。早产儿要注意长时间及高浓度氧治疗可引起氧中毒,出现早产儿视网膜病变。其他并发症如药物中毒、变态反应、输血反应等在小儿麻醉中偶有发生。

案例一 腹股沟斜疝

【病历摘要】

患儿男,1岁,10kg。因发现双侧腹股沟区可复性包块11个月就诊。2周前有上呼吸道感染病史,目前无畏寒、发热、咳嗽、流涕等症状。一般情况好,体温37℃,脉搏122次/min。无麻醉手术史,否认家族遗传史。双侧腹股沟区可触及可复性包块。术前检查:血、尿常规,肝肾、凝血功能未见异常。拟择期行腹腔镜下双侧腹股沟斜疝修补术。

【问题1】麻醉医师如何评估患儿?

【临床思路】

1. 询问现病史、外科疾病及其对患儿健康和生活的影响 本例患儿要询问包块发生的频繁程度、每次发生后患儿是否哭闹不安、包块持续时间及是否需要频繁就医等。这些现病史有助于麻醉医师更好地判断患儿目前手术的最大获益。

2. 并存疾病和既往病史 详细询问除外科疾病以外的任何疾病史。小儿手术多数为先天畸形矫正,询问患儿是否存在当前外科疾病以外的其他并存疾病。为了防止遗漏,应该分系统进行询问。小儿手术要特别关注近期呼吸道感染和哮喘病史。本例患儿2周前发生上呼吸道感染,询问症状目前是否已经完全消失,仔细观察鼻周和眼周是否还有分泌物痕迹,是否存在鼻翼煽动和咳嗽,咳嗽时咽部是否有痰鸣,听诊双肺呼吸音是否正常,有无干湿啰音或痰鸣音。一般患儿在感冒后4~6周呼吸道的敏感性仍较高,容易激惹,围术期的呼吸道并发症会明显增加。一般对于外科手术不是特别急迫,居家附近医疗条件较好(一旦嵌顿疝发生有手术治疗条件)可以延期手术。但对于经常需要就医的腹股沟斜疝患儿、来自偏远山区的患儿或经常患上呼吸道感染的患儿,在麻醉医师对喉痉挛的识别和处理有充分经验的情况下,可以放宽上呼吸道感染患儿麻醉手术的指征(见图44-1)。

3. 手术麻醉史、家族史和过敏史等 小儿麻醉多以吸入麻醉为主,且在紧急情况可能需要使用氯化琥珀胆碱注射液,因此必须询问患儿及其有血缘关系亲戚的麻醉手术史,对于任何发生围术期死亡的亲戚都要详细追问其死亡原因,对不明原因的死亡应考虑恶性高热的可能,避免诱发药物的使用。

4. 体格检查 注意全身体格检查,注意患儿是否存在当前外科手术关注疾病以外其他的畸形或异常,采取望、闻、切(触诊)、听等措施全面评估。重点评估气道及肺部情况,检查拟行有创操作的区域有无外伤、感染等。

5. 与外科医师和家长沟通患儿的情况 本例患儿为双侧腹股沟斜疝,经常发作,反复进出医院治疗,家长强烈要求手术,外科医师也主张尽早手术。但患儿2周前患上呼吸道感染,虽然目前没有症状,但气道敏感性仍然很高。考虑到患儿来自偏远山区,当地医疗条件较差,与家长交流麻醉存在的风险后,家长表示理解并强烈要求手术。于是,麻醉医师决定实施麻醉。

6. 三方核查 在麻醉前必须实施三方核查,保证在正确的患儿身上实施患儿家长同意的手术,确认禁食禁饮和麻醉手术同意书已经签署。麻醉同意书中备注:患儿近期患上呼吸道感染,存在发生呼吸道严重并发症的风险,家长强烈要求手术。家长写上:理解麻醉风险,要求麻醉手术。家长在本备注后补充签字。

7. 确定麻醉方案 方案确定后就准备开始麻醉。

【问题2】本例患儿的最佳麻醉方案是什么?

【临床思路】

1. 腹股沟斜疝目前的手术方式有开放式和腹腔镜下微创两类。手术时间在很大程度上取决于医院该类手术的数量和外科医师的熟练程度,手术时长从10min至1h,有的基层医院甚至2~3h。如果开放式手术且在10min左右完成,部分医院采用保留自主呼吸的全身麻醉联合或不联合骶管阻滞。这种麻醉方式的最大缺点是容易出现术中呼吸抑制或呼吸道梗阻,麻醉镇静的深度和镇痛的程度常常不足,患儿常常在术中出现体动,甚至咳嗽和发生喉痉挛。

2. 腹股沟斜疝开放修补术或腹腔镜下腹股沟斜疝修补术,安全的麻醉方法还是气管插管全身麻醉联合区域神经阻滞。手术时间短和对喉罩使用熟练的麻醉医师可以用喉罩代替气管插管。区域神经阻滞可以选择骶管阻滞或超声引导腹横肌平面阻滞或超声引导下髂腹下 - 髂腹股沟神经阻滞。综合外科手术和患儿情况,本例选择气管插管全身麻醉联合超声引导腹横肌平面阻滞的麻醉方案。

【问题 3】但患儿静脉通道尚未建立,麻醉诱导如何实施?

【临床思路】

1. 患儿与父母分离的方式参见"本章案例二"的处理方式。本例患儿由父母陪伴进入手术间。

2. 在麻醉诱导准备完成后,让家长怀抱患儿坐在麻醉机前。

3. 七氟烷预充呼吸回路后,将面罩覆盖患儿口鼻,10~20s 内患儿入睡,入睡后立即降低七氟烷吸入浓度为 3% 左右。

小儿吸入麻醉诱导

4. 将患儿放置于手术床上,立即连接监护仪,一般 2~3min 后待患儿呼吸平稳开始静脉穿刺。

5. 本例患儿吸入麻醉诱导采用的是潮气量法,对于合作的年长儿童可以采用肺活量法或浓度递增法。

知识点

呼吸回路预充

具体操作步骤如下:

1. 麻醉机设置于手控模式,关闭新鲜气流。

2. 排空手控呼吸囊。

3. 关闭逸气阀。

4. 封闭呼吸回路输出口。

5. 将装有七氟烷的挥发器调至 6%~8%(建议新生儿用 2%~3%),新鲜气流量 3~6L/min。

6. 待呼吸囊充盈时,暂时开放逸气阀,挤瘪呼吸囊;设置逸气阀为 20cmH$_2$O,待呼吸囊再度充盈时,回路中七氟烷浓度将得到明显提升。

7. 放开呼吸回路开口,轻轻挤压呼吸囊,使螺纹管吸入充满高浓度的七氟烷。然后立即接面罩开始诱导。

知识点

小儿吸入麻醉诱导方法

小儿吸入麻醉诱导的方法主要有三种,即潮气量法、肺活量法和浓度递增法。

1. 潮气量法诱导　适合于所有年龄的小儿,尤其适用于婴幼儿和不合作的学龄前儿童。是小儿吸入麻醉诱导最常用的方法。

(1)七氟烷的蒸发器调至 6%~8%(建议新生儿用 2%~3%),新鲜气流量 3~6L/min,预充回路后,将回路输出口连接合适的面罩(下至颏部、上达鼻梁),盖于小儿口鼻处。

(2)小儿通过密闭面罩平静呼吸。不合作小儿注意固定其头部,尽量避免用力托下颌造成疼痛刺激,诱发躁动。

(3)小儿意识消失后,将七氟烷的蒸发器调至 3%~4%(新生儿调至 1%~2%),以便维持自主呼吸,必要时辅助呼吸。适当降低新鲜气流至 1~2L/min,避免麻醉过深和减少麻醉药的浪费和污染。

(4)调整逸气阀,避免呼吸囊过度充盈。

(5)建立静脉通道,辅助其他镇静镇痛药物和 / 或肌松药完成喉罩放置或气管插管。

2. 肺活量法诱导　适合于合作的小儿(一般大于 6 岁)。

(1)在手术前 1d 访视小儿或麻醉诱导前训练小儿深呼气、深吸气、屏气和呼气。

(2)七氟烷的蒸发器调至 6%~8%(建议新生儿用 2%~3%),新鲜气流量 3~6L/min,预充回路。

(3)让小儿用力呼出肺内残余气体后,将面罩盖于小儿口鼻处并密闭之,嘱咐其用力吸气并屏气,当小儿最大程度屏气后再呼气,可能此时小儿意识已经消失。否则,令小儿再深吸气、屏气和呼气,绝大多数小儿在两次呼吸循环后意识消失。

(4)小儿意识消失后,将七氟烷的蒸发器浓度调至3%~4%(新生儿调至2%),新鲜气流调整至1~2L/min。维持自主呼吸,必要时辅助呼吸。

(5)建立静脉通路,辅助其他镇静镇痛药物和/或肌松药完成喉罩安放或气管插管。

3. 浓度递增法诱导 适于合作及危重的小儿。

(1)麻醉机为手动模式,置逸气阀于开放位,新鲜气流3~6L/min。

(2)开启七氟烷蒸发器,起始刻度为0.5%,小儿每呼吸3次后增加吸入浓度0.5%(如果希望加快速度每次可增加1%~1.5%),直至达到6%。

(3)如果在递增法诱导期间,小儿躁动明显,可立即将吸入浓度提高到6%~8%,新鲜气流量增至5~6L/min(改为潮气量法)。

(4)小儿意识消失后,立即将七氟烷的蒸发器调至3%~4%,新鲜气流调整至1~2L/min。维持自主呼吸,必要时辅助呼吸。

(5)建立静脉通路,辅助其他镇静镇痛药物和/或肌松药完成喉罩安放或气管插管。

麻 醉 经 过

患儿入睡后,吸入七氟烷浓度3%,氧流量2L/min,维持自主呼吸,静脉依次给予芬太尼20μg,顺式阿曲库铵1.0mg,丙泊酚20mg,3min后在喉镜下顺利置入4.0带套囊气管导管。

【问题4】小儿如何选择合适的气道导管?带套囊和不带套囊气管导管的优缺点?

【临床思路】

1. 气管导管直径的确定 最常用的方法是根据年龄计算(表44-5),2岁以上儿童导管选择计算公式:ID(带套囊导管)= 年龄/4+4,ID(不带套囊导管)= 年龄/4+4.5。临床实用的测量方法:①气管导管外径相当于小儿小指末节关节的粗细;②气管导管外径相当于小儿外鼻孔的直径。麻醉时应另外准备大半号及小半号的导管各一根。插管后常规行漏气试验来判断导管是否合适,调整套囊压力,气道压在20~30cmH$_2$O时套囊周围恰好有漏气(也适用于无套囊气管导管大小的判断),若无套囊的气管导管或有套囊的气管导管套囊未充气在30cmH$_2$O以上都没有漏气,应该换用一根较小内径的气管导管并重新检查漏气。本例患儿1岁,10kg,选择内径4.0mm带气囊的气管导管,插管后测试发现在套囊不充气的情况下,气道压能维持在20cmH$_2$O,导管大小合适,套囊无须充气。

2. 有套囊或无套囊气管导管的选择 传统上小于6岁的患儿建议选择不带套囊的气管导管,认为这样可以减少套囊皱褶对气管黏膜的损伤。但这类导管最大的问题时,很难一次性选择到大小最合适的导管,如果不合适就需要反复更换,而气管导管更换的过程更会增加损伤和缺氧的风险,特别是一些反流误吸风险高和声门显露困难的患儿,因此临床上目前多选用(除了早产儿)带套囊的导管。带套囊导管的优点:①避免反复换管,避免为了保证良好通气而选择过粗的气管导管,有助于减少过粗导管带来的术后喉部并发症;②提供可靠的二氧化碳、通气量监测;③减轻漏气所致的环境污染和麻醉药的浪费。

3. 气管导管插入深度 直视喉镜下导管尖端过声门后,再继续插入2cm,记下导管的刻度;有黑线的导管,黑线置于声门水平;使用恰当型号的导管,放置深度为导管内径的3倍。气管导管可经口或经鼻插入:①经口插入的深度(cm)约为年龄(岁)/2+12或导管内径的毫米数×3;②经鼻插入长度(cm)为年龄(岁)/2+14或导管内径的毫米数×3+2。临床上为了保证气管导管足够的深度,常常将导管先插入一侧支气管,然后边退管边听双侧的呼吸音,双侧呼吸音对称后再退管1cm,固定气管导管。导管位置确定后,可考虑按需要的长度剪去多余的部分,摆好体位后应再次确认导管深度(表44-5)。

4. 气管导管位置的确定 判断的方法包括胸廓起伏,无胃部胀气,双肺闻及呼吸音,特征性呼气末二氧化碳波形,与成人患者基本一致。特别提醒,在保留自主呼吸气管插管的患儿,一定要测试手控通气时双侧的呼吸音是否对称。

表 44-5 气管导管的内径和深度选择

年龄	气管导管内径 /mm	深度 /cm	
		经口	经鼻
早产儿（≤1 000g）	2	8~9	10~11
早产儿（>1 000g）	2.5	9~10	11~12
新生儿至 3 个月	3.0~3.5	10~12	12~14
>3~9 个月	3.5~4.0	12~13	14~15
>9~24 个月	4.0~4.5	13~14	15~16
>2~14 岁	年龄 /4+4（带套囊） 年龄 /4+4.5（不带套囊）	年龄 /2+12 或 ID × 3	年龄 /2+14 或 ID × 3+2

麻 醉 经 过

本例患儿气管插管成功后,确认导管大小合适,导管位置正确,将气管导管固定在尖端距门齿 12cm 处。准备在超声引导下实施腹横肌平面阻滞。

【问题 5】如何实施超声引导下腹横肌平面阻滞?

【临床思路】

1. 腹腔镜下腹股沟斜疝修补术的腔镜打孔部位位于肚脐处,进针缝合疝囊切口常常在下腹部的左侧或右侧,根据患儿是单侧还是双侧斜疝确定。疝修补术神经阻滞平面应该达到 $T_{10\sim12}$,腹横肌平面阻滞是理想的区域麻醉方法。如果采用开放式斜疝修补术,可以实施超声引导下髂腹股沟神经和髂腹下神经阻滞或骶管阻滞。

2. 婴幼儿选择线阵高频超声探头,将超声探头的长轴放在肚脐平面与腋中线的连线上。通过调整探头,显示三层腹肌结构,分别为腹外斜肌、腹内斜肌和腹横肌,同时可见腹横肌下面的腹膜及肠管蠕动。神经分布在腹内斜肌和腹横肌的平面之间。通常选择平面内的进针方法,在腹内斜肌与腹横肌平面之间注入局部麻醉药。每侧注射 0.2%~0.25% 罗哌卡因 0.5ml/kg。

麻 醉 经 过

腹横肌平面阻滞完成后,外科医师开始手术。此时采用压力控制模式机械通气,最大吸气压力为 12cmH$_2$O,PEEP 4cmH$_2$O,呼吸频率 20 次 /min,吸呼比 1∶1.5,潮气量显示为 80ml,每分通气量 1.6L,呼气末二氧化碳分压为 40mmHg。手术开始 5min,呼气末二氧化碳分压增加到 50mmHg,SpO$_2$ 下降至 90%。

【问题 6】呼气末二氧化碳分压升高的原因是什么?

【临床思路】

1. 这是在采用压力控制模式机械通气下实施腹腔镜手术初期常见的临床现象,不是因为二氧化碳气腹造成的二氧化碳吸收入血,更不要怀疑二氧化碳被注射入血。此时呼气末二氧化碳分压升高的原因是由于气腹增加了腹内压,相当于胸腔的顺应性降低了,在压力控制通气模式下,跨肺压差较气腹前明显降低,潮气量因此明显下降,从而导致每分通气量不足所致。

2. 为何通气不足 SpO$_2$ 下降,这是因为术中使用的氧气浓度一般在 40%~60%,氧供基本能满足机体需求。为了避免这种情况发生,可以采用一种新的通气模式 - 压力调节容量保证（PCV-VG),这种模式呼吸参数设计与容量控制通气相同,设置潮气量、呼吸频率和吸呼比,第一次通气常常为容量控制通气测试胸肺顺应性和最适气道压力,后续的通气则根据测试到的气道压力实施压力控制通气。在手术过程中气腹压力有任何变化或在手术结束腹腔放气后,呼吸机会自动探测到顺应性的改变而调整吸气最大压力。

3. 如果呼吸机没有 PCV-VG 功能,在压力控制模式下就应该在气腹前后密切观察潮气量的变化,手动重新设置最大吸气压力,当压力超过 20cmH$_2$O 时,就要增加呼吸频率。如果每分通气量不低于气腹前,则不会出现呼气末二氧化碳分压升高。

麻 醉 经 过

在手术结束前 5min 停止七氟烷吸入,手术缝皮结束后患儿自主呼吸恢复,呼吸频率 30 次/min。给予新斯的明(0.2mg)和阿托品(0.1mg)拮抗肌松残余肌肉松弛后,潮气量由 2~3ml/kg 逐渐增加至 8ml/kg,呼气末二氧化碳分压 40mmHg,患儿没有吞咽和呛咳。因为患儿近期有上呼吸道感染,为了最大限度减少后续吞咽和呛咳带来的损伤,决定深麻醉下拔除气管导管。气管导管拔除后,患儿的自主呼吸动作停止,胸廓没有起伏,立即面罩通气但通气困难,口唇逐渐青紫,SpO_2 逐渐下降至 75%,心率增快至 160 次/min。

【问题 7】此时患者发生了什么?针对此种情况如何处理?

【临床思路】

1. 气管导管拔除后出现憋气在婴幼儿是比较常见的情况,特别是近期有上呼吸道感染的患儿。但这种憋气多数在给予疼痛刺激后能缓解。如果疼痛刺激没有缓解,应立即托起下颌面罩通气。

2. 深麻醉下拔管后可能因为舌后坠导致上呼吸道梗阻,一般需要双手托下颌同时保持口张开,必要时可以放置口咽通气道。如果上述处理后仍然面罩通气困难就应该高度怀疑喉痉挛。

3. 喉痉挛分为部分性喉痉挛和完全性喉痉挛,前者常常表现为吸气困难如吸气吼鸣、轻微三凹征等,一般 SpO_2 正常或轻微下降。此时的处理可以辅助通气,必要时给予小剂量丙泊酚 0.5mg/kg。完全性喉痉挛在较大年龄儿童可表现为严重呼吸困难如严重三凹征,没有气流进出,但小婴儿常常表现为呼吸停止。

4. 部分性喉痉挛应该停止一切刺激,双手托下颌双人辅助通气,必要时给予小剂量丙泊酚 0.5mg/kg。完全性喉痉挛是致命的,必须立即实施抢救。在双手托下颌双人面罩通气时,采用高频快速通气,同时维持一定的呼气正压(5~10cmH_2O,CPAP),此时不要过多考虑气道压力过高导致肺破裂,因为此时的压力多消耗在声门外。在两人维持通气的情况下,需要有第三位医生或护士静脉快速给予丙泊酚 1mg/kg,并且冲洗管道让其尽快进入。一般在丙泊酚进入后会立即看到通气时有轻微的胸廓起伏,此时 SpO_2 可能还在继续下降,不用紧张,只要胸廓有起伏,氧合状况会很快改善。

5. 对于喉痉挛的处理,传统上采取快速静脉注射琥珀胆碱,因本药为油剂,抽吸和注射均不方便;给药后常常腹部肌肉松弛,导致大量空气进入胃;给药后自主呼吸恢复缓慢,在胃胀气的情况下容易发生反流、误吸。因此,目前氯化琥珀胆碱注射液一般只用于丙泊酚无效的喉痉挛处理。

6. 特别应注意的是,出现完全性喉痉挛时,气管插管不是首要选择,一方面插管会耽误通气,另一方面,此时声门紧闭,强行插管可能会导致声带损伤。

知识点

喉 痉 挛

1. 病因及发病机制 指喉部肌肉痉挛性收缩,使声带内收,声门部分或完全关闭而导致患者出现不同程度的呼吸困难,甚至完全性呼吸道梗阻。多见于气道操作之后,如放置通气道、直接喉镜刺激、拔除气管插管时机不合适等,也可发生于麻醉诱导期间。是机体防止异物入侵的保护性反射,属功能性呼吸道梗阻。

2. 诊断 主要依赖于典型的症状,包括骤然发作的呼吸困难,吸气粗长伴喉鸣,可有三凹征及严重发绀,呼气呈断续的犬吠声。

3. 预防及治疗 ①详细询问上呼吸道感染的病史,此类患儿的评估与决策参见图 44-1。②一般来讲,患儿完全清醒后再拔除气管导管或喉罩,喉痉挛发生率较低,避免在反射恢复但意识没有恢复的浅麻醉状态下拔除气管导管或喉罩。③拔除喉罩或气管导管后患儿出现持续咳嗽,说明此时咽喉部有分泌物刺激,诱发喉痉挛的可能性极大。紧急处理可以让患儿坐起来,拍打背部,一方面改变分泌物的位置减少刺激,另一方面患儿咳嗽力量增强,有助于将分泌物咳出。④小儿围术期喉痉挛发生防不胜防,一定要随时备用抽吸在注射器的丙泊酚,近期有上呼吸道感染的喉痉挛高风险患儿,同时备用 10mg/ml 稀释的琥珀胆碱。⑤任何设备、药物都不能代替有风险意识和抢救经验的麻醉医师,喉痉挛的抢救是团队行为,抢救时至少需要 3 个人,2 人负责正压通气,1 人负责给药。因此,在小儿手术结束准备气管拔管前,麻醉医师应该检查术间是否有足够能帮上忙的团队成员。为了团队的更好配合,建议小儿麻醉、外科和手术室护士加强平时的危机资源管理培训。

【问题8】喉痉挛的鉴别诊断有哪些?

【临床思路】

1. 支气管痉挛　容易发生在哮喘病史和近期有肺部感染的患儿。临床表现包括:听诊出现哮鸣音,严重时呼吸音消失;气道阻力和峰压升高;血氧饱和度持续下降,而呼气末二氧化碳分压增高。支气管痉挛是下呼吸道梗阻,为呼气性呼吸困难;而喉痉挛是上气道梗阻,为吸气性呼吸困难。喉痉挛用丙泊酚加深麻醉或肌松药立即缓解,严重的支气管痉挛静脉用 5~10μg 肾上腺素立即缓解。

2. 喉水肿　在气管异物取出术后或长时间使用喉罩的患儿较常见。可表现为上呼吸道梗阻,呈吸气性呼吸困难,声音嘶哑和咽喉不适感。急性感染性喉水肿有发热、喉痛,严重者有喉梗阻表现。喉镜检查可见喉黏膜弥漫性水肿、苍白。当发生上呼吸道梗阻按喉痉挛处理无效时,应立即实施咽喉部检查,排除喉水肿。

3. 寒战反应　麻醉恢复期部分患儿表现为咽喉部肌肉紧张,貌似有呼吸困难的三凹征,但胸廓起伏正常,SpO_2 也没有明显下降。此时需要检查患儿其他部位的肌肉张力情况,如果张力有增高或伴双唇颤抖,应高度怀疑寒战反应,一般静脉给予 1~2mg/kg 曲马多可以立即缓解。

4. 张力性气胸　见于胸部外伤或外科手术累及肺的患儿。临床表现为极度的呼吸困难,缺氧严重甚至窒息,伴有循环衰竭的表现。体格检查可见胸部饱满,肋间隙增宽,呼吸幅度降低,可有皮下气肿。听诊呼吸音消失。胸片显示胸膜腔大量积气,肺完全萎缩,气管和心影移至健侧。

案例二　尿道下裂手术患儿麻醉

【病历摘要】

患儿男,2 岁 9 个月,体重 15kg。"发现尿道开口异位 2$^+$ 年"入院。一般情况好。既往体健,否认家族遗传史。术前检查:血、尿常规,肝、肾功能未见异常。拟在全身麻醉下行尿道下裂矫正术。患儿在手术室门口哭闹明显,家长紧张焦虑。

【问题1】如何将患儿与家长分离?

【临床思路】

1. 术前建立信任关系。术前患儿及其父母常处于紧张和焦虑的状态中,麻醉医师术前访视时应尽量与患儿接触,建立信任关系。有研究显示,术前病房面罩连接呼吸囊预适应可以提高患儿对面罩的接受度并减少焦虑。

2. 口服咪达唑仑。多数采取口服,麻醉诱导前 10~20min 口服咪达唑仑糖浆(以咪达唑仑 0.25~0.50mg/kg 计),最大推荐剂量为 10mg。

3. 研究显示右美托咪定滴鼻为一种较好的术前镇静方法,使用剂量为 1~2μg/kg,但起效较慢。

4. 家长陪伴孩子入手术间。家长更衣手术室参观衣后带孩子入手术室,待孩子在麻醉下入睡后再离开。

麻 醉 经 过

给予含咪达唑仑 7.5mg 的糖浆 3ml,口服 15min 后,患儿停止哭闹。抱入手术间后,建立静脉通道,依次给予舒芬太尼 4.5μg、顺式阿曲库铵 1.5mg、丙泊酚 30mg 后置入 2 号喉罩(LMA)。

【问题2】喉罩通气道的利与弊是什么?小儿麻醉中,喉罩应用的注意事项有哪些?

【临床思路】

1. 喉罩的优点和缺点

(1)喉罩的优点:不通过声门,放置喉罩导致的伤害性刺激更小。特别适合手术创伤小,手术部位本身可以通过区域阻滞提供镇痛,使用喉罩就比气管插管所需全身性镇痛药物的需要量小,有利于术后恢复。

(2)喉罩的缺点:小儿喉罩的选择范围有限,喉罩的大小可能不合适,密封压不够高,且在麻醉期间可能发生移位,还有潜在的反流误吸风险。一旦漏气,还可能发生吸入麻醉药泄漏。

2. 使用喉罩的注意事项

(1)插入喉罩可以使用经典法和翻转法,不建议操作前抽空喉罩气囊,大多数小儿直接放入后不会有漏气现象。个别插入喉罩后需要适当调节。

(2)在大多数小儿中,可以使用喉罩进行正压通气,但如果吸入峰压大于 15cmH$_2$O 时,就可能漏气到食管,以致胃胀气、反流和误吸。

(3)喉罩使用的禁忌包括饱胃、腹内压过高等反流误吸高风险的患儿。

<h2 style="text-align:center">麻　醉　经　过</h2>

改变患儿的体位为侧卧位,屈膝屈胸,扪及骶骨角,在左右骶骨角之间触及骶裂孔。消毒铺巾后,穿刺针与皮肤呈45°由骶裂孔中线向头端刺入,当针尖过骶尾韧带,可感觉到有突破感,阻力消失。注射器回吸无血,注射5μg肾上腺素(5μg/ml)后心率无改变,给予0.2%罗哌卡因15ml,缓慢匀速注入,每注射2ml轻轻回吸观察确认针尖位置。

【问题3】小儿骶管阻滞的特点有哪些?

【临床思路】

1. 骶管是硬膜外腔的终末部分,小儿的骶管裂孔较少发生融合,骶裂孔大,骶尾韧带尚未钙化,穿刺时突破感明显。

2. 小儿骶管容积小,脊柱生理弯曲度小,同时胸腰段硬膜外腔组织疏松,故从骶管给药,局部麻醉药很容易向上段硬膜外腔扩散而获得较广泛的阻滞范围。

3. 骶管阻滞可为骶尾部手术、下腹部手术和下肢手术提供良好的术中和术后早期镇痛,甚至可以用于新生儿上腹部手术。这些部位的手术可采用全身麻醉与骶管阻滞联合麻醉,以最大限度地减少阿片类全身镇痛药物的需要量。

4. 骶管阻滞的严重并发症是将局部麻醉药物注射入血管或蛛网膜下隙,前者不少见。因此在注射局部麻醉药物之前,要用小剂量肾上腺素(5μg肾上腺素稀释到1ml生理盐水中)测试穿刺针是否在血管内,如果测试结果为心率明显增快(阳性),则不能注射局部麻醉药物。

小儿骶管阻滞

【问题4】手术时间持续120min,术中输入5%葡萄糖氯化钠溶液260ml,小儿术中补液是如何计算的?

【临床思路】

1. 术中补液　包括:①术前禁食禁饮所致的失液量,2h×每小时需要量(4-2-1原则)=2×(4×10+2×5)=100ml;②术中正常代谢需要量:每小时需要量(4-2-1原则)=4×10+2×5=50ml;③外科手术造成的液体丢失,尿道下裂修补手术野暴露小,相当于小手术,按2ml/kg计算:15kg×2ml/kg=30ml。

2. 具体实施方式　第1小时补充术前丢失的1/2+术中生理需要量+手术丢失量,即为:1/2×100+50+30=130ml;第2小时同样补充130ml;手术共2h,则补液总量为130ml+130ml=260ml。

知识点

<h3 style="text-align:center">小儿术中液体管理</h3>

1. 维持性输液　补充生理需要量,手术期间根据患儿体重按小时计算(表44-6)。

表44-6　小儿维持液需要量

体重/kg	每小时液体需要量
0~10	4ml/kg
10~20	40ml+2ml/kg×(体重-10)
>20	60ml+1ml/kg×(体重-20)

2. 补充性输液　补充不正常的液体丢失,包括禁食禁饮、消化液丢失、手术创伤等导致的局部液体丢失或失血。

(1)补充术前禁食引起的缺失量:按禁饮时间计算,即生理需要量×禁饮时间。计算得出缺失量,在手术第1小时补充半量,余下液量在随后1h内输完。

(2) 补充不同手术创伤引起的液体丢失,一般小手术 2ml/(kg·h)、中等手术 4ml/(kg·h)、大手术 6ml/(kg·h),腹腔大手术和大面积创伤时失液量可高达 15ml/(kg·h)。

3. 注意事项　大手术建议加强监测,做到目标导向液体治疗,比如达到以下指标:有效血压[参考:收缩压 =80+ 年龄 ×2(mmHg),舒张压 =2/3 收缩压,平均动脉压 =7/9 收缩压],尿量 ≥ 0.5ml/(kg·h)、中心静脉压 =8~12cmH$_2$O、血细胞比容 ≥ 30% 等。

麻 醉 经 过

麻醉过程顺利,手术历时 2h。手术结束时,停止七氟烷吸入,自主呼吸恢复,呼吸频率达 20 次 /min,潮气量 6ml/kg,拟拔除喉罩。

【问题 5】拔除喉罩的指征如何掌握?

【临床思路】

1. 重在判断拔除喉罩的时机　应从以下几个方面考虑。

(1)患儿自主呼吸充分恢复是拔除喉罩的必备条件:呼吸频率和潮气量是传统的评估方法,但小婴儿潮气量测定往往困难,从而影响评估的准确性。因此,要通过呼气末二氧化碳分压进行评估,呼气末二氧化碳分压在 50mmHg 以上,常常提示自主通气的通气量不够。吸空气下 SpO$_2$ 维持正常,提示通气量充足。如果吸入高浓度氧气,SpO$_2$ 就不能作为通气量充足的判断指标。

(2)生理反射恢复和意识恢复:在患儿生理反射和意识均恢复后拔除气管导管可以更大程度降低呼吸道相关并发症如喉痉挛、呼吸道梗阻、反流误吸等。值得注意的是,婴幼儿的意识恢复有时难以判断,一般认为患儿有自主运动、吐喉罩、做鬼脸等动作时为意识恢复。有吞咽和呛咳时为反射恢复。

2. 深麻醉拔除喉罩　对手术时间短于 1h 的短小手术,体内蓄积的全身麻醉药物相对较少。手术结束后,在自主呼吸通气充足和生理反射恢复前的窗口期拔除喉罩,这样做可以避免患儿在浅麻醉时咬住喉罩,导致拔管困难和通气困难。

麻 醉 经 过

术后拔除喉罩后患儿呼吸道通畅,自主呼吸下吸空气 SpO$_2$ 96%,轻微疼痛刺激有体动反应,安置持续静脉输注镇痛泵后送 PACU。镇痛泵配置方法:200ml 生理盐水含舒芬太尼 0.3μg/ml 和格拉司琼 15μg/ml(预防恶心呕吐)。镇痛泵使用方法:背景剂量 2ml/h,冲击剂量 0.5ml,锁定时间 15min。PACU 观察期间,患儿突然清醒,在床上手脚挣扎,身体辗转,同时大声哭闹,抓扯手术部位,导致手术部位敷料红染,尽管家长在床旁也无法安慰。

【问题 6】患儿发生了什么情况? 如何预防和处理?

【临床思路】

该患儿发生了全身麻醉术后苏醒期躁动(emergence agitation,EA),即在全身麻醉后苏醒早期患儿出现哭闹、躁动、兴奋、谵妄等行为障碍,发生率 10%~80%,学龄前儿童易发。发生原因可能与患儿性格、在陌生环境下快速苏醒、疼痛、术前焦虑、吸入麻醉及手术类型有关。疼痛、七氟烷和地氟烷快速苏醒导致分离状态(苏醒但认知功能尚未完全恢复)被认为是苏醒期躁动的主要原因。一般苏醒期躁动为自限性的,无明显副作用,但是可能发生静脉导管脱落,小儿自己拔出气管导管,进而发生缺氧、误吸等,还可能发生手术部位出血、坠床等意外伤害事件。因此,术后苏醒期躁动应积极预防和处理。

苏醒期躁动的处理流程:

1. 增加患儿安全感。在 PACU 尽可能让家长陪伴,拥抱和爱抚会降低患儿的恐惧感。

2. 疼痛治疗。多数苏醒期躁动与疼痛有关,应积极治疗疼痛。判断困难时,可以用 1μg/kg 芬太尼或 0.1μg/kg 舒芬太尼诊断性治疗,若给药后快速安静,说明躁动与疼痛相关。

3. 如果疼痛治疗后患儿仍然躁动不安,可尝试镇静治疗。咪达唑仑 0.05mg/kg(总量不超过 2mg)或丙泊酚 0.5mg/kg 静脉注射。大量文献显示术前或术中使用右美托咪定能降低苏醒期躁动的发生率。

推荐阅读文献

［1］MILLER R D. Miller's anesthesia. 8th ed. Philadelphia: Churchill Livingstone Elsevier, 2014.

［2］DAVIS P, CLADIS F. Smith's Anesthesia for Infants and Children. 9th ed. Amsterdam: Elsevier, 2016.

［3］MORTON NS, DOYLE EI, PEUTRELL J. More case presentations in paediatricanaesthesia and intensive care. 3rd ed. Oxford: Butterworth-Heinemann, 2000.

［4］BLACK A, MCEWAN A. Paediatric and neonatal anaesthesia. 4th ed. Oxford: Butterworth-Heinemann, 2008.

［5］HINES R L, LITMAN R S. Pediatric anesthesia: the requisites in anesthesiology. Singapore: Elsevier, 2004.

［6］杭燕南,王祥瑞,薛张纲,等.当代麻醉学.2版.上海:上海科学技术出版社,2013: 896-905.

［7］田玉科.小儿麻醉:麻醉学高级系列.北京:人民卫生出版社,2013.

［8］陈煜,连庆泉.当代小儿麻醉学.北京:人民卫生出版社,2011.

［9］LAN Y P, HUANG Z H, FINLEY G A, et al. Effects of the combination of mask preconditioning with midazolam pretreatment on anxiety and mask acceptance during pediatric inhalational induction and postoperative mask fear in children. Chin Med J, 2012, 125 (11): 1908-1914.

［10］曹方.右美托咪定滴鼻对患儿术前焦虑的影响.中国现代药物应用,2015, 9 (7): 140-141.

［11］赵雨意,左云霞.小儿麻醉围术期气道管理策略.中华麻醉学杂志,2017, 37 (7): 773-777.

［12］中华医学会麻醉学分会.中国麻醉学指南与专家共识.北京:人民卫生出版社,2017.

（左云霞　杨　磊）

第四十五章 眼科手术麻醉

Anesthesia for Eye Surgery

眼科手术(eye surgery)的目的是改善视力或治疗眼部疾病,其手术操作多局限在眼部。许多眼部疾病实际上是全身疾病在眼部的表现,不少遗传性综合征虽然少见,但对麻醉的影响需引起关注。一些眼部治疗用药也会对麻醉的实施和管理产生影响。相当多的眼科手术可以在局部麻醉下完成,但全身麻醉、清醒镇静术已被广泛用于眼科手术中。

眼科手术操作精细,除保证充分镇痛外,还需保证患者制动和眼球固定。内眼手术需维持稳定的眼内压(intraocular pressure,IOP),外眼手术操作可能导致眼心反射(oculocardiac reflex,OCR)和眼胃反射。全身麻醉清醒期需平稳,避免剧烈呛咳而影响手术效果。

案例一 小儿斜视矫正术麻醉

【病历摘要】

患儿女,7岁。因"发现右眼向外偏斜6年"住院治疗。患儿在6年前发现右眼向外偏斜,无复视、畏光、侧头视物和头向一侧肩倾斜。入院前检查:双眼外斜15°。诊断:双眼外斜视。拟手术矫正眼位。

【问题1】儿童斜视矫正术的麻醉特点是什么?

【临床思路】

1. 斜视矫正手术(strabismus surgery)尽可能早做,因此多为小儿患者,其中学龄前儿童占很大比例。

2. 手术时间与术者手术技巧和涉及的眼肌数量有关,但一般均在1h内可完成。

3. 手术需要分离和牵拉眼肌,眼心反射发生率较高。

4. 易发生眼胃反射,可能导致术后恶心呕吐。

5. 斜视患儿有发生恶性高热的可能,需提高警惕。

6. 麻醉医师远离头面部,需加强呼吸管理,特别是实施保留自主呼吸的全身麻醉时。

知识点

眼肌与斜视矫正

1. 眼肌分为眼内肌和眼外肌。眼内肌包括瞳孔括约肌、瞳孔开大肌和睫状肌。眼外肌单眼有6条,包括4条直肌和2条斜肌。

2. 斜视矫正术的目的是恢复儿童正常立体视觉和美容,前者需在出生后3~4个月时实施手术,后者通常在1~6岁或学龄期接受手术。

【问题2】针对此患儿的麻醉前评估和准备应关注哪些问题?

【临床思路】

1. 此例患儿为先天性斜视,需考虑是否合并其他先天性疾病。

2. 了解家族史和肌肉功能障碍病史,判断是否为恶性高热高危患者。早期识别诊断、尽早使用丹曲林及有效降低体温对于治疗恶性高热至关重要。

3. 了解斜视的类别及术中拟矫正的眼肌数量。该患儿拟行右眼内直肌后退、外直肌加强术。

4. 充分与患儿或家长进行沟通,告知相关事项。

5. 严格禁食、禁水时间。该病例适用于促进术后恢复(ERAS)理念及要求。

6. 不提倡术前以肌内注射的方式进行麻醉前用药,可于入手术室后经静脉给予阿托品。

【问题3】为此患儿选择麻醉方法的依据是什么?

【临床思路】

1. 对于学龄儿童且沟通和配合能力强的患儿可选择局部麻醉;其优点是术中可嘱患儿活动眼球以评估矫正效果,但无法消除牵拉眼肌时的疼痛和不适。3 岁及以下小儿须行全身麻醉。

2. 复杂斜视手术或较小儿童需全身麻醉。全身麻醉可使患儿无痛苦,安静制动,同时有利于眼肌的充分暴露和操作。由于全身麻醉下无法观察眼位,对术者要求较高。

知识点

斜视矫正术的麻醉

1. 氯胺酮麻醉方法　氯胺酮的良好镇痛、保留自主呼吸和咽喉部保护性反射存在等优点,特别适用于手术时间较短、止痛要求较好,但又不需控制呼吸的小儿麻醉。麻醉前常规给予阿托品。通常氯胺酮首次剂量 1~2mg/kg,5min 左右追加首剂量的半量,重复 2~3 次后逐渐减量。手术后半程应延长追加药物的间隔。咪达唑仑或丙泊酚与氯胺酮合用,可以减少后者的剂量,以降低其锥体外系症状和梦幻等不良反应。

2. 吸入麻醉　特别是对于开放静脉困难的小儿,可采取七氟烷吸入麻醉诱导,待患儿意识消失后,插入喉罩,或在肌松药辅助下置入气管插管。术中吸入七氟烷,也可使用静脉麻醉维持。

3. 静脉复合麻醉　采用丙泊酚、阿片类药物和肌松药静脉诱导,插入喉罩或气管插管,然后持续给予丙泊酚和瑞芬太尼维持麻醉。

【问题4】该患儿采用丙泊酚、瑞芬太尼、维库溴铵麻醉诱导,喉罩通气。麻醉维持为丙泊酚和瑞芬太尼静脉微泵输注。术中麻醉管理的重点是什么? 该患儿术中反复出现心率减慢,如何分析和处理?

【临床思路】

1. 监测血压、脉搏、呼吸、心电图、脉搏血氧饱和度和呼气末二氧化碳分压。

2. 强调呼吸监测和管理,维持二氧化碳分压稳定。

3. 随时关注手术操作,注意心率变化。

4. 关注体温变化,及时发现异常体温升高情况。

5. 该患儿术中反复出现心率减慢,应考虑眼心反射。嘱术者暂停手术操作,心率即可回升。反复发作可考虑静脉给予阿托品。

知识点

眼 心 反 射

1. 定义　在压迫、刺激眼球或眼眶、牵拉眼外肌引起的由迷走神经介导的心动过缓或心律紊乱称为眼心反射(oculocardiac reflex,OCR)。一般心率下降 10%~20% 以上为典型的眼心反射。

2. 眼心反射的反射弧　传入支为三叉神经的睫状长、短神经,传出支为迷走神经心支和心内神经节。

3. 表现　最常见的表现是心动过缓,也可能出现各种心律失常。

4. 易发因素　最常见的诱发因素是眼球受压和眼肌被牵拉,且眼心反射的发生与眼球和眼肌受到的刺激强度和持续时间有关。其中,牵拉眼外肌、压迫眼球和眶内加压操作时眼心反射发生率最高。斜视手术更易发生,特别是牵拉内直肌和下直肌时。通气不足和动脉二氧化碳分压增加可明显增加心动过缓发生率。全身麻醉较局部麻醉发生率更高。小儿斜视手术中最易发生,年龄越小,发生率越高。需要特别注意的是首次刺激引起的眼心反射最显著,且刺激强度越大,越易发生。

5. 预防和处理 ①维持适宜的麻醉深度,保持正常的二氧化碳分压;②眼肌相关操作时需动作轻柔;③发生眼心反射时,需暂停手术操作,待缓解后继续手术;④静脉给予阿托品或格隆溴铵对眼心反射的预防和治疗有一定效果。

案例二 小儿白内障手术麻醉

【病历摘要】

患儿男,年龄10个月。6个月来发现眼睛中央区域有"白点"并双眼追物频率少,无眼红、眼胀、视物遮挡症状。诊断为:双眼先天性白内障,双眼球震颤。入院拟行双眼白内障超声乳化+前节玻璃体切割术。

【问题1】如何为该患儿选择麻醉方案?

【临床思路】

本例患儿缺乏配合能力,应选择全身麻醉。

知识点

小儿白内障(cataract)手术麻醉特点

1. 属于微创手术、时间短(通常10min左右)。
2. 手术操作精细,患者需制动。
3. 术中需要维持稳定的眼内压。
4. 小儿白内障常为先天发育或外伤引起,需尽早手术,避免影响视力正常发展。

【问题2】如何实施麻醉和术中管理?

【临床思路】

1. 选择丙泊酚诱导,即可降低眼内压,还具有抗恶心、呕吐的作用。但该患儿无法配合静脉开放,因此,选择七氟烷吸入诱导麻醉。

2. 吸入七氟烷诱导至患儿意识消失、下颌松弛后,置入喉罩,并连接麻醉机。

3. 由于手术时间短小,刺激不强,术中吸入七氟烷维持麻醉,保留自主呼吸,必要时间断辅助通气。

4. 术中持续监测血压、心率、脉搏血氧饱和度、心电图和呼气末二氧化碳分压。

5. 手术结束后,观察自主呼吸平稳,停止七氟烷吸入,然后拔出喉罩,并将患儿置于侧卧位,送PACU进一步观察。

知识点

小儿白内障手术麻醉实施

1. 患儿吸入七氟烷意识消失后,即可实施静脉穿刺,开放静脉补充液体。
2. 可给予少量阿片类药物辅助静脉诱导。
3. 气管插管和喉罩均可选择。喉罩对血流动力学影响较小,且苏醒期平稳。如选择气管内插管,则应选择非去极化肌松药辅助麻醉诱导。

【问题3】患儿送至PACU后很快出现难以控制的哭闹,请问最可能的原因是什么?应该如何预防?

【临床思路】

1. 小儿全身麻醉术后出现哭闹的原因很多,如哭闹难以安抚控制,多可能为全身麻醉苏醒期躁动。

2. 小儿全身麻醉苏醒期躁动临床表现多种多样,且缺乏特异性,表现为难以安抚的哭闹、四肢乱动等。评估小儿术后躁动很困难,现多采用小儿麻醉苏醒期谵妄量表(pediatric anesthesia emergence delirium,PAED)(表 45-1)和 Watcha 量表进行评估。Watcha 评分标准:1 分,安静、合作;2 分,轻度不安,但可以安抚;3 分,哭闹不能安抚;4 分,完全不能控制。评分大于或等于 3 分可评定为烦躁,评分越高,烦躁程度越严重。

3. 导致小儿全身麻醉苏醒期躁动的原因很多,眼科手术后躁动发生率较高,单纯吸入七氟烷可能是引起本例小儿苏醒期躁动的主要原因。

4. 小剂量的右美托咪定滴鼻或静脉泵注一定剂量可有效降低患儿麻醉苏醒期躁动的发生率;对已发生躁动的患儿,静脉注射 0.5mg/kg 丙泊酚后,患儿躁动可明显好转。

表 45-1　小儿全身麻醉苏醒期躁动 PAED 评估量表

描述	完全没有	只有一点	有一些	有很多	非常多
患儿与医护人员的眼神交流	4	3	2	1	0
行为具有目的性	4	3	2	1	0
对周围环境的意识	4	3	2	1	0
患儿不安	0	1	2	3	4
不能被安抚	0	1	2	3	4

注:5 项相加,满分为 20 分;大于 10 分定义为躁动,分数越高,躁动程度越严重。

知识点

七氟烷与 γ- 氨基丁酸

1. 出生后随着年龄增长,γ- 氨基丁酸(GABA)受体由兴奋性作用占优势逐渐变为抑制性作用占优势。

2. 七氟烷高浓度时增强 GABA 受体介导的突触后抑制电流,而低浓度时则抑制此电流。特别是对于 5 岁以下小儿,麻醉苏醒期随着七氟烷浓度的降低,可能导致躁动发生。

案例三　青光眼手术麻醉

【病历摘要】

患者女,73 岁。因"右眼疼痛伴视力下降 3d",门诊以"右眼闭角型青光眼,双眼老年性白内障"收住入院。7 年前曾行"双眼翼状胬肉切除 + 自体结膜移植术"。2 个月前行"左眼白内障超声乳化吸出 + 人工晶状体植入 + 前玻璃体切割 + 房角分离 + 虹膜周切术"。此次经入院进一步检查后确诊为:双眼原发性闭角型青光眼(右眼急性发作期)、双眼老年性白内障、左眼抗青光眼术后眼压控制、左眼恶性青光眼术后、左眼人工晶状体眼。

【问题 1】青光眼手术(glaucoma surgery)的麻醉特点是什么?
【临床思路】

1. 青光眼患者年龄跨度大,既有各种原因继发的老年性青光眼,也有婴幼儿先天性青光眼。因此,不同年龄要关注其相应的并发症和生理特点。

2. 青光眼手术术式较多,手术复杂程度不同,时间长短不一。

3. 术前抗青光眼的药物治疗可能对麻醉实施与管理产生影响。

4. 最关键的是在围术期需要控制眼内压稳定。

知识点

青 光 眼

1. 定义 青光眼指眼内压间断或持续升高的一类疾病,对视神经的毛细血管血流产生影响,最终导致视神经组织和功能丧失。

2. 病理分型 分为开角型(慢性单纯性)青光眼和闭角型(急性)青光眼。急性闭角型青光眼需要在最短时间内降低眼内压,开放房角,挽救患病眼的视功能。先天性青光眼从出生到 3 岁前发病的为婴儿型,37 个月到 30 岁之间发病者为青少年型。

【问题 2】此患者麻醉前评估和准备重点应考虑哪些方面?

【临床思路】

1. 本例为老年患者,需询问全身并发症情况。该患者既往无高血压、糖尿病、冠心病等病史,一般情况良好。

2. 既往两次全身麻醉下接受眼科手术,麻醉过程均顺利。

3. 青光眼术前治疗用药对麻醉可能产生影响,如长效 β 受体阻滞药噻吗洛尔,其蓄积作用可引起全身毒性反应。治疗青光眼药可分为以下几类:拟胆碱类药物、β 肾上腺素能受体阻滞药、前列腺素类药物、肾上腺素能受体激动药、碳酸酐酶抑制剂、高渗脱水剂。本例术前使用布林佐胺滴眼液(派立明),并口服激素。

4. 临床剂量范围的阿托品对青光眼的眼内压没有明显影响。东莨菪碱有较阿托品更大的散瞳效果,对于闭角型青光眼患者不应使用。

【问题 3】为该患者设计的麻醉方案是什么?

【临床思路】

1. 成人青光眼手术通常在局部麻醉下实施,难以配合或复杂的需在全身麻醉下手术。此患者多次手术,此次宜选择全身麻醉。

2. 静脉和吸入麻醉均可选择,本例选择静脉复合麻醉。

3. 通气可选择气管插管或喉罩通气方式。考虑到麻醉诱导对眼内压的影响,以及麻醉苏醒期的平稳,本例选择喉罩通气方式。

麻 醉 经 过

患者入手术室后监测血压、心率、脉搏血氧饱和度和脑电双频谱指数(BIS),开放外周静脉输入乳酸林格液。麻醉诱导用药为:咪达唑仑 2mg、丙泊酚 120mg(分次静脉注射)瑞芬太尼 60μg 及顺阿曲库铵 10mg。诱导成功后插入 4 号可弯曲喉罩,妥善固定后连接麻醉机控制通气,同时监测呼气末二氧化碳浓度。麻醉维持选择丙泊酚、瑞芬太尼持续静脉输注。

知识点

眼 内 压

1. 眼内压概念 眼内容物(包括玻璃体、晶状体、房水)作用于眼球壁所产生的压力,简称为眼内压(眼压)。正常人的眼内压为 10~20mmHg(1mmHg=0.133kPa),变化幅度控制在 2~3mmHg。影响眼内压的相关因素通常涉及眼内房水循环模式、脉络膜的血容量、中心静脉压及眼外肌肌张力等,其中以房水循环对眼内压的影响最为多见。

2. 眼内压升高和降低的危害 眼内压慢性升高将干扰眼内供血和角膜代谢,引起角膜混浊和视网膜血流减少。眼内压降低将增加视网膜脱离和玻璃体积血的发生率。手术和麻醉对眼内压的影响通常是一过性的,但风险较大。术中眼内压突然升高,有发生眼内容物脱出,压迫视神经,甚至导致失明的危险。

【问题4】如何避免术中眼内压升高?

【临床思路】

1. 选择不升高眼内压或降低眼内压的药物,包括麻醉药、镇痛药、肌松药。本例选择的丙泊酚、瑞芬太尼和肌松药均不升高眼内压,丙泊酚还有降低眼内压的趋势。

2. 诱导时避免发生屏气、呛咳和呕吐动作。

3. 防止气管插管刺激对眼内压的影响。本例选择喉罩,较气管插管对眼内压的影响小。

4. 维持足够的麻醉深度,避免麻醉偏浅对眼内压的影响。

5. 急剧的动脉压及中心静脉压升高都可对眼内压造成不良影响,术中需维持血流动力学的稳定。

6. 确保有效通气和氧合。

7. 麻醉恢复期拔出喉罩时避免呛咳发生。

知识点

麻醉与眼内压

1. 麻醉药物对眼内压的影响　所有的中枢神经系统抑制药均有降低眼内压的作用。氯胺酮对眼内压的影响存在争议。既往倾向于氯胺酮可以引起眼内压明显升高,但也有人认为氯胺酮并没有引起眼内压明显升高,并提出氯胺酮引起的眼球震颤对眼内压测量结果有影响,且不同的眼内压测量方法导致氯胺酮对眼内压的影响不一致。神经肌肉阻滞剂对眼内压可产生直接和间接影响。非去极化肌松药直接作用是通过松弛眼外肌降低眼内压的,去极化肌松药琥珀胆碱可升高眼内压。

2. 麻醉方法与眼内压　①局部麻醉:局部麻醉药剂量过大可导致对眼球的直接压力而使眼内压增高。球后神经阻滞操作本身如果损伤血管引起出血,则可通过眶内压力的增加导致继发性眼内压增高。②全身麻醉:在不同麻醉深度和肌肉松弛程度下对患者进行气管插管及喉镜暴露操作均会引起眼内压水平升高,即使患者在气管插管时无明显反应,眼内压也可能升高;麻醉过浅、血压升高、呼吸阻力增加、动脉血二氧化碳分压升高、呛咳、躁动、头低位,以及任何引起颅内压力增高的情况均可使眼内压升高。

案例四　眼底手术麻醉

【病历摘要】

患者男,22岁,身高190cm,体重95kg。因"左眼突然视物模糊"来院就诊。拟行"视网膜修补术"。既往病史:双眼晶状体半脱位。6年前行左眼晶状体摘除术,2年前行右眼晶状体摘除术和玻璃体切割术+硅油充填术。诊断:左眼孔源性视网膜脱离、双无晶状体眼、右眼玻璃体切割硅油充填术后、双眼马方综合征。拟行左眼玻璃体切割视网膜复位术。

【问题1】眼底手术麻醉特点是什么?

【临床思路】

1. 眼底病变与全身系统疾病关系密切,如高血压、糖尿病、血管系统疾病等。

2. 手术时间相对较长,通常需 1~3h。

3. 手术精度高,需在显微镜下操作,要求眼球制动。

4. 术中对眼球的牵拉可能导致眼心反射。

5. 术中玻璃体内注入惰性气体时应避免使用氧化亚氮。

6. 实施全身麻醉时要求术毕迅速清醒。

7. 部分患者需术后俯卧位,实施全身麻醉时应考虑到这一特殊体位的要求。

知识点

玻璃体手术简介

眼底手术中玻璃体手术占有很高比例,手术操作在眼内实施。此类手术通常在显微镜下完成,操作非常精细,手术时间相对较长。术中不通过眼外加压,而是以液体、气体或硅油行眼内填充以替代玻璃体,压迫视网膜产生固定作用。既往采用经过过滤的空气与玻璃体进行置换,但由于其很快被吸收,现多用混合型惰性气体替代。惰性气体不易溶解,可维持 34 周。但其术后需要特殊体位以保持气泡在裂孔上方的压力。

【问题 2】此患者麻醉前会诊的重点是什么?

【临床思路】

1. 本例诊断为马方综合征,同时伴有双眼晶状体脱位,曾行双眼晶状体切除术。术前需针对马方综合征的病理生理特点进行评估,重点评估心血管系统功能,必要时可行超声心动图检查。

2. 此患者 5 年前行右眼晶状体摘除术和玻璃体切割术 + 硅油充填术,接受的是全身麻醉,过程顺利。

3. 了解手术方式和特殊需求。此次手术为左眼玻璃体切割 + 视网膜复位术,术中需在玻璃体内注入惰性气体。

知识点

马方综合征

马方综合征(Marfan syndrome,MFS)是一种累及结缔组织的常染色体显性遗传性疾病,具有家族史。其外表特征为管状骨细长,指距 > 身高。受累器官涉及眼、心血管、肺、皮肤、中枢神经系统和骨骼系统等,在眼部常表现为双侧晶状体脱位或半脱位、虹膜震颤、视网膜剥离、白内障、继发性青光眼、斜视、高度近视等。心血管系统异常主要是大动脉中层弹力纤维发育不全,表现为主动脉或腹主动脉扩张,形成动脉瘤。主动脉根部扩张和破裂是马方综合征最危险的并发症。

【问题 3】如何为此患者选择麻醉方案?

【临床思路】

1. 该患者具有良好的沟通和配合能力。从手术刺激强度和时间来看,全身麻醉和局部麻醉复合监护麻醉(monitored anesthesia care,MAC)均可以选择。

2. 选择监护麻醉应依据如下因素:手术操作相对简单且手术时间较短;患者具有沟通和配合能力;对术后恢复有特殊要求,如术后需俯卧位者。本例选择全身麻醉。

知识点

局部麻醉复合清醒镇静术实施和管理要点

1. 为患者实施监护麻醉并不意味着是一项简单、安全的操作。

2. 术前评估不可省略或从简,其评估内容应等同于全身麻醉。

3. 需与患者充分沟通相关事项,取得患者的信任和配合。

4. 术中体位要舒适,特别是头枕、膝下和腰部。

5. 特别加强术中监测,除常规监测外,有条件的应监测意识水平、BIS,则更佳。

6. 监护麻醉常用药物有咪达唑仑、丙泊酚和右美托咪定,也可给予适量的阿片类镇痛药。

7. 术中镇痛主要依靠局部麻醉。使用长效局部麻醉药行球后或球周阻滞。

8. 在眼部消毒时即应给予监护麻醉药物,并根据患者情况调整镇静深度。

9. 术中监测患者的生命体征,保持与术者和患者的沟通。

10. 根据手术进程和患者的反应调整镇静深度。采用 OAA/S(The Observer's Assessment of Alertness/Sedation Scale)方法评估镇静水平,有条件的则可实行 BIS 监测。一般将镇静水平控制在 OAA/S 2~3 级即可(见第五章)。

【问题 4】此患者接受了全身麻醉,该如何进行麻醉诱导和术中管理?

【临床思路】

1. 根据术前对气道的评估,此患者无困难气道,可选择快速诱导建立人工气道。

2. 可选择气管插管或喉罩通气模式。气管内插管为经典的人工通气和气道保护方式,但其诱导和清醒拔管时可能引起血流动力学的波动。特别是清醒期呛咳对眼科手术非常不利。喉罩所引起的血流动力学变化相对较小,同时可在安静或一定麻醉深度的状态下拔出喉罩。眼科手术应使用可弯曲喉罩,以方便手术操作。此例患者选择可弯曲喉罩实施人工通气。

3. 此患者应采取静脉诱导。诱导用药可选择丙泊酚 / 依托咪酯、咪达唑仑、阿片类药物,同时给予非去极化肌松药。当达到一定麻醉深度后插入喉罩。

4. 诱导期特别注意预防血流动力学的剧烈波动。阿片类药物量要足够,防止血压过高,同时,注意丙泊酚的给药速度,避免血压过低。

5. 诱导期避免眼内压升高。尽可能不选择琥珀胆碱快速诱导;面罩加压给氧时需注意对眼睛的压迫;喉罩对眼内压影响较小;避免诱导期的屏气和呛咳。

6. 麻醉维持采取的是丙泊酚复合瑞芬太尼静脉维持。

7. 术中需要玻璃体内注气,目的是利用气泡的稳定容积支撑视网膜,以稳定手术复位效果。一般使用不易弥散的惰性气体,如 SF_6、C_3F_8。使用惰性气体的眼底手术应避免应用,或在注入惰性气体前 20min 停用 N_2O。

知识点

用硅油代替惰性气体

N_2O 高弥散性能可使其快速进入惰性气体内,使气泡容积快速增加 3 倍,同时明显增加眼内压;而停用 N_2O 后,气泡容积和眼内压可在 20min 左右迅速下降。这种气泡容积和眼内压的快速变化将直接影响手术效果。由于惰性气体能够较长时间存留在玻璃体内,因此,3~4 周内接受过玻璃体内注气的患者,再次实施全身麻醉时应避免使用 N_2O。选择硅油代替惰性气体可无使用 N_2O 的顾虑,但要求术后即刻改成俯卧位,以提高复位的成功率。

案例五　成人眼外伤手术麻醉

【病历摘要】

患者男,55 岁。4h 前走路时被高空坠物击中头部,当时昏迷 20min,口腔及鼻腔流血。清醒后自述头痛,呕吐 2 次,稍有烦躁。前额皮肤缺损。头颅 CT 显示:颅底粉碎性骨折,双眼眼球破裂? 视神经损伤? 右侧薄层硬膜外血肿,额叶脑挫裂伤。急诊处理伤口后,拟急行"颅内血肿清除+眼科伤口探查"。

【问题 1】如何对该眼外伤患者进行术前评估?

【临床思路】

1. 此例为开放性眼外伤,应尽快手术。因此,应在急诊实施手术前利用较短时间对患者进行评估。

2. 术前判断是否合并颅脑损伤、颜面部骨折、胸肺损伤、潜在的气道损伤等。此患者有明显的颅脑外伤史,并确诊存在颅内血肿。

3. 了解手术方式,预估手术时间。此例手术由眼科和神经外科医师共同参与,术式为颅内血肿清除+眼科伤口探查,预计手术时间较长。

4. 判断是否为饱胃患者。此例患者伤后未进食水。

5. 判断患者有无大出血、休克及意识状态。该患者生命体征尚可,意识清楚。

知识点

眼 外 伤

对眼外伤患者应仔细询问受伤经过,以判断是否有眼内异物及眼部外伤的严重程度。同时,还需关注是否合并其他部位的外伤,特别是颅脑、颈部、双肺和其他实质脏器外伤。了解伤后是否出现意识障碍、头晕、恶心、呕吐等症状。特别关注潜在的颈椎和肺损伤。评估出血情况,判断有无休克或早期休克。

【问题2】此患者首先由神经外科医师将骨折复位并清除硬膜外血肿,皮肤缝合包扎。后由眼科医师进行伤口探查,并实施清创缝合术。如何为此患者设计麻醉方案?

【临床思路】

1. 局部麻醉对于饱胃患者具有优势,但对于眼穿孔伤者应用有顾虑,因为局部麻醉引起的眼内压增高会挤出眼内容物。且该患者属于复合伤,多科联合手术,需实施全身麻醉。

2. 术前预防误吸,包括给予 H_2 受体阻滞药来提高胃酸的 pH,减少胃酸的产生。

3. 全身麻醉应采取气管内插管控制呼吸。此患者存在颅底骨折,因此,需选择经口气管插管,不能实施经鼻气管插管。

4. 静脉、吸入或静吸复合麻醉均可选择。

5. 注意复合颅脑损伤的处理原则。

【问题3】此患者全身麻醉诱导时应注意哪些事项?

【临床思路】

1. 任何引起眼内压增加的因素对于开放性眼外伤患者都可能导致严重的后果。

(1)选择不升高眼内压或降低眼内压的药物进行诱导。本例选择依托咪酯、舒芬太尼、咪达唑仑进行麻醉诱导,辅助顺阿曲库铵实施气管插管。

(2)采取相应措施减轻气管插管引起的直接和间接的眼内压增高。轻柔地暴露声门和插管操作。预计声门暴露困难者,选择可视插管工具。

(3)患者意识尚未完全消失或药物未完全发挥作用时避免面罩过度用力加压通气。

(4)保证气道的通畅和供氧。

2. 对于饱胃患者,采取快速顺序诱导方法。诱导后可放置胃管进行胃肠减压。

知识点

诱导期的关键问题

诱导期关键问题有三个:确保通气和氧合;防止误吸;避免压力增高(眼内压、动脉压、静脉压)。

【问题4】全身麻醉期间管理要点是什么?

【临床思路】

1. 确保适宜的麻醉深度,保证患者的绝对制动。

2. 严密监测,维持血流动力学的稳定。调整容量治疗,必要时给予血管活性药物。

3. 确保有效通气和供氧,维持动脉血二氧化碳分压的稳定。

4. 稳定眼内压和颅内压。

案例六　小儿开放性眼外伤麻醉

【病历摘要】

患儿男,6岁。4h前右眼被剪刀戳伤。诊断为右眼角巩膜穿孔伤,急诊行角巩膜裂伤缝合术。患儿既往体健。入院时神情淡漠、嗜睡。体温37.8℃,有咳嗽,无明显咽痛,听诊双肺呼吸音略粗。化验检查:血白细胞增高。

小儿开放性眼外伤麻醉

开放性眼外伤一期急诊手术通常是清创缝合处理和异物取出术,许多还需要二次进一步手术。小儿开放性眼外伤较为常见,大部分需要在全身麻醉下完成。

【问题1】此患儿合并上呼吸道感染,应如何选择手术时机?
【临床思路】
1. 客观判断呼吸道感染的程度,评估可能带来的风险。
2. 综合眼局部和全身的情况决定麻醉时机。此例小儿有明确的上呼吸道感染,经与眼科医师沟通,开放性的伤口需尽快缝合,如拖延手术可能因小儿哭闹等因素进一步继发或加重感染。因此,决定急诊手术,同时抗感染治疗。

知识点

小儿眼外伤合并上呼吸道感染

小儿眼外伤合并上呼吸道感染发生率非常高。主要原因为:小儿呼吸系统发育尚不完全,使呼吸道感染容易发生;小儿全身免疫功能和呼吸道局部免疫功能不足,眼外伤可致机体暂时性免疫抑制,使患儿更易发生呼吸道感染;眼部伤口继发的感染,病原菌可随分泌物从鼻泪管流入咽部引发上呼吸道感染。

【问题2】如何为此例患儿选择全身麻醉气道管理?
【临床思路】
1. 自然气道 氯胺酮镇痛强、作用时间短,且单一用药即可满足短小手术的需求。特别是其在提供满意镇痛的同时可保留患者的自主呼吸和咽喉反射。但其升高眼内压的顾虑,以及术中眼球不易固定、体动、术后不良反应多样性等问题,使其逐渐被其他麻醉方法替代。
2. 气管插管控制呼吸 气管插管控制呼吸不仅可满足通气,还能有效密闭气道,是此例手术常用的通气方法。但气管导管插入过程中,以及导管拔出时均可能导致血流动力学的波动,特别是可能升高眼内压。为此,需特别关注和处理。
3. 喉罩通气模式 喉罩置入时对血流动力学和眼内压的影响相对较小,且拔出过程中非常平稳。术中根据情况既可保留自主呼吸,也可使用肌松药控制呼吸。因此,特别适合于开放性眼外伤全身麻醉手术。此例患儿术前已经过严格的禁食禁水,选择喉罩通气模式。

知识点

小儿眼外伤全身麻醉气道管理

小儿眼外伤全身麻醉气道管理方式视具体情况而定,主要考虑因素涉及患儿年龄、手术时间、是否为饱胃状况、术中呼吸抑制的风险、麻醉科医师的技术水平等。短小手术且经过严格禁食水者可选择氯胺酮麻醉,气道误吸风险较低且正压通气时间不太长的患儿可选择喉罩通气,手术复杂、时间长、对气道密闭要求非常高者应选择气管内插管。

【问题3】如何对此患儿进行麻醉诱导?
【临床思路】
1. 麻醉前应使用足量阿托品(0.02mg/kg)。
2. 麻醉诱导力求平顺。

3. 此患儿有较好的配合度,因此选择了静脉诱导。诱导用药为丙泊酚、芬太尼和顺阿曲库铵。

4. 诱导后顺利插入喉罩,并连接麻醉机进行控制通气。

【问题4】术中管理应注意哪些问题?

【临床思路】

1. 常规监测血压、心率、心电图、脉搏血氧饱和度、呼气末二氧化碳分压。

2. 确保通气和氧合,维持二氧化碳分压在正常范围。

3. 防止眼内压突然升高,造成眼内容物脱出。

4. 维持血流动力学稳定。

5. 保持患儿的绝对制动。

6. 注意体温监测和保护。

7. 手术结束后减浅麻醉,待患儿意识恢复、自主呼吸良好、保护性反射恢复后拔出喉罩。

案例七　穿透性角膜移植手术麻醉

【病历摘要】

患者男,40岁。2年前面颈部及双眼被稀盐酸烧伤,于当地医院给予抗生素点眼,并行双眼羊膜移植术及面颈部植皮术。术后双眼睑闭合。而后行眼整形手术打开眼睑。1年前行左眼穿透性角膜移植术,术后视力恢复良好。此次住院诊断:双眼角膜白斑,双眼睑球粘连,双眼酸烧伤,双眼睑畸形,左眼穿透性角膜移植术后,左无晶状体眼,双眼羊膜移植术后,面颈部植皮术后。拟行右眼穿透性角膜移植术＋睑球粘连分离术＋自体唇黏膜移植术。

【问题1】如何对此患者进行麻醉前评估?

【临床思路】

1. 角膜移植材料来源于新鲜尸体,在深低温和保存液处理下可保存数周。因此,角膜移植手术属于限期手术。

2. 此患者曾多次手术,需仔细询问既往手术和麻醉的情况。

3. 因患者有颈面部烧伤,且曾行植皮术,要考虑困难气管插管的可能性。

4. 了解手术方式,板层和穿透性角膜移植在手术处理和麻醉关注方面有所不同。

知识点

角　膜　移　植

1. **角膜的神经支配**　角膜主要由感觉神经纤维和交感神经纤维支配。感觉神经来自三叉神经眼支,起源于三叉神经节的鼻睫状神经,经眶上裂进入眶内。交感神经纤维的细胞体位于颈上神经节内。

2. **角膜移植术**　角膜移植术分为板层角膜移植(lamellar keratoplasty)和穿透性角膜移植(penetrating keratoplasty),根据移植替换部位的不同,将板层角膜移植进一步分为前板层角膜移植和内皮移植。板层角膜移植手术适合于病变仅仅累及角膜的基质层,角膜内皮细胞的功能正常者。板层角膜移植术中无须切开前房、无眼内手术并发症,手术安全性高,因手术更加精细。如果角膜内皮细胞明显受损,则须选择穿透性角膜移植手术。穿透角膜移植手术是用一定直径的环钻去除病变全层角膜组织,然后以同样或略大一点直径的环钻钻去供者角膜,并环状缝合于患者缺损的角膜位置。内皮移植手术具有一些独特的优点,有望取代穿透性角膜移植术成为治疗角膜内皮失代偿的首选术式。

【问题2】如何为此患者设计麻醉方案?

【临床思路】

1. 该患者术前明显紧张和焦虑,手术为穿透性角膜移植术,且因烧伤后气道管理难度增加,因此,应选择全身麻醉。

2. 全身麻醉气道管理方式可选择气管内插管和喉罩通气。由于喉罩能够耐受相对较浅的麻醉,因此,术中可保留自主呼吸。术毕可在无明显呛咳下拔除喉罩,是眼科全身麻醉较好的选择。

【问题 3】该患者选择静脉麻醉,喉罩维持通气。入手术室开放静脉后给予阿托品 0.5mg。诱导用药为:咪达唑仑 2mg、芬太尼 0.15mg、丙泊酚 150mg、罗库溴铵 50mg。麻醉维持:丙泊酚 3~10mg/(kg·h),瑞芬太尼 0.1μg/(kg·min)。手术时间 45min。请问该患者术中管理要点是什么?

【临床思路】

1. 穿透性角膜移植手术环钻钻取病变角膜使眼球开放,维持正常的眼内压非常重要。术中躁动、呛咳、呼吸道不通畅、呼吸阻力增大、缺氧、动脉血二氧化碳分压升高、血压升高,以及任何使颅内压增高的因素均可增加眼内压。本例患者实施穿透角膜移植,因角膜病变部位全层开放,需特别关注稳定眼内压,避免因眼内压突然升高导致眼内容物脱出。

2. 术中需使用肌松药保持患者绝对制动,避免麻醉不充分引起术中眼球运动、挤眼等情况。

3. 维持适宜的麻醉深度和通气量,减少对眼内压的影响。

4. 本例采取喉罩通气,获得非常满意的清醒期恢复质量。

推荐阅读文献

［1］Safety Committee of Japanese Society of Anesthesiologists. JSA guideline for the management of malignant hyperthermia crisis 2016. J Anesth, 2017, 31 (2): 307-317.

［2］KARAMAN T, DOGRU S, KARAMAN S, et al. Intraocular pressure changes: The McGrath video laryngoscope vs the Macintosh laryngoscope; a randomized trial. Clin Anesth, 2016, 34: 358-364.

［3］ADISA A O, ONAKPOYA O H, ADENEKAN A T, et al. Intraocular pressure changes with positioning during laparoscopy. JSLS, 2016, 20 (4): e2016. 00078.

［4］IBACACHE M E, MUNOZ H R, BRANDES V, et al. Single-dose dexmedetomidine reduces agitation after sevoflurane anesthesia in children. Anesth Analg, 2014, 98 (1): 60-63.

［5］邵毅. 青光眼诊断与治疗规范:2017 年英国专家共识解读. 眼科新进展, 2018, 38 (11): 1001-1004.

［6］孙可,吴秀英. 可弯曲喉罩的临床应用进展. 国际麻醉学与复苏杂志, 2016, 37 (3): 259-262.

［7］商旭敏,吴护平,王燊,等. 2006 年至 2015 年角膜移植手术适应症及手术方式变化趋势的研究. 中华眼科医学杂志 (电子版), 2017, 7 (6): 257-262.

［8］邓小明,姚尚龙,于布为,等. 现代麻醉学. 4 版. 北京:人民卫生出版社, 2014.

(李 军)

第四十六章　耳鼻咽喉科手术麻醉

Anesthesia for Ear, Nose and Throat Surgery

耳鼻咽喉科(ear, nose and throat, ENT)手术种类繁多,麻醉涵盖了多种临床操作,其复杂性、手术时间及潜在危险各不相同。随着内镜等微创技术的发展,耳鼻咽喉科手术范围和手术适应证不断拓展,麻醉实施过程中,更多地体现了多学科合作模式的优势。对于解剖结构破坏严重甚至气道梗阻的患者,操作涉及气管、声门或声门下组织,临床麻醉面临着更高的风险,也相应地对麻醉的实施及管理提出了更高的要求。

耳鼻咽喉科手术麻醉实施的要点如下:

1. 患者存在更高困难气道风险,详细地回顾术前 CT 或气道内镜检查有助于困难气道的评估与潜在通气困难的识别。

2. 气道内激光手术需采取特殊防范措施,维持低浓度氧供,以防意外热损伤及气道着火。

3. 纤维支气管镜清醒插管,可更安全地用于预估严重困难气道患者的麻醉实施。

4. 严重呼吸道疾病使清醒插管难以实施时,局部麻醉下气管切开是更好的选择。环甲膜切开术可以迅速缓解严重的紧急困难气道。

5. 喉部外伤的患者行气管插管操作可能会导致进一步的气道损伤,甚至丧失对气道的有效控制。建议纤维支气管镜引导下置入气管导管。特殊病例中,气管切开也许是最佳选择。

6. 多种原因如异物吸入、双侧声带麻痹、气道水肿、气道声门下狭窄,均可导致术后喘鸣的发生。需考虑是否立即气管内插管或手术建立气道以挽救患者,面罩给氧可作为紧急处理的过渡措施。

7. 头颈部手术的患者,平稳的麻醉及复苏,避免出现用力咳嗽及呛咳,对预防术后再出血至关重要。

8. 耳科鼓室成形术时,放置移植物过程中及之后,避免使用氧化亚氮。

案例一　耳科手术麻醉

【病历摘要】

患者女,50 岁,体重 50kg。因"右耳间断性炎症伴听力渐进性下降 10 余年"入院。诊断为"右耳慢性中耳炎",拟行"右侧鼓室成形术"。

知识点

耳科手术麻醉(anesthesia for ear surgery)要点

耳科手术涵盖先天性畸形、感染、创伤及肿瘤等,由于中耳和颞骨显微解剖的精密性和复杂性,决定了手术极其细腻,因此对麻醉有包括保持术野清晰、患者无体动、无刺激性麻醉苏醒等诸多要求。

【问题 1】该患者如何进行术前评估?

【临床思路】

1. 全面评估患者的一般状况,进行美国麻醉医师协会(ASA)分级。

2. 了解患者有无特殊病史。

患者既往无特殊病史,气道及体格检查均无异常发现,术前实验室检查亦无显著异常。自述 3 年前在气管插管下行择期妇科手术,术后出现了严重的声音嘶哑及发音困难,并经历了长时间的声带恢复,考虑为气管插管损伤所致。耳鼻喉科医师在术前评估了患者的基础声带功能和语音质量,均无异常。

【问题2】该患者的麻醉方案及如何实施术中管理?

【临床思路】

1. 该患者手术需在显微镜下实施精细操作,且手术时间相对较长,因此适宜选择全身麻醉。

2. 考虑该患者声带损伤病史,术前与患者充分沟通气管插管声带损伤的可能后,经患者同意采用喉罩下的全身麻醉。

3. 该患者手术为"鼓室成形术",需放置移植物,避免使用氧化亚氮。

4. 全身麻醉术中注意维持血流动力学平稳,复苏过程中避免剧烈呛咳及躁动。

5. 麻醉具体实施方法:患者术前常规禁饮禁食,入室后实施标准麻醉监护。充分给氧去氮后,静脉注射麻醉药物:咪达唑仑 3mg,芬太尼 100μg,丙泊酚 100mg,维库溴铵 8mg。顺利完成麻醉诱导,待下颌完全松弛后,使用标准手法顺利置入 4 号 Proseal™ 喉罩,并充入空气 20ml。$ETCO_2$ 监测呈现正常方波。

麻醉维持采用静脉输注丙泊酚、瑞芬太尼和顺式阿曲库铵。手术结束时,静脉注射地塞米松 5mg 和昂丹司琼 4mg。术毕送患者入麻醉后恢复室。患者完全清醒后,顺利拔除喉罩。

知识点

氧化亚氮对中耳压力的影响

当咽鼓管通畅时,充满气体的中耳腔可获得间断的减压。慢性中耳炎或外科水肿造成功能性阻塞咽鼓管时,若吸入氧化亚氮麻醉,由于其血/气分配系数是氮气的 34 倍,氧化亚氮便大量进入中耳腔隙,使腔内压急剧升高;而当术毕停用氧化亚氮时,因其很快进入血液内,使中耳腔内压力下降。这种压力改变将影响中耳成形手术的效果,甚至使手术失败,同时可使鼓膜穿孔处的新移植物移位,引起剧痛和暂时的听力功能障碍,也可刺激呕吐中枢。通常必须在关闭中耳腔前 30~45min 停用氧化亚氮。

知识点

耳科手术中声门上气道管理工具的应用

1. 在耳科手术中使用声门上通气设备具有显著优势,包括改善心血管稳定性,维持稳定的麻醉深度,利于麻醉状态的充分监测,提供无呛咳、反流、应激的平稳麻醉苏醒条件。喉罩设备比如 LMA Proseal™ 或 LMA Supreme™,具备优秀的通气能力并能提供胃部引流,具有良好的安全性和有效性。麻醉医师应当熟知喉罩的设计和技术理念,掌握确认其定位和功能的测试方法,术中仔细监测,这些都是维护患者安全必不可少的措施。

2. 使用喉罩最大的顾虑是气道密闭问题。喉罩置入后需测量最大漏气压力,以确保术中不发生血性分泌物进入下呼吸道。最大漏气压检测方法为:将麻醉机漏气阀关闭,新鲜气流量调到 5L/min,将通气模式变成人工通气模式,观察气道压力升高情况,当压力升高到一定程度可观察到喉罩漏气,此时的压力即是最大漏气压。通常情况下,最大漏气压最好在 18~20cmH₂O,低于 15cmH₂O 应放弃使用喉罩。

案例二　鼻内镜手术麻醉

【病历摘要】

患者女,62 岁,体重 55kg。因"反复鼻塞 10 年余,加重 1 个月入院"。诊断为"慢性鼻窦炎、鼻息肉"。既往有食管癌手术史,胸部平片示气管胸腔内右偏。拟全身麻醉下行"双侧全组鼻窦开放 + 双侧鼻息肉切除术"。

知识点

鼻内镜手术麻醉（anesthesia for endoscopic sinus surgery）要点

由于鼻腔通道邻近许多重要的解剖结构,如颈内动脉、垂体、颅底、上颈椎板及眼眶等,因此专业科室间的协作显得尤为重要。

【问题1】如何对该患者进行术前评估?

【临床思路】

1. 评估患者的一般全身状况。

2. 患者特征性病理生理评估。

(1)接受鼻内镜手术的患者往往伴有"阻塞型睡眠呼吸暂停低通气综合征(OSAS)",困难气管插管的发生率较高。术前应对患者是否并存困难气道进行详细评估。

(2)患者既往有食管癌手术史,胸部平片示气管胸腔内右偏。气道管理方式以气管内插管适宜,插管方式选择纤维支气管镜引导气管插管。

(3)仔细询问患者近期是否合并上呼吸道感染及感染控制的情况。

3. 针对鼻内镜手术特点进行评估。

鼻内镜手术因术中需要提供满意的手术术野,需行控制性降压。因此,需要对患者重要脏器功能是否能够耐受控制性降压进行评估。评估包括: 中枢神经系统(是否合并脑缺血、脑动脉硬化及颅内压是否有异常),心血管系统(是否合并心肌缺血、严重心律失常、心功能不全),以及肝肾功能等。

知识点

手术视野的最佳化

手术视野的最佳化需要外科医师和麻醉医师的协作努力,包括麻醉医师采取措施避免患者血压过高,合理地进行控制性降压,维持患者循环在稳定的水平;外科医师使用局部麻醉药物及血管收缩药物;合理地摆放手术体位,利于术野的引流;采用良好的手术技巧,进行精细的手术止血操作。

【问题2】经术前评估,该患者全身情况良好,无其他合并症;不伴有OSAS且近期无上呼吸道感染病史。实验室及辅助检查基本正常。如何为该患者实施麻醉?

【临床思路】

简单的鼻内镜手术,对于沟通良好、配合度满意的成人可进行局部麻醉;声门上气道管理工具(喉罩)因可以减少患者苏醒期呛咳,优于气管内插管,对于简单的鼻窦手术可以使用;对于全鼻窦开放手术,需要更好的封闭气道,进行安全的气道管理。该患者既往有食管癌手术史,存在气管偏曲,因此气管内插管为最佳的气道管理方案。

知识点

鼻内镜手术不同麻醉气道管理方式的优缺点

1. 局部麻醉

(1)优势:对全身影响相对较小;术中保留了患者沟通的能力;术野出血可能较全身麻醉少;对术后恢复期要求相对较少;操作简单;降低了医疗费用。

(2)不足:可能出现镇痛不全;难以消除患者紧张、焦虑和恐惧;部分患者术中失去继续配合的能力,需改行全身麻醉;可能出现局部麻醉药中毒反应。

2. 喉罩 声门上气道管理工具最大的优势是术毕随着麻醉的减浅,患者能够在意识和自主呼吸恢复后耐受度良好,并在非常安静的状态下,按照指令配合麻醉科医师拔除喉罩。

3. 气管插管 经口气管插管是常用的全身麻醉气道管理模式。其不仅能够确保有效的通气和供氧,还能够满足气道的密闭,防止鼻腔内手术操作引起的出血误吸入下呼吸道。

气管插管用于鼻内镜手术的最大问题是手术结束后,需减浅麻醉,并待患者意识和自主呼吸恢复后方可拔出导管。而随着麻醉的减浅,患者很难耐受气管导管,常出现呛咳,甚至躁动。剧烈的呛咳或躁动,可致鼻腔创面出血,而吸引口咽血液操作有可能会进一步刺激,引发更剧烈的呛咳。

【问题3】鼻内镜手术全身麻醉的要求包括哪些?

【临床思路】

1. 平稳的麻醉诱导。

2. 安全有效的气道管理。

3. 术中可采用控制性降压,提供满意的手术术野。

4. 平稳的麻醉恢复,避免呛咳等造成的出血,以及由此引发的紧急气道事件。

知识点

控制性降压的实施与管理

1. 首先要调整好麻醉深度,因为麻醉的深浅及麻醉药物均可影响血压的变化。

2. 将患者置于头高位,通过体位减少出血。

3. 客观评估出血量,并调整容量输入。

4. 加强动脉压力的监测。

5. 维持有效通气和稳定的血中二氧化碳分压。

6. 降压不宜太快(10mmHg/min)。血压降低不超过原水平的40%,或收缩压降至比术前舒张压低0~20mmHg。最低血压持续时间不宜超过1.5h。

7. 妥善处理反射性的心率加快。

【问题4】如何为此患者实施麻醉诱导和维持?

【临床思路】

1. 患者术前常规禁饮禁食,入手术室后,开放上肢静脉,实施标准麻醉监护。

2. 面罩给氧后,静脉麻醉诱导:咪达唑仑3mg,舒芬太尼10μg,丙泊酚120mg,维库溴铵8mg。

3. 患者意识完全消失、肌肉松弛作用完全后,行气管插管。此患者为女性,体重55kg,选择内径7.0mm的气管导管。

4. 麻醉维持采用丙泊酚、瑞芬太尼、顺式阿曲库铵、右美托咪定静脉持续泵入。

5. 严密监测血流动力学变化,确保通气和氧合。

案例三 耳鼻喉激光手术麻醉

【病历摘要】

患者男,45岁。因"持续声音嘶哑5个月余"入院,诊断为"双侧声带息肉"。拟在全身麻醉下行"支撑喉镜下CO_2激光双侧声带息肉摘除术"。

知识点

耳鼻喉激光手术麻醉(anesthesia for ENT laser surgery)要点

外科激光含有很高的能量,因此有可能引起组织意外热损伤和手术室火情。偏离的激光束可能点燃外科敷料;由于患者面部周围及气管内有高浓度氧气,气道内亦可发生燃烧。

【问题1】如何对该患者进行麻醉前评估？

【临床思路】

1. 声带息肉摘除手术特点是手术时间较短，但因术中需使用支撑喉镜，对咽喉部刺激较强。麻醉前特别要仔细评估患者的心血管及系统性储备功能。

2. 术前应充分了解息肉的部位、大小、数量及性质，根据喉镜检查结果判断对气管插管的影响。

3. 术前应用阿托品、东莨菪碱类药物，减少分泌物及预防迷走神经反射。

4. 激光手术的优势包括精确的手术切割、电凝及术后几乎没有水肿。临床可使用激光切除乳头状瘤、声带息肉、肉芽肿等。二氧化碳激光器最常用于气道手术，它是通过瞄准镜整合到手术显微镜再对准声带进行手术操作。使用激光主要存在两种风险：①激光引起患者气道着火的风险；②手术室内工作人员和患者有遭受激光辐射的危险。

知识点

支撑喉镜下喉激光手术麻醉要点

1. 通常手术时间较短；术毕要求尽快复苏。

2. 固定支撑喉镜时刺激较强，可引起血流动力学的剧烈波动。

3. 术中行激光切除病变组织操作时，要求声门始终保持静止，以避免误操作。

【问题2】患者术前评估 ASA Ⅰ级，如何为该患者设计麻醉方案？

【临床思路】

1. 此患者采用气管插管全身麻醉。

2. 因手术时间短，术毕要求尽快复苏，全凭静脉麻醉宜选择短效麻醉药物。

3. 固定支撑喉镜时刺激较强，瑞芬太尼镇痛作用强，半衰期短，持续输注无蓄积作用，既可有效控制血流动力学波动，又不影响术后清醒时间，非常适合此类手术麻醉。

4. 完善的表面麻醉有助于减轻支撑喉镜置入时的反应。如心血管反应剧烈，必要时可加用血管扩张药、钙通道阻滞药或肾上腺素能受体阻滞药，维持血流动力学平稳。

5. 术中激光操作须使用肌松药，维持良好的肌肉松弛状态，以确保声带静止不动。

【问题3】全身麻醉时如何选用合适的气管导管？

【临床思路】

因麻醉手术共用咽喉部位置，为获得良好的手术视野，不影响声带手术操作，通常气管导管选择内径较标准稍小的型号，本例患者选择 7.0mm 带套囊的气管导管。带套囊的气管导管，既可以保证二氧化碳的有效排出，同时套囊的封闭作用也可以防止术中血液和异物进入下呼吸道。

知识点

激光防护功能气管导管

激光手术过程中可能发生的特殊危险，是普通气管导管会因激光束而燃烧。已经有很多为避免发生此危险而设计的气管导管，如有金属外衣的聚氯乙烯导管、红橡胶胶气管导管、有防激光外套的硅胶管等。常见的是将抗激光导管的套囊中注入生理盐水，作为燃烧的额外保护措施。盐水中加入亚甲蓝来帮助查看套囊是否被激光穿透。将浸泡过盐水的纱布放在术野周围，可以提供进一步的保护。

【问题4】术中麻醉管理应注意哪些问题？

【临床思路】

1. 为避免激光引起的火情，术中尽量使用可接受的最低的供氧浓度。

2. 麻醉达到足够深度后，置入并固定支撑喉镜，严密观察血流动力学的变化，必要时使用血管活性药物，维持血流动力学平稳。

3. 固定支撑喉镜后,密切观察气道压力和 CO_2 波形变化,及时发现导管受压和移位并作出适当调整。

4. 维持足够的麻醉深度,预防术中知晓发生。

5. 确保声门绝对静止,必要时静脉追加肌松药。

6. 警惕激光操作误伤气管导管或套囊,严防术中火情。

7. 高能量激光遇光洁金属面反射误入眼球,可以引起严重灼伤;手术人员均需戴防护眼镜,可在患者眼部覆盖湿纱布或戴金属眼罩。

8. CO_2 激光汽化表层组织产生烟雾微粒,释放到手术室内空气中,手术室内医护人员要进行适当防护。

【问题 5】术中激光操作过程中突然术野"蓝光一闪",气道即刻失去密闭性。请问该如何判断和处理?

【临床思路】

此种情况多为激光操作时发生了激光燃爆意外,须即刻进行以下处理:

1. 立即停用激光刀,停止通气供氧,并终止麻醉。

2. 迅速拔除气管导管,改用麻醉面罩吸入纯氧。

3. 检查口腔内及气道黏膜的热损伤情况,冷生理盐水冲洗术野,仔细寻找燃爆后的残留碎片。

4. 静脉给予地塞米松,局部喷洒含有激素及肾上腺素的混合液,预防气道水肿。

5. 检查呼吸机工作状态。

6. 与术者沟通,必要时重新插管并尽快完成手术。

7. 手术结束后,患者完全清醒且自主呼吸满意,方可拔出气管导管。

8. 采用抗生素和激素等药物治疗呼吸道水肿及肺部感染。

9. 返回病房后,仍需严密观察,谨防可能发生的气道出血和水肿。

案例四　阻塞型睡眠呼吸暂停低通气综合征手术麻醉

【病历摘要】

患者男,42 岁。因"入睡打鼾伴憋醒 2 年余,无法耐受内科面罩持续气道正压通气(CPAP)治疗"入院。患者体重 90kg,BMI 26kg/m^2,既往高血压、糖尿病史;夜间偶发心律失常。入院诊断为阻塞型睡眠呼吸暂停低通气综合征,拟在全身麻醉下行改良腭咽成形术。

知识点

阻塞性睡眠呼吸暂停低通气综合征(OSAS)

阻塞型睡眠呼吸暂停低通气综合征(obstructive sleep apnea syndrome,OSAS)是一种睡眠相关的呼吸障碍,典型的 OSAS 患者是在膈肌持续运动过程中表现出气道梗阻,患者虽然尝试着持续吸气,但动脉氧饱和度仍有下降。通过临床病史及睡眠监测或多导睡眠图可以诊断 OSAS。

【问题 1】对该患者如何进行术前评估?

【临床思路】

1. 对于 OSAS 患者,术前全面的气道评估是最为重要。OSAS 患者是困难气道的高发人群,常伴有上气道的解剖异常,可能存在插管困难甚至通气困难。该类患者多颈短、体形肥胖,甲颏距离短;上颌骨位置偏后、下颌过窄及发育不良;咽腔窄小,舌体、扁桃体和悬雍垂肥大,软腭过长,腭弓过低下,Mallampati 评分高;声门位置高。困难插管的发生率是一般患者的 8 倍。

(1)询问患者睡眠时呼吸道梗阻的情况,有无睡眠中憋醒,睡眠时是否强迫性体位;同时,询问既往全身麻醉插管手术史。

(2)详尽的气道评估包括:颈部活动度、开口度、甲颏间距、下颌骨水平长度、鼻腔情况、Mallampati 分级等。

(3)纤维喉镜检查可了解患者从鼻腔到声门的全部气道情况;CT 可提供良好的气道和骨质显影;MRI 有

助于评估上腭、舌根,以及咽后壁的情况。

(4) 了解患者睡眠监测中的最低脉搏血氧饱和度。

2. OSAS 患者亦要对重要脏器功能进行评估。

(1) 此类患者常合并高血压。本例患者高血压病史 5 年,口服 ACEI 及 β 受体阻滞药,血压控制良好,入院血压 138/75mmHg。

(2) 既往 2 型糖尿病病史,口服降糖药物,血糖控制尚可。

(3) 夜间发作性心律失常是 OSAS 患者的常见表现。应评估心律失常类别和严重程度,如频发的室性心律失常、严重的传导阻滞,特别注意心律失常是否引起了明显的血流动力学改变。该患者偶发的室性期前收缩,并未引起血流动力学的明显波动。

(4) 其他系统性检查包括心血管系统、呼吸系统、神经系统,未见显著异常。

(5) OSAS 患者多伴有红细胞增多症,血液黏度增加;本例患者血液学检查和基础代谢率检查均在正常范围内。

3. 因可预见的困难气道,需与患者进行详细交流,告知可能行经鼻气管插管或清醒纤维支气管镜插管。

4. 充分和手术医师沟通,详细了解手术方式及术中可能出现的特殊情况,并做好处理准备。

知识点

阻塞型睡眠呼吸暂停低通气综合征(OSAS)的诊断和严重程度分级

如果出现白天困倦,鼾声很大,呼吸中断或因喘息和窒息而觉醒,应怀疑有 OSAS。确切的诊断、分型及严重程度需要监测多导睡眠图(PSG)。PSG 包含多项指标,其中用于诊断和评估严重程度的是睡眠呼吸暂停低通气指数(AHI)和最低脉搏血氧饱和度。AHI 的定义是,整个睡眠过程中每小时发生的窒息和低通气的次数。OSAS 严重程度分级见表 46-1。

表 46-1 阻塞型睡眠呼吸暂停低通气综合征(OSAS)严重程度分级

病情程度	AHI/(次·h⁻¹)	夜间最低 SaO₂/%
轻度	5~20	85~89
中度	21~40	80~84
重度	>40	<80

知识点

阻塞型睡眠呼吸暂停低通气综合征(OSAS)的病因

1. 肥胖是 OSAS 发病的独立危险因素。体重指数(BMI)较体重更能反映肥胖的程度,但与 OSAS 严重程度更相关的是颈围。

2. 颅面发育畸形也是发生 OSAS 的独立危险因素,如小颌畸形和缩颌畸形。

3. 咽部异常或疾病导致的气道狭窄是 OSAS 的潜在危险因素,如舌体肥大、悬雍垂软腭肥大、咽侧壁肥厚等。

4. 鼻腔阻塞导致睡眠相关呼吸紊乱。

5. OSAS 遗传倾向与肥胖、软组织分布、颌面结构异常的遗传性有关。

6. 部分内分泌疾病,如糖尿病、甲状腺功能减低、肢端肥大症等也与 OSAS 的发生有一定关系。

知识点

阻塞型睡眠呼吸暂停低通气综合征(OSAS)的病理生理

1. OSAS 患者口咽腔由于多种原因表现为多个部位的狭窄。清醒时依赖于神经肌肉反射活动代偿,能够维持呼吸道通畅;睡眠时这一反射性反应消失便导致了呼吸道阻塞。这种睡眠状态下反复的、周期性的气道塌陷导致的缺氧,并伴发睡眠结构的紊乱是 OSAS 患者病理生理改变的始动因素。

2. OSAS 患者低通气及气体交换障碍主要有四个原因:气道阻力增加、通气/灌注比失调、通气量降低、呼吸模式改变。

3. OSAS 患者由于反复长期的通气不足造成低氧血症和高碳酸血症导致红细胞增多症、血管阻力增加、心脏射血阻力增加、高血压,甚至心肌缺血劳损,并导致多脏器受累。

4. OSAS 患者常合并肥胖、颈短、面部和上呼吸道解剖畸形引起困难气道。

知识点

阻塞型睡眠呼吸暂停低通气综合征(OSAS)的临床特征

1. 颈围增加,男性 >43.2cm,女性 >40.6cm。
2. 体重指数 ≥ 30kg/m^2。
3. Mallampati 评分Ⅲ级或Ⅳ级。
4. 下颌后缩、巨舌、扁桃体增生、悬雍垂肿大、硬腭高而窄,伴或不伴有鼻腔异常。

知识点

阻塞型睡眠呼吸暂停低通气综合征(OSAS)的治疗方法

1. 内科治疗

(1)呼吸道正压治疗:被认为是 OSAS 患者的首选治疗手段。呼吸道正压治疗是尝试通过使用持续气道正压通气(CPAP)、双相间歇性气道正压(BiPAP)或自动触发正压(APAP)来维持一个足够通畅的气道,可以通过口、鼻或口鼻联合的渠道应用。所有严重的 OSAS 患者都可以选择呼吸道正压治疗。呼吸道正压治疗具有潜在的减少心律失常、稳定血压和改善血流动力学的作用,还可以预防心血管意外,改善生存率。

(2)口腔矫治器:也可以用于治疗 OSAS。口腔矫治器可以通过扩张上呼吸道、增加上气道肌肉张力而改善气道通畅程度。可用于不能耐受 CPAP 的轻度至中度 OSAS 患者。

(3)行为疗法:包括减肥、体位疗法及睡觉前避免使用镇静药和摄入酒精。

2. 外科治疗

(1)对内科治疗无效,不能耐受呼吸道正压及口腔矫治器治疗,或伴有外科可以矫正的解剖结构梗阻患者,可采用外科治疗。

(2)手术方法包括鼻中隔成形术、鼻甲切除术、悬雍垂腭咽成形术(UPPP)、舌射频消融术、扁桃体切除术、腺样体切除术、舌肌前提术、硬腭截短术、上下颌骨前移术等。

(3)手术成功的定义为 AHI 小于 20 次/h 以及术后 AHI 降低 50% 或更多。手术治愈的定义为 AHI<5 次/h。任何形式的 OSAS 手术后,患者都应接受后续客观测试和残余症状的临床评估。

【问题2】此患者拟行改良腭咽成形术,麻醉前的准备包括什么?
【临床思路】
1. 对可预期的困难气道应做好充分准备。
2. 评估重要脏器受损程度及储备能力,如血压控制不佳,血糖控制不理想,心、肺储备能力明显下降,应在术前予以充分调整,使患者处于稳定期。

3. 如疑有右心衰竭或肺动脉高压,术前应进行超声心动图检查并评估。

4. 对慢性低氧血症患者,应评估患者的血液学状态,是否伴有红细胞增多症,并在术前予以调整。

5. 对于病态肥胖的患者,必要时可行多学科会诊治疗,术前积极控制性降低体重,以减少围术期风险。

6. 肥胖患者由于腹内压增高、胃容量大、胃内 pH 低而存在误吸风险,术前应考虑给予抗酸药物、质子泵抑制剂等药物。

7. OSAS 患者对所有中枢抑制药均较敏感,术前应慎用镇静药。

【问题 3】对此患者该如何实施麻醉诱导?

【临床思路】

1. OSAS 患者建立气道

(1)遵循困难气道处理指南的基本原则。

(2)气道的建立要利于术中操作。

(3)气道的建立要利于术后气道管理。

2. 人工气道的选择　可选择经口或经鼻气管插管,经鼻气管插管更具优势。

(1)相对于经口气管插管,经鼻气管插管在肥胖患者更易获得成功。

(2)避免了术中使用开口器对导管的挤压。

(3)对手术操作干扰小。

(4)非常利于术后延迟拔管患者的管理。

3. 诱导方式的选择　此类患者麻醉诱导方式的选择非常重要。如果没有经过认真评估,盲目采取常规麻醉诱导方法,可能导致不能通气和不能气管插管的紧急情况。对于术前存在明显憋醒和睡眠强迫体位的患者,他们在镇静后发生不能通气和不能气管插管的风险极高,应该直接实施清醒气管插管。但对于术前没有睡眠憋醒病史和睡眠强迫体位的患者,也可能在全身麻醉后发生严重呼吸道梗阻,导致通气困难和插管困难。因此,对于这类患者麻醉诱导方式选择可以根据快速困难气道评估决策:在准备好口咽通气道的情况下,采取缓慢镇静(低浓度七氟烷吸入)观察患者随着镇静程度加深是否出现呼吸道梗阻的情况。如果随着镇静程度的加深,患者出现明显的呼吸道梗阻,说明该患者不能耐受镇静,只能采用清醒经口或经鼻气管插管。如果加深镇静后患者呼吸道通畅,尝试手控通气无困难,说明患者能耐受深度镇静,可以考虑在全身麻醉下行气管插管。本例患者有憋醒病史,采用纤维支气管镜引导气管插管。患者进入手术室后,常规监测生命体征,给予 1mg 咪达唑仑镇静,格隆溴铵 0.2mg 抑制腺体分泌,右美托咪定镇静,负荷剂量 1μg/kg,20min 内注射完毕,随后以 0.5μg/(kg·h)持续输注,2% 利多卡因喷咽喉部,并行环甲膜穿刺,气管内及声门部表面麻醉。纤维支气管镜引导下成功插入内径 7.5mm 的气管导管,随后使用丙泊酚、芬太尼和罗库溴铵进行麻醉诱导。

【问题 4】此患者术中管理的要点包括哪些?

【临床思路】

1. OSAS 患者多数肥胖,术中管理要确保有效通气和氧合。根据患者体重和肺顺应性调整最佳麻醉呼吸参数。监测血氧饱和度和呼气末二氧化碳分压,行动脉穿刺,间断监测动脉血气变化。

2. 监测气道压力变化,及时发现导管是否受到手术器械(如开口器)挤压,以及移位、接头脱落等不良事件。

3. 术中如行激光操作时,要保证患者绝对制动,预防可能发生的火情。

4. 严密监测血流动力学变化,及时调整麻醉深度和补液量。

5. 预防气道水肿。上气道手术后的气道水肿尽管少见,但一旦发生可引起气道梗阻,导致再插管或气管切开等严重气道事件,应予以足够重视。上述严重气道事件通常见于术后几小时内,可能是由于上气道手术本身或反复尝试插管造成的。尽管仍存在争议,但全身应用激素,可以减少气道水肿。地塞米松可在术前开始使用,也可在手术开始后静脉给予 10mg,并持续在术后使用几次,每 6~12h 使用 10~15mg。

6. OSAS 患者多数因肥胖可致胸肺顺应性降低,麻醉中除关注气管导管位置及连接情况外,还需考虑有效肺泡通气。行保护性通气措施,必要时给予 PEEP 治疗,确保组织氧供。术中控制血流动力学平稳,必要时可与外科医师充分沟通,采用控制性降压减少术中出血,保持手术视野清晰。

【问题 5】OSAS 患者术毕如何拔除气管导管?

【临床思路】

此类患者多为困难气道,恢复期拔管的关键问题是掌握其全身麻醉恢复期气道的特点,选择合适的拔管时机,以及避免发生呛咳和躁动。

1. 腭垂腭咽成形术(UPPP)全身麻醉恢复期气道的特点　OSAS 患者通常为口咽部多个水平的梗阻,手术仅解决口咽部狭窄,其他部位的梗阻仍然存在;开口器及手术操作导致的水肿可能引起气道梗阻;麻醉药物残留作用对呼吸的恢复产生一定影响;不良刺激可能产生剧烈呛咳,甚至躁动。

2. 拔管时机选择　对于术前预期的困难气道行上气道手术后,应选择延迟拔管;特别是诱导期通气或插管困难、体重指数高、颈围粗、AHI 高、手术复杂或时间较长,以及合并其他急性气道梗阻危险因素的患者。根据患者意识恢复情况、自主呼吸是否恢复良好、氧合的满意程度、血流动力学是否稳定及是否有明显的活动性出血等情况综合考虑拔管时机。

3. 预防和控制拔管期呛咳和躁动　手术结束时,随着麻醉的减浅,患者的意识处于逐步恢复过程中,此时任何不良刺激均可能导致患者呛咳和躁动,包括疼痛、缺氧、水肿、创面渗血及清理气道、膀胱肿胀等。躁动的处理措施包括:有效地保护好静脉通路,一旦发生躁动迅速经静脉注射丙泊酚或咪达唑仑,必要时辅助短效肌松药。须注意保护气管导管,防止其在躁动中脱出;同时采取有效的制动,保护好患者,防止其受伤。

【问题 6】此患者选择了术后延迟拔管,延迟拔管期间该如何管理?

【临床思路】

延迟拔管通常在麻醉后恢复室(PACU)或 ICU 进行,延迟拔管的管理要点如下:

1. 使用呼吸机控制或辅助通气,吸入氧浓度 40%,必要时给 PEEP。

2. 持续静脉给予舒芬太尼 0.2μg/(kg·h),咪达唑仑 0.2mg/(kg·h)。逐渐减少镇静药的剂量至次日凌晨,改用丙泊酚 1.5~2mg/(kg·h)。

3. 次日清晨停药,脱机观察 15min,患者意识、自主呼吸、氧合、血流动力学均满意的情况下,拔除气管导管。

4. 拔管后继续严密监测。

知识点

阻塞型睡眠呼吸暂停低通气综合征(OSAS)患者术后监护

OSAS 患者术后可能出现反弹性的 δ 波或快动眼睡眠增加,以及更为严重的睡眠窒息倾向,这些常出现在术后第 1 个 24~48h。AHI 也常在术后明显升高,在术后第 3 天达到高峰,直至第 7 天晚上才恢复至术前水平。多数严重的并发症都发生在术后第 1 个 24h。因此,对于 OSAS 患者的术后监护更显得尤为重要。

案例五　气道内镜检查手术麻醉

【病历摘要】

患者男,45 岁,身高 170cm,体重 70kg。因"进行性声音嘶哑 6 个月余"入院。入院诊断"声门癌"。拟在全身麻醉下行"气道内镜检查"。既往高血压病史,吸烟史,慢性阻塞性肺疾病史。术前血压 150/88mmHg,心率 65 次/min。

知识点

气道内镜检查手术麻醉(anesthesia for airway endoscopy)

内视镜包括硬质喉镜、支气管镜、食管镜,主要用于评估患者头颈部恶性肿瘤,明确肿瘤范围,获得组织活检诊断,探查同期原发肿瘤或寻找治疗后复发的病变。内镜手术尽管通常很短暂,但并非微不足道。要求麻醉医师熟练掌握气道和通气技术,精通手术刺激期间麻醉深度的调节和维持。

【问题1】气道内镜检查麻醉在气道管理上有何特点?

【临床思路】

1. 内镜检查术是一种简单而强刺激性的手术,手术时间短,但需要较深的麻醉。
2. 保证麻醉深度的同时,可以采用血管活性药物,抑制剧烈的血流动力学波动。
3. 诱导前给予抗胆碱能药物减少气道内分泌。
4. 术后快速苏醒及尽早恢复气道保护性反射。

知识点

气道内镜检查的特殊体位

气道内镜检查时,患者多取杰克逊体位(Jackson position)进行操作。该体位的具体措施如下:患者颈部屈曲,头部伸展,充分暴露喉腔。为达到良好的 Jackson position 体位,患者需垫高肩部,并用头圈或其他支持部件固定头部。需要强调的是,如果患者由于关节炎、屈曲畸形或其他颈部疾病,如颈椎不稳、脊髓型颈椎病等,导致颈部不能伸展或移位时,往往导致操作困难,或无法正确放置喉镜。

【问题2】该患者的内镜检查手术选用何种气道管理方案?

【临床思路】

1. 该患者行硬质喉镜下检查,局部麻醉无法满足手术要求,需选择全身麻醉。
2. 术前气道检查示 Mallampati 评分Ⅲ级,张口度及甲颏间距正常。
3. 鼻内镜检查示左声带后 1/3 存在 6mm 病变,CT 颈部扫描未发现其他结节或病变。
4. 与外科医师沟通,其更偏好无气管插管。

患者单发左侧声带病变,疑似声门癌,局限于左侧声带,无明显扩散。术前评估无插管困难,本例患者采用高频喷射通气法行术中气道管理。

知识点

气道内镜检查的气道管理方案

包括气道选择和通气技术两个方面。

1. 气道选择　内镜检查中有三种气道选择:无管技术、声门上气道及改良气管内导管(ETT)。

(1)无管技术:无管技术指使用球囊及面罩,或通过硬质喉镜实施通气。

(2)声门上气道:在手术开始前外科医师准备置入喉镜时,或者手术结束后,平稳苏醒时应用。

(3)改良气管内导管(ETT):显微喉管(MLT)为较长的聚氯乙烯气管内导管,具有高容量及低压套囊。与标准 5 号 ETT 管相比,5 号 MLT 管更长(320mm),有相同内径(5.0mm)及外径(6.9mm),具有更大容量的套囊,可封闭成人气管。

2. 通气技术　通气技术可理解为"开放"和"密闭"两个系统。密闭系统通过有套囊的气管内导管通气;无气管导管的开放系统在内镜手术中更为常用。各种"开放"和"密闭"内镜术通气方式优缺点见表 46-2。

表 46-2　内镜术通气方式优缺点

技术	优点	缺点
自主通气	理想外科路径	无气道保护
		ETCO$_2$ 测量不准确
		声带会突然活动
		麻醉深度控制困难
		喉痉挛风险

续表

技术	优点	缺点
间歇呼吸暂停	手术视野无阻挡 无须喷射通气 无声带运动	反复插管导致水肿 间歇通气和间歇手术
通过显微喉管正压通气	麻醉医师熟知 控制通气 预防误吸 监测 ETCO₂ 可使用吸入麻醉	阻碍手术视野 使用激光存在气道燃烧风险 可能遮挡声带病变
声门上喷射通气	外科医师认为的最佳路径 尤其适用于后联合病变	不能监测 ETCO₂ 声带随每次喷射运动 有误吸和气压伤风险 有潜在肿瘤种植的可能 需全凭静脉麻醉
声门下喷射通气	有些可监测 ETCO₂ 比声门上通气更有效 声带极少运动	比声门上通气气压伤风险更大 需全凭静脉麻醉
经气道喷射通气	诱导前放置 协助困难气道处理	导管可能打折、阻塞、移位 出血 气压伤 有肿瘤种植的可能
高频喷射通气	气道峰压较低 较少血流动力学变化风险 稳定的手术视野 极佳的手术条件 兼容激光使用	需要专用的通气机 有气体潴留和气压伤风险

注:ETCO₂. 呼气末二氧化碳。

【问题 3】如何设计该患者的麻醉方案?

【临床思路】

1. 患者入室后,标准麻醉监测,建立静脉通路。

2. 气道设备包括喉罩(laryngeal mask airway,LMA)、视频喉镜、纤维支气管镜等。

3. 面罩给氧去氮 5min 后,静脉注射咪达唑仑 1mg、芬太尼 0.1mg、丙泊酚 150mg、维库溴铵 8mg,置入 4 号喉罩。麻醉维持为丙泊酚 100μg/(kg·min)和瑞芬太尼 0.25μg/(kg·min)。

4. 通气 2min 后,移除喉罩,患者摆放体位,置入硬质喉镜。

5. 间断喷射通气,SpO₂ 维持在 92%~100%。

6. 根据血流动力学变化调节丙泊酚和瑞芬太尼的输注速度。

7. 术毕撤离硬质喉镜前,嘱外科医师于声带处喷洒 2% 利多卡因,以减少喉痉挛风险。

8. 撤离硬质喉镜后,重新置入喉罩机械通气。

9. 患者恢复自主呼吸和意识后,平稳拔除喉罩。

知识点

气道内镜检查的并发症

发生在内镜手术期间的并发症包括出血、心律失常及通气不足引起的高碳酸血症。气管支气管可能发生的直接损伤包括撕裂、大出血、杓状软骨脱位。大多数并发症于苏醒期或术后早期变得明显，包括牙齿损伤、眼外伤及唇舌损伤。外科操作可能导致的水肿和出血会引起喉痉挛或气道阻塞。颈部体位相关的神经系统损伤，尤其对于寰枢椎不稳的患者来说，是灾难性的后果。如果疑有气胸或纵隔积气，术后应行胸部 X 线检查。

案例六 支气管异物取出术麻醉

【病历摘要】

患儿男，1岁5个月。因"进食花生米后呛咳伴呼吸困难3h"入院，入院诊断为"左侧支气管异物"。拟即刻行全身麻醉下"支气管异物取出术"。入院查体：口唇无明显发绀，胸廓对称无畸形，无桶状胸。双肺可闻及哮鸣音，左侧呼吸音较弱。心率 140 次/min，心律齐，心音有力。

知识点

支气管异物取出术麻醉 (anesthesia for removal of bronchial foreign body)

支气管异物取出术的问题是麻醉医师与手术医师如何在气道这一狭小空间内既能做好呼吸管理，又能顺利完成手术。喷射通气应用于临床后，支气管镜异物取出术的呼吸管理出现全新的变化，这种通气只占很小的气道空间，而且气道可以完全开放，不影响窥镜操作，且能维持充分的供氧和有效的肺泡通气。

【问题1】支气管异物取出术麻醉在气道管理上有何特点？

【临床思路】

1. 支气管异物多发生在小儿，术前检查配合困难。

2. 患儿常在就诊时就表现出急症呼吸困难。

3. 异物种类繁杂，位置亦不明确。需注意植物性异物在支气管内存留一段时间后会膨胀，增加呼吸困难程度及手术难度。

4. 患儿术前常伴发上呼吸道感染或肺部感染，严重者甚至出现心力衰竭。

5. 手术医师在气管、支气管内反复检查和钳取异物，增加术中气道管理难度。

知识点

支气管异物

1. 流行病学 支气管异物常发生于小儿，特别是 1~3 岁小儿。小儿喉、气管黏膜下组织疏松，异物一旦误吸入气管易产生各种严重并发症。常规查体并不能完全排除异物吸入可能，不少患儿被诊断为反复治疗无效的呼吸道感染。

2. 诊断

(1)多有异物吸入史。

(2)异物吸入症状取决于异物的位置、大小、异物性质。异物吸入后患儿会发生剧烈的痉挛性咳嗽、面部潮红、憋气、阵发性呛咳、喉喘鸣等症状，严重者可致呼吸困难，异物大者可窒息。较长时间存留会引起感染，出现发热，气管、支气管炎及肺炎相关症状。

(3)患侧肺呼吸音弱，可出现肺不张、肺气肿、气胸或纵隔气肿体征。

(4)X线检查：可发现明确的异物影或气管内软组织影及气道狭窄。肺部可能有纵隔摆动、肺不张、肺气肿等征象。

(5)支气管镜检查可确诊。

【问题 2】患儿入室时神情淡漠,面色潮红,口唇无发绀;查体:双肺可闻及哮鸣音,左肺呼吸音较弱,三凹征(+),Ⅱ度呼吸困难,呼吸频率 30~40 次/min,SpO$_2$ 93%,心率 180 次/min。如何设计该患儿的麻醉方案?

【临床思路】

1. 该患儿 1 岁 5 个月,局部麻醉下无法耐受气道内操作,同时由于术中气道处于开放状态,因此选择全凭静脉麻醉。

2. 麻醉前应给予阿托品,预防气管镜操作引起的迷走神经反射,同时可减少分泌物。

3. 静脉注射氯胺酮 20mg(分 2 次注射),丙泊酚 20mg(分 2 次注射),芬太尼 10μg,阿托品 0.1mg,地塞米松 5mg,维库溴铵 0.5mg,术中保留自主呼吸。

4. 置入硬质气管镜前可实施气道内表面麻醉。

5. 术中硬质气管镜反复在气管、双侧支气管移动以检查或进行钳取异物操作,呼吸管理有一定难度。

6. 喷射通气的应用使气道异物取出术的麻醉安全性有了明显提高,一旦气管镜通过声门,就将喷射呼吸细软管接于气管镜背侧的开口。根据胸廓起伏及脉搏血氧饱和度情况调整喷射呼吸机的参数。本例患者气管镜取异物时,喷射呼吸频率调至 60 次/min,压力 0.25kPa,SpO$_2$ 85%~93%,心率 130~150 次/min。

知识点

硬质气管镜取异物

硬质气管镜是钳取异物的常用手段,其具有如下优势:

1. 可以直接检查气管、支气管树。

2. 在保留自主呼吸情况下观察气道并进行气道内操作。

3. 开放的管腔和硬质的结构有利于手术操作并可以提供稳定的气道。

4. 可更快地进入气道并定位于气管的任一部位。

5. 可直接与麻醉呼吸机相连,进行有效通气。

【问题 3】手术医师分 2 次在左主气道取出两块花生米。异物取出后,听诊左肺哮鸣音明显减弱。置入喉罩辅助通气,并送恢复室观察。待患儿意识清醒,自主呼吸完全恢复后拔除喉罩,SpO$_2$ 97%~100%,心率 130~140 次/min,安返病房。此患儿在麻醉管理上应注意哪些问题? 术中多次出现脉搏血氧饱和度下降,该如何处理?

【临床思路】

1. 当麻醉诱导完成后,麻醉医师便将气道交给术者。此时,首先应确保正确的头位和体位,以便于硬质支气管镜能够顺利通过声门,减少会厌及声门的刺激和损伤,避免引起反射性心搏骤停。

2. 硬质支气管镜进入气管后,将喷射通气与气管镜近端接口相连,进行喷射通气控制呼吸。判断气管镜在主气管时喷射通气是否能够保证有效通气和氧合,然后再令术者进行下一步操作。

3. 严密监测生命体征,特别是通气和氧合。根据手术进程调整麻醉深度。

4. 术者通常是先对气管和支气管进行检查,明确异物的准确位置,然后进行试取。这些步骤反复交替进行。当在患侧支气管内操作时,健侧支气管无法通气,而患侧因异物梗阻通气不良。此时可能引起缺氧,患儿的脉搏血氧饱和度出现反复多次下降;需将气管镜退至主气管,待通气和氧合改善后再次进行操作。

5. 术中确保患儿制动,特别是钳取异物时,需保证足够的麻醉深度和肌肉松弛。

知识点

喷 射 通 气

1. 喷射通气在气管异物取出术中的应用 喷射通气技术是将高压气流经狭细的管道口喷入气道。由于高速喷射气流产生 Venturi 效应将周围的空气卷吸带入气道,从而达到肺部通气。呼吸道异物取出术及咽喉部手术中气道常处于开放或半开放状态,喷射通气可发挥其独特的作用。使用喷射通气时应观察胸廓运动,防止喷射压力过高或肺气压伤。

2. 喷射通气用于全身麻醉支气管异物取出术的优势

(1)非常适合硬质支气管镜操作对于气道开放的要求。

(2)随着支气管镜位置的变化,能够保证充分供氧。

(3)由于是通过支气管镜进行喷射通气,可确保二氧化碳的排出。

(4)最大限度地减少了呼吸管理对异物取出的干扰。

案例七 全喉切除术的麻醉

【病历摘要】

患者男,71 岁。因"声音嘶哑 1 年,加重 2 周"入院。入院诊断"喉癌,Ⅰ度呼吸困难"。自发病以来无发热,偶有咳嗽,咳痰,无呛咳和吞咽困难。拟全身麻醉下行"气管切开 + 全喉切除术 + 颈部淋巴结清扫术"。纤维喉镜检查显示:会厌黏膜光滑。右侧声带前 2/3 可见灰白色肿物,波及室带、前联合及对侧声带前 1/3。右侧杓状软骨活动似受限,声门裂狭窄,右侧梨状窝变浅,颈部淋巴结未能触及肿大。频闪喉镜提示喉癌(声门型)。

知识点

全喉切除术麻醉(anesthesia for laryngectomy)的特点

全喉切除手术范围广,创伤大,刺激强;部分患者伴有气道梗阻和喉解剖异常,给气管插管带来困难。术前应做好气道的全面评估,与外科医师沟通术中的气道建立及管理方式。

【问题 1】该患者如何进行术前评估?

【临床思路】

1. 喉癌患者术前评估的重点为气道情况。由于肿瘤的大小和位置不同,患者可能伴有吞咽困难、声音嘶哑和喘鸣。部分患者伴有气道梗阻和喉部解剖异常,给气管插管及术中气道管理带来困难。特别关注术前是否接受过颈部放疗,因颈部放疗常可导致插管困难。此患者无明显困难气道。

2. 患者高龄,需评估全身综合情况,关注有无高血压、糖尿病、冠心病、脑供血不足、肺部疾病及肝肾疾病。

3. 应关注是否存在营养不良、脱水、贫血和电解质异常,评估有效循环血容量。

4. 头颈部肿瘤的患者常有吸烟及酗酒史,术前需询问。

该患者既往高血压 12 年,药物控制在 130~140/85~90mmHg。糖尿病 7 年,降糖药物控制尚可,未使用过胰岛素。诊断冠心病 3 年。患支气管炎 4 年,近期无呼吸道感染。现一般情况尚可,心功能 2 级,体温正常,血压 130/85mmHg,心率 70 次 /min,血红蛋白 105g/L。

【问题 2】如何为此患者设计麻醉方案?

【临床思路】

1. 喉切除术创伤大、范围广、刺激强,此类患者的麻醉均需在全身麻醉下完成,且需有足够的麻醉深度,以有效地控制应激反应,维持血流动力学平稳;麻醉维持选择全凭静脉麻醉或静脉 - 吸入复合麻醉均可。

2. 手术的第一步是行气管造口。对于预计气管插管无明显困难的患者,可考虑快速诱导后插入气管插管,然后实施气管造口,并用经气管造口插入的导管替代经口插入的导管;如果预计插管困难,不宜快速诱导。可在局部麻醉下先行气管造口,并经造口置入气管导管,然后实施快速诱导。

麻 醉 经 过

此例患者选择局部麻醉下气管切开造口,并经造口插入内径 7.0mm 的导管。确认导管位置准确无误后,进行快速静脉诱导。诱导用药为芬太尼、丙泊酚和维库溴铵。术中异氟烷 - 氧化亚氮 - 氧气吸入维持麻醉。

【问题 3】此类手术麻醉管理要点是什么？颈部操作时突然出现心率减慢,该如何分析和处理?

【临床思路】

1. 气管造口时降低应激反应。气管造口时应给予镇静止痛药物,同时鼻导管或面罩吸氧。气管切开后可先行表面黏膜麻醉,静脉注射背景剂量丙泊酚及右美托咪定,尽可能减少气管切开时的应激反应,然后置入导管并固定。

2. 全喉切除手术范围广、创伤大,除常规监测外,需行持续有创动脉压监测,及时调整维持血流动力学稳定。

3. 术中保证氧供,维持有效循环血容量,根据失血情况决定是否输血。

4. 颈动脉窦周围操作时需注意反射性心率减慢。

5. 颈部操作时,空气可通过颈部开放的静脉而导致静脉气栓,术中需严密观察。

6. 术毕需更换用于气管造口的专用导管,更换前呼吸功能应恢复完全,必要时拮抗残余的肌肉松弛作用,注意及时吸引气道分泌物,换管前应吸净残血。

7. 术中积极保温,维持患者核心温度稳定。

8. 该患者颈部操作时,突然出现的心动过缓伴血压降低,考虑为外科医师手术操作,刺激颈动脉窦而引起的反射性心率减慢。处理方法为:立即嘱术者停止操作,观察心率是否回升;如继续操作心率再次降低,可静脉给予阿托品。

案例八　耳鼻喉科急诊麻醉

【病历摘要】

患者男,65 岁。因"高热,呼吸困难"急诊入院。入院诊断为"急性口底蜂窝织炎",体检温度 38.9℃,脉搏 120 次/min,血压 185/95mmHg。拟全身麻醉下行"口底病灶切开引流术"。

知识点

耳鼻喉科急诊手术麻醉(anesthesia for ENT emergency surgery)

耳鼻喉科紧急情况下,最为关键的处理是能否快速建立有效的人工气道,确保困难气道的充分准备。纤维支气管镜在需要的时候能够方便、可靠的得以使用。

【问题 1】该患者如何进行术前评估?

【临床思路】

1. 耳鼻喉科急诊患者应特别注意气道的评估,对困难气道甚至困难通气有充分预期。

2. 患者常在急诊就诊时就表现出急症呼吸困难。

3. 呼吸困难的原因诸多,实施麻醉诱导前必须确认原因,以便针对性处理。

4. 术后患者气道状况通常不能显著改善,需行延迟拔管。

5. 困难气道处理工具应充分准备完善。

知识点

常见的耳鼻喉科急诊

1. 术后出血,包括扁桃体切除术、悬雍垂腭咽成形术或类似手术。

2. 颈动脉手术后出血,导致气道结构的压迫。

3. 异物阻塞气道。

4. 头颈部的感染、脓肿或炎症。

5. 严重鼻出血的患者。

患者气道情况评估

急诊室内可以观察到患者呼吸时伴有气过水声,同时伴有流涎、张口困难、无法伸舌。患者几乎端坐位,呼吸频率 25 次 /min,在吸入空气的情况下,患者氧饱和度为 92%。呼吸道评估 Mallampati 分级Ⅳ级,甲颏间距 4cm,张口度 2cm。患者为可预期的困难气道。

【问题 2】该患者入室时,已出现明显喘鸣,如何实施麻醉?
【临床思路】
1. 患者情况紧急,必须尽快建立有效气道。
2. 麻醉采用保留自主呼吸的清醒插管方式。
3. 局部麻醉药的含服漱口可有效地降低清醒气管插管的应激反应。
4. 纤维支气管镜可有效地反映气道的真实状况,是处理该患者的最佳选择。
5. 手术时间不一定很长,但考虑到患者的气道状况,术后应延迟拔管。
6. 必要时可行紧急气管切开。

该患者的气道建立

患者入室后,常规开放静脉并行标准麻醉监护。经评估后可通过纤维支气管镜。嘱患者含漱利多卡因并使用利多卡因喷剂,完成气道表面麻醉。随后推进纤维支气管镜,且在声门处注入表面麻醉药物。由于患者分泌物较多,纤维支气管镜置入过程比较困难。反复进行吸引处理后,经过几次尝试,暴露声门,当纤维支气管镜进入主气管后置入气管内导管。通过临床判断和二氧化碳波形确认气管导管位置放置正确。

推荐阅读文献

[1] LAN S, ZHOU Y, LI J T, et al. Influence of lateral position and pneumoperitoneum on oropharyngeal leak pressure with two types of laryngeal mask airways. Acta Anaesthesiol Scand, 2017, 61 (9): 1114-1121.

[2] SIYAM M A, BENHAMOU D. Difficult endotracheal intubation in patients with sleep apnea syndrome. Anesth Analg, 2002, 95 (4): 1098-1102.

[3] SEEL E, CHUNG F. Obstructive sleep apnea: preoperative assessment. Anesthesiol Clin, 2010, 28 (2): 199-215.

[4] CHUNG F, LIAO P, FAZE H, et al. Evolution of sleep pattern and sleep breathing disorders during first seven nights after surgery-a pilot study. Sleep (Rochester), 2009, 32 (Supp l. S): A217-218.

[5] KAPLAN M J. Otolaryngology-head and neck surgery. Philadelphia: Lippincott Williams Wilkins, 2009.

(马正良)

第四十七章　口腔颌面部手术麻醉
Anesthesia for Oral and Maxillofacial Surgery

口腔颌面外科手术包括口腔颌面部肿瘤手术、创伤修复术、先天性畸形矫正术、颞下颌关节手术,以及一些口内短小手术等。该类手术患者年龄跨度大,常因颌面部炎症、瘢痕挛缩、肿瘤、骨折等因素导致张口受限或张口不能,困难气道多见,且手术部位在头面部,因此对麻醉医师的气道管理能力要求较高。术前进行准确的气道评估,制订合理的麻醉方案,实施平稳的麻醉诱导,以及建立完善的紧急气道处理预案是安全实施麻醉的关键。由于外科修复重建及手术本身所造成的创伤,口腔颌面外科患者术后常发生气道受压、呼吸道梗阻、通气不畅等风险,因此需要麻醉医师预先制订安全可靠的拔管策略以保障拔管后的呼吸道通畅,避免拔管后意外事件发生。另外,由于口腔颌面外科手术的部位及方式的特殊性,麻醉医师还需要与外科医师保持良好的沟通与合作,方能保证患者安全。

一、口腔颌面外科手术麻醉前评估关注点

1. 系统评估患者的一般情况,重点关注心肺功能情况、有无其他系统并发症,并进行 ASA 分级评估。此类手术中小儿与老年患者比例高,需仔细全面评估有无其他系统疾病。

2. 全面系统地进行气道评估,包括询问病史,查体过程中重点评估张口度、颈活动度、甲颏距离和 Mallampati 评分等。

3. 了解相关术前检查,重点关注手术部位 CT 或 MRI 检查,了解是否存在气道解剖异常、病变部位对气道的影响;术前鼻咽纤维喉镜检查也有利于发现咽喉部解剖结构的异常情况。

4. 与外科医师沟通,了解拟行手术方式,评估手术时长、出血量、可能出现的并发症及术后气道情况的变化。

5. 目前由于门诊短小手术麻醉的开展,儿童的舌系带切断和拔牙等口腔外科手术也常在全身麻醉下进行操作。此类患儿的发育情况、禁食时间、呼吸道感染病史等是麻醉前评估的重点。

二、口腔颌面外科手术的麻醉处理要点

1. 麻醉诱导用药和方法的选择必须谨慎,以维持呼吸道通畅为首要目的。对已知困难气道患者,可采用清醒气管插管技术;若患者不能配合,或为了控制血压,可诱导后插管。应强调这类患者可能在诱导后出现"不能插管不能通气"的气道紧急状况,必须在麻醉前做好紧急气道处理预案。

2. 手术部位在头面部,常影响麻醉期间的气道管理。因此成功建立人工气道后,应注意确定导管位置,妥善固定气管导管,避免导管滑脱带来的风险及因导管固定不良导致头面部局部软组织受压迫造成损伤。此外,还需完全隔离口腔内手术区域与呼吸道,防止血液或分泌物以及组织成分进入气道造成误吸。

3. 颌面部血供丰富,往往手术创面大,围术期出血及创面渗血多,且颌骨等部位手术止血困难,应注意加强循环动力学监测。实施有效的液体治疗,同时根据需要采用控制性降压技术,必要时输注血制品,改善全身出凝血功能,积极防治术后出血。

4. 头颈手术操作刺激第 V 和第 Ⅶ 对脑神经感觉支配区域,可引起显著血压波动,应维持足够的麻醉深度。

5. 行硬化剂注射术的患者,应注意及时发现和处理注射药物引起的过敏反应。

6. 注意保温,预防低体温的发生。

7. 显微外科手术,如转移皮瓣血管吻合术,为保证转移皮瓣的有效血供,可通过积极的输液治疗以维持较高的灌注压,应避免过度使用止血药物。

8. 对于行非气管插管类麻醉的短小手术,例如儿童拔牙术等,应时刻关注呼吸与气道情况,特别注意口内出血。做好全身麻醉准备,必要时立即行气管插管,控制气道。

三、口腔颌面外科手术术后苏醒期处理要点

1. 根据手术情况,评估是否具备气管拔管条件,必要时与外科医师共同探讨,决定拔管与否或是否需要进行预防性气管切开;决定拔管,应制订合理的拔管策略。

2. 适当镇静镇痛,避免苏醒期剧烈呛咳及躁动。

3. 对拔管后患者应注意加强监测,及时发现并处理术后出血、上呼吸道梗阻,预防低氧血症、反流误吸。

案例一 复发性舌癌

【病历摘要】

患者男,54 岁,体重 52kg。因"舌癌根治术后 6 个月,复发 1 周"入院。患者平素体健,6 个月前发现舌体肿物,在全身麻醉下行舌肿物切除术,术后病理诊断为"鳞癌",接受全身化疗和头颈部放射治疗。1 周前自觉咽部异物感,发现舌部肿物再发而再次要求手术治疗入院。前次麻醉手术过程顺利,术后恢复良好。实验室检查(血常规、生化、凝血功能)无异常;心电图提示"窦性心律,T 波低平";胸片提示心肺无异常。拟于次日在全身麻醉下行"舌癌根治 + 双侧颈淋巴结清扫 + 胸大肌皮瓣转移修复术"。

【问题 1】在体格检查当中,发现患者的头颈运动幅度受限、Mallampati 分级 Ⅱ 级,口内舌右侧可见肿物,其余气道相关体检无异常。结合患者既往手术史,请问如何做好术前准备并选择麻醉诱导方法和气管插管的方式?

【临床思路】

1. 从患者舌癌手术史和体检情况可发现:①可疑困难插管;②声门上气道(supraglottic airway,SGA)不能用于此案例,因为口内癌肿可能造成声门上气道通气困难,同时声门上气道会影响口内手术操作。

2. 患者属可疑困难气道,在麻醉处理前应:①向患者和家属说明困难气道病情和风险,并签署知情同意书;②确保在上级医师指导下建立人工气道;③麻醉前充分预给氧,在气道处理的全过程中积极寻求机会供氧。

3. 处理策略上应遵循困难气道处理指南并结合患者实际病情而定。在选择诱导插管方式前应考虑:①是否清醒插管?②是否直接气管切开?③是否使用视频喉镜?④是否在诱导时保留自主呼吸?根据病史和体检,此患者暂不行气管切开。

4. 可选择的麻醉诱导和插管方式如下,通常首选以下三种方式中的第一种,但为提高患者舒适度和控制气管插管应激导致的高血压,可在气道条件和设备条件允许的情况下选择第二种或第三种。

(1)第一种:清醒表面麻醉和气道神经阻滞,适当镇静,经鼻行纤维支气管镜引导或盲探插管,也可行视频喉镜插管。优点:清醒保留自主呼吸状态,气道管理的安全系数高;气道神经阻滞有利于提供更确切的气道感觉阻滞。缺点:需患者在清醒状况下充分配合。

(2)第二种:预给氧后实施快速静脉顺序诱导,给予短效非去极化神经肌肉阻滞药物如米库氯铵注射液(美维松)等,以喉镜或视频喉镜插管。优点:简便易行,可减轻患者痛苦;发生插管困难时,短效的神经肌肉阻滞药物作用消失快,可较快恢复自主呼吸,或在使用罗库溴铵的同时配备特异性拮抗剂舒更葡糖钠,在发生插管困难时及时进行拮抗,恢复自主呼吸;视频喉镜可提高插管成功率。缺点:快速诱导后呼吸停止,可能出现"不能通气不能插管"的风险。

(3)第三种:吸入七氟烷诱导,保留自主呼吸,经鼻行纤维支气管镜引导插管。优点:呼吸抑制发生率低,若插管失败,苏醒过程更安全。缺点:成人的吸入诱导时间较长,需患者配合;诱导期间容易发生气体泄漏;若发生舌后坠且不能有效纠正,纤维支气管镜插管难以成功。

5. 必须做好紧急气道处理预案,包括"不能插管不能通气"情况下行经气管喷射通气(transtracheal jet ventilation,TTJV,包括 16/18G 套管针和手控喷射通气装置或喷射呼吸机)和紧急气管切开(气管切开包、外科医师待命)的准备。

知识点

上呼吸道神经阻滞

上呼吸道神经阻滞包括喉上神经阻滞和舌咽神经阻滞。在一些困难气道患者需要接受清醒或保留自主呼吸的浅麻醉下气管插管(包括纤维支气管镜引导和直接喉镜插管)时,起效迅速、效果确切。

1. 喉上神经阻滞 双侧阻滞可抑制喉部从会厌到声带的感觉,有利于气管插管。

(1)神经解剖:喉上神经是迷走神经分支,在舌骨水平分为喉内支和喉外支,喉内支经甲状舌骨膜上进入喉内,支配喉部从会厌到声带的感觉。喉上神经阻滞实际上阻滞的是其喉内支。

(2)药物选择:0.5% 利多卡因。

(3)穿刺方法:平卧,颈部伸展位,常规消毒后,以拇指和示指固定舌骨,在舌骨大角下方的甲状舌骨膜上用 25G 针穿刺,进针 2~3cm,通常可引出喉部异感。一侧注射 2~3ml 局部麻醉药即可。双侧阻滞成功可使喉部产生"热"和"胀"的感觉,但不影响发音。

(4)潜在风险:在极少见的情况下,药物可能误注入喉上动静脉,但局部麻醉药中毒可能性较低;可能穿破甲状舌骨膜,将药物喷入喉内。

2. 舌咽神经阻滞 双侧阻滞可有效抑制咽部、软腭和舌后 1/3 的感觉,并消除刺激舌根引起的呕吐反射。

(1)神经解剖:舌咽神经,第Ⅸ对脑神经,从颈静脉孔出颅后与副神经、舌下神经、迷走神经、颈内静脉、颈总动脉等组成颈动脉鞘。它行走于茎突后方,经过颈内动脉和颈外动脉之间为运动支(支配茎突咽肌)和咽支(支配咽部、软腭和舌根后 1/3 的感觉)。从口内看,这两分支行走于腭扁桃体后方的黏膜下。

(2)药物选择:0.5% 利多卡因。

(3)穿刺方法:分口内入路与茎突旁入路两种,后者容易损伤血管,较少用。口内入路方法:局部麻醉药喷喉后,坐位或平卧位下尽量张口。以压舌板或弯喉镜暴露咽腔,用 9cm 长的 22G 穿刺针对腭扁桃体后下方进行穿刺。针尖进入黏膜下,回抽无血后即可注射 5ml 局部麻醉药。

(4)潜在风险:局部麻醉药误注入血管引起中毒反应;颈动脉血肿。

【问题 2】患者比较焦虑紧张,术前血压 170/98mmHg。上级医师指示使用视频喉镜快速麻醉诱导后插管。在给患者面罩吸纯氧 5min 后,使用了芬太尼、丙泊酚和罗库溴铵快速诱导。视频喉镜沿中线置入口咽部,尝试暴露会厌时,发现舌根部有肿物遮挡视野,前进喉镜片仍无法暴露会厌和声门,随即退出喉镜,发现镜片上有大量鲜血和部分肿物组织。用吸痰管从口内可不断吸出大量鲜血。请问,应立即采取什么处理?

【临床思路】

快速诱导后插管失败,喉镜片损伤肿瘤组织引起口内大出血。此时行面罩加压通气或 SGA(包括喉罩和气管食管联合导管)均有可能使大量血液进入气管内而造成误吸。按照困难气道处理指南,此时已进入"不能插管不能通气"的紧急状态。根据术前制订的紧急气道处理预案,此时必须进行紧急有创通气。具体处理要点为:

1. 尽快呼唤帮助者和通知外科行紧急气管切开。

2. 让患者头部偏向一侧,适当头低足高位,负压吸引口内出血及分泌物,以防血液进入气道。

3. 采用 18G 套管针行环甲膜穿刺(针尖向尾端),行经气管喷射通气以暂时维持氧供,驱动压从 0.08MPa(10PSI)开始,以胸廓起伏为准。

4. 无论喷射通气成功与否均应立即行经环甲膜置管或环甲膜切开置管(cricothyrotomy)或气管切开建立稳定的有创气道。

5. 待人工气道通气建立后行外科手术止血,然后根据具体情况决定是否继续手术。

知识点

有创气道的建立

在面临"不能通气不能插管"的紧急情况下,争取时间建立有创气道而避免缺氧,这是困难气道处理的"最后一道防线"。由于此时的处理刻不容缓,因此需要麻醉医师在平时根据术式、人员及设备条件等做好紧急预案,以便出现问题时能第一时间应用。在制订紧急预案时,应考虑的问题包括:①选择环甲膜切开还是气管切开? ②是否采用经皮扩张置管?

1. 环甲膜切开与气管切开　相比于造口位于第2~4气管环的气管切开,环甲膜切开术方法更为简便、快速。一项40例的临床研究显示,相同手术者完成气管切开需120s而环甲膜切开仅需60s。因此,在紧急情况下,环甲膜切开有利于争取时间。然而,1921年,外科医师Jackson一项200例的报道指出,环甲膜切开可引起术后声门下狭窄,原因包括软骨损伤、感染和黏膜组织坏死等。欧美国家以至全世界在此后的数十年间,经历了从环甲膜切开转变为气管切开的过程。目前环甲膜切开仅被应用于战争、创伤急救及困难气道等领域,普遍认为其不适用于常规有创气道的建立。气管切开要求足够的颈部伸展度,在肥胖、颈短、甲状腺肿大和颈部瘢痕等情况下,气管暴露会厌将出现困难。而对于头颈外科等术后可能需长时间进行有创通气的患者,气管切开可避免环甲膜切开改为气管切开时造成的二次损伤。

2. 经皮扩张置管　经皮扩张气管切开(percutaneous dialational tracheostomy,PDT)的方法是在1985年由Ciaglia提出的,具体过程包括经第1~2气管环(或环甲膜)穿刺,通过钢丝引导和扩张器扩张,进行置管,经过不断改进已成为目前最常用的PDT方法。PDT相对于手术切开的优势为操作简便,只要经过一定时间培训就可操作。然而,PDT也存在一些不可忽视的并发症:①可能导致穿刺点上下数个气管环(或环状软骨)骨折,从而引起慢性喉/气管狭窄;②误穿入食管造成气管食管瘘;③个别报道指PDT可引起主动脉损伤大出血。近年来不断有关于PDT术后造成喉或气管狭窄的个案报道,但其发生率尚未明确。

【问题3】由于各方面准备充分,口腔科医师在3min内完成了气管切开,患者生命体征稳定,过程中未发生缺氧。但反思整个术前检查和麻醉方案的制订,有什么问题是需要引起重视和日后改进的?

【临床思路】

诱导插管期间出现瘤体破裂大出血,导致紧急状况的发生,其原因主要是因为术前评估不规范,对肿瘤具体大小和具体位置、血供情况及肿瘤与拟插管路径的关系等情况缺乏了解。因此,术前除病史询问和进行气道相关体格检查外,有必要通过头颅和颈部CT、MRI、鼻咽纤维喉镜等检查进一步评估气道情况,及时发现肿瘤在气道中的生长情况,以便制订合适的麻醉方案和紧急气道处理预案。

从患者的颈部CT片(图47-1)可见癌肿在舌右方已经侵犯舌根。若麻醉医师能在术前通过读片发现此问题,则不应做喉镜暴露声门的尝试,将不会发生喉镜损伤肿瘤引起出血并需紧急气管切开的情况。此时,首选的方法应为清醒表面麻醉和上呼吸道神经阻滞下,纤维支气管镜引导气管插管;若纤维支气管镜下发现肿物情况不适合插管,则可及时改为气管切开。这类患者即使不发生肿瘤出血,也可能在镇静后发生呼吸道梗阻。

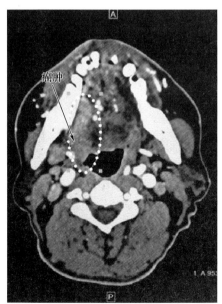

图47-1　舌癌患者的CT平扫
(圆点圈内为癌肿)

案例二　困难气道拔管

【病历摘要】

患者女,24岁,身高156cm,体重45kg。因"骑电动车摔倒致双面颊部疼痛,张口不能1d"入院。经颌面部CT检查,诊断为"上下颌骨闭合性骨折"。既往患者体检无特殊。此次体格检查:瘦小体型、面颊部、下颌部肿胀疼痛,张口度小于1cm,头颈部活动度正常,Mallampati分级无法检查,余无特殊。实验室检查:血常规、生化、凝血功能均正常。胸片、心电图正常。CT:右颧弓、右下颌骨正中颏部粉碎性骨折合并髁状突骨折,排除颅底骨折。口腔外科拟行"上下颌骨切开复位和牙弓夹板固定术"。

【问题1】经上级医师的指示,决定采用清醒(镇静)表面麻醉下经鼻纤维支气管镜引导气管插管,然后静脉诱导全身麻醉。请问,清醒纤维支气管镜插管时应如何最大化减少患者的不适？插管过程中有何操作注意事项？

【临床思路】

患者为年轻女性,车祸致上下颌骨骨折,张口受限,喉镜置入困难,是已知的困难气道,因此首选经鼻清醒表面麻醉下纤维支气管镜引导气管插管。

1. 减轻患者清醒插管不适的方法　包括黏膜表面麻醉、气道神经阻滞和镇静三方面。

(1)黏膜表面麻醉:包括鼻黏膜含局部麻醉药棉片填塞、局部麻醉药喷喉、雾化吸入及环甲膜穿刺注射局部麻醉药等方法。本例患者不能张口,可通过环甲膜穿刺注药和鼻腔填塞给药进行表面麻醉。

(2)上呼吸道神经阻滞:方法请参考案例一中的阐述。麻醉医师要根据清醒操作的实际情况选择恰当的区域麻醉方式,因此有必要了解上呼吸道黏膜感觉的神经支配。

(3)镇静:传统常用小剂量的芬太尼、咪达唑仑;此外,右美托咪定微量泵注的方法,呼吸抑制风险小,可得到较满意的效果。

另外,除以上麻醉方法外,操作者的技术也是减轻患者不适的一个关键因素。这要求麻醉医师在日常工作中提高纤维支气管镜的使用技术水平。

2. 行纤维支气管镜引导插管操作的注意事项

(1)应经鼻插管:上下颌骨切开复位一般需经口手术,鼻插管有利于手术操作;目前患者张口困难,经鼻插管更为可行;CT检查排除颅底骨折,无经鼻插管禁忌。

(2)使用胆碱受体阻断药以减少呼吸道分泌物,如阿托品或戊乙奎醚。

(3)纤维支气管镜插管前高流量吸氧,增加肺氧储备。

(4)纤维支气管镜操作实际上是通过寻找会厌及声带,将镜竿插入声门下。过程中应注意保持将声门置于视野中央。通过声门后,观察气管环,并继续进镜观察隆突以确认导管在气管内的深度。

(5)纤维支气管镜已经进入气管内,偶可出现推送气管导管通过声门困难的情况。其原因可能为纤维支气管镜外径与气管导管内径不匹配,推送导管时患者屏气。因此,应尽可能选择与气管导管内径相接近的纤维支气管镜插管,润滑纤维支气管镜、旋转导管并嘱患者深吸气时推送导管。

(6)导管到位后,应注意从纤维支气管镜观察导管是否在隆突以上。退镜接麻醉机后观察有无呼气末二氧化碳波形、检查双侧肺呼吸音等,再次确认导管是否位于气管内及导管的深度。

知识点

经鼻插管的上呼吸道神经解剖

经鼻插管路径的气道黏膜感觉主要受三支神经支配(图47-2):①三叉神经上颌骨支,主要支配鼻黏膜感觉;②舌咽神经,主要支配舌后1/3黏膜、软腭及咽喉部黏膜感觉;③迷走神经,主要支配会厌以下的远端气道黏膜感觉。其中喉上神经的喉外支支配会厌以下声门以上的黏膜感觉。

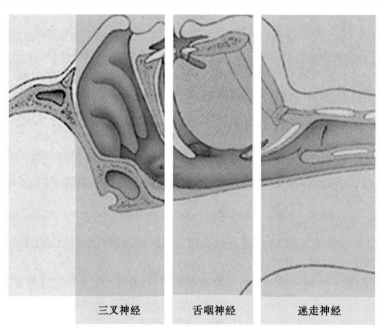

三叉神经　　舌咽神经　　迷走神经

图 47-2　经鼻插管相关气道黏膜的神经支配示意图

【问题 2】麻醉顺利完成,手术开始前,主刀医师告知需要使用牙弓夹板固定,这将使患者在术后完全不能张口。在术前谈话中,上级医师已提到术后预防性气管切开的可能性,但当时患者和家属均表示除外在威胁生命的情况下,拒绝行预防性气管切开。同时由于 ICU 床位已满,若非必要,不希望加床收治此患者。口腔外科医师提出尽量让患者清醒拔管送回病房。请问,此时除了请示上级医师,应做什么检查来帮助决策是否能拔管?

【临床思路】

患者术后由于使用牙弓夹板固定而不能张口,仍属于困难气道,其拔管的气道风险较高。根据 2012 年英国困难气道协会(Difficult Airway Society,DAS)的拔管指南,应评估当前气道条件及全身情况来决定是否拔管或制订拔管策略。该类患者系高风险拔管,常存在再次插管困难,原则上坚持带管回病房。但是,若患者生命体征稳定,可行以下评估,评估的具体内容包括:

1. 上呼吸道评估　可通过直接或间接喉镜观察上呼吸道,主要是舌根部及咽部组织是否存在水肿、出血、血凝块、异物及有无气道损伤等情况。本例患者由于张口受限,可使用纤维支气管镜进行检查,并通过吸痰观察有无口内活动性出血。

2. 喉部　通过气囊漏气试验评估是否存在喉水肿。该试验是指在机械通气下,充分吸引口腔及气囊上方分泌物后,将气管导管气囊放气,若明显漏气,口鼻部可检测到二氧化碳,则为阴性,表示喉水肿较轻微;反之则为阳性,表示喉水肿严重,不适合拔管。

3. 下呼吸道评估　可通过肺部听诊、胸部 X 线和氧合指数等评估下呼吸道情况,排除肺水肿、支气管痉挛、肺部感染及大量分泌物等情况。

4. 再次评估　再次评价是否存在饱胃、困难气管切开等情况。

5. 全身情况评估和处理　①排除神经肌肉阻滞药物残余,指标为 TOF 的 T_4/T_1 达到 90% 以上,必要时使用拮抗剂;②维持血流动力学平稳,避免拔管后高血压或低血压;③排除低体温导致苏醒延迟;④确保良好的镇痛,避免苏醒期躁动。

知识点

高风险和低风险拔管

高风险(at risk)和低风险(low risk)拔管:这是 2012 年英国 DAS 拔管指南中提出的界定拔管风险的概念。在指南中,这两者是通过不同的气道处理流程来处理的,以期将拔管风险降至最低。在具体处理上有截然区别：前者要求必须清醒拔管，而后者可以采取深麻醉下拔管。

　　高风险拔管：是指存在气道风险因素和全身性风险因素的拔管过程。这些气道风险因素包括：①术前困难气道与饱胃；②术中气道恶化（血肿、水肿和手术致解剖异常）；③术后插管或气管切开有困难（颌骨内固定、颈椎内固定等）。全身性风险因素包括：①呼吸功能损害；②血液循环不稳定；③神经肌肉功能障碍；④高血压／低血压；⑤凝血功能异常；⑥水电解质、酸碱平衡紊乱等。以上因素均可增加拔管风险甚至导致不能拔管。

　　低风险拔管：是指与上述相反，风险因素较低的拔管。

　　【问题3】在手术结束时纤维支气管镜咽喉部检查发现口内无活动性出血，声门周围水肿，而"气囊漏气试验"阴性。目前患者生命体征平稳，神经肌肉阻滞药物已停用超过 2h，血气分析各项参数正常。请问麻醉苏醒和拔管过程中，应如何处理以保证麻醉安全？

　　【临床思路】

　　在英国 DAS 的拔管指南中，总原则为：①确保拔管后氧供不中断；②减少气道刺激，拔管过程维持生命体征平稳；③制订完善的应急预案，即在拔管失败时保证能快速有效地恢复通气或进行重新插管。应当明确的是，该指南中对于高风险拔管，要求必需清醒拔管。而拔管前应制订完善的拔管应急预案，包括：拔管前评估、拔管准备、拔管实施及拔管后处理。

　　1. 拔管前评估　目前患者存在术后张口困难和声门周围水肿两种气道风险因素。尽管"气囊漏气试验"阴性，但仍存在拔管后上呼吸道梗阻且又无法重新插管而变为气道紧急状态的风险。

　　2. 拔管准备

　　(1)调节全身情况，包括：维持拔管期间血流动力学稳定；维持正常体温；肌肉松弛恢复良好，TOF 的 T_4/T_1 达到 90% 以上。

　　(2)拔管前吸纯氧，增加肺氧储存，提高拔管后的缺氧耐受性。

　　(3)患者体位：从气道管理和监测角度来说，宜选择头高位拔管，尤其是对肥胖患者而言。

　　(4)吸引分泌物：气道内分泌物及血液等可引起误吸或气道阻塞，拔管前尽量吸引去除对安全拔管十分重要。指南中推荐在麻醉状态直视喉镜辅助下吸引气道内分泌物。

　　(5)拔管期间器械准备：DAS 指南中建议拔管期的设备和监护条件应与插管期相同。除保证吸引器、麻醉机、插管设备和各种气道通气工具外，还需保证监测设备齐全。药物准备包括静脉麻醉药、神经肌肉阻滞药物和镇痛药。如存在再插管困难，应备好环甲膜切开或气管切开的相应器械。

　　(6)人员准备：对于高风险拔管，要增加拔管期间人员的配备。另外存在再插管困难的病例（如本案例患者），需准备好环甲膜切开或气管切开工具，通知相关的专科医师待命，随时施行气管切开术。

　　3. 拔管实施　麻醉医师必须充分评估拔管前气道状态，根据实际情况评估是否符合拔管指征。若存在气道出血、水肿或其他引起气道梗阻的因素，应选择暂缓拔管；若风险因素可能持续存在或缺乏 ICU/HDU 护理条件，则应考虑行预防性气管切开。若选择拔管，则必须清醒拔管，并确保自主呼吸良好及气道反射恢复。清醒拔管过程中，由于疼痛或导管刺激等因素，有可能产生循环剧烈波动、躁动、呛咳等不良反应。在拔管后若出现上呼吸道梗阻（常见喉痉挛、呼吸道水肿等），将导致气道紧急状态。可通过以下措施使拔管更平稳安全。

　　(1)气道交换导管（airway exchange catheter，AEC）：在拔除气管导管前，经气管导管置入 AEC 到合适深度并固定 AEC，拔气管导管。AEC 的用途有：①经 AEC 供氧；②必要时可在 AEC 引导下再插管；③若再次插管不成功，可经 AEC 行紧急喷射通气，以赢得时间使患者恢复自主呼吸或实施紧急气管切开。该方法对本例患者安全拔管非常重要。

　　(2)瑞芬太尼输注技术：用小剂量瑞芬太尼输注以抑制气管导管所致的呛咳反应。口腔外科手术后，瑞芬太尼能使血流动力学参数更稳定、患者更舒适。瑞芬太尼清除半衰期短，可控性强，小剂量泵注既能有效抑制呛咳反应，又不至于引起苏醒延迟及呼吸抑制。右美托咪定也可抑制拔管期气道呛咳反应，且无呼吸抑制。

　　4. 拔管后处理　高风险患者在拔管后有可能因气道水肿、呼吸功能恢复不全、气道梗阻等因素导致拔管后呼吸困难及低氧血症。因此拔管后应转送麻醉后恢复室或 ICU/HDU 继续加强监测、持续供氧、维持呼吸道通畅,及时发现并处理气道相关并发症。

　　此案例中的患者,若在拔管后发生上呼吸道梗阻,可迅速通过 AEC 再次气管插管。气管插管成功后考虑延迟拔管并转送至 ICU;若再次气管插管失败,应立即经 AEC 给氧或喷射通气,同时进行紧急气管切开(图 47-3)。

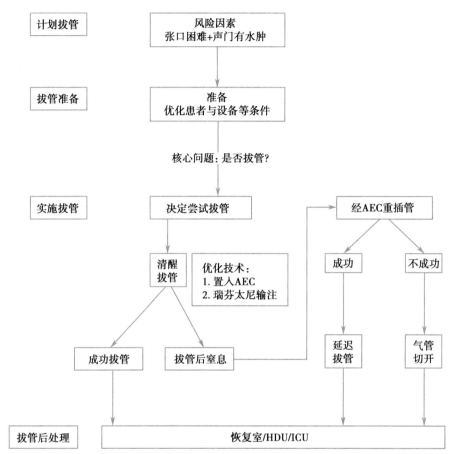

图 47-3　气管导管拔管处理流程

HDU. 重症康复病房;ICU. 重症监护病房。

推荐阅读文献

[1] American Society of Anesthesiologists Task Force on Management of the Difficult Airway. Practice guidelines for management of the difficult airway: an updated report by the American Society of Anesthesiologists Task Force on Management of the Difficult Airway. Anesthesiology, 2013, 118 (2): 251-270.

[2] KHETERPAL S, HAN R, TREMPER K K, et al. Incidence and predictors of difficult and impossible mask ventilation. Anesthesiology, 2006, 105 (5): 885-891.

[3] MONGAN P D, CULLING R D. Rapid oral anesthesia for awake intubation. J Clin Anesth, 1992, 4 (2): 101-105.

[4] GULSEN S, UNAL M, DINC A H, et al. Clinically correlated anatomical basis of cricothyrotomy and tracheostomy. J Korean Neurosurg Soc, 2010, 47 (3): 174-179.

[5] JACKSON C. High tracheotomy and other errors: the chief causes of chronic laryngeal stenosis. Surg Gynecol Obstet, 1921, 32: 392-398.

[6] TALVING P, DUBOSE J, INABA K, et al. Conversion of emergent cricothyrotomy to tracheotomy in trauma patients. Arch Surg, 2010, 145 (1): 87-91.

[7] CIAGLIA P, FIRSCHING R, SYNIEC C. Elective percutaneous dilatational tracheostomy. A new simple bedside

procedure; preliminary report. Chest, 1985, 87 (6): 715-719.

［8］ WALZ M K, SCHMIDT U. Tracheal lesion caused by percutaneous dilatational tracheostomy--a clinico-pathological study. Intensive Care Med, 1999, 25 (1): 102-105.

［9］ Difficult Airway Society Extubation Guidelines Group, POPAT M, MITCHELL V, et al. Difficult Airway Society Guidelines for the management of tracheal extubation. Anaesthesia, 2012, 67 (3): 318-340.

［10］ KIM S H, OH Y J, PARK B W, et al. Effects of single-dose dexmedetomidine on the quality of recovery after modified radical mastectomy: a randomised controlled trial. Minerva Anestesiol, 2013, 79 (11): 1248-1258.

［11］ Difficult Airway Society Intubation Guidelines Working Group, FRERK C, MITCHELL V S, et al. Difficult Airway Society 2015 Guidelines for management of unanticipated difficult intubation in adults. Br J Anaesth, 2015, 115 (6): 827-848.

（方向明）

第四十八章　手术室外麻醉和日间手术麻醉

Anesthesia for Procedures outside the Operating Room and Ambulatory Surgery

第一节　手术室外麻醉

手术室外麻醉主要指在手术室以外的场所为接受手术、诊断性检查或治疗性操作的患者所实施的麻醉。这些场所包括消化内镜室/中心、介入手术室、影像学诊治室、电休克治疗室、人工流产治疗室等。手术室外麻醉在麻醉设备、监测标准、患者准备及麻醉后管理方面的基本原则和手术室内麻醉是一样的,麻醉首先是要确保患者生命安全、舒适,同时便于各项操作的开展。

一、手术室外麻醉适应证和禁忌证

大多数检查性操作本身都是无痛的,比如单纯的胃肠镜检查和血管造影检查等,正常成年人大多可以在不使用任何镇静药物的前提下完成检查,但可能相当不舒适。随着人们生活水平的提高、新型麻醉药物的不断出现和手术室外麻醉安全性的提高,越来越多的人群选择在麻醉下完成相关检查与治疗,提高诊疗过程的舒适性。

通常需要麻醉医师给予麻醉药物干预的患者有:①无法配合的儿童。②自愿要求行麻醉下无痛苦检查的成年人。③存在意识不清、认知功能低下、交流合作困难的成年人。④有不自主运动影响正常治疗或检查的患者。⑤因其他疾病所致疼痛不适,不能耐受长时间固定体位的患者。

尽管我们提倡为所有的人群提供舒适化医疗,但有如下情况者应列为手术室外麻醉禁忌或相对禁忌,或至少也应在严密监测下谨慎实施麻醉:①呼吸道感染。②严重慢性阻塞性肺疾病。③胃潴留。④急性上消化道大出血。⑤休克,严重心、脑、肝、肾衰竭者。⑥妊娠及哺乳期。⑦年龄小于 3 岁的儿童。⑧严重鼾症及过度肥胖。⑨严重心动过缓。⑩对镇静药物有过敏史。⑪急性腹膜炎。⑫结肠扭转或广泛粘连。⑬严重消瘦或 恶病质。⑭检查前 6h 曾饮水或进食。⑮癫痫患者。

二、手术室外麻醉前景

麻醉和诊疗技术的进步促进手术室外麻醉的不断增加,除无痛胃肠镜、无痛人流手术以外,如近年来开展的无痛取卵、无痛经食管超声检查、无痛超声内镜、无痛内镜逆行胰胆管造影、无痛纤维支气管镜检查、无痛超声介入治疗等。与此同时,老年、儿童及危重患者在手术室外镇静、麻醉下检查操作的机会亦不断增加,这些均给麻醉医师提出了更大的挑战。

案例一　无痛胃肠镜检查

【病历摘要】

患者男,50 岁,体重 75kg。因"上腹部不适 3 个月余"至消化内科门诊就医,拟于门诊内镜中心预约无痛胃肠镜检查。

【问题 1】无痛胃肠镜检查术前检查有哪些? 作为住院医师,应该如何完善术前访视?

【临床思路】

1. 手术室外麻醉患者麻醉前,均需携带相应的术前检查结果,先到麻醉门诊完成麻醉前评估,便于及时完善麻醉前准备和宣教。无痛胃肠镜检查术前检查应该至少包括胸片、心电图、血生化(包括肝肾功能及电解质等)、血常规、凝血功能及病毒血清检查等。

2. 按照常规麻醉前访视路径进行各系统问诊和查体,细致评估患者的心肺功能、气道及特殊病史如哮喘病史、药物过敏史等。注意育龄期女性妊娠的可能性。

3. 完成麻醉前评估的患者若无明确麻醉禁忌,则应告知患者麻醉实施方案,并向患者解释麻醉的目的、风险,取得患者同意后,可预约无痛胃肠镜检查。否则应建议消化内科医师修改诊疗措施。

4. 告知患者麻醉前注意事项,嘱咐注意避免感冒,麻醉前至少禁饮 2h、禁食 6~8h,如患者存在胃排空功能障碍或胃潴留,应适当延长禁饮、禁食时间。检查当日需携带病历、检查报告、麻醉前访视单,并由家属陪同前往。此患者拟实施无痛胃镜检查,按要求术前禁食禁饮。

知识点

胃肠镜检查的禁忌证

胃镜检查:内镜经口腔进入,依次检查食管、胃及十二指肠;肠镜检查:内镜经肛门进入,依次检查直肠、乙状结肠、降结肠、横结肠、升结肠及回盲部。无痛胃肠镜检查在有些医院是分开进行的,但大多数医院是在一次麻醉下先进行胃镜检查后再进行肠镜检查。无痛胃肠镜检查的禁忌证有:

1. 严重心脏病,如严重心律失常、心肌梗死活动期及重度心力衰竭等。
2. 严重肺部疾病,如哮喘、呼吸衰竭不能平卧者。
3. 食管、胃及十二指肠穿孔的急性期。
4. 急性重症咽喉部疾病内镜不能插入者。
5. 腐蚀性食管、胃损伤的急性期。
6. 有腹膜炎或肠穿孔症状者。
7. 腹主动脉瘤。
8. 活动性出血性结肠病变。
9. 晚期癌肿盆腔转移或明显腹水者。
10. 腹部或盆腔手术后有严重和广泛粘连者。
11. 患有精神疾病或严重智力障碍等不能配合内镜检查者。

此外,明显的食管静脉曲张、高位食管癌、重度脊柱弯曲畸形者,有心脏、肺等重要脏器功能不全者,有出血倾向、高血压未控制者,也应列为无痛胃镜检查的相对禁忌证。

【问题 2】患者完善心电图等相关检查,无明确麻醉禁忌,签署麻醉知情同意书后预约检查。检查当日,由你负责该患者的麻醉,该完善哪些麻醉前准备?

【临床思路】

1. 确认检查场所符合《手术室外麻醉场所指南》要求,各项仪器设备工作正常。

2. 麻醉药物和抢救药物准备齐全。

3. 由于麻醉访视和麻醉实施有可能不是同一位麻醉医师,实施麻醉的医师应再次对患者的术前访视记录进行确认,核实患者身份和拟行操作。明确患者禁食禁饮情况、近期感冒病史和服用药物情况。

4. 建立静脉通道。

5. 嘱咐去除义齿、饰物等。

6. 必要时进行口咽部表面麻醉。

知识点

手术室外麻醉场所

美国麻醉医师协会(ASA)有关《手术室外麻醉场所指南》要求任何手术室外麻醉的场所至少具备以下条件:

1. 可靠的供氧源,并应有备用氧源。

2. 可靠的吸引装置。

3. 可靠的废气排放系统。

4. 需备有以下设备:简易呼吸器;适当的麻醉药物、器材和设备;适当的麻醉监护设备,如采用吸入麻醉,需备有麻醉机。

5. 充足的电源插座,应有备用电源。

6. 充分的照明设施,最好备有用电池供电的照明设施。

7. 应有足够的空间以便放置必要设备及利于人员操作。

8. 应备有装载除颤仪、急救药物及其他必要的心肺复苏设备的急救车。

9. 应有受过专业训练的人员以便辅助麻醉医师的工作,同时应备有可靠的通讯联络设备以便寻求协助。

10. 应注意阅读该场所内的所有安全条例和设备操作规程。

11. 应有安全合理的麻醉后处理。应有足够的受过专业训练的工作人员及必要的设备以确保患者安全地转送至麻醉后恢复室。

知识点(表 48-1)

表 48-1　不同程度镇静与全身麻醉的比较

项目	最低镇静 (抗焦虑状态)	中度镇静/镇痛 (清醒镇静)	深度镇静/镇痛	全身麻醉
反应性	对言语刺激作出正常反应	对言语刺激或触觉刺激作出有目的的反应	对重复的言语刺激或疼痛刺激作出有目的的反应	对疼痛刺激没有反应
气道	不受影响	不需要干预	可能需要干预	经常需要干预
自主呼吸	不受影响	足够	可能不足	经常不足
心血管功能	不受影响	通常能够维持稳定	通常能够维持稳定	可能受损

1. 最低镇静条件下,口咽表面麻醉可以增强患者耐受性、抑制咽反射,利于胃镜操作;中度以上镇静及全身麻醉状态下,不必使用口咽部表面麻醉,但利多卡因胶浆等可以减少口腔、食管、胃内的泡沫,使内镜检查镜头清晰,仍然推荐使用。

2. 无痛内镜检查通常采用中度镇静或深度镇静。内镜下治疗有时需要气管插管全身麻醉,如内镜下食管上段黏膜剥离术、经口小肠镜检查等。

【问题 3】完善麻醉前准备后,你将如何对该患者实施麻醉?
【临床思路】

1. 患者取左侧屈膝卧位,口角朝下,上半身略抬高,吸氧,安置牙垫,连接监护设备,监测生命体征,进行保护性约束。

2. 麻醉医师位于患者右侧,静脉注射或泵注麻醉药物诱导,给药过程中保持患者自主呼吸,待睫毛反射消失、全身肌肉松弛、稍用力托下颌无反应时开始插入内镜,进行诊疗操作。

知识点

无痛内镜检查的麻醉

无痛内镜检查麻醉要求诱导快（1~2min）、持续时间短（5~10min）、恢复快（15~20min）、易调节、能拮抗。因此推荐具有所需药效的几种麻醉药物小剂量联合使用，最大限度地发挥它们的药效，减少与剂量有关的不良反应的发生。强调注药速度应缓慢，强调多观察。

1. 给予苯二氮䓬类（咪达唑仑 0.5~2mg）和阿片类（芬太尼 1μg/kg 或舒芬太尼 0.1μg/kg）静脉注射，根据患者情况缓慢静脉注射丙泊酚负荷剂量（0.5~1.5mg/kg）或依托咪酯（4~6mg），此后间断注射10~20mg维持麻醉状态，以保证患者无知觉和肢体运动，直至检查结束。这种复合给药的方式目前在临床中最为常用。

2. 对于镇痛要求不高的诊疗操作如诊断性胃肠镜检查等，单用丙泊酚即可满足要求，可静脉分次注射，初始负荷剂量 1.0~2.5mg/kg，小剂量追加，也可持续泵入 6~10mg/（kg·h）。

3. 芬太尼用于消化内镜镇静时，初始负荷剂量 50~100μg，每 2~5min 追加给药 25μg，直至达到镇静目的。

4. 咪达唑仑用于消化内镜镇静时，初始负荷剂量为 1mg（或小于 0.03mg/kg），1~2min 静脉给药。可每隔 2min 重复给药 1mg（或 0.02~0.03mg/kg）直至达到理想镇静水平。

5. 右美托咪定用于内镜镇静的初始负荷剂量建议为 0.5~1μg/kg，10~20min 静脉泵入，然后以0.2μg/（kg·h）持续静脉滴注。

6. 对于有明确豆类过敏史等丙泊酚使用禁忌的患者以及无法配合建立静脉通道的小儿患者，可以使用 8% 七氟烷诱导，意识消失后继续吸入 8% 七氟烷 1~2min，下颌松弛后关闭七氟烷挥发罐，面罩或鼻饲给氧直至检查结束。若患者出现呼吸暂停 >60s 或脉搏血氧饱和度（SpO_2）下降则行胸廓挤压辅助呼吸，至自主呼吸和 / 或 SpO_2 恢复正常时停止。

麻 醉 经 过

给予咪达唑仑 1mg、舒芬太尼 5μg、丙泊酚 100mg 静脉注射后，患者意识消失、睫毛反射消失，心率60 次 /min，血压 101/54mmHg，自主呼吸 12 次 /min，SpO_2 99%，开始进行胃镜检查。检查进行约 2min 时，麻醉医师再次给予丙泊酚 30mg 静脉注射维持麻醉。此时，监护仪显示 SpO_2 数值逐渐下降。

【问题 4】在胃镜检查过程中，监护仪显示脉搏血氧饱和度（SpO_2）下降，该如何处理？
【临床思路】

1. 快速判断是监测设备问题还是患者缺氧造成的 SpO_2 下降。若为患者缺氧，立即面罩快速给氧，托起下颌，保持呼吸道通畅，暂停麻醉药物输注，辅助胸廓挤压或腹式呼吸，刺激自主呼吸恢复。若 SpO_2 不能改善，则停止检查，抽出消化内镜，给予面罩辅助通气，直到生命体征平稳。

2. 一般情况下，出现 SpO_2 下降多为麻醉药物引起的呼吸抑制所致，但不排除其他因素，比如胃镜检查诱发的支气管哮喘、喉痉挛、反流误吸等，故处理临床症状的同时需要明确病因。

3. 需要注意的是，SpO_2 在低通气早期表现不敏感，早期实际氧分压显著下降时 SpO_2 仍能维持正常，因此需要对患者呼吸状态严密观察。

4. 在胃镜检查过程中，应嘱咐内镜检查医师尽量吸净胃内液体与气体，特别是在进退镜时口腔内的分泌物，以防止患者误吸。在做肠镜时，进退镜时动作要轻柔，避免因大幅度操作引起心率剧烈变化甚至心跳骤停。同时在退出内镜时，尽可能吸净肠内气体，以减轻患者术后因肠胀气（腹胀）引起的不舒适感。

知识点

无痛消化内镜检查常见不良反应与对策

1. 舌后坠　托起下颌。
2. 呼吸暂停　保持呼吸道通畅，提高氧流量，辅助呼吸。

3. 呛咳及躁动 追加麻醉药物。

4. 心律失常 暂停操作,寻找原因,对症处理。

5. 血压下降 寻找原因,对症处理。

6. 恶心呕吐 口角低位,吸引分泌物,寻找原因,对症处理。

7. 反流误吸 吸氧,头低足高体位,清理口腔和气道,气管插管。

8. 检查后不适 延长观察期,明确原因,对症处理。

<h3 style="text-align:center">麻 醉 经 过</h3>

麻醉医师考虑患者系麻醉药物引起呼吸抑制所致缺氧,故予以暂停药物输注、辅助通气等措施后患者生命体征恢复正常,继续进行胃镜检查,发现食管距门齿 30cm 处见一不规则新生物,质地脆,钳取病变部位活检,止血,完成胃镜检查。继续完成肠镜检查,未发现异常,无痛胃肠镜检查结束。

【问题5】患者需转送至麻醉后恢复室(PACU),应注意哪些问题?

【临床思路】

1. 内镜检查或治疗后,叮嘱操作者在内镜退出患者身体前对注入体内的气体尽量抽吸,以减轻患者腹部胀气引起的不适。

2. 患者在转送至麻醉后恢复室前生命体征必须是平稳的。

3. 患者转运至恢复室后,应及时给予面罩吸氧并保持呼吸道通畅,同时监护患者的基本生命体征并进行适当的保护性约束。

4. 完成与恢复室麻醉医师的交班。

知识点

<h4 style="text-align:center">无痛内镜检查治疗后离院注意事项</h4>

1. 离院方式以坐车和家属陪伴为最佳。

2. 离开后半小时可适当饮用清水,以不出现胃肠道不适为原则,每次不超过 50ml。如饮水后半小时无恶心、呕吐等不适,可进食一般食物。

3. 检查后 12h 内不饮酒。

4. 检查后 24h 内不驾车及从事精细工作。

<h3 style="text-align:center">案例二 内镜黏膜下剥离术的麻醉</h3>

【病历摘要】

患者男,62 岁,65kg。因进食后腹胀 1 周,行胃镜检查,检查发现:慢性胃炎;胃底固有层肿物,大小约 1.08cm×0.92cm,就诊消化内科门诊后,建议于内镜下行肿物切除术。

知识点

<h4 style="text-align:center">内镜黏膜下剥离术(endoscopic submucosal dissection,ESD)</h4>

内镜黏膜下剥离术是近年来出现的一项新的治疗手段,是通过内镜对消化道黏膜下病变进行切割、剥离的一项新技术,主要步骤为:标记、抬起、切缘、剥离、创面处理等五步,优势在于对早期癌肿病变整块切除率较高,患者创伤小,预后良好。

主要适应证包括:①早期癌;②巨大平坦息肉;③黏膜下肿瘤等。

【问题1】作为住院医师,对于行内镜下治疗的患者,术前访视及术前检查都有哪些? 患者需要的术前准备都有哪些?

【临床思路】

1. 术前访视　首先需了解治疗部位,若为食管、贲门需气管插管全身麻醉,若手术部位位于胃体、肠道可行基础麻醉或静脉不插管全身麻醉。儿童和不配合者无论手术部位在哪里,均需气管插管全身麻醉。

2. 常规术前检查及检验　包括心电图、胸片、血常规、大小便常规、凝血功能、血生化、血型。

3. 患者的术前准备　患者需禁饮 2h,禁食 6~8h,停抗凝及活血药物至少 7d。若患者长期口服药物,应了解药物的种类、剂量,根据具体情况来决定术前是否停止口服药物。告知患者手术相关事宜及注意事项,缓解患者的心理压力。

4. 询问既往史　详细询问患者是否合并高血压、糖尿病、心脏病、气管炎、哮喘等各系统性疾病,了解患者手术史、过敏史、脑血管病史、精神疾病史等。

5. 评估气道　重点评估患者张口度、颈椎活动度、甲颏距离、气道分级,以及牙齿有无松动、有无鼾症等。

术前准备及访视完成后,如有异常,请相关科室会诊,若无明确麻醉禁忌,请麻醉科会诊后,与患者及家属交代病情及相关风险,签署麻醉知情同意书,可选择常规方法进行诱导麻醉。

【问题 2】在完善术前访视及麻醉前准备后,你将如何对患者实施内镜黏膜下剥离术治疗的麻醉?

【临床思路】

1. 患者入室后,行心电图、血压、脉搏血氧饱和度监测,口咽部给予 1% 丁卡因充分表面麻醉,可使用丁卡因喷雾器喷 3 次,充分表面麻醉可以缓解气管插管不良反应及内镜反复进出的刺激。

2. 静脉给予基础麻醉药物,咪达唑仑 0.5~2mg,舒芬太尼 5~15μg(根据患者年龄和病情调整剂量),药物起效后 3min,行环甲膜穿刺,对气管黏膜行表面麻醉。3min 后行气管插管,固定时注意导管深度,且用内镜牙垫固定,导管套囊需充满,防止分泌物流入肺内引起并发症。采取快速诱导气管内插管时,要注意避免反流误吸。

3. 患者行气管插管后,保留自主呼吸,头部及口角铺垫巾,且可以自主配合行左侧卧位,下肢屈膝,摆好体位后,给予初始负荷剂量丙泊酚 30~60mg,患者意识消失后,呼吸机维持呼吸,术中根据手术时间,间断注射舒芬太尼,因内镜下治疗手术刺激强度相对较小,甚至弱于耐受气管插管的强度,所以以全凭静脉持续泵入瑞芬太尼 + 丙泊酚维持麻醉深度。也可以依据手术时间的长短来决定是否给予肌松药。

麻 醉 经 过

该患者入室后,常规心电监护,给予 2mg 咪达唑仑,10μg 舒芬太尼,环甲膜穿刺注射局部麻醉药物,慢诱导气管插管后,患者自行配合左侧卧位,给予 50mg 丙泊酚,意识及自主呼吸减弱,给予舒芬太尼 10μg,嘱术者可进镜操作,给予瑞芬太尼 0.1~0.2μg/(kg·min)+ 丙泊酚 6~10mg/(kg·h)持续泵入。

【问题 3】在内镜黏膜下剥离术治疗过程中,需要注意哪些事项?

【临床思路】

1. 进镜时,可将患者头部后仰,辅助术者进镜,减少咽部刺激。同时注意吸净口腔内的分泌物。

2. 在治疗过程中,内镜需反复进退,故会刺激咽喉部且口腔内分泌物增多,因此需密切观察患者病情变化,同时防止气管导管脱出。

3. 内镜下治疗时,为了保证良好的视野,需持续二氧化碳气体充气,因此在操作过程中应注意观察气道压及呼气末二氧化碳,防止二氧化碳蓄积。

4. 如发现持续二氧化碳升高,应关注是否存在皮下气肿现象。如发生皮下气肿,则应嘱术者降低二氧化碳充气压力,同时可以采取在适当的部位进行皮下放气从而减轻二氧化碳皮下气肿。

5. 内镜治疗时,注意术者操作过程中的出血情况,出血较多时,需严密观察患者的生命体征。

麻 醉 经 过

患者术中内镜黏膜下剥离术操作顺利、平稳,手术结束前,给予帕瑞昔布钠 40mg,昂丹司琼 4mg。手术结束后,停止瑞芬 + 丙泊酚泵入,5min 后,患者睁眼,体动反应可配合,自主呼吸恢复良好,在充分吸出分泌物后,拔除气管导管,观察 10min,推至恢复室观察半小时后,返回病房。

【问题4】术中可能出现什么意外情况？拔管时麻醉应注意的事项有哪些？

【临床思路】

1. 在术中应注意观察呼气末二氧化碳,部分手术因黏膜下分离难度较大,操作时间长,手术创面较大时,会出现高二氧化碳血症。高二氧化碳血症首先可以通过调整呼吸参数进行调控,其次可以嘱术者减少术中充气量。如果发现皮下气肿,还可以通过皮下放气的方法降低皮下气肿压力从而减少组织对二氧化碳的吸收。

2. 穿孔是内镜黏膜下剥离术的并发症之一,在操作过程中,若发现有穿孔迹象或存在这种风险的,应嘱术者及时使用止血夹夹闭有穿孔危险的创面,防止穿孔。

3. 治疗结束前,给予适当的镇痛及止吐药物,可以缓解术后因手术操作及消化道内充气引起的疼痛、胀气及恶心呕吐等不适感。

4. 治疗结束后,停止泵药,患者保持左侧卧位,待患者清醒并满足拔管指征后吸痰拔管。拔管前一定要充分吸引口腔内分泌物以防止反流误吸。拔管后观察 5~10min,评估无异常后送术后恢复室。恢复室吸氧观察半小时无异常后,在医师陪伴下送回病房。

知识点

全身麻醉期间 $P_{ET}CO_2$ 升高的原因与处理方法

全身麻醉期间 $P_{ET}CO_2$ 升高的原因有:①患者肺泡通气不足;②氧气流量不足;③钠石灰失效;④二氧化碳异常吸收;⑤气道部分阻塞;⑥麻醉设备发生故障。在本案例中,由于内镜黏膜下剥离术需长时间的二氧化碳气腹,气腹压力过高及手术创面的异常吸收均可导致体内 CO_2 大量吸收并导致高二氧化碳血症,在呼吸监测上体现为 $P_{ET}CO_2$ 显著升高。

处理方法:通常在发现 $P_{ET}CO_2$ 升高后,我们首先需要对麻醉机及呼吸管路部分进行检查,排除是否存在机械故障及管路阻塞等问题;其次检查钠石灰是否失效;同时我们可以对呼吸参数进行适当的调整,以使 $P_{ET}CO_2$ 回到正常范围。如果以上措施均不能达到满意效果,则可以与术者协商降低充气压力。如果发现明显的皮下气肿,也可以采取皮下放气的方法减轻皮下气肿压力,从而起到改善 $P_{ET}CO_2$ 的作用。

【问题5】手术结束后,需要注意哪些事项及随访内容？

【临床思路】

1. 患者术后禁食水至少 6h,给予静脉营养,返回病房后给予吸氧、心电监护及雾化吸入,缓解口咽及气管插管后的不良反应。

2. 术后患者可能自觉腹胀,腹部不适,注意防止反流、误吸等情况。

3. 术后随访有无麻醉相关并发症及术中知晓等。

案例三　无痛纤维支气管镜检查

【病历摘要】

患者男,41 岁。因"反复咯血 7 年,复发加重半个月"就诊。既往患者于 10 年前诊断为"肺结核",抗结核治疗 1 年后停药。查体:贫血貌,心腹(-),双肺呼吸音粗,未闻及干湿啰音。辅助检查:胸部 CT 示双肺结核病灶,左侧胸膜增厚粘连。血常规示血红蛋白 74g/L。呼吸内科门诊就诊后,拟行无痛纤维支气管镜检查。

【问题1】患者前往麻醉门诊进行访视。该患者能否行无痛纤维支气管镜检查？还需要了解哪些病史？

【临床思路】

1. 询问患者近期咯血情况。了解最近一次咯血时间,咯血量,有无因咯血引起的窒息缺氧等其他临床症状,以及咯血后贫血状态下的心肺功能。

2. 了解出血的主要部位,是主气道出血还是支气管以下出血。

3. 如果患者目前心肺功能尚可,又处于出血稳定期,向患者及家属交代病情及相关风险,签署麻醉知情同意书后可考虑实施无痛纤维支气管镜检查。

知识点

纤维支气管镜检查大咯血

大咯血,指一次出血量超过 100ml 或 24h 出血量超过 600ml。在我国,主要病因以支气管扩张、肺结核为多,其次是肿瘤活检出血。对于一般大咯血的患者,通过内科保守治疗止血或血管介入栓塞等方法进行止血。

大咯血急性期属于纤维支气管镜检查的禁忌。多数呼吸内科医师和麻醉医师认为,咯血患者应以局部麻醉下纤维支气管镜检查为主,而对于咯血停止 3d 以上且病情处于稳定期的患者,可以考虑行无痛纤维支气管镜检查。

追问病史,患者自诉最近一次咯血是半个月前,量约 300ml,发作时稍感头晕。咯血期间无窒息缺氧史,无大量咳脓痰,否认其他并发症;口唇无发绀;目前可上三楼,心肺功能良好。和呼吸内科及纤维支气管镜检查医师沟通,本次检查不行特殊治疗,出血可能性较小。

向家属交代检查过程中可能出血、窒息、缺氧,必要时需要行双腔支气管插管进行肺隔离等风险,家属表示理解,签字要求行无痛纤维支气管镜检查。

【问题 2】患者已完善无痛纤维支气管镜检查前准备,如何进行麻醉管理?

【临床思路】

1. 无痛纤维支气管镜检查治疗可选择保留自主呼吸下的中度镇静 / 镇痛复合局部麻醉、深度镇静复合局部麻醉或气管插管全身麻醉。气道控制以面罩和喉罩为主,也可选择气管插管,但应选用尽可能粗的气管导管,降低通气阻力,方便检查医师操作。若患者为气管切开,可使用气管导管经气管切口插管进行气道控制。如果采用硬镜辅助下纤维支气管镜检查,则可采用高频通气的方式保证患者术中的氧合状态。总之,需根据患者的具体情况及检查医师、麻醉医师的熟练程度来决定麻醉方式。

知识点

手术室外麻醉常用特殊设备器材

1. 呼吸机螺旋接头,适用于纤维支气管镜室,方便气道控制和纤维支气管镜检查同时进行,也适用于可能移动手术床的手术室。

2. 加长型螺纹管,适用于介入手术室,在手术床和放射仪器经常移动时防止呼吸回路脱落。

3. 鼻导管式的呼气末二氧化碳监测导管,尤其适用于影像学诊治室。

4. 铅衣和铅屏,适用于有放射线的手术地点防辐射。

---

2. 此患者有咯血病史,麻醉前需要准备好大出血抢救的措施,包括大的静脉通道、粗大的吸引装置、合适的双腔支气管导管、止血药、血管活性药等。

3. 由于麻醉呼吸管理和纤维支气管镜检查操作是共用气道,故一般推荐使用静脉麻醉诱导和维持。药物准备需包括丙泊酚、舒芬太尼 / 瑞芬太尼、咪达唑仑、琥珀胆碱或苯磺顺阿曲库铵、利多卡因、阿托品、肾上腺素等。丙泊酚可选择间断静脉注射、持续静脉泵注或持续靶浓度控制输注(target controll infusion,TCI)。切忌麻醉深度不够而引起的体动、呛咳等。

4. 检查过程中,密切关注患者基本生命体征的同时,需要通过纤维支气管镜外接显示屏观察检查期间气道的情况。

麻 醉 经 过

患者取平卧位,心电监护示心率 80 次 /min,血压 117/76mmHg,SpO$_2$ 98%,呼吸 20 次 /min。给予面罩吸氧,咪达唑仑 1mg、舒芬太尼 15μg,后给予丙泊酚靶浓度控制输注,靶浓度预先设置为 4μg/ml,术中依据患者生命体征进行调整。待患者意识消失后,给予利多卡因 2mg/kg 静脉注射。当丙泊酚效应室浓度达到 2μg/ml 时给予苯磺顺阿曲库铵 12mg 静脉注射,当丙泊酚效应室浓度达到 2.5μg/kg 时置入喉罩,简易呼吸器辅助通气,丙泊酚继续靶浓度控制输注。患者生命体征平稳,纤维支气管镜经喉罩进入发现:会厌、声带、主气管、右侧各级支气管均未见异常。左下叶背段内侧分支支气管黄白色结晶嵌顿伴脓性分泌物,考虑结石;余左侧各级支气管未见异常。当纤维支气管镜检查医师取出左下叶背段内侧分支支气管结石后,冲洗脓性分泌物时,局部开始出血。

【问题 3】支气管内开始出血,作为麻醉医师,该怎么处理?

【临床思路】

1. 纤维支气管镜检查过程中,常见并发症有气道内出血、喉痉挛、气管支气管痉挛、哮喘发作、低氧血症、高碳酸血症、反流误吸、心律失常、心搏骤停、气胸等。其中气道内出血是最常见的并发症,大出血、窒息是导致患者死亡最常见的原因。

2. 与检查医师沟通,了解出血位置、出血估计量。多数情况下,局部出血可由检查医师在出血位置喷洒肾上腺素水即可达到止血目的的。

3. 根据止血情况决定患者的去向。若容易止血且无明显出血倾向,可考虑操作完毕后麻醉苏醒。若出血多、止血困难或有出血倾向,建议入院,于镇静状态下带气管插管回 ICU 监护治疗。

知识点

无痛纤维支气管镜下气道大出血处理方法

1. 适度的镇静对止血更有利,应继续保持镇静状态,便于内镜下止血治疗。

2. 若出血位于主气道,可行气管插管,纤维支气管镜定位下导管套囊充气进行局部压迫止血。

3. 对于支气管内的出血,改变患者体位很重要,应该置患侧卧位、头高位;同时使用纤维支气管镜吸引,局部喷洒肾上腺素水、冰盐水收缩血管,有条件可进行氩气刀止血、纤维支气管镜引导进行球囊压迫止血。

4. 静脉使用止血药,如垂体加压素、注射用凝血酶等。

5. 根据出血情况给予静脉补液,维持循环稳定,密切监护出血情况。

6. 如果出血未见好转,进一步加重,可改用双腔支气管插管进行肺隔离,避免血液污染健肺,保证氧合;患侧支气管内使用肾上腺素水、冰盐水进行冲洗。必要时进行血管介入栓塞或开胸止血。

第二节 日 间 手 术

日间手术(day surgery)是指患者的住院、手术与出院在 24h 内完成。日间手术又称为门诊手术、非住院手术、当日手术及诊室手术。随着日间手术的发展,麻醉医师在患者的选择、术前评估和术后恢复中扮演越来越重要的角色,从过去主要提供最佳的手术条件和将手术疼痛降至最低,到现在为患者手术前、中、后提供最佳的管理和治疗,已转变成"围术期医师"。

一、日间手术的优点

1. 患者优先选择,特别是儿童和老年人。

2. 不必依赖于医院内可用的床位。

3. 手术时间安排上更灵活。

4. 病死率和病残率更低。

5. 感染率更低。

6. 单位时间段可实施更多手术。

7. 手术等待时间更短。

8. 整体花费更低。

9. 术前检查和术后医疗更少。

二、日间手术种类

适合日间进行的手术应该是术后生理影响少、术后并发症少的手术。日间手术时间最初被限定在90min 之内,然而现在日间手术持续 3~4h 已很普遍,虽然手术时间的长短不再是开展日间手术的障碍,但一般建议不超过 3h。

三、日间手术患者的选择

1. 一般来讲,适合行日间手术的患者 ASA 分级应为Ⅰ级或Ⅱ级,一些病情相对稳定的 ASA Ⅲ级患者经过严格评估也可以行日间手术。

2. 一般建议选择 1 岁以上 65 岁以下的患者,但不单独作为日间患者选择的限定因素。

3. 预计患者术中及麻醉状态下生理功能变化较小。

4. 术后呼吸道梗阻、剧烈疼痛及严重恶心呕吐等并发症发生率低。

案例四　腹腔镜下胆囊切除术

【病历摘要】

患者女,48 岁,体重 58kg。因"反复右上腹隐痛 3 年余"至肝胆外科就诊,行 B 超检查发现"胆囊结石",认为有手术指征,拟行日间手术"腹腔镜下胆囊切除术"。患者前往麻醉门诊进行入院前麻醉评估。详细询问病史,患者既往有高血压病史 5 年,血压最高时 160/90mmHg,口服硝苯地平控制血压于130/80mmHg,平素无胸闷、胸痛、心悸等不适。辅助检查心电图示窦性心律、T 波改变;胸片未见明显异常;各项实验室检查结果无特殊。

【问题 1】你将如何完成术前评估? 该患者能进行日间手术吗?

【临床思路】

1. 日间手术术前评估内容与住院手术相同,采集病史为主,需要了解有无并存疾病,术前是否需要进一步诊断和治疗,确定是否需应用特殊麻醉方法及是否适合日间手术。

2. 尽管国外有报道表明在行全身麻醉日间手术的术前检查中,对于 50 岁以下患者,心电图、胸片不作为常规检查,但国内对于所有行全身麻醉的住院和日间患者仍要求常规行心电图、胸片、血常规、肝肾功能、凝血功能、输血前所有检查,孕龄妇女在不能排除怀孕的情况下需进行妊娠试验。

3. 该患者合并高血压,规律服药控制血压,平素无特殊临床症状,ASA Ⅱ级,且有家属陪同,可以进行日间手术。待患者签署麻醉知情同意书后联系日间病房等待手术安排。

知识点

日间手术的禁忌证

1. 病情不稳定的 ASA Ⅲ级和Ⅳ级患者(如不稳定性糖尿病、不稳定型心绞痛、有症状的哮喘)。

2. 有恶性高热病史或恶性高热易感者。

3. 病理性肥胖合并有症状的心肺疾病(如心绞痛、哮喘),或复杂睡眠呼吸暂停综合征。

4. 多种慢性中枢兴奋性药物治疗和毒品滥用的患者。

5. 年龄小于 60 周的需要气管插管全身麻醉的早产儿。

6. 术后当晚缺乏可负责任的成人来护理的患者。

7. 任何不适合实施择期手术麻醉的患者均不适合实施日间手术麻醉。

【问题 2】如何完成术前准备?

【临床思路】

对日间手术患者而言,术前准备的目的是为了减少日间手术的风险、改善预后,从而最终达到快速康复。日间手术术前准备事项包括:

1. 非药物准备

(1)麻醉诱导前 2h 摄入适当的清饮料,6h 允许摄入清淡饮食。

(2)告知患者手术过程。听音乐、看电视等方法减轻患者术前的心理压力。

2. 药物准备

(1)抗焦虑与镇静药:咪达唑仑(0.5~1mg)。消除半衰期较短,术后恢复较快。

(2)α_2 肾上腺素受体激动药:右美托咪定、可乐定。用于镇静、抗焦虑。

(3)镇痛药:非甾体抗炎药(NSAID)、环氧化酶(COX-2)抑制剂。新型的 NSAID 能减少阿片类药物用量且不影响血小板功能,是有价值的镇痛辅助用药,可与阿片类镇痛药和局部麻醉药联合用于复合麻醉(多模式镇痛),促进患者术后恢复。环氧化酶抑制剂的选择性高,复合地塞米松可进一步提高术后镇痛效果。加巴喷丁也可作为日间手术镇痛用药。

(4)预防术后恶心呕吐(postoperative nausea and vomiting,PONV)药:托烷司琼、格拉司琼、昂丹司琼等,也可和地塞米松联合应用。

(5)预防吸入性肺炎药:有误吸风险的患者可以术前使用 H_2 受体阻滞药或质子泵抑制剂。

【问题 3】如何完成该日间手术患者的麻醉?

【临床思路】

1. 日间手术提倡"快通道"麻醉。

2. 最常用的麻醉维持方式是复合低浓度七氟烷或地氟烷的静吸复合麻醉或丙泊酚 TCI 联合瑞芬太尼的全凭静脉麻醉技术。

3. BIS 监测不仅有助于降低术中知晓风险,还可显著降低吸入麻醉药与丙泊酚的用量,减少全身麻醉后的恢复时间,促进全身麻醉后的早期恢复。

4. 术中辅用艾司洛尔等药物处理血流动力学不稳定状态或体动有助于改善患者苏醒质量。

麻 醉 经 过

经静脉给予咪达唑仑 2mg、丙泊酚 100mg、苯磺顺阿曲库铵 10mg、舒芬太尼 15μg 全身麻醉诱导插管,于超声引导下行 0.5% 罗哌卡因腹壁神经阻滞,全程丙泊酚 TCI 维持。手术历时 30min,手术顺利。术毕顺利拔出气管插管,转送至 PACU。

【问题 4】麻醉复苏后,需要注意哪些问题?

【临床思路】

1. 药理性拮抗药(如纳洛酮、氟马西尼)可以促进日间手术麻醉后的恢复,但存在副作用(如眩晕、头痛、术后恶心呕吐),且它们的作用时程常短于激动药,可能发生激动药效应的"回弹",要尤其注意。

2. 术后恶心呕吐、疼痛是影响患者不能进行"快通道"麻醉的主要因素,因此术前和术后预防性用药很重要。

3. 术毕转运至 PACU 后,根据改良 Aldrete 苏醒评分系统评价(见表 5-3)患者离开恢复室的时机,根据改良麻醉后出院评分系统(PADSS,表 48-2)评价患者出院的时机。

表 48-2 改良麻醉后出院评分系统(PADSS)

评分项目	评分标准	分值
生命体征	术前值的 20% 以内	2
	术前值的 20%~40%	1
	超过术前值的 40%	0

续表

评分项目	评分标准	分值
疼痛	轻度	2
	中度	1
	重度	0
运动	稳定步态 / 无眩晕	2
	需帮扶	1
	不能行走 / 眩晕	0
恶心、呕吐	轻度	2
	中度	1
	重度	0
外科出血	轻度	2
	中度	1
	重度	0

注：总分是 10 分，评分≥ 9 分并有成人家属陪同即可出院。

推荐阅读文献

［1］中华医学会麻醉学分会 . 日间手术麻醉专家共识 . 临床麻醉学杂志 , 2016, 32 (10): 1017-1022.

［2］中华医学会麻醉学分会 . 成人日间手术后镇痛专家共识 . 临床麻醉学杂志 , 2017, 33 (8): 812-815.

［3］中国研究型医院学会加速康复外科专业委员会中国日间手术合作联盟 . 胆道外科日间手术规范化流程专家共识 . 中华外科杂志 , 2018, 56 (5): 321-327.

［4］米勒 . 米勒麻醉学 : 第 7 版 . 邓小明 , 曾因明 , 译 . 北京 : 北京大学出版社 , 2011: 2439-2503.

［5］斯都尔汀 . 麻醉学基础 : 第 5 版 . 朱涛 , 左云霞 , 译 . 北京 : 人民卫生出版社 , 2011: 380-395.

［6］METZNER J, DOMINO K B. Risks of anesthesia or sedation outside the operating room: the role of the anesthesia care provider. Curr Opin Anaesthesiol, 2010, 23 (4): 523-531.

［7］Standards of Practice Committee of the American Society for Gastrointestinal Endoscopy, LICHTENSTEIN D R, JAGANNATH S, Baron T H, et al. Sedation and anesthesia in GI endoscopy. Gastrointest Endosc, 2008, 68 (5): 815-826.

［8］APFELBAUM J L, CONNIS R T, NICKINOVICH D G, et al. Practice advisory for preanesthesia evaluation: an updated report by the American Society of Anesthesiologists Task Force on Preanesthesia Evaluation. Anesthesiology, 2012, 116 (3): 522-538.

［9］EVANS L T, SABERI S, KIM H M, et al. Pharyngeal anesthesia during sedated EGDs: is "the spray" beneficial ? A meta-analysis and systematic review. Gastrointest Endosc, 2006, 63 (6): 761-766.

［10］CHANG B, URMAN R D. Non-operating room anesthesia: The principles of patient assessment and preparation. Anesthesiol Clin, 2016, 34 (1): 223-240.

［11］WHITE P F, KEHLET H, NEAL J M, et al. The role of the anesthesiologist in fast-track surgery: from multimodal analgesia to perioperative medical care. Anesth Analg, 2007, 104 (6): 1380-1396.

［12］WHITAKER D K, BENSON J P. Capnography standards for outside the operating room. Curr Opin Anaesthesiol, 2016, 29 (4): 485-492.

（米卫东）

第四十九章 慢性疼痛诊疗

Diagnosis and Treatment of Chronic Pain

慢性疼痛作为一种疾病逐渐被认识,其本身不具有保护作用,病因复杂,不能简单地应用急性疼痛的病因和概念来解释其发病机制,其诊断与治疗比急性疼痛更加困难。慢性疼痛常伴有复杂的心理、行为和社会因素,因此治疗更加复杂。严重的慢性疼痛对患者生活质量的影响日益引起人们的关注,科学规范的评估、诊断和治疗,有效地控制其对患者身心的不良影响已成为一个重要的医学和社会问题。慢性疼痛诊疗原则是明确诊断,综合治疗,安全有效。

案例一 网球肘(肱骨外上髁炎)

【病历摘要】

患者男,47 岁。主因"右肘部外侧酸痛 6 个月,加重 1 周"就诊。患者 6 个月前搬拿重物后出现右侧肘部疼痛,拧毛巾、提重物时疼痛加重,休息后稍有缓解,未予以治疗。1 周前疼痛加重,并向前臂放射,持物无力,甚至持物脱落。右肱骨外上髁后外侧压痛明显。

【问题 1】该患者的初步诊断是什么?

【临床思路】

患者为泥瓦工,为肱骨外上髁炎的好发人群。且根据患者的主诉、症状及体征,考虑诊断为右侧肱骨外上髁炎。

知识点(表 49-1)

表 49-1 疼痛性质的分类

类型	传入神经	特点
刺痛	Aδ 类纤维	定位明确,痛觉产生迅速,消失快,常伴有受刺激的肢体出现保护性反射,一般不产生明显的情绪反应
灼痛	C 类纤维	定位不明确,往往难以忍受。痛觉的形成慢,消失也慢
酸痛	Aδ 类纤维和 C 类纤维	痛觉难以描述,感觉定位差,描述不准确。常伴有内脏和躯体反应,以及较强的情绪反应

知识点

肱骨外上髁炎

肱骨外上髁炎又称"网球肘""肱骨外上髁综合征""肘外侧疼痛综合征""肱骨外髁骨膜炎"等，是肱骨外上髁部伸肌总腱处的慢性损伤性肌筋膜炎，多见于30~50岁男性，为最常见的慢性损伤性肘部疾病。

临床症状主要表现为肘关节外侧局限性酸痛，疼痛呈持续性，程度不一，并向前臂桡侧及腕部扩散，少数可放散至上臂及肩部，疼痛可逐渐加重。患肢不愿活动，握物不敢用力。拧毛巾、端壶倒水、拖地、刷牙等活动均可诱发疼痛。休息时多无症状或疼痛减轻，部分患者有夜间疼痛。

【问题2】为进一步明确诊断，应进行何种检查？

【临床思路】

为明确诊断，要进行专科查体，如肱骨外上髁炎按压试验、伸肌腱牵拉试验（Mills征）、伸肌紧张试验（Cozen试验）等。

X线检查多无异常，偶见肱骨外上髁处骨质密度增高或肱骨外上髁附近有钙化斑，肱骨外上髁不光整等。

知识点

肱骨外上髁炎的查体

1. 压痛　肱骨外上髁局部压痛。

2. 伸肌腱牵拉试验（Mills征）　嘱患者肘伸直，握拳、屈腕，前臂旋前，发生肘外侧疼痛为阳性，或患者前臂旋前位，做对抗外力的旋后运动，发生肘外侧疼痛为阳性。

3. 伸肌紧张试验（Cozen试验）　嘱患者握拳、屈腕，检查者将手压于患者手指背侧，患者伸指、伸腕做对抗检查者的动作，发生肘外侧疼痛时为阳性。

4. 抗肘伸腕试验　当检查者施力对抗腕关节背伸及旋后动作时，引起患处疼痛为阳性。

5. 前臂旋后抵抗试验　患者前臂处于旋前位，令其旋后，检查者握住患者腕部并施力对抗，引起外上髁疼痛为阳性。

肱骨外上髁炎查体

6. 症状　肱骨外上髁无红肿，严重者局部可有微热及微肿胀，局部隆起。病程长者偶有肌萎缩。

7. 其他　肘关节活动基本正常，前臂旋转活动明显不利，旋转功能受限。严重者伸指、伸腕即可诱发疼痛。于前臂旋后及屈肘时疼痛常可缓解，故患肢常强迫采取这种位置。

【问题3】需要和哪些疾病或疼痛相鉴别？

【临床思路】

1. 肱桡滑囊炎　以局部显著隆起为特征。疼痛位于肱桡关节处，较肱骨外上髁炎低，且该处隆起明显。肱桡关节外侧可触及一囊性肿物，伴触痛。虽疼痛可向腕部及上臂扩散，但肱骨外上髁部无压痛，Mills征阴性。

2. 桡管综合征　压痛点位于桡骨头远侧，劳累后疼痛加重，休息时疼痛仍存在，抗伸中指试验阳性，神经电生理检查对确诊本病有帮助，但有时同肱骨外上髁炎并存。

3. 肘关节骨化性肌炎　有肘部骨折脱位等外伤史，关节周围软组织肿胀，压痛广泛，且伴关节功能障碍。X线示关节周围有云雾状阴影或关节前后侧钙化广泛、关节间隙变窄等。

【问题4】应如何治疗？

【临床思路】

肱骨外上髁炎是疼痛门诊的常见病，桡侧腕短伸肌起点的无菌性炎症及微撕裂是本病的病因，病程较长,疼痛剧烈,可局部注射治疗。

知识点

肱骨外上髁炎的治疗

1. 一般治疗 休息、局部热敷或红花油等外用,症状重、发病急者可用三角巾悬吊患肢,腕部制动1~2周。

2. 药物治疗 主要为非甾体抗炎药。

3. 痛点阻滞 在肱骨外上髁压痛最明显处或将高频线阵超声探头置于肱骨外上髁和桡骨头处纵切位,显示伸肌总腱的长轴切面,在伸肌总腱的肱骨外上髁附着处注射1%利多卡因 + 复方倍他米松(得宝松)3~4mg 混合液 2~3ml,每周 1 次,3 次为 1 个疗程。

4. 物理治疗 可在压痛点处行冲击波、超激光、偏振光等治疗。

5. 手术治疗 对反复发作者,可视具体情况选择皮下神经血管束切除术、伸肌总腱附着点松解术等。

【问题5】有疼痛复发的可能吗？治疗后应注意什么？

【临床思路】

有可能复发,治疗后注意休息,结合康复训练,但不可使手臂过度疲劳。劳动的强度不宜过大,不要长时间拎重物行走或洗衣物过多,防止劳损;保护肘部,避免伤害。在进行网球等运动前要做好"热身",运动中可使用护肘或弹力绷带,以有效地避免意外伤害;同时还要注意保暖、避免受寒,不要长时间对着风扇或空调出风口,以免局部受寒凉刺激,引发疾病。总之,治疗后避免肘部过度劳累和受凉,数周至数月内避免导致肘部疼痛的活动,让手指和前臂肌肉放松休息,促进肌腱愈合。

案例二 肱二头肌长头腱鞘炎

【病历摘要】

患者男,45 岁。主因"右肩部疼痛 4 个月,加重 1 个月"就诊。患者 4 个月前右手提重物后出现右肩部疼痛,口服镇痛药物有效。1 个月前疼痛加重,伴有右肩部活动受限,口服镇痛药物不缓解。

【问题1】通过以上问诊,该患者的初步诊断有哪些？

【临床思路】

引起肩部疼痛的疾病比较多,肩周炎、肩周韧带损伤、颈椎病变、肩袖损伤等都有可能导致肩部疼痛,本例患者 4 个月前右手提重物后出现右肩部疼痛,尚不能排除肩周炎、肩周韧带损伤、颈椎病变、肩袖损伤等,需要进一步检查明确诊断。

知识点

肩 周 炎

肩关节周围炎简称肩周炎,也叫关节囊炎、漏肩风、凝肩,因多发生于 50 岁左右的中年人,俗称"五十肩"。肩周炎不是独立的疾病,而是由肩关节周围肌肉、肌腱、滑囊和关节囊等软组织的慢性炎症、粘连,引起的以肩关节周围疼痛、活动障碍为主要症状的综合征。

【问题2】为明确诊断,下一步应进行何种检查？

【临床思路】

1. 首先进行体格检查,视诊双肩高度对称,无肿胀,肩部肌肉无萎缩,局部无包块及静脉曲张。颈椎查体未见阳性体征,肩关节外展、上举、内旋活动范围正常。在肱二头肌长头结节间沟处有明显压痛,提示肱二头肌长头腱鞘炎可能性大。

知识点

肱二头肌长头腱鞘炎

肱二头肌长头腱经肱骨结节间沟进入肩峰下前部,止于肩胛骨的盂上粗隆。经常在运动时发生摩擦,当肱骨外旋时,长头腱横过肱骨头顶点,此时该肌腱起副韧带作用。肱二头肌长头腱鞘容易受伤,发生局部增生、粘连、发炎、纤维化。中老年人多见,其发病与慢性劳损有关。此症多见肩关节超常范围活动,使肱二头肌长头腱不断地在结节间沟中横行或纵行滑动,反复磨损导致损伤;有的是因为一次突然的牵扯致伤。其病理是肌腱与腱鞘的创伤性炎症。

2. 为进一步明确诊断,可做肱二头肌长头腱紧张试验(Yergason 征)和 Speed 试验。

知识点

肱二头肌长头腱鞘炎的查体

1. 肱二头肌长头腱紧张试验(Yergason 征)　嘱患者屈肘并做前臂旋后动作,检查者用手阻挡患肢的旋后活动,肱骨结节间沟部位出现疼痛为阳性。多见于肱二头肌腱鞘炎。

2. Speed 试验　使患侧肘关节伸直,做对抗性肩关节前屈运动,若结节间沟部疼痛或疼痛加重即为阳性。

肱二头肌长头腱
紧张试验

3. 要明确病因可进一步行 X 线检查,拍摄肱骨结节间沟切线位 X 线片可见结节间沟变浅、变窄、沟底或沟边骨刺形成。肩关节造影示:肱二头肌长头腱鞘充盈不全或闭锁。该部位超声检查可动态发现肌腱病变,MRI 检查可以更直接发现病变。

【问题 3】患者目前确诊为肱二头肌长头腱鞘炎,下一步应如何治疗?

【临床思路】

肱二头肌长头腱鞘炎是疼痛门诊的常见病,肱二头肌长头肌起点的无菌性炎症及微撕裂是本病的病因,但病程长,且痛苦大。早期治疗可减少痛苦,缩短病程,给予局部注射治疗。

局部注射治疗:标记疼痛点,常规消毒,铺巾,在痛点处注射消炎镇痛药物 2~3ml 或用超声定位肱二头肌长头腱,显示为卵圆形结构,采用平面内进针,使针尖到达肌腱上方注射消炎镇痛药物 2~3ml。

知识点

肱二头肌长头腱鞘炎的治疗

肱二头肌长头腱鞘炎有发展为肩关节周围炎的可能,应尽可能做到早期诊断、早期治疗。

1. 一般治疗

(1)急性期避免肩关节活动在治疗中具有重要意义,可采用三角巾悬吊前臂;有出血或肿胀的症状,可冷敷、加压包扎。超过 48~72h 后或慢性损伤者,给予热敷、理疗,外用涂擦剂、敷贴剂,口服抗感染镇痛药物。

(2)局部痛点阻滞:0.5%~1% 利多卡因 + 维生素 B_{12} 0.5mg+ 复方倍他米松(得宝松)3~4mg 混合液 3~5ml,每周 1 次,2~3 次为 1 个疗程,局部注射治疗,效果肯定。急性期过后可行功能锻炼,防止僵冻发生。

2. 功能锻炼　急性病例应在急性期过后,开始肩关节的回环及旋转运动;亚急性病例以不痛为原则,进行三角肌及肩袖肌群的活动,改进血液循环,增加肌力,防止肌萎缩;慢性病例应加强三角肌力量的练习。

3. 手术治疗　对于经长期非手术治疗无效的患者,可考虑进行手术治疗。

知识点

治疗慢性疼痛的药物

1. 抗惊厥药　抗惊厥药止痛治疗主要用于臂丛神经、骶丛神经等神经丛受损的神经病理性疼痛,这些疼痛往往呈撕裂痛、放电样痛、枪击样痛等,严重影响患者生活质量。

2. 抗抑郁药　该类药具有抗抑郁,改善患者心情、情绪及睡眠等作用,还具有辅助增加止痛药治疗效果的作用。主要有三环抗抑郁药、5-羟色胺摄取抑制药、血清素-去甲肾上腺素摄取抑制药、单胺氧化酶抑制药四类。目前抗抑郁药物已经成为治疗神经病理性疼痛的一线药物。

3. NMDA 受体阻滞药　NMDA 受体阻滞药(如氯胺酮、美沙酮等)可提高吗啡的疗效,并明显提高顽固性神经性疼痛的止痛效果。

4. 非甾体抗炎药　非甾体抗炎药主要是通过抑制环氧化酶来减少前列腺素合成,在中枢和外周发挥解热、镇痛、抗感染和抗风湿作用。属于第一阶梯镇痛药物,对各种疼痛都有一定的镇痛作用,该类药物均有封顶作用,长期应用无耐受性和成瘾性,有潜在消化道黏膜损伤作用,消化道溃疡、出血、穿孔等患者禁用。

5. 阿片类药物　阿片类药物镇痛作用强大,多用于中重度疼痛。

6. 外用药物制剂

【问题 4】有疼痛复发的可能吗? 治疗后应注意什么?

【临床思路】

有可能复发,治疗后注意休息。肱二头肌长头腱鞘炎的发生主要与外伤、过度劳损有关。因此,治疗后如过度劳损有可能再次复发。在日常生活中,应尽量避免外伤、寒冷刺激、过度劳损等诱发因素,合理规划日常生活和工作,做到劳逸结合。

案例三　带状疱疹后神经痛

【病历摘要】

患者女,60 岁。主因"左胸背疱疹后疼痛 2 个月余"就诊,患者 2 个月前劳累后左胸背部疼痛,为持续性针刺样疼痛,阵发性加剧,伴局部皮肤烧灼感,全身倦怠,疼痛无向他处放射,无胸闷心悸,无恶心呕吐等,后出现红色丘状疱疹,渐成带状蔓延,疼痛逐渐加剧,于外院就诊,诊断为"带状疱疹",给予抗病毒治疗,并处理疱疹,疱疹尽消,现患者仍感疼痛。曾口服加巴喷丁 0.3g,每日 3 次。疼痛无明显缓解,患者自患病以来精神状态差,饮食尚可,睡眠不佳,体重未见明显减轻。查体:左 T_3~T_5 神经支配区色素沉着,不过中线,皮损区有痛觉过敏,触诱发痛(+),VAS 评分 8 分。

【问题 1】通过上述问诊,该患者初步诊断是什么?

【临床思路】

根据患者的主诉、症状、既往史和个人史,初步诊断为带状疱疹后神经痛。

知识点

带状疱疹后神经痛的诊断要点

1. 急性带状疱疹临床治愈后持续疼痛超过 1 个月或既往有急性带状疱疹病史。

2. 有明显按神经支配区域分布的感觉、痛觉、触觉异常,局部可有色素改变(图 49-1)。

3. 疼痛的性质为自发性刀割样或闪电样发作性痛或持续性烧灼痛、紧束样疼痛。

4. 患病部位有明显的神经损伤后遗症状,如痒、紧束感、蚁行感、抽动或其他不适感。

5. 患者心理负担沉重,情绪抑郁,甚至对生活失去信心,有自杀倾向。

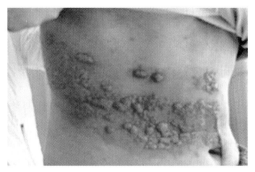

图 49-1　胸腹部带状疱疹

【问题2】该患者口服药物效果差,还可采取哪些非药物治疗措施?

【临床思路】

可给予抗感染镇痛液椎旁注射治疗和局部皮损区皮内注射治疗。

知识点

带状疱疹后神经痛的治疗原则

1. 药物治疗 对于带状疱疹后神经痛患者,药物治疗是最基本、最常用的方法。用药原则同神经病理性疼痛的药物治疗原则,最常选用钙离子调节药(如普瑞巴林、加巴喷丁)、抗癫痫药、抗抑郁药、阿片类镇痛药联合应用,也根据情况辅助使用非麻醉性镇痛药。

(1)钙离子通道调节药和抗癫痫药:常用的药物有普瑞巴林、加巴喷丁、卡马西平、奥卡西平、5% 利多卡因贴剂等。普瑞巴林治疗带状疱疹后神经痛效果确切,副作用少。

(2)抗抑郁药:包括三环类抗抑郁药(如阿米替林)和 5- 羟色胺选择性重摄取抑制剂(selective serotonin reuptake inhibitor,SSRI,如度洛西汀和文拉法辛)等。

(3)阿片类镇痛药:如吗啡、羟考酮、芬太尼等。阿片类药物治疗神经痛剂量范围存在较大个体差异,临床上可根据患者具体情况滴定调整。

(4)局部用药:利多卡因乳膏及贴剂疗效确切、副作用少;辣椒素软膏及贴剂用于皮肤和皮下组织损伤所致的表浅性疼痛。

(5)促进神经修复药物:如 B 族维生素、鼠神经生长因子、牛痘疫苗接种家兔炎症皮肤提取物等。

(6)其他:曲马多具有弱阿片样作用及抑制 5- 羟色胺和去甲肾上腺素释放与再摄取作用;NMDA 受体阻滞药(如氯胺酮等)也可应用。

2. 物理治疗 带状疱疹后神经痛的物理治疗是一种辅助治疗方案。常用的有经皮神经电刺激疗法(transcuataneous electrical nerve stimulation,TENS)和超激光(super lizer,SL),可根据疼痛部位及相应病变神经干或神经节进行刺激或照射。

3. 微创介入治疗 包括神经介入技术、神经调控技术等。神经介入技术包括神经阻滞、选择性神经毁损及鞘内药物输注治疗。目前临床用于治疗带状疱疹后神经痛的神经调控技术主要包括脉冲射频治疗和神经电刺激技术。

(1)神经阻滞:是治疗带状疱疹后神经痛的有效方法,在给予药物治疗的同时也可进行受累区域的神经阻滞治疗,以迅速缓解疼痛。

(2)选择性神经毁损:以手术切断或部分切断、化学方法(乙醇和多柔比星)、物理方法(射频热凝和冷冻等)阻断脑、脊神经、交感神经及各类神经节等的神经传导功能,是治疗带状疱疹后神经痛非首选的有效方法,可在常规治疗方法效果不佳时谨慎选用。目前三叉神经节热凝射频常用于治疗头面部带状疱疹后神经痛,背根神经节、肋间神经及脊神经后支热凝射频可治疗胸背部、腰背部带状疱疹后神经痛。脊髓背根入髓区切开术等可用于治疗顽固性带状疱疹后神经痛。神经毁损治疗应需具备足够的专业技术水平,并严格遵守治疗操作规范且在影像引导下操作。

(3)神经调控:包括脊髓电刺激及脉冲射频调节。

4. 心理疗法 由于带状疱疹后神经痛病程迁延,疼痛剧烈,生活质量低下,心理行为调节可有效打断"疼痛 - 自我紧张和生活能力丧失 - 绝望 - 疼痛加重"这一恶性循环,故对带状疱疹后神经痛患者的心理治疗要给予高度重视。

【问题3】本病例经过上述治疗后,使用视觉模拟评分法(visual analogue scale,VAS)对疼痛程度进行评价,治疗后疼痛评分较基线降低 70%;采用皮肤病生活质量指数(dermatology life quality index,DLQI)评价患者的生活质量,此种治疗效果应该如何评判?

【临床思路】

视觉模拟评分法(VAS)对疼痛进行评价,治疗后疼痛评分较基线降低 ≥30% 即认为临床有效,降低 ≥50% 即为明显改善。此病例的疼痛程度评判结果应为明显改善,生活质量较治疗前改善。

【问题 4】有疼痛复发的可能吗？治疗后应注意什么？

【临床思路】

有可能复发。治疗后要坚持积极锻炼，保持愉快心情，同时要避免感冒、避免感染、避免过度劳累等情况，注意休息，增强机体免疫力。

案例四　腰椎间盘突出症

【病历摘要】

患者男,55 岁。主因腰痛 10^+ 年,腿痛伴麻木 2 个多月。患者 10^+ 年前劳累后出现腰痛,疼痛呈阵发性、发作不定时、酸胀感,久坐和站立后加重,适当运动后稍有缓解,未予重视。2 个多月前症状加重,疼痛为牵扯痛,活动后加重,疼痛部位无发热、红肿,影响日常活动,于当地医院康复科就诊,曾行小针刀、靶点射频治疗,症状无明显缓解,为进一步治疗来诊。患者自发病以来饮食可,睡眠一般,大小便正常,体重无明显变化。

【问题 1】通过对患者的问诊,该患者初步诊断是什么？

【临床思路】

根据患者的主诉、现病史、既往史和个人史,初步诊断为腰椎间盘突出症。

1. 中年男性,慢性病程,患者为腰椎间盘突出症的好发人群,应高度怀疑。

知识点

腰椎间盘突出症的定义及病因

腰椎间盘突出症是因腰椎间盘退行性改变后,在外力的作用下纤维环部分或全部破裂,髓核突出,刺激或压迫窦椎神经、神经根、马尾神经所引起的以腰腿痛为主要症状的一种病变。椎间盘由髓核、纤维环和软骨终板构成,腰椎间盘在脊柱的负荷与运动中承受强大的应力,因此极易退变和损伤。病因:①腰骶先天结构异常,腰椎骶化,骶椎腰化,脊柱裂关节突关节不对称,使下腰椎承受异常应力,是构成椎间盘损伤的因素之一。②遗传易感因素:腰椎间盘突出症有家族发病的报道,亦可有 IX 型胶原基因变异。有色人种发病率较低。③腰椎间盘退变:导致腰椎间盘退变的因素有年龄,遗传,自身免疫,生活习惯和工作环境等。随年龄增长,纤维环和髓核含水量逐渐减少,使髓核张力下降,同时,透明质酸及角化硫酸盐减少,低分子量糖蛋白增加,胶原纤维变性及胶原纤维沉积增加,髓核失去弹性,椎间盘变薄,椎间隙变窄,椎间盘结构松弛,脊柱的稳定性下降。在退变的基础上,劳损和外力的作用更易导致椎间盘破裂,髓核突出。没有后纵韧带支持的纤维环后外侧,是最容易突出的部位。④慢性劳损:椎间盘退变后其抗损伤能力减低,反复弯腰,扭转动作最易引起椎间盘损伤,与某些职业和生活习惯有密切关系。⑤妊娠:妊娠期盆腔,下腰部组织充血明显,各种结构相对松弛,腰骶部承受重力增大,使椎间盘损伤发生率增加。

---

2. 腰背部疼痛及下肢的疼痛麻木是腰椎间盘突出的常见症状,应与腰椎椎管狭窄、腰椎肿瘤、腰椎结核等相鉴别。根据患者有无间歇性跛行、体重有无明显下降、有无发热等症状,诊断腰椎间盘突出症。

3. 腰椎间盘突出症的典型症状多是沿着神经根分布的疼痛和 / 或麻木,因此清楚患者的症状分布。

知识点

腰椎间盘突出症的症状与体征

1. 症状

(1)腰痛:腰痛一般为首发症状,可以出现在劳动、激烈运动、扭挫伤等明显的外伤之后,也可以没有明显的诱因。疼痛可放射到臀部,具有慢性和反复发作的特点,劳累后症状加重,休息后缓解。

---

(2)坐骨神经痛：约95%的腰椎间盘突出发生在L_{4-5}和$L_5~S_1$，因而多伴有坐骨神经痛。坐骨神经痛为放射性，从臀部、大腿后方、小腿外侧直到足部，少数患者可有双侧坐骨神经痛，在打喷嚏或咳嗽时由于腹压增加而使疼痛加剧。病程较长者可出现感觉迟钝或麻木。

(3)股神经痛：高位腰椎间盘突出，使L_{1-4}神经根受累，可引起股神经痛，出现下腹部、腹股沟区或大腿前内侧疼痛。

(4)骶神经痛(马尾综合征)：中央型腰椎间盘突出，可压迫马尾神经出现鞍区感觉异常、会阴部疼痛，甚至大小便功能障碍。男性可出现阳痿，女性出现尿潴留和假性尿失禁。

2. 体征

(1)腰椎侧凸畸形：是一种减轻疼痛的姿势性代偿畸形，具有辅助诊断价值。髓核突出在神经根外侧，上身向健侧弯曲，腰椎凸向患侧可松弛受压的神经根减轻疼痛；髓核突出在神经根内侧时，上身向患侧弯曲，腰椎凸向健侧缓解疼痛。

(2)腰部活动受限：患者几乎都有不同程度的腰部活动受限。前屈位促使髓核向后移位进而增加对受压神经根的牵张，因此以前屈受限最明显。急性发作时可出现骶棘肌痉挛，因畏惧疼痛而使腰部固定于强迫体位。

(3)下肢皮肤感觉异常：多数患者都会出现不同程度的感觉异常，如触觉、痛觉减退和麻木等。感觉异常按受累神经根支配区分布，如L_{1-4}神经根受累，影响大腿内侧、膝内侧和内踝。

(4)下肢肌力下降：受累神经根支配的肌肉可有不同程度的肌力减退，甚至肌萎缩。L_{4-5}椎间盘突出症者，可出现足踇趾背伸肌力减弱，严重者胫骨前肌瘫痪，表现为踝关节背屈无力和足下垂。$L_5~S_1$椎间盘突出症者，可出现足踇趾跖屈肌力减弱。

(5)下肢反射异常：膝腱反射减弱提示L_{2-4}神经根受压；跟腱反射减弱或消失提示S_1神经根受压；马尾神经受压，则肛门反射减弱或消失及肛门括约肌张力下降。

知识点

腰椎间盘突出症的诊断要点

根据腰腿痛病史，腹压增高时疼痛加剧，平卧时缓解，腰部压痛点，下肢麻木区，腱反射的改变，直腿抬高试验，坐骨神经干压痛等典型的临床表现，作出诊断。但如果考虑手术治疗时，仍需做CT或MRI等检查。

【问题2】为进一步明确诊断，应进行何种检查？

【临床思路】

为明确诊断，应重视专科查体。根据患者的活动情况、脊柱的曲度、直腿抬高试验、"4"字试验及特定的神经检查等作出椎间盘突出症的诊断。

知识点

腰椎间盘突出症患者的查体

1. 屈颈试验　患者主动或被动低头屈颈，抵达胸壁时，使脊髓上升1~2cm并向上牵拉神经根及硬膜囊。在腰骶神经根有病变时，下肢会出现放射痛即为阳性；如果突出物在神经根内侧，该试验也可为阴性。

2. 直腿抬高试验　患者两下肢伸直，检查者一手扶患者膝部使腿伸直，另一手握踝部缓慢上举，若上举达不到正常高度(70°~90°)，并出现腰痛和同侧下肢放射痛，为阳性。

直腿抬高试验

3. 直腿抬高加强试验　也称背屈踝试验，在直腿抬高到引起疼痛时，稍降低腿抬高的度数，突然将足背伸,引起剧烈放射痛为阳性。

4. 仰卧挺腹试验　患者两上肢置于胸前或腹部,以枕及两足跟为支点,挺腹时腰背离床,如出现腰痛,并向患侧下肢放射为阳性。如无疼痛,可深吸气后屏气30s,若患肢出现放射痛为阳性。

5. "4"字试验　患者健侧下肢伸直,患侧屈膝90°,髋外展,患侧足放在健侧大腿上。检查者一手按压患者对侧髂骨,另一手下压患者膝部,若下压受限髋关节痛为阳性。

"4"字试验

【问题3】目前需要做的辅助检查有哪些?
【临床思路】

CT检查可为椎间盘突出症的诊断提供直接和详细的影像征象,其准确率一般为70%左右;磁共振检查对椎间盘突出症的诊断准确率高达90%以上,可以通过磁共振不同截面的显像判断突出物的位置及其与神经根的关系。腰椎间盘突出症发病率最高的为$L_{4\sim5}$、$L_5\sim S_1$及$L_{3\sim4}$。该患者年轻,无结核接触史,腰神经受压明确,可行磁共振检查。

知识点

腰椎间盘突出症影像学检查

1. X线平片　单纯X线平片不能直接反映是否存在椎间盘突出,脊柱侧凸,椎间隙变窄及椎体边缘增生等可提示脊柱有退行性改变,对诊断腰椎间盘突出症有一定参考价值。常见表现有腰椎生理性前凸变浅或消失,可出现腰椎侧凸。病变椎间隙变窄,前后等宽或前窄后宽,左右间隙不等。病变椎间隙的椎体相对缘可有硬化和唇样增生。腰椎功能位X线片(腰椎过伸过屈位片)可判断有无椎体不稳。

2. 电子计算机断层扫描(CT)　主要检出椎间盘突出、脊椎脱位(椎体滑脱)、椎体骨质增生、侧隐窝狭窄、椎管狭窄、硬膜囊受压、黄韧带肥厚、神经根增粗、蛛网膜下隙及脊髓受压、椎管内血肿等病理形态改变及椎骨骨折等表现。CT可以分辨出脊柱的局部骨质增生、侧间隙狭窄、黄韧带钙化等。

3. 磁共振成像(MRI)　MRI对软组织有较好的分辨力,如神经、肌肉、脂肪、软骨、筋膜等,主要检查椎管内肿瘤、脊髓空洞症和脊髓积水等颅脑常见疾病,在对颈、腰椎椎间盘突出、膨出、退变的检查中能分辨出椎间盘的变性、神经根周围的水肿、椎管内的炎性水肿改变等。

【问题4】突出发生在哪个部位?
【临床思路】

$L_{4\sim5}$、$L_5\sim S_1$是腰椎间盘突出症的好发部位(图49-2)。

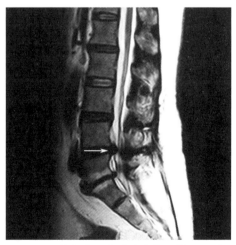

图49-2　腰椎间盘突出症患者的腰椎MRI所见

【问题5】下一步该如何处理?

【临床思路】

患者腰椎间盘突出症诊断明确,完善相关检查,以明确治疗方案。因为治疗要做有创操作,所以要行凝血检查、乙肝等传染病相关检查。

入院后进一步检查情况

常规检查:白细胞 $5.8×10^9/L$,血红蛋白97g/L。白蛋白36g/L,电解质正常,癌胚抗原12.1ng/ml,结核菌素试验(−)。胸部 X 线检查:双肺未见异常。腰椎影像学检查见图49-3、图49-4。PT 12s,APTT 36s,TT 20s,FIB 2.1g/L;HBsAg(−),HIV(−),TP-Ab(−),HCV-Ab(−)。

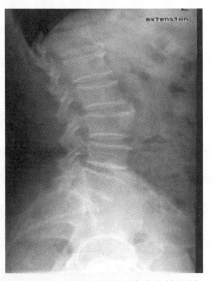

图 49-3　腰椎间盘突出症患者的腰椎 X 线所见

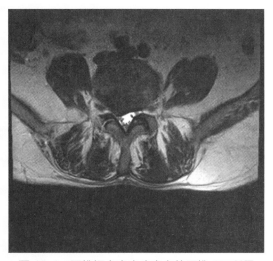

图 49-4　腰椎间盘突出症患者的腰椎 CT 所见

【问题6】应采取何种治疗方法?

【临床思路】

该患者腰椎间盘突出症诊断明确,病史相对较短,比较年轻,选择椎间孔镜微创手术治疗。

综合患者病情,选择行经皮脊柱内镜椎板间入路右侧 $L_5\sim S_1$ 椎间盘髓核摘除 + 纤维环射频成形 + 脊神经根松解术。

知识点

腰椎间盘突出症的治疗

腰椎间盘突出症的治疗目前分为:非手术治疗、微创介入治疗、手术治疗三大类。

1. 非手术治疗

(1)药物治疗

1)口服药物:抗感染镇痛药常用氨酚羟考酮片、氨酚曲马多片、草乌甲素片等。肌松药盐酸乙哌立松片和抗感染镇痛药合用于肌肉痉挛性疼痛效果良好。合并神经痛症状可考虑加用抗神经病理性疼痛的药物,如普瑞巴林、加巴喷丁等,配伍营养神经药甲钴胺、腺苷钴胺等。

2)静脉输液:神经根症状严重者,七叶皂苷钠 20mg 或甘露醇 250ml,每日 1 次,静脉滴注 1 周。

(2)物理治疗:物理治疗是临床上应用最多的一种非损伤性治疗,常用的有电疗、光疗、温热疗、磁疗及超声疗法等。通过物理治疗,能改善局部血液循环,松弛痉挛的肌肉,消除组织炎症水肿和局部硬结,达到缓解症状的目的。

(3)神经阻滞:用利多卡因复合糖皮质激素进行周围神经、神经根或硬膜外隙阻滞起到抗感染镇痛、改善局部血液循环及解痉作用。神经阻滞不仅可以解除无菌性炎症引起的疼痛,而且诊断性神经阻滞还可以用于鉴别诊断。

2. 微创介入治疗 包括经皮椎间孔镜微创手术、射频热凝、低温等离子消融减压、激光汽化减压、经皮旋切减压、臭氧注射消融等。这些方法可将髓核组织切除、分解、汽化或消融,使椎间盘的体积有效减少,椎间盘内的压力降低,使突出的髓核部分回缩还纳或使突出于盘外的髓核萎缩以解除对脊髓或神经根的压迫,达到治疗的目的。

3. 手术治疗 主要适用于纤维环完全破裂、髓核脱垂、游离型椎间盘突出症或马尾神经受压较重及出现明显肌力下降者。对经半年以上严格非手术治疗无效者也应施行手术治疗。术式主要包括全椎板切除髓核摘除术、半椎板切除髓核摘除术和人工椎间盘置换术等。近年来实施髓核摘除术后,为降低脊柱的不稳定因素,多在髓核摘除的同时施行脊柱内固定。

案例五 三叉神经痛

【病历摘要】

患者女,52 岁。主诉"右面部疼痛 3 年,加重 3 个月",患者 3 年前无诱因出现右面部疼痛,集中在下颌支分布区,疼痛呈"触电"样、阵发性,每次持续数秒至数分钟,洗脸、咀嚼可诱发,口服卡马西平后缓解。自 3 年前疼痛发作,口服卡马西平每次 100mg,每日 3 次,逐渐加量至每次 200mg,每日 3 次,仍不能完全控制疼痛。患者自发病以来体重明显减轻,睡眠尚可。

【问题 1】通过上述问诊,该患者的初步诊断是什么?

【临床思路】

根据患者的主诉、症状、既往史和个人史,初步诊断为三叉神经痛。

患者为中年女性,慢性病程,是三叉神经痛的高发人群,且曾口服卡马西平可缓解疼痛,应高度怀疑。

三叉神经痛的典型症状是在三叉神经分布区,骤然发作无任何先兆、多为一侧的疼痛,发作时,疼痛剧烈如刀割样、电击样、烧灼样,持续数秒至数分钟。需问清疼痛发作诱因、疼痛部位、疼痛性质和持续时间。

知识点

三叉神经痛的诊断要点

1. 疼痛只限于三叉神经痛的一支或多支分布区。
2. 疼痛为突然的、强烈的、尖锐的、皮肤表面的刺痛或烧灼痛。
3. 疼痛剧烈,发作突发突止,具有痉挛发作间歇期。
4. 刺激"扳机点"可诱发疼痛。
5. 无神经损伤表现。
6. 每次发作形式刻板。
7. 排除其他引起面部疼痛的疾病,如牙痛。

【问题 2】为进一步明确诊断,应做何种检查?

【临床思路】

首先重视专科查体,患者的疼痛集中在三叉神经支配区,疼痛性质为电击样,且有"扳机点",需与牙痛、舌咽神经痛等相鉴别。

三叉神经痛分为原发性和继发性,继发性多为肿瘤压迫引起,所以患者需行颅底 CT、MRI 检查,如颅神经水成像。

第二次门诊病历记录

患者3个月前行颅底CT、MRI检查,未发现明显异常。

【问题3】患者的病变部位为三叉神经第几支?

【临床思路】

患者右面部第三支支配区疼痛,影像检查未见异常,可诊断为原发性三叉神经痛右侧第三支。

知识点

三叉神经的重要分支

1. 眼神经 眼神经为三叉神经第一支,自半月神经节的内上侧分出后即进入海绵窦,并靠近其外侧壁与动眼神经、滑车神经和展神经相伴前行,最后经眶上裂进入眼眶。眼神经共有三个主要分支,即鼻睫支、额支和泪腺支。其中额神经是眼神经最长的分支,沿眼眶上壁骨膜与上睑提肌之间向前行走,最后分出三个分支,即眶上神经、额支和滑车上神经。眶上神经经眶上孔分布到上眼睑及额部的皮肤。

2. 上颌神经 上颌神经为三叉神经第二支,离开半月神经节后穿圆孔出颅腔而入翼腭窝,发出颧神经、蝶腭神经及后上齿槽神经等分支,之后继续前行经眶下裂入眼眶,自此后的上颌神经则称为眶下神经。后者沿眶下壁的眶下沟及眶下管前行,并发出中、前上齿槽神经,最后穿出眶下孔而达面部的犬齿窝,分成皮肤支。上颌神经的主要分支有颧神经、翼腭神经、后上齿槽神经、中上齿槽神经和前上齿槽神经。

3. 下颌神经 下颌神经为三叉神经第三支,是三叉神经三个分支中最大的一支,属混合神经。自半月神经节下外侧分出的下颌支感觉纤维与运动根合并后,穿过卵圆孔出颅腔而进入颞下窝。下颌神经的主要感觉支有颊神经、耳颞神经、下齿槽神经和舌神经。

三叉神经尤其是它的外围部分,与来自面神经和舌咽神经的副交感神经纤维及颈部的交感神经纤维存在着广泛的联系。因此,在三叉神经痛发作时,除产生剧烈疼痛外,还可出现流泪、流涕及汗腺分泌紊乱等自主神经症状。

【问题4】三叉神经痛应与哪些疾病相鉴别?

【临床思路】

1. 继发性三叉神经痛 除了三叉神经分布区疼痛症状外,还伴有其他症状与体征,多数是颅中窝、颅后窝病变,如脑肿瘤、脑血管瘤或因牙齿、鼻窦等疾病所致,疼痛性质为持续性,无扳机点,可有感觉障碍。

2. 舌咽神经痛 舌咽神经支配区反复发作的剧痛疾病。属特发性神经痛的一种。疼痛部位:耳深部、耳下后部、咽喉部、舌根部等,以中耳深部痛最多。疼痛特点:发作性疼痛,为针刺样、通电样疼痛,夜间痛约占半数。扳机点:舌根部、腭、扁桃体、咽部;多见于吞咽食物时痛。伴随症状:发作时有唾液和泪腺分泌、发汗,少数患者可出现晕厥等。局部麻醉药咽部、舌根部喷雾或涂抹有效。

3. 不典型面痛 疼痛常超出三叉神经分布区,累及颈部皮肤,呈持续性烧灼样痛,无间歇期,无扳机点、疼痛多为双侧,伴有自主神经症状。不典型面痛一般分界不清,疼痛常为持续性,程度较轻,伴面部出汗、潮红等,可行翼腭神经阻滞。

4. 颞下颌关节病变 除颞下颌关节部位疼痛外,还有关节功能障碍,往往在颞下颌关节处有压痛,无扳机点。

【问题5】入院后的常规检查应特别关注哪些项目?

【临床思路】

治疗需要穿刺,所以诊疗前行凝血功能、肝炎等传染病的相关检查。

【问题6】应采取何种治疗方法?

【临床思路】

药物治疗和神经阻滞治疗不理想,采用CT引导下三叉神经半月节微创介入疗法(图49-5)。

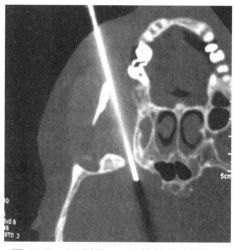

图 49-5　CT 引导下三叉神经半月节穿刺

知识点

三叉神经痛的治疗

1. 药物治疗　三叉神经痛主要采用药物治疗,常用的药物有:卡马西平、奥卡西平、苯妥英钠、加巴喷丁、普瑞巴林等。

2. 神经阻滞　根据三叉神经痛累及的疼痛部位可选择:第一支,眶上神经阻滞、滑车上神经阻滞。第二支,眶下神经阻滞、上颌神经阻滞。第三支,颏神经阻滞,耳颞神经、下牙槽、下颌神经阻滞。

半月节神经阻滞:用于两支以上的三叉神经痛。

3. 手术治疗　神经阻滞效果不理想时可选择的手术治疗方法有多种,目前常用的有微血管减压术、半月神经毁损术。

【问题 7】术后注意事项有哪些?

【临床思路】

1. 术后平卧 24h,以避免下床活动时热凝靶点处出血。

2. 注意观察患者的体温变化,以早期发现是否有穿刺路径的感染。

推荐阅读文献

[1] 宋文阁,王春亭,傅志俭,等.实用临床疼痛学.郑州:河南科学技术出版社,2008.
[2] 中华医学会.临床诊疗指南:疼痛学分册.北京:人民卫生出版社,2012.
[3] 田玉科,张传汉.临床疼痛治疗指南.北京:中国医药科技出版社,2008.
[4] 李仲廉,安建雄,倪家骧,等.临床疼痛治疗学.3 版.天津:天津科学技术出版社,2005.
[5] 郭政,王国年,熊源长,等.疼痛诊疗学.北京:人民卫生出版社,2016.
[6] 刘延青,崔健君,王志威,等.实用疼痛学.北京:人民卫生出版社,2017.

(孙　义　周　琪)

第五十章　癌痛诊疗和临终关怀

Cancer Pain Treatment and Hospice Care

疼痛是癌症患者常见和难以忍受的症状之一,初诊癌症患者的疼痛发生率约25%,而晚期癌症患者的疼痛发生率可达60%~80%,其中1/3的患者为重度疼痛。癌性疼痛(简称"癌痛")如果得不到有效控制,会导致肿瘤发展加速,并且会引起患者的睡眠减少、食欲和免疫力下降,失去尊严和生存信心,产生抑郁等,直接导致患者生活质量严重下降。癌痛按病因可分为肿瘤本身和肿瘤相关因素性疼痛、抗肿瘤治疗相关性疼痛、非肿瘤因素性疼痛;按病理生理机制可分为伤害感受性疼痛和神经病理性疼痛;按持续时间分为急性疼痛和慢性疼痛。在实际临床工作中对癌痛需要进行规范化评估和处理,力求达到WHO提出的"让癌症患者无疼痛"的目标。

案例一　癌痛诊疗

【病历摘要】

患者男,75岁。因"腰腿疼痛4个月"就诊。患者2年前曾患膀胱癌行手术治疗。5个月前出现肉眼血尿再次就诊,膀胱镜和病理检查提示膀胱癌复发,行姑息性化疗中。近4个月出现腰腿疼痛再次入院,骨扫描提示腰3~5椎体骨转移灶,服用氨酚羟考酮片,1片/次、3次/d,已有4个月,疼痛难以控制遂来就诊。查体:生命体征平稳,神志清醒,腰3~5椎体压痛明显,四肢肌力正常。诊断:膀胱癌术后伴椎体骨转移,癌痛综合征。

【问题1】作为接诊医师,如何对该患者的疼痛进行评估?

【临床思路】

1. 癌痛评估是合理、有效进行止痛治疗的前提,应当遵循"常规、量化、全面、动态"的原则。医师应主动询问癌症患者有无疼痛,相应的病历记录应当在患者入院后8h内完成。疼痛评估要贯穿整个癌痛治疗的全过程。量化评估一般采用数字等级评定量表(numerical rating scale,NRS)、视觉模拟评分法(visual analogue scale,VAS)、语言等级评定量表(verbal rating scale,VRS)、简明疼痛评估量表(brief pain inventory,BPI)、Wong-Baker面部表情量表(Wong-Baker faces pain rating scale)等方法对患者疼痛程度进行评估,并要求患者具体描述疼痛性质。

2. 分析该患者疼痛的病因、病理生理机制。

3. 患者服用氨酚羟考酮片4个月,1片/次、3次/d,而1片氨酚羟考酮片含5mg羟考酮+325mg对乙酰氨基酚,判断并非阿片类药物耐受者。

知识点

阿片类药物耐受(opioid tolerance)

阿片类药物耐受患者是指服用至少以下剂量药物者:口服吗啡60mg/d,芬太尼透皮贴剂25μg/h,口服羟考酮30mg/d,口服氢吗啡酮8mg/d,口服羟吗啡酮25mg/d,或等效剂量其他阿片类药物,持续1周或更长时间。

诊 疗 经 过

本例中采用 NRS 法进行疼痛评估,疼痛评分为 5 分,属于中度疼痛,疼痛性质为腰腿部持续性刺痛。分析患者疼痛病因是膀胱癌复发伴腰椎椎体骨转移,从病理生理机制上分析属于躯体痛＋神经病理性疼痛,从持续时间上看,患者疼痛超过 3 个月,属于慢性疼痛。

【问题 2】患者签署了癌痛规范化治疗同意书,准备接受癌痛规范化治疗。癌痛规范化治疗的原则是什么? 拟采用的治疗方案是增加氨酚羟考酮片剂量还是更换治疗药物?

【临床思路】

癌痛应当采用综合治疗的原则,根据患者的病情和身体状况,应用恰当的止痛治疗手段,及早、持续、有效地消除疼痛,预防和控制药物的不良反应,降低疼痛和有关治疗带来的心理负担,提高患者生活质量。

癌痛的治疗方法包括病因治疗、药物治疗和非药物治疗。

氨酚羟考酮片属于复方即释片,起效迅速,1 片含 5mg 羟考酮 +325mg 对乙酰氨基酚,不适合慢性癌痛长期治疗。本例中患者已服用氨酚羟考酮片 4 个月而效果不佳,需停用,换用其他药物治疗。

知识点

对乙酰氨基酚 - 阿片复方制剂

美国国立综合癌症网络(National Comprehensive Cancer Network,NCCN)《成人癌痛临床指南》指出:考虑到对乙酰氨基酚的肝脏毒性,为防止过量,应慎用对乙酰氨基酚(每日药量不宜大于 1.5g),或不使用阿片类药物 - 对乙酰氨基酚复方制剂。

【问题 3】如果停用氨酚羟考酮片,换用什么药物治疗? 用多大剂量?

【临床思路】

1. 依据成人癌痛 NCCN 指南,首选口服给药。

2. 疼痛评分 5 分(属于中度疼痛),应首选口服阿片类药物,可联合非甾体抗炎药(NSAID)和辅助药。美国最常用的阿片类药物依次为吗啡、羟考酮、氢吗啡酮和芬太尼。对于未使用过阿片类药物的患者,口服吗啡的初始剂量为 5~10mg。补充:已有研究表明即释型和缓释型阿片类药物都可用于滴定,两者同样有效。

常用的辅助药物包括抗惊厥类药物(加巴喷丁、普瑞巴林)、抗抑郁类药物、糖皮质激素、双膦酸盐和局部麻醉药等。

3. 积极预防吗啡的副作用。例如恶心呕吐,给予甲氧氯普胺 10mg,3 次 /d;或格拉司琼 2mg,1 次 /d,静脉滴注。为预防便秘,给予缓泻药酚酞片 100mg,2 次 /d,或大便软化剂,同时宣教患者多食富含纤维的食物。

知识点

癌 痛 治 疗

1. 癌痛三阶梯治疗方案　指应当根据患者疼痛程度,有针对性地选用不同强度和性质的镇痛药物(图 50-1)。

(1)第一阶梯:轻度疼痛,可选用 NSAID,可加用辅助药。

(2)第二阶梯:中度疼痛,可选用弱阿片类药物或低剂量强阿片类药物(NCCN "第二阶梯" 的弱化),并可联合应用 NSAID 及辅助药。

(3)第三阶梯:重度疼痛,首选强阿片类药,可合用 NSAID 及辅助药。

2. 三阶梯镇痛五大原则

(1)口服给药首选:是最常用的给药途径,也可以根据患者的具体情况选用其他给药途径,包括静脉、皮下、直肠、黏膜给药等。需注意,芬太尼贴剂为二线用药,在使用前应需进行短效阿片药物的滴定,至疼痛控制良好,不推荐用于需要频繁调整剂量的不稳定疼痛患者,只适用于阿片耐受患者。在使用时应注意:避免使用部位和周边暴露在热源下,因温度升高可加速芬太尼释放,导致剂量过量或死亡;芬太尼贴剂不能剪开或刺破。

(2)按阶梯给药:根据患者疼痛强度,有针对性地选用不同作用强度和性质的镇痛药物,不是每例患者都必须从使用第一阶梯的药物开始("按"阶梯给药,而不是"爬"阶梯给药)。

(3)按时给药:为维持稳定、有效的血药浓度,按规定时间间隔规律性给予止痛药。需注意,出现暴发痛时仍需加用速效止痛药物解救。

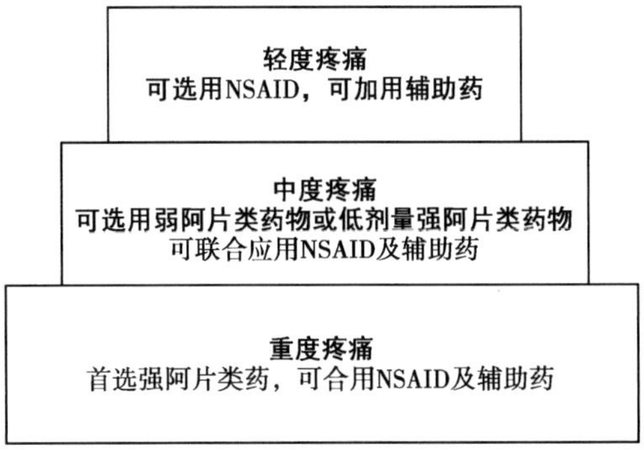

(4)个体化给药:需注意,阿片类药物没有标准用量。使疼痛得到缓解,并且不良反应最低的剂量就是最佳剂量。

(5)注意具体细节:对使用止痛药的患者要注意监测疼痛缓解程度和机体反应情况、药物联合应用的相互作用、减少药物的不良反应。

图 50-1 癌痛三阶梯治疗方案

3. 阿片类药物的滴定原则(TIME 原则)

(1)Titrate(T):需要根据患者的实际情况滴定调整剂量,如有必要,24h 剂量调整一次。

(2)Increase(I):如有必要,每次剂量增加 25%~100%。根据前 24h 内使用阿片类药物的总剂量计算增量。剂量增加的程度参照症状的严重程度(表 50-1)。

表 50-1 阿片类药物滴定剂量参照原则

疼痛评分	考虑增量
7~10 分	50%~100%
4~6 分	25%~50%
2~3 分	≤ 25%

(3)Manage(M):暴发痛发作时给予相当于前 24h 用药总量 10%~20% 的即释阿片类药物。

(4)Elevate(E):如果每日使用阿片类药物控制暴发痛超过 2 次,需要增加每次剂量。

4. 癌痛治疗目标的"5A"原则

Analgesia(optimize analgesia):优化镇痛。

Activites(optimize activities of daily living):优化日常生活。

Adverse effects(minimize adverse effects):最小副作用。

Aberrant drug taking(avoid aberrant drug taking):避免药物滥用。

Affect(relationship between pain and mood):关注疼痛与情绪的关系。

诊 疗 经 过

停用氨酚羟考酮片,给予患者口服盐酸吗啡片,剂量滴定至 15mg,每 4h 1 次后,24h 内每小时用 NRS 法疼痛评分均小于 2 分,无暴发痛。给予患者格拉司琼 3mg,每日 1 次,静脉滴注,酚酞片 100mg,每日 2 次口服,嘱患者多食富含纤维的食物。患者每 1~2d 能不费力排便一次。

【问题 4】患者停用氨酚羟考酮片,已接受盐酸吗啡片治疗 24h,医师还需要做哪些进一步的处理?

【临床思路】

1. 需要对患者的疼痛进行再评估。患者入院时 NRS 疼痛评分 5 分,现已降至 0~1 分,未出现暴发痛,无不良反应,认为此治疗有效。

2. 本例中滴定选用的盐酸吗啡片为即释片,考虑维持用药,为长期控制癌痛,需转换为缓释长效的阿片类药物,本例选用盐酸羟考酮缓释片。

3. 进行阿片类药物剂量换算。患者接受盐酸吗啡片滴定,24h 接受吗啡总量为 15mg×24h/4h=90mg。等效剂量吗啡(口服):羟考酮(口服)=(1.5~2):1。因此换算为口服盐酸羟考酮缓释片可采用 30mg,每 12h 1 次,进行维持。

注意:进行换算得出相应的盐酸羟考酮缓释片所需的剂量后,实际应用中仍需要仔细观察病情,个体化给药,依据实际情况调整剂量。

知识点(表 50-2)

表 50-2　阿片类药物剂量换算

药物	非胃肠给药	口服	等效剂量
吗啡	10mg	30mg	非肠道给药:口服 =1:3
可待因	130mg	200mg	非肠道给药:口服 =1:1.2 吗啡(口服):可待因(口服)=1:6.5
羟考酮	10mg		吗啡(口服):羟考酮(口服)=(1.5~2):1
芬太尼透皮贴剂	25μg/h(透皮吸收)		芬太尼透皮贴剂(μg/h),每 72h 剂量 =1/2× 口服吗啡(mg/d)剂量

诊 疗 经 过

患者通过盐酸羟考酮缓释片 30mg,每 12h 口服维持治疗。白天口服盐酸羟考酮缓释片 30mg,NRS 疼痛评分 0~1 分,疼痛控制良好;但是夜间疼痛加剧,口服盐酸羟考酮缓释片 30mg,NRS 疼痛评分 4 分,不能入睡。

【问题 5】患者口服盐酸羟考酮缓释片 30mg,每 12h 1 次,夜间疼痛,不能入睡。医师该如何处理?
【临床思路】

1. 患者夜间疼痛控制不满意,需要调整阿片类药物剂量,或者联合用其他药物如 NSAID。
(1)依据 NCCN 指南,化疗期间使用阿片类药物治疗癌痛,比 NSAID 更有效和安全。
(2)本例患者尚未出现阿片类药物引起的不良反应,因此考虑可以调整阿片类药物剂量。
2. 调整阿片类药物剂量,可以选用方案一:白天剂量不变、夜间增加剂量(日夜剂量不同);也可以选用方案二:经过滴定后调整每日总量至控制疼痛,总量一半每 12h 服用(日夜剂量相同)。方案一与方案二相比,日夜血药浓度波动较大,而血药浓度波动是成瘾的重要原因,因此选择方案二,同时加强对便秘等不良反应的监测。

知识点

化疗期间的癌痛治疗

成人癌痛 NCCN 指南指出,化疗期间使用 NSAID,会增加化疗引起的对血液、肾脏、肝脏、心血管系统的不良反应,增加心脏病和卒中的风险。相比之下,阿片类药物更有效和安全。

诊 疗 经 过

本例中治疗方案调整为盐酸羟考酮缓释片 40mg,每 12h 1 次口服,患者 NRS 疼痛评分 0~1 分,夜间睡眠满意,于 1 周后开始进行放疗。

【问题 6】患者因活动增加促发暴发痛 1 次。医师该如何处理?
【临床思路】

1. 进行疼痛评估。因活动增加引起暴发痛,NRS 评分 6 分,考虑需要给予即释吗啡片进行处理。

2. 进行阿片类药物剂量换算。患者原来服用盐酸羟考酮缓释片 40mg,每 12h 1 次,等效剂量羟考酮(口服):吗啡(口服)=1:(1.5~2),即 24h 剂量相当于吗啡 120~160mg。依据阿片类药物 TIME 原则,对于暴发痛给予相当于前 24h 用药总量 10%~20% 剂量的即释阿片类药物。

3. 患者可继续放疗,进行病因治疗。但嘱其不要大量活动,多休息,以减少暴发痛的发生。

知识点

暴 发 痛

暴发痛(break through pain,BTP):持续的镇痛方案中未被控制的偶发疼痛。

暴发痛的分类及对治疗方案选择的影响如下:

1. 突发痛(incident pain)　疼痛由特殊活动或事件引发。

处理方案:给予短效阿片类药物。

2. 给药间期末出现的疼痛(end-of-dose failure pain)　疼痛反复发生在按时给予阿片类药物的间期末段。

处理方案:增加按时给予阿片类药物的剂量或频率。

3. 无法控制的持续性疼痛(uncontrolled persistent pain)　疼痛总是不能被已有的按时阿片类药物治疗方案控制。

处理方案:调整按时阿片类药物剂量。

4. 其他情况　患者持续需要阿片类药物按需给药,或按时给药不能在药物峰效应或给药间期末段时减轻患者疼痛。

处理方案:可增加缓释类药物剂量。

诊 疗 经 过

对于暴发痛,给予患者 20mg 盐酸吗啡片进行治疗。1h 后 NRS 评分 1 分,认为有效控制疼痛。患者继续盐酸羟考酮缓释片 40mg,每 12h 1 次,口服治疗,同时接受放疗,活动后未再出现暴发痛。

【问题 7】患者口服盐酸羟考酮缓释片 40mg,每 12h 1 次,已 3 周,放疗 2 周,出现中度便秘。医师该如何处理?

【临床思路】

1. 进行疼痛评估。NRS 疼痛评分 0~1 分,活动后未再出现暴发痛,疼痛控制满意。本例中放疗为病因治疗,已经取得效果。

2. 患者出现中度便秘,考虑为阿片类药物的副作用。可先对症处理。

3. 患者出现阿片类药物副作用,而此时疼痛评分为 0~1 分,小于 4 分,可以考虑阿片类药物减量。

4. 为了在减少口服阿片类药物剂量的同时,确保镇痛效果,减轻不良反应,可以考虑采用其他协同方法进行镇痛,比如鞘内吗啡输注和经皮椎体成形等介入治疗。

5. 进行疼痛再评估。

知识点

阿片类药物镇痛药

应把预防和处理阿片类镇痛药不良反应作为疼痛管理的重要组成部分。与其他的不良反应不同,如恶心呕吐、镇静、尿潴留等可在 1~2 周出现耐受,而便秘症状不会发生耐受,通常可发生于阿片类药物止痛治疗全过程,多数患者需要使用缓泻剂防治便秘。

如果需要减量或停用阿片类止痛药,应逐步减少其剂量,以免出现戒断症状。建议先减量 30%,接下来每 2d 减药 25%,直到每日剂量相当于 30mg 口服吗啡的药量。继续服用该药量 2d,即可停用。若患者在逐渐减药的过程中出现腹泻、失眠、易激等戒断症状,或疼痛评分 >3~4 分时,则应该更加缓慢减药。

知识点

介 入 治 疗

介入治疗是指神经阻滞、神经松解术、经皮椎体成形术、神经损毁性手术、神经刺激疗法及射频消融术等干预性治疗措施,可有效控制癌痛,减轻阿片类药物的胃肠道反应,降低阿片类药物的使用剂量。适应证包括:镇痛药物全身给药但疼痛控制不佳;镇痛药物全身给药出现无法耐受的不良反应。微创介入治疗技术的开展为难治性癌痛的治疗提供了解决方案。

知识点

患者自控镇痛(patient controlled analgesia,PCA)

患者自控镇痛是一种根据患者疼痛程度和身体情况,由医护人员预先设置镇痛药物的剂量,由患者"自我管理"的疼痛处理技术。主要包括三种方式:静脉、皮下、椎管内(硬膜外,鞘内)。

诊 疗 经 过

为处理便秘,给予患者酚酞片 150mg,2 次 /d 口服 + 开塞露注入肛门,并且调整盐酸羟考酮缓释片剂量为 30mg,每 12h 1 次。为维持有效镇痛,对患者进行了经皮椎体成形术。处理后患者 NRS 法疼痛评估为 0~1 分,无暴发痛,且便秘明显减轻,每 1~2d 能不费力排便 1 次。

【问题 8】患者盐酸羟考酮缓释片已逐渐减量至停用。下一步该如何处理?
【临床思路】
1. 本例患者已经停用盐酸羟考酮缓释片,下一步需进行疼痛再评估。
2. 如果疼痛评估表明镇痛效果满意,患者可以择期出院。之后需定期复诊或随访。
3. 癌痛治疗过程中,患者及其家属的理解和配合至关重要,应当有针对性地开展镇痛知识宣传教育。

知识点

癌痛治疗的随访

对接受癌痛规范化治疗的患者需进行定期随访,评估疼痛、记录用药情况,开展宣教和指导,注重人文关怀。最大限度满足患者的镇痛需求,使其获得持续、合理、安全、有效的治疗,延长癌痛患者的生存时间,提高其生活质量。

诊 疗 经 过

患者 NRS 疼痛评分 0~1 分,活动后未出现暴发痛。予以出院,定期随访。

案例二 临 终 关 怀

【病历摘要】
患者男,79 岁。因"全身疼痛 1 个月"就诊。患者自述已有全身疼痛 1 个月,夜间不能入睡。近半年来纳差,恶心呕吐,体重减轻 20kg,伴有大小便失禁。MRI 和前列腺穿刺活检病理提示:前列腺癌晚期。骨扫描提示多处骨转移灶。诊断:前列腺癌伴全身多处骨转移,癌痛综合征。

【问题 1】患者及其家属希望能够改善症状,让患者终末期生活质量得到提高,不考虑接受手术干预。作为接诊医师该如何处理?

【临床思路】

1. 患者诊断为前列腺癌晚期伴多处骨转移,具有全身疼痛,疼痛影响睡眠,伴有纳差、恶心呕吐、大小便失禁等症状,生活质量低,需要减轻患者疼痛,改善不适症状,提高患者生活质量,对患者进行临终关怀。

2. 患者目前为癌症晚期患者。应积极充分告知患者及其家属疾病可能会出现的并发症以及目前可采取的治疗方案,包括化疗、放疗等,并告知可能出现的副作用和风险。

3. 对患者制订全身支持治疗,包括:疼痛治疗、营养支持、人文关爱及舒适化等临终关怀。

知识点

临终关怀(hospice care)

临终关怀,又称为安宁养护,是为患有致命性疾病的患者及其家属提供生理、心理和社会全面支持与照顾的综合服务。临终关怀服务的对象包括癌症晚期患者、预后不良的疾病,以及老年慢性疾病患者。

临终关怀是一种人性化的关怀理念,主要包括:以治愈为主的治疗转变为对症为主的照料;延长生存时间转变为提高生活质量;尊重临终患者的尊严和权利;注重临终患者的心理支持。广义的临终关怀不只是在生命的最后几天才进行,而应是贯穿于疾病的全过程。

癌症患者的临终关怀具有特殊性,对恶性肿瘤症状的处置往往处于核心地位,必须贯穿临终关怀全程,同时要符合恶性肿瘤多学科综合治疗和姑息医学的原则。

诊 疗 经 过

告知患者及其家属可采用的治疗方案,以及对应可能出现的副作用和风险后,患者及其家属表示不愿意接受放疗和化疗等病因治疗,但希望能给予患者临终关怀。

【问题 2】患者入院后突感心悸,后晕厥,持续数秒,缓解后神志清楚。医师需做哪些处理?

【临床思路】

1. 患者突感心悸后晕厥,考虑为心源性晕厥。给患者吸氧,并且进行监护。

2. 进行实验室检查,为分析患者心悸、晕厥的原因提供依据。

3. 心律失常是心源性晕厥的主要原因。尽快安排床旁心电图,并安排患者进行心脏超声、心脏双源 CT 等检查。

4. 促进患者食欲(注意食物的色、香、味、形,建议患者少量多餐,并建议其家属进餐时陪伴),促进胃肠道蠕动(给予甲氧氯普胺 10mg,3 次 /d),以尽量加强营养。

知识点

终末期患者的生理变化及关怀措施

终末期患者常见生理变化有:疼痛、肌肉张力丧失(排便失禁、尿失禁)、胃肠道蠕动减弱(营养不足)、循环功能减退(体液不足)、呼吸功能减退(患者自主清理呼吸道无效)、感知觉和意识改变(嗜睡、昏迷)。

对终末期患者生理变化而采取的关怀措施有:减轻疼痛,使患者舒适、增进食欲、加强营养、改善血液循环、保持气道通畅和改善呼吸功能、减轻患者感觉知觉改变的影响。

诊 疗 经 过

患者心电图示心率 140 次 /min,律不齐,伴频发室性期前收缩二联律,短阵室性心动过速。给予静脉注射利多卡因 100mg 进行处理。急查血钾为 2.4mmol/L,考虑前列腺癌晚期出现的电解质紊乱为导致患者心律失常、引起晕厥的主要原因。患者当时尿量 >40ml/h,给予静脉补钾,并且动态测定血钾。复查血钾为 3.6mmol/L,心电图示心率 81 次 /min,窦性心律,之后未再有晕厥发作。

【问题 3】患者的疼痛已影响睡眠,应该进行什么处理?

【临床思路】

1. 对患者进行疼痛评估。

2. 依据患者疼痛评估结果,选择合适的镇痛药物和剂量。本例中选用阿片类即释药物进行镇痛处理,吗啡初始滴定剂量为 5~10mg,每 4h 1 次。

3. 选择长期维持镇痛的药物。本例中选择阿片类缓释剂,并进行阿片类药物剂量换算(见表 50-2)。

4. 如出现暴发痛,发作时给予相当于前 24h 用药总量 10%~20% 的即释阿片类药物,如果每日使用阿片类药物控制暴发痛超过 2 次,需要增加每次剂量。

5. 积极预防和注意监测阿片类药物的不良反应,如恶心、呕吐和便秘等。

6. 嘱患者注意适量活动,防止病理性骨折和暴发痛。帮助患者取得舒适的体位以缓解疼痛。

知识点

控制癌症患者疼痛

控制癌症患者疼痛,以提高患者的生活质量,是临终关怀的重要内容。控制疼痛包括药物治疗和非药物处理(比如采用舒适的体位和安慰剂等)。

诊 疗 经 过

患者 NRS 评分为 6 分,未接受过阿片类药物治疗。选用盐酸吗啡片进行滴定,剂量滴定至 15mg,每 4h 1 次,24h 内每小时 NRS 评分 0~1 分,患者夜间睡眠好。24h 盐酸吗啡片总剂量为 90mg。根据表 50-2,给予患者盐酸羟考酮缓释片 30mg,每 12h 1 次口服进行维持镇痛,再次进行疼痛评估,24h 内每小时 NRS 评分 0~1 分。患者在病房走廊散步出现暴发痛,每日发作次数 ≤ 2 次。嘱患者出现暴发痛时可临时加服盐酸吗啡片 10mg,再评估 24h 内每小时 NRS 评分 0~1 分。采用甲氧氯普胺 10mg,3 次 /d,预防恶心呕吐;缓泻药酚酞片 50mg,2 次 /d,预防便秘,患者未出现阿片类药物的不良反应。

【问题 4】患者一开始否认其已处于癌症晚期,又转为愤怒,后愤怒逐渐缓解,逐步配合治疗。询问医师:"为什么在不疼痛的时候也要服止痛药,而不是仅在疼痛的时候服用?"医师该如何处理?

【临床思路】

患者经历了否认期、愤怒期,开始配合治疗,处于协议期。

对于协议期的患者,应该给予科学的指导和帮助,帮助其积极接受治疗。

知识点

控制癌症患者的疼痛

1. 终末期患者常见心理变化分期　否认、愤怒、协议、抑郁、接受。

2. 对终末期患者心理变化而采取的关怀措施

(1)否认期:真诚对待患者,但不损及患者的心理防御机制,经常陪伴患者,愿意与患者讨论死亡话题。

(2)愤怒期:倾听患者感受,允许患者抱怨、发怒、不合作等发泄行为,与患者家属沟通,共同给予患者宽容、关爱和理解。

(3)协议期:给患者指导和帮助,使其更好地配合治疗,利于控制症状。

(4)抑郁期:给患者精神支持,陪伴患者,预防患者自杀,患者的合理要求要尽量满足。

(5)接受期:尊重患者,减少外界干扰,不强迫与患者交谈,加强生活护理。

诊 疗 经 过

对于患者提出的问题予以耐心解答。告知患者及家属：按时服药，无论给药当时是否发作疼痛，而不是按需服药，能够保证疼痛连续缓解。患者表示知悉，配合治疗。

【问题5】患者出现吞咽困难，且呕吐症状逐渐加重。医师如何对其癌痛进行治疗？

【临床思路】

1. 患者出现难以吞咽和严重呕吐情况，口服给药逐渐困难，需要换用其他方式给药。

2. 换用经皮肤给药方式，选用芬太尼透皮贴剂。患者进行阿片类药物滴定时24h需用吗啡总量为90mg，后采用盐酸羟考酮缓释片24h总量为60mg，因此采用50μg/h芬太尼透皮贴剂。

知识点

芬太尼透皮贴剂

临终前的患者极大一部分已经不能选择口服给药，而需要其他给药方式，如鼻喷给药、舌下给药、经皮肤给药、直肠给药、静脉或皮下给药，或使用PCA镇痛。

芬太尼透皮贴剂具有的优点：与口服强阿片类药物同样具有很好的镇痛效果；药效稳定，无封顶效应，不易发生药物中毒；不良反应如便秘、恶心呕吐发生率相对少；使用方便，可提高患者的生活质量。

诊 疗 经 过

患者早晨最后一次口服盐酸羟考酮缓释片30mg后，给予芬太尼透皮贴剂50μg/h。对患者进行监测并且进行疼痛评估。72h内患者活动后出现暴发痛1次，给予盐酸吗啡注射剂10mg皮下注射后疼痛缓解，1h后NRS评分1分，其余时间每小时NRS评分0~1分，未出现明显不良反应。每72h更换同等剂量芬太尼透皮贴剂。

【问题6】患者希望能够回家度过其最后阶段。医师该如何处理？

【临床思路】

1. 尊重患者意愿，予以择期出院。

2. 为减少患者出院后的疼痛和不适，给患者开具出院带药。

3. 随访或嘱患者定期复诊，向家属说明开嘱时的相关注意事项。

知识点

临 终 关 怀

1. 临终关怀包括遵照患者的意愿选择死亡地点，并尽量减少患者疼痛和不适，尊重临终患者的尊严和权利。

2. 只要肿瘤患者治疗需要，可以为出院的肿瘤患者开具麻醉药品的一般制剂（即释制剂）、缓释制剂和控释制剂，也可以开具麻醉药品的注射剂。

诊 疗 经 过

尊重患者要求予以出院。开具芬太尼透皮贴剂和盐酸吗啡注射剂作为出院带药。嘱患者定期复诊。向患者及其家属说明注意事项。

1. 敷贴芬太尼透皮贴剂时可以洗浴，但敷贴部位只能用清水洗，肥皂和洗涤液可能影响经皮药物的吸收。

2. 每3d换同等剂量芬太尼透皮贴剂一次，换贴时应更换敷贴位置，以减少对皮肤的刺激和防止毛囊炎发生；换贴时应选用皮肤无毛发平坦区，避开可能的有损伤、瘀斑、化脓水肿处的皮肤；选用部位在敷贴芬太尼透皮贴剂前用清水清洗并擦干;为不影响药物吸收,芬太尼透皮贴剂必须完全与皮肤贴附。

3. 禁止热敷贴药的部位。当皮肤温度高于40℃时,芬太尼吸收速度加快。

4. 出现暴发痛时用盐酸吗啡注射剂10mg皮下注射处理。如果暴发痛≥3次/d,或出现无法控制的持续性疼痛,复诊调整用药剂量。

5. 患者及其家属应重视和关注使用阿片类药物可能出现的不良反应,如便秘、恶心呕吐、嗜睡和过度镇静、排尿困难和呼吸抑制等。

<h2 style="text-align:center">推荐阅读文献</h2>

［1］ National Comprehensive Cancer Network. NCCN clinical practice guidelines in oncology (NCCN guidelines): adult cancer pain. 2018.

［2］ 中华人民共和国国家卫生和计划生育委员会.癌痛规范化诊疗规范(2011年版).(2011-12-31)[2019-3-1]. http:// www. moh. gov. cn/mohyzs/s3585/201112/53838. shtml.

［3］ SALZMAN R T, ROBERTS M S, WILD J, et al. Can a controlled-release oral dose form of oxycodone be used as readily as an immediate-release form for the purpose of titrating to stable pain control？ J Pain Symptom Manage, 1999, 18 (4): 271-279.

［4］ 徐建国.疼痛药物治疗学.北京:人民卫生出版社,2007.

［5］ 卫健委.癌症疼痛诊疗规范(2018版).(2018-09-18)[2019-3-1]. http://www. nhfpc. gov. cn/yzygj/s3593/201809/ 6725a91b9e424691b5c9e8ee6df1fad8. shtml.

(王国年)

第五十一章　呼吸衰竭和急性呼吸窘迫综合征

Respiratory Failure and Acute Respiratory Distress Syndrome

呼吸衰竭（respiratory failure）是由于各种原因引起的肺通气和／或换气功能的严重障碍，使得在静息状态下也不能进行有效的气体交换，导致缺氧同时伴有或不伴有二氧化碳潴留，从而引起一系列生理功能和代谢功能紊乱的临床综合征。

急性呼吸窘迫综合征（acute respiratory distress syndrome，ARDS）是急性呼吸衰竭的特殊形式，它是由心源性以外的各种肺内、肺外致病因素导致的急性进行性呼吸衰竭。致病因素引发肺脏弥漫性炎症导致肺泡上皮损伤和肺血管通透性增加，表现为肺顺应性下降，肺内分流增加及通气血流比例失调为主。临床主要表现为顽固性低氧血症、呼吸频快和呼吸窘迫，胸部 X 线表现为弥漫性浸润影。

案　例　一

【病历摘要】

患者男，57 岁。因"车祸伤 2h，骨盆骨折，右侧少量胸腔积液，全身多处软组织损伤"急诊入院。患者于入院前 2h 遭遇车祸致外伤，入院时患者神志清醒，自述病史，否认特殊既往史，否认手术史。入院检查提示骨盆骨折及右侧少量胸腔积液。于全身麻醉下行急诊"骨盆骨折切开复位内固定术"。手术后患者苏醒好，自主呼吸恢复好，安全送返病房。手术后第 2 天，患者出现咳嗽、咳痰，双肺底可闻及湿啰音。患者血压为 124/69mmHg。手术后第 3 天，患者诉胸闷，胸痛，呼吸困难，呼吸频率达 28 次 /min。给予体格检查，双肺呼吸音减弱，可闻及湿啰音。急查 CT 提示双肺上叶膨胀不全，双肺下叶不张，右肺中叶大部不张，双侧胸腔积液，右侧少许气胸（图 51-1）。立即给予鼻导管给氧，氧流量 2L/min，患者血氧饱和度 89%，血压 117/66mmHg。动脉血气检测提示 PaO_2 为 49mmHg，$PaCO_2$ 为 36mmHg。

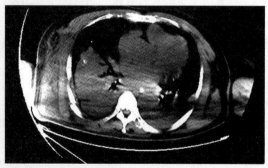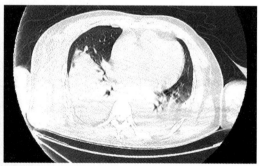

图 51-1　肺 CT 表现

双肺上叶膨胀不全，双肺下叶不张，右肺中叶大部不张，双侧胸腔积液，右侧少许气胸。

【问题 1】针对该术后患者的病史和目前症状，应该给出怎样的初步诊断？

【临床思路】

综合以上的病史及检查结果，该患者的初步诊断为：①车祸伤，骨盆骨折切开复位内固定术后；②急性呼吸窘迫综合征；③肺部感染，胸腔积液。

1. 患者手术后出现呼吸系统症状，起病急，进展迅速。伴有咳嗽、咳痰、胸闷、胸痛等呼吸系统症状，呼吸困难且呼吸频快,常规给氧治疗下,仍有明显缺氧症状,胸片亦提示胸腔积液及感染征象,动脉血气分析结果符合呼吸衰竭的临床诊断标准,该患者吸入氧浓度为29%,故 $PaO_2/FiO_2=169mmHg$,小于300mmHg。

吸入氧浓度的计算方法:当使用双鼻导管,吸入氧浓度在 1~6L/min 时,可使用计算公式: $FiO_2(\%)=21+4×$ 氧流量,当氧流量大于 6L/min 时,继续提高氧流量并不能继续提高吸入氧浓度。如需要继续提升吸入氧浓度,应当更换给氧方式。

知识点

急性呼吸窘迫综合征

急性呼吸窘迫综合征是在多种原发病和诱因作用下发生的严重急性呼吸衰竭,在已知临床病因后 1 周之内,出现新发或原有呼吸症状加重,以非心源性肺水肿和顽固性低氧血症为特征的综合征,患者 $PaO_2/FiO_2 \leqslant 300mmHg$。

---

2. 患者有外伤史和手术史,外伤后的术前检查可见右侧少量胸腔积液,提示手术前即存在肺部损伤的征象。在临床上,急性呼吸窘迫综合征的常见病因包括肺内因素和肺外因素,肺内因素包括:误吸、感染、肺挫伤、淹溺、毒性气体吸入;肺外因素包括:脓毒症、创伤、大量输血、体外循环、重症急性胰腺炎。

3. 患者创伤后、手术前 X 线胸片提示"右侧少量胸腔积液",手术后第 4 天 X 线胸片提示"右侧胸腔积液,左侧少量胸腔积液,双肺纹理增粗",显示患者肺部损伤情况进展迅速。

知识点

急性呼吸窘迫综合征的 X 线表现

急性呼吸窘迫综合征患者的 X 线表现常落后于临床表现,一般早期仅有轻度间质改变,表现为模糊和肺纹理呈网状,继而出现大小不等、边缘模糊的斑片状阴影,常融合成大片,成为均匀致密的"磨玻璃样影",并可见支气管充气征(见图51-1)。后期可出现肺间质纤维化的改变。

【问题2】根据该术后患者的病史和目前症状,你应该如何进行鉴别诊断?

【临床思路1】

因患者外伤前无肺部疾病,故慢性呼吸衰竭可能性不大,考虑为急性呼吸衰竭。急性呼吸窘迫综合征的突出临床表现是肺水肿和呼吸困难,因此必须与以此为主征的疾病进行鉴别。

1. 心源性肺水肿 其病理基础是由于左心衰竭,致肺循环流体静压升高,液体漏出肺毛细血管,故水肿液蛋白含量不高。急性呼吸窘迫综合征患者则因肺泡毛细血管膜通透性增加,水肿液蛋白含量较高。根据病史、病理基础、临床表现,结合肺脏和心脏超声 X 线胸片、血气分析和 BNP 等,鉴别诊断多不困难。值得注意的是,ARDS 也可并发心功能异常,合并心源性肺水肿。

2. 非心源性肺水肿 多见于输液过量、肝硬化和肾病综合征等引起的血浆胶体渗透压降低。此类患者的特点是:病史明确,肺水肿的症状、体征及 X 线征象出现较快,治疗后消失也快;吸氧后,低氧血症容易纠正。

3. 急性肺栓塞 突然发病,呼吸急促、烦躁不安、咯血、胸痛和发绀,严重者可以发生休克和心搏骤停, PaO_2 多有不同程度的降低,多有深静脉血栓的临床表现。

4. 特发性肺间质纤维化 病因不明确,临床突出表现为干咳、进行性呼吸困难、持续性低氧血症。但本病多属慢性过程,临床上杵状指多见;肺脏听诊可闻及连续高调的爆裂性细湿啰音,是本病的一个特征。免疫指标检查如 IgG 和 IgM 等常有异常。

> 知识点
>
> ## 呼 吸 窘 迫
>
> 呼吸困难、呼吸频速和呼吸窘迫是呼吸衰竭和急性呼吸窘迫综合征患者常见的呼吸系统症状。呼吸困难主要表现为呼吸频率、节律和幅度的改变,可以分为吸气性呼吸困难(主要表现为"三凹征")和呼气性呼吸困难。中枢性呼吸衰竭时,往往会出现潮式呼吸和间歇呼吸。在临床上值得注意的是,大手术或其他原因并发的呼吸窘迫,因为应用了大量的麻醉剂和镇静剂,呼吸频率可不增快。妇女、小儿和老年体弱者呼吸窘迫也可不明显。

该患者目前未见急性右心功能不全或衰竭的原发疾病和表现。但是接受骨科手术的患者,也应该高度警惕肺栓塞的可能性。

> 知识点
>
> ## 肺 栓 塞
>
> 临床上突然出现脉搏血氧饱和度和呼气末二氧化碳分压的急速下降,并有发生肺栓塞的可能因素,对肺栓塞的诊断特别有帮助。急性肺栓塞患者,多有深静脉血栓史或肿瘤、羊水栓塞病史等,临床常出现剧烈的胸痛、呼吸困难、低血压等症状。胸部 X 线或 CT 难以发现,需要进行肺动脉 CTA 诊断肺栓塞。如患者因生命体征不平稳,无法行肺动脉 CTA 检查,可行床边超声检查,评估是否存在急性右心衰竭和深静脉血栓,间接诊断肺栓塞。

【问题 3】为了进一步明确诊断并给予针对性治疗,我们还应该为患者进行哪些辅助检查?
【临床思路】

1. 还应该进行血常规、感染指标、肝肾功能及血电解质检查、影像学检查、病原学检查以及动脉血气的动态变化检查等。血常规、感染指标检查可以帮助我们了解感染因素对肺部的影响;肝、肾功能以及血电解质检查可以帮助我们了解患者机体代谢情况;胸部影像学检查包括复查 X 线胸片,必要时可进行胸部 CT 检查,有助于诊断和鉴别诊断,了解疾病进程;病原学检查包括分泌物培养、痰培养、血液培养等,都能够为进一步的抗感染、抗全身炎性反应提供依据,同时药敏实验能够指导临床治疗。动脉血气分析是判断呼吸衰竭最客观的指标,如 $PaCO_2$ 升高[>55mmHg(7.33kPa)]是机械通气治疗的直接指征。COPD 患者因可耐受较高的 $PaCO_2$ 水平,一般当 $PaCO_2>70mmHg$(9.33~10.7kPa),且保守治疗无效,才考虑机械通气治疗。pH 也是机械通气治疗的指标之一,急性呼吸衰竭患者,当出现严重呼吸性酸中毒伴 pH 低于 7.25 时,应接受机械通气治疗。

> 知识点
>
> ## 动脉血气分析
>
> 动脉血气分析是监测低氧血症最可靠的方法,一般以 PaO_2 降低程度作为划分低氧血症的标准。PaO_2 正常范围为:100–(0.3× 年龄) ±5mmHg。
>
> 动脉血气分析被广泛应用于急性呼吸窘迫综合征、严重感染、大面积烧伤、休克、急性重症胰腺炎、心力衰竭等危急重症患者。血气分析的结果可以帮助我们判断患者的呼吸功能,判断机体的酸碱失衡,为后续治疗提供指导指标。

2. 条件允许的情况下,还可以进行肺功能的测定(表 51-1),相应的肺功能数据可以帮助我们判断患者是否需要进一步的呼吸支持治疗。临床上对危重患者进行肺功能测定较为困难。血气分析可以为呼吸支持治疗提供必要的指标。

表 51-1　术后肺部并发症危险性和术前肺功能的关系

指标	中度危险	高度危险
用力肺活量（FVC）	<预计值的 50%	<15ml/kg
第 1 秒用力呼气容积（FEV_1）	<2L	<1L
FEV_1/FVC	<预计值的 70%	<预计值的 35%
一氧化碳弥散量（DLCO）	<预计值的 50%	—
最大通气量（MVV）	<预计值的 50%	—

【问题 4】该患者呼吸困难并且咳大量脓痰。此外，在临床上，许多其他患者也常合并气道分泌物增多的表现。那么，针对这一临床症状，我们应该给予怎样的处理？

【临床思路】

1. 应及时为患者清除呼吸道分泌物。清理呼吸道分泌物是气道管理的常规操作，对保持气道通畅、减少感染并发症、缓解支气管痉挛等具有重要意义。我们可以直接进行分泌物负压吸引；可以采用胸部物理疗法手段，松动和清除肺内痰液，防止肺不张；也可以借助纤维支气管镜，吸出因无力咳嗽而聚集在肺脏深部和小支气管的黏痰、痰痂或血痂；还可以进行气道内给药，直接作用于治疗部位，起效快、给药剂量低、全身副作用少、临床疗效显著。目前常用的气道内给药方法主要是雾化吸入。支气管扩张药、激素、促进痰液引流的祛痰药及抗生素是雾化吸入治疗中最常用的几类药物。此外，所取得的分泌物可用于病原学检查，对明确诊断、指导用药治疗有较大帮助。

知识点

进行分泌物吸引时的注意事项

1. 吸痰前必须预充氧。
2. 吸痰管插入过程中禁止带负压。
3. 在逐步退出吸痰管的过程中间断使用负压，并且在抽吸时旋转吸痰管，增强效果。
4. 吸痰动作要轻快，每次吸痰时间不宜超过 15s。
5. 吸痰过程中应密切监测患者心电、血压和脉搏血氧饱和度。
6. 在整个吸痰过程中应严格执行无菌操作。
7. 气道分泌物的抽吸应掌握指征，有分泌物潴留的表现时再进行吸引。

---

2. 在临床操作过程中，呼吸道负压吸引也可能导致严重的并发症，如低氧血症、心律失常、肺不张、气道黏膜损伤、支气管痉挛及心跳呼吸骤停、颅内压增高、肺部感染等严重的并发症。其中，在吸痰期间，负压吸引将肺内含氧气体吸出。若吸痰前预给氧不足，则易导致低氧血症。低氧血症导致的心肌缺氧，以及吸痰管和吸痰操作对气管黏膜的刺激，均可能诱发严重的心律失常。吸痰时发生的心动过缓则主要与迷走神经兴奋有关。

知识点

吸　痰

吸痰的主要目的是清除呼吸道分泌物，而不恰当的操作反而可能导致肺不张的发生。吸痰管直径过粗，或吸引时负压过强，使吸痰时没有足够的气体沿吸痰管周围卷入。因此，应注意选择合适的吸痰管（外径不超过气管导管内径的 1/2）和负压（不超过 –50mmHg），避免肺不张的发生。

【问题 5】在鼻导管给氧治疗以及加大给氧流量的情况下，患者仍然存在明显缺氧症状，你考虑接下来应如何给氧？

【临床思路】

1. 当 PaO_2 在 60mmHg 以上时,因为氧解离曲线的特点,SaO_2 一般在 90% 以上,此时如果患者的循环功能正常,即使不进行氧疗,对机体也没有大的危害。当 PaO_2 在 40~60mmHg 时,PaO_2 对 SaO_2 的影响很大,应该根据不同的缺氧原因积极采取氧疗。当 PaO_2 小于 40mmHg 时,对机体威胁严重,必须积极进行氧疗。由于此时氧解离曲线位于图形的陡峭部位,除去肺内分流所导致的缺氧外,吸入氧浓度的增加会使 SaO_2 有较大程度的改善。影响血红蛋白氧解离曲线的因素见表 51-2。

表 51-2　影响血红蛋白氧解离曲线的因素

影响因素	曲线左移	曲线右移
温度	降低	升高
pH	升高	降低
PCO_2	降低	升高
红细胞内 2,3-二磷酸甘油酸酯	减少	增加

2. 氧气治疗(oxygen therapy,简称"氧疗")是指利用各种方法将含氧气体输送给人体,预防或纠正低氧血症,其根本目的在于提高机体氧输送。同时值得注意的是,对于自主呼吸的慢性呼吸衰竭患者,必须尽量低流量给氧,以将 SaO_2 提升到 90% 为目标,而不应过高。这是因为在慢性呼吸衰竭中,机体主要是依靠缺氧对主动脉体和颈动脉窦的化学感受器的刺激来反射性兴奋呼吸中枢。如若此时给予高浓度吸氧,缺氧情况骤然缓解,则刺激作用消失,从而会导致呼吸减慢或呼吸暂停,使得肺泡通气量减少,反而进一步加重二氧化碳潴留和缺氧。

知识点

氧　疗

氧疗是临床上改善低氧血症的重要手段。PaO_2 的高低是进行氧疗的重要依据。临床上,当 $PaO_2<60mmHg$ 时,患者需要氧疗;当 $PaO_2<55mmHg$ 时,则必须进行氧疗。

3. 氧气从外界空气输送到组织细胞的这一供应过程需要呼吸、循环和血液系统的协同作用。在氧的交换和转运过程中,任何原因在任何环节上所造成的氧分压差明显缩小都将导致缺氧,氧疗的目的即重建正常氧分压差。鼻管、鼻咽导管、普通面罩、部分重吸入储气囊面罩、无重吸入储气囊面罩均属于低流量设备。高流量设备所提供的气体流速高于患者的吸气流速,通常采用空气氧气混合器或高流量储气囊。高流量设备最重要的特点:无论患者的吸气方式如何变化,都能够提供相对固定的 FiO_2(0.24~1.00)。空气稀释面罩、氧帐和吸氧头罩均属于高流量设备。针对该患者,可以在选择机械通气治疗之前,尝试使用高流量给氧设备,以期能够改善患者的氧合状态。

知识点

空气稀释面罩

空气稀释面罩也称 Venturi 面罩,利用使氧气通过射流孔后形成高速气流,使周围环境形成负压,从而卷入周围的空气,最终形成高流量的空气氧气混合气流。该输出气流量一般能超过患者的最大吸气流量,故它提供给患者的气体氧浓度能保持稳定,不随患者的呼吸状态变化而改变且不存在重复呼吸。

【问题 6】根据患者的临床表现和病情进展,我们应该给予哪些进一步的治疗措施?在治疗过程中,还应该警惕哪些问题?

【临床思路】

1. 治疗急性呼吸窘迫综合征的原发病或诱因是首要措施,如感染的控制、休克的纠正、骨折的复位和伤口的清创等。当机体遇到一定强度的感染或非感染性刺激时,会迅速启动防御机制,激活单核吞噬细胞系统,释放多种促炎细胞因子和介质;与此同时作为代偿机制,机体又启动抗炎症反应。体内过度或失控性炎症反应是全身性的,ARDS 只不过是这种全身炎症反应的一部分,肺脏是首位受累的靶器官。因此一定要积极治疗原发病,控制全身炎症反应。在此特别强调的是控制感染,严重感染是导致急性呼吸窘迫综合征的首位高危因素,也是最常见的导致死亡的原因。

知识点

呼吸道的防御机制

正常呼吸道有多重防御机制抵抗病原菌的侵入,包括机械防御(纤毛上皮和黏液清除系统)、体液免疫(抗体和补体)和细胞免疫。当咳嗽、吞咽等保护性反射的减弱甚至消失以及其他的原因造成机体的免疫力低下时,会促进细菌的定植。人工气道的建立(如气管插管和气管切开),有效地保证了气道的通畅,但同时也破坏了呼吸道的正常防御机制,为病原微生物的入侵打开了门户。

2. 氧气治疗是一把双刃剑,在改善患者氧利用和氧储备的同时,长时间吸入高浓度氧会对机体产生毒性作用,即氧中毒。氧中毒可发生于中枢神经系统、红细胞生成系统、内分泌系统和呼吸系统,其作用机制主要为高浓度氧产生的大量氧自由基和诱发的炎性细胞对肺泡上皮的损伤。在病情加重时,排除其他原因后可考虑氧中毒。氧中毒关键在于预防,应尽可能将 FiO_2 控制在 60% 以下。目前尚无确切延缓或逆转氧中毒的方法。

知识点

吸入高浓度氧的危害

吸入高浓度氧气可能引起二氧化碳蓄积和吸收性肺不张。慢性阻塞性肺疾病患者的通气动力主要依靠低氧对外周化学感受器的刺激。一旦吸入高浓度氧,失去了低氧对外周感受器的刺激,通气量急剧降低,就会造成二氧化碳蓄积。氧疗后,在 VA/Q 低下的肺泡内,大部分的氮气被吸入的氧气所替代,肺泡内的氧气又迅速弥散至肺循环,而肺循环吸收氧气的速度超过肺泡吸入氧气的速度,导致呼吸道部分阻塞的肺泡萎陷,从而发生吸收性肺不张。

【问题 7】针对该患者,在积极治疗原发病(创伤、肺部感染),维持患者机体水电解质平衡,进行液体管理及防治并发症的同时,高流量给氧后,患者的缺氧症状仍然未纠正,那么我们可以采取怎样的机械通气治疗呢?

【临床思路】

1. 机械通气是指机械辅助通气的呼吸支持方法,临床上常用于改善和纠正患者因诸多原因所致的急/慢性重症呼吸衰竭。机械通气是目前重要的无可替代的治疗措施,其根本目的是纠正低氧血症。在维持代谢所需的肺泡通气的同时,呼吸机的应用也可以改善患者肺的换气功能。本例患者可先尝试使用无创机械通气,如果患者不能耐受,或者症状不能缓解,则应当考虑使用有创机械通气。应用机械通气还可减少呼吸肌的负担,降低其氧耗量,有利于改善缺氧,同时也可减轻心脏的负荷。

知识点

机械通气的目的

1. 纠正低氧血症。
2. 纠正急性呼吸性酸中毒。
3. 降低呼吸功耗,缓解呼吸肌疲劳。

4. 防止肺不张。

5. 为安全使用镇静药和肌松药提供通气保障。

6. 稳定胸壁等。

2. 呼吸衰竭和急性呼吸窘迫综合征治疗中的机械通气指征无统一标准，多数学者认为应尽早进行机械通气。早期轻症患者可采用无创机械通气，但多数重症患者需做气管插管或切开行机械通气。因为应用控制通气时间过长，易致呼吸肌萎缩而产生呼吸机依赖，所以，只要情况许可，应尽量采用部分机械通气支持。目前，真正掌握并学会熟练使用 CMV、SIMV 和 PSV 等最常用、最基本的机械通气模式仍然是最重要的。

知识点

机械通气的模式

机械控制通气（control mechanical ventilation，CMV）

间歇正压通气（intermittent positive pressure ventilation，IPPV）

持续正压通气（continuous positive pressure ventilation，CPPV）

机械辅助通气（assisted mechanical ventilation，AMV）

间歇指令通气（intermittent mandatory ventilation，IMV）

同步间歇指令通气（synchronized intermittent mandatory ventilation，SIMV）

分钟指令通气（mandatory minute volume ventilation，MMV）

压力限制通气（pressure limited ventilation，PLV）

压力控制通气（pressure controlled ventilation，PCV）

容量控制通气（volume controlled ventilation，VCV）

双相正压通气（bi-phasic positive airway pressure，Bi-PAP）

呼气末正压通气（positive end expiratory pressure，PEEP）

持续气道正压通气（continuous positive airway pressure，CPAP）

反比通气（inverse ratio ventilation，IRV）

高频通气（high frequency ventilation，HFV）

---

3. 无创正压通气（non-invasive positive ventilation，NIPV）是指无须建立人工气道的正压通气，常通过鼻罩、面罩等方法连接患者，也可以通过头罩进行，由呼吸机提供正压支持而完成通气辅助的人工通气方式。无创正压通气只能用于清醒且配合的患者。其优点是避免了气管插管，患者较舒适，缺点是使气道内分泌物不易吸引、胃肠道胀气等。

知识点

无创正压通气（NIPV）

目前，NIPV 已作为急性加重期 COPD 和急性心源性肺水肿患者的一线治疗手段，可以减少急性呼吸衰竭的气管插管或气管切开及相应的并发症，如气道损伤、呼吸机相关性肺炎等，改善患者预后；减少慢性呼吸衰竭患者对呼吸机的依赖，减少患者的痛苦和医疗费用，提高患者生活的质量。

案 例 二

【病历摘要】

患者女，45 岁。因"腹部胀痛伴肛门停止排气 1 周"于当地医院就诊。患者否认药物过敏史和手术史。体格检查示腹部稍膨隆，肠鸣音稍活跃。腹部 CT 提示横结肠肝曲及小肠改变，考虑为肿瘤性病变合并机械性肠梗阻。在当地医院行肠镜检查时,出现呕吐、误吸,其间患者的血氧饱和度曾下降至40%。当时立即行气管插管,吸出少量胃内容物及大量分泌物。使用呼吸机辅助呼吸,同时给予加强抗感染、化痰、平喘、激素、持续胃肠减压、护肝、静脉营养等治疗。呼吸机辅助呼吸7d后,患者在吸入氧浓度50%、PEEP 5cmH$_2$O的条件下,可维持氧饱和度95%以上,遂拔除气管导管并撤机。患者于拔管当日夜间出现排痰困难,次日出现呼吸困难加重,伴喘息及发绀,咳脓痰,并且咳痰困难。拔管后第2天,患者出现烦躁不安;生命体征监测示心率165次/min,呼吸40次/min,血氧饱和度80%,血压为76/44mmHg;查血提示白细胞32×10^9/L;血气分析提示:PaO$_2$为46mmHg,PaCO$_2$为71mmHg。遂于拔管后第3天在面罩给氧下急诊转入我院。

【问题1】依据该患者外院就诊的情况,你将给予该患者怎样的初步诊断和初步诊疗计划?
【临床思路1】
1. 初步诊断　①机械性肠梗阻;②吸入性肺炎,呼吸衰竭,急性呼吸窘迫综合征;③感染性休克。
2. 初步诊疗计划
(1)完善相关检查:动态监测动脉血气分析变化,完善血常规、尿常规、肝肾功能、血电解质、凝血功能等检查。
(2)呼吸机辅助通气等呼吸治疗。
(3)持续胃肠减压,抗感染治疗,补液治疗,维持机体水电解质平衡。
(4)密切观察患者病情变化,根据病情变化,及时给予对症支持处理。
【临床思路2】
呼吸衰竭可分为急性呼吸衰竭和慢性呼吸衰竭。急性呼吸衰竭是指呼吸功能原本正常,而由于突发病因引起的机体通气或换气功能严重损害,机体来不及代偿而导致的呼吸衰竭。慢性呼吸衰竭是指慢性疾病导致的呼吸功能损害逐渐加重,机体逐渐失代偿,逐步发展为呼吸衰竭。

知识点

呼 吸 衰 竭

呼吸衰竭是指由各种原因引起的外呼吸功能严重障碍,导致机体在海平面、静息状态、吸入空气的条件下,PaO$_2$低于60mmHg,伴有(Ⅱ型呼吸衰竭)或者不伴有(Ⅰ型呼吸衰竭)PaCO$_2$高于50mmHg,并且出现一系列功能代谢紊乱的病理过程。

【临床思路3】呼吸衰竭的实质是指机体不能维持正常的组织氧运输或组织二氧化碳排除的病理状态。临床上单纯区分Ⅰ型呼吸衰竭或Ⅱ型呼吸衰竭对于治疗并无太大的参考价值,必须进一步区分导致低氧和二氧化碳潴留的各种原因。

【临床思路4】急性呼吸窘迫综合征(acute respiratory distress syndrome,ARDS)常见于创伤、弥漫性肺部感染、脓毒性休克、严重中枢性损伤等疾病。

知识点

急性呼吸窘迫综合征

急性呼吸窘迫综合征现行的诊断标准为2012年制定的柏林标准,见表51-3。

表51-3　ARDS诊断的柏林标准

项目	标准
发病时间	在已知诱因后,或新出现或原有呼吸系统症状加重后1周内发病
胸部影像学[a]	双肺透光度减低,且不能完全用胸腔积液、肺叶不张或结节解释

续表

项目	标准
肺水肿起因	无法完全由心力衰竭或容量过负荷解释的呼吸衰竭。若无危险因素时,须通过客观检查(如超声心动图等)排除静水压升高所致肺水肿
氧合指数[b]	
轻度	200mmHg<PaO_2/FiO_2 ≤ 300mmHg 且 PEEP ≥ 5cmH_2O 或 CPAP ≥ 5cmH_2O[c]
中度	100mmHg<PaO_2/FiO_2 ≤ 200mmHg 且 PEEP ≥ 5cmH_2O
重度	PaO_2/FiO_2 ≤ 100mmHg 且 PEEP ≥ 5cmH_2O

注:CPAP. 持续气道正压;PEEP. 呼气末正压;PaO_2/FiO_2. 氧合指数;ARDS. 急性呼吸窘迫综合征。

a. 胸片或 CT 扫描。

b. 如果海拔超过 1 000m,应根据如下公式进行校正:[PaO_2/FiO_2 × (大气压 /760)]。

c. 轻度 ARDS 患者可能接受无创通气。

【临床思路5】肺泡是机体进行气体交换的场所,进入肺泡的气体量为有效通气量。肺完成气体交换的功能部位是肺泡 - 毛细血管膜,肺泡气与肺毛细血管膜上的气体分子通过肺泡 - 毛细血管壁的过程称为弥散。

知识点

呼吸衰竭和急性呼吸窘迫综合征的发病机制

1. 肺泡通气不足。
2. 通气与血流比例失调。
3. 肺动 - 静脉分流。
4. 弥散功能障碍。
5. 机体氧耗量增加。
6. 肺泡 - 毛细血管损伤。

【临床思路6】呼吸衰竭和急性呼吸窘迫综合征随着病情的发展常导致多个器官的功能障碍,因此在治疗中,积极治疗原发病,控制感染,防治全身炎症反应,维持机体循环稳定,给予氧气治疗和 / 或呼吸支持治疗,同时维持其他脏器的功能,预防多器官功能衰竭等均是治疗急性呼吸窘迫综合征的重要方面。

知识点

呼吸衰竭和急性呼吸窘迫综合征的治疗方法

1. 保持呼吸道通畅。
2. 合理的氧疗。
3. 积极治疗原发病。
4. 纠正机体水、电解质紊乱和酸碱失衡。
5. 控制呼吸道感染。
6. 机械通气治疗。
7. 加强液体管理,保障组织氧合。
8. 使用体外膜肺氧合。
9. 营养支持治疗。
10. 防治并发症,预防多器官功能衰竭。
11. 其他的呼吸治疗方法,如一氧化氮、液体通气等。
12. 其他的治疗措施,如各种体位措施、增加通气量、湿化和雾化治疗等。

病 情 进 展

患者急诊转入我院后,查体显示:患者呈昏睡状态,间断抽搐,体温38.6℃,口唇发绀明显,自主呼吸频率8~9次/min(以腹式呼吸为主)。心电监护提示:患者心率95次/min(ST段明显压低),血压80/43mmHg(已经使用血管活性药物),血氧饱和度81%(面罩给氧6L/min时)。急查动脉血气分析提示:PaO_2为44mmHg,$PaCO_2$为82mmHg。

【问题2】急诊转入我院后,患者呈昏睡状态,口唇发绀明显。结合临床生命体征和血气分析的结果,我们要重视哪些临床表现? 请进一步分析。

【临床思路】

1. 呼吸衰竭和急性呼吸窘迫综合征的患者会出现一系列的临床表现和症状,包括:呼吸系统症状,神经精神症状,血液循环系统症状,机体影像学的表现,对机体代谢功能的影响以及上消化道出血、心力衰竭、黄疸、血红蛋白尿等其他合并症状。

知识点

吸入氧浓度与通气量

缺氧主要是通过颈动脉体和主动脉体的化学感受器的反射作用来刺激通气。当吸入氧浓度为12%~14%时,通气量不会增加。当吸入氧浓度为10%时,通气量可增加50%。当吸入氧浓度降为5%时,通气量将增加3倍。

---

2. 发绀是机体缺氧的典型表现。随着呼吸困难的加重,缺氧越来越明显,患者的口唇和甲床都会出现发绀。一定程度的缺氧能刺激心脏,使心率增快,心排出量增加,血压升高。但是严重的缺氧将导致心率、心搏出量和血压下降,从而发生心肌缺氧、心室颤动和心搏骤停。急性缺氧情况下,患者会出现精神错乱、躁狂和抽搐等症状。慢性缺氧时则主要表现为智力障碍或定向障碍。

知识点

低 氧

中枢神经系统对低氧非常敏感,尤其是大脑皮质。低氧时大脑皮质首先受损,其次影响皮质下及脑干生命中枢。所以低氧时最早出现神经精神症状。轻度低氧可有注意力不集中,智力减退,定向力障碍;低氧加重时出现烦躁不安,神志恍惚,甚至昏迷。突然中断脑的氧供,15~20s后出现全身抽搐。

---

3. 患者目前处于昏睡状态,间断抽搐,一方面可能是由于严重低血压,脑灌注降低引起,另一方面是由机体二氧化碳严重潴留引起,应给予"肺性脑病"的诊断。二氧化碳潴留对中枢神经系统的影响与潴留发生的速度、程度及机体的代偿能力有关。当$PaCO_2$大于60mmHg的时候,其对呼吸中枢的作用从兴奋转为抑制。当$PaCO_2$大于80~100mmHg时,二氧化碳通过血脑屏障进入脑脊液,导致脑组织酸中毒及脑细胞水肿,患者逐渐陷入昏迷。

知识点

二氧化碳潴留

轻度二氧化碳潴留时,患者常表现为烦躁、昼夜颠倒。二氧化碳潴留进一步加重时,则会导致二氧化碳麻醉,引发肺性脑病。肺性脑病主要表现为神志淡漠、肌肉震颤或扑翼样震颤、间歇抽搐、昏睡甚至昏迷,也会出现腱反射减弱或消失、锥体束征阳性等临床表现。

【问题3】患者有明显的感染性休克征象,针对这一情况,我们应该给予怎样的治疗?

【临床思路】

1. 液体管理是呼吸衰竭和急性呼吸窘迫综合征治疗中的重要环节。对于休克和脓毒症的患者,由于循环血容量降低和氧供不足,因而补充血容量和改善组织氧合是治疗的首要措施。

知识点

呼吸衰竭和急性呼吸窘迫综合征患者的液体管理

要点一:保证有效循环血容量、心排出量和氧供。

要点二:在保证要点一的前提下,尽可能限制补液量或液体负平衡,从而减少肺水含量。

要点三:必要时可以使用置漂浮导管、PICCO、床边超声等工具辅助液体管理。

---

2. 误吸是指分泌物、胃内容物、血液甚至有毒物质等从咽部进入气管的过程。误吸可以引发急性呼吸道梗阻、吸入性肺不张、吸入性肺炎及 Mendelson 综合征。其中,误吸导致的吸入性肺炎是致死的常见原因之一。

【问题4】在临床上为患者实施机械通气治疗,我们还需要注意哪些问题?

【临床思路】

1. 机械通气的作用　机械通气可以改善和纠正患者的呼吸衰竭状态,维持代谢所需的肺泡通气,纠正低氧血症,改善氧运输。

知识点

机械通气治疗的呼吸生理标准

1. 呼吸频率(RR)>35 次 /min。

2. 肺活量(VC)<10~15ml/kg。

3. 肺泡 - 动脉血氧分压差[$P_{(A-a)}O_2$]>50mmHg(6.65kPa,FiO_2=0.21)。

4. 最大吸气压力(PNP)<25cmH_2O(2.45kPa)。

5. 动脉血二氧化碳分压($PaCO_2$)>50mmHg(6.65kPa),COPD 患者除外。

6. 生理无效腔 / 潮气量 >60%。

---

2. 不同基础疾病情况下机械通气治疗适应证的选择

(1)慢性阻塞性肺疾病(COPD):慢性呼吸衰竭急性恶化合理氧疗后,仍有 pH<7.2,PaO_2<50mmHg,$PaCO_2$>75mmHg;潮气量 <200ml,呼吸频率 >35 次 /min;有早期肺性脑病改变。

(2)重度持续性支气管哮喘,常规治疗后,出现下述情况之一:呼吸抑制,神志模糊;呼吸肌疲劳现象;PaO_2 逐渐下降且 <60mmHg,SaO_2 ≤ 90%,$PaCO_2$ 逐渐升高且 >45mmHg,血 pH<7.25 ;一般状态逐渐恶化。

(3)急性呼吸窘迫综合征(ARDS):经数小时高浓度(60%)氧疗后 PaO_2 仍低于 60mmHg;或 PaO_2 在 60mmHg 以上,但合并呼吸性酸中毒。

(4)头部创伤、神经肌肉疾病引起的呼吸衰竭。

(5)因镇静药过量等导致呼吸中枢抑制而引起的呼吸衰竭;吸氧后改善不理想,或呼吸频率 30~40 次 /min,咳嗽反射减弱、咳痰无力时。

(6)心肌梗死或充血性心力衰竭合并呼吸衰竭,吸氧浓度已达 60% 以上,PaO_2 仍 <60mmHg,可以谨慎进行机械通气(宜采用压力支持等模式)。

知识点

机械通气的适应证

机械通气的适应证常因疾病种类和患者的具体情况而异,统一的具体指标很难确定,要综合临床实际病情和治疗单位的实际抢救设备等进行考虑。

---

3. 机械通气的禁忌证

(1) 张力性气胸及纵隔气肿未行引流者。

(2) 大咯血或严重误吸引起窒息者。

4. 机械通气的并发症 在提供有效的呼吸支持治疗的同时,机械通气也可能引发多种并发症,其中包括肺损伤、气压伤、心律失常、肺循环阻力增高、颅内压升高、脑灌注压降低、氧中毒、医院内感染等。在临床上,接受机械通气的患者,突然出现血流动力学不稳定,应高度怀疑张力性气胸。机械通气期间,可发生多种类型心律失常,其中以室性和房性期前收缩多见。机械通气的医院内感染主要表现为呼吸机相关性肺炎、人工气道周围感染及可能继发的全身性感染。

知识点

正压通气与气压伤

在正压通气时,肺泡破裂后气体通过支气管血管鞘外渗至肺间质、纵隔、心包、胸膜腔和皮下组织,称为气压伤(barotrauma)。当气道峰压高于 $40cmH_2O$ 时,气压伤的危险性增高。

---

5. 肺保护性通气 近来人们逐渐认识到:急性呼吸窘迫综合征患者残存的有通气功能的肺泡数量明显减少,严重者只有 30% 的肺泡参与通气,其容量犹如“婴儿肺”。因此对于这样的“小肺”给予与正常肺相当的潮气量势必会导致气道峰压过高、有通气的肺区过度膨胀而导致气压伤和容积伤,又称为机械通气相关性肺损伤(ventilation associated lung injury, VALI)。实验和临床研究都表明短时的正常潮气量机械通气虽然不破坏肺泡结构,但已经足够引起肺部和全身的炎症反应。为防止这种医源性肺损伤,提出了“肺保护性通气策略”。而在正压通气时,肺循环阻力升高,右心后负荷增加,为了防止右心功能不全,而进一步提出右心保护性通气。肺保护性通气策略的核心要点有:①在保证氧合(血氧饱和度 88%~95%)和二氧化碳排出(允许性高碳酸血症,pH 7.15~7.20)可接受的前提下,通过小潮气量通气、限制平台压和驱动压,把肺应力控制到最低,降低 VALI 风险;②使用 PEEP,复张塌陷肺泡(最佳 PEEP 可根据氧合或呼吸力学监测来滴定);③通过改善氧合和严格的 CO_2 控制来预防或逆转肺血管收缩;④可采取俯卧位通气,使肺通气更加均匀,进而减轻肺泡过度充气和肺泡萎陷,同时改善肺血管收缩,进而减轻右心后负荷。

病情进展

患者转入我院后,立即给予镇静、镇痛和肌松药物,并且行气管插管,接呼吸机辅助呼吸,根据患者情况调整呼吸机参数,逐步转为 SIMV 模式。于转院后第 3 天尝试脱机,气管导管内给氧 2L/min 下,患者神志清楚,体温 37.4℃,心率 87 次 /min,血压 108/65mmHg(已经停用血管活性药物),血氧饱和度 96%,血气分析提示 PaO_2 为 84mmHg,$PaCO_2$ 为 39mmHg。遂拔除气管导管。患者于拔管后第 3 天安返就诊医院,继续治疗肠梗阻。

【问题 5】患者第一次呼吸机治疗脱机后病情反复并且进展。如若该患者在再次接受机械通气治疗及针对原发疾病的治疗后,病情好转,我们应该怎样撤离呼吸机?

【临床思路】

1. 由使用机械通气支持呼吸转而完全依靠患者自身的呼吸能力来承担机体的呼吸负荷,需要有一个过渡和适应的阶段。因此,机械通气的撤离是一个过程,而不仅仅是将患者与呼吸机脱离。在这一过程中,最重要的是判断,包括对是否进入撤机程序的判断和对试验性撤机是否成功的判断。

知识点

机械通气撤离前的筛查项目

1. 主观指标 原发病得到控制;存在撤机的可能性;患者咳嗽功能良好。

2. 客观指标 患者氧合状况稳定:$PaO_2/FiO_2 > 150~200mmHg$;$PEEP \leqslant 5~8cmH_2O$;$FiO_2 \leqslant 0.4~0.5$。患者循环状况稳定:无心肌缺血表现,无明显低血压。患者无明显呼吸性酸中毒:$pH \geqslant 7.25$。

---

2. 机械通气的撤离涉及患者和呼吸机的互动,目的在于降低呼吸机给予的支持水平,让患者承担更多的呼吸肌做功,直至完全脱离机械通气支持。可采用自主呼吸试验(spontaneous breathing trial,SBT)来预测能否成功撤机。

SBT 试验可采取三种方法:T 管试验;CPAP 试验;PSV 试验。T 管试验是指脱离呼吸机并将 T 管与气管插管或气管切开管直接相连,经过 T 管给入加温加湿的空氧混合气。CPAP 试验是指,在不脱离呼吸机的情况下,使用 CPAP 模式通气,将持续气道内正压设置到 5cmH₂O 左右。PSV 试验是指,在不脱呼吸机的情况下,使用 PSV 模式,将 PEEP 设置在 5cmH₂O 左右,吸气支持压力设置到 5~7cmH₂O 左右。SBT 试验分为 2 个阶段,前 3min 应当密切观察,如能顺利通过,而后再继续观察 30~120min。

知识点

呼吸机撤离预测参数

1. 机械指标　每分通气量 <15L;最大吸气压 >-25cmH₂O;肺活量 >10ml/kg;f/V_T<105;呼吸功 <5J/min;压力时间指数 <0.15。

2. 整合指标　呼吸综合指数(respiratory multiple index,CROP)>13;撤机指数 <4。

3. 患者情况评估　无呼吸困难;无辅助呼吸肌用力;无胸腹反常呼吸;无躁动、焦虑、心动过速。

---

3. 患者脱机成功后,要在清醒前即充分吸引气道,清除分泌物。若气道保护性反射恢复,最大吸气负压超过 30cmH₂O,吸空气时 SaO₂ 在 95% 以上时可考虑拔管。对于曾出现过脱机失败的患者,再次脱机前一定要高度重视患者呼吸肌的恢复及咳嗽状况。

知识点(表 51-4)

表 51-4　脱机的呼吸参数

呼吸参数	脱机标准	正常值
氧合指数(PaO₂/FIO₂)	>200mmHg	>400mmHg
潮气量(V_T)	5~6ml/kg	5~8ml/kg
呼吸频率(RR)	<25 次/min	14~18 次/min
呼吸频率/潮气量(RR/V_T)	<100/(min·L)	小于 50/(min·L)
肺活量(VC)	>15ml/kg	65~75ml/kg
最大吸气负压(PI_max)	>-25cmH₂O	>-90cmH₂O(女);>-120cmH₂O(男)

【问题 6】我们还可以为呼吸衰竭、急性呼吸窘迫综合征的患者提供哪些其他的治疗措施?

【临床思路】

1. 急性呼吸窘迫综合征患者常常处于高代谢状态,能量消耗增加,常导致营养缺乏、免疫功能低下和呼吸肌疲劳。故危重患者应尽早开始营养代谢支持,即使在恢复期亦要持续供应能量较长时间。对于急性期患者,一般每日供应能量目标为 20~25kcal/kg。其中蛋白 1.2~1.5g/kg,脂肪应占非氮质热量的 40%~50%。

知识点

营 养 途 径

根据患者的胃肠道功能情况,决定营养途径。胃肠道功能障碍的患者采用肠外营养。肠道功能正常或部分恢复的患者则应尽早开始肠内营养,有助于恢复肠道功能和保持肠黏膜屏障,防止毒素及细菌移位,减少肺部感染,避免引起急性呼吸窘迫综合征的恶化。

2. 体外膜肺氧合(extracorporeal membrane oxygenation,ECMO)是以体外循环系统为基本设备,采用体外循环技术进行操作和管理的一种辅助治疗手段。ECMO 将静脉血从体内引流到体外,经膜式氧合器氧合后再用血泵将氧合血灌入体内。主要分为两种方式:静脉静脉 -ECMO(VV-ECMO)模式、静脉动脉 -ECMO(VA-ECMO)模式。VV-ECMO 主要用于呼吸衰竭;VA-ECMO 主要用于心力衰竭或心力衰竭合并呼吸衰竭的患者。

3. ARDS 的病理生理机制复杂,糖皮质激素的作用广泛,因此对 ARDS 患者应用糖皮质激素存在很多争议。目前认为在 ARDS 的早期(渗出期)短时间应用可以减少渗出,有助于缓解临床症状,在没有禁忌的情况下可以作为治疗的选择;而在 ARDS 后期(增生期、纤维化期)不建议使用,其不能改善预后并且增加继发感染的风险。

知识点

肾上腺皮质激素的作用

肾上腺糖皮质激素具有抗感染、抗休克、免疫抑制与抗过敏等药理作用。糖皮质激素的抗感染作用包括抑制促炎细胞因子的生成,抑制黏附分子的作用,诱导炎症抑制蛋白的合成分泌等。

4. 理论上,神经肌肉阻断有可能消除 ARDS 患者人机对抗和降低胸壁弹性,从而获得有利的跨肺压和合理的输入气体分配。部分研究显示早期使用神经肌肉阻断剂,可降低 ARDS 患者的死亡率。但在缺乏更有说服力的研究结果之前,神经肌肉阻断剂仍然不作为 ARDS 患者常规首选治疗。

推荐阅读文献

[1] 张劲松 . ARDS 临床诊治的又一里程碑:ARDS 柏林标准问世 . 中华急诊医学杂志 , 2012, 21 (9): 937-938.

[2] BORDES J, LACROIX G, ESNAULT P, et al. Comparison of the Berlin definition with the American European Consensus definition for acute respiratory distress syndrome in burn patients. Burns, 2014, 40 (4): 562-567.

[3] RANIERI V M, RUBENFELD G D, THOMPSON B T, et al. Acute respiratory distress syndrome: the Berlin Definition. JAMA, 2012, 307 (23): 2526-2533.

[4] SORBO L D, CYPEL M, FAN E. Extracorporeal life support for adults with severe acute respiratory failure. Lancet Respir Med, 2014, 2 (2): 154-164.

[5] PAPAZIAN L, FOREL J M, GACOUIN A, et al. Neuromuscular blockers in early acute respiratory distress syndrome. N Engl J Med, 2010, 363 (12): 1107-1116.

[6] ALHAZZANI W, ALSHAHRANI M, JAESCHKE R, et al. Neuromuscular blocking agents in acute respiratory distress syndrome: a systematic review and meta-analysis of randomized controlled trials. Crit Care, 2013, 17 (2): R43.

(姚尚龙)

第五十二章　多器官功能障碍综合征

Multiple Organ Dysfunction Syndrome

多器官功能障碍综合征(multiple organ dysfunction syndrome,MODS)是机体在遭受外科大手术、严重创伤、感染等打击后,同时或序贯出现两个或两个以上组织器官功能障碍,必须依赖临床综合救治才能维持机体内环境稳定的一种急重症。MODS 不是一种独立的疾病,其病变也不局限于单一脏器,而是多个器官功能严重受损的综合征。当机体发生 MODS 时,与原发病灶相隔甚远的组织器官会相继出现损伤和功能障碍,而这种损伤和功能障碍并非原发病因直接导致。从原发疾病发展到多器官功能障碍在时间上有一定的间隔,通常超过 24h,常常突发于患者生命体征“相对稳定期”。MODS 的病理过程常呈渐进性、序贯性和加速性演变。值得注意的是,一些慢性疾病患者在临床终末期也常常伴发多个器官功能障碍或功能衰竭,虽涉及多个组织器官,但并不属于 MODS 范畴。MODS 病情危重,致死率高。由于目前医疗界尚未就 MODS 的诊断标准达成共识,在一定程度上影响了 MODS 流行病学的准确性。据文献统计 MODS 死亡率高达 43.1%,且累及的器官越多,死亡率越高。当 MODS 累及 3 个脏器时,平均死亡率为 75%;当累及 4 个或 4 个以上脏器时,平均死亡率几乎达到 100%。临床上,肺脏是最易出现功能障碍的器官,胃肠道、肾脏及心血管系统次之,最后为肝脏、中枢神经系统、免疫系统和血液系统等,MODS 终末期往往出现多个器官迅速受累。

MODS 的发生发展受多种因素协同作用,其机制尚未完全阐明,目前比较公认的学说有全身炎症反应失控学说、二次打击与双相预激学说、缺血 - 再灌注损伤学说、肠道菌群 / 毒素移位学说、细胞代谢功能障碍学说和基因多态性学说等。此外,机体神经、内分泌及免疫系统等均参与 MODS 的病理学过程。

及时有效的诊治可以逆转 MODS 的病理过程,完全恢复受累脏器功能,一般不遗留器质性损伤。反之,器官的功能障碍持续加重,脏器损伤向不可逆转的器质性损害方向发展,则将加速患者死亡。

MODS 目前仍缺乏有效的特异性治疗手段,临床上主要以预防为主,早期诊断,早期治疗。一旦发生MODS,必须在去除病因(如手术清除各种感染病灶)的前提下进行综合救治,充分纠正内环境紊乱,尽早开展各器官系统功能支持,以帮助机体实现自我调节、自我修复,并最终渡过难关。

案　例

【病历摘要】

患者女,56 岁,身高 162cm,体重 72kg。因右侧脓胸致脓毒症拟行急诊开胸手术。患者曾因“右侧肺炎”于当地医院治疗 1 周,疗效不佳,近日症状明显恶化,患者体温 39.2℃,心率 145 次 /min,血压 82/45mmHg,静脉持续输注多巴胺 6μg/(kg·min)。气管插管,呼吸机控制通气(容量控制通气模式:潮气量 450ml,通气频率 15 次 /min,吸入氧浓度 100%)。实验室检查示:pH 7.27,PaO_2 51mmHg,$PaCO_2$ 56mmHg,K^+ 5.8mmol/L,血红蛋白 88g/L,白细胞 $12.6×10^9$/L,中性粒细胞比例 89%,血小板 $50×10^9$/L,肌酐 254μmol/L,丙氨酸转氨酶(ALT)128U/L,天冬氨酸转氨酶(AST)142U/L,活化部分凝血活酶时间(APTT)82s,国际标准化比率(INR)1.8,乳酸 4.17mmol/L。

【问题 1】该患者生命体征异常的主要表现及临床诊断是什么?

【临床思路】

1. 全身炎症反应综合征(systemic inflammatory response syndrome,SIRS)和脓毒症　患者有明确的感染部位(右侧脓胸),体温显著升高(39.2℃),外周血白细胞计数和中性粒细胞比例升高(白细胞 $12.6×10^9$/L,中性粒细胞比例 89%）。

2. MODS　患者出现多个器官、系统功能障碍。循环系统功能障碍，需应用血管活性药物（多巴胺）维持血压；呼吸系统功能障碍，在纯氧机械通气支持下，依旧存在低氧血症和二氧化碳蓄积；此外该患者肝、肾、凝血系统均受到不同程度的损害，机体内环境紊乱。

【问题 2】MODS、MOF、SIRS 和脓毒症之间的关系是什么？

【临床思路】

1. 在 1973 年，波士顿外科医师 Tilne 等首先提出了"序贯性系统衰竭（sequential system failure）的概念。此后，临床上又采用"多器官、进展性或序贯性系统衰竭（multiple, progressive or sequential systems failure）及多器官衰竭（multiple organ failure, MOF）等描述进一步丰富了本综合征的概念。

2. 在 1991 年 8 月，美国胸科医师学会和危重病医学会（ACCP/PSCCM）在芝加哥联席会议上提出，所有 MOF 患者都存在 MODS，但并非所有 MODS 患者都发生 MOF。MOF 为所有疾病终末期的共同表现形式，是一种静态的概念，并不能反映器官功能损害发生发展的动态变化过程，不利于对疾病的早期诊断和早期治疗，而 "organ dysfunction" 能较精准地反映器官功能障碍的发生发展及病程演化的动态过程，涵盖了器官功能受损、功能失代偿直至功能衰竭，故本次会议提议将 MOF 更名为 MODS。1995 年 9 月，中国中西医结合学会急救医学专业委员会和中华医学会急诊医学分会在庐山召开学术会议。会议在参考国外标准的基础上，结合我国国情将其命名为"多脏器功能障碍综合征（MODS）"并制定了"多脏器功能失常综合征的病情分期、诊断及严重程度评分标准"。

3. 1991 年的芝加哥会议还针对 SIRS 和脓毒症（sepsis）等进行了广泛讨论，并给出了明确的定义。认为 SIRS 是由感染或非感染因素刺激机体，导致炎症反应过度，持续放大和自我破坏的病理过程。脓毒症则是指 SIRS 合并明确的感染灶。过度的炎症反应使机体释放大量炎性介质，影响血管张力，严重时导致微循环障碍、休克和 MODS。在疾病的演化过程中，MODS 与 SIRS 和脓毒症有着密切的因果联系；在疾病的表现形式上，三者也存在许多相似与重叠之处。2001 年，由美国重症医学会（SCCM）等 5 家学术机构联合发起的国际脓毒症定义会议（International Sepsis Definitions Conference）对 1991 年芝加哥会议所通过的定义和诊断标准进行了修订。2012 年，来自 30 个国际组织的 68 位各领域专家代表共同通过了 2012 国际严重脓毒症和脓毒性休克治疗指南（SSC2012）。2016 年 2 月，在第 45 届危重病医学会年会上，美国重症医学会（SCCM）与欧洲重症医学会（ESICM）联合发布了脓毒症 3.0 定义及诊断标准。

4. 研究显示，非感染性疾病如大面积烧伤、重症胰腺炎或严重创伤等，其病理过程常并发感染。因此，无论是感染性因素抑或非感染性因素均可导致脓毒症。脓毒症可进一步演变为严重脓毒症（severe sepsis）和脓毒性休克（septic shock）。按诊断标准，严重脓毒症和脓毒性休克属于 MODS 的范畴。换言之，MODS 本质上就是严重脓毒症或脓毒性休克。

知识点

定　义

1. 多器官功能障碍综合征（multiple organ dysfunction syndrome, MODS）　多器官功能障碍综合征是指机体在遭受严重创伤、大面积烧伤、重症感染、大手术、休克等打击后，同时或序贯出现两个或两个以上系统或器官功能障碍的临床症候群。

2. 全身炎症反应综合征（systemic inflammatory response syndrome, SIRS）　感染或非感染性因素作用于机体，导致炎症反应过度，持续放大和自我破坏的病理过程。

3. 脓毒症（sepsis）、脓毒性休克（septic shock）

（1）脓毒症：机体对感染的反应失调而导致危及生命的器官功能障碍。

（2）脓毒性休克：指脓毒症合并出现严重的循环障碍和细胞代谢紊乱。

【问题 3】如何诊断 MODS？本病例可以诊断为 MODS、SIRS 和脓毒症吗？

【临床思路】

根据患者的表现，结合 MODS、SIRS、严重脓毒症的诊断标准，该患者可以诊断为 MODS、SIRS、严重脓毒症。

知识点

MODS 的诊断依据

1. 存在明确的原发疾病如严重创伤、休克、重症感染等。
2. 具有 SIRS 的临床表现。
3. 存在两个或两个以上系统或器官功能障碍。
4. 除外其他慢性疾病引起的多器官系统损害。

知识点

SIRS 的诊断依据

需具备以下两项或两项以上条件:
1. 体温 >38℃或 <36℃。
2. 心率 >90 次 /min。
3. 呼吸频率 >20 次 /min 或 $PaCO_2$<32mmHg。
4. 外周血白细胞 >$12×10^9$/L,或 <$4×10^9$/L,或未成熟中性粒细胞比例 >10%。

知识点

脓毒症的诊断依据

1. 肯定或怀疑的感染,加上以下指标。
2. 一般指标　①发热(>38.3℃);②低体温(体内核心温度 <36℃);③心率 >90 次 /min 或超过年龄校正后正常值的 2 个标准差以上;④呼吸急促;⑤意识改变;⑥严重水肿或液体正平衡(24h 内 >20ml/kg);⑦高血糖[血糖 >7.7mmol/L(>140mg/dl,无糖尿病)]。
3. 炎症指标　①白细胞增多(>$12×10^9$/L);②白细胞减少(<$4×10^9$/L);③白细胞计数正常但未成熟细胞 >10%;④C 反应蛋白超过正常值 2 个标准差以上;⑤血浆降钙素原超过正常值 2 个标准差以上。
4. 血流动力学指标　低血压,即收缩压 <90mmHg,平均动脉压 <70mmHg,或收缩压下降超过年龄校正后正常值的 2 个标准差以上。
5. 器官功能障碍指标　①动脉低氧血症[氧合指数(PaO_2/FiO_2)<300mmHg];②急性少尿[足量液体复苏,尿量 <0.5ml/(kg·h)超过 2h];③肌酐增加 >44.2μmol/L(0.5mg/dl);④凝血功能异常[国际标准化比值(INR)>1.5 或活化部分凝血活酶时间(APTT)>60s];⑤肠梗阻(肠鸣音消失);⑥血小板减少[血小板 <$100×10^9$/L];⑦高胆红素血症[血浆总胆红素 >70μmol/L(>4mg/dl)];⑧组织灌注指标;⑨高乳酸血症(血乳酸 >1mmol/L);⑩毛细血管充盈受损或皮肤花斑。

知识点

严重脓毒症的诊断依据

由感染引起的下列任一种情况:
1. 脓毒症导致的低血压。
2. 乳酸超过实验室正常值的上限。

3. 在充分的液体复苏前提下,尿量 <0.5ml/(kg·h)超过 2h。

4. 急性肺损伤。

(1)肺炎不是感染源:氧合指数(PaO$_2$/FiO$_2$)<250mmHg。

(2)肺炎是感染源:氧合指数(PaO$_2$/FiO$_2$)<200mmHg。

5. 肌酐 >176.8μmol/L(2.0mg/dl)。

6. 总胆红素 >34.2μmol/L(2.0mg/dl)。

7. 血小板 <100×10^9/L。

8. 凝血异常(INR>1.5)。

【问题 4】引起 MODS 的病因有哪些?

【临床思路】

MODS 的致病因素有很多,一个或多个始动因素相继或同时发挥作用,如重症感染、外科大手术、严重创伤、休克等均可进一步发展为 MODS。本患者系右侧脓胸,未能及时得到有效控制,引发 SIRS 和脓毒症,并最终导致 MODS。

1. 重症感染　如胸腹腔脓肿、急性坏死性胰腺炎、急性梗阻性化脓性胆管炎、肠穿孔等。重症感染及其诱发的脓毒症是 MODS 的主要原因。临床上半数以上的 MODS 系感染所致。病原菌以大肠埃希菌和铜绿假单胞菌等革兰氏阴性菌为主。此外,找不到明确感染灶的 MODS 在临床上也相当常见。

2. 严重创伤和外科大手术　如创伤致大面积组织受损、全身多发性骨折、外科大手术等,无论是否存在感染,均可能引起 MODS。

3. 休克　休克发生时,机体有效循环血量减少,微循环障碍,组织器官灌注不足,局部微环境缺血缺氧,有害产物无法及时排出,导致各器官功能受损。此外,休克晚期常发生的弥散性血管内凝血(DIC)和休克救治过程中无法避免的缺血 - 再灌注损伤均可促进 MODS 的发生发展。值得注意的是,有时休克本身的症状和 MODS 高度相似,鉴别较为困难。一般临床上不将休克 24h 内发生的器官功能损害诊断为 MODS。

【问题 5】MODS 的发病机制是什么?

【临床思路】

MODS 的发病机制非常复杂,涉及神经、体液、内分泌和免疫等多个系统的协同作用,无法用单一的理论加以解释,机体炎症反应失控导致的免疫紊乱是 MODS 发生的根本原因。有关 MODS 的发病机制目前主要存在以下几种假说。

1. 炎症反应失控学说　正常情况下,在遭受感染和损伤时,机体会出现适度的炎症反应。一方面机体释放促炎介质(如 TNF-α、IL-1、IL-6、IL-8、IL-12 等),另一方面机体合成并分泌抑炎介质(如 IL-4、IL-10、IL-13 等)。促炎介质和抑炎介质之间的相互平衡,是维持内环境稳态的自我保护性反应机制,有利于病原体的清除和组织损伤的修复。当促炎介质占优势时,机体会出现逐级放大的瀑布样炎症反应,表现为 SIRS。相反,当抑炎介质占主导时,机体表现为代偿性抗炎反应综合征(compensatory anti-inflammatory response syndrome,CARS),引起免疫麻痹。因而,失控的炎症反应,无论是 SIRS 还是 CARS,均可使自身组织遭受损害并打击远隔器官,导致 MODS。研究表明,感染和损伤本身并不是导致 MODS 的直接原因,但其所诱发的 SIRS,是 MODS 的必经阶段。因此,炎症反应失控学说是 MODS 发生机制的最根本假说,已经成为 MODS 发病机制的基石。

2. 缺血 - 再灌注损伤学说　缺血 - 再灌注损伤学说包括三个方面:①重症感染和严重创伤等诱发休克,导致有效循环血量减少、微循环障碍、组织器官灌注不足。局部微环境缺血缺氧使组织器官有氧代谢障碍,引发并加重代谢性酸中毒。②在容量复苏的过程中必然伴随着缺血 - 再灌注损伤,此时氧自由基大量释放,加重器官损害。③中性粒细胞和血管内皮细胞相互作用,进一步加重器官微循环障碍和细胞损伤。由此可见,缺血 - 再灌注损伤贯穿了休克和复苏的治疗过程,同样也是 MODS 的重要发病机制之一。

3. 肠道细菌、内毒素移位学说　肠腔内含有大量菌群,发挥着维持肠道微生态、调节免疫、合成必需氨基酸等作用。正常情况下,肠黏膜上皮结构完整,功能正常,可防止肠腔内细菌和内毒素进入血液循环,发挥着重要的屏障功能。创伤、感染、休克等原因可导致肠黏膜缺血和肠道上皮细胞功能受损,引发肠黏膜屏障破坏。此时肠腔内细菌(以革兰氏阴性菌为主)及其代谢产物(如内毒素等)可突破肠黏膜屏障,进入血液循环,引发肠源性感染,启动 SIRS 并进一步导致 MODS 的发生。换言之,肠道是发生 MODS 的原动力。

4. "二次打击"学说　该假说认为,严重创伤、重症感染、外科大手术等早期直接损伤作为第一次打击,激活了炎性细胞,合成并释放了一系列炎性介质,引起早期炎症反应。虽然炎症反应程度有限,不足以引起明显的临床症状,但活化了机体的免疫系统。此后如病情稳定,则炎症反应逐渐缓解,损伤组织得以修复。在此基础上,如机体再次遭受继发感染或休克等,则构成第二次或第三次打击。即使再次打击在强度上弱于第一次打击,"激活状态"下的机体免疫系统呈现暴发性激活,释放大量炎性介质,炎症反应失控,最终导致组织器官损伤和 MODS。

知识点

MODS 的病因及发病机制、分型

1. 常见病因　主要有重症感染、严重创伤、外科大手术、休克等。

2. 发病机制　目前主要有炎症反应失控学说,缺血 - 再灌注损伤学说,肠道细菌、内毒素移位学说,"二次打击"学说等。

3. 分型

(1)单相速发型(rapid single-phase)指原发疾病起病 24h 后,直接引起两个或两个以上的器官功能障碍。值得注意的是,对于原发疾病起病 24h 内因器官功能衰竭死亡的患者,一般只归因于复苏失败,而不能诊断为 MODS。

(2)双相迟发型(delayed two-phase)指原发疾病起病 24h 后,首先出现一个器官功能障碍(多为心脏、肺或肾脏等器官),经治疗后病情存在一个较为"平稳"的代偿阶段,之后再次出现一个或多个器官功能障碍。此型 MODS 在临床上较为常见,属于典型的 MODS。

(3)反复型:即在双相迟发型的基础上反复多次发生 MODS。

【问题 6】如何对 MODS 患者进行临床评估?

【临床思路】

目前临床上常用 APACHE Ⅱ 评分、Marshall 评分、SOFA 评分和 Logistic 评分对 MODS 患者进行评估。

1. APACHE(acute physiology and chronic health evaluation)Ⅱ 评分　即急性生理和慢性健康状况评分系统,最初用于危重症患者,评估其疾病严重程度。该评分系统由急性生理学评分、年龄指数和慢性健康指数三部组成,分值为 0~71 分,分值越高,病情越重。

2. Marshall 评分(MODS 评分)　Marshall 评分中每个脏器的分值为 0~4 分,0 分代表脏器功能基本正常,而 4 分代表显著的脏器功能失调,总分为 0~24 分(表 52-1)。据统计,总分为 9~12 时,患者死亡率约为 25%;总分为 13~16 时,患者死亡率约为 50%;总分为 17~20 时,患者死亡率约为 75%。

表 52-1　Marshall 多器官衰竭评分(Marshall score)

指标	0分	1分	2分	3分	4分
呼吸[①]					
PaO_2/FiO_2	>300	226~300	151~225	76~150	≤ 75
肾[②]					
肌酐 /(μmol/L)	<100	101~200	201~350	351~500	>500

续表

指标	0分	1分	2分	3分	4分
肝					
血清胆红素 /（μmol/L）	≤ 20	21~60	61~120	121~240	>240
心血管③					
PAR	≤ 10.0	10.1~15.0	15.1~20.0	20.1~30.0	>30.0
凝血					
血小板 /（×10⁹/L）	>120	81~120	51~80	21~50	≤ 20
中枢神经系统					
Glasgow 昏迷评分 / 分	15	13~14	10~12	7~9	≤ 6

注：① PaO_2/FiO_2 比值的评分不考虑是否使用呼吸机以及机械通气类型，也不考虑是否使用了 PEEP 以及设定的水平；②肌酐水平不考虑是否应用了血透；③ PAR= 心率 × CVP/MAP。

3. 序贯器官衰竭评分（sequential organ failure assessment，SOFA）　欧洲重症监护医学协会制定的 SOFA 与 MODS 评分最大的不同点在于心血管系统的评分。SOFA 评分除采用生理指标中的平均动脉压外，同时还引入了治疗相关因素如血管活性药物的应用，因而能够比较客观地反映患者的循环状况（表 52-2）。SOFA 评分指标客观，简单明确，数据易于收集、容易评判，且分值与病情的危重程度和预后匹配度较好。

表 52-2　序贯器官衰竭估计评分（SOFA score）

指标	0分	1分	2分	3分	4分
呼吸					
PaO_2/FiO_2	>400	≤ 400	≤ 300	≤ 200①	≤ 100
凝血					
血小板 /（×10⁹/L）	>150	≤ 150	≤ 100	≤ 50	≤ 20
肝					
血清胆红素 /（μmol/L）	<20	20~32	33~101	102~204	>204
低血压②，需要心血管支持	MAP ≥ 70mmHg	MAP<70mmHg	DA DOB ≤ 5	DA>5 或 NA/A ≤ 0.1	DA>15 或 NA/A>0.1
中枢神经系统					
Glasgow 昏迷评分 / 分	15	13~14	10~12	7~9	≤ 6
肾					
肌酐 /（μmol/L）	<110	110~170	171~299	300~440	>440
或尿量 /（ml/d）				<500	<200

注：①靠呼吸支持；②靠心血管支持至少 1 小时能够维持 MAP ≥ 70mmHg。

DA. 多巴胺；DOB. 多巴酚丁胺；MAP. 平均动脉压；NA. 去甲肾上腺素；A. 肾上腺素［μg/（kg·min）］；PaO_2. 动脉氧分压；FiO_2. 吸入氧浓度。

4. Logistic 评分（LODS 评分）　LODS 评分将六个重要脏器间的相对权重和器官功能障碍程度用逻辑回归的方法计算为一个总分，分值为 0~22 分。不同于别的评分系统，LODS 评分不仅反映了器官衰竭的严重程度，更重要的是考虑到了各个器官的相对重要性。

知识点

MODS 患者的病情评估

目前临床上常用 Marshall 评分、SOFA 评分和 Logistic 评分系统从呼吸、循环、肝功能、肾功能、凝血和神经系统六个方面对 MODS 患者进行评估。此外，APACHE Ⅱ 评分和 ASA 分级也可用于 MODS 患者的病情评估。

【问题 7】当前状态下对患者实施急诊手术是否合适？

【临床思路】

MODS 的治疗关键在于及早治疗（去除）诱发因素，如对各种感染灶进行手术清除。2012 版严重脓毒症和脓毒性休克治疗指南建议：明确诊断 12h 内尽早清除感染源。MODS 患者病情凶险，往往呈进行性恶化，原发感染灶如不及时清除，病情难以逆转。

尽管该患者病情凶险，手术麻醉风险高，但尽快实施手术，清除胸腔病灶和坏死组织，进行胸腔引流是治疗的关键。

【问题 8】如何选择针对 MODS 患者的麻醉方案？

【临床思路】

对于绝大多数 MODS 患者，一般选择气管插管下全身麻醉，其主要理由如下：

1. MODS 患者往往呼吸功能严重受损，需要长时间机械通气提供呼吸支持；此外，MODS 患者常合并肠麻痹，应视作"饱胃"患者，有反流误吸风险，故选择气管插管。

2. 大部分 MODS 患者血流动力学不稳定，常常需要应用血管活性药物进行循环支持，全身麻醉更有利于对患者血流动力学的调控，故选择全身麻醉。

3. 该患者系右侧脓胸，急诊开胸清除感染灶。建议于全身麻醉下置入双腔管，以隔离感染灶并为外科手术提供便利条件。

【问题 9】如何对 MODS 患者进行围术期管理？

【临床思路】

1. 术前准备和评估　充分和详实的术前评估及准备为围术期管理提供安全保障。MODS 患者往往缺乏早期特异性临床指征和诊断标准，且病情进展迅速，短时间内多个器官功能衰竭。因此，常需急诊手术治疗，而给予麻醉医师术前评估和准备时间窗较窄。这就需要麻醉医师在较短的时间内对患者的病情进行精准的评估，并制订初步的术前处理和麻醉方案。在术前评估过程中，除常规关注患者的既往史和现病史外，应重点对感染来源、循环和组织灌注状态、呼吸与氧合，以及是否存在肺脏、肝脏、肾脏等器官受损等进行快速评估。进而，针对性地进行相应的术前准备和干预治疗，包括抗生素使用、循环和组织灌注监测、液体治疗以及血管活性药物的准备和应用等。

2. 液体复苏与器官功能保护　麻醉医师应根据手术类型、时长和部位等选择对循环、呼吸等影响最小、最适宜患者的麻醉方式。由于体液丢失和再分布、微循环改变等，术前患者就已存在不同程度的循环障碍、低血压和脏器灌注不足等表现。在麻醉诱导前，应对患者立即开展液体复苏治疗，通过早期液体复苏，早期使用血管活性药物、适当地输注血液制品，尽快恢复循环稳态和确保器官灌注。对于存在肺损伤 / 急性呼吸窘迫综合征的患者，术中采用小潮气量复合低呼气末正压通气（PEEP）等肺保护通气策略。对于急性肾功能损害并伴有肌酐升高、高钾血症和其他电解质紊乱患者，可以使用连续性肾脏替代治疗（CRRT）等装置。

3. 维持内环境稳态　MODS 患者因全身炎症反应、神经内分泌功能失调，引起内分泌系统异常，导致糖、脂代谢障碍。此外，肝、肾等器官功能障碍会造成机体水、电解质、酸碱失衡。因而，在围术期应密切监测血糖、血气分析等指标，积极维持机体内环境稳态。临床研究显示，强化胰岛素治疗不影响脓毒症患者的预后，却显著增加低血糖风险。因此，围术期 MODS 患者不要求将血糖严格控制在正常范围内，建议参照"SSC 指南"标准将血糖控制在 10mmol/L 内。对于严重酸中毒（pH<7.15）患者，可以静脉使用碳酸氢钠纠正酸中毒。对于高血钾（K^+>5.5mmol/L）患者，应予以葡萄糖和胰岛素复合应用，促进胞外钾离子的转运，降低血钾浓度，同时联合使用钙剂（氯化钙或葡萄糖酸钙）以稳定心肌细胞，避免恶性心律失常的发生。

4. 术后监测和治疗　MODS 患者术后可根据患者的情况选择转入 ICU 或 PACU 进行后续治疗。对于基础情况良好、原发疾病较轻、循环和呼吸功能稳定且手术创伤较小的患者可酌情考虑手术结束后进入 PACU,待患者意识逐步恢复、肌力和自主呼吸正常,予以拔除气管导管,再转入病房继续治疗。对于合并多种慢性疾病、术前已存在呼吸或循环不稳定、器官功能严重损伤、手术创伤较大的患者,术后应转入 ICU 治疗。

【问题 10】对于本患者,入手术室后如何完善术前准备?

【临床思路】

1. 常规监测无创血压、心电图、脉搏血氧饱和度、体温和尿量等参数。

2. 该患者在 ICU 已完成了气管插管,入室后连接麻醉机,采用小潮气量复合 PEEP 的肺保护性通气策略。潮气量初始设定为 6ml/kg,PEEP 值设定为 5cmH$_2$O,根据情况逐渐增加,气道压不高于 30cmH$_2$O。吸入氧浓度为 100%,吸呼比 1:2,通气频率 15 次 /min。根据患者的生命体征和呼吸力学随时调整呼吸参数,使呼吸支持达到最佳状态。

3. 进行有创动脉压、中心静脉压等监测,并测定动脉血气和中心静脉血氧饱和度(ScvO$_2$),如有条件最好能放置肺动脉导管,联合应用 TEE,以详细评估循环系统功能并指导液体治疗和血管活性药物的应用。

4. 根据患者血压、心率、心功能指数、每搏输出量指数、每搏量参数等指标的变化对液体复苏进行及时调整。联合应用血管活性药物(如去甲肾上腺素等)和正性肌力药物(如肾上腺素、多巴酚丁胺等)维持血流动力学稳定。必要时可应用小剂量糖皮质激素(如静脉输注氢化可的松 200mg),以改善患者对血管活性药物的反应性,纠正休克状态,提高生存率。

【问题 11】进入手术室后,对该患者进行了小潮气量(6ml/kg)复合 PEEP(10cmH$_2$O)的肺保护通气策略。吸入氧浓度为 100%,吸呼比为 1:2,通气频率为 15 次 /min。动脉内置管监测有创动脉压,血压 86/50mmHg,心率 142 次 /min;动脉血气分析示 pH 7.29,PaO$_2$ 62mmHg,PaCO$_2$ 57mmHg,血红蛋白 85g/L,血乳酸 4.2mmol/L。对该患者进行颈内静脉穿刺置管,测得 CVP 4mmHg,ScvO$_2$ 61%,血管活性药物用多巴胺 6μg/(kg·min),尿量很少。是否需要对该患者进行液体复苏? 请简述如何进行液体复苏。

【临床思路】

液体复苏是治疗严重脓毒症、脓毒性休克及 MODS 最重要和最基本的手段之一。应尽早对 MODS 患者实施规范的液体复苏以逆转组织低灌注(组织低灌注定义为初始液体冲击后持续低血压或血乳酸 ≥ 4mmol/L)。在进行复苏的最初 6h 内,达到下述复苏目标:①中心静脉压 8~12mmHg;②平均动脉压 ≥ 65mmHg;③尿量 ≥ 0.5ml/(kg·h);④上腔静脉血氧饱和度或混合静脉血氧饱和度 ≥ 70% 或 65%。

该患者当前 CVP 为 4mmHg,ScvO$_2$ 61%,多巴胺支持下平均动脉压为 62mmHg,血液乳酸水平为 4.2mmol/L,处于脓毒性休克,组织低灌注状态,需要及早进行液体复苏治疗。

知识点

2008 版"严重脓毒症和脓毒性休克治疗指南"提出了对组织低灌注的脓毒性休克患者实施早期目标导向治疗的理念,强调力争在复苏的第 1 个 6h 内,纠正组织低灌注。

2012 版"严重脓毒症和脓毒性休克诊疗指南",对早期目标导向治疗进行了补充。建议对于以乳酸水平升高作为组织低灌注指标的患者,应以乳酸水平降至正常作为复苏目标,强调了血乳酸水平的临床价值。

2016 版指南在 2012 版基础上,结合近几年循证医学证据对液体复苏治疗进行了进一步的完善。①推荐在液体复苏起始 3h 内输注至少 30ml/kg 晶体液。②在完成初始液体复苏后,需要反复评估血流动力学状态以指导后续的液体治疗。③尽量使用动态指标来预测机体对液体治疗的反应性。④对于需要使用血管活性药物的脓毒性休克患者,推荐初始复苏的目标平均动脉压为 65mmHg。

2018 年 SSC 对脓毒症集束化治疗指南进行了更新,在 2016 版指南的基础上提出了"1 小时集束化治疗(hour-1 bundle)"的概念,进一步凸显了尽早开始液体复苏治疗的临床意义。

【问题 12】该患者使用的升压药为 ICU 带来的多巴胺,剂量为 6μg/(kg·min),当前血压为

86/50mmHg,平均动脉压为 62mmHg,心率为 142 次 /min,是否需要更换血管活性药物? 如需更换,选用何种药物?

【临床思路】

液体复苏治疗的目的在于改善全身组织器官的灌注状态。经过充分的液体复苏后,仍然存在组织低灌注或严重低血压时,应适当使用血管活性药物,至少将平均动脉压维持在 65mmHg 以上。

2012 版"严重脓毒症和脓毒性休克诊疗指南"对于血管活性药物的应用作出了明确的说明,具体如下:

1. 推荐初始应用血管活性药物使平均动脉压达到 65mmHg。

2. 推荐将去甲肾上腺素作为首选血管活性药物。

3. 需要额外增加药物以维持血压时,应用肾上腺素(在应用去甲肾上腺素的基础上加用或单独应用)。

4. 可在应用去甲肾上腺素基础上加用血管加压素(最大剂量为 0.03U/min)。

5. 不推荐单独应用低剂量血管加压素治疗脓毒症低血压,剂量大于 0.03~0.04U/min 的血管加压素仅用于其他升压药无效的抢救治疗。

6. 建议仅对部分特定的患者应用多巴胺替代去甲肾上腺素(如低心动过速风险和心动过缓患者)。

7. 不推荐应用去氧肾上腺素治疗脓毒性休克,除非存在以下情况:①去甲肾上腺素引起严重心律失常;②已知心排血量较高而血压持续低下;③当联合应用正性肌力药物、血管活性药物和低剂量血管加压素仍无法达到目标平均动脉压时,可作为抢救治疗应用。

8. 不推荐应用低剂量多巴胺进行肾脏保护治疗。

9. 推荐所有应用血管活性药物的患者在可能的情况下尽早放置动脉导管进行有创血压监测。

根据指南,该患者经 ICU 液体复苏后,平均动脉压未能达目标值,同时,心率过快,不宜继续应用多巴胺,应更换为去甲肾上腺素,再根据患者血流动力学指标进行调整。

【问题 13】如何对 MODS 患者进行机械通气?

【临床思路】

1. MODS 与急性呼吸窘迫综合征(ARDS)　MODS 患者常合并 ARDS。据统计,脓毒症和创伤患者 24h 内 ARDS 的发生率分别为 54% 和 29%。2012 年柏林会议上,对既往诊断标准[1994 年由欧美 ARDS 专题研讨会(AECC)所制订]进行了修订。"柏林标准"基于氧合情况($PaO_2/FiO_2 \leq 300$、≤ 200 和 $\leq 100mmHg$ 三个水平,且 $PEEP \geq 5cmH_2O$)将 ARDS 分为轻度、中度和重度三级,使之能更好地预测 ARDS 的病死率,并依此制订 ARDS 的治疗策略。

2. 肺保护性通气策略　2012 版"严重脓毒症和脓毒性休克诊疗指南"建议对 ARDS 患者进行肺保护性通气策略,具体如下:

(1)对脓毒症引发的 ARDS 患者建议将目标潮气量设置为 6ml/kg。

(2)推荐 ARDS 患者监测平台压,初始平台压目标上限不超过 30cmH_2O。

(3)推荐使用呼气末正压通气(PEEP)以避免呼气末的肺泡塌陷(萎陷伤)。

(4)对脓毒症引发的中度或重度 ARDS 患者,建议使用高水平 PEEP 的通气策略。

(5)对严重难治性低氧血症的脓毒症患者建议间断使用肺复张手法。

(6)建议对由脓毒症引发的 ARDS,当氧合指数(PaO_2/FiO_2)$\leq 100mmHg$ 时,在有操作经验的医疗机构使用俯卧位通气。

(7)推荐脓毒症患者在机械通气时保持床头抬高 30°~45°,以降低误吸风险和预防呼吸机相关性肺炎。

(8)对小部分脓毒症引发 ARDS 的患者,经仔细衡量并认为使用无创通气利大于弊时,建议使用无创通气。

(9)推荐对机械通气的严重脓毒症患者制订撤机方案,常规进行自主呼吸试验评估,当满足下列标准时终止机械通气:①可唤醒;②在未使用血管活性药物的情况下,血流动力学稳定;③没有新的潜在的严重情况;④对通气和呼气末压力的需求较低;⑤吸入氧浓度(FiO_2)的需求较低,能够通过面罩或鼻导管安全输送。如果自主呼吸试验成功,应考虑拔除气管导管。

(10)对脓毒症引发的 ARDS 患者不推荐常规使用肺动脉导管。

(11)对脓毒症引发的 ARDS 患者,没有组织低灌注证据的情况下,推荐采用相对保守而不是激进的输液策略。

(12)无特殊指征时,如支气管痉挛,不推荐使用 β₂ 受体激动药治疗脓毒症引发的 ARDS。

知识点

MODS 患者的机械通气

1. 使用小潮气量复合 PEEP 并限制吸气平台压的肺保护性通气策略。
2. 使用 PEEP 减轻肺萎陷的程度,对中、重度 ARDS 患者使用较高水平的 PEEP。
3. 对严重难治性低氧血症患者间断使用肺复张手法。
4. 如有可能,尽可能降低吸入氧浓度。
5. 保持气道通畅,及时吸除气道分泌物。
6. 术后机械通气期间,如无禁忌,将床头抬高 30°~45°。
7. 没有组织低灌注证据的情况下,采用相对保守输液策略。

【问题 14】该患者手术进行到 2/3,在去甲肾上腺素(10μg/min)的支持下血压维持在 90~105/ 65~75mmHg,心率 87 次 /min,已出血 300ml,预计还将出血 300~400ml,血红蛋白 70g/L、血小板 47 × 10⁹/L,活化部分凝血活酶时间(APTT)80s,国际标准化比率(INR)1.6。该患者是否需要输注血液制品? 如需要,使用何种血液制品?

【临床思路】

1. 如果患者在经过充分的液体复苏治疗后,组织低灌注得到改善,但依旧存在氧合功能不良的表现,如中心静脉氧饱和度低,应考虑是否存在血红蛋白过低。建议测定血红蛋白水平,并在血红蛋白低于 70g/L 时输注红细胞以维持血红蛋白水平达到 70~90g/L。该患者血红蛋白水平已达到输血临界值,且术中预计还将出血 300~400ml,故应接受输血,以改善组织氧合。该患者术中输注浓缩红细胞 4U。

2. 在无出血、也不计划进行有创性操作时,不提倡输注新鲜冰冻血浆以纠正实验室检查的凝血异常。就该患者而言,手术进行到 2/3,且术中预计还将出血 300~400ml,符合输注新鲜冰冻血浆的指征。该患者术中输注新鲜冰冻血浆 400ml。

3. 对于血小板 <10 × 10⁹/L,无显著出血征象,或血小板 <20 × 10⁹/L 同时存在高出血风险的患者,建议预防性输注血小板。对于存在活动性出血或需进行手术或有创操作的患者需保证血小板 ≥ 50 × 10⁹/L。根据指南,该患者有输注血小板的指征。

【问题 15】该患者是否需要应用糖皮质激素?

【临床思路】

糖皮质激素在脓毒性休克中的应用一直存在争议。法国一项多中心随机对照试验(RCT)研究结果显示,对于血管活性药物无反应(液体复苏和血管活性药物治疗超过 1h,收缩压 <90mmHg)的脓毒性休克患者,使用氢化可的松可显著逆转休克,降低病死率。对于无持续性休克、死亡风险较低的严重脓毒症患者,一项大型欧洲多中心试验(CORTICUS 试验)结果表明,在不考虑血压对血管活性药物敏感性的情况下,糖皮质激素不能降低患者的病死率。因此,患者对液体治疗和血管活性药物的反应为应用糖皮质激素的重要考虑因素。

对于脓毒性休克患者,在进行充分的液体复苏和应用血管活性药物之后,如果能够维持血流动力学的稳定,不建议使用糖皮质激素;如果患者对液体复苏和血管活性药物反应低下,建议短期静脉应用氢化可的松 200mg/d,不超过 5~7d。

【问题 16】如何控制感染?

【临床思路】

外科感染是引起 MODS 的重要病因,因而能否快速有效地控制感染是影响疾病转归的重要因素。2012 版"严重脓毒症和脓毒性休克诊疗指南"指出:

1. 推荐严重脓毒症确诊后 1h 内经验性应用抗菌药物。尽可能在应用抗菌药物之前采集血培养标本,但不应因为等待血培养结果而导致抗菌药物应用延迟。

2. 建议应用克林霉素及抗毒素治疗合并顽固性低血压的脓毒性休克综合征。

3. 早期积极地控制感染源。

4. 如果可以耐受,推荐肠道抗菌药物治疗难辨梭状芽胞杆菌肠炎。病情严重者优先选择口服万古霉素。

【问题 17】如何对 MODS 患者进行血糖控制?

【临床思路】

MODS 患者普遍存在高血糖和胰岛素抵抗(insulin resistance),发生率可高达 75%。高血糖与 MODS 患者高病死率和高并发症的发生率密切相关。多项 RCT 研究结果表明,强化胰岛素治疗(将血糖控制为 3.9~6.1mmol/L)并不能显著降低 ICU 患者死亡率,反而显著增加患者发生严重低血糖的风险。因而建议对 MODS 患者采用"较为宽松"的程序化血糖管理方案,具体如下:

1. 对于脓毒症患者,在两次测得血糖 >10.0mmol/L 时,启用胰岛素治疗。目标是控制血糖 ≤ 10.0mmol/L。

2. 在进行胰岛素治疗时,每 1~2h 监测血糖 1 次,直至血糖水平和胰岛素剂量已稳定,然后改为每 4h 监测 1 次。

3. 床旁末梢血糖测定的准确性易受多种因素的影响,如设备类型、患者血细胞比容、患者氧分压及药物输注等。对其测得值要谨慎解读。

4. 如果患者有动脉置管,推荐使用动脉血替代毛细血管血进行血糖的床旁检验。

【问题 18】需要对 MODS 患者进行抗凝治疗吗?

【临床思路】

目前多项关于抗凝血酶治疗脓毒症和脓毒性休克的研究结果显示,抗凝血酶治疗不能显著降低病死率,且会增加出血的风险,因此不推荐对 MODS 患者进行抗凝治疗。

推荐阅读文献

［1］VINCENT J L, NELSON D R, WILLIAMS M D. Is worsening multiple organ failure the cause of death in patients with severe sepsis? Crit Care Med, 2011, 39 (5): 1050-1055.

［2］TILNEY N L, BAILEY G L, MORGAN A P. Sequential system failure after rupture of abdominal aortic aneurysms: an unsolved problem in postoperative care. Ann Surg, 1973, 178 (2): 117-122.

［3］MITCHELL L M, MITCHELL F P, MARSHALL J C, et al. For the International Sepsis Definitions Conference. Crit Care Med, 2003, 31 (4): 1250-1256.

［4］DELLINGER P, LEVY M M, ANDREW R A, et al. Surviving sepsis campaign: international guidelines for management of severe sepsis and septic shock: 2012. Crit Care Med, 2013, 41 (2): 580-637.

［5］BONE R C. Immunologic dissonance: a continuing evolution in our understanding of the systemic inflammatory response syndrome (SIRS) and the multiple organ dysfunction syndrome (MODS). Ann Intern Med, 1996, 125 (8): 680-687.

［6］MARSHALL J C, COOK D J, CHRISTOU N V, et al. Multiple organ dysfunction score: a reliable descriptor of a complex clinical outcome. Crit Care Med, 1995, 23 (10): 1638-1652.

［7］ARDS Definition Task Force, RANIERI V M, RUBENFELD G D, et al. Acute respiratory distress syndrome: the Berlin definition. JAMA, 2012, 307 (3): 2526-2533.

［8］LEVY M M, DELLINGER R P, TOWNSEND S R, et al. The surviving sepsis campaign: results of an international guideline-based performance improvement program targeting severe sepsis. Crit Care Med, 2010, 38 (2): 367-374.

［9］RHODES A, EVANS L E, ALHAZZANI W, et al. Surviving sepsis campaign: international guidelines for management of severe sepsis and septic shock: 2016. Crit Care Med, 2017, 45 (3): 486-552.

［10］LEVY M M, EVANS L E, RHODES A. The surviving sepsis campaign bundle: 2018 update. Crit Care Med, 2018, 46 (6): 997-1000.

(方向明)

第五十三章　重症患者的营养治疗

Nutrition Support for Critical Ⅲ Patient

危重患者很早就开始出现营养消耗,这是由疾病导致的炎症因子释放、应激反应及外界环境因素影响等引起的强制性过度分解代谢所致。在ICU治疗10d的患者,机体蛋白质减少10%~25%,这在多器官衰竭综合征患者中的表现尤为明显。因此危重患者的营养支持对其预后有着重要的影响。危重患者代谢的动态变化和疾病本身的进程要求将个体化的营养支持措施作为改善预后的药物治疗方法。医学营养治疗(medical nutrition therapy)包括经口营养补充、肠内营养(enteral nutrition,EN)和肠外营养(parenteral nutrition,PN)。入住ICU超过48h的患者,均应考虑进行医学营养治疗。

案　例

【病历摘要】

患者男,54岁,体重60kg。因腹痛、腹胀3d入住胰腺外科。查体:体温37.2℃,心率85次/min,血压120/60mmHg,呼吸20次/min,SpO$_2$ 98%。神清,皮肤及巩膜无黄染。双肺呼吸音清晰,未闻及干、湿啰音。腹部平软,左中上腹部有轻压痛,无反跳痛,叩诊呈鼓音,移动性浊音(−),肠鸣音正常。双下肢不肿。辅助检查:血淀粉酶367U/L,尿淀粉酶1 786U/L。肝胆和胰腺CT:肝胆未见异常,胰腺肿大,胰周轻度渗出。X线胸片:肺纹理清晰,心肺膈未见异常。血常规:白细胞8.3×10^9/L,中性粒细胞70%,血红蛋白105g/L,血小板128×10^9/L。血气分析:pH 7.42,PaO$_2$ 96mmHg,PaCO$_2$ 37mmHg,HCO$_3^-$ 23mmol/L。肾功能:尿素氮5.4mmol/L,肌酐85μmol/L。血脂:胆固醇9.4mmol/L,甘油三酯2.29mmol/L,低密度脂蛋白2.75mmol/L,高密度脂蛋白0.5mmol/L。诊断:轻症急性胰腺炎,高脂血症。

【问题1】轻症急性胰腺炎的营养支持方法是什么?

【临床思路】

不同类型的胰腺炎的营养支持方法不同。

既往认为急性胰腺炎需完全禁食,避免刺激胰液分泌,让胰腺休息。我国消化病医学会的急性胰腺炎诊治指南(2019沈阳)与2019年世界急诊外科学会重症急性胰腺炎诊治共识均指出,轻度急性胰腺炎患者在可耐受的情况下可尽早开放饮食。饮食类型采用流质,低脂或正常脂含量,软食或普食,但要依病情确定。由于疼痛、呕吐、肠梗阻等原因,限制了部分急性胰腺炎患者早期进食。中重症急性胰腺炎患者通常无法耐受经口饮食,需放置胃肠道营养管输注要素营养物质,如能量不足,可辅以肠外营养。肠内营养的时机视病情的严重程度和胃肠道功能的恢复情况来定,只要患者胃肠动力能够耐受,建议尽早实行肠内营养(入院后24~72h)。对于高脂血症患者应减少脂肪类物质的补充。进行肠内营养时应注意患者的腹痛、肠麻痹、腹部压痛等症状和体征是否加重,并定期复查血常规、肝肾功能、电解质、血脂、血糖等水平,以评价机体代谢状况,调整肠内营养的剂量与剂型。

第二次住院病史

主诉:因腹痛、腹胀伴恶心、呕吐3d,心慌、气促1d入院。查体:体温38.5℃,心率126次/min,血压85/50mmHg,呼吸35次/min,SpO$_2$ 85%。神志模糊,皮肤及巩膜无黄染。双肺呼吸音粗糙,双下肺可闻及少许湿啰音。腹部膨隆,左腹部有压痛和反跳痛,叩诊呈鼓音,移动性浊音(+),肠鸣音弱。双下肢水肿。辅助检查:血淀粉酶6 740U/L,尿淀粉酶3 690U/L。胰腺CT:胰腺肿大,可见坏死样病变。X线胸片:肺纹理增粗,双中下肺可见斑片状阴影。血常规:白细胞$15.8×10^9$/L,中性粒细胞90%,血红蛋白90g/L,血小板$76×10^9$/L。血气分析:pH 7.42,PaO_2 55mmHg,$PaCO_2$ 31mmHg,HCO_3^- 19mmol/L。肾功能:尿素氮13.5mmol/L,肌酐249μmol/L。肝功能:总胆红素60.6μmol/L,直接胆红素35μmol/L,天冬氨酸转氨酶156U/L,丙氨酸转氨酶210U/L,总蛋白48.6g/L,白蛋白22g/L,球蛋白26.6g/L。血脂:胆固醇9.56mmol/L,甘油三酯2.25mmol/L,低密度脂蛋白2.55mmol/L,高密度脂蛋白0.4mmol/L。诊断:**重症急性胰腺炎,ARDS,低血容量性休克,感染性休克,急性肾功能不全,肝功能不良,高脂血症**。

【问题2】重症急性胰腺炎(severe acute pancreatitis,SAP)的代谢特点是什么?

【临床思路】

只有了解重症急性胰腺炎的代谢特点,才能有目的地进行营养支持。

急性重症胰腺炎早期的代谢特点主要表现为,静息能耗增加(可达1.5倍以上),出现高分解代谢,患者很快出现严重的负氮平衡和低蛋白血症。

糖代谢方面:糖利用率降低、糖耐量下降、糖原异生增加,大部分患者出现高血糖。

蛋白质代谢方面:蛋白质分解增多、尿氮排出增加,机体处于负氮平衡,每日尿氮排出增加20~40g,同时由于骨骼肌对支链氨基酸的摄取增加,其血浆浓度下降而芳香族氨基酸相应升高。

脂肪代谢方面:高脂血症是急性重症胰腺炎常见的临床表现,同时机体脂肪分解增加成为重要的能量来源。此外,急性重症胰腺炎患者早期可伴有低钙、低镁等代谢紊乱。

【问题3】该患者需要有计划的营养支持吗?

【临床思路】

1. 对危重患者需进行营养状态的评估,以明确是否存在营养风险,是否应进行有计划的营养支持。

知识点

危重患者营养状态评估的方法

2018英国国家卫生与临床优化研究所(National Institute for Health and Care Excellence,NICE)在胰腺炎指南中指出:大多数急性重症胰腺炎患者需要营养支持。在严重或中度重症急性胰腺炎中延迟营养没有益处。

危重患者的营养状态评估比较困难。目前常用的方法为:

1. 机体测量参数(如皮肤皱褶厚度和上臂中部周长等)　常用于评估特定人群而非个体的营养状况。

2. 生化检测指标　这些指标有其局限性。急性反应期白蛋白水平下降迅速;血红蛋白受出血和骨髓抑制影响;前白蛋白、转铁蛋白和淋巴细胞计数可能有一定帮助,但受患者水化状态的影响。

3. 体重指数[体重(kg)/[身高(m)]²,BMI]　也用于评估营养状况(若BMI<18.5kg/m²则认为体重偏轻),BMI是预测危重患者死亡率的独立预测因素。但BMI不能反映危重患者急性营养状况的改变。

4. 主观全面评定(subjective global assessment,SGA)　这是普遍认可的测量营养状况的方法,其着重于病史和体检。

(1)采集病史的正确过程包括:①体重变化(3周内体重改变>5%或3个月内改变>10%);②食物摄入量变化;③胃肠道症状;④功能不全。

(2)这些病史加上下列体检证据:①皮下脂肪丢失,尤其是胸部和三头肌部(BMI<20kg/m²);②肌肉消耗,尤其是颞部、三头肌部和臀部;③水肿;④腹水。

尽管是主观性指标,但其具有可重复性,并且与多种情况下的死亡率相关。

知识点

营养不良严重程度分级

根据最近的欧洲肠外肠内营养学会（ESPEN）和全球营养不良领导倡议（GLIM）建议，营养不良严重程度分级为第 1 阶段（中度）和第 2 阶段（严重）营养不良（表 53-1）。

表 53-1　营养不良严重程度的分级

分级	临床表现			病因学诊断	
	减重	体重指数	肌肉质量	食物摄入，吸收不良或胃肠道症状	疾病负担/炎症
第 1 阶段/中度营养不良（需要 1 种临床表现和 1 个病因学诊断）	过去 6 个月内 5%~10%，或 6 个月以上 10%~20%	<70 岁，<20kg/m²，≥70 岁，<22kg/m² 亚洲：<70 岁，<18.5kg/m²，≥70 岁，<20kg/m²	轻度至中度降低	摄入量低于营养需求 >2 周，或中度吸收不良/胃肠道症状①	急性疾病/损伤②或慢性疾病相关③
第 2 阶段/严重营养不良（需要 1 种临床表现和 1 个病因学诊断）	在过去 6 个月内 >10%，或 6 个月以上 >20%	<70 岁，<18.5kg/m²，<70 岁，<20kg/m² 亚洲：待定	严重降低	摄入量 ≤ 50% 营养需求 >1 周，或严重的吸收不良/胃肠道症状④	急性疾病/损伤②或慢性疾病相关③

注：①中度营养不良中，胃肠道症状包括吞咽困难、恶心、呕吐、腹泻、便秘或腹痛。
②主要包括感染、烧伤、创伤或闭合性头部损伤。
③恶性肿瘤、慢性阻塞性肺疾病、充血性心力衰竭、慢性肾病或任何慢性或复发性炎症相关疾病。
④严重营养不良中，胃肠道症状包括吞咽困难、恶心、呕吐、腹泻、便秘或腹痛。

知识点

危重患者营养状态的评估

明确营养风险的程度有助于确定哪些患者能够自主进食，哪些可能需要早期或长期的有计划的营养支持。营养风险即患者现存的或潜在的营养状况对不良临床结局的影响。

营养风险的筛查多采用 NRS-2002 工具，是 2003 年由欧洲肠外肠内营养学会（ESPEN）发表的，适用于住院患者。

2. 按照营养风险筛查的 NRS-2002 工具，该患者存在中度营养不良，营养状态评分 3 分，有营养风险，应设定营养支持计划。

营养风险的筛查用 NRS-2002 工具进行。首先，判断患者是否已存在营养不良，营养状态的诊断标准见表 53-2。其次，初步评定患者是否存在营养风险，营养风险初筛表见表 53-3，如患者计划接受腹部大手术治疗，可以进行预防性的营养支持计划，能够减少发生营养风险。最后，进行营养状态评分，营养风险复筛表见表 53-4。总评分 ≥ 3 分，表明患者有营养风险，应设定营养支持计划；总评分 <3 分，若患者将接受重大手

术,每周复查营养状态评分。

表 53-2　营养状态的诊断标准

参数	正常范围	营养不良		
		轻度	中度	重度
体重(理想正常值的百分比)/%	>90	80~90	60~79	<60
体重指数 /(kg·m⁻²)	18.5~23	17~18.4	16~16.9	<16
三头肌皮褶厚度(正常值的百分比)/%	>90	80~90	60~80	<60
上臂肌围(正常值的百分比)/%	>90	80~90	60~79	<60
肌酐身高指数(正常值的百分比)/%	>95	85~94	70~84	<70
白蛋白 /(g·L⁻¹)	>30	30~25	24.9~20	<20
转铁蛋白 /(g·L⁻¹)	2.0~4.0	1.5~2.0	1.0~1.5	<1.0
前白蛋白 /(g·L⁻¹)	>2	1.6 ~ 2.0	1.2 ~ 1.5	<1.2
总淋巴细胞计数 /(×10⁹L⁻¹)	>1 500	1 200~1 500	800~1 200	<800
氮平衡 /(g·L⁻¹)	± 1	−5~−10	−10~−15	<−15

表 53-3　营养风险初筛表

问题	是	否
1. 体重指数(BMI)<20.5kg/m² ? 体重 ＿＿＿kg,身高 ＿＿＿m,BMI ＝ ＿＿＿kg/m²		
2. 最近 3 个月内患者的体重减少了吗?		
3. 最近 1 周内患者的膳食摄入有减少吗?		
4. 是否患有严重疾病? (如在重症监护中)		

注:如果任何一个问题的答案为"是",则进行复筛,答"否"则每周重复筛查一次。

表 53-4　营养风险复筛表

营养受损状况		疾病严重程度评分	
目前评分	营养状态(请勾出)	评分	患者营养需要(请勾出)
没有(0 分)	正常营养状态	没有(0 分)	正常营养需要量
轻度(1 分)	□ 3 个月体重丢失 >5% □在未来的 1 周中摄入量为正常的 50%~75%	轻度(1 分)	□臀部骨折 □慢性疾病伴随着急性感染 □肝硬化 □ COPD □长期血液透析 □糖尿病 □肿瘤
中度(2 分)	□ 2 个月体重丢失 >5% □ BMI 18.5~20.5kg/m²+ 全身损伤 □在未来的 1 周中摄入量低于正常需要量的 25%~50%	中度(2 分)	□大型腹部手术 □脑卒中应激状况 □重症肺炎 □血液系统的恶性肿瘤
重度(3 分)	□ 1 个月体重丢失 >5%(3 个月体重丢失 >15%) □ BMI<18.5kg/m²+ 全身损伤 □血清白蛋白 <35g/L □在未来的 1 周摄入量 0 或为正常需要量 25%	重度(3 分)	□头部损伤 □骨髓移植 □ ICU 患者

注:年龄如果 ≥ 70 岁者,加 1 分。

营养评分 + 疾病评分 + 年龄评分 = 总分。

【问题 4】患者此时呼吸衰竭,血流动力学不稳定,腹部膨隆,能否行营养支持?

【临床思路】

1. 需了解危重患者的营养支持时机。因呼吸循环尚不稳定,腹胀明显,不完全 / 完全肠梗阻症状时不能进行营养支持。

知识点

危重患者的营养支持

危重患者营养支持时机选择的原则:在经过早期有效复苏(特别是容量复苏)与血流动力学基本稳定,水、电解质与酸碱严重失衡得到初步纠正后及早开始营养支持,一般在有效的复苏与初期治疗24~48h 后可考虑开始。

危重患者存在以下情况时,不宜开始营养支持:①复苏早期,血流动力学尚未稳定,特别是容量复苏尚不充分时;②存在严重的代谢紊乱(应激性高血糖尚未得到有效控制、存在严重酸中毒等);③存在严重肝功能障碍、肝性脑病、严重氮质血症未予肾脏替代治疗的患者,营养支持很难有效实施,不当应用将使器官功能障碍加重甚至衰竭。

---

2. 治疗上,通过补液,加强抗感染,血管活性药物(首选去甲肾上腺素)的使用,改善血流动力学。尝试无创正压通气(NIPV),无法改善低氧血症,且患者不耐受 NIPV 则需气管插管,机械通气,改善低氧血症。监测患者腹内压,若 >12mmHg,考虑存在腹内压增高;若 >21mmHg,考虑存在腹腔间室综合征(abdominal compartment syndrome,ACS),通过导泻、胃肠减压、引流腹腔积液、补充胶体、在血容量充足的基础上适当利尿。若出现少尿或无尿,则需采用肾脏替代治疗(renal replacement therapy,RRT),降低腹内压。并加强护肝、降黄疸等治疗。

知识点

腹 内 压

腹内压(intra-abdominal pressure,IAP)是隐藏在腹腔内的压力。腹内压受到很多因素的直接影响,如实质器官或空腔脏器(有的是完全中空的脏器,有的是存在空气、液体或粪便的空腔脏器)、腹水、腹腔出血、其他占位性损害(如肿瘤或妊娠子宫)、限制腹壁扩张的因素(如烧伤瘢痕、第三间隙水肿)等。危重患者的正常腹内压为 5~7mmHg,ACS 是指持续腹内压 >20mmHg(存在 / 不存在腹腔灌注压 <60mmHg),同时伴有 IAH 相关的新的器官功能衰竭 / 障碍。

腹内压的监测方法:目前,全世界 90% 的腹内压 IAP 测量都是采用间接膀胱压测定。腹内压应该以毫米汞柱表示(1mmHg=1.36cmH$_2$O),在呼气末且腹肌无收缩情况下测量。由于床头抬高会显著增加腹内压的测量值,所以患者应该保持完全仰卧位,在腋中线水平髂嵴处将传感器归零。采用经膀胱测压时,膀胱内最多注入生理盐水 25ml(小儿 3ml)。应该在注入生理盐水后 30~60s,膀胱逼尿肌松弛时测量腹内压。

降低腹内压的内科治疗方法如下。①提高腹壁顺应性:镇静、镇痛,神经肌肉阻滞,避免床头摇高大于 30°;②排空管腔内容物:鼻胃管减压,直肠减压,给予促胃肠动力药(胃、结肠);③排出腹腔积聚的液体:穿刺抽液术,经皮穿刺引流;④适当的液体负平衡:避免过度的液体复苏,给予利尿药、胶体 / 高张液体,血液透析 / 滤过;⑤器官支持:使用血管升压药维持腹腔灌注压 ≥ 60mmHg,选择合适的通气策略,促进肺复张。

【问题 5】待血流动力学基本稳定,水、电解质与酸碱严重失衡得到初步纠正后,开始营养支持。此时的营养供给能量应是多少?

【临床思路】

此时患者尚处于炎症反应高峰期,按照"允许性低热量"原则,给予能量 15~20kcal/(kg·d),即 900~

1 200kcal/d。

> 知识点
>
> ### 允许性低热量
>
> 危重症患者急性应激期营养支持应掌握"允许性低热量"原则,即 15~20kcal/(kg·d),其目的是在保证维持生命的细胞代谢需要的同时,避免超负荷能量供给对应激早期代谢紊乱与受损器官功能的不良影响,同时避免营养支持相关的并发症,如高血糖、高脂血症、高碳酸血症、胆汁淤积与脂肪沉积及肝肾功能损害等。

【问题 6】患者的血糖控制应注意什么?

【临床思路】

危重症患者的机体处于严重应激状态,垂体 - 肾上腺轴功能发生改变,儿茶酚胺、胰高血糖素、促生长激素等促分解代谢激素大量生成。而胰岛素分泌减少或正常,可导致胰岛素 / 胰高血糖素的比例失调,骨骼肌等蛋白质分解,血浆中的游离氨基酸、脂肪酸增加,糖原分解和糖异生加剧,出现明显的高血糖。胰岛素抵抗现象导致糖的利用受限,糖耐量下降,血糖上升,导致应激性地持续高血糖。ESPEN 指南特别提出应注意血糖监测(入 ICU 后或营养支持开始后),并且至少每 4h 测量一次血糖,注意避免严重的高血糖或低血糖。当葡萄糖水平超过 10mmol/L 时,应给予胰岛素。

> 知识点
>
> ### 重症患者的血糖控制
>
> 应激性高血糖是 ICU 中普遍存在的一种临床现象,并成为一独立因素直接影响各类重症患者的预后。多项前瞻与回顾性临床研究表明,严格血糖控制可有效降低各类 ICU 重症患者的病死率。关于目标血糖控制水平对重症患者预后的影响尽管标准不同,但综合多项临床研究结果,目标血糖控制在 7.8~10mmol/L,可较好地改善危重症患者的预后,同时可降低低血糖的发生率。

入院第 7 天

查体:体温 37.5℃,心率 90 次 /min,血压 105/60mmHg(已停用去甲肾上腺素),呼吸 28 次 /min,SpO₂ 96%(已脱离呼吸机,拔除气管导管)。神志清醒。双肺呼吸音粗糙,双肺未闻及干、湿啰音。腹部膨隆减轻(腹内压 13mmHg),左腹部仍有压痛,无反跳痛,叩诊呈鼓音,移动性浊音(+),肠鸣音弱。双下肢不肿。血常规:白细胞 11.6×10⁹/L,中性粒细胞 83%,血红蛋白 94g/L,血小板 98×10⁹/L。血气分析:pH 7.40,PaO₂ 85mmHg,PaCO₂ 35mmHg,HCO₃⁻ 23mmol/L,乳酸 1.5mmol/L。肾功能:尿素氮 8.5mmol/L,肌酐 95.2μmol/L,中心静脉压 13mmHg,尿量 2 000~3 000ml/d,停用连续性肾脏替代治疗。血电解质正常。

【问题 7】此时能开始营养支持吗?

【临床思路】

此时患者全身炎症反应综合征(systemic inflammatory response syndrome,SIRS)好转,血流动力学稳定,呼吸平稳,无呼吸衰竭,水、电解质和酸碱平衡,腹内压接近正常,可以开始营养支持。

【问题 8】急性重症胰腺炎的营养支持要点是什么?

【临床思路】

多个胰腺炎诊治指南均建议应尽早(入院后 24~72h)实行肠内营养,只有在患者无法耐受肠内营养时,才考虑给予肠外营养。

【问题 9】危重患者的营养供给方式是什么?

【临床思路】

根据营养素补充途径,临床营养支持分为通过外周或中心静脉途径的肠外营养支持和通过喂养管经胃肠道途径的肠内营养支持两种方法。随着临床营养支持的发展,营养供给方式已由肠外营养为主要的营养支持方式,转变为肠内营养。与肠外营养的效果相比,接受肠内营养的危重症患者发生感染的风险明显降低,病死率有下降趋势。经胃肠道途径供给营养可获得与肠外营养相似的营养支持效果,并且在维持肠屏障功能、降低感染性并发症发生及费用方面较全肠外营养(total parenteral nutrition,TPN)具有明显的优势。存在肠功能障碍,特别是存在未解决的腹部问题(出血、感染)等情况时,肠外营养应成为主要的营养供给方式,以保证提供必需的营养物质与能量。

总之,对于能够进食的重症患者,口服饮食应优于肠内营养或肠外营养。如果不能口服摄入,应该在危重症患者中进行早期肠内营养(48h 内)。如果口服和肠内营养均有禁忌,应在 3~7d 实施肠外营养。对于存在肠内营养禁忌证的严重营养不良患者,应提供早期和进行性肠外营养。为避免过度营养,早期全量的肠内营养和肠外营养不得直接用于重症患者,应在 3~7d 逐渐增加至全量。

【问题 10】此时患者的营养供给方式是什么?

【临床思路】

1. 将肠内营养作为急性重症胰腺炎营养支持的优先考虑。

知识点

急性重症胰腺炎的肠内营养

为使"胰腺休息",减少胰腺分泌,禁食是急性重症胰腺炎早期治疗的基本原则。但禁食可迅速导致营养不良,因此急性重症胰腺炎患者须早期给予营养支持。尽管肠外营养不会刺激胰腺分泌,但高血糖和感染并发症发生率明显增高,肠内营养不仅能维护肠道结构和肠黏膜屏障的完整性,从而有助于降低感染并发症的发生率,利于高血糖控制,而且价廉。急性重症胰腺炎早期应用肠内营养的主要顾虑是营养底物对胰腺外分泌的刺激作用。有研究结果表明,营养底物对胰腺外分泌的刺激作用主要取决于摄食部位,经胃或十二指肠的营养有较大的胰腺外分泌反应,且急性重症胰腺炎早期经空肠喂养并不明显刺激胰腺外分泌,经空肠肠内营养应作为急性重症胰腺炎营养支持的首选方式。现已证实,鼻空肠管或空肠造口是安全有效的肠内营养途径,要求将空肠营养管置于屈氏韧带以远30~60cm 处。

2. 当肠内营养不能满足机体所需时应加入肠外营养。

知识点

加入肠外营养的时机

当患者因严重肠麻痹或腹部并发症不耐受或部分不耐受肠内营养时,可由肠外营养替代或补充。2016 年 SCCM 与 ASPEN 指南中建议当肠内营养不可行时,为避开炎症反应高峰期,应在胰腺炎发作后 1 周后考虑使用肠外营养。大多数患者对葡萄糖及脂肪乳剂的耐受良好。糖类替代脂肪作为主要的热量来源,能抑制糖原异生,减少蛋白质的分解,减少高脂血症的危险,但是必须监测血糖水平,并应用胰岛素控制血糖。不含脂肪乳剂的肠外营养不应超过 2 周,否则可能造成必需脂肪酸的缺乏。急性重症胰腺炎患者输注脂肪乳剂并非禁忌,但应该严密监测血脂水平,通常认为血清甘油三酯 >4.4mmol/L 时,应该慎用脂肪乳剂。

伴全身炎症反应的患者,循环中谷氨酰胺的浓度可降至正常值的 55%,若不给予补充,肠黏膜屏障完整性则难以维持。急性重症胰腺炎是全身炎症反应极其严重的疾病,需要补充谷氨酰胺。补充谷氨酰胺能避免肠黏膜细胞的萎缩,保护肠黏膜屏障,减少感染相关并发症。

【问题 11】肠内营养的途径选择是什么?

【临床思路】

根据患者情况采用鼻胃管、鼻空肠、经皮内镜下胃造口(percutaneous endoscopic gastrostomy,PEG)、经皮内镜下空肠造口（percutaneous endoscopic jejunostomy, PEJ）、术中胃 / 空肠造口等途径进行肠内营养。

1. 经鼻胃管途径肠内营养　常用于胃肠功能正常、非昏迷及经短时间管饲即可过渡到口服饮食的患者。优点是简单、易行，缺点是增加反流、误吸、鼻窦炎、上呼吸道感染的发生率。

2. 经鼻空肠置管肠内营养　优点在于因导管通过幽门进入十二指肠或空肠，降低反流与误吸的发生率，增加患者对肠内营养的耐受性，有助于较早达到目标营养量（图 53-1）。

3. 经皮内镜下胃造口（PEG）置管　PEG 是指在纤维胃镜引导下行经皮胃造口，将营养管置入胃腔。优点是去除了鼻管，减少了鼻咽与上呼吸道的感染并发症，可长期留置营养管。适用于昏迷、食管梗阻等长时间不能进食，但胃排空良好的重症患者。

4. 经皮内镜下空肠造口（PEJ）置管　PEJ 是指在内镜引导下行经皮胃造口，并在内镜引导下，将营养管置入空肠上段，在空肠营养的同时行胃腔减压，可长期留置。其优点除减少了鼻咽与上呼吸道感染的并发症外，也减少了反流与误吸的风险，并在喂养同时可行胃十二指肠减压。尤其适用于有误吸风险、胃动力障碍、肠道麻痹、急性重症胰腺炎、十二指肠淤滞等需要行胃肠减压的重症患者。

2018 年欧洲肠外肠内营养学会（ESPEN）危重患者营养支持指南推荐经胃营养应作为启动肠内营养的标准方法。对于不能用促胃肠运动药解决的经胃喂养不耐受患者，以及

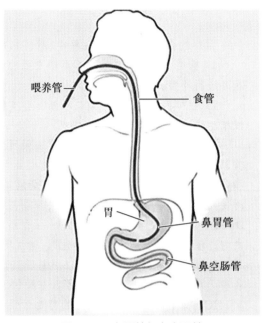

图 53-1　鼻胃管与鼻空肠管

具有高反流误吸风险的患者，可以进行经幽门后喂养，主要是经空肠营养。反流误吸高风险因素包括：无法保护气道；机械通气；年龄 >70 岁；意识水平降低；口腔护理不良；护理人员不足；仰卧位；神经系统缺陷；胃食管反流及使用间歇性推注肠内营养。

【问题 12】如何改善患者肠内营养的耐受性？

【临床思路】

危重症患者往往合并胃肠动力障碍，头高位（30°~45°）可以减少误吸及其相关肺部感染的可能性。经胃营养的患者应严密检查胃残留量（gastric residual volume, GRV），避免误吸的危险，通常需要每 6h 后抽吸 1 次腔残留量，如果 GRV ≤ 500ml，可维持原速度，如果 GRV ≤ 100ml，可增加输注速度 20ml/h，如果 GRV ≥ 500ml，应暂时停止输注或降低输注速度。

在肠内营养输注过程中，以下措施有助于提高患者对肠内营养的耐受性：对肠内营养耐受不良者（GRV>200ml，呕吐），可应用促胃肠动力药物；肠内营养开始营养液浓度应由稀到浓；使用动力泵控制速度，输注速度逐渐递增；在喂养管末端夹加温器，有助于患者对肠内营养的耐受。

2018 年 ESPEN 指南建议对于经胃营养不耐受的重症患者，静脉注射红霉素应作为一线促进胃动力疗法，常用 100~250mg，3 次 /d，连用 2~4d。静脉注射甲氧氯普胺或甲氧氯普胺与红霉素的组合也可被用于促进胃动力。当 GRV>500ml/6h 时，如果腹部检查未发现急性腹部并发症，应考虑使用促胃肠动力药物。应注意这两种药物都与 Q-T 间期延长及心律失常有关，并有少量研究报道与神经系统疾病患者的癫痫发作有关。对于胃动力不足患者应考虑红霉素应用 24~48h，如果 GRV 仍 >500ml，则使用幽门后喂养方案。

【问题 13】此时该患者营养支持的能量供给应是多少？

【临床思路】

目前患者处在应激与代谢状态稳定后，能量供给量需要适当地增加至 30~35kcal/（kg·d），蛋白质 1.2~1.5g/（kg·d）。各营养物质占总热量的比例为：蛋白质 15%~20%，脂肪 20%~40%，糖类 40%~50%，同时补充维生素、电解质、微量元素和益生菌。需要注意的是，对于肥胖患者，即 BMI>30kg/m² 者，热量供给为 11~14kcal/（kg·d）（按实际体重），蛋白质摄入量 2~2.5g/（kg·d）（按理想体重）。

【问题 14】当肠内营养不能满足机体所需时应加入肠外营养。肠外营养的营养素如何给予？

【临床思路】

知识点

常规的营养素

常规的营养素成分包括：糖类、脂肪乳剂、氨基酸/蛋白质、水、电解质、维生素和微量元素。

1. 糖类　葡萄糖是肠外营养中主要的糖类来源，一般占非蛋白质热量的 50%~60%，应根据糖代谢状态进行调整。

2. 脂肪乳剂　脂肪乳剂是肠外营养支持的重要营养物质和能量来源，提供必需脂肪酸并携带脂溶性维生素，参与细胞膜磷脂的构成。

危重成年患者脂肪乳剂的用量一般可占非蛋白质热量的 40%~50%，1.0~1.5g/(kg·d)，应用时需要监测血脂水平、脂肪廓清及肝肾功能。高甘油三酯血症患者(>4mmol/L)不推荐使用脂肪乳剂；合并脂代谢障碍及老年患者，应适当降低脂肪的补充量，可给予 0.5~1.0g/(kg·d)。脂肪乳剂须与葡萄糖同时使用才有进一步的节氮作用。关于脂肪乳剂静脉输注要求，美国疾病控制与预防中心(Centers for Disease Control, CDC)推荐指南指出：含脂肪乳的全营养混合液(total nutrient admixture, TNA)应 24h 内匀速输注，如脂肪乳剂单瓶输注时，输注时间应 >12h。

3. 氨基酸/蛋白质　一般以氨基酸液作为补充肠外营养蛋白质的来源，静脉输注的氨基酸液含有各种必需氨基酸(EAA)及非必需氨基酸(NEAA)。

ICU 患者蛋白质(氨基酸)的需要量供给至少应达到 1.2~1.5g/(kg·d)。高龄及肾功能异常者可参照血尿素氮(BUN)及肌酐(Cr)变化。重症患者营养支持时的热氮比可降至 100~150kcal : 1g N。

支链氨基酸(BCAA)强化的复方氨基酸液有助于肝功能障碍患者调整血浆氨基酸谱和防治肝性脑病。

4. 水和电解质　应经常监测每日常规所需的电解质，主要包括钾、钠、氯、钙、镁、磷。

5. 微量营养素(维生素和微量元素)　维生素、微量元素等体内含量低、需要量少，故又称为微量营养素。但同样有着重要的生理作用，其中有些具有抗氧化作用，会影响机体的免疫功能。危重患者血清抗氧化剂含量降低，肠外营养和肠内营养时可添加维生素 C、维生素 E、β 胡萝卜素与微量元素硒、锌和铜等抗氧化物质。

【问题 15】肠外营养的支持途径是什么？

【临床思路】

肠外营养支持途径可选择经中心静脉和经外周静脉营养支持，如提供完整、充分的营养供给，ICU 患者多选择经中心静脉途径。经中心静脉途径包括经锁骨下静脉、经颈内静脉、经股静脉和经外周中心静脉导管(peripherally inserted central venous catheter, PICC)途径。锁骨下静脉感染及血栓性并发症均低于股静脉和颈内静脉途径，随着穿刺技术和管材质量的提高，机械性损伤的发生并不比经股静脉高。PICC 并不能减少导管相关性血流感染(catheter-related bloodstream infection, CRBSI)的发生。对于全身脏器功能状态趋于稳定，但由于疾病难以脱离或完全脱离肠外营养的 ICU 患者，可选此途径给予肠外营养支持。营养液容量及浓度不高和接受部分肠外营养支持的患者，可采取经外周静脉途径。

最好将 1d 的营养液混匀配制在 3L 袋内，在 24h 内匀速滴注。应用 3L 袋可简化输液步骤，减少输注管道，减少护理量；用特定的输液袋在无菌环境下全封闭配制，减少污染机会，避免气栓；各种营养物质相互稀释，降低浓度，降低渗透压，减少高浓度葡萄糖输注相关的并发症，减少胰岛素用量；各种营养物质均匀输入，利用率更高、更科学；能增进正氮平衡，比单瓶输注更快达到正氮平衡。

【问题 16】重症患者营养支持的并发症及其防治措施有哪些？

【临床思路】

完全胃肠道外营养应用过程中可发生并发症，有些并发症相当严重，应早期发现，及时处理。肠内营养比肠外营养支持更安全易行，但是也可因营养剂选择或配制不合理、营养液污染及护理不当等因素而产生一系列相关并发症。

再喂养综合征(refeeding syndrome, RFS)：无论通过何种营养支持途径，严重营养不良或饥饿患者在最初开始营养支持数天内可发生再喂养综合征。再喂养综合征是指营养不良患者在积极营养康复期间因液体和电解质转移而引发的临床并发症。是一种潜在致命的急性代谢紊乱(包括低磷血症、低钾血症、体液超负荷和维生素 B_1 缺乏),反映了再喂养时营养不良患者的分解代谢变为合成代谢。复杂的再喂养综合征和危重疾病中代谢紊乱的相互作用尚未阐明。最常用的定义包括再喂养低磷血症(变化阈值介于 0.32~1.00mmol/L,或磷酸盐浓度较基础值下降 0.16mmol/L 或 30% 以上),或伴有临床症状。ICU 再喂养低磷血症的发生率为 34%~52%,因此建议常规检测磷酸盐水平。再喂养综合征的发生机制为:①饥饿导致细胞内电解质丢失;②跨膜泵功能下降和渗漏,使得细胞内贮存严重耗竭;③当再次给予糖类时,电解质以胰岛素依赖形式向细胞内流动,导致血浆内磷、镁、钾、钙等水平快速下降。临床症状包括虚弱无力、呼吸衰竭、心力衰竭、心律失常、癫痫发作,甚至死亡。因此喂养必须缓慢开始,开始时给予所需热卡的 25%~50%,4d 后缓慢增加。同时应补充所需的电解质。开始喂养前经静脉给予维生素 B_1 和其他 B 族维生素,至少连续给予 3d。

过度喂养:为逆转分解代谢状态有意识地过度喂养常伴有不良后果,可导致尿毒症、高糖血症、高脂血症、脂肪肝(肝硬化)、高碳酸血症(尤其是给予过多糖类时)和容量过多。胃肠外营养事实上常与过度喂养有关,有时甚至一些轻度喂养不足(约所需能量的 85%)时也可能出现。

高糖血症:高糖血症可与过度喂养相关,但通常并非由此引起。危重患者因未诊断的糖尿病或应激反应出现的胰岛素抵抗也可出现高糖血症。目前一般认为目标血糖控制在 ≤ 10.0mmol/L 相对比较合理,不必一味追求血糖控制在 4.5~6mmol/L。

电解质紊乱和微量营养物缺乏:在需要长时间营养支持的患者中尤易发生电解质紊乱和微量营养物缺乏。应加以密切监测与防治。

知识点

肠外营养相关并发症

中心静脉置管相关并发症:危重患者的胃肠外营养通常经中心静脉给予。中心静脉导管留置本身有一定的风险。

脓毒症:胃肠外营养引起的过度喂养、不可控制的高血糖和感染可增加脓毒症的风险。营养袋必须消毒无菌,在开始使用 24h 内须废弃。更换营养袋时须注意无菌操作,并且其中心静脉管路不能用于采血或给予其他药物或液体。

另外胃肠外营养可诱发脂肪肝、肝硬化和无结石胆囊炎等肝胆疾病。

知识点

肠内营养相关并发症

机械性并发症:主要与喂养管的放置、柔软度与所处位置及护理有关,包括鼻咽部和食管黏膜损伤、喂养管阻塞等。

感染性并发症:反流误吸可导致吸入性肺炎,多见于经鼻胃管喂养者。原因包括:①胃排空迟缓;②恶心、呕吐引起喂养管移位;③体位不佳,营养液反流;④咳嗽和呕吐反射受损;⑤精神障碍;⑥应用镇静药及神经肌肉阻滞药。预防措施包括:抬高患者头部 30°~40°;在每次输注前抽吸并估计胃内残留量,若胃内残留量 ≥ 500ml 则应暂停输注,必要时加用胃动力药物;将喂养管置至幽门以下或经空肠内输注。

胃肠道并发症:肠内营养时最常见的是恶心、呕吐、腹胀、肠痉挛、便秘和腹泻等胃肠道并发症,其中以腹泻最为多见,占肠内营养患者的 5%~30%。这些胃肠道并发症可能与肠内营养剂的类型、营养液的高渗透压、营养液的输注速度过快和温度过低及营养液污染等因素有关。防治措施包括:①添加肠道益生菌制剂;②选用适合于个体的营养制剂;③调整渗透压,逐步递增营养液的浓度和剂量;④控制滴速,最好应用输液泵控制;⑤调节营养液的温度;⑥必要时应用止泻药。

代谢性并发症:胃肠道具有缓冲作用,因此肠内营养时较少发生代谢性并发症。密切监测和及时调整肠内营养方案或输注方式可防止高血糖或水电解质代谢紊乱。

推荐阅读文献

［1］ CROCKETT S, FALCK-YTTER Y, WANI S, et al. Acute pancreatitis guideline. Gastroenterology, 2018, 154 (4): 1102.

［2］ CROCKETT S D, WANI S, GARDNER T B, et al. American Gastroenterological Association Institute Guideline on initial management of acute pancreatitis. Gastroenterology, 2018, 154 (4): 1096-1101.

［3］ KOEKKOEK K W A C, van ZANTEN A R H. Nutrition in the ICU: new trends versus old-fashioned standard enteral feeding？ Curr Opin Anaesthesiol, 2018, 31 (2): 136-143.

［4］ MCCLAVE S A, TAYLOR B E, MARTINDALE R G, et al. Guidelines for the provision and assessment of nutrition support therapy in the adult critically ill patient: Society of Critical Care Medicine (SCCM) and American Society for Parenteral and Enteral Nutrition (A. S. P. E. N.). JPEN J Parenter Enteral Nutr, 2016, 40 (2): 159-211.

［5］ SAMARASEKERA E, MAHAMMED S, CARLISLE S, et al. Pancreatitis: summary of NICE guidance. BMJ, 2018, 362: k3443.

［6］ SINGER P, BLASER A R, BERGER M M, et al. ESPEN guideline on clinical nutrition in the intensive care unit. Clin Nutr, 2019, 38 (1): 48-79.

［7］ VEGE S S, DIMAGNO M J, FORSMARK C E, et al. Initial medical treatment of acute pancreatitis: American Gastroenterological Association institute technical review. Gastroenterology, 2018, 154 (4): 1103-1139.

［8］ MILLER K R, KIRALY L N, LOWEN C C, et al. Can we feed？ A mnemonic to merge nutrition and intensive care assessment of the critically ill patient. J Parenter Enteral Nutr, 2011, 35 (5): 643-659.

［9］ MCCLAVE S A, MARTINDALE R G, VANEK V W, et al. Guidelines for the provision and assessment of nutrition support therapy in the adult critically ill patient: Society of Critical Care Medicine (SCCM) and American Society for Parenteral and Enteral Nutrition (ASPEN). JPEN J Parenter Enteral Nutr, 2009, 33 (3): 277-316.

［10］ ABOU-ASSI S, O'KEEFE S J. Nutrition in acute pancreatitis. J Clin Gastroenterol, 2001, 32 (3): 203-209.

［11］ FINFER S, CHITTOCK D R, SU S Y, et al. Intensive versus conventional glucose control in critically ill patients. N Engl J Med, 2009, 360 (7): 1283-1297.

［12］ HEYLAND D K, MACDONALD S, KEEFE L, et al. Total parenteral nutrition in the critically ill patient: A meta-analysis. JAMA, 1998, 280 (8): 2013-2019.

［13］ DELLINGER R P, CARLET J M, MASUR H, et al. Surviving Sepsis Campaign guidel ines for management of severe sepsis and septic shock. Intensive Care Med, 2004, 30 (4): 536-555.

［14］ HEYLAND D K, DHALIWAL R, DROVER J W, et al. Canadian clinical practice guidelines for nutrition support in mechanically ventilated, critically ill adult patients. JPEN J Parenter Enteral Nutr, 2003, 27 (5): 355-373.

［15］ DOIG G S, HEIGHES P T, SIMPSON F, et al. Early enteral nutrition, provided within 24h of injury or intensive care unit admission, significantly reduces mortality in critically ill patients: a meta-analysis of randomized controlled trials. Intensive Care Med, 2009, 35 (12): 2018-2027.

［16］ GATT M, MACFIE J. Bedside postpyloric feeding tube placement: A pilot series to validate this novel technique. Crit Care Med, 2009, 37 (2): 523-527.

［17］ METHENY N A, SCHALLOM L, OLIVER D A, et al. Gastric residual volume and aspiration in critically ill patients receiving gastric feedings. Am J Crit Care, 2008, 17 (6): 512-519.

（邓小明）

索　引